国家出版基金项目
NATIONAL PUBLICATION FOUNDATION

罕见病系列丛书

中枢神经罕见病

Rare Central Nerve Diseases

丛书主编　丁　洁　袁　云
主　　编　袁　云

北京大学医学出版社

ZHONGSHU SHENJING HANJIANBING

图书在版编目（CIP）数据

中枢神经罕见病 / 袁云主编. -- 北京 : 北京大学医学出版社，2025. 3. -- ISBN 978-7-5659-3352-3

Ⅰ. R741

中国国家版本馆 CIP 数据核字第 2025TA1722 号

中枢神经罕见病

主　　编：袁　云

出版发行：北京大学医学出版社

地　　址：（100191）北京市海淀区学院路 38 号　北京大学医学部院内

电　　话：发行部 010-82802230；图书邮购 010-82802495

网　　址：http://www.pumpress.com.cn

E-mail：booksale@bjmu.edu.cn

印　　刷：北京信彩瑞禾印刷厂

经　　销：新华书店

责任编辑：冯智勇　　**责任校对**：靳新强　　**责任印制**：李　啸

开　　本：889 mm×1194 mm　1/16　　**印张**：27.5　　**字数**：852 千字

版　　次：2025 年 3 月第 1 版　2025 年 3 月第 1 次印刷

书　　号：ISBN 978-7-5659-3352-3

定　　价：235.00 元

编者名单

主　　编　袁　云

编　　者（按姓氏汉语拼音排序）

安　利　解放军总医院第六医学中心
白文浩　解放军总医院第六医学中心
毕鸿雁　首都医科大学附属北京友谊医院
陈　彬　首都医科大学附属北京天坛医院
陈涓涓　北京大学深圳医院
陈旭辉　北京大学深圳医院
陈　烜　北京大学第一医院太原医院（太原市中心医院）
初旭珺　山东第一医科大学附属省立医院
戴昱旭　首都医科大学附属北京天坛医院
刚　蔷　北京大学第一医院
韩晓琛　解放军总医院第六医学中心
洪道俊　南昌大学第一附属医院
胡　俊　北京大学深圳医院
郭　昱　北京大学第一医院
蒋岩岩　郑州大学第一医院
金海强　北京大学第一医院
李　凡　北京大学第一医院
李　凯　北京大学第一医院
李务荣　首都医科大学附属北京地坛医院
李欣囡　解放军总医院第六医学中心
李宜泽　北京大学第一医院
李永杰　北京大学人民医院
林志坚　北京大学深圳医院
令　晨　北京大学第一医院
刘建国　解放军总医院第六医学中心
刘　冉　北京大学第一医院
刘献增　北京大学国际医院
刘　潇　西安交通大学第一附属医院
刘欣欣　首都医科大学附属北京同仁医院
刘　旸　北京大学第一医院

柳　青　北京大学第一医院太原医院（太原市中心医院）
鹿媛媛　首都医科大学宣武医院
栾兴华　上海交通大学医学院附属第六人民医院
罗　丝　南昌大学第一附属医院
马小扬　首都医科大学附属北京地坛医院
孟令超　北京大学第一医院
苗　冉　首都医科大学附属北京地坛医院
苗秀玲　解放军总医院第六医学中心
彭　清　北京大学第一医院
彭　云　南昌大学第一附属医院
漆学良　南昌大学第二附属医院
宋志博　北京大学第一医院
孙辰婧　解放军总医院第六医学中心
孙金梅　首都医科大学附属北京友谊医院
孙云闯　北京大学第一医院
田沃土　上海交通大学医学院附属第六人民医院
万琛宜　南昌大学第一附属医院
汪　伟　中日友好医院
王　晖　北京大学第一医院
王　琪　首都医科大学宣武医院
王朝霞　北京大学第一医院
魏路华　北京大学第一医院
邢海英　北京大学第一医院
徐秦岚　北京大学国际医院
闫雨萌　首都医科大学附属北京儿童医院
姚　生　解放军总医院第六医学中心
姚玉鑫　解放军总医院第六医学中心
伊骏飞　北京大学第一医院
俞　萌　北京大学第一医院
袁　云　北京大学第一医院
张国高　北京大学深圳医院
张　巍　北京大学第一医院
赵丹华　北京大学第六医院
赵　娟　首都医科大学附属北京同仁医院
赵　娟　北京大学第一医院
赵旭彤　北京积水潭医院
钟志刚　北京大学深圳医院
周芬莉　北京大学深圳医院
周　知　中日友好医院
朱　敏　南昌大学第一附属医院

序　言

罕见病是一类发病率、患病率低的疾病，分散出现在不同的学科，因罕见而存在诊断难和治疗难的问题。在过去几十年的医学发展中，罕见病因社会进步及科技发展而被逐步认识，其庞大的疾病类型以及同样庞大的患者群体在任何国家都不能被忽视。然而，在临床医学工作中，常见病的诊治基于社会公平的原则被广泛重视，而罕见病因其罕见而在现行的医疗制度下易被忽视，加上相关领域从业者的匮乏，导致罕见病诊断困难和治疗困难。而医师的培训又需要能够全面而系统地介绍各种罕见病的书籍，为此我们以北京大学第一医院为主要力量，编写了该系列丛书。

中国罕见病事业在过去十余年取得了长足的进步，在许多领域和世界同步。随着检查技术的广泛使用，许多罕见病被我国首先诊断，而且各种罕见病都在队列研究中逐步形成资源优势，有助于罕见病领域的从业者快速积累相关的知识和经验。这为编写罕见病系列丛书提供了人才保障，也代表了国际罕见病领域的最高水平。

本系列丛书包括 15 个分册，各个分册的主编所邀请的编写专家除北京之外，也涵盖全国其他省市的专家，具有广泛的代表性，因此该系列丛书也是国内罕见病领域众多专家集体智慧的结晶。而且每个系统所涉及的罕见病远超国家罕见病目录所列的疾病种类，基本反映了我国罕见病的整体状态。

该系列丛书不仅是各个临床科室高年资医师的必备参考书，还特别适合于指导多学科团队的临床工作，也是基础研究者进行相关疾病研究的主要参考书。该系列丛书的出版将大力推进我国罕见病事业的基础研究水平和临床诊治能力的提高。

丁洁

2024 年 8 月

前　言

中枢神经罕见病在神经病学临床工作中是一个无法绕开的重要领域，其诊断和治疗具有极大的挑战性，也是衡量一个临床医师工作能力的主要标准，历来是高年资医师临床工作的难点和重点。能够迎接挑战者不仅需要慈悲心和勇气，也需要智慧和丰富的医学经验。在获得医学经验的过程中需要认识不同罕见病的诊断和治疗原则及具体方法，做到心中有数，才可以在各种类型的罕见病处理过程中做出正确的判断。近年来，遗传学、免疫学、影像学和病理学诊断技术的发展促进了罕见病临床知识的快速进步，极大地提高了我们对罕见病发病机制的认识。大多数神经系统罕见病都有明确的病因，与之相关的靶向治疗也在快速发展。我国各个地区的罕见病诊治水平还存在巨大差异，许多患者依然无法从已经改善的诊断、护理和治疗机会中获益，其中缺少熟悉中枢神经罕见病诊治的临床专家仍然是制约罕见病诊治的瓶颈，在专培医师中培训高水平的罕见病诊治医师是一项长期的工作。

反思我们过去几十年的罕见病临床工作，每一种罕见病的诊治过程都难以永恒不变，因为我们对每一种罕见病的病理生理过程的认识都在不断深化，需要不断更新我们的知识库以及相关的思维模式。近 20 年来随着新的中枢神经罕见病不断被发现，罕见病治疗的策略也在快速更新，许多生物制剂以及基因治疗的临床应用，使一批罕见病患者获得了治愈的机会，而依据发病机制选择的化学药物，也能够改善各种罕见病的临床症状。随着国家经济的发展，罕见病也受到越来越多的关注，越来越多的临床医师加入到诊治罕见病的队伍，促进了罕见病事业在我国的发展。

我国人口众多，罕见病患者数量庞大，这为开展各种罕见病的临床工作提供了大量机会。许多中枢神经罕见病隐藏在常见病之中，认识罕见病需要更加严谨的临床思维方式，其根基是我们的基本知识、基本理论和基本技术，这一点是无法被人工智能所替代的。本书是基于我们几十年中枢神经罕见病诊治的经验积累以及对大量文献的推敲分析，经过数年的构思准备和反复修改而成的。以临床思维为核心的撰写方式，解决罕见病诊治的关键临床问题，是本书的主要特点。要实现罕见病治疗的对症下药，首先要提出诊断的范围，而诊断的核心是不同层次的鉴别诊断，这在大多数情况下是基于定位诊断的症状鉴别，而后再确定一个辅助检查范围以明确定性诊断。也可以结合临床和辅助检查结果进行更进一步的发病机制的鉴别，最后明确定性诊断。治疗罕见病主要是纠正其异常的病理生理过程，该过程离不开精准的病理、免疫和基因检查，而后才是对症下药。

来自全国各地的同仁们对本书的出版贡献了他们的智慧。我们邀请的专家均对各自撰写的章节所涉及的罕见病有亲身的工作经验，也发表过相关的论文，展现出卓越的专业知识涵养和严谨的临床思维过程，所有内容都经过本书主编逐字逐句地推敲润色，使各种罕见病的诊治思路具有连贯性。特别感谢北京大学第一医院的孙云闯教授在本书撰写中的组织工作，也感谢南昌大学第一附属医院洪道俊教授、解放军总医院第六医学中心姚生教授、北京大学深圳医院胡俊教授、北京大学第一医院太原医院陈炟教授、首都医科大学附属北京地坛医院李务荣教授对本书成稿的精心协助。书中丰富的图片和表格为本书增色许多，展示了我们对中枢神经罕见病的思考，必将有利于指导大家的临床工作。

本书是一本极具参考价值的著作，包含了对各种中枢神经罕见病诊治发展史、病理生理学基础、临床表现、辅助检查、诊断和鉴别诊断策略以及治疗方法的详细描述，在一些章节还关注了女性患者的特殊情况。为便于理解不同罕见病的诊断思路，本书还提供了各种罕见病的真实病例供参考。其中包含的信息量远超国家罕见病目录列出的中枢神经罕见病种类。在此我极力推荐该书给有志于神经科临床工作的各位同仁，如你渴望提高自己的临床能力，以及使用人工智能的能力，阅读此书会助你感受神经系统罕见病诊治之无穷奥妙。

本书总结了所列每种罕见病的知识要点，不但有助于相关考试，更是一本高年资住院医师进行专科培训以及中级和高级医师从事临床工作的参考书。对中枢神经罕见病感兴趣的专业医师，特别是那些在上级医院进修的神经内科医师，本书可帮助他们建立罕见病知识体系和诊治思路，丰富临床经验。

认识了各种罕见病，才可以发现各种罕见病的疾病特点，并进一步扩充罕见病的知识储备，成为会看某种罕见病的临床专家。这是我们在为患者服务的过程中掌握和应用罕见病知识的必由之路。

袁　云

目　录

导论　中枢神经罕见病的诊治策略

中枢神经罕见病的诊断和其他系统罕见病一样，首先要明确疾病出现在中枢神经系统，如果不熟悉中枢神经系统不同部位损害所对应的症状特点，就很难确定是否是神经系统疾病以及神经系统疾病损害的部位。要成为一名合格的罕见病医师必须要看书学习，对中枢神经系统不同部位的罕见病做到心中有数，要知道每种罕见病的“红旗征”是什么，对应的中枢神经系统损害部位在哪里，有备而来才可以成为一名合格的医生。假如一名临床医师的罕见病知识和非临床医师一样处于空白状态，就无法进行问病史和查体以及做进一步的辅助检查安排。不学习就没有合理的临床思维，也就无法行医。

非心理因素导致的疾病临床上一般表现为单一症状或表现为个别症状的组合，单一症状或症状组合可以出现在中枢神经系统的一个部位，也可以出现在多个部位，影像学可以协助发现病变部位，如脑卒中或肿瘤，但更多的情况下需要依靠针对临床表现的推理过程，如早发帕金森病或皮质基底节变性。在临床确定病变部位的情况下才可以进行罕见病定性诊断的各种辅助检查，不仅要确定病变的性质，还需要时刻牢记患者的可治性。本书各个章节的疾病介绍也是以定位诊断为主线，围绕定位诊断进行鉴别诊断相关的各种必要的辅助检查，从而明确疾病的病理生理过程。罕见病和常见疾病不同之处是基因检测和抗体检查在定性诊断中发挥更为重要的作用。要在明确病理生理过程的基础上确定疾病的治疗策略。

一、中枢神经罕见病的诊断过程

中枢神经罕见病患者的表现隐藏在常见疾病表现中，无非脑膜、脑实质损害出现的感觉、运动、认知改变以及抽搐、头痛等，对这些症状的分析首先确定初步诊断是功能性疾病，还是器质性疾病或器质性疾病叠加功能性疾病，这些临床表现提示损害位于中枢神经系统的某个部位，需要进一步确定是否位于脑膜、大脑皮质、基底节、脑干、脊髓、脑血管或脑脊液系统，在此基础上还要确定这些部位的哪些细胞以及细胞的哪些细胞器或细胞器的哪些分子或分子通路发生病变，实现定位诊断和定性诊断的无缝衔接。同时注意是否伴随心血管、呼吸、骨关节、眼、肾脏等其他系统、器官损害，进一步确定是哪个系统损害为主，哪个系统损害为辅，然后提出神经系统疾病的初步诊断。体格检查是验证上述临床表现是否存在解剖病理学基础，去伪存真，进一步确定初步的定位和定性诊断。良好的病史采集和体格检查大概可以在80%的患者中确定一个定性诊断的方向，所以询问病史和体格检查是诊断中枢神经罕见病的基础，没有这方面的知识和经验积累，以常见病的观念去进行臆测诊断，几乎无法进行罕见病的临床工作，包括人工智能的使用，更别谈进一步的治疗。只有做好了定位诊断和依据经验积累提出初步的定性诊断，才可以进行相关的辅助检查，这些辅助检查的目的不仅要协助进行定位诊断，还要协助进行定性诊断，在可治性判断中要评估疾病的严重程度和病期。

（一）定位诊断

中枢神经罕见病的定位诊断包括临床症状的提示以及辅助检查的验证两个部分。在定位诊断中排除周围神经、神经肌肉接头和骨骼肌损害，患者没有根性和末梢性的感觉运动障碍，也没有神经肌肉接头损害的病理性疲劳现象，没有肢体对称性或非对称性无力伴随肌肉萎缩等肌肉病表现。病史中的症状发生发展过程，提示病变的始发部位、发展方式和累及范围。定位诊断也包括其他脏器的损害，病史中其他器官的损害表现提示为多系统损害，和罕见病的多学科管理密不可分。定位诊断确定后，就可以依据临床经验或文献检索提出初步的定性诊断，依此进行相关的辅助检查。

1. 神经系统症状

罕见病的临床表现和常见病类似，但蛛丝马迹的差异提示并非常见疾病，差异的忽视易导致漏诊。应以患者的主诉症状为主要线索，首先判断主诉的可靠性，那些变化多端的症状多数情况下没有定位诊断价值，可能是躯体化形式障碍的表现，一般单一症状才具有定位诊断价值，要通过问诊明确每个症状发生、发展、演变以及相关处理情况，如实、全面地反映出患者的发病经过和既往诊疗过程。收集临床资料过程中要以医师的临床基础知识为基础，剔除那些毫无诊断意义的信息，特别是那些带有旅游性质的就医过程，也要去掉那些疑病症患者自以为是的主观错误信息，还要分析那些没有疾病关联性的功能性障碍。

（1）大脑皮质或白质病变：分为弥漫性损害和局部损害，弥漫性皮质损害的特点是患者出现认知功能障碍、精神异常以及意识障碍，儿童缓慢发病的认知障碍需要考虑到本书第十一章中的神经轴索营养不良和第十二章中的神经元蜡样质脂褐质沉积症，中老年缓慢发病的认知障碍首先考虑第三章中的 Tau 蛋白病，而第十七章中的中枢神经系统免疫病中的自身免疫性脑炎，主要表现为急性发展的认知和精神障碍。第五章中的多种脑白质营养不良都表现为运动障碍，而认知障碍不明显。但第七章中的神经元核内包涵体疾病的皮质和白质均受损害，可以反复出现意识障碍。而局部损害可出现肢体活动不灵活、皮质性感觉障碍以及癫痫发作。比如第一章和第二章中的脑血管病、第二十二章中的中枢神经增生疾病、第二十三章中的中枢神经系统淋巴瘤和第二十四章中的中枢神经系统原发肿瘤，都是以出现局灶性体征为主。第十七章中枢神经系统免疫病中的炎性假瘤和第十八章中的中枢神经系统感染形成脓肿也可以出现局灶性体征，病史的这些特点直接排除了中毒和代谢性疾病。

（2）大脑深部灰质病变：大脑深部灰质包括丘脑和基底节，其损害导致肌张力改变、运动异常及不自主运动等锥体外系症状等，这些临床特点出现在多种遗传性脑小血管病中（类淀粉血管病除外），患者存在急性或亚急性发病的旧纹状体和锥体束损害；第三章中的 Tau 蛋白病的皮质基底节变性是在认知障碍的基础上出现缓慢发展的旧纹状体和锥体束损害；第四章中的罕见 α- 突触核蛋白病的早发型帕金森病主要出现旧纹状体损害表现，认知障碍不明显；第七章中的亨廷顿病以新纹状体损害为主，伴随认知障碍和精神症状；第十三章中的肝豆状核变性导致的锥体外系损害可以伴随肌张力障碍。亚急性发病的患者也可以出现在第二十三章中的中枢神经系统淋巴瘤中。

（3）脑干病变：脑干损害主要表现为脑神经损害以及四肢的感觉和运动障碍，主要是第十章中的线粒体脑病；第二十一章中的 Wernicke 脑病和脑桥中央髓鞘溶解也是以脑干损害为主；Leigh 病和 Wernicke 脑病在脑干的损害部位类似，只是后者发病急，而且 Wernicke 脑病增加了乳头体的损害；第十七章中枢神经系统免疫病中的糖皮质激素反应性慢性淋巴细胞炎伴脑桥血管周围强化，发病也比较急，主要损害脑桥。

（4）小脑病变：小脑损害主要导致共济失调。患者出现步态不稳的中枢神经罕见病主要见于第十五章中介绍的各种遗传性共济失调性疾病，患者表现为步态不稳和吟诗样语言。行走障碍也出现在第六章中介绍的运动障碍疾病，患者一般没有语言障碍；青少年患者出现共济失调还需要考虑到第十章线粒体脑病中的脑腱黄瘤病；中老年患者出现共济失调要考虑到第四章 α- 突触核蛋白病中的多系统萎缩 C 型。

（5）脊髓病变：脊髓损害主要表现为下肢的运动和感觉障碍以及二便异常。脊髓的急性损害表现为出现躯干的感觉平面，伴随下肢的运动、感觉障碍以及括约肌功能障碍，可以出现在第十七章第四节介绍的视神经脊髓炎谱系病；慢性的脊髓疾病可以选择性累及脊髓的侧索和后索，出现下肢僵硬和感觉性共济失调，就是第二十一章中介绍的脊髓亚急性联合变性；而单纯的下肢锥体束损害是第十六章中介绍的遗传性痉挛性截瘫的临床特点，患者可以出现下肢僵硬和不灵活。如果患者只有非对称性肢体无力，伴随肌肉萎缩和肌肉跳动，提示存在锥体束和脊髓前角损害，见于肌萎缩侧索硬化；如果只有单侧上肢的痛觉和温度觉障碍，没有明显的肢体无力，提示脊髓后角、前联合受损，要考虑到脊髓空洞症的可能性。

（6）脑脊髓膜病变：脑脊髓膜的损害主要表现为头痛症状。患者急性发病，出现头痛以及发热表现，没有肢体无力和感觉异常，首先考虑第十八章中介绍的中枢神经系统感染性疾病，而慢性头痛以及缺乏神经系统其他定位体征，需要考虑第十七章中介绍的肥厚性硬膜炎。而伴随出现中枢神经系统局灶性损害需要首先考虑中枢神经系统感染累及了脑实质，或者是第二十二章中介绍的中枢神经增生疾病、第二十三章中介绍的中枢神经系统淋巴瘤和第二十四章中介绍的中枢神经系统原发肿瘤累及脑实质以及伴随高颅压表现。

（7）脑脊液循环障碍：急性脑脊液的循环障碍也表现为头痛症状，但这种头痛的特点是和颅内压力改变有关，相关疾病主要出现在第二十章中介绍的脑脊液循环障碍疾病，可以表现为平卧时加重，提示存在高颅压，站立加重则提示存在低颅压。脑脊液循环障碍还可以继发于其他感染性以及免疫性疾病，也见于颅内占位病变。慢性脑脊液循环障碍以各种脑积水为主，表现为行走障碍和认知障碍。

2. 其他系统损害

许多中枢神经罕见病具有多系统损害特点，因此在病史询问中要特别注意心脏、肾脏损害表现，也要注意关节和皮肤损害特点。如本书第一章中介绍的常染色体隐性遗传性脑动脉病伴皮质下梗死和白质脑病患者，除存在脑小血管病的临床表现之外，早发的脱发和脊柱的退行性改变对于诊断具有重要的提示意义。而肝脏损害在肝豆状核变性诊断中必不可少。肾脏或心脏损害可以作为首发症状出现在第一章中介绍的法布雷病患者。

3. 个人史、家族病史

这些病史的询问对个别罕见病的诊断具有决定性的意义。长期大量饮酒的患者出现神经系统症状优先考虑第二十一章中介绍的代谢性疾病，长期素食或肠外营养因为没有补充维生素可以导致 Wernicke 病，长期吸食一氧化氮可以导致亚急性联合变性，快速纠正低钠血症是导致急性渗透性脱髓鞘综合征的主要原因。而大多数的显性遗传性脑动脉病伴随皮质下梗死和白质脑病患者存在家族史，而有家族史的遗传性脑小血管病以该病最多见，常规问一句家族史，该病的诊断基本可以确定。

4. 体格检查

体格检查是在病史询问对疾病有了初步的定位、定性诊断之后进行验证性的检查，以发现或排除器质性病变，避免临床工作中的漏诊。针对病史中发现的神经系统损害症状以及其他器官损害的症状特点，体格检查包括神经系统检查和其他系统检查，神经系统检查包括脑神经和四肢的感觉和运动检查、反射检查以及认知功能检查，其他系统检查主要是皮肤、呼吸、心脏检查以及四肢关节检查。

个体化的检查总是围绕临床症状所得出的初步诊断，你怀疑什么疾病，就要围绕这种疾病进行相关的检查，比如青年脑卒中患者查体发现皮肤血管角化瘤，提示第一章中介绍的法布雷病。本书第二章中介绍的获得性罕见脑小血管病中的心脏黏液瘤伴随脑梗死，如患者体格检查发现心脏杂音明显，则应考虑到该病的可能性而安排相关的心脏辅助检查。第六章中介绍的运动障碍疾病，患者体格检查几乎正常，这些阴性体征反过来证明患者的姿势障碍和肌张力不全有关；而青少年出现共济失调，查体发现跟腱明显增粗，需要优先考虑第十章中介绍的脑腱黄瘤病。第十一章介绍的神经轴索营养不良中的巨轴索神经病，如一个慢性轴索性周围神经病儿童出现卷发，对诊断该病具有重要的提示意义。第十五章介绍的共济失调以及第四章介绍的 α- 突触核蛋白病中多系统萎缩患者都存在步态不稳，患者的体格检查重点是区分感觉性共济失调还是小脑性共济失调或者额叶性共济失调；对于同时出现共济失调和站立位头晕的患者，测量卧立位血压发现体位性低血压，则可以优先考虑多系统萎缩。

查体过程中要不断进行鉴别诊断，发现出乎意料的体征就要及时调整诊断方向。如考虑到遗传性疾病，还需对患者的家属进行体格检查。

（二）定性诊断

中枢神经罕见病的定性诊断是为了明确疾病病因及病理生理过程，在询问病史和查体的基础上，通过辅助检查确定疾病的性质。辅助检查的作用是辅助临床诊断，绝对不能放在主要地位，它是用来协助临床诊断的，即使基因检测和病理检查也是如此，对于每种罕见病我们通过询问病史和查体有了初步的诊断和鉴别诊断的疾病范围，在查阅文献确定一种疾病的初步诊断后，就可以围绕这个初步诊断进行辅助检查的安排，目的是明确诊断和确定疾病的可治性，这些辅助检查包括影像学检查、脑脊液检查、脑电图检查、基因检测和抗体检查，也包括一些有针对性的常规检查，如心电图和超声心动图、肾功能检查、肝功能检查（表 1）。

表 1　中枢神经罕见病的主要辅助检查

主要辅助检查	疾病类型
MRI	散发性神经变性病、脑脊液循环障碍、获得性代谢病
基因检测加 MRI	遗传性疾病
脑电图加 MRI	发作性疾病
脑脊液加 MRI	免疫性疾病、获得性脑血管病、感染性疾病
MRI 和病理检查	占位病变

优先考虑无创、廉价和可直接定性的辅助检查，在疾病的诊断需要病理或基因诊断的情况下，可以选择有创、较为昂贵和间接定性的辅助检查。在安排辅助检查时要确定各种辅助检查在诊断每种罕见病中的顺序和利弊。有局灶性损害的患者一般优先选择影像学检查；而考虑为感染和免疫性疾病，需要优先选择脑脊液检查以及抗体检查或病原微生物检查；发作性疾病进行脑电图检查；遗传性疾病以及感染性疾病则选择基因检测。一些遗传性脑小血管病需要进行肾脏检查，肝豆状核变性要进行肝功能检查，脑栓塞患者常规进行心脏超声检查。

二、中枢神经罕见病的治疗原则

诊断的目的是为了治疗，而治疗的措施是纠正任何致病因素导致的病理生理过程。针对每个罕见病患者都要设计个体化分级治疗方案，依据疾病的病理生理机制，制订一个包括心理、饮食、康复、药物以及相关手术治疗在内的综合治疗方案，以纠正不正常的心理和病理生理过程。其中要特别注意患者的心理健康问题，增加患者治疗的依从性，这是治疗疾病的前提。人最大的悲哀莫过于绝望，一名有良知的医生不要讲出不能治疗某种疾病的话，这样的“真话”是导致医源性疾病的主要原因，有的时候要“装糊涂”，不要把话讲得太直白。医学信息的泛滥再加上敏感多疑的患者，会造成更大的伤害。看看我们天天都可以碰到的那些躯体化形式障碍患者都是如何产生的，想想那些放弃治疗的悲观患者都是如何思考的，并非每个罕见病患者都到医院看病，他们可能因悲观恐惧的心态而讳疾忌医。因此，要当良医，先有良知，替患者思考问题，对每个患者都要安排心理疏导、康复以及饮食的优化，在此基础上选择高效和低价药物进行可持续治疗。

在药物选择时需要熟悉每种药物的作用机制、起效时间以及不良反应。要告诉患者任何治疗药物都需要及时、足量、足疗程。此外，每种疾病的发病机制中都存在多种信号通路的异常，而目前的各种治疗都存在片面性，比如治疗免疫病的生物制剂或治疗遗传性疾病的基因治疗，只是解决了免疫或基因缺陷的部分问题。一种疾病的发病机制中信号通路的异常可以通过不同环节进行纠正，可以把作用机制各异的一些药物组合在一起，形成多层次的治疗方案用于一个患者的治疗。但这也存在超适应证用药问题，对遗传性疾病，即使有基因治疗或酶替代治疗，也要注意各种基因突变导致次生损害的危险，比如诱发了免疫异常，导致癫痫发作；免疫性疾病在采取各种针对免疫因素的药物治疗的同时，抗体对抗原蛋白的直接损害所导致的细胞功能障碍，也需要给予高度关注。

（袁　云）

第一章 遗传性脑小血管病

大脑小血管由两部分组成：一是来自覆盖蛛网膜下腔和脑凸面的软膜血管；二是起源于大脑前、中、后动脉的穿支动脉，供应皮质下的脑结构。脑小血管包括小动脉、微小动脉、毛细血管前动脉、毛细血管、毛细血管后静脉和小静脉。其中毛细血管内皮细胞和周细胞与组成神经胶质血管单元的星形胶质细胞、少突胶质细胞和小胶质细胞相互作用，调节液体和营养物质进入神经元，管理血液供应，维持和修复髓鞘，清除多余的水分和废物，并为适当的细胞功能维持周围环境。脑小血管病（cerebral small vessel disease，CSVD）是指一组具有不同病因、主要损害脑小血管的疾病。其中神经-胶质-血管单元功能障碍在 CSVD 的发生和发展中起着关键作用。

CSVD 存在不同的类型（表 1-1），其共同病理生理过程包括血脑屏障功能障碍，血管扩张受损，血管僵硬，血流功能障碍，间质液体引流减少，白质疏松、缺血、炎症，髓鞘损伤和继发性神经变性。许多受影响的患者在疾病早期阶段没有任何症状，随疾病发展出现脑卒中、认知能力下降、痴呆、步态和平衡障碍以及精神心理障碍。

表 1-1　脑小血管病类型

1	小动脉硬化或与年龄和血管危险因素相关的小血管疾病
2	散发性或遗传性脑淀粉样血管病
3	非脑淀粉样血管病的遗传性小血管疾病
4	炎症或免疫介导的小血管疾病
5	静脉胶原小血管病
6	其他小血管疾病，如放射后血管病变

一、临床表现

遗传性脑小血管病（hereditary cerebral small vessel disease，hCSVD）是一组由单基因突变导致的罕见脑血管病，占所有 CSVD 的 5% 以上，其中相对常见的类型包括 *NOTCH3* 基因突变导致的常染色体显性遗传脑动脉病伴皮质下梗死及白质脑病（cerebral autosomal dominant arteriopathy with subcortical infarcts and leukoencephalopathy，CADASIL）、*HTRA1* 基因突变导致的常染色体隐性遗传脑动脉病伴皮质下梗死及白质脑病（cerebral autosomal recessive arteriopathy with subcortical infarcts and leukoencephalopathy，CARASIL）、*HTRA1* 基因突变导致的显性 hCSVD、Ⅳ型胶原蛋白 A1/2 脑微血管病（collagen 4A1/2 microangiopathy）、*TREX1* 基因突变导致的视网膜血管病变伴白质脑病和全身性表现（retinal vasculopathy with cerebral leukoencephalopathy and systemic manifestations，RVCLS）和 *GLA* 基因突变导致的法布雷（Fabry）病。上述类型中由 *NOTCH3* 基因突变导致的 CADASIL 最常见，其次是 COL4A1/A2 相关疾病、常染色体显性 HTRA1 相关 CSVD 以及伴有钙化和囊肿性白质脑病，而 RVCLS、法布雷病和 CARASIL 报道相对较少。最近几年在 hCSVD 领域内国际上又陆续报道了几个超罕见病，包括 *FOXC1* 和 *PITX2* 基因相关的脑小血管病、*SNORD118* 基因相关的微血管病脑白质营养不良伴囊变和钙化、组织蛋白酶 A 相关的动脉病伴卒中和白质脑病。*APP* 基因突变导致的遗传性脑淀粉样变血管病等在国外有较多报道，但和其他几个超罕见病一样在我国尚无相关的研究报道，本章不在此进行描述。

不同类型的 hCSVD 具有类似临床表现（表 1-2），包括偏头痛、缺血事件（短暂性脑缺血发作、腔隙性脑梗死）、进行性发展的认知障碍（通常是额叶-皮质下型）以及行为-精神症状，出现双侧锥体束征和假性球麻痹征，导致严重残疾和过早死亡。在一些患者中，可能会出现微出血和出血性卒中。部分类型伴随脑外器官的损害表现。

二、磁共振成像检查

由于目前标准的 MRI 技术不能分辨单个的小血管，小血管病在 MRI 上往往因其更明显的脑实

表 1-2　不同遗传性脑小血管病的临床表现特点

疾病	运动症状	认知障碍	精神症状	偏头痛	其他症状
CADASIL	+++	+++	+++	++	+
CARASIL	+++	+++	++	+	+++
HTRA1 相关 hCVSD	+++	+++	++	+	+
COL4A1/2 相关 hCVSD	+++	+++	+	−	+++
RVCLS	+++	+++	+	+	+++
APP 相关 hCVSD	+++	+++	+	−	++

注：常见（+++）；少见（++）；偶见（+）；无（−）。CADASIL，常染色体显性遗传脑动脉病伴皮质下梗死及白质脑病；CARASIL，常染色体隐性遗传脑动脉病伴皮质下梗死及白质脑病；HTRA1，需高温蛋白酶 A1；COL4A1/2，Ⅳ型胶原蛋白 A1/2；RVCLS，视网膜血管病变伴白质脑病和全身性表现；APP，淀粉样前体蛋白

质异常表现而被识别，这些表现包括脑白质高信号（white matter high signal，WMHs）、腔隙性脑梗死、微出血、皮质微梗死、血管周围间隙扩大和皮质表面铁沉积，还有基于弥散张量成像的微结构变化和血脑屏障渗漏 / 对比度增强。眼底动脉检查也可以发现视网膜动脉异常。

1. 脑白质高信号

WMHs 在 T2 加权液体衰减反转恢复 MRI 上表现为高信号，最常见于侧脑室附近，白质其余部分的 WMHs 的分布模式在不同疾病差异很大。多个皮质下斑点和后部 WMHs 与脑淀粉样血管病有关，而基底节周围的 WMHs 预示着高血压小动脉硬化。WMHs 严重程度的增加可以预测认知能力下降、痴呆和脑卒中的发生。

2. 腔隙性脑梗死

腔隙是相对圆形或椭圆形充满液体的空腔，大小从 3 mm 到 15 mm 不等，在急性期也被称为“新近的皮质下小梗死”。腔隙性脑梗死在 T2 加权像上呈高信号，在 T1 加权像和 FLAIR 像上呈低信号。3 ~ 5 mm 的小腔隙梗死可与血管周围间隙扩大相混淆。动脉硬化更常见的是脑深部的腔隙性梗死。与 WMHs 一样，腔隙性脑梗死与未来卒中和认知功能衰退的风险增加有关。

3. 微出血

微出血在 T2 加权或磁化率加权 MRI 上显示为相对圆形的低信号区域。由于磁化率效应的增强和更高的信噪比，高磁场强度可以更好地显示微出血。在常规 T2* 加权或磁化率加权 MRI 上看到的微出血可能与钙化相混淆。使用多回波 3D 梯度回波序列进行定量磁化率成像可以解决这一问题。与 WMHs 和腔隙性脑梗死相比，微出血的出现对诊断 CSVD 亚型更有价值。脑淀粉样血管病出现皮质微出血，而脑深部微出血一直与动脉硬化有关。虽然微出血与未来症状性脑出血的风险增加有关，但与认知障碍的关系似乎不大。

4. 微梗死

微梗死是指在急性期在 MRI 弥散张量加权成像上可发现的局灶性高信号小缺血性病变。慢性微梗死在 T2 加权像上呈高信号，在 T1 加权像上呈低信号。检测慢性微梗死的普遍标准仅限于大脑皮质区域，因为白质微梗死不容易与 WMHs 和血管周围间隙扩大区分。使用高磁场强度可以更好地观察微梗死。极少量的微梗死都与认知障碍有关。

5. 血管周围间隙扩大

血管周围间隙随着年龄的增长逐渐变大。扩大的血管周围间隙在 T2 加权像上表现为高信号，在 T1 加权和 FLAIR 图像上表现为低信号。与微出血类似，半卵圆中心血管周围间隙在脑淀粉样血管病更常见，而脑深部血管周围间隙与动脉硬化相关。

6. 皮质表面铁沉积

皮质表面铁沉积表现为脑表面的低信号，可使用与微出血相同的 MRI 序列进行观察，代表了蛛网膜下腔出血的慢性期，高度预示脑淀粉样血管病。其出现增加了脑出血的风险，因此已经成为脑淀粉样血管病中最强的、最具临床相关性的标志物。

不同类型的 hCSVD 具有类似的诊断流程（图 1-1），影像学检查在诊断中发挥主要作用。

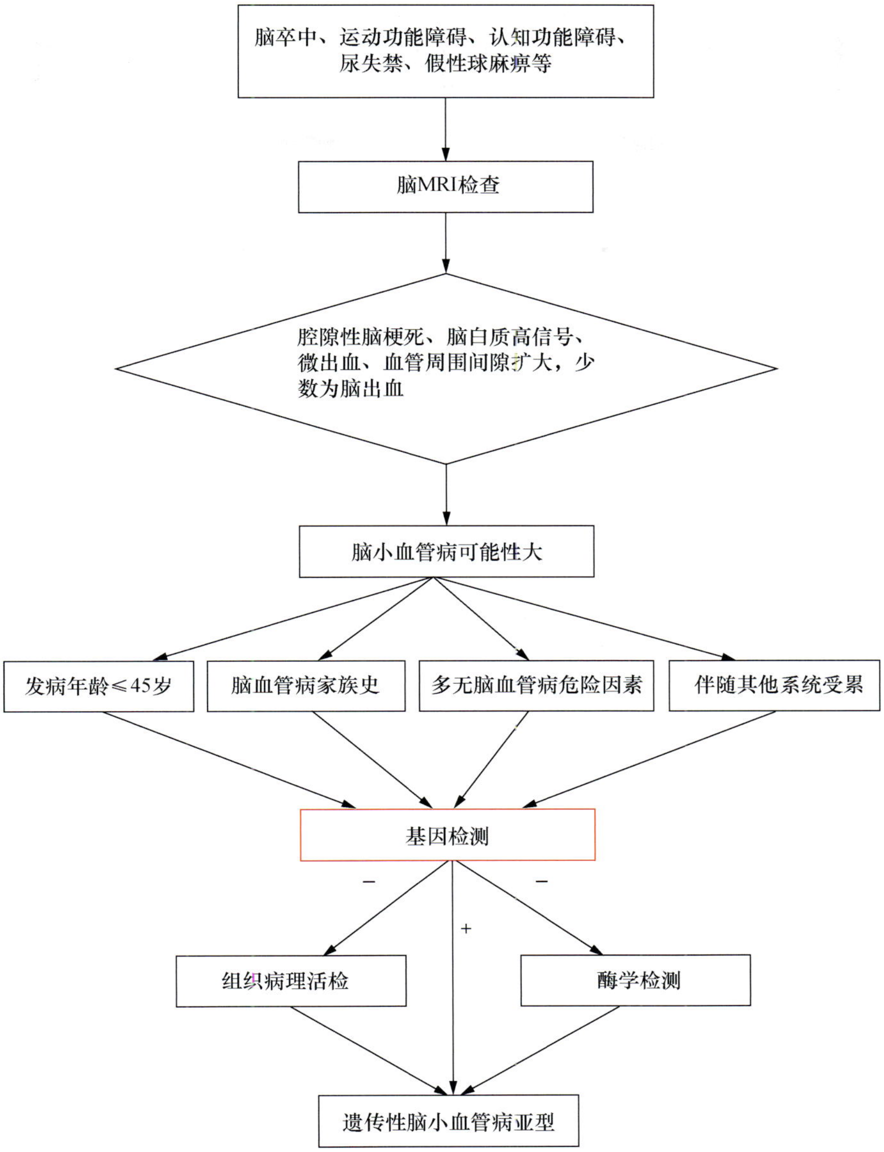

图 1-1 遗传性脑小血管病的诊断流程

三、诊断和治疗

当患者出现上述临床和影像学改变时，如果同时存在明确的家族史，无论是否存在脑血管病危险因素，都应进行基因检测寻找有致病意义的基因变异。基因检测结果意义未明时，病理和酶学检测可以协助诊断。应当注意这些 hCSVD 的表型、严重程度和进展速度也受到经典心脑血管病危险因素的不利影响，如高血压、糖尿病、血脂异常和吸烟。hCSVD 患者在明确诊断后，需要评估患者的血管危险因素，并为患者提供心理评估和饮食调整方案，所有患者需要控制血管病的各种危险因素。对发病者进行卒中的二级预防，依据 hCSVD 的不同类型给予药物治疗。应当对 hCSVD 的先证者和家庭成员进行遗传咨询。

（袁　云）

第一节　常染色体显性遗传脑动脉病伴皮质下梗死及白质脑病

【概述】

常染色体显性遗传脑动脉病伴皮质下梗死及白质脑病（cerebral autosomal dominant arteriopathy with subcortical infarcts and leukoencephalopathy，CADASIL）是由 *NOTCH3* 基因突变导致的最常见的遗传性脑小血管病，主要的临床表现包括偏头痛、反复发作的脑缺血性事件、进行性认知功能损害及精神症状等[1]。

家族性 Binswanger 病的概念于 1965 年在法国被提出，之后以欧洲为主的学者陆续报道了多个以脑白质病变为突出表现的遗传性脑血管病家系，这些患者共同的临床特点是发病年龄普遍偏早，以反复发作的缺血性卒中和进行性认知功能障碍为主要表现，并结合患者家族史推测为常染色体显性遗传的脑小动脉变性疾病。1993 年法国 Tournier-Lasserve 等首次采用遗传连锁分析方法将其致病基因定位于 19 号染色体，并命名为 CADASIL[2]。1994 年该团队首次通过电镜发现皮肤及骨骼肌微小动脉平滑肌细胞表面出现颗粒样嗜锇物质的沉积，该发现成为诊断 CADASIL 的金标准[3]。1996 年 Joutel 等证明 CADASIL 的致病基因是定位于 19p13 的 *NOTCH3* 基因[4]，这一发现使得基因检测继病理检查后成为 CADASIL 的另一重要诊断方法。

CADASIL 的 NOTCH3 蛋白对血管平滑肌细胞的成熟和正常功能的维持起到重要作用，其基因突变会促进蛋白质的异常沉积，造成血管平滑肌细胞结构及功能的损害[5]。小动脉平滑肌细胞出现萎缩、变性，细胞核大小不同，出现双核或多核现象，平滑肌细胞基底膜出现颗粒状嗜锇物质（GOM）沉积（图 1-2），

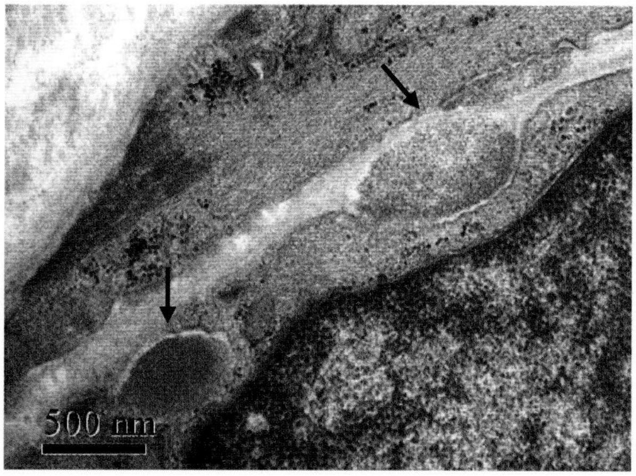

图 1-2　皮肤微动脉血管平滑肌细胞的基底膜上出现颗粒样嗜锇物质（箭头），把平滑肌细胞膜压出一个凹槽

其内含有 NOTCH3 胞外段，管壁的结缔组织增生和透明样变，毛细血管的周细胞丢失。脑组织表现为典型的脑小血管病的病理改变，包括不同区域的腔隙性梗死、白质脱髓鞘改变、微出血和扩大的血管周围间隙。

【临床表现】

CADASIL 患者的起病年龄主要分布在 30~60 岁，存在脑血管病危险因素的患者发病年龄较早。丧失独立行走能力的中位年龄在男性和女性分别为 58.9 岁和 62.1 岁，卧床的中位年龄在男性和女性分别为 62.1 岁和 66.5 岁，死亡的中位年龄在男性和女性分别为 64.6 岁和 70.7 岁。肺炎是最常见的死因，其次是猝死和窒息。其主要临床表现如下：

1. 偏头痛

患者的偏头痛多在疾病早期出现，最早在 10 岁之前[6]，平均发病年龄为 30 岁。高加索患者的偏头痛发生率较高，超过 50% 的德国患者有过头痛发作史，其中 20% ~ 40% 为伴先兆偏头痛[7]。我国 CADASIL 患者的偏头痛特别是伴先兆偏头痛的发生率较低，中国大陆 CADASIL 患者偏头痛的发生率为 17.2%[8]，中国台湾 CADASIL 患者偏头痛的发生率仅为 2.7%[9]。偏头痛的发生与患者疾病是否进展无关，但伴先兆偏头痛发作的患者出现脑病的可能性增加[10]。

2. 短暂性脑缺血发作 / 缺血性卒中

缺血性事件是 CADASIL 患者最常见和最主要的临床表现，包括短暂性脑缺血发作和缺血性卒中，不同临床队列研究中其发生率为 50% 至 80% 不等[8,11]。缺血性事件首次发生的年龄变异较大，最年轻的缺血性卒中患者只有 11 岁[6]，也有患者直到 70 岁才首次出现缺血性卒中[12]，平均发病年龄为 40 ~ 50 岁。缺血性事件的临床表现变异较大，可表现为面部或肢体的麻木、力弱、构音障碍、饮水呛咳等。在多次缺血性卒中后会遗留肌张力升高和肌力下降，其中以非对称性肌张力升高最明显，导致患者活动障碍，独立行走能力逐渐下降，90% 的患者在疾病晚期伴有步态异常，或丧失行走能力。心脑血管危险因素会加重患者的症状，收缩压的升高是促进患者脑梗死发生的危险因素之一，吸烟、劳累、熬夜也会促进患者缺血性事件的发生。

3. 认知功能损害

认知功能损害是 CADASIL 患者的另一主要临床

表现，少数患者以认知功能障碍为首发症状，大部分患者在疾病的最后阶段出现一定程度的认知功能损害。其认知功能改变规律与其他血管性痴呆类似，早期以执行功能减退和信息处理速度减慢为主，语言流畅性和注意力受损也较多见[13]，而记忆和视空间功能相对保留，随着疾病发展一些患者会出现即刻和延迟记忆下降，疾病晚期患者可出现认知功能的全面损害[14]。认知功能损害是导致患者生活自理能力丧失的主要原因之一[15]。

4. 精神障碍

CADASIL 患者的精神障碍包括焦虑、抑郁、淡漠，以及攻击行为、冲动及精神分裂样症状等，少数患者以情绪障碍为首发症状[16]。抑郁是患者精神障碍的常见表现，意大利患者中 48% 的患者会出现精神障碍，其中 69% 的患者出现抑郁，24% 的患者出现焦虑[11]。韩国的研究提示，超过一半的患者会出现抑郁及非抑郁型情绪障碍[17]。冲动、易怒在我国患者中常见。淡漠为患者情绪异常的另一常见表现，可出现在 41% 的法国患者中，表现为行为动机的缺乏、对外界事物兴趣的缺乏及自主行为的减少[18]。这些精神障碍尤其是抑郁症状，是导致患者生活质量降低以及认知障碍的重要因素。

5. 脑出血

约 3% 的 CADASIL 患者可出现自发性脑出血[8]，自发性脑出血可以作为首发症状出现。基底节、丘脑和脑叶均可发生出血，个别患者因大量脑出血而死亡。过多的脑微出血灶、控制不良的高血压、抗凝或抗血小板药物的应用会增加该病自发性脑出血的风险[19]。在韩国和我国台湾人口中携带 p.R544C 突变位点的患者出血发生率较其他突变类型的患者高[19]。

6. 其他临床表现

约 10% 的患者可以出现可逆性脑病，最常见的症状是幻觉和局灶性神经功能缺损，大部分患者的症状可在 3 个月内完全恢复[10]。约 10% 的患者会出现癫痫发作，但较少出现癫痫持续状态，使用抗癫痫药可以有效控制症状[20]。帕金森综合征样症状见于携带 p.R1006C 突变的患者，表现为逐渐出现的运动迟缓、铅管样强直、步幅和速度减小等，疾病晚期该症状比较常见，而且对左旋多巴反应不佳[21]。

【辅助检查】

临床上考虑到该病后，需要通过脑 MRI 检查确定大脑病变的特点，在此基础上进行脑血管病危险因素的相关检查，进行认知和生活能力评估，最后进行基因检测或皮肤微小动脉活检明确诊断。

1. 神经心理学评估

考虑到临床表现中的认知和精神障碍，所有患者需要进行蒙特利尔认知评估量表及简易精神状态检查量表测试，用作患者整体认知功能的评估。更详细的认知评估包括记忆力、执行功能、视空间、注意力、语言流畅性等认知领域。焦虑抑郁自评量表、淡漠自评量表等可用于患者精神障碍的评估。可使用改良 Rankin 评分、Bathel 指数等对日常生活自理能力和残疾程度进行评估。

2. 脑血管病危险因素检查

血液学检查包括血常规、血生化（血糖、糖化血红蛋白、血脂、血同型半胱氨酸水平、肝肾功能等）检查。CADASIL 患者也可以出现血脂、血糖和血同型半胱氨酸水平异常等危险因素，这些因素可以加重脑损害。

3. 影像学检查

建议在常规脑 MRI 平扫序列上增加微出血扫描序列。CADASIL 患者的 MRI 检查可以发现白质高信号、腔隙性脑梗死、脑微出血及血管周围间隙扩大（图 1-3）。其中白质高信号是 CADASIL 患者最常见也是最早出现的影像学病变，常早于临床症状出现，主要出现在脑室周围白质、颞极、外囊、额顶区白质，U 形纤维通常不被累及。外囊白质高信号发生率很高，颞极白质高信号是 CADASIL 较为特异的影像学表现，一般不出现在其他原因导致的继发性脑血管病以及炎性脱髓鞘疾病，但亚洲患者颞极受累较欧美患者少[22]。腔隙性脑梗死是该病另一常见的影像学表现，几乎所有患者在疾病晚期都会出现，患者的腔隙性脑梗死灶主要分布于半卵圆中心、丘脑、基底节和脑桥。脑微出血可出现在 30% ~ 50% 的患者中，主要位于深部脑区[14]。70% 以上的患者会出现血管周围间隙扩大，主要位于颞叶、基底节和皮质下白质[23]。

4. 基因检测

对于首诊高度怀疑 CADASIL 的患者可进行 *NOTCH3* 基因序列分析（至少包括 2 ~ 24 个外显子）。二代基因组测序技术广泛应用于临床后，包括 *NOTCH3* 基因和其他多种遗传性脑血管病基因的测序组套也是较好的选择，有助于疾病的鉴别诊断。CADASIL 累及半胱氨酸残基的杂合错义突变是最典型的突变形式。突变导致 NOTCH3 蛋白胞外段 EGFR

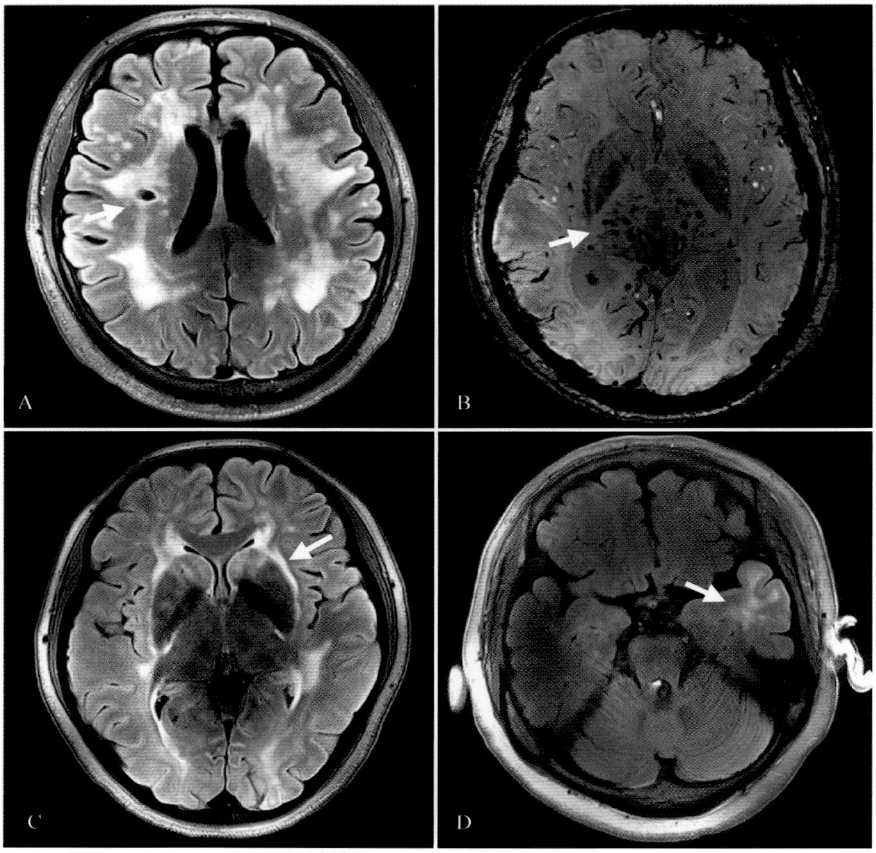

图 1-3 脑 MRI 检查。A，白质高信号及腔隙性脑梗死（T2-FLAIR 序列，箭头）。B，脑基底节区的微出血（SWI 序列，箭头）。C，侧脑室周围白质以及外囊的白质高信号（T2-FLAIR 序列，箭头）。D，颞极白质高信号（T2-FLAIR 序列，箭头）

结构域内半胱氨酸残基数目改变，进而影响二硫键的配对[24]。一些较少见的 *NOTCH3* 基因突变还包括插入或缺失突变、剪切突变及重复突变等。这些基因检测结果有时难以确定致病性，需要通过病理检查观察血管改变。

5. 皮肤活检

携带非典型突变形式或不能发现突变的患者，需要进一步进行皮肤活检来明确疾病的诊断。电镜下观察到皮肤小动脉血管平滑肌细胞基底膜出现颗粒样嗜锇物质即可确诊（见图 1-2），该沉积物偶尔出现在周细胞附近或折叠在周细胞膜内。颗粒样嗜锇物质由直径 200 ~ 800 μm 的细电子致密颗粒聚集体组成，外周部分或全部由电子透光晕包围，靠近细胞膜的部分更致密，常伴有血管平滑肌细胞的变性，这些改变是诊断 CADASIL 的金标准。

【诊断】

当患者出现上述脑小血管病损害的一个或多个临床表现，脑 MRI 发现对称性脑室旁白质高信号，特别是伴随颞极的白质高信号和累及脑干的腔隙性脑梗死，需要考虑到 CADASIL 的临床诊断，如果有卒中、精神障碍或痴呆的阳性家族史，更支持该病的诊断。进行基因检测发现致病变异可以明确诊断。在基因突变意义不明的情况下，皮肤活检发现微小动脉平滑肌细胞表面出现颗粒样嗜锇物质沉积也可以明确诊断。

【鉴别诊断】

CADASIL 的临床鉴别诊断包括散发性和遗传性中枢神经系统疾病。散发性中枢神经系统疾病包括多发性硬化、Biswanger 病以及中枢神经系统血管炎。遗传性中枢神经系统疾病主要为其他遗传性脑小血管病，包括常染色体隐性遗传脑动脉病伴皮质下梗死及白质脑病、HTRA1 相关常染色体显性遗传白质脑病、视网膜血管病变伴白质脑病和全身性表现以及法布雷病。

1. 散发性疾病

（1）多发性硬化：散发的 CADASIL 患者在发病早期的影像学改变与多发性硬化较为相似，临床上被误诊为多发性硬化也有报道。多发性硬化患者脑脊液中常会出现寡克隆区带，MRI 表现为白质内多发的长 T2 异常信号，以脑室周围椭圆形或条形、垂直于脑室长轴的病变最为典型，进展期病灶可强化，一般不出现双侧颞极白质损害和弥漫性白质高信号，也极少出现腔隙性脑梗死。

（2）高血压动脉硬化性脑病：多见于 60 岁以上长期患高血压或糖尿病的人群中，临床表现和脑 MRI 改变与 CADASIL 类似，但后者的高血压和糖尿病一般不严重，一般没有明显的大血管动脉硬化改变，和患者严重的脑 MRI 改变不能匹配，而且 CADASIL 还常常出现颞极的白质高信号，这在前者不会出现。

（3）原发性中枢神经系统血管炎：也多见于中老年人，且女性多于男性。头痛、卒中和认知功能障碍是其主要临床表现。脑 MRI 可以发现皮质及皮质下白质多发性病变，通常没有颞极白质长 T2 信号，该病伴随皮质、皮质下及脑膜的强化改变，脑脊液检查可以发现炎性改变，脑血管造影可以在部分患者发现串珠样改变，这些都不同于 CADASIL。

2. 遗传性疾病

（1）常染色体隐性遗传脑动脉病伴皮质下梗死及白质脑病：是由 *HTRA1* 基因纯合或复合杂合突变引起的遗传性脑血管病。其临床表现为脑小卒中发作伴随认知功能障碍，大多数患者存在脱发、腰痛及皮肤粗糙等神经系统外症状，这些症状极少出现在 CADASIL 患者。脑 MRI 表现为包括双侧外囊和颞极在内的广泛脑白质病变以及多发脑腔隙性梗死，其白质损害比 CADASIL 更为弥漫。

（2）HTRA1 相关常染色体显性遗传白质脑病：该病由 *HTRA1* 基因单杂合突变导致，呈常染色体显性遗传。其发病年龄较 CADASIL 晚，多数患者没有典型的 CARASIL 神经外特征，和晚发型 CADASIL 很难鉴别，需要病理检查和基因检测的协助。

（3）视网膜血管病变伴白质脑病和全身性表现：是由 *TREX1* 基因突变引起的常染色体显性遗传小血管病，发病年龄通常为 35 ~ 50 岁，其病变可累及全身多个器官，主要是脑、眼底、肾脏、肝脏。眼和肾脏损害在 CADASIL 极少看到，MRI 主要表现为脑室周围和深部白质的大片状病变，病灶可伴环状或结节性强化，这些改变也不同于 CADASIL。病理改变特点是中小血管出现血管壁中层向心性胶原增生、管壁增厚、管腔狭窄及闭塞，电镜下血管平滑肌细胞基底膜无嗜锇物质（GOM）沉积。

（4）法布雷病：是一种伴 X 染色体遗传的溶酶体贮积病，由编码 α- 半乳糖苷酶 A 的 *GLA* 基因突变引起，可累及全身多个器官，特别是引起心脏和肾脏功能衰竭。周期性的四肢剧痛、血管角化瘤、出汗异常是该病早期的常见表现，随疾病发展出现脑血管病的临床特点，患者的血管改变表现为血管平滑肌细胞和内皮细胞出现斑马体样嗜锇颗粒，小血管管腔进行性狭窄、闭塞和扩张，血管平滑肌细胞基底膜无 GOM 沉积。

【治疗】

患者的临床管理可参考散发性脑小血管病的管理。治疗以对症支持治疗为主，同时应注重心理治疗、康复治疗和日常护理。

1. 一级预防

主要目的在于控制脑血管病危险因素。多参加体育活动，进行有氧运动，预防高血压、糖尿病和高同型半胱氨酸血症。平时多饮水，维持好血容量，维持血压的稳定。

2. 对症支持治疗

主要是针对患者的缺血性卒中、偏头痛以及认知和精神障碍的治疗。

（1）缺血性卒中：急性期治疗及二级预防可参照其他缺血性卒中的方案。对已发生卒中的患者，早期的康复治疗可显著提高患者的生活质量、最大程度地改善患者的神经功能。在抗血小板药物的选用方面，当患者存在多个脑微出血和高血压等自发性脑出血的危险因素时停止使用阿司匹林，宜选用西洛他唑[25]。

（2）偏头痛：治疗方法与普通偏头痛类似。应注意曲普坦类和麦角类药物会引起脑血管收缩和血管内皮损伤，这些药物应避免用于 CADASIL 患者。阿米替林、β 受体阻滞剂、氟桂利嗪和托吡酯等用于偏头痛患者的预防性治疗药物也可用于 CADASIL 患者，但这些药可能会加重患者的情绪和认知症状，应谨慎使用。乙酰唑胺除可改善脑血流外，对偏头痛也有一定的预防作用。

（3）认知功能损害：常规用于治疗认知功能损伤的药物可用于 CADASIL 患者，但临床疗效尚不明确。在 168 名 CADASIL 患者中进行的随机对照临床试验表明，多奈哌齐没有改善患者的血管性痴呆评分，但对执行功能有一定的改善作用[26]，这一结果还有待进一步证实。因此，仍然建议使用多奈哌齐治疗患者的认知功能障碍。

（4）精神障碍：常规用于精神障碍治疗的药物

可用于 CADASIL 患者，抗抑郁 SSIRs 类药物能改善卒中后患者的神经功能状态，减轻神经损伤，但需要更多的证据来证实这类药物在 CADASIL 患者中应用的安全性。其他症状如双相情感障碍可以尝试用喹硫平治疗，精神分裂样症状可以用利培酮、丙戊酸钠治疗。

（5）其他症状：症状性脑出血的处理与其他脑出血基本类似。CADASIL 脑病多为自限性，临床以对症支持治疗为主，有病例报道在脑病急性期使用甲泼尼龙 1 g/d 冲击治疗可以促进患者症状的缓解。其他改善脑组织代谢和清除氧自由基的非特异性治疗药物有艾地苯醌、依达拉奉、辅酶 Q_{10} 等。

3. 妊娠期管理

受 CADASIL 影响的胎儿发生宫内并发症或分娩期间 / 产后并发症的风险不会增加。患有 CADASIL 的女性在分娩期和产后发生短暂神经系统事件的风险增加，主要是偏头痛。

【病例摘要】

男，59 岁，头痛 11 年，记忆力下降 7 年，右下肢无力 3 年。

患者 11 年前出现间断头痛，7 年前出现记忆力下降。6 年前出现脾气暴躁或悲观情绪。3 年前出现右下肢力弱，伴口角歪斜、流涎、吐字不清，行走缓慢。MRI 示多发腔隙性梗死，脑白质病变，予阿司匹林治疗后好转。此后又多次突发头晕，伴恶心呕吐，脚踩棉花感。既往史：吸烟 50 年。家族中无类似发病者。体格检查：记忆力稍减退。双眼可见不持续细小水平眼震。四肢肌力 5 级，四肢肌张力高和锥体束征阳性，四肢感觉无异常。MMSE：24 分。MoCA：19 分。定位诊断：脑内多发性病灶，累及锥体束以及皮质下白质；定性诊断：脑小血管病，遗传性可能性大，经基因检测和皮肤病理检查明确 CADASIL 的诊断。病例详细资料见二维码数字资源 1-1。

数字资源 1-1

（令　晨　袁　云）

【参考文献】

[1] DI DONATO I，BIANCHI S，DE STEFANO N，et al. Cerebral autosomal dominant arteriopathy with subcortical infarcts and leukoencephalopathy（CADASIL）as a model of small vessel disease：update on clinical，diagnostic，and management aspects. BMC Med，2017，15（1）：41.

[2] TOURNIER-LASSERVE E，JOUTEL A，MELKI J，et al. Cerebral autosomal dominant arteriopathy with subcortical infarcts and leukoencephalopathy maps to chromosome 19q12. Nat Genet，1993，3（3）：256-259.

[3] RUCHOUX MM，CHABRIAT H，BOUSSER MG，et al. Presence of ultrastructural arterial lesions in muscle and skin vessels of patients with CADASIL. Stroke，1994，25（11）：2291-2292.

[4] JOUTEL A，CORPECHOT C，DUCROS A，et al. Notch3 mutations in CADASIL，a hereditary adult-onset condition causing stroke and dementia. Nature，1996，383（6602）：707-710.

[5] FERRANTE EA，CUDRICI CD，BOEHM M. CADASIL：new advances in basic science and clinical perspectives. Curr Opin Hematol，2019，26（3）：193-198.

[6] GRANILD-JENSEN J，JENSEN UB，SCHWARTZ M，et al. Cerebral autosomal dominant arteriopathy with subcortical infarcts and leukoencephalopathy resulting in stroke in an 11-year-old male. Dev Med Child Neurol，2009，51（9）：754-757.

[7] BURKETT JG，DOUGHERTY C. Recognizing CADASIL：a secondary cause of migraine with aura. Curr Pain Headache Rep，2017，21（4）：21.

[8] CHEN S，NI W，YIN XZ，et al. Clinical features and mutation spectrum in Chinese patients with CADASIL：a multicenter retrospective study. CNS Neurosci Ther，2017，23（9）：707-716.

[9] LIAO YC，HSIAO CT，FUH JL，et al. Characterization of CADASIL among the Han Chinese in Taiwan：distinct genotypic and phenotypic profiles. PLoS One，2015，10（8）：e0136501.

[10] DRAZYK AM，TAN RYY，TAY J，et al. Encephalopathy in a large cohort of British cerebral autosomal dominant arteriopathy with subcortical infarcts and leukoencephalopathy patients. Stroke，2019，50（2）：283-290.

[11] BIANCHI S，ZICARI E，CARLUCCIO A，et al. CADASIL in central Italy：a retrospective clinical and genetic study in 229 patients. J Neurol，2015，262（1）：134-141.

[12] WATANABE M，ADACHI Y，JACKSON M，et al. An unusual case of elderly-onset cerebral autosomal dominant arteriopathy with subcortical infarcts and leukoencephalopathy（CADASIL）with multiple cerebrovascular risk factors. J Stroke Cerebrovasc Dis，2012，21（2）：143-145.

[13] SONG JK, NOH YO, LEE JS. Cognitive profile of CADASIL patients with R544C notch3 mutation. Eur Neurol, 2014, 71(5-6): 217-222.

[14] 孙云闯，方筱静，郭振华，等. CADASIL 的 7.0 T 磁共振成像改变及其与认知损害的关系. 中华神经科杂志，2019，52(11)：925-932.

[15] BAN S, WANG H, WANG M, et al. Diffuse tract damage in CADASIL is correlated with global cognitive impairment. Eur Neurol, 2019, 81(5-6): 294-301.

[16] WANG J, LI J, KONG F, et al. Bipolar Ⅱ disorder as the initial presentation of CADASIL: an under diagnosed manifestation. Neuropsychiatr Dis Treat, 2017, 13: 2175-2179.

[17] NOH SM, CHUNG SJ, KIM KK, et al. Emotional disturbance in CADASIL: its impact on quality of life and caregiver burden. Cerebrovasc Dis, 2014, 37(3): 188-194.

[18] REYES S, VISWANATHAN A, GODIN O, et al. Apathy: a major symptom in CADASIL. Neurology, 2009, 72(10): 905-910.

[19] CHEN CH, TANG SC, CHENG YW, et al. Detrimental effects of intracerebral haemorrhage on patients with CADASIL harbouring NOTCH3 R544C mutation. J Neurol Neurosurg Psychiatry, 2019, 90(7): 841-843.

[20] CHEN BS, CLELAND J, KING RI, et al. CADASIL presenting with focal and generalised epilepsy due to a novel NOTCH3 mutation. Seizure, 2019, 66: 36-38.

[21] RAGNO M, SANGUIGNI S, MANCA A, et al. Parkinsonism in a pair of monozygotic CADASIL twins sharing the R1006C mutation: a transcranial sonography study. Neurol Sci, 2016, 37(6): 875-881.

[22] LIU X, ZUO Y, SUN W, et al. The genetic spectrum and the evaluation of CADASIL screening scale in Chinese patients with NOTCH3 mutations. J Neurol Sci, 2015, 354(1-2): 63-69.

[23] CUMURCIUC R, GUICHARD JP, REIZINE D, et al. Dilation of Virchow-Robin spaces in CADASIL. Eur J Neurol, 2006, 13(2): 187-190.

[24] JOUTEL A, VAHEDI K, CORPECHOT C, et al. Strong clustering and stereotyped nature of notch3 mutations in CADASIL patients. Lancet, 1997, 350(90): 1511-1515.

[25] TANG YD, WANG W, YANG M, et al. Randomized comparisons of double-dose clopidogrel or adjunctive cilostazol versus standard dual antiplatelet in patients with high posttreatment platelet reactivity: results of the CREATIVE trial. Circulation, 2018, 137(21): 2231-2245.

[26] DICHGANS M, MARKUS HS, SALLOWAY S, et al. Donepezil in patients with subcortical vascular cognitive impairment: a randomised double-blind trial in CADASIL. Lancet Neurol, 2008, 7(4): 310-318.

第二节 HTRA1 相关遗传性脑小血管病

【概述】

HTRA1 相关遗传性脑小血管病是 HTRA 丝氨酸肽酶 1（high-temperature requirement A serine peptidase 1，HTRA1）基因突变导致的一组常染色体遗传性脑小血管病，包括常染色体隐性遗传性脑动脉病伴皮质下梗死和白质脑病（cerebral autosomal recessive arteriopathy with subcortical infarcts and leukoencephalopathy，CARASIL）和 HTRA1 相关显性遗传性脑小血管病（cerebral small vessel disease，CSVD）。CARASIL 的临床和病理改变在 1976 年首次由日本的 Maeda 进行了描述[1]，1995 年 Fukutake 等发现本病与常染色体显性遗传性脑小血管病伴皮质下梗死和白质脑病的临床及影像学表现相似，但存在隐性遗传特点[2]，2007 年曹秉振等首次报道我国患者的临床和影像学特点[3]，2009 年日本的 Hara 等将致病基因定位在 10 号染色体上的 *HTRA1* 基因[4]。此后发现该基因突变还导致 HTRA1 相关显性遗传性 CSVD[5]。至今报道的 CARASIL 以及 HTRA1 相关显性遗传性 CSVD 多集中在我国。其临床表现特点是在中老年期出现卒中和痴呆，伴随脱发和腰痛[6-7]。MRI 可以发现脑白质病变、腔隙性梗死、微出血以及血管周围间隙扩大[6-7]。X 线片可以发现脊柱的椎体以及大关节的退行性改变。

HTRA1 蛋白是一种细胞外分泌蛋白，能够抑制转化生长因子 -β（transforming growth factor-β，TGF-β）通路活性。HTRA1 的酶活性下降致 TGF-β 通路活性增加，使脑小动脉细胞外基质成分在动脉管壁中聚集，进而引起小动脉内膜的纤维化、中膜平滑肌细胞的变性和丢失，引起一系列脑小血管病的症状[4,8-9]。HTRA1 是成骨分化的正调因子，酶活性降低导致骨形态发生蛋白 2 介导的骨矿化速度改变，出现退行性骨关节病[10]。而 TGF-β1 活性增加还导致雄激素性脱发[11]。该基因突变的两种遗传类型具有类似病理改变[12-13]。全身不同器官的小动脉内膜因胶原纤维增多而增厚，内弹力板出现分层；血管中层平滑肌细胞变性和丢失[12-13]，动脉外膜变薄。细胞外基质的Ⅰ、Ⅲ、Ⅵ型胶原纤维和纤维连接蛋白减少，HTRA1表达下降以及TGF-β1积聚[4,6]；皮肤微小动脉和毛细血管的管腔狭窄，血管平滑肌细胞和内皮细胞变性，伴随平滑肌细胞再生改变（图1-4）、脑萎缩、脑白质出现灶性/弥漫性髓鞘脱失和小梗死灶[1]。毛囊和骨骼存在哪些病理改变还缺乏研究。

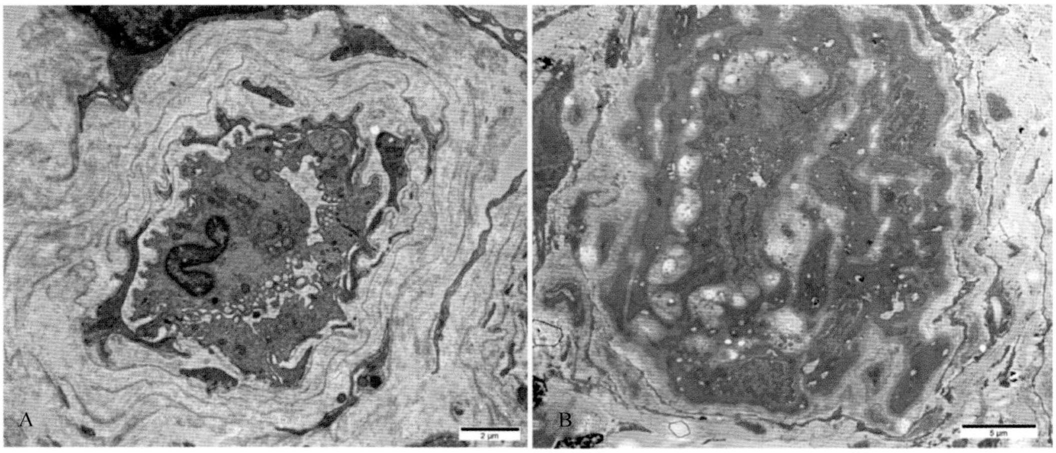

图1-4 皮肤微血管病理：A，毛细血管基底膜增厚、分层，管腔正常。B，小动脉闭塞，平滑肌细胞空泡变性

【临床表现】

欧洲队列研究表明约5%的病因不明的家族性CSVD与杂合子HTRA1变异有关，*HTRA1*杂合变异占中国台湾CSVD患者的2.08%，高达1.3%的腔隙性卒中患者存在潜在的致病*HTRA1*杂合错义和无义变异。HTRA1相关CSVD的两种遗传学亚型具有类似的临床表现特点，只是发病年龄、疾病严重程度以及脑外症状出现频率存在差异。绝大多数报道的患者缺乏脑血管病危险因素，个别患者存在高血压[14-15]。

1. CARASIL

神经系统症状一般开始于20～40岁，卒中是最常见的首发症状，多出现在40岁之前，表现为偏瘫或偏身感觉障碍。随疾病发展出现假性球麻痹、下肢锥体束征，伴随构音障碍、吞咽困难和步态障碍。情绪变化和认知功能障碍可以出现在疾病不同阶段，表现为激惹、淡漠、痴呆。部分患者伴偏头痛[4,16-17]。从发病到死亡的时间为8～9年[1]。

大多数患者出现脱发和腰痛。弥漫性脱发出现在30岁以前，男性约在青少年期即可见到。颈腰部的脊柱退行性变伴间盘突出、膝关节畸形从20多岁开始出现[4,16-18]，导致急性腰背痛。部分患者存在皮肤的感觉和自主神经病[19]。

2. HTRA1相关显性遗传性CSVD

神经系统症状开始于32岁[20]到77岁[14]不等，主要临床表现与CARASIL以及散发性CSVD类似。常见症状为缺血性和出血性卒中导致的偏瘫、偏身感觉障碍和构音障碍[9,20]，其次是出现认知障碍、抑郁，认知障碍的发病年龄平均为51.1岁。偶见癫痫和偏头痛[21-22]。少数患者为无症状基因突变携带者。

本病也可以出现脱发[7]和腰痛[23]，脱发出现的频率和程度不如CARASIL明显。腰腿痛或腰椎病出现在所有患者。

【辅助检查】

临床上考虑到该病后，需要通过脑磁共振成像（MRI）检查确定颅内病变的特点，在此基础上进行脑血管病危险因素的相关检查，进行认知和生活能力评估。最后进行基因或皮肤微小动脉活检明确诊断。

1. 神经心理评估

所有患者进行蒙特利尔认知评估量表及简易精神状态检查量表测试评估。

2. 影像学检查

两种遗传类型的患者MRI检查均出现脑室旁弥漫性或多灶性白质高信号，早期主要累及皮质下白质而U形纤维相对保留，随病程进展逐渐累及基底节、丘脑、脑干、小脑等，也可以和CADASIL一样累及前颞叶和外囊（图1-5A）[7,23]。也有研究发现脑桥和小脑中脚白质弧形高信号，被称作“弓形征”[24]。大多数患者伴随白质和大脑深部灰质的腔隙性梗死（图1-5A）、脑微出血[7,23]（图1-5B）。椎体退行性改变伴随椎间盘突出常出现在CARASIL患者（图1-5C），这

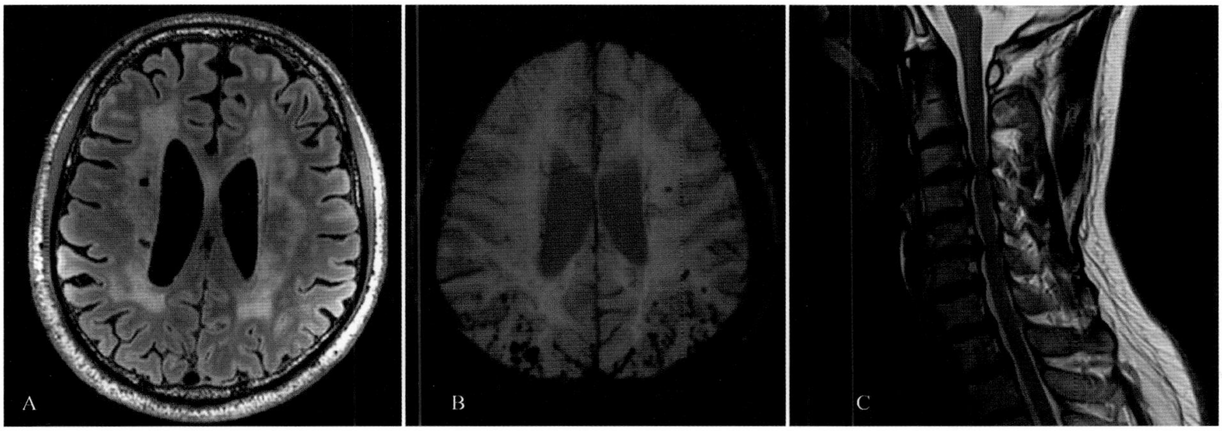

图 1-5 HTRA1 相关显性遗传性脑小血管病 MRI：A，大脑半球脑室旁白质弥漫高信号和多发腔隙性脑梗死（FLAIR）。B，多发脑微出血（SWI）。C，颈椎变性和椎间盘突出

些改变在 HTRA1 相关显性遗传性 CSVD 相对较轻[7]。

3. *HTRA1* 基因检测

目前主要采取二代基因组测序。临床表型严重程度与基因突变的致病性以及突变的外显子分布有关[21]。导致 CARASIL 的 *HTRA1* 基因纯合或复合杂合突变多位于蛋白酶结构域[4]，也有突变位于 PDZ 结构域。导致 HTRA1 相关显性遗传性 CSVD 的杂合突变多数位于连接区、L3 或 LD 结构域[9,23]，个别突变与 CARASIL 重叠，蛋白酶结构域也有突变分布，少数突变位于 Kazal 样结构域[7,15]。CARASIL 患者的直系亲属因携带单个致病基因也可能在较大年龄时出现 CSVD 的表现。

4. HTRA1 酶活性测定

临床和影像学高度怀疑本病但基因检测不肯定时，进行 HTRA1 酶的活性测量有其必要性，HTRA1 酶的活性下降可以协助诊断[25]，酶活性的测定目前通常需要借助工具细胞及质粒转染实现。

5. 外周组织检查

临床高度怀疑该病以及基于鉴别诊断的需要进行该检查。患者皮肤的微小动脉以及腓肠神经的滋养动脉存在明显的病理改变。该病可以伴随 TGF-β 通路活性升高，免疫组织化学或蛋白质印迹法证实皮下组织或培育的成纤维细胞存在该通路活性变化也可辅助诊断[6]。

【诊断】

CARASIL 和 HTRA1 相关显性遗传性 CSVD 的诊断（表 1-3），首先基于临床和影像学表现提出拟诊，而后通过基因检测或酶学检查加以验证。CARASIL 和 HTRA1 相关显性遗传性 CSVD 二者在临床表现和 MRI 改变方面也存在差异（表 1-4），需要结合遗传学特点分别提出诊断。

表 1-3 CARASIL 和 HTRA1 相关显性遗传性 CSVD 的诊断

1. 临床特征	成年期出现卒中、痴呆、精神和情绪障碍，有或无下腰痛和脱发。脑血管病危险因素不明显，有或无家族史
2. MRI 检查	具有脑小血管病的特点，脑室旁灶性或弥漫性白质高信号、腔隙性脑梗死，可伴随脊柱退行性变
3. 基因检测	*HTRA1* 基因的杂合或纯合致病性突变
4. HTRA1 酶活性	体外实验证实酶活性下降

注：符合前 2 条为临床影像学拟诊，在此基础上增加第 3 或第 4 条之一为确诊。

表 1-4 CARASIL 和 HTRA1 相关显性遗传性 CSVD 的临床表现差异

	CARASIL	HTRA1 相关显性遗传性脑小血管病
脑血管病危险因素	少见	稍多
平均发病年龄（岁）	20 ~ 40	40 ~ 60
脱发（%）	79.3	14.9
脊柱退行性变（%）	93.1	19.5
精神障碍（%）	62.1	23.0
步态障碍（%）	82.8	41.4
认知障碍	常见	常见
卒中	常见	常见
头痛	较少见	少见
脑白质病变（%）	96.6	72.4
微出血	常见	常见
腔隙性脑梗死	常见	常见

【鉴别诊断】

该病的鉴别诊断基本是在临床和影像学检查完成后，确定为CSVD，而不是成年发病的脑白质营养不良，而后和前一节介绍的常染色体显性遗传性脑动脉病伴随皮质下梗死和白质脑病一样，排除其他原因导致的CSVD或脑白质损害。

1. 散发性CSVD

散发性CSVD主要与HTRA1相关显性遗传性CSVD进行鉴别，二者的临床和MRI表现非常类似，脱发和腰痛在正常老年人也很常见，但散发性CSVD一般没有颞极白质病变，也缺乏明确的CSVD家族史。需要鉴别时可以进行基因检测或HTRA1酶活性检查。

2. 常染色体显性遗传性脑动脉病伴皮质下梗死和白质脑病

该病和CARASIL以及HTRA1相关显性遗传性CSVD的临床和MRI改变类似。但CARASIL的白质病变更加均匀和弥漫，脱发和腰痛多见。且该病存在*NOTCH3*基因突变和微小动脉平滑肌细胞表面颗粒状嗜锇物质沉积。

3. 多发性硬化

多发性硬化和HTRA1相关显性遗传性CSVD发病早期的MRI改变类似。但多发性硬化患者一般没有脱发和腰痛，其脑白质脱髓鞘病灶垂直于侧脑室，一般不出现腔隙性脑梗死和微出血，脑脊液存在寡克隆区带，不同于HTRA1相关显性遗传性CSVD。

4. 脑淀粉样血管病

脑淀粉样血管病是以β淀粉样蛋白沉积于皮质及软脑膜血管为主要病理特征的颅内小血管病，脑外血管不受累，以反复脑叶出血为主要特征，表现为进展性加重的痴呆和缺血性卒中者少，影像学检查可见脑表面铁沉积、皮质微出血较多，白质高信号较轻而不同于HTRA1相关显性遗传性CSVD。

5. 迟发性脑白质营养不良

迟发性脑白质营养不良和CARASIL的MRI改变相似，常表现为进行性发展的运动障碍、共济失调和锥体束征，多没有脱发和腰痛，脑MRI也可以看到广泛白质高信号，但不出现腔隙性脑梗死和微出血。

6. 神经元核内包涵体病

神经元核内包涵体病和CARASIL以及HTRA1相关显性遗传性CSVD的MRI改变相似，常表现为发作性脑病，伴随出现痴呆、运动障碍和锥体束征，大多数患者存在周围神经病，多没有脱发，也可以出现腰痛，脑MRI也可以看到广泛白质高信号或皮质下白质高信号，但一般不出现腔隙性脑梗死和微出血。

【治疗】

1. 对症治疗

避免吸烟和高盐饮食，控制血糖、血压、血脂等脑血管病危险因素，在存在微出血的患者适当控制血压。卒中事件发生后可按照脑血管病二级预防原则酌情给予阿司匹林、氯吡格雷等抗血小板药物治疗。肌张力高的患者口服降低肌张力的药物。精神和心理障碍可以给予抗抑郁或抗精神病药物。对步态障碍患者给予拐杖和助行器，在家庭浴缸安装扶手或使用淋浴椅，以防跌倒。而假性球麻痹患者进行语言和吞咽训练，防止吸入性肺炎的发生。

2. 对因治疗

研究发现坎地沙坦可以在小鼠模型中减轻细胞外基质蛋白的沉积并改善小动脉病[26]，但其他的ARB类药物是否有效仍需探索，在患者的疾病进展过程中，坎地沙坦是否能逆转此种病理改变仍尚未知晓。

目前还缺乏其他靶向治疗方法或针对性研究，未来可行的治疗研究可能集中在CRISPR/Cas9等基因编辑技术和腺病毒做载体进行*HTRA1*基因治疗、提高HTRA1酶活性、酶替代治疗等方面。

【病例摘要】

男，41岁，记忆力下降3年，活动不灵活、讲话不清2年。

患者3年余前记忆力下降。2年余前晨起后出现左手笨拙，同时伴随说话不清、嘴角稍偏斜，偶有饮水呛咳。当地医院诊断为“脑梗死”，予静脉改善循环治疗后上述症状改善，但遗留左手欠灵活。2年前出现性格改变，较前易发脾气，患者自觉易早醒、兴趣减少。5个月前右手写字不灵活伴力弱感，行脑MRI示“双侧皮质下白质病变，双侧脑室旁、脑干多发腔隙性梗死灶”。患者7~8年前曾有过腰椎间盘突出。6个月前发现甲状腺结节。偶有吸烟及饮酒。患者的爷爷、父亲、两个姑姑、一个叔叔均有反复脑梗死及腰痛病史。大姐40岁左右出现脑梗死，目前有记忆力减退及抑郁症。查体：记忆力、计算力减退，四肢肌力正常，四肢腱反射活跃、锥体束征阳性。MMSE：26 分。MoCA：20 分。其定位诊断为高级皮质及其联系纤维，双侧锥体束；定性诊断为脑小血管病，遗传性可能性大，经基因检测示“*HTRA1* 基因杂合突变（c.847G > A，p.Gly283Arg）”，诊断为 HTRA1 相关显性遗传性脑小血管病。病例详细资料见二维码数字资源 1-2。

数字资源 1-2

（令　晨　袁　云）

【参考文献】

［1］MAEDA S，NAKAYAMA H，ISAKA K，et al. Familial unusual encephalopathy of Binswanger's type without hypertension. Folia Psychiatr Neurol Jpn，1976，30（2）：165-177.

［2］FUKUTAKE T，HIRAYAMA K. Familial young-adult-onset arteriosclerotic leukoencephalopathy with alopecia and lumbago without arterial hypertension. Eur Neurol，1995，35（2）：69-79.

［3］曹秉振，郭洪伟，赵贺玲，等 . 伴有皮质下梗死和白质病变的常染色体隐性遗传性脑动脉病一家系 . 中华神经科杂志，2007，40（10）：679-682.

［4］HARA K，SHIGA A，FUKUTAKE T，et al. Association of HTRA1 mutations and familial ischemic cerebral small-vessel disease. N Engl J Med，2009，360（17）：1729-1739.

［5］VERDURA E，HERVÉ D，SCHARRER E，et al. Heterozygous HTRA1 mutations are associated with autosomal dominant cerebral small vessel disease. Brain，2015，138（Pt 8）：2347-2358.

［6］CAI B，ZENG J，LIN Y，et al. A frameshift mutation in HTRA1 expands CARASIL syndrome and peripheral small arterial disease to the Chinese population. Neurol Sci，2015，36（8）：1387-1391.

［7］LEE YC，CHUNG CP，CHAO NC，et al. Characterization of heterozygous HTRA1 mutations in Taiwanese patients with cerebral small vessel disease. Stroke，2018，49（7）：1593-1601.

［8］KLOSE R，PRINZ A，TETZLAFF F，et al. Loss of the serine protease HTRA1 impairs smooth muscle cells maturation. Sci Rep，2019，9（1）：18224.

［9］ZHUO ZL，CONG L，ZHANG J，et al. A novel heterozygous HTRA1 mutation is associated with autosomal dominant hereditary cerebral small vessel disease. Mol Genet Genomic Med，2020，8（6）：e1111.

［10］CANFIELD AE，HADFIELD KD，ROCK CF，et al. HtrA1：a novel regulator of physiological and pathological matrix mineralization?. Biochem Soc Trans，2007，35（Pt 4）：669-671.

［11］INUI S，FUKUZATO Y，NAKAJIMA T，et al. Androgen-inducible TGF-beta1 from balding dermal papilla cells inhibits epithelial cell growth：a clue to understand paradoxical effects of androgen on human hair growth. Faseb J，2002，16（14）：1967-1969.

［12］ITO S，TAKAO M，FUKUTAKE T，et al. Histopathologic analysis of cerebral autosomal recessive arteriopathy with subcortical infarcts and leukoencephalopathy（CARASIL）：a report of a new genetically confirmed case and comparison to 2 previous cases. J Neuropathol Exp Neurol，2016，75（11）：1020-1030.

［13］ITO J，NOZAKI H，TOYOSHIMA Y，et al. Histopathologic features of an autopsied patient with cerebral small vessel disease and a heterozygous HTRA1 mutation. Neuropathology，2018，38：428-432.

［14］ZHANG WY，XIE F，LU PL. Two novel heterozygous HTRA1 mutations in two pedigrees with cerebral small vessel disease families. Neurol Sci，2018，39（3）：497-501.

［15］DI DONATO I，BIANCHI S，GALLUS GN，et al. Heterozygous mutations of HTRA1 gene in patients with familial cerebral small vessel disease. CNS Neurosci Ther，2017，23（9）：759-765.

［16］XIE F，ZHANG LS. A Chinese CARASIL patient caused by novel compound heterozygous mutations in HTRA1. J Stroke Cerebrovasc Dis，2018，27（10）：2840-2842.

［17］ZIAEI A，XU X，DEHGHANI L，et al. Novel mutation in HTRA1 in a family with diffuse white matter lesions and inflammatory features. Neurol Genet，2019，5（4）：e345.

［18］李务荣，赵丹华，王朝霞，等 . HtrA 丝氨酸肽酶 1 基因新突变导致的常染色体隐性遗传性脑动脉病伴皮质下梗死及白质脑病一例 . 中华神经科杂志，2012，45（8）：566-569.

［19］RAGNO M，PIANESE L，CAULO M，et al. Cutaneous sensory and autonomic small fiber neuropathy in HTRA1-related cerebral small vessel disease. J Neuropathol Exp Neurol，2021，80（7）：713-716.

[20] OLUWOLE OJ, IBRAHIM H, GAROZZO D, et al. Cerebral small vessel disease due to a unique heterozygous HTRA1 mutation in an African man. Neurol Genet, 2020, 6(1): e382.

[21] ZHANG H, QIN X, SHI Y, et al. Genotype-phenotype correlations of heterozygous HTRA1-related cerebral small vessel disease: case report and systematic review. Neurogenetics, 2021, 22(3): 187-194.

[22] MAHALE RR, AGARWAL A, GAUTAM J, et al. Autosomal dominant cerebral small vessel disease in HTRA1 gene mutation. Ann Indian Acad Neurol, 2021, 24(2): 297-299.

[23] LIU JY, ZHU YC, ZHOU LX, et al. HTRA1-related autosomal dominant cerebral small vessel disease. Chin Med J (Engl), 2020, 134(2): 178-184.

[24] NOZAKI H, SEKINE Y, FUKUTAKE T, et al. Characteristic features and progression of abnormalities on MRI for CARASIL. Neurology, 2015, 85(5): 459-463.

[25] MANCUSO M, ARNOLD M, BERSANO A, et al. Monogenic cerebral small-vessel diseases: diagnosis and therapy. Consensus recommendations of the European Academy of Neurology. Eur J Neurol, 2020, 27(6): 909-927.

[26] KATO T, MANABE RI, IGARASHI H, et al. Candesartan prevents arteriopathy progression in cerebral autosomal recessive arteriopathy with subcortical infarcts and leukoencephalopathy model. J Clin Invest, 2021, 131(22): e140555.

第三节 法布雷病

【概述】

法布雷病（Fabry disease，FD）又称安德森–法布雷病（Anderson-Fabry disease），是一种 X 连锁遗传性溶酶体贮积病，与 α- 半乳糖苷酶 A（α-galactosidase A，α-Gal A）编码基因 *GLA* 突变导致其编码的 α-Gal A 酶活性缺乏有关。

该病首先由德国的 William Anderson 和英国的 Johannes Fabry 两名皮肤科医生分别于 1898 年独立报道而得名。但直到 1947 年在 2 名死于肾衰竭的患者血管壁发现异常的空泡后，FD 才被归类为贮积性疾病。1963 年美国的 Sweeley 和 Klionsky 发现 FD 患者的细胞内沉积物中含有大量三己糖酰基鞘脂醇（Globotriaosylceramides，Gl-3），随后研究发现患者的溶酶体酶 α-Gal A 出现缺乏，1970 年美国的 Mapes 等开始对该病进行酶替代治疗，1985 年美国的 Calhoun 等定位了该病的 *GLA* 基因位于 Xq22.1。*GLA* 基因突变导致其编码的 α-Gal A 酶活性下降或完全缺乏，造成以 Gl-3 为代表的鞘脂类代谢底物在不同器官组织大量堆积，引起心、肾、眼、神经、胃肠、皮肤等多器官病变，病情后期患者因心、肾和脑的严重损害而死亡[1-2]。我国 2018 年已将 FD 列入首批罕见病目录，该病的特异性酶替代治疗药物也已引入国内，并于 2021 年更新了该病的诊疗专家共识[3]，在 2023 年提出了 FD 多学科联合全程管理路径[4]。

病理上 Gl-3 主要沉积于血管内皮细胞、平滑肌细胞以及不同器官的实质细胞，如汗腺上皮细胞、肾小球系膜细胞、心肌细胞和肠黏膜上皮细胞等。超微结构下，Gl-3 沉积于胞质，呈电子致密的无定形外观，可以是致密的串珠样颗粒，或复杂的同心圆样、板层样结构，即膜性包裹的斑马体和板层小体（图 1-6）。

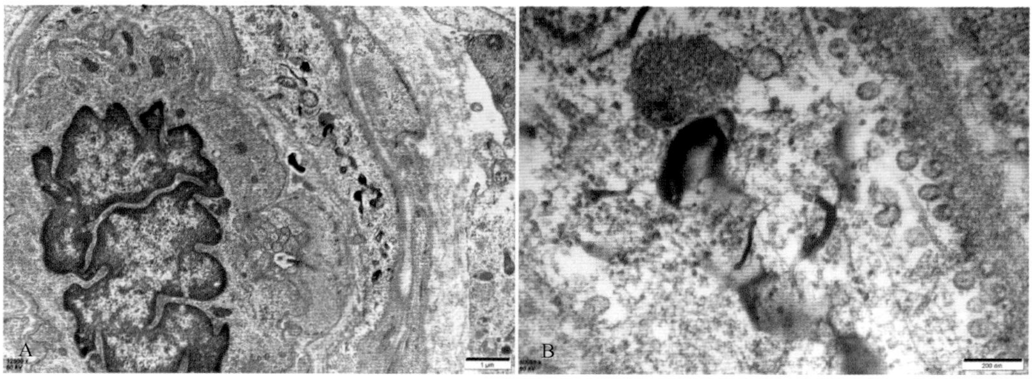

图 1-6 法布雷病患者皮肤活检超微病理改变。A，毛细血管周细胞内致密物质沉积（bar = 1 μm）。B，高倍放大致密物为板层样结构（bar = 200 nm）

Gl-3 的广泛堆积可引起各种继发性组织病理学改变，在脑部可发现椎动脉显著扩张，出现脑梗死或者腔隙性梗死。周围神经早期仅表现为小纤维病变，随着疾病进展，由于肾衰竭而出现大口径有髓神经纤维脱失。肾脏可见肾小球系膜增生、肾小球及肾小管基底膜增厚、肾小球硬化、肾小管萎缩和严重的肾间质纤维化。在左心室肥厚的患者，心肌细胞明显肥大，间质重度增生。冠状动脉可以见到血管平滑肌细胞肥大和增殖，导致管腔狭窄。血管角质瘤部位可见到皮下毛细血管的显著扩张。

【临床表现】

法布雷病人群患病率报道不一，预估患病率大约为 1/10 万，新生儿中法布雷病发病率为 1/1250 ~ 1/8882[5-6]。在肾脏疾病（蛋白尿、透析）、心脏疾病（肥厚型心肌病、瓣膜病）、神经系统疾病（神经痛、早发性卒中）等患者中均有一定的患病率。在肾衰竭透析患者中患病率为 0.12%[7]，在肥厚型心肌病患者中为 0.93%[8]，在早发隐匿性卒中患者中为 2%[9]，在全身无汗症患者中为 5.8%[10]。

根据临床表现法布雷病分为经典型和迟发型（表 1-5）。发病年龄以及神经、肾脏、心脏、皮肤、胃肠道、眼等多脏器受累在两种类型之间存在明显差异，经典型以男性患者为主，多在儿童期起病，呈现多系统损害表现。迟发型以女性患者为主，少部分为男性，发病多在 40 岁之后，表现为单一的心脏或者肾脏受累。女性和迟发型男性患者的诊断延迟问题更为突出[11]。在高血压、心脏病和卒中事件上，尽管男女患者的发生比例接近，但女性患者的起病时间均较男性延迟[12]。46 岁以内约 20% 的女性患者出现心、肾或脑的损害，而这一比例在男性为 31%。肾功能不全、心力衰竭和脑卒中是缩短本病患者生存期的主要原因，男性患者预期寿命缩短 15 ~ 20 年，女性患者缩短 6 ~ 10 年[1-2]。

表 1-5　经典型和迟发型 FD 的区别

表现	经典型	迟发型
构成比例	66.1% 男性	75% 女性
发病年龄（岁）	4 ~ 8	＞ 25
死亡年龄（岁）	约 41	＞ 60
血管角化瘤	＋＋	－
趾端疼痛	＋＋	－/＋
少汗症 / 无汗症	＋＋	－/＋
角膜 / 晶状体混浊	＋	－
心脏病	左心室肥厚 / 缺血性	左心室肥厚 / 心肌病
脑血管疾病	脑卒中	－
肾脏疾病	终末期肾病	蛋白尿或终末期肾病
残留 α-Gal A 酶活性	＜ 1%	＞ 1%

1. 周围神经病

FD 患者周围神经损害表现为小纤维神经病，大有髓神经纤维相对保留。无论男性还是女性患者，神经痛都是早期且常见的首发症状[11-13]，疼痛发生率为 60% ~ 80%，在学龄前即可出现，以青少年期为高峰，成人早期自发缓解率可达 30%[13]。多数表现为肢端低到中等强度的烧灼样疼痛，经常自足部起病，扩展到双手及全身。疼痛为发作性，持续数分钟到数日不等。疼痛程度剧烈导致患者极度不适，造成极大生活困扰的疼痛称为疼痛危象，运动、疲劳、气温变化（多数为热不耐受，个别患者为冷不耐受）是疼痛危象发作的诱因。疼痛的少见类型还包括腹痛、关节痛和头痛发作等。少汗经常伴随疼痛出现，在个别女性患者也可出现多汗表现。其他自主神经病变症状还包括腹泻、腹胀、腹痛、早饱感和恶心、呕吐等胃肠道症状，性功能低下、直立性低血压和心动过速等也可出现。此外，第Ⅷ脑神经病变导致的听力下降、眩晕和耳鸣等也并非少见。

2. 肾脏病

FD 患者多在 10 ~ 20 岁出现血尿、蛋白尿，伴随夜尿增多、肾小管酸中毒，肾小球滤过率进行性下降等，约 30% 的患者在 30 岁左右进展至终末期肾脏病。蛋白尿是最常见的肾脏受累表现，发生率可以高达 40%，而且是肾病进展的独立危险因素[14]。透析 / 肾移植的发生率分别为男性 13% 和女性 3%，男性患者不仅在所有肾病的总发生率上高于女性，在相同年龄段男性患者达到终末期肾脏病变的比例也显著高于女性[12]。

3. 心脏病

法布雷病心脏损害的平均发病年龄在 40 岁，包括肥厚型心肌病、心肌纤维化、浸润性瓣膜病、各种类型的心律失常、心功能不全和冠状动脉血管病变（心肌缺血、心肌梗死）。40 ~ 50 岁出现左心室肥厚，高血压和左心室肥厚是主要心血管事件（心力衰竭、心肌梗死和心源性猝死）的独立危险因素[15]。

4. 脑病

卒中是法布雷病脑部病变的最重要表现[9,12]，男性患者卒中发病年龄约为39.0岁，女性患者相对延迟至45.7岁。在卒中发生率上男性患者为6.9%，女性为4.3%[16]。45.9%的患者在FD确诊之前就发生了首次卒中。缺血性卒中是主要的卒中类型，腔隙性梗死和白质脑病等脑小血管病最为常见，也可以出现主要累及后循环供血区的大血管事件[17]。超过60%的患者出现头痛、头晕、认知功能减退、癫痫以及失眠、焦虑抑郁等神经和精神相关症状。

5. 其他表现

角膜涡状混浊可以在儿童期出现，是提示FD的早期表现，在男性患者具有更高的发生率，而结膜血管的瘤样扩张和视网膜血管迂曲也经常出现[18]。皮肤血管角质瘤可以在儿童期出现（图1-7），主要见于经典型男性患者，皮疹分布于坐浴区，在指尖、唇/颊黏膜也可观察到。初为淡红色充血性皮疹，随着病程进展真皮血管扩张增殖形成暗红或蓝黑色皮损，表面光滑，散在或成簇出现，随着年龄增长可不断增加。此外，患者还可以出现眶上嵴外凸、额部隆起和嘴唇增厚等改变。

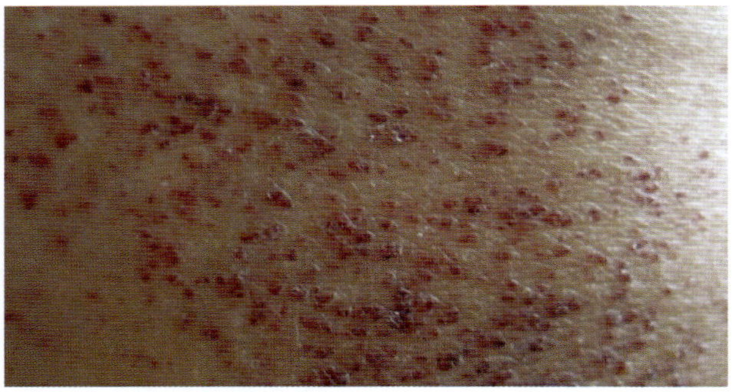

图1-7 皮肤血管角质瘤

【辅助检查】

FD患者存在多个脏器的损害，因此在首次就诊时需要针对不同系统进行检查（表1-6），考虑到不同脏器损害的时间不同，相关的检查也在不同的年龄开展，一般而言肾脏以及胃肠道检查在儿童应尽早安排，而脑和心脏的检查可在成年早期进行。无论对哪个脏器进行检查，高度怀疑该病的患者需要进行针对性的酶学、底物、病理和基因检测，但是仅80%左右患者可检测到致病基因突变，对意义不明的基因变异的解读还需结合Gl-3检查和病理检查结果。

表1-6 法布雷病首次就诊的常规检查

眼	眼科检查：角膜、晶状体和视网膜血管
心脏	心电图、超声心动图和心脏MRI
神经	成年或更早出现症状时的脑部MRI/MRA
精神	情绪障碍、焦虑和抑郁量表
肾	肌酐、尿蛋白和尿液分析
听力	听力测试

1. 脑MRI

FD出现脑损害表现，首先需要进行脑影像学检查。本病多无颅内血管狭窄，基底动脉的异常扩张可有提示诊断作用，但这一影像学改变在FD患者发生率不高，且也可出现在其他病因所导致的卒中患者。主要表现为不同部位的脑梗死（图1-8），尤以后循环多见，丘脑枕征（双侧丘脑枕部对称性短T1长T2信号）多见于合并肾病的经典型男性，被认为对FD诊断具有较高的特异性，但与卒中发生并不相关，我国患者的发生率为11%[17]。

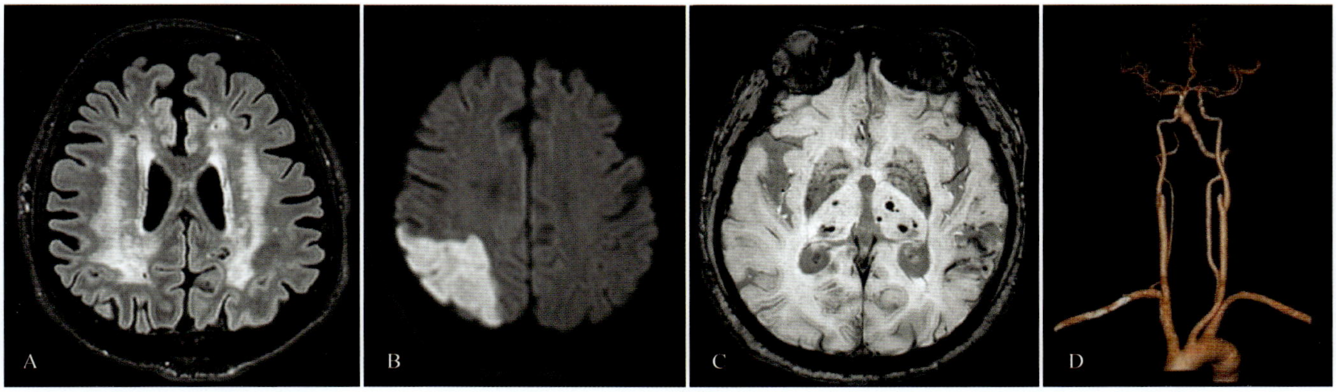

图1-8 法布雷病患者脑影像学改变。A，MRI T2 FLAIR显示多发腔隙性脑梗死、脑白质病变及脑萎缩。B，MRI DWI显示右侧顶枕叶急性梗死。C，MRI SWI显示双侧丘脑多发微出血。D，头颈CTA重建显示左侧椎动脉及基底动脉异常扩张

2. 基因检测

基因检测是所有 FD 患者诊断和鉴别诊断的重要手段。当患者初步考虑到该病之后，首选基因检测。根据表型的不同，分子遗传学检测方法可以包括基因靶向检测（单基因检测、二代基因组测序）和综合基因组检测（全外显子测序、全基因组测序）。基因靶向检测要求临床医生依据患者的临床表现已经确定了临床诊断以及可能涉及的基因，而未考虑到 FD 诊断的患者可以使用综合基因组检测。

迄今为止已经发现 1000 余种 *GLA* 基因突变，其中错义突变约占 61%，临床为经典型或迟发型 FD；无义突变占 8.5%，均为经典型 FD；剪切突变占 4.9%，为经典型或迟发型 FD；移码突变占 25.5%，均为经典型 FD[19]。对中国 FD 患者的 *GLA* 基因突变分析也表明，错义突变可出现在经典型和迟发型 FD，而携带移码突变的所有男性及 86% 的女性患者均表现为经典型 FD[20]。

3. 病理检查

当基因检测还不能明确诊断时，一方面需要考虑初步诊断是否错误，另一方面需要采取病理检查，这一检查对于迟发型患者或者 *GLA* 基因变异意义未明者更有价值。肾脏、心脏和皮肤均为经常采用的取材部位。皮肤活检相对创伤小，在经典型患者的皮肤结构中显示 Gl-3 沉积，在迟发型患者中不显示。肾活检通常是病因不明的蛋白尿和肾功能不全患者的诊断方法。病理组织学有很典型的改变，诊断需要通过电子显微镜以确认特征性的超微结构改变。需要注意羟氯喹诱导的溶酶体病变也可以出现斑马体。心内膜心肌活检可以在有左心室肥厚、心功能不全并携带 *GLA* 基因变异的迟发型患者中进行。

4. 酶活性测定

在病理检查确定为 FD 后，可以通过酶学检查进行验证。由于还有 20% 的 FD 常规 *GLA* 基因检测不能确定基因突变的意义或不能发现突变，也需要酶学检查。酶学检查只是单一针对 FD，不具有基因检测和病理检查那样高的鉴别诊断价值。男性患者首选外周血白细胞或者干血片法检测 α-Gal A 活性，经典型男性患者 α-Gal A 活性严重下降或缺失，多在均值的 5% 以下，而迟发型患者下降程度相对轻。女性患者 α-Gal A 活性可在正常范围内，因此不推荐作为单独的诊断手段[3]。

5. 底物测量

GL-3 底物检查是进一步明确 FD 诊断的方法之一，也是监测酶替代治疗反应的敏感生物标志物。LysoGL-3 是外周血中 Gl-3 的衍生物，比 Gl-3 更为敏感，在男性成人、儿童以及女性患者中都会升高，对女性诊断的敏感性也高于 α-Gal A 活性，其显著升高有助于区分经典型和迟发型患者[21]。

【诊断】

1. FD 的诊断

FD 通常影响一个以上的器官系统，患者出现症状至明确诊断的时间平均为 14.8 年。出现下列“红旗征”应当考虑到本病的可能性，包括血管角质瘤、发作性四肢末端疼痛、排汗异常、青年时期的腹痛、原因不明的恶心和（或）腹泻与肠易激综合征、角膜涡状混浊和晶状体混浊、不明原因的左心室肥厚或心律失常、不明原因的脑卒中、不明原因的蛋白尿或微量蛋白尿以及肾功能不全。其中血管角质瘤和角膜涡状混浊对于提示本病的诊断具有更高的临床特异性。

男性先证者通过分子遗传学检测确定 *GLA* 中的一个半合子致病基因（或可能致病）变异。还需要通过测定外周血白细胞的 α-Gal A 活性确诊。

女性先证者中，通过分子遗传学检测鉴定出 *GLA* 中的杂合致病基因（或可能致病）变异，即可确诊为 FD。对于结合临床表现、酶活性、基因检测、生物标志物等指标仍不能确诊者，需要组织病理学检查，并由 FD 专家组进行综合决策[3]。

明确诊断后还需要持续监测患者的多系统损害表现。监测指标的选择及检查频率需要结合患者年龄以及多器官状态而定，重点是肾脏（胱抑素 C、尿蛋白、尿白蛋白、肾小球滤过率、肌酐）、心脏（心肌肌钙蛋白 I、肌钙蛋白 T，N 端 B 型利尿钠肽前体，心电图，动态心电图，超声心动图和心脏 MRI 等）、神经系统（疼痛评分、皮肤交感反应、脑 MRI 和 MRA、神经精神量表评估等），以及疾病严重度指数、生活质量量表、骨密度、听力检查、眼科检查、肺功能检查等。

2. 家系筛查和产前诊断

家系筛查和新生儿筛查目前已在多个国家和地区实施，对发现新的 FD 患者有重要意义，可提高本病的诊断率，在发病前或者疾病初期及时诊断并及早开始治疗，可以避免严重并发症。由于 FD 是 X 染色体连锁遗传性疾病，男性及女性患者均应当进行产前咨询和诊断，产前诊断应首选 *GLA* 基因检测，并在有相应资质的医院或机构进行。

【鉴别诊断】

对于无家族史、临床表现不典型者易导致误诊，需要分别按照症状进行鉴别（表 1-7）。中枢神经系统受累需与其他病因导致的早发型卒中特别是散发性和遗传性脑小血管病鉴别。

表 1-7　法布雷病的鉴别诊断

相关表现	常见误诊
血管角质瘤	紫癜、共济失调-毛细血管扩张症、岩藻糖苷病
全身症状	幼年关节炎、风湿热、类风湿关节炎、系统性红斑狼疮
疼痛与低热	生长痛、雷诺综合征、红斑肢痛、神经症
心血管	肥厚型心肌病
肾	终末期肾病、原发性肾小球肾炎、家族性地中海热
神经	早发性卒中、多发性硬化

1. 其他原因导致的早发型散发性脑血管病

患者可以出现脑卒中的临床表现，在高血压和糖尿病患者也可以出现心脏和肾脏损害，但不会出现发作性肢体疼痛以及血管角质瘤。需要鉴别时可以进行酶活性和 *GLA* 基因检测。

2. 多发性硬化

多发性硬化和 FD 的 MRI 改变类似，病灶出现在侧脑室旁，多发性硬化可以出现肢体的瘙痒，没有发作性肢体疼痛以及血管角质瘤，不出现腔隙性脑梗死和微出血。脑脊液可以发现蛋白质增加以及寡克隆区带阳性。

【治疗】

FD 的治疗目标在于延缓疾病进展，改善生活质量，降低相关并发症的发病率，延长患者生存期。

1. 对症治疗

卡马西平、加巴喷丁或普瑞巴林是神经痛一线治疗药物。应注意调整生活方式，减少疼痛发作诱因（如避免极端温度和剧烈运动，适当补水、降温）。血管紧张素转换酶抑制剂或血管紧张素Ⅱ受体拮抗剂可降低尿蛋白水平，肾衰竭患者考虑透析或肾移植等替代治疗方法。如果有心动过缓或明显房室传导阻滞，可考虑使用心脏起搏器，恶性心律失常者考虑使用植入式心律转复除颤器。抗血小板药物（阿司匹林或氯吡格雷）可以作为脑卒中二级预防措施，合并房颤患者使用华法林或新型口服抗凝药物预防卒中，精神情绪问题可进行心理疏导、抗抑郁和抗焦虑药物治疗。

2. 特异性治疗

外源性补充重组的 α-Gal A 可以替代患者体内缺失的 α-Gal A，减少 Gl-3 贮积，延缓患者多系统损伤及延长生存期[22]。目前酶替代药物包括阿加糖酶 α 和阿加糖酶 β，均为每 2 周静脉输注 1 次的长程治疗。

阿加糖酶 α 可改善疼痛和生活质量，降低患有 FD 的男性和女性患者肾脏和心脏功能的自然下降率，并可能改善患者预期寿命。基线肾功能或左心室质量指数正常的个体接受阿加糖酶 α 治疗 10 年后基本保持稳定，而治疗前肾功能异常或心肌肥厚的个体则出现中度疾病进展。阿加糖酶 β 增加 Gl-3 从肾脏、心脏和皮肤血管内皮细胞中的清除率。经过长达 5 年的治疗后，FD 男性患者胃肠道症状（疼痛和腹泻）明显减少。与治疗前相比，心肌肥厚没有进展，肾小球滤过率下降速率在正常范围内。

分子伴侣是一种口服小分子药物，可选择性和可逆性与 α-Gal A 结合，稳定蛋白质构象，改善或者部分恢复 α-Gal A 酶活性，可以在特定基因突变 FD 患者中使用。底物消减治疗通过抑制葡萄糖神经酰胺合成酶活性，达到减少代谢途径中糖鞘脂类化合物的目的，该类药物尚处于临床试验阶段。基因治疗目前处于临床试验阶段，有望为 FD 的治疗提供新的方法。

3. 孕期管理

FD 酶替代治疗在妊娠期间是安全的，并导致成功的胎儿结局。尽管如此，仍建议怀孕期间不要使用酶替代治疗，哺乳期的第一个月不要进行该治疗。

【病例摘要】

男，36 岁。足痛 26 年，头痛、言语不利伴左侧肢体活动障碍 7 年，头晕 3 年。

患者 26 年前出现双足烧灼样疼痛，发热或天热时加重，至 20 岁左右双足疼痛症状消失。22 年前发现双手点状红色皮疹。7 年前突发言语不利，伴饮水呛咳、头痛。1 个月后出现双眼睑下垂和中心视野缺损，左侧肢体活动不利、步态不稳，言语不清较前加重。6 年前头痛加重。5 年前左下肢无力加重。数月后出现右手不自主抖动。头痛再次加重。3 年前发作性头晕，伴恶心、步态不稳。1 年前头痛加重，伴头晕、步态不稳、双下肢力弱。自幼易疲劳、体育成绩差，易腹泻、发热，自幼出汗较少。家族史：母亲患肥厚型心肌病。3 个舅舅均因“肾病”在 40 岁左右去世。体格检查：双手、坐浴区可见密集针尖大小红色丘疹。构音障碍，MMSE 29 分，MoCA 24 分。左眼外展位，双眼内收受限，左眼上视、会聚受限，伸舌左偏。右下肢振动觉略减退。左侧上下肢远端肌力 4 级；左侧指鼻试验、跟膝胫试验欠稳准，双侧轮替试验差。左侧踝阵挛亢进，双侧掌颏反射、左侧 Hoffmann 征、双侧 Rossolimo 征（+）。皮肤干燥，肢端无苍白、发绀，皮肤划痕试验正常。尿微量白蛋白：38.9 mg/L；24 h 尿蛋白定量：0.05 g/24 h。超声心动图示左心室对称性肥厚。角膜涡状混浊，视网膜血管迂曲。α-半乳糖苷酶 A 0.1 nmol/h/mgPr（2.40 ~ 17.65 nmol/h/mgPr），Gl-3 88.31 ng/ml（< 1.11 ng/ml）。*GLA* 基因检测：c.1094dupA p.Tyr365*。定位诊断：大脑多发病灶，心脏、肾脏、眼睛、皮肤和周围神经；定性诊断：FD。病例详细资料见二维码数字资源 1-3。

数字资源 1-3

（张　巍）

【参考文献】

[1] FERRAZ MJ，KALLEMEIJN WW，MIRZAIAN M，et al. Gaucher disease and Fabry disease：new markers and insights in pathophysiology for two distinct glycosphingolipidoses. Biochim Biophys Acta，2014，1841（5）：811-825.

[2] NOICKI M，BAZAN-SOCHA S，BŁAŻEJEWSKA-HYZOREK B，et al. Enzyme replacement therapy in Fabry disease in Poland：a position statement. Pol Arch Intern Med，2020，130（1）：91-97.

[3] 中国法布雷病专家协作组. 中国法布雷病诊疗专家共识（2021 年版）. 中华内科杂志，2021，60：321-330.

[4] 法布雷病全国专家协作组，中国医药教育协会临床肾脏病学专业委员会. 法布雷病多学科联合全程管理路径. 中华内科杂志，2023，62（8）：949-955.

[5] HWU WL，CHIEN YH，LEE NC，et al. Newborn screening for Fabry disease in Taiwan reveals a high incidence of the later-onset GLA mutation c.936＋919G > A（IVS4＋919G > A）. Hum Mutat，2009，30（10）：1397-1405.

[6] SAWADA T，KIDO J，YOSHIDA S，et al. Newborn screening for Fabry disease in the western region of Japan. Mol Genet Metab Rep，2020，22：100562.

[7] LV YL，WANG WM，PAN XX，et al. A successful screening for Fabry disease in a Chinese dialysis patient population. Clin Genet，2009，76（2）：219-221.

[8] 肖嫣，孙洋，张莹，等. 汉族肥厚型心肌病患者中 Fabry 病的基因突变鉴定和家系研究. 中国分子心脏病学杂志，2020，20（3）：3356-3360.

[9] ROLFS A，BÖTTCHER T，ZSCHIESCHE M，et al. Prevalence of Fabry disease in patients with cryptogenic stroke：a prospective study. Lancet，2005，366：1794-1796.

[10] NAGAI-SANGAWA M，FUKUNAGA A，TAKEUCHI C，et al. Beneficial screening of Fabry disease in patients with hypohidrosis. J Dermatol，2022，49（2）：308-312.

[11] CM ENG CM，FLETCHER J，WILCOX WR，et al. Fabry disease：baseline medical characteristics of a cohort of 1765 males and females in the Fabry registry. J Inherit Metab Dis，2007，30（2）：184-192.

[12] 张巍，康曼德，赵亚雯，等. 法布里病患者多器官病变的临床特点分析. 中华医学杂志，2015，95（23）：1829-1832.

[13] 苗源峰，赵亚雯，刘靖，等. 中国法布里病患者神经痛特征研究. 中华神经科杂志，2022，55（1）：15-20.

[14] WILCOX WR，OLIVEIRA JP，HOPKIN RJ，et al. Females with Fabry disease frequently have major organ involvement：lessons from the Fabry registry. Mol Genet Metab，2008，93（2）：112-128.

[15] PATEL MR，CECCHI F，CIZMARIK M，et al. Cardiovascular events in patients with Fabry disease natural history data from the Fabry registry. J Am Coll Cardiol，2011，57（9）：1093-1099.

[16] SIMS K，POLITEI J，BANIKAZEMI M，et al. Stroke in Fabry disease frequently occurs before diagnosis and in the absence of other clinical events：natural history data from the Fabry registry. Stroke，2009，40（3）：788-794.

[17] ZHAO Y，ZHU Y，LI F，et al. Brain MRI correlations with disease burden and biomarkers in Fabry disease. Neurol，2023，270（10）：4939-4948.

[18] WU Y，ZHANG W，YAO X，et al. Investigation of ocular involvement in patients with Fabry disease. Ann Med，2023，55（1）：2226909.

[19] GERMAIN DP，OLIVEIRA DG，BICHET HW. et al. Use of a rare disease registry for establishing phenotypic classification of previously unassigned GLA variants：a consensus classification system by a multispecialty Fabry disease genotype-phenotype workgroup. J Med Genet，2020，57：542-551.

[20] PAN X，OUYANG Y，WANG Z，et al. Genotype：A crucial but not unique factor affecting the clinical phenotypes in Fabry disease. Plos One，2016，11：e0161330.

[21] OUYANG Y，CHEN B，PAN X，et al. Clinical significance of plasma globotriaosylsphingosine levels in Chinese patients with Fabry disease. Exp Ther Med，2018，15（4）：3733-3742.

[22] VAN DER VEEN SJ，HOLLAK CEM，VAN KUILENBURG ABP，et al. Developments in the treatment of Fabry disease. J Inherit Metab Dis，2020，43（5）：908-921.

第四节　视网膜血管病变伴白质脑病和全身性表现

【概述】

视网膜血管病伴白质脑病和全身表现（retinal vasculopathy with cerebral leukoencephalopathy and systemic manifestations，RVCL-S）是一种常染色体显性遗传性血管内皮细胞病，由 DNA 特异性的 3′至 5′外切核酸酶 3 的三素修复核酸外切酶 1（Three-prime Repair EXonuclease 1，TREX1）基因 C 末端尾部区域的突变导致。患者常中年起病，表现为视力下降、神经系统局灶损害表现、进行性认知功能损害以及精神障碍，伴有肾病、肝病、高血压、雷诺现象等系统性损害表现[1-2]。

该病首先在 1988 年由 Grand 报道，一个包含四代人的显性遗传家系患者均出现视力下降，眼底荧光造影表现为黄斑周围毛细血管闭塞、视网膜毛细血管扩张、微动脉瘤等，称之为“视网膜血管病”，同时该家系中多人出现中枢神经系统假性肿瘤，病理检查发现非炎性血管壁纤维素样坏死[3]。1997 年 Jen 等使用了显性遗传性内皮细胞病伴视网膜病、肾病和脑卒中这个命名[4]。2007 年 Richards 等将该病的致病基因定位于 *TREX1* 基因，出现了 TREX1 的 C 末端移码突变[1]，C 末端区域具有将 TREX1 蛋白定位于核周的功能，突变虽然不影响 TREX1 蛋白的酶活性，但会使 TREX1 蛋白失去核周定位功能，从而不能转移到细胞核发挥正常作用。2016 年 Stam 等发现肝病、肾病、贫血、高血压、雷诺现象、胃肠道出血等多系统性损害表现也属于其临床谱系的一部分，将本病命名为 RVCL-S 并提出临床诊断标准[5]。

TREX1 致病性突变不仅与 RVCL-S 相关，也和一系列自身免疫性疾病表型相关（表 1-8）。目前已经鉴定了超过 60 种 *TREX1* 突变，疾病表型与基因突变的结构域相关。大多数影响催化结构域的 *TREX1* 突变是隐性遗传，主要与 Aicardi-Goutières 综合征和家族性冻疮样狼疮相关。*TREX1* 基因 C 末端移码突变则与 RVCL-S 相关，已报道与 RVCL-S 相关突变位点有 11 个，频率最高的致病性变异是 V235fs，RVCL-S 是通过功能获得机制致病，出现内皮细胞功能障碍、血管基底膜破坏。在疾病的某些阶段，例如在形成具有边缘增强的脑部肿块病变时，自身免疫机制可能会发挥一定作用。

表 1-8　*TREX1* 基因相关疾病

疾病	临床特点
Aicardi-Goutieres 综合征	儿童发病，脑萎缩、基底节钙化、白质脑病、淋巴细胞增多，脑脊液和血清中 α- 干扰素升高
系统性红斑狼疮	出现视网膜病变、肝病、肾病、贫血、认知功能障碍、癫痫，常伴抗核抗体等自身抗体阳性
家族性冻疮	在寒冷和湿润条件下出现疼痛的蓝红色或紫色炎性皮肤病，位于手指、足趾、鼻子、脸颊和耳朵
低温纤维蛋白原血症	表现为冷诱导的肢端青紫病和皮肤缺血引起的皮肤损害
视网膜血管病变伴白质脑病和全身表现	累及大脑、视网膜、肾脏和其他全身微血管为特征

脑病理改变以额顶叶白质受累为主，少数累及脑干和小脑。在白质广泛病变的区域，可以看到沙粒状钙化；血管病理改变主要表现为纤维素样坏死、外膜纤维化、管腔狭窄和血管壁胶原透明样变，导致管腔闭塞，引起脑实质坏死（图 1-9）。毛细血管基底膜可见不规则增厚和分层现象。部分缺血坏死附近可见炎性细胞浸润。中枢存在 TREX1 阳性的少突胶质细胞，血管内皮细胞也高表达。

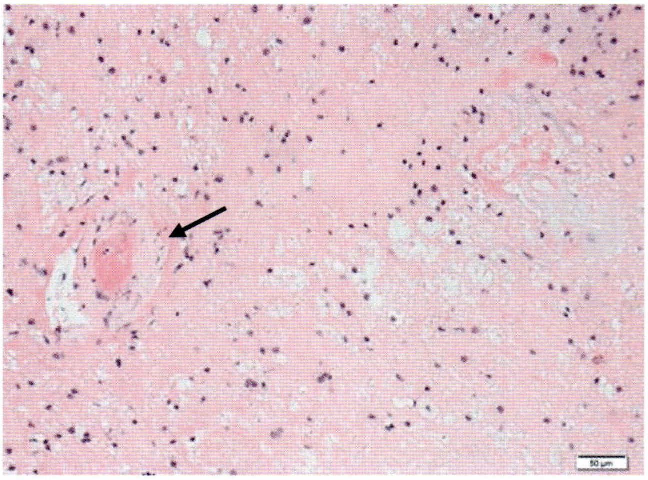

图 1-9　脑内血管壁明显增厚（箭头），伴脑组织水肿改变

肾脏病理检查可见肾小动脉硬化、局灶性及弥漫性肾小球硬化等[5]，也可见类似膜增生性肾小球肾炎的改变[6]。肾小球毛细血管呈类双轨样，两条线之间可有梭形或囊泡状空间[7]，肾脏大量 TREX1 阳性细胞是其免疫组化特点[6]。肌肉组织可以看到细胞色素氧化酶阴性纤维，血管周围炎性浸润细胞，包括淋巴细胞、浆细胞样树突状细胞，结构正常的肌纤维 MHC-I 的表达普遍上调[8]。皮肤在病变区域有明显的角化过度和棘皮病，真皮交界处及真皮血管和附件有淋巴细胞为主的炎性浸润，真皮乳头内有新生血管。

【临床表现】

RVCL-S 常在 35 ~ 50 岁起病[5]，其临床发展规律一般始于血管性视网膜病变所致的进行性视力障碍，随后出现多脏器的损害以及进行性中枢神经系统受累的临床表现，通常在 50 ~ 60 岁死亡。

1. 视网膜血管病

视网膜血管病几乎出现在所有患者，是最常见的首发症状，通常在 40 岁左右发病，但在 20 多岁已经存在无症状血管视网膜病变的早期迹象，表现为毛细血管扩张、微动脉瘤和视网膜棉花斑，少数患者在疾病后期出现。患者出现进行性视力下降、视野缺损，最终导致失明。视网膜病变可以继发其他问题，如继发性青光眼和黄斑水肿。

2. 神经系统表现

约 68% 的有症状患者出现局灶性神经症状，死亡时增加到 97%，主要包括偏瘫、偏盲、感觉障碍、失语和失用等[6]，局灶性神经症状可由脑内肿块损害引起，称为肿瘤样损害或假瘤，也可以由于缺血事件引起。缺血性发作通常表现为典型的腔隙综合征（如纯运动性卒中、纯感觉性卒中、构音障碍-笨手症、共济失调性偏瘫），但也可观察到其他腔隙综合征的表现。

56% 的有症状患者出现认知功能障碍，死亡时增加到 75%。40 岁后抑郁症状的发生率较高，许多患者出现焦虑和其他精神症状。显著的神经功能障碍出现在 50 岁以上的患者，表现为记忆丧失和局灶性神经功能障碍。认知功能障碍常表现为主观记忆力下降、判断困难，只有少数年龄较大的患者符合痴呆症的标准。伴随淡漠、易怒等情感障碍。头痛出现在伴有视力损害和脑病症状的患者，多表现为偏头痛发作。偏头痛患病率和正常人群无差异，偏头痛起病年龄偏晚。17% 的患者有癫痫发作。

3. 系统性损害

从 35 ~ 40 岁起，患者发展为多脏器疾病，出现以下一个或多个特征：肝病、肾病、伴或不伴有胃肠出血的贫血、高血压、偏头痛和雷诺现象。雷诺现象是最早出现的症状，从 20 岁开始，发生率约为 40%，通常轻微。30% ~ 50% 的患者会发生微血管肾病，一般在 35 岁左右出现，疾病早期可以仅表现为蛋白尿[9]，蛋白尿不能用合并高血压来解释，40 岁以上患者中有 37% 出现亚临床甲状腺功能减退，还可以出现肝脏疾病、贫血、偏头痛等[10]。肝病出现在 27% 的患者，通常无症状，只有个别患者出现肝硬化，78% 的患者存在慢性胆管炎。轻至中度贫血频繁发生，和患者出现的显微镜下胃肠道出血有关。少数患者肠道血管发育不良。没有风湿性疾病以及皮肤异常。

【辅助检查】

出现上述临床表现的患者需要针对不同器官的损害进行检查，包括血液检查、甲状腺功能检查、肾脏功能检查、肝脏功能检查、心脏功能检查，以及影像学检查、眼科检查，考虑到该病的可能性需要进行基因检测。

1. 血液检查

血液检查可以发现 33% 的患者出现贫血，血红蛋白和红细胞压积水平较低，平均红细胞体积略大。部分患者出现蛋白尿，提示肾脏损害，γ- 谷胺酰转移酶、碱性磷酸酶和天冬氨酸氨基转移酶升高，提示肝脏损害。促甲状腺激素水平升高，而游离甲状腺激素水平正常，提示甲状腺功能异常。部分患者存在外周血单核细胞 CXCL-10 的 mRNA 升高和抗核自身抗体滴度增加。CXCL-10 可作为疾病活动性的有用生物标志物[11]。脑脊液细胞数无明显增加，但脑脊液和血清中干扰素 -α 升高。这些检查很难用哪个自身免疫性疾病进行解释，需要考虑到本病的可能性。

2. 眼科检查

发生眼科问题需要请眼科医师会诊，眼科的荧光素血管造影术通常显示局灶性和广泛性的缺血，特别是在黄斑中央凹周围出现毛细血管闭塞、微动脉瘤形成和毛细血管扩张。最终发展为视网膜缺血、玻璃体出血和荧光素泄漏，并发黄斑水肿，伴有视盘新生血管形成。视网膜光学相干断层扫描发现视网膜乳头周围神经纤维层厚度和黄斑总体积均低于对照组，内丛状层变薄。这些问题难以用已知的免疫性疾病进行解释，高度提示存在系统性的微血管疾病。

3. 影像学检查

出现神经系统临床表现的患者需要进行头部影像学检查，RVCL-S 的脑影像学主要表现为脑白质病变，常出现在一侧的侧脑室前角旁，后角也有受累[12]，有时也会出现双侧白质病变[13]，具有不对称分布特点。40 岁前表现为大量点状白质病变伴强化，小脑点状强化病变主要发生在 50 岁以上的人群中[14]。从 40 岁后幕上病变出现增强，而后灶性病变进展至融合，逐步形成环形强化病变伴周围 T2 高信号，具有占位效应，常被误诊为胶质瘤或瘤样脱髓鞘病变（图 1-10）。白质病变随着疾病的进展而逐渐减少，脑萎缩逐渐加重[15]，CT 可见脑白质的局部钙化。这些特点都高度提示存在 RVCL-S 的可能性。

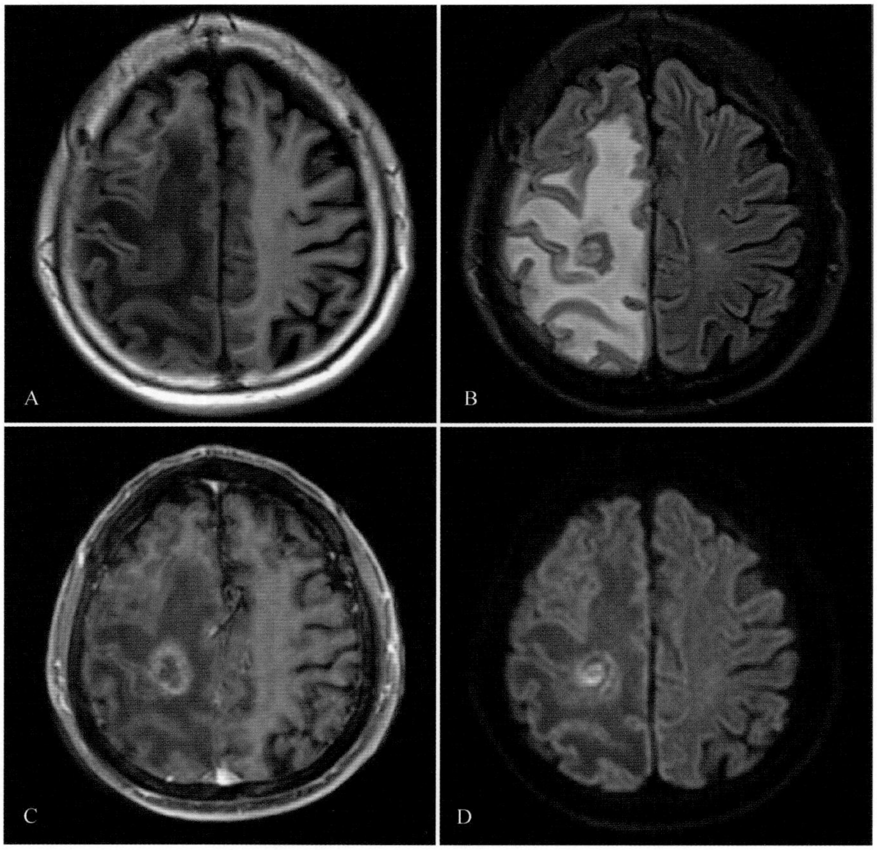

图 1-10 A，右侧额顶叶占位，呈 T1WI 等或稍低信号。B，T2-FLAIR 可见病灶呈稍高信号，周围伴水肿带。C，增强扫描病灶环形强化。D，病灶中央呈 DWI 高信号

4. 基因检测

本病临床异质性较强，即使在同一家系内临床表现也不尽相同[9]。眼科和神经科通过检查考虑到本病的可能性，需要通过基因检测进行证实。年轻患者出现不明原因的视网膜病变，若干年后出现脑、肾脏、肝脏受累等系统性改变，应想到本病可能，发现 *TREX1* 基因的 C 末端移码突变即可明确 RVCL-S 的诊断。

【诊断】

RVCL-S 按一定的发展规律呈进行性多器官、多系统受累。2016 年 Stam 等提出了 RVCL-S 的初步诊断标准[5]。2018 年 Pelzer 等进一步描述其系统性表现并修订了诊断标准（表 1-9）[10]。确诊本病需基因检测发现 *TREX1* 基因 C 末端移码突变。该基因突变可以导致下列四种疾病表现。

表 1-9 视网膜血管病变伴白质脑病和全身表现诊断标准

主要诊断标准
1. 中年起病，具有显性遗传家族史
2. 血管性视网膜病变（早期视网膜出血、视网膜微血管异常、棉絮状渗出）
3. 局灶性神经功能缺损或全脑功能障碍的特点，MRI 至少表现以下一项： 1）T2 高信号的点状白质病变，伴有结节状强化 2）T2 高信号的占位性病变，伴环形强化、占位效应和周围水肿
4. 基因检测示 *TREX1* 基因 C- 端移码突变
支持性特征
1. CT 发现局灶性白质钙化；或年龄非相关的白质病变，MRI 呈 T2 高信号的非增强点状白质病变
2. 微血管性肝病（结节性增生）
3. 微血管性肾病（小动脉硬化、肾小球硬化）
4. 与失血或慢性疾病相符的贫血
5. 消化道镜下出血
可能相关特征
1. 高血压
2. 偏头痛伴或不伴先兆
3. 轻度雷诺现象

1. Aicardi-Goutières 综合征

该综合征是一种常染色体隐性遗传病，由 *TREX1* 的纯合突变导致，通常在婴儿期或幼儿早期出现症状，最常影响大脑和皮肤，在出生时或出生后不久就发病，其主要临床特征包括脑萎缩、基底节钙化、白质脑病、淋巴细胞增多，脑脊液和血清中干扰素 -α 水平升高。该综合征的发病和 9 个基因突变有关，除 *TREX1* 之外，还有 *RNASE H 2A*、*RN E E H 2B*、*RN E E H 2C*、*SAMHD1*、*ADAR1*、*IFIH1*、*LSM11* 和 *RNU7-1*，这些基因都导致核酸在细胞质中积聚或核酸结构的异常，触发 Ⅰ 型干扰素的过度产生而发病[11]。该综合征有两种临床表现：一种表现为早发性新生儿脑病，最常与 *TREX1* 基因的隐性错义突变有关，在婴儿期表现为进行性小头畸形、肌张力障碍、痉挛和精神运动迟缓。再生障碍性贫血表现较晚。另一种表现为 Cree 脑炎和颅内钙化综合征。

2. 家族性冻疮性红斑狼疮

该病常染色体显性遗传，一般在儿童期发病，*TREX1*、*SAMHD1* 和 *STING* 三个基因突变与该病有关。主要特征是在寒冷和潮湿条件下出现皮肤病变，通常表现为疼痛的蓝红色或紫色炎性皮肤损伤，位于手指、足趾、鼻、脸颊和耳。其他表现包括关节痛和抗核抗体阳性。

3. 系统性红斑狼疮

系统性红斑狼疮是一种异质性自身免疫性疾病，以 α- 干扰素激活为特点。*TREX1* 基因突变所致者占 0% ~ 2%。其特点是多样化的临床表现和多种自身抗体生成。常常出现视网膜病变、肝病、肾病、贫血、认知障碍、癫痫等多系统受累表现，常伴有皮肤损害、口腔或鼻腔溃疡、脱发和关节炎等血管炎表现，以及抗核抗体、抗双链 DNA 抗体、抗 Sm 抗体和抗心磷脂抗体等自身抗体阳性。

4. 低温纤维蛋白原血症

TREX1 的杂合突变与低温纤维蛋白原血症有关。由于在血浆中形成冷沉淀，表现为冷诱导的肢端青紫疾和皮肤缺血引起的皮肤损害。皮肤损害通常涉及手、足、耳、鼻和臀部。

【鉴别诊断】

1. 胶质瘤

RVCL-S 常会形成肿瘤样病变，伴有明显水肿、占位效应明显，增强 MRI 出现环形强化，故最常被误诊为胶质瘤[6,9,13]，且与胶质瘤一样，影像学检查可发现 NAA 降低，CHO 峰升高。但 RVCL-S 常伴有肝病、肾病、视网膜病变、雷诺现象等系统性损害表现，脑活检不能找到肿瘤细胞[6]，家族史也有助于鉴别。

2. 瘤样脱髓鞘病变

两者均可出现神经系统局灶体征及视力下降，脑影像学也有相似之处，易误诊[2]。但 RVCL-S 患者 CT 病灶呈低密度伴钙化，弥散加权成像上病变倾向于中央弥散受限，而脱髓鞘病变 DWI 成像以外周弥散受限多见。同时，患者的全身表现、家族史、体格检查、血和 AQP-4 抗体、寡克隆区带、PET-CT、糖皮质激素及免疫抑制治疗反应等均有助于两者鉴别。

3. 法布雷病

法布雷病也累及全身多器官，周期性的肢端剧痛、血管角质瘤、出汗异常是该病早期的常见表现，随疾病发展出现脑卒中表现，伴随肾脏以及心脏损害，但该病具有性连锁遗传特点，疾病早期发作性肢体疼痛以及视力保留，有别于 RVCL-S。从前一节可以看出，在血管壁的不同细胞可以发现膜性包裹的斑马体或板层小体是法布雷病的病理特点。

4. 原发性中枢神经系统血管炎

该病常隐匿起病，40 ~ 50 岁男性高发，主要表现为头痛、认知功能障碍和神经系统局灶体征，脑 MRI 可见皮质和深部白质受累，出现梗死和出血改变。也可以出现脑外其他系统的损害，少数患者的脑血管造影出现“串珠样改变”，但没有家族史，对于散发患者有时难以鉴别，需要进行基因检测。

5. 多发性硬化

多发性硬化一般在 20 ~ 30 岁发病，女性多见，表现为视神经炎、脊髓炎、脑干或半球损害表现，与 RVCL-S 类似。但多发性硬化无家族遗传倾向，一般不出现中枢神经之外的症状，脑 MRI 显示颅内病灶直径一般不超过 2 cm，多垂直于侧脑室排列，而且没有钙化，免疫治疗常常有效。

【治疗】

RVCL-S 存在多系统损害，因此其治疗也要兼顾各个方面的问题（表 1-10）。在治疗该病的过程中每年进行眼科检查、脑 MRI、神经科检查、血压评估以及肾功能、肝酶、甲状腺功能、全血细胞计数和血红蛋白水平检查。根据症状的程度，确定是否进行更频繁的监测。

表 1-10 视网膜血管病变伴白质脑病和全身表现综合治疗方案

疾病	治疗
视网膜病变	视网膜激光和（或）抗血管内皮生长因子治疗
黄斑水肿	抗血管内皮生长因子治疗
青光眼	标准治疗
缺血性卒中	不推荐使用静脉溶栓疗法
肿瘤增生性病变	糖皮质激素治疗
癫痫发作	抗癫痫药物的标准治疗
认知衰退	神经心理学治疗
偏头痛	标准治疗（禁用降钙素）
心血管病	高血压的标准治疗
肾脏疾病	肾脏疾病的标准治疗，替代疗法
肝病	降肝酶治疗
贫血	静脉补铁或输血，胃肠畸形的凝固术
甲状腺功能减退	甲状腺替代疗法
雷诺现象	标准治疗
精神疾病	抗焦虑抑郁治疗

使用抗逆转录病毒药物和 Janus 激酶抑制剂 Ruxolitinib 治疗，患者耐受性良好，可以减缓有症状成年人的临床恶化[11]。给予托法替尼治疗前后病情显著改善，可能是治疗这种疾病的有效方法[16]。尽管有炎性损害，但目前不推荐对本病进行免疫抑制治疗，一些患者曾接受免疫抑制剂，如糖皮质激素、环磷酰胺、甲氨蝶呤、羟氯喹和硫唑嘌呤、静脉注射免疫球蛋白和血浆置换，未见好转。

大多数患者可以在标准护理下进行治疗。视网膜病变和黄斑水肿应采用视网膜激光光凝和玻璃体内抗血管内皮生长因子治疗。需要兼顾治疗继发性青光眼，控制高血压，尤其是在患有肾脏疾病的情况下。贫血可以通过补充铁来治疗，严重的情况下需要输血。用静脉注射甲泼尼龙和口服糖皮质激素治疗伴有血管源性脑水肿的症状性假瘤性白质病变[12]，减少病灶强化范围，但并不能让颅内病灶彻底消除[5]。不要用静脉溶栓疗法来治疗急性缺血性卒中患者，目前尚未发现采取抗栓治疗对控制卒中有效[12]。按照脑卒中的一般原则处理患者的急性缺血事件。对于 MRI 证实有症状性脑缺血事件患者的二级卒中预防，应考虑抗血小板治疗、他汀类药物治疗，改变生活方式。

对于同时有高血压、偏头痛、癫痫、甲状腺功能减退等多种合并症的患者，可给予相应治疗。针对肾损害，需要严格控制血压和治疗蛋白尿，终末期患者需要肾脏替代治疗，进行透析。

【病例摘要】

男，52 岁，左侧肢体力弱，伴头痛、恶心、呕吐 20 天，抽搐 1 天。

患者 20 天前出现左侧肢体力弱，伴头痛、恶心、呕吐，MRI 示右侧额顶叶占位，病灶周围水肿，病灶中央呈环形强化，PET 示 FDG 不均匀低代谢，考虑感染可能大，予抗感染治疗效果不佳。1 天前出现左上肢抽搐，持续数分钟自行终止，予左乙拉西坦 25 mg bid 口服后未再发作。既往有 IgA 肾病、肾功能不全、肝功能不全、高血压。否认烟酒嗜好。家族中无类似发病者。体格检查：眼底检查没有明显异常。左侧肢体痛觉减退，左上肢肌力 0 级，左下肢肌力 3 级，左侧肢体腱反射亢进，左下肢病理征阳性。脑活检未见肿瘤细胞，可见脑组织坏死、血管壁增厚以及钙盐沉积。定位诊断：右侧大脑半球，累及皮质和白质，伴随脑外多器官损害；定性诊断：脑肾综合征，基因检测证实携带 *TREX1* 基因 C 末端移码突变。诊断为 RVCL-S。病例详细资料见二维码数字资源 1-4。

数字资源 1-4

（郭 昱 袁 云）

【参考文献】

[1] RICHARDS A, VAN DEN MAAGDENBERG AMJM, JEN JC, et al. C-terminal truncations in human 3′-5′ DNA exonuclease TREX1 cause autosomal dominant retinal vasculopathy with cerebral leukodystrophy. Nat Genet, 2007, 39(9): 1068-1070.

[2] RAYNOWSKA J, MISKIN DP, PRAMANIK B, et al. Retinal vasculopathy with cerebral leukoencephalopathy (RVCL): a rare mimic of tumefactive MS. Neurology, 2018, 91(15): e1423-e1428.

[3] GRAND MG, KAINE J, FULLING K, et al. Cerebroretinal vasculopathy. A new hereditary syndrome. Ophthalmology, 1988, 95(5): 649-659.

[4] JEN J, COHEN AH, YUE Q, et al. Hereditary endotheliopathy with retinopathy, nephropathy, and stroke (HERNS). Neurology, 1997, 49(5): 1322-1330.

[5] STAM AH, KOTHARI PH, SHAIKH A, et al. Retinal vasculopathy with cerebral leukoencephalopathy and systemic manifestations. Brain, 2016, 139(11): 2909-2922.

[6] SAITO R, NOZAKI H, KATO T, et al. Retinal Vasculopathy with cerebral leukodystrophy: clinicopathologic features of an autopsied patient with a heterozygous TREX 1 mutation. J Neuropathol Exp Neurol, 2019, 78(2): 181-186.

[7] TSUBATA Y, MORITA T, MORIOKA T, et al. Renal histopathological findings of retinal vasculopathy with cerebral leukodystrophy. CEN Case Rep, 2018, 7(1): 83-89.

[8] TUMIENĖ B, VOISIN N, PREIKŠAITIENĖ E, et al. Inflammatory myopathy in a patient with aicardi-goutières syndrome. Eur J Med Genet, 2017, 60(3): 154-158.

[9] XIE N, SUN Q, YANG J, et al. High clinical heterogeneity in a Chinese pedigree of retinal vasculopathy with cerebral leukoencephalopathy and systemic manifestations (RVCL-S). Orphanet J Rare Dis, 2021, 16(1): 56.

[10] PELZER N, HOOGEVEEN ES, HAAN J, et al. Systemic features of retinal vasculopathy with cerebral leukoencephalopathy and systemic manifestations: a monogenic small vessel disease. J Intern Med, 2019, 285(3): 317-332.

[11] UFER F, ZIEGLER SM, ALTFELD M, et al. Case report: JAK inhibition as promising treatment option of fatal RVCLS due to TREX1 mutation (pVAL235Glyfs*6). Front Neurol, 2023, 14: 1118369.

[12] DIFRANCESCO JC, NOVARA F, ZUFFARDI O, et al. TREX1 c-terminal frameshift mutations in the systemic variant of retinal vasculopathy with cerebral leukodystrophy. Neurol Sci, 2015, 36(2): 323-330.

[13] DHAMIJA R, SCHIFF D, LOPES MBS, et al. Evolution of brain lesions in a patient with TREX1 cerebroretinal vasculopathy. Neurology, 2015, 85(18): 1633-1634.

[14] HOOGEVEEN ES, PELZER N, GHARIQ E, et al. Cerebrovascular reactivity in retinal vasculopathy with cerebral leukoencephalopathy and systemic manifestations. J Cereb Blood Flow Metab, 2021, 41(4): 831-840.

[15] FORD AL, CHIN VW, FELLAH S, et al. Lesion evolution and neurodegeneration in RVCL-S: a monogenic microvasculopathy. Neurology, 2020, 95(14): e1918-e1931.

[16] ZHANG S, SONG J, YANG Y, et al. Type I interferonopathies with novel compound heterozygous TREX1 mutations in two siblings with different symptoms responded to tofacitinib. Pediatr Rheumatol Online J, 2021, 19(1): 1.

第五节　胶原纤维 4A1/2 相关疾病

【概述】

胶原纤维 4A1/2 相关疾病（COL4A1/2 related disorders）是由编码Ⅳ型胶原蛋白 α_1 链和 α_2 链的 *COL4A1/2* 基因突变导致的罕见常染色体显性遗传性血管病，因外显不全其临床表现具有高度异质性，包括神经系统表现如出血性 / 缺血性卒中、偏头痛、婴儿偏瘫、癫痫、动脉瘤等，以及神经系统外表现如眼部、肾脏、肌肉等受累。

该病的研究历史不长。2005 年 Gould D 等在围产期脑出血和先天性脑穿通畸形患者中发现 *COL4A1* 编码区的杂合突变[1]，后来 Lanfranconi S 等研究发现该基因突变也和成人出血性脑小血管病的发生发展有关[2]。2010 年德国学者首次报道常染色体显性脑桥微血管病伴白质脑病（autosomal dominant pontine microangiopathy and leukoencephalopathy, PADMAL）[3]。2012 年日本学者在脑穿通畸形家系中发现 *COL4A2* 杂合突变[4-5]。2015 年荷兰学者对 183 例脑出血或脑穿通畸形患者进行 *COL4A1/2* 基因分析，发现 21 例患者存在 *COL4A1* 突变、3 例患者存在 *COL4A2* 突变，其中 40% 为新发突变[6]。2016 年法国学者通过连锁分析的方法发现 PADMAL 的致病突变位于 *COL4A1* 基因的 3′-UTR 的 miR-29 microRNA 结合位点，突变导致 *COL4A1* 基因表达上调[7]。

Ⅳ型胶原蛋白是血管内皮细胞和平滑肌细胞基

底膜的关键成分。组成Ⅳ型胶原蛋白的 α 链共 6 种，编码这 6 种 α 链的基因以头对头的方式成对位于 3 条不同的染色体上。*COL4A1* 和 *COL4A2* 基因均位于 13q34 染色体上，且具有共同的双向启动子[8]。*COL4A1* 和 *COL4A2* 基因编码的 $α_1$ 和 $α_2$ 链是构成Ⅳ型胶原蛋白的最常见亚基，两个 $α_1$ 和一个 $α_2$ 链在内质网中组装成异源三聚体螺旋，分泌到细胞外基质中。$α_1$ 和 $α_2$ 在所有组织中广泛表达。而 $α_3$、$α_4$、$α_5$ 和 $α_6$ 具有组织限制性表达，$α_3$、$α_4$、$α_5$ 以肾小球为主，$α_5$、$α_6$ 以皮肤和平滑肌为主。每条胶原蛋白链分为 3 个主要结构域：一个大的中心三螺旋结构域，一个 C 端非胶原蛋白 NC1 结构域和一个 N 端 7S 结构域。三螺旋结构域由氨基酸重复序列 Gly-X-Y 复合而成，其中 Gly 代表甘氨酸残基，X 和 Y 为可变氨基酸，Y 通常是脯氨酸残基。在细胞外基质中，异源三聚体通过其 7S 和非胶原蛋白结构域组装在一起，形成大分子网络。这种胶原网络还与非胶原基质蛋白，如整合素相互作用，维持血管壁各种细胞基底膜稳定。

大多数致病性突变为三螺旋结构域中高度保守的甘氨酸残基错义突变，导致蛋白合成异常、蛋白结构改变，进而抑制异源三聚体分泌进入血管内皮细胞和平滑肌细胞的基底膜，胶原蛋白功能缺失，细胞基底膜脆性增加，易于破裂。血管壁细胞外基质中胶原蛋白的耗竭导致内皮细胞的基底膜薄弱，从而导致小血管易于破裂。对于突变基因携带者，除了基因的影响外，头颅外伤、剧烈运动、分娩时的压力、器质性应激、高血压和抗凝治疗等因素都是脑出血的触发因素。皮肤、肾脏组织病理可见小血管管壁增厚、纤维素样改变，电镜下微小动脉的平滑肌细胞为合成分泌型，含有丰富的细胞器，较少肌动蛋白丝，细胞基底膜增厚明显（图 1-11）。近

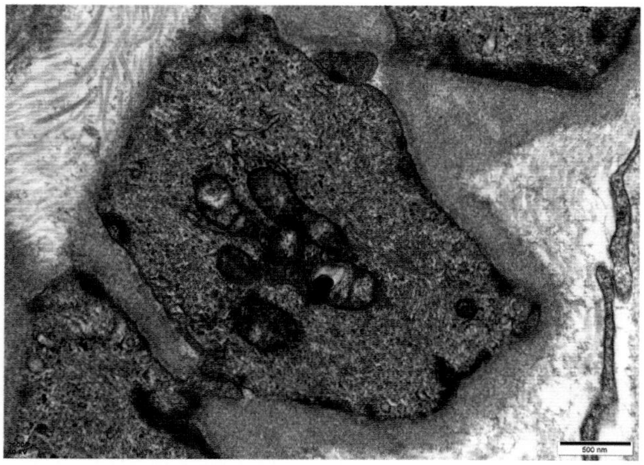

图 1-11　血管平滑肌细胞处于合成分泌期，基底膜增厚

来研究[9]发现 PADMAL 患者脑桥组织病理显示小血管管壁增厚、脂质透明样变性、COL4A1 沉积仅发生在非梗死区，这一点不同于 CADASIL。此外，PADMAL 患者脑桥、延髓、颈髓的锥体束萎缩明显。

【临床表现】

在过去的 10 多年中，与 *COL4A1* 和 *COL4A2* 突变相关的临床疾病谱逐渐丰富，患者在家系间和家系内存在明显的临床表型差异，从无症状的基因携带者到严重残疾的患者。*COL4A1* 突变导致了 6 种疾病，而相对少见的 *COL4A2* 突变可以导致 2 种疾病（表 1-11），部分患者存在脑出血易感，表现为脑出血风险增加。可有多系统受累，常以伴肾脏、肌肉和眼部受累的脑血管疾病为特征，且多数发病相对较早。

表 1-11　*COL4A1/2* 基因突变相关疾病表型

疾病	临床特点
***COL4A1* 突变**	
遗传性血管病伴肾病、动脉瘤和肌肉痉挛	血尿、肾囊肿和肾功能不全。脑白质病变、脑卒中以及动脉瘤。视网膜动脉迂曲、出血。室上性心律失常、雷诺现象、痛性痉挛[10]
视网膜动脉迂曲	发作性视力丧失、视网膜出血、视网膜动脉迂曲[11]
常染色体显性遗传性家族性多发空洞脑病	偏瘫、癫痫、智力残疾、肌张力障碍、脑卒中和偏头痛。可见先天性白内障
伴或不伴眼部异常的脑小血管病 1 型	多在儿童期起病，偏头痛、偏瘫、肌张力障碍、癫痫、生长发育迟滞或倒退等，易发生脑、视网膜和肾脏出血。可伴或不伴视力视野改变、近视、斜视、青光眼、白内障及 Axenfeld-Rieger 综合征等[1]
常染色体显性脑桥微血管病伴白质脑病	40 ~ 50 岁起病，反复发生缺血性卒中，出现进行性加重的运动障碍和认知功能减退[7]
脑出血易感	散发成人脑出血[12]
***COL4A2* 突变**	
脑小血管病 2 型	偏瘫、精神运动发育迟缓、癫痫等，影像学表现为脑穿通畸形、脑出血[4-6]
脑出血易感	散发性脑出血症状

1. 神经系统表现

COL4A1/2 基因编码区突变导致胶原蛋白功能缺失，小血管的细胞基底膜脆性增加，易于破裂，因此常表现为出血性卒中，很少引起缺血性卒中。最早报道的 *COL4A1* 突变相关的表现就是胎儿和新生儿围产期脑出血，常累及脑室周围深部脑区。国内 *COL4A1* 突变相关疾病的报道也是儿童居多，可以表现为婴儿偏瘫、痉挛性四肢瘫、癫痫、智力障碍等。一些严重表型的病例可在孕晚期流产后，或在怀孕期间超声检查显示脑室穿通畸形。遗传性血管病伴肾病、动脉瘤和肌肉痉挛综合征（hereditary angiopathy with nephropathy，aneurysms，and muscle cramps，HANAC）是 *COL4A1* 第 24 和第 25 号外显子突变，脑血管表型以出血风险低的脑小血管病为特征，伴有颈动脉虹吸部动脉瘤[10]。*COL4A1/2* 基因突变相关的神经系统表型中，儿童期起病的局灶性癫痫是最常见的表型，常伴有癫痫持续状态和难治性癫痫[13]。

近十年来先后有报道在常染色体显性遗传方式的脑小血管病家族中发现在 13q33-34 包含 *COL4A1/2* 基因的区域存在不同程度重复，重复长度不等，但都包含 *COL4A1* 基因，这些重复导致过度表达[14]。这些突变患者首发症状出现在 30 岁以后，表现为短暂性脑缺血发作或复发性皮质下新发小梗死。随着年龄增长可出现进行性行走困难。可伴心血管危险因素。

也有报道 *COL4A1* 的 3′ UTR 区突变导致瑞典型遗传性多发梗死性痴呆[15]。PADMAL 的特征是在 40 岁左右开始反复出现小梗死，多发生在脑桥，也可发生在大脑半球深部，并导致进行性或阶梯式的认知功能下降和运动功能障碍。认知障碍表现为执行功能、处理速度和灵活性的改变。

2. 神经系统外表现

神经系统外表现可见于有或无神经系统受累的患者，可能是症状性或无症状的。视网膜动脉迂曲是该病的一个特征，临床上无症状或因视网膜出血出现一过性视力下降[11]。眼部受累是新生儿和婴幼儿中最常见的颅外表现，可表现为先天性眼前段发育不全（包括虹膜和角膜发育不全、Anxenfeld-Rieger 综合征、先天性或幼年性白内障），或眼后段发育不全（先天性或幼年性青光眼、视神经发育不全）或二者均受累[1]。肾脏受累可表现为镜下或肉眼血尿、肾功能不全和（或）肾囊肿。一些家系中报道有伴肌酸激酶升高的肌肉痉挛和先兆偏头痛。室上性心律失常、雷诺现象、肝囊肿等出现较少。HANAC 患者双侧视网膜动脉迂曲常见，儿童常为无症状性，成人常反复发生视网膜出血而不伴有其他眼部异常。HANAC 患者还表现有肌肉痉挛和肾脏病变[10]。

【辅助检查】

对于急性起病的缺血性卒中 / 出血性卒中患者均需要按照相应的指南要求完善相关检查，包括血液检查、脑 MRI、颈部血管及颅内大血管检查、超声心动图、动态心电图，以明确卒中病因。对于复发的、不明原因的急性缺血性小卒中，尤其发生在脑桥且合并慢性脑小血管病影像学表现时应考虑到 PADMAL，不明原因脑出血或视网膜出血者除外凝血方面的异常。临床上考虑到 COL4A1/2 相关疾病时，需要借助辅助检查来寻找相关脑影像特征以及多系统受累证据，进一步进行基因检测和皮肤活检病理检查。

对于明确 *COL4A1/2* 编码区突变的患者，应定期随访，进行多系统检查，包括脑 MRI、颅内大血管和颈部血管评估、超声心动图检查、眼和视网膜血管检查、肾脏超声检查、内脏大血管检查以及监测肾功能和肌酸激酶。

1. 血液检查

脑血管病的常规检查，主要确定多系统损害因素。包括血常规、血生化（血糖、糖化血红蛋白、血脂、肌酐、血同型半胱氨酸、肌酸激酶、肝肾功能等）、凝血功能等化验检查。在该病可以发现肾脏损害导致的蛋白尿、血尿、血肌酐升高等；也可出现血肌酸激酶升高。

2. 影像学检查

脑 MRI 可表现为脑穿通畸形、脑裂畸形、脑积水、脑室不对称、脑皮质发育不良、脑含铁血黄素沉积、钙化、脑室扩大等[16]以及经典的缺血性脑小血管病的影像表现，如年龄相关性脑白质病变和（或）陈旧性大脑深部或皮质下小梗死，可伴脑微出血。PADMAL 的影像学表现为随年龄增长而加重的弥漫性脑白质病变，腔隙性脑梗死常常出现在脑桥和大脑半球[17]。患者脑桥多发卵圆形腔隙性脑梗死为“葡萄干面包征”，对 PADMAL 诊断具有很高的阳性预测价值[9]。有报道 PADMAL 患者还出现了颈髓软化灶[17]。头 MRA 检查显示无症状性颅内动脉瘤或颅内动脉延长扩张症最常见于颈内动脉 C4-5 段，也可累及基底动脉。这些改变对该类疾病有提示意义（图 1-12）。此外，腹部影像学检查还可发现肾囊肿、肝囊肿、内脏大血管病变等神经系统外表现。

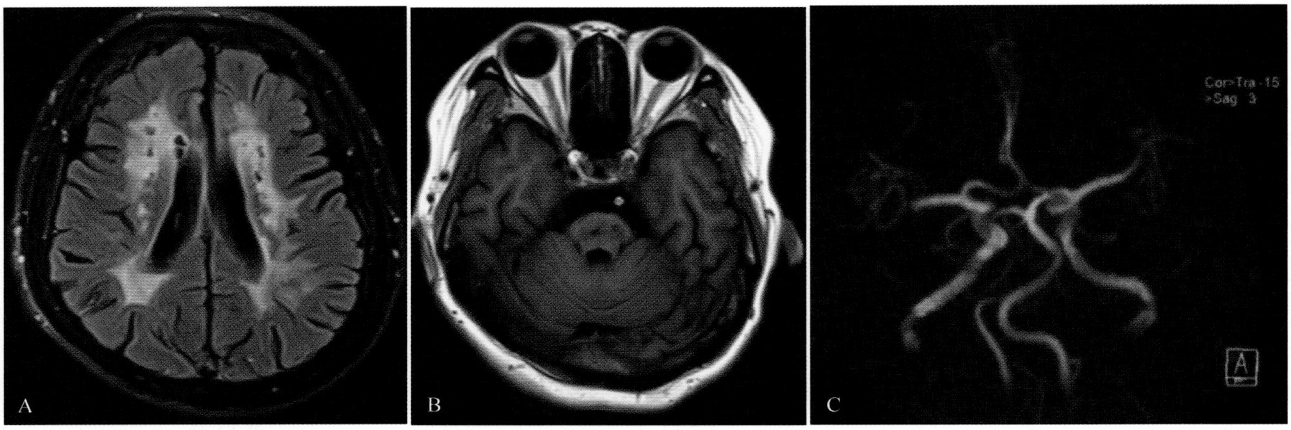

图 1-12 PADMAL 患者脑 MRI 和 MRA：A，T2FLAIR 显示双侧放射冠多发腔隙性脑梗死、弥漫性脑白质病变。B，T1WI 显示脑桥多发腔隙性脑梗死。C，头 MRA 显示椎基底动脉延长扩张

3. 眼科检查

可以发现白内障、青光眼、小眼或无眼症、先天性虹膜异常、小角膜，也可以发现眼底动脉和静脉的迂曲改变，伴随眼底出血。先天性白内障独立存在，或与其他 Ahenfeld-Rieger 综合征眼前段畸形合并出现。在临床上考虑到 COL4A1/2 相关疾病时可帮助提供多系统受累证据。

4. 基因检测

根据临床表现和影像资料考虑 COL4A1/2 相关疾病时，需要通过基因检测加以验证。*COL4A1* 突变报道的频率比较高，*COL4A2* 突变外显率低。大多为 *COL4A1/2* 编码区甘氨酸错义突变。*COL4A1* 非编码区 3′ UTR 的 7 个碱基对突变导致 PADMAL 以及典型遗传性多发梗死性痴呆[15]。还有一部分 *COL4A1/2* 重复突变用常规二代测序的方法无法检测，需要采用定量 PCR 或 CGH 法。

5. 病理检查

出现肌酸激酶升高的患者可以进行肌肉活检，但只可见肌型比例失衡，胶原蛋白排列紊乱，毛细血管内皮细胞和肌纤维基底膜的电子密度降低，毛细血管内皮细胞的内质网扩张。皮肤活检显示小血管的管壁增厚，电镜下毛细血管基底膜增厚。COL4A1/2 相关疾病皮肤活检没有诸如 CADASIL 的小动脉血管平滑肌细胞基底膜嗜锇颗粒物质沉积这样特异性的病理改变，但在临床高度怀疑或基因检测可疑致病性时进行皮肤活检存在辅助诊断意义。怀疑 HANAC 综合征时肾脏组织活检有助于诊断。

【诊断】

COL4A1/2 编码区基因突变相关血管病的诊断需要详细询问病史和完整的临床检查，询问病史时要注意新生儿期个人史和神经系统、眼科或肾脏疾病的家族史。临床和影像疑诊时，应进行基因检测，必要时行皮肤或肾脏的外周血管病理检查。

【鉴别诊断】

COL4A1/2 基因突变相关血管病是常染色体显性遗传的临床和基因高度异质性的罕见疾病，和其他基因突变相关疾病的鉴别诊断包括散发性脑小血管病、中枢神经系统血管炎、脑海绵状血管瘤和其他遗传性脑小血管病。常需要通过皮肤活检病理检查和基因检测协助鉴别。

1. 散发性脑小血管病

散发性脑小血管病也常有家族聚集倾向，多见于 60 岁以上长期高血压、糖尿病、高脂血症、吸烟的患者。脑 MRI 所示脑小血管病负荷与常见脑血管病危险因素不匹配，或发病时比较年轻，存在视网膜、肾脏等脑外器官的损害时，即使合并有脑血管病危险因素，也应考虑 *COL4A1/2* 基因突变相关血管病的可能性。

2. 中枢神经系统血管炎

中枢神经系统血管炎常表现为头痛、脑卒中和认知功能障碍。脑 MRI 可以表现为多发微出血、多发腔隙性脑梗死以及脑白质病变。可能合并系统性自身免疫性疾病，出现眼、肾、肌肉等多系统的损害症状。中枢神经系统血管炎发病较晚，部分患者脑血管造影可以发现串珠样改变，脑活检显示血管炎性改变，无家族史。

3. 脑海绵状血管瘤

脑海绵状血管瘤尤其是家族性脑海绵状血管瘤

患者常表现为反复脑出血、癫痫发作、头痛，也可表现为新发腔隙性脑梗死，脑 MRI 显示多发脑微出血，部分病灶在 CT 上呈高密度灶、中心点状钙化影。家族性脑海绵状血管瘤缺乏脑外损害的表现，而且可以发现 *CCM1*、*CCM2* 和 *CCM3* 基因突变。

4. 常染色体显性遗传脑动脉病伴皮质下梗死及白质脑病

该病是由 *NOTCH3* 基因突变引起的常染色体显性遗传性脑小血管病。发病年龄 30 ~ 60 岁，主要临床表现为脑小卒中发作伴随情绪障碍、淡漠、认知障碍或痴呆，大多数患者伴偏头痛。典型脑 MRI 表现为双侧外囊和颞极白质高信号以及多发腔隙性脑梗死。病理特征是微动脉平滑肌细胞基底膜出现颗粒样嗜锇物质。

5. HTRA1 相关常染色体显性遗传白质脑病

该病是由 *HTRA1* 基因单杂合突变所致。其发病年龄较晚，多在 60 岁左右，最常见的初始症状是痉挛步态障碍、情绪变化（淡漠和易怒）、假性延髓麻痹和认知功能障碍，伴随脱发和腰痛。脑 MRI 表现为弥漫性脑白质病变，颞极可受累。

6. 常染色体显性遗传性视网膜血管病变合并脑白质营养不良

该病和 TREX1 中的 C 末端致病突变有关，是一种微血管内皮细胞病变，与视网膜血管病变、偏头痛、雷诺现象、卒中和痴呆有关，发病于中年。可以观察到影响肾小球基底膜和脑及其他组织中毛细血管基底膜的超微结构变化。

7. 法布雷病

法布雷病是一种伴 X 染色体遗传的溶酶体贮积病，由编码 α- 半乳糖苷酶 A 的 *GLA* 基因突变引起，可累及全身多器官。肢端剧痛、皮肤血管角化瘤、汗少、角膜 / 晶状体浑浊等是该病早期的常见表现。晚发型可以出现心肌病、蛋白尿及肾功能不全。脑 MRI 部分患者可出现特征性的丘脑枕征，椎基底动脉延长扩张常见。病理检查可以发现血管壁细胞内出现斑马体。

【治疗】

到目前为止，该病尚无特效的预防或治疗方法。然而，对于编码区突变患者来说脑或视网膜出血的机制可能与血管壁脆性有关，需要告知患者和致病突变基因携带者创伤（如震惊、运动、阴道分娩）或使用抗凝剂可能会诱发出血，建议其避免剧烈的体力活动、情绪激动和使用抗凝药物，预防出血事件的发生。为了降低围产期脑出血的风险，必须考虑剖宫产。

编码区突变患者通常不推荐使用抗血小板、抗凝、静脉溶栓治疗。存在血栓或栓塞高风险（例如心房颤动、机械瓣膜等）时，应根据具体情况权衡利弊后确定抗凝治疗方案，同时严密监测和管理好血压。在没有脑出血病史，同时存在很强抗栓治疗指征（例如冠状动脉疾病）时需要酌情处理。不建议在急性小血管性缺血性卒中时进行溶栓治疗，但对于无脑出血病史、存在大动脉闭塞的情况下须根据具体情况进行治疗。

高血压患者必须接受系统监测和管理，严格控制血压（＜ 130/80 mmHg）以降低卒中风险。癫痫、认知功能减退、情感障碍患者参照现有标准方案进行对症治疗和管理。患有严重晶状体混浊的患者需要进行白内障手术。青光眼患者用局部抗青光眼药物治疗，对药物治疗无效时可行手术治疗。症状性阵发性室上性心律失常应用抗心律失常药物（β 受体阻滞剂）治疗。该病颅内动脉瘤的处理与散发性颅内动脉瘤相同。对于直径＞ 10.0 mm 的无症状性颅内动脉瘤，应考虑手术或血管内治疗。

鉴于 *COL4A1/2* 编码区突变携带者预防措施以及遗传咨询对后代风险的重要性，有必要充分告知患者及亲属风险，应该建立由遗传咨询及神经科、产科、儿科、肾内科、眼科、康复科和心理科专家组成的多学科诊疗（MDT）机制[18]。

非编码区突变患者临床管理可参考散发性脑小血管病。主要在于控制常见脑血管病危险因素，急性缺血性卒中及二级预防可参照缺血性卒中相应指南。非编码区突变脑微出血和脑出血目前报道不多，因此在抗栓治疗方面建议参考散发性脑小血管病的治疗。

【病例摘要】

女，62 岁，讲话不清 2 年，无力和记忆力下降 1 年。

患者 2 年前无明显诱因出现言语不利、找词困难，当时无肢体活动不利。脑 MRI 示左侧基底节区及丘脑亚急性脑梗死，经治疗症状部分缓解。1 年前患者逐渐出现双下肢无力、记忆力减退、情绪低落、见到妹妹容易激动哭泣。既往有糖尿病 13 年，右下肢静脉曲张术后。家族中爷爷、父亲、哥哥均因脑血管病去世，弟弟因意外去世。查体：神志清楚，言语少，记忆力、计算力明显减退，无构音障碍。四肢肌力、肌张力正常，腱反射对称引出，双上下肢病理征阳性。双侧掌颌反射阳性。噘嘴反射阳性。MMSE：9分。MoCA：4分。定位诊断：双侧锥体束以及广泛皮质、皮质下；定性诊断：脑小血管病，遗传性可能性大，经基因检测和皮肤病理检查明确 PADMAL 诊断。病例详细资料见二维码数字资源 1-5。

数字资源 1-5

（彭　清）

【参考文献】

[1] GOULD D B，PHALAN F C，BREEDVELD G J，et al. Mutations in *COL4A1* cause perinatal cerebral hemorrhage and porencephaly. Science，2005，308（5725）：1167-1171.

[2] LANFRANCONI S，MARKUS H S. *COL4A1* mutations as a monogenic cause of cerebral small vessel disease：a systematic review. Stroke，2010，41（8）：e513-518.

[3] DING X Q，HAGEL C，RINGELSTEIN E B，et al. MRI features of pontine autosomal dominant microangiopathy and leukoencephalopathy（PADMAL）. Journal of Neuroimaging，2010，20（2）：134-140.

[4] YONEDA Y，HAGINOYA K，ARAI H，et al. De novo and inherited mutations in *COL4A2*，encoding the type Ⅳ collagen α_2 chain cause porencephaly. American Journal of Human Genetics，2012，90（1）：86-90.

[5] JEANNE M，LABELLE-DUMAIS C，JORGENSEN J，et al. *COL4A2* mutations impair *COL4A1* and *COL4A2* secretion and cause hemorrhagic stroke. American Journal of Human Genetics，2012，90（1）：91-101.

[6] MEUWISSEN ME，HALLEY DJ，SMIT LS，et al. The expanding phenotype of *COL4A1* and *COL4A2* mutations：clinical data on 13 newly identified families and a review of the literature. Genetics in Medicine，2015，17（11）：843-853.

[7] VERDURA E，HERVé D，BERGAMETTI F，et al. Disruption of a miR -29 binding site leading to *COL4A1* upregulation causes pontine autosomal dominant microangiopathy with leukoencephalopathy. Annals of Neurology，2016，80（5）：741-753.

[8] KÜHN K. Basement membrane（type Ⅳ）collagen. Matrix Biology，1995，14（6）：439-445.

[9] KIKUMOTO M，KURASHIGE T，OHSHITA T，et al. "Raisin bread sign" feature of pontine autosomal dominant microangiopathy and leukoencephalopathy. Brain Commun，2023，5（6）：fcad281.

[10] PLAISIER E，GRIBOUVAL O，ALAMOWITCH S，et al. Mutations and hereditary angiopathy，nephropathy，aneurysms，and muscle cramps. The New England Journal of Medicine，2007，357（26）：2687-2695.

[11] KHAN MA，PHEASANT TR，SHIELDS CL. Familial retinal arteriolar tortuosity. JAMA Ophthalmol，2016，134（3）：e154133.

[12] WENG Y C，SONNI A，LABELLE-DUMAIS C，et al. *COL4A1* mutations in patients with sporadic late-onset intracerebral hemorrhage. Annals of Neurology，2012，71（4）：470-477.

[13] ZAGAGLIA S，SELCH C，NISEVIC JR，et al. Neurologic phenotypes associated with *COL4A1/2* mutations：expanding the spectrum of disease. Neurology，2018，91（22）：e2078-e2088.

[14] KUULUVAINEN L，MÖNKÄRE S，KOKKONEN H，et al. *COL4A1* and *COL4A2* duplication causes cerebral small vessel disease with recurrent early onset ischemic strokes. Stroke，2021，52（10）：e624-e625.

[15] SIITONEN M，BÖRJESSON-HANSON A，PÖYHÖNEN M，et al. Multi-infarct dementia of Swedish type is caused by a 3′ UTR mutation of *COL4A1*. Brain：A Journal of Neurology，2017，140（5）：e29.

[16] AYRIGNAC X，NICOLAS G，CARRA-DALLIÈRE C，et al. Brain calcifications in adult-onset genetic leukoencephalopathies：a review. JAMA neurology，2017，74（8）：1000-1008.

[17] ZHAO Y Y，DUAN R N，JI L，et al. Cervical spinal involvement in a chinese pedigree with pontine autosomal dominant microangiopathy and leukoencephalopathy caused by a 3′ untranslated region mutation of *COL4A1* gene. Stroke，2019，50（9）：2307-2313.

[18] GUEY S，HERVÉ D. Main features of *COL4A1-COL4A2* related cerebral microangiopathies. Cerebral Circulation-Cognition and Behavior，2022，3：100140.

第二章 获得性罕见脑小血管病

散发性脑小血管病（cerebral small vessel disease，CSVD）是一组主要累及小动脉、微小动脉、毛细血管和小静脉的疾病，主要致病因素是脑血管病的各种非遗传性危险因素。患者通常没有症状，或者引起精神心理异常（如思维减慢、抑郁情绪、淡漠）和（或）运动功能（如步态减慢）下降，经过数年至数十年缓慢进展，在某些突发性事件（如肺炎、低血压）激发下快速发展，表现为卒中或类似卒中的发作，影响单个或多个神经心理和结构功能，导致痴呆、精神障碍和局灶性神经功能缺失。由于年龄是散发性 CSVD 的最重要危险因素，因此它经常出现在其他与年龄相关的脑部疾病患者中，并与这些患者的临床状况恶化有关。

【病理生理机制】

高血压、糖尿病、高血脂是常见的获得性 CSVD 的危险因素，而罕见的散发性 CSVD 主要和免疫、栓塞、血管畸形发育有关。受影响脑小动脉的病理特征是中膜平滑肌细胞丢失，内膜下纤维蛋白和（或）透明物质沉积，血管壁增厚和硬化，或管壁变薄，管腔狭窄、闭塞，或形成微动脉瘤（梭形或囊状）或管壁破裂。小静脉的管壁（静脉胶原病）出现胶原沉积，特别是在脑室周围区域，这与小静脉管腔狭窄或闭塞有关，伴随毛细血管密度下降。小动脉硬化闭塞导致腔隙 / 微梗死，管腔狭窄导致局部缺血，出现白质疏松，而血管壁或微动脉瘤破裂则导致微出血或脑出血。最近的研究表明血管内皮功能障碍，血脑屏障破坏和“有毒”血液产物渗入间质间隙以及一系列其他病理过程（缺血的血管舒张反应受损、炎症反应、血管搏动性增加、间质液体排出障碍或脑自我调节受损）在诱导 CSVD 相关的脑实质改变中发挥更重要的作用。

CSVD 导致脑实质损害包括微梗死（＜ 3 mm）、腔隙性梗死（3 ~ 15 mm）、微出血（200 μm ~＜ 10 mm）或脑出血、血管周围间隙扩大和白质疏松。脑白质疏松常呈片状或融合状，对称性或非对称分布，位于脑室周围，很少累及皮质下 U 形纤维。白质疏松区域髓鞘肿胀或髓鞘丢失，轴突和少突胶质细胞丢失或形成空洞，星形胶质细胞增生。随着时间的推移，继发性白质（皮质下萎缩伴脑室扩张）和灰质（皮质和 / 或深部灰质）的丢失。

【临床表现】

散发性 CSVD 的临床表现多种多样，它随血管病变的部位、严重程度和类型而变化，一般急性或缓慢发病，而后进入症状的平台期和恢复期。

1. 卒中

散发性 CSVD 通常表现为卒中（腔隙性卒中或深部脑出血）或短暂性脑缺血发作。如果急性病变很小，相关症状可能非常轻微、非特异性和（或）一过性，通常不能引起患者注意，例如一过性的头晕、步态障碍或神志模糊。也可以表现为急性皮质下小梗死相关的临床综合征（表 2-1）。

表 2-1　脑小血管病的临床表现

临床表现	病变部位
单纯运动或感觉障碍	内囊
共济失调性轻偏瘫 / 构音障碍-笨拙手综合征	脑桥、内囊
偏瘫 / 舞蹈 / 手部痉挛	丘脑、基底节
眩晕	小脑、脑干
帕金森综合征	黑质、额叶皮质下白质

在各种 CSVD 病变中，脑微出血的存在与脑出血的风险增加有关。脑出血的风险随着微出血的数量增加而显著增加。亚临床 CSVD 的存在也增加了卒中的风险和死亡率，CSVD 相关卒中的 5 年累积死亡率上升到 21%。CSVD 的更大负荷（高 WMH 量）预示着更高的死亡率。

2. 锥体外系损害

与 CSVD 相关的帕金森综合征，常常伴随尿失禁，与额叶皮质下束损害有关。通常表现为小步态、慢速度、冻结步态、姿势不稳，与特发性帕金森病相比，静息性震颤较少出现，对左旋多巴的反应通常很小或没有反应。尿失禁通常出现在疾病的晚期。

3. 认知障碍

累及左侧尾状核和苍白球、左侧大脑半球白质束（前内囊、前放射冠区、外囊、丘脑后部辐射）和胼胝体可以出现认知损害。"皮质下"型认知功能减退也可能在卒中后立即发生。超过一半的患者在腔隙性卒中后出现主观认知障碍，约 1/3 的患者有轻微的认知障碍，也可以有明显的痴呆症，与 CSVD 相关的认知障碍属于"皮质下"类型，其特征是处理事情速度慢、执行功能障碍和注意力持续时间缩短，通常伴有某种程度的淡漠、抑郁或动作慢，和负责这些认知域的额叶-皮质下回路损害有关。与 CSVD 相关的记忆或回忆问题通常表现出随着线索的改善，受试者在识别任务上的表现好于自由回忆任务。对患者的认知评估应包括对加工速度、执行功能和（或）注意力敏感的测试（如数字符号通道测试、数字广度测试、语言流畅性测试、连线测试、抽象测试），记忆任务应包括带有线索的延迟回忆或再认任务。

一般而言，CSVD 与认知损害的严重程度相关（表 2-2），严重的亚临床 CSVD 的存在增加了卒中后早发性痴呆的可能性。多种脑血管病危险因素也会增加认知功能减退的风险。卒中前保持健康的生活方式（智力和体育锻炼）与降低卒中后早发性痴呆的风险有关，良好的认知储备可能保护个人免受血管损伤后发展为痴呆症的影响。

表 2-2　影响脑小血管病临床严重程度的因素

危险因素	表现
CSVD 的严重程度	白质疏松程度、腔隙数目、脑微出血或皮质微梗死、脑白质微结构完整性的破坏和血脑屏障渗漏
CSVD 受累的部位	累及膝状体、放射冠、丘脑后部、胼胝体
大脑网络连接中断	与认知有关区域的联系纤维损害，特别是胼胝体
脑萎缩	区域性或全脑萎缩（如额叶皮质萎缩）
合并其他脑病	同时存在其他中枢神经系统变性病

4. 心理障碍

淡漠和抑郁是 CSVD 患者最常见的两种行为障碍，与额叶-皮质下区域损害有关。这些行为障碍与卒中患者的残疾和死亡率增加有关。也可以出现情绪障碍、去抑制、激动、异常运动行为和睡眠障碍。位于脑桥的 CSVD 病变与情绪不稳有关。精神症状（即妄想、幻觉）在 CSVD 伴痴呆中较少见，因为负责精神症状的区域（顶枕区）通常较少受 CSVD 影响。随着 CSVD 的更加弥漫性和进展性，双侧皮质球束可能受损，导致假性延髓麻痹（构音困难、吞咽困难、面部和舌头运动减少）。总体而言，全面发展的严重 CSVD 综合征可能包括多种精神和身体功能的损害，导致功能下降和死亡（即 Binswanger 病）。常见的死亡原因包括卒中（特别是脑出血）、冠心病和肺炎。

（袁　云）

第一节　Susac 综合征

【概述】

Susac 综合征（Susac syndrome，SS）是一种累及大脑、视网膜、内耳微血管的自身免疫性疾病，其典型的临床特征为青年发病的脑病、视网膜分支动脉闭塞和感音性耳聋三联征[1]。

该病是 1979 年由美国眼科医生 Susac 首次报道，在 2 例白人女性患者发现脑病伴随视网膜分支动脉闭塞，2 例患者均对糖皮质激素治疗反应良好，Susac 称之为脑和视网膜微血管病。1994 年 Susac 应邀在 *Neurology* 杂志上发表综述，正式将本病命名为 Susac 综合征[2]。尽管我们对 Susac 综合征的发病机制尚不明确，但脑活检和免疫抑制治疗的反应表明，自身免疫过程参与其发病，出现血管内皮细胞损伤和微血管闭塞，进而导致受累器官出现微梗死[3]。

病理检查可以发现细胞毒性 $CD8^+$ T 淋巴细胞附着在微血管上，导致血管内皮细胞肿胀、血管的管腔狭窄和闭塞，导致微梗死。在 25% 的 Susac 综合征患者血清中存在抗内皮细胞抗体，但尚不清楚它们是与疾病的病因学相关，还是一种伴随现象。神经病理学检查显示脑膜小动脉和毛细血管周围炎细胞浸润，伴内皮细胞肥大、血管壁增厚和血管周围胶原蛋白沉积。脑组织的免疫组织化学染色显示，血管壁周围浸润细胞多为 $CD3^+$、$CD8^+$ T 淋巴细胞和 $CD68^+$ 巨噬细胞，提示存在巨噬细胞和小胶质细胞的活化[1]。SS 患者血浆中可检出较高滴度（1∶100 以上）的抗血管内皮细胞抗体，检出率高达 25%[4]，但该抗体也可见于川崎病、类风湿关节炎和多发性硬化等其他免疫性疾病[5]。高滴度 IgG 和 IgM 的抗血管内皮细胞抗体介导内皮细胞损害，提示 SS 为自身免疫介导的血管内皮病。

【临床表现】

该病主要累及青年，发病的中位年龄为 28 岁（范围 17～56 岁）[4]，男女比例为 1∶3.5[6]。从发病到就诊一般需要 5 个月。临床典型表现为脑病、视网膜分支动脉闭塞和感音性耳聋。大部分患者出现不完全的临床三联征，脑病伴局灶性神经体征、视力障碍和听力损失是最常见的表现。首发症状在 72% 的患者为急性脑病，20% 为听力丧失，24% 为视觉障碍[4]，起病时出现三联征的比例仅为 13%～30%[6]。病程可分为单相性、多相性和慢性持续性。单相病程呈波动性，不超过 2 年，无复发，占 54%；多相病程呈复发-缓解形式，持续超过 2 年，占 42%；慢性持续性病程的病情呈持续性，常持续数年，占 4%[6]。单相病程可转化为多相病程[7]，因此该病确诊后需要长期随访。

1. 脑病

急性或亚急性起病，约 80% 的患者起病时伴有持续性剧烈全头痛[2]，其他临床表现包括认知功能损害、意识模糊、情绪障碍、行为异常、精神异常等，其他症状还包括共济失调、眩晕、步态异常、感觉障碍、构音障碍、动眼神经麻痹、尿失禁等[6]。

2. 视觉障碍

约有 50% 的患者以视觉障碍起病[6]，视觉症状常为双侧性，主要表现为闪光、视野缺损、视力下降甚至完全丧失。上述视觉症状多由于视网膜血管闭塞所致，当较大的视网膜动脉分支受累时，患者可发生视野缺损，出现上下性偏盲、中心性或旁中心的盲点[8]。如果闭塞位于视网膜边缘区可没有症状，有时也会因为急性脑病症状而忽略视觉症状，因此临床怀疑该病时即使没有眼科症状，也需要进行视野评估。

3. 听觉丧失

听觉丧失也是该病的主要症状之一，可为单侧或双侧，以双侧多见，常不对称。可伴有耳鸣、眩晕、恶心、呕吐、眼震和步态不稳[2]，可能为耳蜗顶端小动脉闭塞所致。

4. 其他症状

约有不到 5% 的患者出现皮肤病变，如葡萄状青斑或网状青斑[9]。虽然通常不推荐常规的皮肤或风湿病学评估，但应特别注意患者的全身体征，可能有助于此类患者的诊断。提高对该病皮肤损害的认识，也有助于更好地了解该病与其他自身免疫性疾病之间的关系。

【辅助检查】

除常规针对免疫改变进行的血液和脑脊液检查，主要依据临床表现可以采取下列检测，包括针对眼部症状的视网膜荧光素血管造影、光学相干断层扫描，针对脑病的 MRI 和针对听力改变的声学测听，这些是诊断和监测治疗期间疾病活动的有用方法。相比之下，没有其他可靠的客观免疫标志物来监测疾病活动性。

1. 血液检查

部分患者红细胞沉降率增快、C 反应蛋白轻度升高，而抗核抗体、类风湿因子、抗中性粒细胞胞质抗体等自身免疫性标志物一般呈阴性。25% 的患者血清中可检测到高滴度的抗血管内皮细胞抗体[4]，该抗体在 SS 中具有较高的特异性，但敏感性较低，对于血清抗血管内皮细胞抗体阴性的患者也不能完全排除 SS。

2. 脑脊液检查

常可发现脑脊液中蛋白含量中度升高（＞1 g/L），提示存在血脑屏障破坏。有时伴有细胞数轻度增加（10～15/mm^3），且以淋巴细胞为主。少数病例寡克隆区带阳性[4,6]。这些检查提示患者可能存在中枢神经系统免疫的异常，对诊断具有启发作用。

3. 位听神经检查

患者出现听力下降需要进行听觉检查，常出现单侧或双侧性低频至中频感音性耳聋，即使无症状患者也存在上述改变[2]，提示听力检查在 SS 诊断中具有重要意义。视频脉冲试验可用于确定 SS 的前庭受累情况[10]，SS 的早期耳部损伤可能也累及前庭神经节。

4. 眼科检查

患者的视力障碍需要通过荧光素眼底血管造影评估视网膜分支动脉闭塞情况，也可用于监测疾病进展和治疗反应，故疑诊 SS 的患者即使常规眼底镜检查正常也需进一步行该检查[11]。99% 的病例出现视网膜分支动脉闭塞，动脉壁高荧光是特征性征象，可见于远离闭塞小动脉的部位[12]，是视网膜受累的病理特征[7]。此病变不同于血小板栓塞，前者多沿小动脉分布，而后者多见于小动脉分叉处。即使 SS 临床症状已经缓解，动脉壁高荧光持续存在提示疾病处于亚临床活跃期，有复发可能[13]。光学相关断层扫描检查可见双眼表浅和深部视网膜血管丛的低灌注区域，不影响脉络膜血管层，也有助于区分多发性硬化症和 SS，在 SS 可见局灶性视网膜变薄，而在多发性硬化症中，视网膜存在弥漫性变薄，影响视网膜神经纤维层，中央凹不受影响[14]。光学相干断层血管造影用于监测进行性视网膜受累，显示视网膜浅层和深层血管丛的改变，如视网膜分支动脉闭塞节段的低血流区和黄斑厚度的减少。在密度图上低血管灌注分布与视野缺损以及微视野检查低灵敏度改变符合，SS 治疗后低灌注部分改善[15]。

5. 脑 MRI

存在脑病的患者除脑脊液检查之外，主要进行 MRI 检查。MRI 可见胼胝体多发性小梗死灶，以胼胝体中央区域为主，较少累及胼胝体周围。直径多为 3 ~ 7 mm，呈 T1 低信号、T2 高信号，急性期胼胝体矢状位的 T2 高信号影常表现为“雪球征”（图 2-1），随着梗死灶液化坏死，T1 像表现为胼胝体中央部的“空洞征”。此外在内囊可以发现微梗死灶，弥散加权成像可见串珠样高信号影。在半卵圆中心、丘脑、脑室周围白质等部位也出现小梗死病灶。23% ~ 33% 的 SS 患者有软脑膜强化，对 SS 的诊断和随访有帮助[16]。少见小脑（25%）和小脑脚（15%）及深部灰质（28%）受累[6]，脊髓受累仅见于个别病例报道[5]。T2 的 FLAIR 序列检出 SS 病灶的敏感性最高，而 DWI 有助于证实病灶的异质性特征，可发现白质隐匿性异常，确定潜在的病理学过程[2]。对比增强“黑血”序列可选择性抑制血流信号，揭示血管壁的炎症变化。SS 患者的颅脑“黑血”序列可见血管周围异常信号，可证实毛细血管内皮细胞损伤引起的血脑屏障破坏[17]。

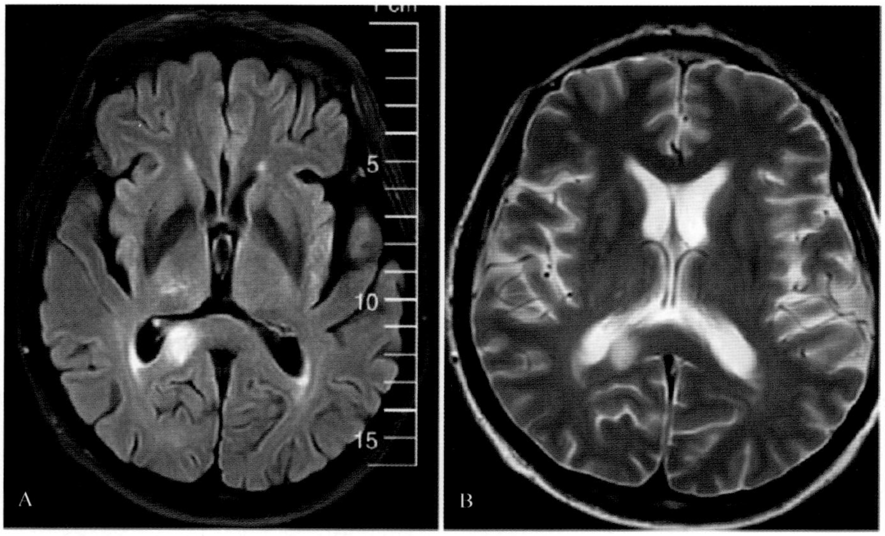

图 2-1 Susac 患者的脑影像学改变。A，胼胝体 FLAIR 像可见雪球状病灶。B，T2 像可见胼胝体高信号病灶

【诊断】

当青壮年患者出现急性发病的脑病，伴随低频耳聋和视力急剧下降，眼科检查发现视网膜分支动脉闭塞，脑 MRI 发现累及胼胝体为主的小梗死灶以及软脑膜的强化[18]，即符合 SS 的诊断标准（表 2-3）。在没有临床三联征的情况下，出现眼底的动脉壁高荧光和视网膜血管损伤，MRI 发现胼胝体中央区域病变可确诊 SS。导致误诊的因素包括对患者症状的调查不足或未能筛查被累及器官的无症状受累，以及放射科医生或临床医生对患者的经典 MRI 表现等已知诊断特征不了解。

表 2-3 Susac 综合征诊断标准

确诊的 SS	
1. 脑部受累	1）认知和 / 或行为异常和 / 或局灶性神经缺损和 / 或新发头痛 2）MRI 多发、小圆形高信号病灶，至少 1 个胼胝体病灶
2. 视网膜受累	1）是否有眼部症状并非必需 2）视网膜分支动脉闭塞，视网膜分支缺血的特征性表现
3. 前庭耳蜗受累	1）新发耳鸣和 / 或听力下降和 / 或周围性眩晕 2）听力图证实的听力下降，前庭性眩晕
可能的 SS	
不完全的三联征，前述 3 条标准中只符合 2 条	
可疑的 SS	
表现出三联征中部分临床或亚临床症状，前述 3 条标准中只符合 1 条	

【鉴别诊断】

脑病合并视力损害和听力损害可见于多种疾病（表 2-4），特别是不典型 SS 患者的诊断，要特别注意和急性发病的各种脑病鉴别，如多发性硬化、急性播散性脑脊髓炎、Marchiafava-Bignami 病、遗传性脑小血管病伴随视网膜病和疱疹病毒性脑炎进行鉴别。

表 2-4 Susac 综合征鉴别诊断

神经免疫性疾病	遗传性疾病	感染性疾病	其他病因
多发性硬化	遗传性脑小血管病伴随视网膜病	组织胞浆菌病	中枢神经系统淋巴瘤
中枢神经血管炎	线粒体脑肌病	梅毒性血管炎	可卡因相关性脑病
红斑狼疮脑病		朊蛋白病	基底动脉型偏头痛
抗磷脂抗体综合征		疱疹病毒性脑炎	梅尼埃病
神经系统结节病		脑膜结核	Marchiafava-Bignami 病

【治疗】

所有活动性 SS 的患者均应给予静脉注射甲泼尼龙冲击治疗（每天 1000 mg，持续 3 ~ 7 天），然后口服泼尼松（每天 60 ~ 80 mg，持续 2 ~ 4 周），而后开始缓慢减量：每 2 周减少 10%，降至 20 mg/d 后每 4 周减少 10%，降至 5 mg/d。病情较轻者可酌情加速减量。仅用糖皮质激素治疗的患者最初可能反应良好，但减量后复发率高。所有患者同时给予静脉点滴免疫球蛋白，或后期加用免疫抑制剂，如环磷酰胺、霉酚酸酯。如果在激素治疗期间出现复发，需增加治疗，静脉注射甲泼尼龙 3 天或每天 60 mg 泼尼松，后视患者病情逐渐减少药物剂量[1]。

静脉点滴免疫球蛋白也可用于 SS 患者急性期治疗中，建议在第一周给予 2 g/kg，此后每 2 周给予 0.4 mg/kg，至少治疗 6 ~ 12 个月。治疗 SS 的疗效在 2 周后出现。大多数 SS 患者需添加其他免疫抑制治疗，尤其是病情严重如痴呆、反复癫痫发作和视力丧失复发者。血浆置换或利妥昔单抗可以作为 SS 的辅助治疗方法，尤其对于那些经过糖皮质激素治疗后症状未缓解的患者[19]。

【病例摘要】

男，64 岁，发热 6 个月，头痛、耳聋、左侧肢体麻木 2 个月。

患者半年前反复出现发热症状，体温最高达 38℃，未予特殊处理。2 个月前突发左侧肢体麻木。1 个月前出现头痛症状较前加重，表现为头顶部持续性胀痛，伴恶心呕吐，10 余天前出现双耳听力减退、左眼视力下降。体格检查：左眼视力下降，闭目较右侧松弛，双侧瞳孔等大，直径约 3.0 mm，左眼直接对光反射消失，间接对光反射存在，右侧直接对光反射存在，间接对光反射消失，双耳听力下降，记忆力和计算力差，四肢肌力5级，四肢感觉无异常，双侧下肢锥体束征。脑DWI示胼胝体和右侧丘脑多发性缺血性小病灶，给予抗血小板治疗后症状逐渐好转。脑脊液检查白蛋白略高，细胞数正常。定位诊断：颅内多发病灶，累及脑桥左侧、右侧丘脑、胼胝体、双侧视神经（左侧为著）；双侧中耳。定性诊断：Susac综合征。病例详细资料见二维码数字资源2-1。

数字资源 2-1

（刘 潇）

【参考文献】

[1] MARRODAN M，FIOL M，CORREALE JJ. Susac syndrome：challenges in the diagnosis and treatment. Brain，2022，145（3）：858-871.

[2] DAVID C，SACRÉ K，HENRI-FEUGEAS M，et al. Susac syndrome：a scoping review. Autoimmun Rev，2022，21（6）：103097.

[3] SUSAC J，EGAN R，RENNEBOHM R，et al. Susac syndrome：1975—2005 microangiopathy/autoimmune endotheliopathy. J Neurol Sci，2007，257（1-2）：270-272.

[4] JARIUS S，KLEFFNER I，DÖRR J，et al. Clinical，paraclinical and serological findings in Susac syndrome：an international multicenter study. J Neuroinflammation，2014，11（3）：46.

[5] SASIKUMAR S，MICIELI J，OH JJN. Mystery case：migraine，hearing loss，and blurred vision in a young woman. Curr Opin Ophthalmol，2020，95（21）：e2945-e2950.

[6] DÖRR J，KRAUTWALD S，WILDEMANN B，et al. Characteristics of Susac syndrome：a review of all reported cases. Nat Rev Neurol，2013，9（6）：307-316.

[7] GRECO A，DE VIRGILIO A，GALLO A，et al. Susac syndrome—pathogenesis，clinical variants and treatment approaches. Autoimmun Rev，2014，13（8）：814-821.

[8] REDLER Y，CHWALISZ BJCOIO. Neuro-ophthalmic manifestations of Susac syndrome. Curr Opin Ophthalmol，2020，31（6）：495-502.

[9] SRICHAWLA BS. Susac syndrome with livedo reticularis：pathogenesis and literature review. Cureus，2022，14（7）：e27352-e27352.

[10] MARRODAN M，LAFFUE A，FIOL M，et al. Video head impulse test contributes to Susac syndrome diagnosis. J Neurol，2019，266（8）：2070-2072.

[11] RENNEBOHM R，SUSAC J，EGAN R，et al. Susac syndrome—update. J Neurol Sci，2010，299：86-91.

[12] EGAN R，HILLS W. Gass plaques and fluorescein leakage in Susac syndrome. J Neurol Sci，2010，299：97-100.

[13] MALLAM B，DAMATO E，SCOLDING N，et al. Serial retinal fluorescein angiography and immune therapy in Susac syndrome. J Neurol Sci，2009，285：230-234.

[14] BRANDT AU，ZIMMERMANN H，KAUFHOLD F，et al. Patterns of retinal damage facilitate differential diagnosis between Susac syndrome and MS. PloS One，2012，7（6）：e38741-e38741.

[15] AZEVEDO A，LIMA L，MÜLLER L，et al. Anatomical and functional correlation in Susac syndrome：multimodal imaging assessment. Int J Retina Vitreous，2017，3（1）：39.

[16] COULETTE S，LECLER A，SARAGOUSSI E，et al. Diagnosis and prediction of relapses in Susac syndrome：a new use for MR postcontrast FLAIR leptomeningeal enhancement. American Journal of Neuroradiology，2019，40（7）：1184-1190.

[17] BASKIN J，HARDY T，LAW L，et al. Black blood MRI：endotheliopathy of Susac syndrome unmasked. Neurol Sci，2021，42（1）：325-327.

[18] EGAN RJJON-OTOJOTNAN-OS. Diagnostic criteria and treatment algorithm for Susac syndrome. J Neuroophthalmol，2019，39（1）：60-67.

[19] RENNEBOHM R，ASDAGHI N，SRIVASTAVA S，et al. Guidelines for treatment of Susac syndrome-an update. Int J Stroke，2020，15（5）：484-494.

第二节 心脏黏液瘤伴随颅内损害

【概述】

心脏黏液瘤（heart myxoma）是一种罕见的肿瘤，人群发病率不到0.05%。心脏黏液瘤是最常见的心脏良性肿瘤，起源于心内膜多能间充质细胞，占所有原发心脏肿瘤的80%[1]。心脏黏液瘤可发生在心脏各心腔，但75%以上起源于左心房。在相对较少的病例中（5%～10%）心脏黏液瘤可以位于两个心房或心室。最常见的肿瘤附着部位是房间隔。肿瘤通常是移动性，经常在心室内脱垂。临床表现多种多样，可类似多种全身性疾病或心脏疾病，对其诊断具有挑战性。即使在大多数情况下是良性肿瘤，延误这种情况的正确诊断也会产生非常严重的后果，特别是因为全身栓塞的风险增加，会导致严重的缺血性卒中，还因为房室瓣梗阻导致继发心力衰竭的风险。通过超声心动图或心脏MRI早期诊断心脏黏液瘤，然后及时手术治疗与良好的长期演变和低复发风险相关。

约45%的心脏黏液瘤患者会发生全身血管的栓塞性疾病，其中约一半的患者累及脑动脉，导致患者出现脑栓塞和出血。脑栓塞是心脏黏液瘤最常见的神经系统并发症，另一个脑内损害是脑实质转移和动脉瘤形成[2]。

心脏黏液瘤直径在1.5～15 cm，可以是实体瘤，表面光滑、规则，呈球状或多小叶状，也可以表现为乳头状肿瘤，易碎，形态通常类似菜花。个别黏液瘤被包膜包围。病理学上心脏黏液瘤由扁平、星状、卵圆形或饱满的梭形黏液瘤细胞组成，通常为单核，有圆形、椭圆形或拉长的细胞核和嗜酸性细胞质，通常在小血管周围簇状排列，显示罕见的有丝分裂像，没有细胞学上的异型性。黏液间质由粘多糖、Ⅳ型胶原和弹性蛋白组成。炎性细胞经常出现，特别是附着在房壁的部位；偶尔也可以看到局部出血、血栓和钙化的血管。心脏黏液瘤脑栓塞合并术后迟发颅内多发动脉瘤的原因之一是黏液瘤细胞能够黏附并穿透内皮细胞，生长到内膜下层，最终破坏整个动脉壁而形成，黏液瘤栓子引起内皮损伤，导致血流动力学改变，促进动脉瘤形成[2-4]。

【临床表现】

心脏黏液瘤多累及青年或中年，最常见于30～60岁，女性比男性更常见，女性与男性之间的比例为3∶1。约90%的病例散发出现，只有不到10%的病例为家族性。其中65%是女性。平均确诊年龄为（42.5±15.81）岁，年龄大多在60岁以下（86%）。平均诊断时间为4.5年。临床表现多样，大约40%的患者出现食欲减退、体重减轻、疲劳、关节痛和发热。主要症状包括心脏梗阻（二尖瓣梗阻）、血栓事件（中枢性和外周性）、脑动脉瘤、心脏黏液瘤颅内转移和Carney综合征。

1. 心脏梗阻症状

左房黏液瘤患者最常见的症状是由二尖瓣阻塞和左心衰竭引起，导致继发性肺动脉高压，大约一半的患者表现为呼吸困难，其次是肺水肿。右心房的心脏黏液瘤的症状是由于三尖瓣狭窄和右心衰竭，表现为呼吸困难、肝大或腹水。心脏黏液瘤的两个部位都可能与心律失常有关。

2. 血栓事件

1/3的心脏黏液瘤患者存在血栓事件，左侧心脏黏液瘤最常见的表现是脑卒中等一过性神经症状，而右侧心脏黏液瘤最常见的表现是肺栓塞。其他栓塞部位包括肾、脾、髂动脉或股动脉。

脑卒中相关的神经系统症状大多发生在原发性肿瘤诊断之前或当时。最常见的症状是血管意外（25%）和癫痫（14.3%），其次是头痛。20%～45%的患者首发症状为栓塞，其中50%为脑栓塞。此外还可表现为心脏栓塞、肾脏栓塞、外周血管栓塞、皮肤病及动脉瘤等。

3. 脑动脉瘤

心脏黏液瘤患者颅内动脉瘤的患病率从12.8%到56%不等。与其他病因的动脉瘤相比，颅内多发动脉瘤在年轻人群中更容易发生，尤其是小于50岁的年轻女性。颅内动脉瘤可以单个发生，更多为多发性，在发现黏液瘤前后出现，也可以在完全切除左房黏液瘤数年后出现。患者经血管造影证实颅内多发动脉瘤[3-4]。约25%的患者有动脉瘤破裂引起的脑出血病史。大部分破裂病灶（80%）在诊断为心脏黏液瘤后2年内出现[1]。临床表现和动脉瘤破裂有关，表现为头痛、抽搐、失语、偏瘫，最常累及前循环血管，大脑中动脉发生比例最高，其次是大脑前动脉、大脑后动脉、基底动脉。双侧大脑半球的动脉均会受累，以左侧受累更多见[5-6]。

4. 心脏黏液瘤颅内转移

青年女性多见，转移可以发生在原发肿瘤发现之前或之后，患者发现神经系统症状，出现抽搐、偏身的感觉和运动障碍等。

5. Carney 综合征

这是一种常染色体显性 X 连锁疾病，其特征是存在多种肿瘤，表现为心脏和心外黏液瘤、内分泌肿瘤、神经鞘瘤和色素皮肤肿瘤。

【辅助检查】

此病的辅助检查包括常规实验室检查、心脏和脑影像学检查及心脏黏液瘤的病理检查。

1. 常规实验室检查

包括血象、红细胞沉降率、肝肾功能、血糖、凝血谱和血清电解质都在正常范围。部分患者出现血清 IL-6 水平升高。

2. 心脏影像学检查

二维超声心动图目前被认为是心脏黏液瘤筛查和诊断的首选方法，该检查具有时间和空间分辨率，可以区分心脏肿瘤与瓣膜赘生物或心内血栓。经胸超声心动图诊断心脏黏液瘤的敏感性为 95%，与经食管超声心动图互补，诊断心脏黏液瘤的敏感性为 100%。经胸超声心动图显示有蒂、高流动性、回声密度高、边缘不规则的肿块，附着于心脏壁。

心脏 CT 和 MRI 检查不会带来额外的益处，反而显著增加成本，优势是可以更准确地评估黏液瘤植入的柄及其植入部位和大小，以及更好地观察胸部结构。这些成像技术在排除邻近心肌肿瘤浸润方面也具有优势[7-9]。

3. 头部影像学检查

脑 CT 检查在部分患者可以看到颅内出血、蛛网膜下腔出血、颅内新发梗死或软化灶形成，有些病例可能出现多发动脉瘤管壁的高密度（图 2-2A）。脑 MRI 检查可见颅内多发病灶，颅内多发软化灶，部分患者可能会有不同时期的出血表现（图 2-2B）。脑 MRA 可见颅内多发动脉扩张及动脉瘤样改变。黏液瘤颅内转移往往为多发病灶，转移灶表现为占位性病变伴随环形强化[10-15]。

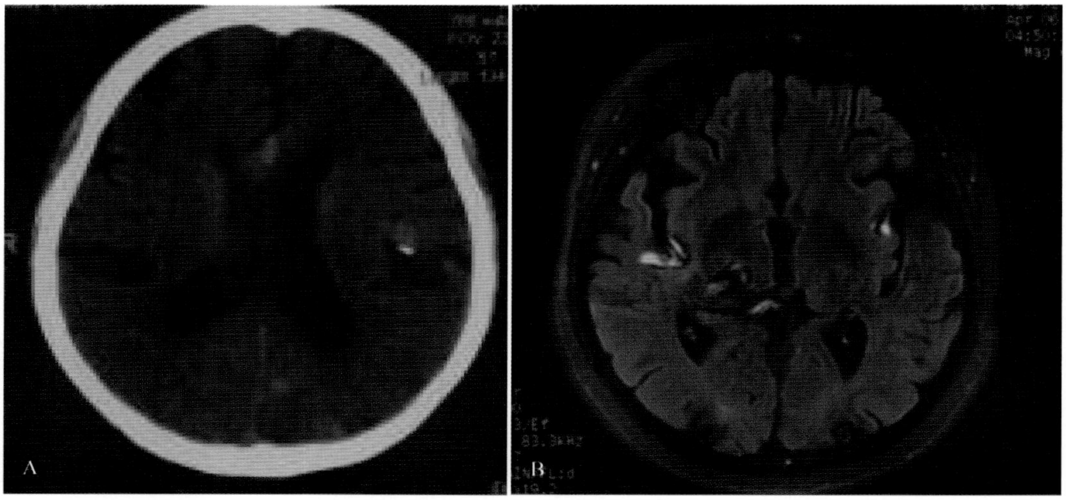

图 2-2　A，CT 显示颅内多发病灶出血改变。B，MRI 显示多发异常病灶

全脑血管造影 DSA 可见左侧大脑中动脉主干及末端的局限性增粗，呈动脉瘤样改变，往往累及双侧大脑中动脉、大脑后动脉及大脑前动脉血管的终末段。动脉瘤形态局限性囊性扩张呈纺锤形改变。多发动脉瘤多呈梭形，数目多于 3 个，造影时往往可以见到瘤体内造影剂明显滞留的表现[10-12]（图 2-3）。

4. 病理检查

心脏黏液瘤大体可分为实性和绒毛状两型，实性型外观呈球形或细长形，表面光滑、有光泽；绒毛状型肿瘤不规则，向外延伸部分易碎裂；肿瘤体积大小不一，在几毫米到几厘米之间。显微镜下肿瘤表现出显著的组织学变异性，典型特征为丰富的疏松黏液基质背景中存在黏液瘤细胞，细胞呈星形、卵圆形或胖梭形，胞质嗜酸性，核圆形或卵圆形；肿瘤细胞散在或成群分布，成群分布时可形成索状、巢状或环状结构，环状结构常见于毛细血管或小血管周围，称为血管周围环。肿瘤内血管较丰富，较大的厚壁血管多位于蒂部或基底部，间质常伴有新

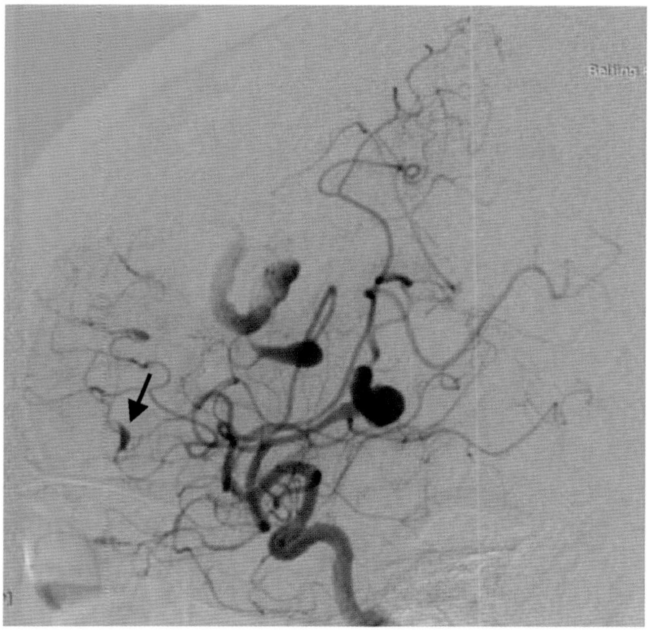

图 2-3 多发动脉瘤改变

鲜或陈旧性出血，陈旧性出血可表现为吞噬含铁血黄素的巨噬细胞和（或）肿瘤内弹性纤维的铁沉积（Gamna-Gandy 小体）。

【诊断】

根据临床表现诊断心脏黏液瘤具有挑战性。患者出现急性脑血管病的表现，常规需要进行超声心动图检查，发现心房内异常团块，将心脏黏液瘤与任何血栓或赘生物区分开来，就可以临床诊断心脏黏液瘤，手术切除心脏黏液瘤进行组织病理学检查，就可以病理确诊心脏黏液瘤。脑卒中的诊断主要依靠头部 CT 和 MRI 发现脑内多发小病灶，提示存在脑出血或栓塞。还要进行脑血管造影检查，进一步确定是否存在多发颅内动脉瘤样改变[13-15]。

【鉴别诊断】

心脏黏液瘤的鉴别诊断主要与其他原发心脏肿瘤鉴别诊断，包括良性肿瘤（如脂肪瘤、乳头状纤维弹力瘤、横纹肌瘤、平滑肌瘤、淋巴管瘤）和恶性（如血管肉瘤、间叶瘤、平滑肌肉瘤、纤维黏液肉瘤）；侵犯心脏的转移性肿瘤，或其他先天性或缺血性心脏病。脑部损害的鉴别诊断包括：

1. 出血性转移瘤

肾细胞癌、黑色素瘤、乳头状甲状腺癌、肺癌、乳腺癌和绒毛膜癌可造成大脑的多个出血性病变，与黏液瘤颅内转移相比，其他转移瘤出现明显的增强以及广泛的水肿。心脏检查没有黏液瘤。

2. 海绵状血管瘤

海绵状血管瘤可以出现癫痫以及多发出血，部分患者有家族史。CT 检查可以发现脑内多发出血小病灶，但心脏检查没有黏液瘤，脑血管造影检查也没有颅内动脉瘤。

3. 脑囊虫病

脑囊虫病可以出现癫痫发作，没有急性脑卒中表现。脑 CT 在部分病例可能出现多发高密度的钙化，没有出血，心脏检查没有异常，脑血管造影检查也没有颅内动脉瘤。

【治疗】

小血栓可以用抗凝剂、溶栓或血栓切除术来治疗，包括静脉注射肝素或低分子肝素抗凝。重组组织型纤溶酶原激活剂可用于溶解可移动的带蒂左室血栓。有或没有血流动力学改变的可移动血栓、既往的栓子事件和抗凝失败是手术切除的指征[16-18]。

1. 心脏手术

心脏黏液瘤的治疗主要是手术切除，少数患者需要紧急手术，大多数为择期手术治疗。边界光滑、规则的实性肿瘤，通常可以全部切除。乳头状黏液瘤因外表不规则需要分几部分切除。通常在体外循环下通过心内直视手术进行，通过左心房切开，在房间沟后面显示肿瘤。考虑到黏液瘤的大小和进入左心房的限制，也可以经右心房切开入路。如果黏液瘤的底部为无柄或乳头状者，可采用双房入路。

2. 神经系统并发症的管理

心脏黏液瘤合并术后迟发颅内多发动脉瘤，主要进行观察，控制血压平稳，及控制并发症，如继发癫痫等。在观察随访时，应充分评估病变的风险，包括动脉瘤的大小、形状、位置和破裂的可能性。定期复查脑 MR、MRA 等监测动脉瘤的进展情况。必要时应及时治疗以防止潜在动脉瘤破裂的风险。

3. 孕期管理

经胸超声心动图是诊断怀孕期间心脏黏液瘤的最常见工具。孕妇心脏黏液瘤的手术治疗为分娩带来了良好的孕产妇和新生儿结局。95.9% 的患者接受了心脏黏液瘤切除术。正确的心脏手术时机和改善心肺转流条件会导致更好的孕产妇和胎儿-新生儿生存率。剖宫产是最常见的分娩方式，占 61.3%，阴道分娩占 19.4%。13.9%、38.9%、47.2% 的患者在妊娠早期、中期和晚期接受了心脏手术。分娩组新生儿无事件生存率为 76.9%，并发症出现在 15.4% 的新生儿，死亡率为 7.7%。

【病例摘要】

女，50 岁，右侧肢体无力 6 年。

患者 6 年前突发右侧肢体麻木无力，行走右偏，无法持筷。伴语言表达能力下降，脑 MRI 示 DWI 左侧大脑脚、两侧额叶、左颞枕叶可见多发斑点状及片状高信号，超声心动图示“左房黏液瘤”，1 个月后患者行左房黏液瘤剔除术，病理示“(左心房)黏液瘤，蒂部可见心肌组织。”2 年前抄写文件时突然不会写字，可握笔，可理解字的意思，但无法完成书写动作，也不会使用拼音发微信，症状持续 1 个月左右逐渐好转。2 天前突然出现右上肢屈曲、僵硬，双眼向右凝视，随后全身僵硬，家人搀扶下未摔倒，无舌咬伤，无喊叫，无大小便失禁，5 ~ 6 分钟后患者清醒。脑血管造影颅内动脉可见多发动脉瘤样扩张。定位诊断：左侧大脑半球，心脏。定性诊断：心脏黏液瘤伴随脑卒中。病例详细资料见二维码数字资源 2-2。

数字资源 2-2

（刘　旸）

【参考文献】

[1] YILMAZ MB，AKIN Y，GÜRAY U，et al. Late recurrence of left atrial myxoma with multiple intracranial aneurysms. Int J Cardiol，2003，87（2-3）：303-305.

[2] ZHANG R，TANG Z，QIAO Q，et al. Anesthesia management of atrial myxoma resection with multiple cerebral aneurysms：a case report and review of the literature. BMC Anesthesiol，2020，20（1）：164.

[3] SANTILLAN A，KNOPMAN J，PATSALIDES A，et al. Delayed intracranial aneurysm formation after cardiac myxoma resection：report of two cases and review of the literature. Interv Neuroradiol，2019，25（2）：177-181.

[4] XU Q，ZHANG X，WU P，et al. Multiple intracranial aneurysms followed left atrial myxoma：case report and literature review. J Thorac Dis，2013，5（6）：E227-231.

[5] CHOJDAK-ŁUKASIEWICZ J，BUDREWICZ S，WALISZEWSKA-PROSÓŁ M. Cerebral aneurysms caused by atrial myxoma-a systematic review of the literature. J Pers Med，2022，13（1）：8.

[6] 邴雨，苗延巍，陈欢欢，等. 左心房黏液瘤脑转移误诊 1 例. 中国临床医学影像杂志，2021，32（1）：68-69.

[7] ROSE，DAVID，PAPA，ANSELMO，TOMAO，SILVERIO，et al. Cerebral metastases in patients with left atrial myxoma. Journal of Cardiac Surgery，2016，31（5）：289-293.

[8] 侯长凯，赵岩，于建军，等. 单发与多发颅内动脉瘤临床特征、治疗方式及短期预后的多中心研究. 中华神经外科杂志，2021，37（4）：331-336.

[9] 刘龙奇，苏亦兵，史良，等. 心脏黏液瘤致多发性颅内动脉瘤治疗经验. 中华医学杂志，2019，99（39）：3114-3117.

[10] AMEMIYA K，YONEMOTO Y，ISHIBASHI-UEDA H，et al. Morphological characteristics of cardiac myxoma causing embolism：a series of 40 years of experience at a single institute. Virchows Arch，2023，482（2）：377-384.

[11] SALAM H，REDDY MK，GANARAJA VH，V S，et al. Cardioembolic stroke in young：a case of atrial myxoma origin. Cureus，2022，14（8）：e27890.

[12] MANDUZ S，KATRANCIOGLU N，KARAHAN O，et al. Diagnosis and follow up of patients with primary cardiac tumours：a single-centre experience of myxomas. Cardiovasc J Afr，2011，22（6）：310-312.

[13] TAMULEVIČIŪTĖ E，TAESHINEETANAKUL P，TERBRUGGE K，et al. Myxomatous aneurysms：a case report and literature review. Interv Neuroradiol，2011，17（2）：188-194.

[14] EDDLEMAN CS，GOTTARDI-LITTELL NR，BENDOK BR，et al. Rupture of cerebral myxomatous aneurysm months after resection of the primary cardiac tumor. Neurocrit Care，2010，13（2）：252-255.

[15] KOO YH，KIM TG，KIM OJ，et al. Multiple fusiform cerebral aneurysms and highly elevated serum interleukin-6 in cardiac myxoma. J Korean Neurosurg Soc，2009，45（6）：394-396.

[16] RADOI MP，STEFANESCU F，ARSENE D. Brain metastases and multiple cerebral aneurysms from cardiac myxoma：case report and review of the literature. Br J Neurosurg，2012，26（6）：893-895.

[17] ICHINOSE M，OGIWARA M，OZAKI M，et al. Cardiac surgery for a right atrial myxoma with traumatic intracranial hemorrhage：a case report. J Cardiothorac Surg，2023，18（1）：295.

[18] LIU Y，WANG H，HUANG H，et al. Management of left atrial myxoma in pregnant women：a case series. J Cardiothorac Surg，2024，19（1）：197.

第三节 原发中枢神经系统血管炎

【概述】

原发中枢神经系统血管炎（primary angiitis of central nervous system，PACNS）是一种罕见的中枢神经系统的血管炎性疾病[1]。该病十分罕见，北美高加索人种的流行病学调查数据显示，发病率为 2.4/百万人年[2]。

该病首例病例报道于 1922 年由 Harbitz 描述。受累人群以年轻患者为主，占 50 岁以下卒中患者的 3%～5%，平均首次发病年龄 40 岁左右，男女比例相当，通常缺乏脑血管病常见危险因素。PACNS 累及动脉较为常见，静脉、小静脉受累比较少见。根据受累血管直径的不同，该病又被分为小血管型 PACNS 及大血管型 PACNS。两种亚型在影像学表现上存在明显区别，而临床表现及脑脊液检查无明显差异。依据临床和辅助检查可以进一步分为 5 个亚型（表 2-5）。

水痘-带状疱疹病毒和支原体等感染是脑血管炎的易感因素。记忆 T 细胞为发生在脑动脉壁的抗原特异性免疫反应的标志物，活检标本的免疫组织化学染色显示 $CD45R0^{+}$ T 细胞在小血管壁及周围，脑、脊髓和软脑膜中小动脉出现炎性增厚，节段性狭窄，导致组织缺血坏死或血管破裂出血[1]。病理检查可见肉芽肿性炎症、淋巴细胞浸润和急性坏死性血管炎（图 2-4）。肉芽肿性脉管炎占 56%，血管壁单核细胞浸润形成肉芽肿和多核巨细胞。广泛的 β 淀粉样蛋白沉积在血管壁伴相关炎症，是淀粉样蛋白相关血管炎的病理特点。淋巴细胞性血管炎占 20%，表现为不同数量的浆细胞、组织细胞、中性粒细胞和嗜酸性粒细胞浸润。坏死性血管炎占 22%，表现为急性坏死性血管壁改变，管壁纤维样坏死和大量炎细胞浸润，伴随管腔内血栓形成，管壁破坏增加了血管破裂出血或形成动脉瘤的风险。血管内膜纤维化和管腔内栓子机化伴随新生毛细血管为血管炎修复的表现。

【临床表现】

在疾病的早期阶段，患者的临床表现没有特异性，没有特定的临床表现与 PACNS 相关。发病年龄平均 42 岁（24～63 岁）。其中 48% 是女性患者。该病起病隐袭，缓慢进展，少数急性发病，最常见的

表 2-5　脑原发性血管炎亚型

亚型	临床特点	MRI	造影	活检
肉芽肿性	认知障碍，脑脊液异常，治疗良好	脑膜和实质病灶强化	−	肉芽肿
淋巴细胞性	认知障碍，脑脊液异常，治疗良好	脑膜和实质病灶强化	−	淋巴细胞浸润
β 淀粉样蛋白相关	年龄大，主要为男性，认知障碍	软脑膜强化	−	血管壁 β 淀粉样蛋白沉积＋淋巴细胞浸润
中血管性	认知障碍、偏瘫。脑脊液异常	动脉壁强化	+	−
假瘤型	认知障碍、偏瘫。脑脊液异常	大脑肿块	−	肉芽肿

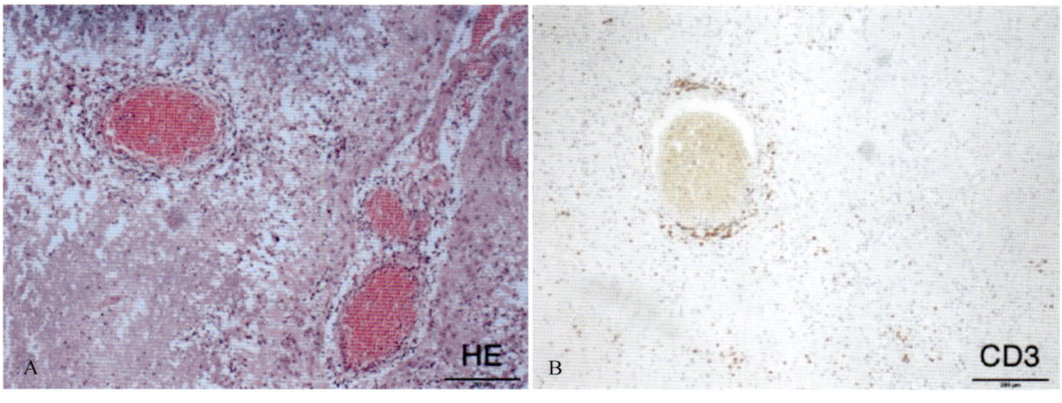

图 2-4　A，脑实质水肿和坏死，血管管壁以及周围出现炎细胞浸润。B，管壁出现 T- 淋巴细胞浸润

症状是局灶性神经体征（63%）、头痛（51%）和认知障碍（41%），少数患者伴随脊髓损害（5%）。明显的全身症状较少出现[3]。超过一半的患者有复发。

1. 头痛

头痛是较常见症状，60% 的患者病程中出现头痛[2]，儿童更常见亚急性或慢性头痛。

2. 局灶性神经功能障碍

出现偏瘫、共济失调、失语、构音障碍和视力障碍。脊髓受累出现四肢痉挛性截瘫和下肢感觉障碍。

3. 脑病表现

出现认知障碍、癫痫或其他局灶体征。

4. 全身症状

全身症状包括发热、盗汗、体重下降、网状青斑、关节痛等。出现上述症状提示需要排除系统性血管炎。

【辅助检查】

准确和及时地诊断 PACNS 仍然是最具挑战性的临床工作之一。由于缺乏特定的血清学检测，脑脊液检查、脑血管造影术和脑活检的敏感性和特异性有限，限制了早期和快速诊断。首先在评估不明原因的神经缺陷过程中获得异常脑血管成像的情况，其次是患有慢性脑膜炎的患者没有感染性病因的证据，必须考虑中枢神经系统血管炎。

1. 血液筛查

在 PACNS 中急性期反应指标（如红细胞沉降率和 C 反应蛋白）、全血细胞计数和生化是否正常，如贫血或急性期反应指标升高需要做进一步的检查。对于系统性脉管炎、自身免疫性疾病、恶性和感染性疾病，应根据现有的临床资料，采用更特异的血清学方法进行检查，包括抗核抗体、抗中性粒细胞胞浆抗体、抗磷脂抗体、类风湿因子、冷球蛋白和细菌或病毒抗体。例如，周围神经病、鼻窦炎、血尿和关节疼痛的发现提示存在系统性血管炎。还需要进行血清学检查以排除感染性疾病，包括水痘、分枝杆菌感染、梅毒、人类免疫缺陷病毒和真菌感染。

2. 脑脊液检查

应对所有怀疑患有 PACNS 的患者进行脑脊液检查。脑脊液检查在评估神经系统缺陷的感染性和恶性原因方面非常有用。大多数经活检证实的 PACNS 病例的脑脊液改变特点包括以淋巴细胞为主的炎性细胞增多、蛋白水平升高，血糖水平正常。偶尔可以检测到寡克隆条带或免疫球蛋白 G 合成增加。脑脊液中产生白介素 17 的 CD41 细胞比例增加可能有助于鉴别脑血管炎和缺血性卒中。重复的脑脊液检查对治疗监测有帮助。应对所有患者进行微生物培养和血清学检测。根据危险因素排除感染可能。

3. MRI

MRI 是一种非常敏感的 PACNS 的评估工具，灵敏度接近 100%。如果 MRI 表现正常，发生 PACNS 的可能性极低。PACNS 的神经影像显示缺血性梗死是最常见表现，发生在 53% 的病例中，多为双侧多发性，累及不同大小的不同血管区域，处于不同的疾病阶段；可以累及皮质、皮质下和软脑膜。T2WI/FLAIR 和 T2 加权像显示多灶性皮质–皮质下白质高信号病变（图 2-5-1A ~ 1C），梗死灶可合并出血转化或蛛网膜下腔出血。肿块、脑膜强化和颅内出血分别占 5%、8% 和 9%。增强扫描可见脑实质或软脑膜钆增强病灶（图 2-5-2A ~ 2C）。计算机断层扫描血管造影可见弥漫性、双侧和交替的狭窄和扩张区域，称为“珠状”改变，可在 PACNS 中发现，但不是 PACNS 的特异性改变。PACNS 的其他非特异性血管造影表现包括单个或多个血管的管腔变细和梭形扩张、多灶性血管闭塞、侧支循环形成。高分辨率 MRI 可以提高 MRA 在区分 PACNS 和 RCVS 方面的特异性，能够显示脑血管管壁和管腔。

4. 血管检查

MRA 及 CTA 可发现血管狭窄或扩张，但通常无特异性改变。数字减影血管造影发现血管病变的敏感性和特异性增高，达 25% ~ 35%。可表现为节段性狭窄或串珠样改变。但对于受累血管直径小于 500 μm 时造影表现为阴性结果。PET 对于大血管 PACNS 能反映活动性炎症[4]。对于狭窄血管鉴别炎性或动脉粥样硬化性改变，可辅以高分辨 MRI 协助诊断。

5. 脑组织活检

脑组织活检的安全性高，死亡率极低。病理诊断是确诊 PACNS 的金标准，可见血管壁破坏[5]和淋巴细胞性炎症反应，伴有数量不等的浆细胞、组织细胞、中性粒细胞和嗜酸性粒细胞浸润[6]。可将 PACNS 分为坏死性血管炎、肉芽肿性血管炎和淋巴细胞浸润性血管炎。出现多核巨细胞的节段性肉芽肿性血管炎的发生率不到 50%；坏死性血管炎的发生率为 25%。脑血管炎病变的节段性降低了测试的可操作性，阳性率为 53% ~ 74%；以 MRI 出现病变为靶点进行活检，同时包括软脑膜时，诊断成功率提高到 80% 以上。如果受影响的病变不能进行活检，

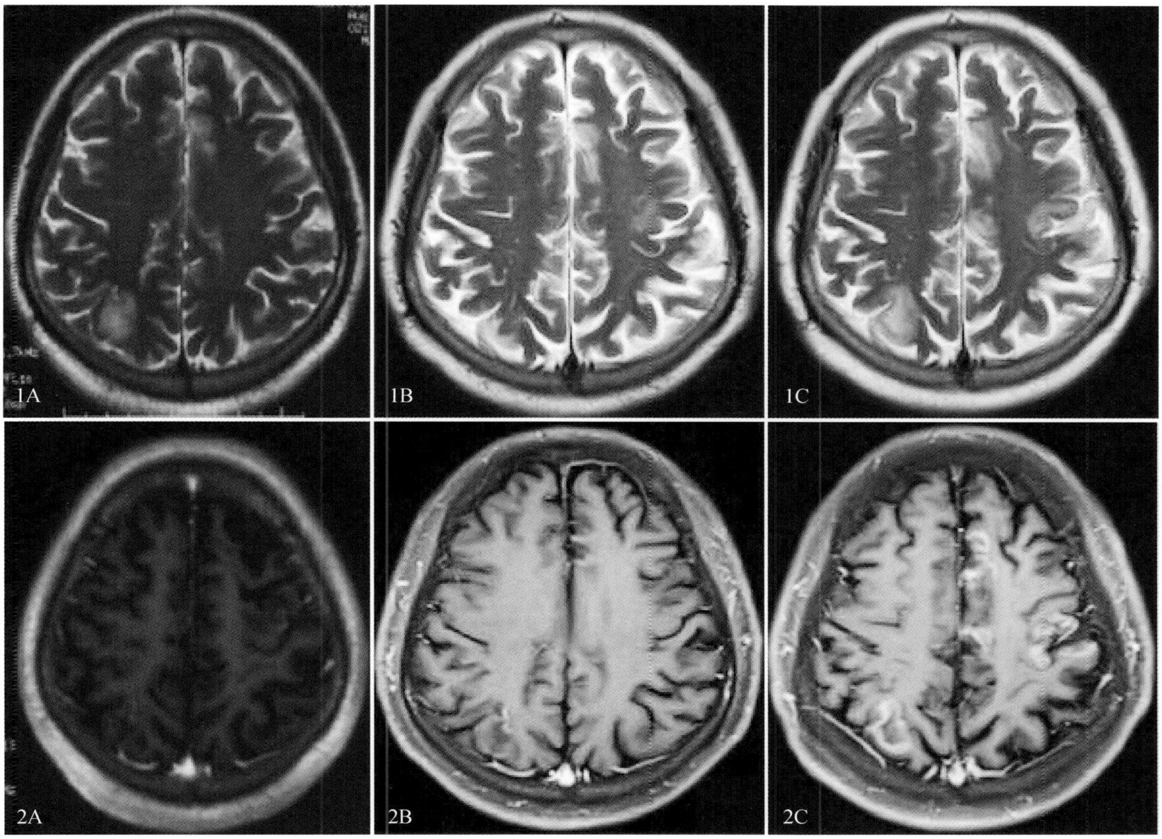

图 2-5　1A ~ 1C，半卵圆中心层面轴位 T2 序列脑 MRI 病灶。2A ~ 2C，半卵圆中心层面轴位 T1 钆增强序列脑 MRI 病灶

则以非优势的颞叶及其覆盖的软脑膜组织为目标。活检的目的是确认 PACNS 的诊断，并排除其他类似疾病。必须对活检组织进行适当的感染染色和分子检测，以排除感染和恶性肿瘤。血管炎的组织学特征可见于继发于感染的中枢神经系统血管炎，如水痘带状疱疹病毒或恶性肿瘤疾病，如淋巴增生性疾病。

【诊断】

脑血管炎的诊断是在临床表现的基础上，进行血管造影和脑脊液检查发现血管炎的间接证据，而后进行脑活检发现血管炎的直接证据（表 2-6）。分为确定诊断和可能诊断[7]，确定诊断是脑组织活检确认存在血管炎，但中等血管发炎主要靠影像学检查，不是病理检查。可能诊断是只有 MRI 和脑脊液检查提示 PACNS，缺乏血管炎组织学证据。

表 2-6　脑血管炎的诊断标准

（1）有获得性神经功能障碍的临床表现
（2）中枢神经系统存在典型的血管炎血管造影表现或组织病理学特征
（3）没有系统性脉管炎或其他导致血管病变的疾病

【鉴别诊断】

在缺乏确诊性血清学试验、脑脊液检查、脑血管造影术和脑活检情况下，准确、及时地诊断 PACNS 仍然具有挑战性。目前没有确定诊断或排除其他类似 PACNS 的疾病情况下很难开始免疫抑制治疗。由于 PACNS 的年发病率极低，临床上要多考虑其他疾病，因为多种炎症性、感染性、恶性肿瘤的中枢神经系统表现类似于 PACNS（表 2-7）。

1. 常规的脑卒中鉴别

脑卒中诊断评估结合血液检测、超声心动图、Holter 监测和脑血管成像，通常会排除与脑卒中相关的其他疾病，如颈动脉夹层和细菌性心内膜炎等。在脑血管造影异常的情况下，可以考虑 PACNS 的可能性。但 PACNS 通常影响小的脑动脉，通常超出常规血管造影术的分辨率，如果存在异常，血管造影术通常只显示轻微的动脉不规则或扩张。而明显的动脉粥样硬化改变是脑血管造影异常的最常见原因，与血管危险因素有关，脑脊液检查结果正常，与 PACNS 不同。

2. 纤维肌性发育不良和烟雾病

纤维肌性发育不良和烟雾病是血管造影异常的其

表 2-7 中枢神经系统血管炎的鉴别诊断

炎症性疾病	抗中性粒细胞胞浆抗体相关性小血管炎 抗核抗体介导的自身免疫性疾病 白塞综合征 巨细胞动脉炎和大动脉炎 结节病 冷球蛋白血症 类风湿血管炎 联合免疫缺陷相关中枢神经系统肉芽肿病 Susac 综合征 自身免疫性脑病 炎性脱髓鞘病
恶性肿瘤	淋巴瘤 白血病血管内皮瘤病 心脏黏液瘤 淋巴瘤样肉芽肿病
感染性	人类免疫缺陷病毒（HIV）、单纯疱疹病毒、EB 病毒、巨细胞病毒、西尼罗河病毒、新型冠状病毒、伯氏疏螺旋体、梅毒螺旋体、分枝杆菌、惠氏支原体、肺炎支原体、立克次体、曲霉菌、念珠菌、球孢子菌、隐球菌、恶性疟原虫、弓形虫
血管病	纤维肌性发育不良 烟雾病 节段性中间动脉病 可逆性脑血管收缩综合征 脑动脉粥样硬化性疾病 放射性血管病
其他	伴有皮质下梗死和白质脑病的常染色体显性/隐性脑动脉病 血栓性血小板减少性紫癜 视网膜血管病合并白质脑病 腺苷脱氨酶 2 缺乏 噬血细胞淋巴组织细胞增多症 副肿瘤性血管病/脑病

他常见原因，但根据其特征性的血管造影表现及其对颅外或颅内近端脑动脉的影响，很容易与 PACNS 区分开来，而 PACNS 很少影响这些较大的血管。

3. 可逆性脑血管收缩综合征

PACNS 最重要的鉴别是可逆性血管收缩综合征，包括产后血管病变、Call-Fleming 综合征、偏头痛、头痛相关的血管收缩，以及由可卡因、安非他明、舒马曲坦和其他 5- 羟色胺能和交感神经药物引起的脑血管痉挛，3 个月后上述改变自行缓解[8]。由于存在重叠的临床影像特征，如头痛、癫痫、卒中和脑血管造影异常，误诊很常见。可逆性脑血管收缩综合征通常突然发作。脑实质 MRI 没有明显改变，而 PACNS 脑实质改变明显或有出血性病变。

4. 类似 PACNS 的神经影像特征

此即缺血性卒中、弥漫性白质病以及罕见的肿块样病变，具有广泛的鉴别诊断。小而分散的缺血性病变很难与多发性硬化的脱髓鞘病变相鉴别。原发性中枢神经系统血管内淋巴瘤和大脑胶质瘤病可以类似 PACNS 的 MRI 和脑血管造影表现。伴有皮质下梗死和白质脑病的常染色体显性遗传动脉病是一种遗传性疾病，特征是偏头痛、脑卒中和认知障碍，任何年轻患者的头痛、卒中和脑 MRI 上的白质改变都应该被考虑，双侧外囊和颞极高信号对此病的诊断具有较高的敏感性和特异性。多发性硬化主要影响白质，MRI 的典型改变是侧脑室周围白质出现放射分布的脱髓鞘斑片；Susac 综合征的特征是胼胝体中央雪球样病变。眼底镜检查还可以为多发性硬化、Susac 综合征、Eale 病和遗传性小血管疾病（如遗传性视网膜血管内皮病、肾病和卒中）提供重要的诊断线索。

5. 感染性疾病

急性感染期间的卒中（水痘）和延迟再激活（带状疱疹）有关。大血管变异型带状疱疹伴迟发性对侧偏瘫，可以通过先前的眼部感染来识别。然而，小血管水痘带状疱疹病毒血管炎与 PACNS 非常相似，可以发生在从未出现皮疹的人身上，所有疑似 PACNS 患者的脑脊液应用聚合酶链式反应检测带状疱疹病毒，并测定脑脊液和血清中抗水痘带状疱疹病毒抗体的浓度。HIV 和丙型肝炎病毒与脑血管造影异常有关，应通过血清学测试予以排除。脑膜结核病也非常类似 PACNS，应通过适当的微生物学检查加以排除。

6. 风湿性疾病

PACNS 应与各种风湿性疾病相关的继发性中枢神经血管炎相鉴别，后者通常表现为躯体症状。几种全身性疾病（如韦格纳肉芽肿和结节病）可通过特定的血清学或病理学检查来诊断。其他的可以通过仔细的病史记录和检查来诊断（如 Behçet 病检查口腔和生殖器溃疡，在 Kohlmeier-Degos 病中检查有无痛性粉红色丘疹和中心瓷白瘢痕）。PACNS 的诊断需要高度的临床怀疑和精心计划的检查，通常包括软脑膜脑组织活检，以排除各种类似 PACNS 的疾病。

【治疗】

系统性血管炎治疗包括两个主要步骤。

第一个阶段是“诱导”阶段，旨在达到血管炎症缓解的目的，通常联合使用糖皮质激素和免疫抑制剂（主要是环磷酰胺或利妥昔单抗[9]）。患者接受糖皮质激素或环磷酰胺治疗时，效果很好。使用联合治疗与单一药物治疗的决定通常是基于病程和病情。可采用大剂量糖皮质激素冲击治疗或口服方案[10]，其中大剂量冲击治疗推荐用于进展型及重型病例。环磷酰胺可采用每天 2 mg/kg 维持 3 ~ 6 个月，或每月 750 mg/m^2 静脉应用。头痛和精神异常等症状预计会得到改善，脑脊液也可以改善，不应出现新的炎症性或缺血性病变的进展，脑膜强化要消失。

第二个阶段是“维持”阶段，旨在保持缓解而不复发，并依赖于长期使用免疫抑制剂，逐步减少糖皮质激素用量[11]。维持期治疗可持续 4 ~ 6 个月，最后一次环磷酰胺冲击 4 周和 6 周后开始维持治疗，可选用其他免疫抑制剂，如硫唑嘌呤每天 1 ~ 2 mg/kg，吗替麦考酚酯 1 ~ 2 g/d，或甲氨蝶呤每周 20 ~ 25 mg[12]。继续使用糖皮质激素。免疫抑制维持治疗的中位持续时间为 24 个月。

【病例摘要】

男，36 岁，进行性肢体力弱 2 年余，伴发作性抽动和意识障碍 1 年余。

患者 2 年多前出现右手不灵活，症状缓慢进行性加重，不能完成精细动作。脑 MRI 示双侧额叶、右侧颞叶及顶枕叶多发异常信号。予地塞米松 20 mg qd 口服治疗，右手无力明显改善。糖皮质激素自减量后右手无力又渐加重，复查 MRI 示病灶较前范围扩大伴线状强化。1 年前出现发作性肢体抽动和意识丧失，每次持续 2 ~ 3 分钟。体格检查：记忆力、计算力较前下降，右侧中枢性面瘫，右上肢远端肌力 1 ~ 2 级，近端肌力 4 ~ 5 级，右侧上下肢肌张力高、腱反射亢进。此后患者病情阶梯性进展，出现吞咽困难，言语障碍，逐渐进展至四肢力弱及意识障碍。患者频繁发作性眼球凝视，大汗，肢体强直阵挛及瞳孔异常放大等症状，发作期及发作间期意识不清。给予血浆置换、美卓乐及环磷酰胺治疗，以及抗癫痫治疗，患者病情稳定于缄默状态，四肢无自主活动。定位诊断：中枢神经系统多发病变；定性诊断：中枢神经系统血管炎，病理检查证实存在脑实质坏死、血管炎。病例详细资料见二维码数字资源 2-3。

数字资源 2-3

（刘　冉）

【参考文献】

[1] LIE JT. Classification and histopathologic spectrum of central nervous system vasculitis. Neurol Clin，1997，15（4）：805-819.

[2] SALVARANI C，BROWN RDJ，CHRISTIANSON T，et al. An update of the mayo clinic cohort of patients with adult primary central nervous system vasculitis：description of 163 patients. Medicine（Baltimore），2015，94（21）：e738.

[3] SALVARANI C，BROWN RD JR，CALAMIA KT，et al. Primary central nervous system vasculitis：analysis of 101 patients. Ann Neurol，2007，62（5）：442-451.

[4] S. SCHUSTER，H. BACHMANN，V. THOM，et al. Subtypes of primary angiitis of the CNS identified by MRI patterns reflect the size of affected vessels. J Neurol Neurosurg Psychiatry，2017，88（9）：749-755.

[5] C. GIANNINI，C. SALVARANI，G. HUNDER，et al. Primary central nervous system vasculitis：pathology and mechanisms. Acta Neuropathol，2012，123（6）：759-772.

[6] SIALA S，RAHOUI N，CHO B，et al. Pathology of primary angiitis of the central nervous system. Neuroimaging Clin N Am，2024，34（1）：31-37.

[7] J. BIRNBAUM，D.B. HELLMANN. Primary angiitis of the central nervous system. Arch Neurol，2009，66（6）：704-709.

[8] BERSANO，M. KRAEMER，A. BURLINA，et al. Heritable and non-heritable uncommon causes of stroke. J Neurol，2021，268（8）：2780-2807.

[9] S. PATEL，L. ROSS，S. OON，M. Nikpour，Rituximab treatment in primary angiitis of the central nervous system. Intern Med J，2018，48（6）：724-727.

[10] BAYS AM. Treatment of primary angiitis of the central nervous system. Neuroimaging Clin N Am，2024，34（1）：23-29.

[11] PASCARELLA R，ANTONENKO K，BOULOUIS G，et al. European stroke organisation（ESO）guidelines on primary angiitis of the central nervous system（PACNS）. Eur Stroke J，2023，8（4）：842-879

[12] BEUKER C，SCHIMDT A，STRUNK D，et al. Primary angiitis of the central nervous system：diagnosis and treatment. Ther Adv Neurol Disord，2018，11：1-16.

第四节　脑淀粉样血管病相关炎症

【概述】

脑淀粉样血管病（cerebral amyloid angiopathy，CAA）是由类淀粉蛋白在软脑膜及皮质血管壁沉积所引起的脑小血管病，因沉积的类淀粉蛋白种类不同分为多种亚型（包括Aβ淀粉样蛋白、TTR淀粉样蛋白、Gelsolin蛋白等7种蛋白），其中Aβ淀粉样蛋白沉积所致散发性CAA亚型最为常见[1]。脑淀粉样血管病相关炎症（CAA related inflammation，CAA-ri）是Aβ蛋白相关散发性CAA的少见临床表现，其病理改变为Aβ淀粉样蛋白在软脑膜及皮质微小动脉壁及其周围脑实质沉积并伴有炎症反应，主要的临床表现包括头痛、认知功能减退、行为改变、发作性和局灶性神经功能障碍等[2-6]。

该病的研究历史可以追溯到2004年，Eng等在对42例经脑病理诊断为CAA的患者进行研究时发现7例患者在淀粉样血管病变周围出现炎性细胞浸润，此部分患者临床表现为亚急性认知功能减退或癫痫发作[6]，把其命名为炎性CAA（ICAA）[3]。2005年Scolding等报道了9例散发CAA患者，其脑病理除了Aβ淀粉样蛋白在血管壁沉积，同时出现皮质、脑膜血管壁的破坏和炎细胞浸润，因同时具有CAA和血管炎的病理特点，Scolding等称之为Aβ相关血管炎，其患者以认知精神症状、头痛、癫痫发作及局灶性神经功能缺损为主要临床表现[7]。

该病发病机制与Aβ淀粉样蛋白的沉积导致的自身免疫反应相关。阿尔茨海默病转基因小鼠模型使用Aβ单克隆抗体可延缓痴呆发展和促进脑实质Aβ的清除[8]；在Aβ单克隆抗体治疗阿尔茨海默病时，约6%的患者出现脑膜病变，软脑膜和大脑皮质的淀粉样沉积血管周围出现巨噬细胞、T淋巴细胞等炎细胞浸润[9-10]；阿尔茨海默病患者接受Aβ单克隆抗体治疗后出现的淀粉样蛋白相关成像异常与CAA-ri患者相似[10]。CAA-ri患者急性期脑脊液中特异性抗Aβ自身抗体浓度升高，并随着病情缓解而下降[11-12]。

CAA-ri患者大脑皮质出现多发的微出血和小的非出血性脑梗死以及白质疏松。炎症反应引起的血脑屏障通透性增加导致血管源性水肿以及免疫效应细胞的浸润，显微镜检查可见大脑皮质和白质出现单核和多核细胞浸润，出现许多小胶质细胞和淋巴细胞，淋巴细胞浸润形成血管周围袖套或形成炎性肉芽肿。大脑皮质和软脑膜中含有淀粉样蛋白的血管周围出现反应性星形胶质细胞。刚果红染色后偏振光显微镜下可见苹果绿双折射，提示所有炎症部位周围存在β类淀粉蛋白沉积；大的多核巨细胞位于Aβ沉积的内部和外部。

【临床表现】

该病的平均发病年龄约为67岁，有病理证据的最年轻患者为42岁；无显著性别差异[2-6]。36%的患者在出现CAA-ri症状之前存在轻度认知功能障碍或老年痴呆。3/4的患者表现为急性或亚急性脑病，症状大致分为三类，包括脑病或昏迷、多灶性神经功能缺陷、单灶性神经功能缺陷，主要临床表现为精神障碍和认知改变、头痛、癫痫发作和局灶性神经功能障碍[3, 13]。尽管接受治疗，近2/3的患者恢复不佳，遗留严重残疾或死亡[3]。其主要临床表现如下：

1. 认知功能减退

多为急性或亚急性病程，48% ~ 76%的患者出现认知行为异常，认知功能减退是该病最常见的起病症状[3]。1/3的患者出现在血管功能改变症状之后，并在几周到几个月内出现快速发展的认知功能下降。主要表现为记忆减退、注意力下降、性格行为改变、思维混乱以及意识水平异常等[2]。

2. 局灶性神经功能障碍

该症状出现在46% ~ 58%的患者，其中14% ~ 26%的患者出现失语、13% ~ 17%的患者出现视物异常、16% ~ 20%的患者出现单瘫或偏瘫、14% ~ 26%的患者出现失语症、7% ~ 9%的患者出现小脑共济失调等[3]。少数患者出现短暂性局灶性神经系统症状发作，表现为复发性、刻板性的发作性短暂神经功能异常，发作时间多在10 ~ 30分钟，类似短暂性脑缺血发作，经抗癫痫药物及免疫治疗后症状发作得以控制[14]。可能发病机制为皮质铁沉积或凸面蛛网膜下腔出血诱发的皮质扩散抑制[15]。

3. 头痛和癫痫

22% ~ 41%的患者出现非特异的头痛症状[2-3]，

主要表现为紧张型头痛。约 30% 的患者出现癫痫发作[2-3]，全身性发作常与脑病有关。鉴于脑病的频繁发生，非惊厥性发作更为常见。出现非惊厥性癫痫持续状态，也可以表现为脑病和复发性局灶性运动性癫痫。

4. 其他

27% 的患者出现急性脑病，表现为神志不清或意识障碍。一些患者则伴有全身性症状，可以出现眼葡萄膜炎、恶性肿瘤或颅外血管炎。

【辅助检查】

老年患者出现上述表现后需要通过常规的血清学检查确定脑部损害的可能原因；进行认知和生活能力评估，脑电图检查，确定疾病的严重程度以及癫痫的诊断；进行脑 MRI 检查可以提示该病，在此基础上进行脑脊液相关化验检查，确定是否存在类淀粉蛋白的增加以及炎性改变，明确临床诊断[16-18]。脑病理检查是诊断此病的金标准。

1. 血清学检查

首先进行血清学检查，包括血常规、血生化（血糖、糖化血红蛋白、血脂、血同型半胱氨酸水平、肝肾功能等）、甲状腺功能等，这些检查常不能发现能对脑部损害加以解释的明显异常，也不会发现自身免疫脑炎抗体和结缔组织病相关的抗体。约 33% 的患者出现非特异性的红细胞沉降率及 C 反应蛋白增高[2]，对该病诊断的提示意义不大。APOE ε4 基因携带为易感因素，出现在约 70% 的患者[2,5,11]。

2. 脑脊液检查

约 83% 的患者出现脑脊液蛋白升高（＞ 45 mg/dl），44% 的患者脑脊液白细胞计数轻度升高（＞ 5 cell/mm^3），约 17% 的患者出现寡克隆区带阳性[3]；脑脊液 Aβ-40 降低[16, 18]，Aβ-40 及 Aβ-42 蛋白浓度在急性期升高，缓解期下降[12]；特异性抗 Aβ 自身抗体被认为可作为该病的诊断标志物以及治疗预后的监测指标[11-12]；这些结果在部分患者提示存在炎性反应。

3. 脑电图检查

患者出现认知功能障碍和（或）发作性症状时需考虑进行脑电图检查；CAA-ri 患者脑电图检查多为非特异性广泛慢波，伴有癫痫者可出现尖波、棘波等癫痫样波发放。异常脑电改变对糖皮质激素治疗有反应，则支持该病的诊断。

4. 影像学检查

最常见的 MRI 表现为血管源性水肿、微出血和软脑膜强化[17, 19]。血管源性水肿 MRI 改变出现在顶叶、枕叶、额叶（或小脑、脑干）脑实质或软脑膜部位，出现 T2 FLAIR 序列的高信号，多为非对称性白质病变（图 2-6A）[5,19]；T2- 加权梯度回波或敏感性加权成像常见皮质微出血[5,19]，且白质高信号区域与微出血部位相一致（图 2-6B）。90% 以上患者无脑实质强化病灶[21]，而软脑膜强化则支持该病的诊断（图 2-6C）[17]。患者还可出现 CAA 相关的影像学改变，包括脑白质疏松、局限性凸面蛛网膜下腔出血以及皮质表面铁沉积等。与非炎性 CAA 相比，患者更多出现软脑膜病及相邻白质受累，而以症状性脑叶起病的可能性则相对小[16]。部分患者脑白质受累类似肿瘤，但磁共振灌注显像显示相对低血流及正常的 MRS 波谱[20]。

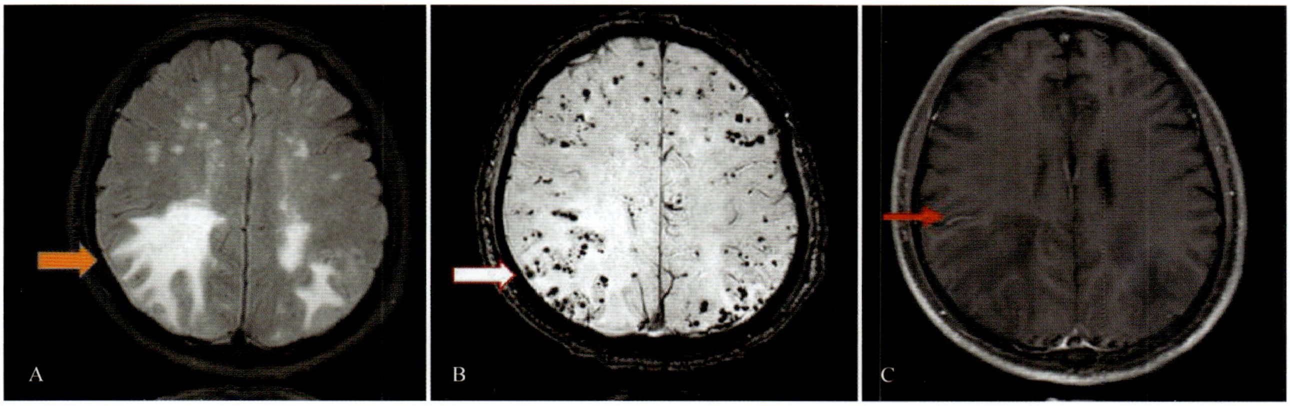

图 2-6　脑淀粉样血管病相关炎症的 MRI 改变。A，非对称性白质高信号（黄色箭头）（T2 FLAIR 序列）。B，广泛皮质微出血（SWI 序列，箭头）。C，白质病灶不强化，软脑膜强化（T1＋C 序列，红色箭头）

5. 脑活检病理检查

考虑到CAA患者在外伤和脑部手术时可能出现难以控制的脑出血，该项检查非必须，一般不建议进行。如果诊断为可能的CAA-ri患者，经过了3周的糖皮质激素治疗而没有明确效果时，则可以考虑脑活检；脑活检是诊断CAA-ri的金标准[2,6]。应该从放射学异常的区域获取活检样本，提高诊断效率；最好是从皮质或软脑膜取材。脑部和软脑膜中淀粉样蛋白病变的血管周围、跨壁或壁内出现炎症细胞则提示CAA-ri诊断。早期的糖皮质激素治疗可能掩盖随后活检标本中的炎症反应；由于病变的不均一分布特点，阴性活检结果并不能排除CAA-ri诊断。

【诊断】

在病理确认CAA-ri诊断之前做出可靠的临床影像学诊断，可使大部分病例不必进行脑活检。有含铁血黄素沉积证据的白质血管源性水肿可以提示患者存在急性或亚急性脑血管功能障碍。在40岁以上具有支持性临床和影像特征的患者中考虑可能有CAA-ri，腰椎穿刺脑脊液检查发现蛋白升高以及炎性细胞增加，并排除感染或肿瘤病因，免疫抑制治疗（通常是大剂量糖皮质激素）的良好反应支持CAA-ri的诊断，明确诊断需要病理证实（表2-8）。

表2-8　脑淀粉样血管病相关炎症诊断标准

临床表现	年龄大于40岁 至少存在一项下列临床表现：头痛、认知功能下降、行为改变、局灶性神经体征、癫痫，这些临床表现并非直接由急性脑出血引起
影像学改变	至少存在一处下列MRI改变：皮质或皮质下脑出血、脑微出血、皮质表面铁沉积
病理改变	脑表面血管周围淋巴细胞浸润以及类淀粉沉积
确诊：具有上述临床、影像学和病理改变；很可能诊断：临床加影像学指标；可能诊断：只有临床表现。	

【鉴别诊断】

许多不典型的病例或没有T2*/SWI序列的病例最初易被误诊，认识该病的临床和放射学特征并考虑一些鉴别诊断非常重要，在诊断CAA-ri之前，应排除那些具有类似临床影像学改变的疾病。

1. 原发性中枢神经系统血管炎

原发性中枢神经系统血管炎比CAA-ri更常见，通常发生在较年轻的患者（平均年龄为45岁），以头痛、局灶性神经功能缺损、脑梗死和癫痫发作更常见；CAA-ri一般没有急性缺血性卒中，患者通常年龄较大，更常出现认知症状、幻觉和癫痫。由于在供应脊髓的血管中没有Aβ淀粉样蛋白沉积，当出现累及脊髓的症状时，更有可能被诊断为中枢神经系统血管炎。中枢神经系统血管炎的病理为血管壁炎症细胞浸润，但无淀粉样物质沉积[21]。

2. 可逆性后部白质脑病

可逆性后部白质脑病是一组多种病因引起的以神经系统异常为主要表现的综合征，出现在血压快速升高、接受免疫抑制剂治疗等诱因下，出现头痛、视觉障碍、精神异常、癫痫发作等症状，颅脑MRI表现为大脑后部白质血管源性水肿，但无CAA-ri常见的微出血表现及脑膜强化。

3. 急性播散性脑脊髓炎

急性播散性脑脊髓炎多好发于儿童及青壮年，常在感染或疫苗接种后，出现脑和脊髓白质的急性炎性脱髓鞘，可伴有高热、意识障碍、癫痫等表现，伴有脊髓受累时出现截瘫或四肢瘫痪，一般没有微出血。CAA-ri相对少出现高热，没有脊髓受累表现，典型软脑膜受累及微出血影像改变也有助于鉴别。

4. 中枢神经系统肿瘤

CAA-ri患者的大脑白质血管源性水肿伴随的肿块效应酷似脑瘤，要注意间变性星形细胞瘤可以合并CAA-ri。血管内大B细胞淋巴瘤一般为白质内多灶性改变，C反应蛋白及乳酸脱氢酶水平升高，对于这样的患者，仅仅行临床放射诊断可能导致遗漏或误诊。需及时进行脑活检。

5. 其他鉴别诊断

包括病毒性或自身免疫性脑炎、脑静脉血栓形成、桥本脑病、神经结节病、急性中毒性或代谢性白质脑病。其中一些疾病可以通过MRI来排除。虽然这些疾病不太可能因经验性使用糖皮质激素而加重，但可能延迟这些疾病的诊断。在这种情况下，应该进行密切的随访。在开始治疗前，需排除感染，以避免因糖皮质激素治疗而扩散。

【治疗】

对于可能患有 CAA-ri 的患者，应考虑旨在抑制炎症反应的紧急治疗，以最大限度地减少治疗延误，即使在没有病理证实的情况下也是如此[2,17,23]。经验性大剂量糖皮质激素加或不加免疫抑制剂治疗可以缓解症状和影像学异常，并改善患者的预后。

一级预防，主要目的在于控制脑血管病危险因素。预防高血压、糖尿病。考虑到 CAA 易于导致脑出血，一般不给予阿司匹林治疗。

对症治疗，常规用于治疗认知功能损伤的药物可用于 CAA-ri 患者，急性期患者认知功能下降经免疫抑制治疗多可缓解[23]。癫痫可试用左乙拉西坦、丙戊酸钠、拉莫三嗪等抗癫痫药，有报道经抗癫痫及免疫治疗后患者癫痫症状缓解[14]。脑出血需积极控制高血压等脑出血危险因素，尽量避免长期口服华法林等抗凝药物；症状性脑出血的处理与其他原因脑出血类似。

对因治疗，主要为免疫抑制及免疫调节治疗[2-3]，60% ~ 80% 的患者经治疗后临床症状有所改善[2,23-24]。常规的治疗方案包括急性期大剂量糖皮质激素冲击治疗以及长期（半年以上）口服维持[17,23]。在拟诊的患者中联用糖皮质激素及环磷酰胺。在仅使用糖皮质激素治疗的患者和同时接受细胞毒性药物治疗的患者之间，效果没有差异。最常使用的是大剂量的皮质类固醇（通常是静脉注射甲泼尼龙，每天 1 g，持续 3 ~ 5 天，然后逐渐减少口服类固醇的剂量），经急性期免疫治疗后症状好转，其复发风险在免疫抑制剂治疗患者中为 26%、非免疫抑制剂治疗患者中为 71%[23]。

总体而言，免疫治疗将导致患者获得更好的临床预后。糖皮质激素治疗后，临床和影像学表现可能最初得到缓解，但在停用类固醇或减少剂量时，可能会复发。糖皮质激素治疗在复发期间也有效。免疫抑制剂可用于对糖皮质激素无效或预防复发的病例。最常用的免疫抑制剂是环磷酰胺（33.9%）、硫唑嘌呤（5.0%）、霉酚酸酯（5.0%）、甲氨蝶呤、免疫球蛋白等。

【病例摘要】

男，66 岁，记忆力减退、头晕伴言语不利 7 天。

患者 7 天前开始出现记忆力减退、刚做过的事情不记得、时常找不到东西，偶有忘记服药，否认迷路，能叫出熟人的名字；自觉头晕，恶心，伴有言语不利，表现为发音含混不清；既往史：否认高血压、糖尿病、冠心病病史。家族中无类似发病者。体格检查：记忆力、计算力减退。构音欠清。四肢肌力、肌张力正常，四肢感觉无异常，四肢腱反射对称活跃，锥体束征阴性。认知测查显示：延迟回忆，视空间、注意力及计算力下降，日常生活能力正常范围；颅脑 MRI-SWI 序列显示大脑皮质弥漫多发微出血灶，双侧顶枕叶白质异常信号；腰穿脑脊液：白细胞数 7 cells/mm^3，蛋白 0.717 g/L；脑电图：各导联（尤其前头部）较多低至中波幅 4 ~ 7 次 / 秒 θ 波，θ 波活动和稍多低至中波幅 2 ~ 3 次 / 秒复形慢波。定位诊断：脑内多发性病灶，累及皮质及皮质下白质为主；定性诊断：脑小血管病，淀粉样血管病相关炎症可能性大。病例详细资料见二维码数字资源 2-4。

数字资源 2-4

（汪　伟）

【参考文献】

[1] CHUNG KK，ANDERSON NE，HUTCHINSON D，et al. Cerebral amyloid angiopathy related inflammation：three case reports and a review. J Neurol Neurosurg Psychiatry，2011，82（1）：20-26.

[2] COROVIC A，KELLY S，MARKUS HS. Cerebral amyloid angiopathy associated with inflammation：a systematic review of clinical and imaging features and outcome. Int J Stroke，2018，13（3）：257-267.

[3] WENGERT O，HARMS L，SIEBERT E. Cerebral amyloid angiopathy-related inflammation：a treatable cause of rapidly-progressive dementia. J Neuropsychiatry Clin Neurosci，2012，24（1）：E1-2.

[4] MARTÍN-JIMÉNEZ P，SÁNCHEZ-TORNERO M，LLAMAS-VELASCO S，et al. Cerebral amyloid angiopathy-related inflammation：clinical features and treatment response in a case series. Neurologia（Engl Ed），2021，S0213-4853（21）：33-35.

[5] AURIEL E，CHARIDIMOU A，GUROL ME，et al.

Validation of clinicoradiological criteria for the diagnosis of cerebral amyloid angiopathy-related inflammation. JAMA Neurol，2016，73（2）：197-202.

[6] ENG JA，FROSCH MP，CHOI K，et al. Clinical manifestations of cerebral amyloid angiopathy-related inflammation. Ann Neurol，2004，55（2）：250-256.

[7] SCOLDING NJ，JOSEPH F，KIRBY PA，et al. Abeta-related angiitis：primary angiitis of the central nervous system associated with cerebral amyloid angiopathy. Brain，2005，128（Pt 3）：500-515.

[8] SCHENK D，BARBOUR R，DUNN W，et al. Immunization with amyloid-beta attenuates alzheimer-disease-like pathology in the PDAPP mouse. Nature，1999，400（6740）：173-177.

[9] NICOLL JA，WILKINSON D，HOLMES C，et al. Neuropathology of human alzheimer disease after immunization with amyloid-beta peptide：a case report. Nat Med，2003，9（4）：448-452.

[10] SPERLING R，SALLOWAY S，BROOKS DJ，et al. Amyloid-related imaging abnormalities in patients with Alzheimer's disease treated with bapineuzumab：a retrospective analysis. Lancet Neurol，2012，11（3）：241-249.

[11] PIAZZA F，GREENBERG SM，SAVOIARDO M，et al. Anti-amyloid beta autoantibodies in cerebral amyloid angiopathy-related inflammation：implications for amyloid-modifying therapies. Ann Neurol，2013，73（4）：449-458.

[12] KIMURA A，SAKURAI T，YOSHIKURA N，et al. Corticosteroid therapy in a patient with cerebral amyloid angiopathy-related inflammation. J Neuroinflammation，2013，10：39.

[13] MADDOX D，WARD K，ROBERTSON T，et al. Cerebral amyloid angiopathy with related inflammation masquerading as crescendo transient ischaemic attacks. Pract Neurol，2022，22（3）：216-219.

[14] CHARIDIMOU A. Cerebral amyloid angiopathy-related transient focal neurological episodes（CAA-TFNEs）：a well-defined clinical-radiological syndrome. J Neurol Sci，2019，406：116496.

[15] SALVARANI C，MORRIS JM，GIANNINI C，et al. Imaging findings of cerebral amyloid angiopathy，abeta-related angiitis（ABRA），and cerebral amyloid angiopathy-related inflammation：a single-institution 25-year experience. Medicine（Baltimore），2016，95（20）：e3613.

[16] KOZBERG MG，PEROSA V，GUROL ME，et al. A practical approach to the management of cerebral amyloid angiopathy. Int J Stroke，2021，16（4）：356-369.

[17] KANG P，BUCELLI RC，FERGUSON CJ，et al. Teaching neuroimages：cerebral amyloid angiopathy-related inflammation presenting with isolated leptomeningitis. Neurology，2017，89（6）：e66-e67.

[18] RENARD D，WACONGNE A，AYRIGNAC X，et al. Cerebrospinal fluid alzheimer's disease biomarkers in cerebral amyloid angiopathy-related inflammation. J Alzheimers Dis，2016，50（3）：759-764.

[19] SPERLING RA，JACK CR，JR.，BLACK SE，et al. Amyloid-related imaging abnormalities in amyloid-modifying therapeutic trials：recommendations from the alzheimer's association research roundtable workgroup. Alzheimers Dement，2011，7（4）：367-385.

[20] RONSIN S，DEIANA G，GERALDO AF，et al. Pseudotumoral presentation of cerebral amyloid angiopathy-related inflammation. Neurology，2016，86（10）：912-919.

[21] MOUSSADDY A，LEVY A，STRBIAN D，et al. Inflammatory cerebral amyloid angiopathy，amyloid-beta-related angiitis，and primary angiitis of the central nervous system：similarities and differences. Stroke，2015，46（9）：e210-213.

[22] REGENHARDT RW，THON JM，DAS AS，et al. Association between immunosuppressive treatment and outcomes of cerebral amyloid angiopathy-related inflammation. JAMA Neurol，2020，77（10）：1261-1269.

[23] SANCHEZ-CARO JM，DE LORENZO MARTINEZ DE UBAGO I，DE CELIS RUIZ E，et al. Transient focal neurological events in cerebral amyloid angiopathy and the long-term risk of intracerebral hemorrhage and death：a systematic review and meta-analysis. JAMA Neurol，2022，79（1）：38-47.

[24] DIFRANCESCO JC，TOUAT M，CAULO M，et al. Recurrence of cerebral amyloid angiopathy-related inflammation：a report of two cases from the icabeta international network. J Alzheimers Dis，2015，46（4）：1071-1077.

第五节 嗜酸性粒细胞增多综合征伴脑梗死

【概述】

嗜酸性粒细胞增多症（hypereosinophilia，HE）是指每隔至少1个月进行两次不同的检测，外周血中嗜酸性粒细胞绝对值计数（absolute eosinophilic count，AEC）＞$0.5×10^9$/L和（或）组织中嗜酸性粒细胞增多（骨髓切片中超过20%的嗜酸性粒细胞，和/或广泛的嗜酸性粒细胞浸润，和/或明显的嗜酸性粒细胞颗粒蛋白沉积）。HE按AEC增高程度分为轻度（$0.5×10^9$/L＜AEC≤$1.5×10^9$/L）、中度（$1.5×10^9$/L＜AEC≤$5×10^9$/L）和重度（AEC＞$5×10^9$/L）[1-2]。2012年，国际专家小组就高嗜酸性粒细胞相关性疾病的术语达成共识，并发布推荐，首次提出将伴有器官损害和功能受累的HE命名为嗜酸性粒细胞增多综合征（hypereosinophilia syndrome，HES）[1]，并沿用至今。

HES是指嗜酸性粒细胞介导的以器官损害为特征的一组疾病，具有高度的异质性，病因和发病机制复杂，治疗迥异。随着分子生物学、细胞遗传学检测技术的飞速发展，对该类疾病的认识不断加深，诊断和分类也在不断更新，目前HES分为4类（表2-9）[2]：①遗传性或家族性：多发于儿童，发病机制不明；②继发性或反应性：与感染性疾病、过敏/变态反应、结缔组织/自身免疫性疾病、药物反应、实体肿瘤或淋巴瘤等有关；③原发性或克隆性：指嗜酸性粒细胞起源于血液肿瘤克隆，包括慢性髓系白血病、急性髓系白血病、其他骨髓增生性肿瘤、罕见形式的骨髓增生异常综合征，还有这些疾病的重叠表现形式；④特发性：原因未明，需AEC＞$1.5×10^9$/L，至少持续6个月。

表2-9 嗜酸性粒细胞增多综合征分类

1. 遗传性或家族性HES
2. 继发性或反应性HES
3. 原发性或克隆性HES
4. 特发性HES（排除上述已知原因）

HES的真实患病率尚不明确，一项研究以临床医生判定的嗜酸性粒细胞增多编码，查询监测、流行病学和最终结果数据库中的HES患者，估计患病率为（0.036～6.3）/10万[3]，遗传性更罕见。2003年，FIP1L1-PDGFRA（F/P）融合基因首次在HE患者被鉴定[4]，近年来研究发现，人群中嗜酸性粒细胞增多伴F/P融合基因的髓系肿瘤患病率为（0.31～6.3）/100万[5]，合并脑卒中者更为罕见[6]，迄今为止，国内尚未见本病继发脑梗死的报道，国际上也多为个案报道。与F/P（－）者相比，F/P（＋）者更多呈现侵袭性的临床表型，近半数有多系统损害，表现为HES，并发急性脑梗死时病情凶险，甚至危及生命。2008年WHO首次正式将嗜酸性粒细胞增多伴F/P融合基因的髓系肿瘤作为独立的疾病实体列入造血与淋巴组织肿瘤的分类[7]。2016年[8]和2022年[9]更新时均将其保留在髓系/淋系肿瘤伴嗜酸性粒细胞增多和酪氨酸激酶融合基因这一亚型中，并新增了*FGFR1*、*JAK2*、*FLT3*、*ETV6*、*ABL1*及其他基因重排。

HES患者并发脑梗死的机制与心源性栓塞、脑血管本身炎性损害、高凝状态等有关[9]：嗜酸性粒细胞过度浸润可直接导致心肌内膜炎症、坏死、纤维化，血小板活化，沿着受损的心内膜形成附壁血栓，引起栓塞性事件[5,10]；嗜酸性粒细胞表达大量的细胞因子、免疫球蛋白及补体受体，这些炎性介质和毒性蛋白以颗粒形式储存于胞质内，蛋白颗粒可释放组胺等，直接损伤脑组织和血管内皮细胞，形成细胞毒性血管炎，导致微循环障碍，脑组织出现缺血、缺氧性坏死[11-13]；嗜酸性粒细胞增多还可通过血液黏滞度增加、血小板和凝血因子激活等机制直接导致低灌注、栓子清除率下降，在多发性心源性微栓子形成和脑动脉本身病变的基础上，形成分水岭区梗死[14-15]。

【临床表现】

HES通常在20～50岁被诊断[16]，但家族性病例多发生在婴儿和儿童，特发性HE或慢性嗜酸性粒细胞白血病也可能出现在极端年龄，发病率不受种族或性别影响。绝大多数F/P融合或骨髓增生性变异的HES患者是男性，其他亚型没有明显的性别差异[16]。

HES可出现嗜酸性粒细胞介导的各种器官终末损害症状和体征，神经系统（约占65%）之外最常累及皮肤（如皮疹，占37%），其次是肺（25%）、消化道（14%）、心脏（5%）[16]。病变累及神经系统通常表现为周围神经病、脑病或卒中：52%为周围神经病，其中最常见的是感觉性多发神经病，也可合并神经根病变，部分患者出现失神经性肌萎缩[16]；15%为中枢神经系统受累，主要表现为以行为异常和上运动神经元损害为特征的脑病；12% 出现脑血管事件。HES 相关性卒中可表现为心源性栓塞、大血管闭塞、多发小动脉源性梗死，特别之处在于可合并分水岭区缺血，约占该类脑梗死的 10%，是 HES 相关性卒中的标志。

【辅助检查】

1. 血液检查

全血细胞分析显示 AEC 明显增加。除了外周血 AEC 和比率增高外，其他血细胞改变不明显，部分患者同时出现血小板减少和贫血。常常伴随红细胞沉降率增快、C 反应蛋白增高。生化检测可发现肝功能、肾功能、心肌酶学异常等。

2. 影像学检查

B 超检查可发现脾大，外周浅表淋巴结肿大；胸部 X 线检查常常显示肺纹理增粗、间质改变等；超声心动图检查可见心内膜、瓣膜异常，严重者可见血栓形成，常伴随心脏节律异常，经食管超声心动图和心脏 MRI 检查可显著提高检出率[5, 17]；脑 CT 或 MRI 显示急性脑梗死（图 2-7A），病灶异质性强，可表现为大面积、腔隙性、分水岭区、皮质和皮质下多发等特点，部分患者颈动脉彩超、经颅多普勒超声、CT 或 MRI 血管成像可发现颅内、颅外大动脉狭窄（图 2-7B）。

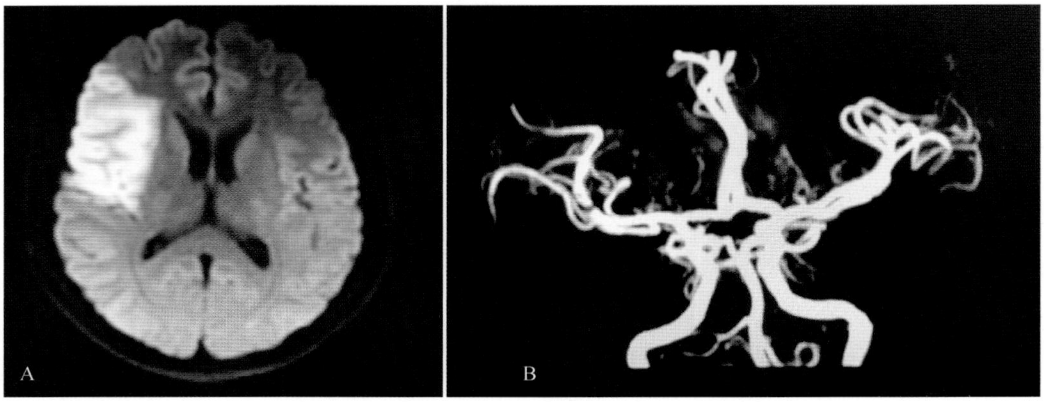

图 2-7 A，右侧半球脑梗死；B，右侧大脑中动脉局部狭窄

3. 病理检查

骨髓穿刺主要针对怀疑存在血液系统肿瘤的患者，包括慢性髓系白血病、急性髓系白血病、骨髓增生异常综合征。淋巴结活检主要针对出现淋巴结肿大或怀疑淋巴瘤的患者。脑活检主要针对伴随淋巴瘤或血液系统肿瘤的患者，需要鉴别脑部病变的原因是白血病、淋巴瘤浸润还是单纯性卒中。

4. 基因检查

F/P 融合基因是 *PDGFRA* 相关基因中最常见和最具特征性的，检测阳性则诊断为嗜酸性粒细胞增多伴 F / P 融合基因的髓系肿瘤。部分患者出现 *JAK2*、*FLT3*、*ETV6*、*ABL1* 以及克隆性 T 细胞受体基因重排，若无以上重排，但有原始细胞增多（外周血原始细胞 > 2% 或骨髓中原始细胞 > 5% 且 < 20%），则诊断为慢性嗜酸性粒细胞白血病，非特指型[8, 16]。

【诊断】

各种原因引起的嗜酸性粒细胞增多均可诱发急性脑梗死。如果患者缺乏卒中常见的危险因素，伴有嗜酸性粒细胞增多，同时合并多系统受累，需要考虑 HES。而后按照下列步骤进行鉴别和分型[2, 8-9]：

第一步，详细询问病史，评估是否存在家族性或遗传性因素。

第二步，完善检查，结合既往史、过敏史、服药史、旅居史发现线索，寻找继发性和反应性因素，包括：感染性疾病（寄生虫、真菌、病毒、细菌等），过敏性疾病（花粉症、哮喘、过敏性皮炎、特应性皮炎等），自身免疫性疾病（类风湿关节炎、系统性红斑狼疮、干燥综合征、皮肌炎、结节病、白塞病、系统性硬化症、嗜酸性肉芽肿性多血管炎、高 IgE 综合征、Omenn 综合征、Wiskott-Aldrich 综合征、IgA 缺乏症、IgG4 相关疾病等免疫系统疾病），药物（非甾体类抗炎药、抗生素、芳香族抗惊厥药物、磺胺类药物等），肾上腺皮质功能减退等内分泌疾病，肿瘤（实体瘤、淋巴瘤和急性淋巴细胞白血病等），急性 / 慢性移植物抗宿主病，实体器官排斥反应，木村病等。继发性或反应性 HES 患者，骨髓和外周血中均无原始细胞异常增多，细胞遗传学和分子学检查亦无阳性发现[18]。

第三步，进行分子生物学检测，确定是否为克隆性，如果检测到*PDGFRA*、*PDGFRB*、*FGFR1*、*JAK2*、*FLT3*融合基因或有细胞遗传学4q12、5q31-33或8p11-13区域重排，则诊断为髓系或淋系肿瘤伴HES和酪氨酸激酶基因融合。该病初发时即具有相应遗传学异常表现，而非在病程后期才出现，因此，应尽早完善二代测序（NGS）、荧光原位杂交（FISH）和流式免疫分型技术等检测，以寻找克隆性增生的证据。相比染色体核型，FISH在检测F/P及其他未知融合基因上具有更大的优势，建议优先采用[19]。

第四步，如果均无上述情况，AEC中度以上增高且持续时间长于6个月，则诊断为特发性HES。

【鉴别诊断】

克隆性HES患者合并脑卒中，需判断淋巴瘤或白血病直接浸润中枢神经系统，还是单纯脑卒中。前者脑MRI检查可以发现病变多位于中线结构附近的脑组织，而且有明显强化，必要时行脑组织活检以鉴别。

完善全身多系统检查，明确是否存在肉芽肿、多血管炎或其他器官特有的疾病，那些器官功能损害可以通过嗜酸性粒细胞增多以外的机制来解释的患者不属于HES，而被称为伴有HE的其他疾病或综合征。例如，某患者罹患长期高血压、糖尿病等脑卒中危险因素，临床上同时有持续存在的HE，发生了脑梗死，证实是由脑部大动脉粥样硬化引起，该患者不应诊断为HES，除非有其他脏器功能损害可明确归因于HE[2, 16]。

【治疗】

1. 紧急处理

有严重的或致命性器官受累，包括心脏、肺、肾、脑，首选静脉输注甲泼尼龙1.0 mg/（kg·d），或口服泼尼松0.5～1.0 mg/（kg·d）。如果有极度的嗜酸性粒细胞增多，应同时给予别嘌呤醇。1～2周后逐渐缓慢减量，2～3个月减量至最少维持剂量[2]。

2. 家族性HES

治疗以脏器功能障碍的改善和维持为主要目标。

3. 继发性HES

针对原发疾病进行治疗。

4. 克隆性HES

应采取靶向治疗。髓系/淋系肿瘤伴嗜酸性粒细胞增多症和酪氨酸激酶融合基因的患者，推荐使用酪氨酸激酶抑制剂，该类药物能有效阻断嗜酸性粒细胞过度增殖。

*PDGFRA*和*PDGFRB*重排，伊马替尼疗效肯定，能显著改善预后，延长生存时间[2, 9-10]。起始剂量为100 mg/d，达完全血液学缓解和分子生物学缓解之后可逐渐减量，每周100～200 mg维持。一般分子生物学复发早于外周血嗜酸性粒细胞增高及出现临床症状，停用伊马替尼有43.5%的患者复发。因此监测F/P融合基因尤为重要。对于维持治疗患者，建议每3～6个月检测一次，已经停药者应每3个月检测一次[10]。关于伊马替尼维持治疗的具体时间，目前尚没有正式指南和共识推荐，我国学者报道停用伊马替尼后17～30个月有复发病例[20]，目前大部分观点建议长期小剂量维持。伊马替尼很少耐药，但也有相关报道[21-22]。体外实验证明，新的酪氨酸酶抑制剂（TKIs），包括索拉非尼和米哚妥林，对F/P融合基因T674I突变（为伊马替尼耐药最常见突变）有效，而普纳替尼对D842V突变有效[23]。目前有关于尼洛替尼、达沙替尼成功治疗伊马替尼耐药的F/P融合基因阳性患者的报道。对于难治性病例或不能耐受药物治疗者，可考虑骨髓移植[18]。

FGFR1、*ABL1*、*FLT3*和*JAK2*重排，首选临床试验，如无合适的临床试验，可参考最新治疗指南试用不同的推荐药物[2]。

5. 特发性HES

经上述紧急处理后，维持治疗1个月如果AEC仍＞1.5×10^9/L或泼尼松最低维持剂量＞10 mg/d，应改用二线治疗，包括：①伊马替尼400 mg/d，4～6周无效停用；②干扰素，剂量尚无共识，推荐100～500 IU/（m^2·d），需数周后方可起效；③环孢素A，剂量范围文献报道150～500 mg/d不等；④硫唑嘌呤，推荐起始剂量1～3 mg/（kg·d），肝、肾功能不全患者应选用较低起始剂量，依患者临床和血液学反应调整；⑤羟基脲0.5～3.0 g/d，可单用或与干扰素联合使用；⑥单克隆抗体，如Mepolizumab、Reslizumab和Alemtuzumab等。

6. 脑梗死的治疗

遵循急性缺血性卒中早期管理指南，包括：监测生命体征、管理血压、超早期溶栓和血管内治疗、抗凝、他汀类药物、促进侧支循环建立、改善脑细胞代谢、预防并发症、积极康复等。

【病例摘要】

男，26 岁，突发左侧肢体无力伴口角流涎半小时。

患者于半小时前（晚饭后）坐着洗脚时，无明显诱因突然出现左侧肢体无力，左上肢抬举困难，左手可持物，左下肢可以支持起身、站立，但迈步迟缓，伴头晕、左侧口角流涎，无视物旋转，无头痛、恶心、呕吐，无肢体麻木、痉挛、抽搐，无胸闷、心悸、气短，无语言、意识和二便障碍。体格检查：轻度贫血貌，神清，语利，左鼻唇沟稍浅，伸舌左偏，四肢张力适中，左侧肢体肌力 4 级，右侧肢体肌力 5 级，右侧指鼻试验欠稳准，感觉系统检查未及异常，双侧腹壁反射对称存在，四肢腱反射对称活跃，掌颏反射阴性，双侧 Babinski 征、Chaddock 征阳性，颈无抵抗，Kernig 征阴性，自主神经检查未见异常。全血细胞分析白细胞总数 15.5×10^9/L，嗜酸性粒细胞绝对值 7.34×10^9/L，占比 47.35%，血红蛋白 116 g/L，血小板 93×10^9/L；D- 二聚体 629 ng/ml。脑 MRI 显示左侧小脑半球、右侧额颞叶多发长 T1、长 T2 信号，DWI 呈高信号。*FIP1L1-PDGFRA* 融合基因阳性。定位诊断：双侧锥体束，右侧大脑半球，左侧小脑半球；定性诊断：嗜酸性粒细胞增多症伴 *FIP1L1-PDGFRA* 异常的髓性肿瘤，急性脑梗死。病例详细资料见二维码数字资源 2-5。

数字资源 2-5

（李永杰）

【参考文献】

［1］PETER V，AMY DK，HANS PH，et al. Contemporary consensus proposal on criteria and classification of eosinophilic disorders and related syndromes. J Allergy Clin Immunol，2012，130（3）：607-612.

［2］中华医学会血液学分会白血病淋巴瘤学组 . 中国嗜酸性粒细胞增多症诊断与治疗指南（2024 版）. 中华血液学杂志，2024，45（1）：1-7.

［3］BAIN BJ，HORNY HP，ARBER DA，et al. Myeloid lymphoid neoplasms with eosinohpilia and rearrangement of PDGFRA，PDGFRB or FGFR1，or with PCM1-JAK2. WHO Classification of Tumours of Haematopoietic and Lymphoid Tissues. Revised 4th edition. Lyon：IARC Press，2017.

［4］COOLS J，DE A. DJ，GOTLIB J，et al. A tyrosine kinase created by fusion of the PDGFRA and FIP1L1 genes as a therapeutic target of Imatinib in idiopathic hypereosinophilic syndrome. NEngl J Med，2003，348：1201-1214.

［5］MARGARET L，RACHEL MS，ALEX KW，et al. FIP1L1-PDGFRA clonal hypereosinophilic syndrome with eosinophilic myocarditis and intracardiac thrombus. Cureus，2023，15（8）：e43138.

［6］CHALAYER E，PELISSIER A，TARDY B. When hypereosinophilia leads to stroke. Eur J Case Rep Intern Med，2017，4（6）：000614.

［7］BAIN BJ，GILLILAND DG，HORNY H-P，et al. Chronic eosinophilic leukaemia，not otherwise specified. In：Swerdlow S，Harris NL，Stein H，Jaffe ES，Theile J，Vardiman JW，editors. World Health Organization Classification of Tumours. Pathology and Genetics of Tumours of Haematopoietic and Lymphoid Tissues. Lyon：IARC Press，2008.

［8］ARBER DA，ORAZI A，HASSERJIAN R，et al. The 2016 revision to the World Health Organization classification of myeloid neoplasms and acute leukemia. Blood，2016，127：2391-2405.

［9］ARBER DA，ORAZI A，HASSERJIAN RP，et al. International Consensus Classification of Myeloid Neoplasms and Acute Leukemias：integrating morphologic，clinical，and genomic data. Blood，2022，140（11）：1200-1228.

［10］ROHMER J，COUTEAU-CHARDON A，TRICHEREAU J，et al. Epidemiology，clinical picture and long-term outcomes of FIP1L1-PDGFRA-positive myeloid neoplasm with eosinophilia：Data from 151 patients. Am J Hematol，2020，95（11）：1314-1323.

［11］UDERHARDT S，ACKERMANN JA，FILLEP T，et al. Enzymatic lipid oxidation by eosinophils propagates coagulation，hemostasis，and thrombotic disease. J Exp Med，2017，214：2121-2138.

［12］LEFÈVRE G，LEURS A，GIBIER JB，et al. Idiopathic eosinophilic vasculitis：another side of hypereosinophilic syndrome？A comprehensive analysis of 117 cases in asthma-free patients. J Allergy Clin Immunol Pract，2020，8：1329-1340.

［13］ANDRÉ R，COTTIN V，SARAUX JL，et al. French Vasculitis Study Group（FVSG）. Central nervous system involvement in eosinophilic granulomatosis with polyangiitis（Churg-Strauss）：report of 26 patients and review of the literature. Autoimmun Rev，2017，16：963-969.

［14］JULIETTE T，MATTHIEU G，LAURA V，et al. FIP1L1-PDGFRA associated hypereosinophilic syndrome as a treatable cause of watershed infarction. Stroke，2021，52：e605-e609.

［15］AIDA L，PARKHUTIK V，TEMBL JI，et al. Embolism

and impaired washout: a possible explanation of border zone strokes in hypereosinophilic syndrome. J Neurol Sci, 2013, 325: 162-164.

[16] FLORENCE ROUFOSSE, AMY D KLION, PETER F WELLER, et al. Hypereosinophilic syndromes: Clinical manifestations, pathophysiology, and diagnosis. https://www. uptodate contents.

[17] BONDUE A, CARPENTIER C, ROUFOSSE F. Hypereosinophilic syndrome: considerations for the cardiologist. Heart. 2022, 108: 164-171.

[18] SHOMALI W, GOTLIB J. World Health Organization-defined eosinophilic disorders: 2019 update on diagnosis, risk stratification, and management. Am J Hematol, 2019, 94 (10): 1149-1167.

[19] PARDANANI A, KETTERLING RP, BROCKMAN SR, et al. CHIC2 deletion, a surrogate for FIP1L1-PDGFRA fusion, occurs in systemic Mastocytosis associated with eosinophilia and predicts response to imatinib mesylate therapy. Blood, 2003, 102: 3093-3096.

[20] QU SQ, QIN TJ, et al. Long-term outcomes of imatinib in patients with FIP1L1/PDGFRA associated chronic eosinophilic leukemia: experience of a single center in China. Oncotarget, 2016, 7 (33), 229-236.

[21] AL-RIYAMI AZ, HUDOBA M, YOUNG S, et al. Sorafenib is effective for imatinib-resistant FIP1L1/PDGFRA T674I mutation-positive acute myeloid leukemia with eosinophilia. Leuk Lymphoma, 2013, 54 (8): 1788-1790.

[22] SADOVNIK I, LIERMAN E, PETER B, et al. Identification of Ponatinib as a potent inhibitor of growth, migration, and activation of neoplastic Eosinophils carrying FIP1L1-PDGFRA. Exp Hematol, 2014, 42 (4): 282-293.

[23] HOCHHAUS A, LE COUTRE PD, KANTARJIAN HM, et al. Effect of the tyrosine kinase inhibitor nilotinib in patients with hypereosinophilic syndrome/chronic eosinophilic leukemia: analysis of the phase 2, open-label, single-arm study. J Cancer Res Clin Oncol, 2013, 139 (12): 1985-1993.

第六节　硬脑膜动静脉瘘

【概述】

硬脑膜动静脉瘘（dural arteriovenous fistula，DAVF）也称为硬脑膜动静脉畸形，是位于硬脑膜动脉和静脉系统之间的异常分流，通常位于静脉窦周围的硬脑膜小叶内，横窦-乙状窦交界区 DAVF 最常见，也可以位于海绵窦、上矢状窦、前颅窝、小脑幕和其他位置，单侧多见[1]。DAVF 主要由颈外动脉供血，颈内动脉、椎动脉的脑膜支也可参与供血，可由多支动脉共同供血。该病 1873 年由 Rizzoli 首次报道，尸检证实枕动脉与横窦之间存在瘘管连接[2]。1931 年 Sachs 首次描述了颅内 DAVF 的血管造影表现[3]。

DAVF 是一种罕见病，成人 DAVF 年发生率为 0.15 ~ 0.29/10 万[8-9]，占脑血管畸形的 10% ~ 15%，幕上占 6%，幕下占 35%。5 岁及以下儿童 DAVF 年发生率约为 0.03/10 万，在儿童脑血管畸形中占 14%[10]。DAVF 可发生于任何年龄，但通常发生于中老年（50 ~ 60 岁）[4]，在年轻人群或者儿童少见，自发性海绵窦 DAVF 以 50 岁以上老年女性多见，但与成人相比，儿童 DAVF 进展迅速且预后差。

大多数研究提示 DAVF 源于硬脑膜静脉窦的进行性狭窄和（或）闭塞。DAVF 与遗传性血栓性疾病（如凝血因子 V Leiden、蛋白 C/S 缺乏症）之间的相关性支持这一假设。血液高凝状态、头部外伤、颅脑手术、肿瘤、中耳炎、鼻窦炎促进该过程的发展[4]，而儿童 DAVF 主要归因于先天性静脉窦发育异常[5]。目前有两种机制促进了 DAVF 的发生[6-7]，一种机制是静脉流出不畅产生静脉窦高压，致使生理性硬脑膜动静脉分流开放；另一种机制是静脉流出不畅导致局部血管生长因子异常分泌，随后通过新生血管生成瘘管。随着静脉窦压力的增加，脑膜动脉与硬膜窦和（或）皮质静脉形成瘘状连接，是先前存在的生理分流的扩大或新生血管生成新的瘘管。随着窦流出道梗阻和静脉高压的加重，静脉血流的正常顺行模式被逆转，导致通过皮质静脉的逆向流动（称为皮质静脉引流），从而在脑内产生静脉高压。

DAVF 的形成是一个动态的过程；在血栓形成的静脉窦出现再通、从无皮质静脉引流的 DAVF 向有皮质静脉引流的高危 DAVF 转换或自发血栓形成后，瘘的血流动力学会随着时间的推移而改变。这种病理生理过程的改变导致脑出血或非出血性神经功能缺损，从而导致严重的神经系统损伤。脑内出血是由于持续的静脉反流和皮质静脉高压导致脆弱的动脉化静脉壁破裂所致。尽管导致非出血性神经功能缺损的确切机制尚未明确，但 DAVF 合并皮质静脉引流导致的静脉充血会减少局部脑组织的氧供，并且无法清除有毒废物，导致正常细胞代谢的崩溃，从而使受累的脑组织产生功能损害。

【临床表现】

DAVF 临床表现复杂多样，缺乏特异性，可能无症状或有较轻的临床症状，也可能有严重的神经系统症状，与静脉引流方式和病变部位密切相关。静脉窦顺向引流的 DAVF 常出现与血流量增加相关的症状，如头痛、搏动性耳鸣、颅内杂音等。静脉窦内逆向引流引起静脉压增高、颅压增高，出现严重头痛、视网膜水肿，偶尔出现进行性认知功能减退。出现皮质静脉引流时，动脉血液直接流入引流静脉造成静脉内压力升高，造成局部脑组织水肿、脑功能异常，表现为非出血性神经功能缺损，包括颅内高压、进行性认知障碍、帕金森综合征、癫痫发作、静脉性脑梗死、小脑症状和局灶性神经缺陷等；压力进一步升高，致使扩张、迂曲、瘤样扩张的静脉破裂导致出血，出血部位包括脑实质、硬膜下、蛛网膜下腔。

DAVF 的临床表现模式与病变部位密切相关[11]。横窦-乙状窦交界区 DAVF，高流量分流紧邻听觉器官，搏动性耳鸣是其典型症状。颅中窝 DAVF，因经乙状窦、横窦引流，也常表现为搏动性耳鸣。海绵窦 DAVF 引流静脉丰富，不易形成颅内高压，常因引流至眼静脉，而出现结膜水肿、突眼、眼肌麻痹和视力缺损，易引起患者复视而早期诊断。颅前窝、颅后窝 DAVF，由于颅底无静脉窦，由皮质静脉引流，在发生出血前往往无任何先兆症状，出血率达 90%。天幕区 DAVF 多伴有逆向皮质静脉引流，颅内出血率高；若通过 Galen 静脉、大脑内静脉等深静脉引流，则可能以痴呆、帕金森综合征、认知功能下降等非出血性神经功能缺损起病。上矢状窦 DAVF 及其他经深静脉引流的 DAVF 常表现为非出血性神经功能缺损。枕大孔区 DAVF 常伴脊髓静脉引流，表现为进行性感觉障碍、截瘫。

DAVF 分类方案有很多种，目前最常用的方案是根据静脉引流进行的 2 个分类，分别由 Borden 等[12]和 Cognard 等[13]提出（表 2-10 和表 2-11）。静脉引流方式决定 DAVF 的临床风险和自然史。Borden Ⅰ型 DAVF 具有良性自然史，很少引起出血或非出血性神经功能缺损，神经系统事件年发生率为 0% ~ 0.06%、年死亡率为 0%；只有 2% 会转变为 Borden Ⅱ、Ⅲ型，且均伴有新的症状发生[14]；13% 的 Borden Ⅰ型患者出现自发缓解[15]；Borden Ⅰ型海绵窦 DAVF 较为特殊，虽未出现皮质静脉引流，也可能因为经眼静脉引流而出现视力缺损。DAVF 伴持续性皮质静脉引流（Borden Ⅱ、Ⅲ型）呈侵袭性自然史，常出现出血或非出血性神经功能缺损[12-13]，已经发现有 10.4% 的年死亡率、8.1% 的年出血风险和 6.9% 的年非出血性神经功能障碍的风险[16]；伴有皮质静脉引流的 DAVF 临床表现模式与其自然史密切相关，表现为出血或非出血性神经功能缺损的 DAVF 较仅有良性症状或偶然发现的伴皮质静脉引流的 DAVF，再次出血或非出血性神经功能缺损的可能性更高（年发生率 7.4% ~ 19%），致死率 3.8%[17-18]；初次出血后，在前 2 周内再出血率可高达 35%[19]；伴皮质引流静脉曲张的 DAVF 出血风险明显增高[15]。

表 2-10　硬脑膜动静瘘 Borden 分型

病程	分型	引流	CVD
良性	Ⅰ	静脉窦	无
侵袭性	Ⅱ	静脉窦	有
侵袭性	Ⅲ	皮质静脉	有

注：CVD（cortical venous drainage），皮质静脉引流

Cognard 分型（表 2-11）基于引流位置、引流方向和是否伴有静脉曲张。Cognard Ⅰ型和Ⅱa 型 DAVF 类似于 Borden Ⅰ型，Ⅰ型病变静脉窦顺向引流，Ⅱa 型病变静脉窦逆向引流，不伴皮质静脉引流。Ⅱb 型静脉窦顺向引流，伴皮质静脉引流。Ⅱa＋b 型静脉窦逆向引流，伴皮质静脉引流。Ⅲ型 DAVF 直接流入皮质静脉。Ⅳ型瘘管直接流入皮质静脉，但伴有静脉曲张。Ⅴ型瘘管仅引流至脊髓周围静脉。Ⅱb 型到Ⅴ型瘘管被认为是高度恶性，都含有皮质静脉引流，因此有更具侵袭性的自然病史。

表 2-11　硬脑膜动静瘘 Cognard 分型

分型	引流	血流	CVD
Ⅰ	静脉窦	顺向	无
Ⅱa	静脉窦	逆向	无
Ⅱb	静脉窦	顺向	有
Ⅱa＋b	静脉窦	逆向	有
Ⅲ	皮质静脉		无静脉曲张
Ⅳ	皮质静脉		有静脉曲张
Ⅴ	脊髓周围静脉		有

注：CVD（cortical venous drainage），皮质静脉引流

【辅助检查】

疑诊 DAVF 的无创性筛查手段有超声、CT、MRI、MRA、MRV 及 CTA 等，虽然 DSA 是诊断 DAVF 的主要方法，但是随着 CT、MRI 等诊断技术分辨率的提升，DSA 多用于评估供血动脉、引流静脉和确定瘘口部位，MRA、CTA、MRV 等无创诊断技术有望在诊断和随访中替代传统 DSA。

1. CT 及 CTA

CT 平扫往往会忽略良性 DAVF，能显示 DAVF 的一些继发改变，如脑出血、蛛网膜下腔出血、脑积水、血管源性水肿，有时能发现一些非特异性改变，如静脉窦不对称、海绵窦轻度扩大、皮质下钙化（5%）[20]、颞枕骨的穿支血管（17%）[21]、骨质破坏等。

头颈 CTA 可显示不对称增粗的动脉（颈外动脉分支常见）、扩张的静脉及静脉窦、颅底静脉丛不对称增多、颈内静脉早显、皮质静脉不对称增粗等[22]，但对瘘口及细小的供血动脉不能显示，不能确定血流方向及血流量情况，头颈 CTA 阴性不能排除 DAVF 诊断。

2. MRI、MRA 及 MRV

患者在 T2WI、T1WI 上可发现多发条索状血管流空影及静脉窦血管流空影，严重时呈蚯蚓状广泛迂曲；SWI 可发现迂曲条状低信号（图 2-8），有时可发现高信号，与病变区皮质静脉富含氧合血红蛋白有关[23]。MRI 常见局部颅外血管增粗和增多，部分患者枕部可见经颅骨的骨穿支血管，提示存在大脑的 DAVF。出现眼球突出、海绵窦和眼上静脉扩张以及眼外肌增粗，提示海绵窦 DAVF。

MRI 可显示脑出血、脑积水、血管源性水肿、静脉性梗死、硬脑膜增厚、静脉窦血栓等。静脉压力增高所致血管源性水肿呈 T2 高信号，如出现快速进展性痴呆时常见双侧丘脑水肿[24]；T2*WI 常见瘘相关的微出血。增强 MRI 可见扩张的柔脑膜血管、静脉曲张、脑实质强化及静脉窦闭塞或血栓[20]，这些改变对 DAVF 具有提示意义。

MRA 可显示异常增粗的动脉、扩张的静脉及静脉窦，可以明确诊断。MRA 阴性不能排除 DAVF 的诊断。MRV 可显示静脉窦扩张、狭窄、闭塞及血栓，但对于大脑大静脉、大脑内静脉等静脉血栓的显影有局限性，不能判断静脉血流方向。

3. 彩色多普勒超声

DAVF 患者的颈部血管彩色多普勒超声检查常可

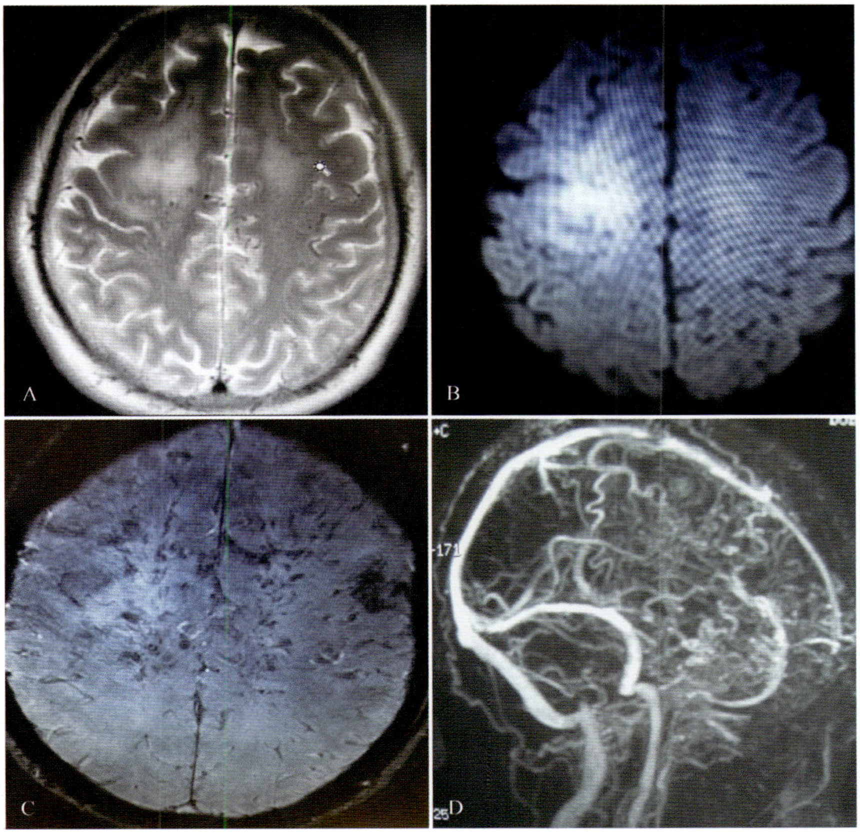

图 2-8 上矢状窦 DAVF 伴静脉性梗死患者 MRI 改变。A，T2WI 序列示双侧半卵圆中心长 T2 信号。B，DWI 右侧半卵圆中心部分高信号、左侧稍高信号。C，SWI：双侧颅内静脉弥漫性迂曲、增多、增粗。D，MRV：多发迂曲增粗静脉影

发现供血动脉内径增粗、血流速度增加、阻力指数减低，颈外动脉及其分支常见，海绵窦 DAVF 时也可见于颈内动脉；颈内静脉可表现为血流速度增快，频谱多峰或毛刺样；海绵窦 DAVF 时可见眼静脉迂曲扩张、血流速度增快、频谱动脉化或反向。DAVF 呈高流量时供血动脉高速低阻改变明显，不难做出诊断；低流量时血流动力学改变不明显，靠超声不易做出判断。

4. DSA

DSA 可以发现病变血管区域（图 2-9）。不仅是诊断 DAVF 的金标准，还用于分型、指导治疗及评估预后，可以判断瘘口位置、大小及流量、供血动脉、引流血管和方向及伴发静脉曲张、动脉瘤、静脉瘤样改变的情况，需要进行超选择性颈内动脉、颈外动脉、椎动脉造影，窦流量大时需分别做枕动脉、颌内动脉及咽升动脉的造影，需要采集从动脉早期至静脉窦期的图像。DSA 检查结果对患者血管内治疗和手术治疗有着重要意义。

【诊断】

DAVF 的临床表现异质性大，影像学改变不典型，诊断常被延后或漏诊。当患者出现头痛、搏动性耳鸣、突眼、复视、进行性认知功能下降、帕金森综合征、不能解释的高颅压、颅内出血等表现时，应警惕本病，需注意眼部体征并听诊眼部、颅内杂音，注意 MRI 及 MRA 是否有多发血管流空影、异常增粗的动脉、扩张的静脉窦、眼上静脉扩张等表现，进行 DSA 可以明确诊断。

【鉴别诊断】

DAVF 的鉴别诊断包括脑动静脉畸形、静脉窦血栓形成、海绵窦病变等，在和其他疾病鉴别困难时，需要通过 DSA 进行区分。

1. 脑动静脉畸形

以脑实质出血或癫痫起病的 DAVF，临床症状、影像学表现与脑动静脉畸形较为相似，但脑动静脉畸形常在青年时期发病，主要发生于脑实质内，其供血动脉主要为颈动脉、椎动脉的皮质动脉分支，CT 平扫可见混杂密度影、MRI 脑实质内可见巢状血管团，而 DAVF 脑实质内常缺乏明确病灶，供血动脉为硬脑膜动脉。

2. 静脉窦血栓形成

静脉窦血栓形成多见于妊娠期妇女、服用口服避孕药的女性以及年轻人群，主要表现为头痛、呕吐、视盘水肿、癫痫、局灶性神经功能障碍等，CT 表现为三角征、静脉窦高密度征及静脉性梗死、出血性梗死，MRI 静脉窦正常血流流空信号消失，亚急性期 T1WI、T2WI 均呈高信号，MRV 正常静脉窦高血流信号消失、静脉窦闭塞、多发静脉迂曲扩张，但静脉窦血栓形成无搏动性耳鸣、超声无供血动脉高速低阻、CTA 无供血动脉增粗等表现。静脉窦血栓形成与 DAVF 互为因果，合并存在并不少见，常需 DSA 明确诊断。

3. 海绵窦病变

海绵窦 DAVF 常表现为结膜水肿、搏动性眼球突出、眼肌麻痹和视力缺损，是海绵窦综合征的一种，需与海绵窦其他病变鉴别，如海绵窦血栓形成、Tolosa-Hunt 综合征、海绵窦侵袭性真菌感染、肿瘤等。

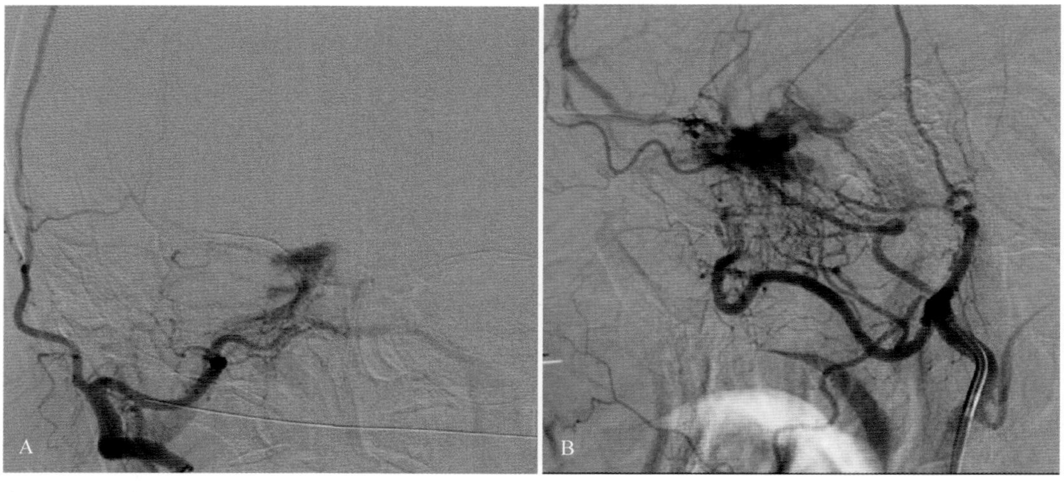

图 2-9 海绵窦 DAVF 患者 DSA 改变。A，右侧颈外动脉造影示上颌动脉多支血管与海绵窦交通，瘘口多发。B，左侧颈外动脉造影示上颌动脉多支血管与海绵窦交通，瘘口多发

（1）海绵窦血栓形成：患者出现头痛、眼眶疼痛、眼肌麻痹和视力丧失、视网膜的静脉充血，但海绵窦血栓形成通常是邻近眼眶、鼻窦或面部软组织感染的并发症，MRI 及增强 MRI 显示海绵窦增大、充盈缺损及血栓信号、眼上静脉扩张、海绵窦附近硬膜强化等，鉴别困难，需行 DSA 明确。

（2）Tolosa-Hunt 综合征：是在海绵窦前部、眶上裂或眶尖的特发性肉芽肿炎症，典型三联征包括痛性眼肌麻痹、多发脑神经（Ⅲ、Ⅳ、Ⅵ）病变及对糖皮质激素治疗反应迅速，患者疼痛症状突出，眼球结膜可以充血，但眼球没有明显的突出，也没有杂音。MRI 可见海绵窦增大，海绵窦内可见 T1 等信号、T2 低或高信号异常软组织影，并伴有强化。

（3）海绵窦侵袭性真菌感染：常有免疫功能低下、中性粒细胞减少，常伴鼻窦感染，出现眼外肌麻痹和疼痛，MRI 可见鼻窦炎性改变，单侧的海绵窦壁出现水肿改变，真菌有关的铁磁元素呈低 T1、低 T2 信号并伴有强化。

【治疗】

鉴于 DAVF 治疗选择的多样性、复杂性，需要由经验丰富的神经外科、神经内科、血管内介入治疗医生、放射治疗医生共同制订治疗决策。DAVF 的治疗包括保守治疗、对症支持治疗、血管内介入治疗、立体放射治疗、外科手术治疗及联合治疗，需根据临床表现、位置、静脉引流方式、出血风险等选择治疗方式，完全闭塞瘘口是其基本治疗原则，临床治疗目标是降低出血和非出血性神经功能缺损的风险。不伴皮质静脉引流的 DAVF 常采用保守治疗；伴颅内出血、非出血性神经功能缺损症状、皮质静脉引流的 DAVF 患者预后差，需尽快治疗，包括血管内介入治疗、外科手术治疗或联合治疗；偶然发现或仅伴有良性症状的伴皮质静脉引流 DAVF 患者，可择期治疗或者选用起效慢的立体放射治疗。

1. 保守治疗

不伴皮质静脉引流的 DAVF（Borden Ⅰ型）呈良性自然史，依据临床表现模式决定治疗方式，其中无症状患者可采取保守治疗，包括观察或压迫疗法，必须定期临床和影像学复查，若出现新发症状或原有症状缓解，应及时进行影像学检查或 DSA 评估，确定是否出现了皮质静脉引流或进展倾向。伴致残性耳鸣或者眼部症状的患者，可采用压迫疗法或姑息性治疗，减少 DAVF 的流量以减轻症状，而非闭塞瘘口，用对侧手每天 3 次压迫同侧颈动脉或枕动脉，可治愈 20% ~ 30% 的 DAVF[25-26]。

2. 血管内介入治疗

血管内介入治疗是大多数 DAVF 的首选治疗方法，治疗目标是闭塞瘘口及其静脉成分，可栓塞 69% ~ 95% 的 DAVF，有时需要多次或综合治疗，可分为经动脉入路、经静脉入路或联合入路[27-28]。

（1）经动脉入路栓塞治疗，是 DAVF 血管内栓塞治疗的主要方法之一，适应证有：以颈外动脉供血为主，无（或可避开）颈内动脉、颈外动脉间的危险吻合；颈内动脉或椎动脉的脑膜支供血，栓塞时可避开正常脑组织；引流静脉存在狭窄或弯曲，静脉入路受限。经动脉入路较为直观且操作简单，但若控制不当容易遇到危险吻合，导致椎动脉、颈内动脉重要分支误栓。应用固态栓塞材料，瘘口闭塞率低，容易复发。液体栓塞材料具有弥散时间长的优势，容易弥散到瘘口的静脉端及微导管无法到达之处，显著提高经动脉入路的治愈率，同时可以应用球囊防止近端回流。

（2）经静脉入路栓塞治疗，能够直接闭合瘘口，可预防并发症发生，在经动脉入路栓塞治疗之前是治愈 DAVF 的主要方法。适应证包括：供血动脉小而曲折、经动脉途径无法到达远端；存在颈内动脉、颈外动脉间的危险吻合；瘘的供血动脉为脑神经的滋养动脉；多支动脉供血、多瘘口、高流量；供血动脉为颈内动脉、椎动脉的分支等。间接型海绵窦 DAVF 患者，窦口广泛，常为颈内动脉、颈外动脉同时供血，供血动脉间吻合较多，常经静脉入路栓塞治疗。经静脉入路的主要风险包括血管穿孔、出血和静脉梗死。

（3）联合入路，对于复杂性瘘口，单纯静脉或动脉入路常不能有效处理，利用动脉入路栓塞部分主流动脉，再使用静脉入路栓塞瘘口，能很好地提高 DAVF 治愈率。

3. 立体放射治疗

立体放射治疗通过损伤血管内皮细胞和血栓形成，可使 68.4% 的 DAVF 在 1 ~ 3 年内闭合，不伴皮质静脉引流患者闭合率更高，并发症率低[29]。立体放射治疗起效时间长，不适用于以侵袭性症状起病的 DAVF。立体放射治疗可作为不伴皮质静脉引流 DAVF 患者的一线治疗，常用于血管内介入治疗不可行、外科手术困难或并发症风险较高的患者，也作为血管内介入治疗、外科手术治疗后的辅助治疗。

4. 外科手术治疗

主要是指切除病变的脑膜动脉和静脉、包裹病变的硬脑膜窦，立体定向导航系统、显微外科手术、吲哚菁绿血管造影等新技术的应用有利于在术中定位瘘口、减少并发症，手术的主要并发症包括感染、脑积水、脑脊液漏、卒中、脑神经瘫痪和严重失血，术前栓塞有助于减少术中失血。随着血管内治疗方法的发展，手术治疗是血管内治疗失败或者不适合血管内治疗的备用治疗方式。若位置表浅、可直接向皮质静脉引流且未累及静脉窦的病变，可选择手术切除。对于并发脑出血，需立即清除血凝块，改善颅内高压症状的患者，也可选择外科手术。在少数几个位置，如颅前窝和筛窦，供血动脉常为眼动脉脑膜支，介入治疗风险高，而显微外科手术治疗创伤小、疗效确切、不易复发，是更有效的治疗方法[30]。

【病例摘要】

男，50 岁，肢体活动不灵活和无力 3 年。

患者 3 年前肢体活动不灵活、不能完成安装灯泡动作、走路不稳感。1 年来左下肢力弱、走路缓慢，有时前冲步态、止步困难。4 个月前肢体发僵。1 个月前左下肢力弱加重，有时大小便失禁。体格检查：左下肢肌力 4 级，四肢肌张力增高，左侧为著，呈齿轮样增高，左手轮替动作缓慢，左侧共济运动欠稳准，面部表情少，双手轻微静止性震颤，前倾步态，双侧 Chaddock 征阳性，双侧可引出踝阵挛。MRI 示双侧顶叶、额叶梗死灶，右侧顶叶、额叶为新鲜梗死，双侧颅内静脉弥漫性增粗增多；MRA 显示迂曲血管，颈外动脉系统明显，颈内动脉系统正常；MRV 示双侧额顶叶及脑桥腹侧多发增粗、迂曲小静脉影；TCD：双侧大脑中深静脉血流速度增快。定位诊断：双侧锥体外系、双侧锥体束、小脑及其联系纤维、大脑皮质、颅内静脉；定性诊断：帕金森综合征，硬脑膜动静脉瘘可能性大；经 DSA 检查明确上矢状窦硬脑膜动静脉瘘诊断。病例详细资料见二维码数字资源 2-6。

数字资源 2-6

（邢海英）

【参考文献】

[1] ZYCK S，DE JESUS O，GOULD GC. Dural arteriovenous fistula. Statpearls. Treasure Island（FL）Ineligible Companies，2023.

[2] PERRINI P，NANNINI T，DI LORENZO N. Francesco rizzoli（1809—1880）and the elusive case of giulia：the description of an "arteriovenous aneurysm passing through the wall of the skull". Acta Neurochirurgica，2007，149（2）：191-196.

[3] AMINOFF MJ. Vascular anomalies in the intracranial dura mater. Brain：A Journal of Neurology，1973，96（3）：601-612.

[4] REYNOLDS MR，LANZINO G，ZIPFEL GJ. Intracranial dural arteriovenous fistulae. Stroke，2017，48：1424-1431.

[5] APPADURAY SP，KING JA，WRAY A，et al. Pediatric dural arteriovenous malformations. Journal of neurosurgery. Pediatrics，2014，14（1）：16-22.

[6] ABOIAN MS，DANIELS DJ，RAMMOS SK，et al. The putative role of the venous system in the genesis of vascular malformations. Neurosurgical Focus，2009，27（5）：E9.

[7] ZHU Y，LAWTON MT，DU R，et al. Expression of hypoxia-inducible factor-1 and vascular endothelial growth factor in response to venous hypertension. Neurosurgery，2006，59（3）：687-696.

[8] RUSTAM AL-SHAHI，JO BHATTACHARYA，DAVID CURRIE，et al. Prospective，population-based detection of intracranial vascular malformations in adults：the scottish intracranial vascular malformation study（sivms）. Stroke，2003，34（5）：1163-1169.

[9] SATOMI J，SATOH K. Epidemiology and etiology of dural arteriovenous fistula. Brain and Nerve，2008，60：883-886.

[10] TERADA A，KOMIYAMA M，ISHIGURO T，NIIMI Y，OISHI H. Nationwide survey of pediatric intracranial arteriovenous shunts in japan：Japanese pediatric arteriovenous shunts study（JPAS）. Journal of neurosurgery. Pediatrics，2018，22（5）：550-558.

[11] ELHAMMADY MS，AMBEKAR S，HEROS RC. Epidemiology，clinical presentation，diagnostic evaluation，and prognosis of cerebral dural arteriovenous fistulas. Handbook of Clinical Neurology，2017，143（1）：99-105.

[12] BORDEN JA，WU JK，SHUCART WA. A proposed classification for spinal and cranial dural arteriovenous fistulous malformations and implications for treatment. Journal of Neurosurgery，1995，82（2）：166-179.

[13] COGNARD C，GOBIN YP，PIEROT L，et al. Cerebral dural arteriovenous fistulas：clinical and angiographic correlation with a revised classification of venous drainage，Radiology，1995，194（3）：671-680.

[14] SHAH MN，BOTROS JA，PILGRAM TK，et al. Borden-shucart type i dural arteriovenous fistulas：clinical course including risk of conversion to higher-grade fistulas.

Journal of Neurosurgery，2012，117：539-545.

[15] GROSS BA，DU R. The natural history of cerebral dural arteriovenous fistulae. Neurosurgery，2012，71（13）：594-602.

[16] VAN DIJK JM，TERBRUGGE KG，WILLINSKY RA，et al. Clinical course of cranial dural arteriovenous fistulas with long-term persistent cortical venous reflux. Stroke，2002，33（5）：1233-1236.

[17] STROM RG，BOTROS JA，REFAI D，et al. Cranial dural arteriovenous fistulae：asymptomatic cortical venous drainage portends less aggressive clinical course. Neurosurgery，2009，64（2）：241-247.

[18] ZIPFEL GJ，SHAH MN，REFAI D，et al. Cranial dural arteriovenous fistulas：modification of angiographic classification scales based on new natural history data. Neurosurgical Focus，2009，26（1）：E14.

[19] DUFFAU H，LOPES M，JANOSEVIC V，et al. Early rebleeding from intracranial dural arteriovenous fistulas：report of 20 cases and review of the literature. Journal of Neurosurgery，1999，90（1）：78-84.

[20] LETOURNEAU-GUILLON L，CRUZ JP，KRINGS T. CT and MR imaging of non-cavernous cranial dural arteriovenous fistulas：findings associated with cortical venous reflux. European Journal of Radiology，2015，84：1555-1563.

[21] ALATAKIS S，KOULOURIS G，STUCKEY S. CT-demonstrated transcalvarial channels diagnostic of dural arteriovenous fistula. American Journal of Neuroradiology，2005，26（9）：2393-2396.

[22] 赵鹏飞，鲜军舫，梁熙虹，等. 以搏动性耳鸣为首发症状的硬脑膜动静脉瘘的CTA评估. 中华医学杂志，2013，93（33）：2622-2626.

[23] NAKAGAWA I，TAOKA T，WADA T，et al. The use of susceptibility-weighted imaging as an indicator of retrograde leptomeningeal venous drainage and venous congestion with dural arteriovenous fistula：diagnosis and follow-up after treatment. Neurosurgery，2013，72（1）：47-54.

[24] HOLEKAMP TF，MOLLMAN ME，MURPHY RK，et al. Dural arteriovenous fistula-induced thalamic dementia：Report of 4 cases. Journal of Neurosurgery，2016，124（6）：1752-1765.

[25] HALBACH VV，HIGASHIDA RT，HIESHIMA GB，et al. Dural fistulas involving the transverse and sigmoid sinuses：results of treatment in 28 patients. Radiology，1987，163（2）：443-447.

[26] HALBACH VV，HIGASHIDA RT，HIESHIMA GB，et al. Dural fistulas involving the cavernous sinus：results of treatment in 30 patients. Radiology，1987，163（2）：437-442.

[27] BAHARVAHDAT H，OOI YC，KIM WJ，et al. Updates in the management of cranial dural arteriovenous fistula. Stroke and Vascular Neurology，2020，5（1）：50-58.

[28] OUSHY S，BORG N，LANZINO G. Contemporary management of cranial dural arteriovenous fistulas. World Neurosurgery，2022，159：288-297.

[29] STARKE RM，MCCARTHY DJ，CHEN CJ，et al. Evaluation of stereotactic radiosurgery for cerebral dural arteriovenous fistulas in a multicenter international consortium. Journal of Neurosurgery，2019，132（1）：114-121.

[30] GIANNOPOULOS S，TEXAKALIDIS P，MOHAMMAD ALKHATAYBEH RA，et al. Treatment of ethmoidal dural arteriovenous fistulas：a meta-analysis comparing endovascular versus surgical treatment. World Neurosurgery，2019，128：593-599.

第七节　Eagle 综合征

【概述】

Eagle 综合征（Eagle’s syndrome）是一种与茎突延长或茎突舌骨韧带钙化有关的口腔面部疼痛综合征，也称为茎舌骨综合征、茎突综合征或茎突颈动脉综合征；患病率估算在欧洲国家为人口的 4%～10%，但实际发病率非常低，门诊偶尔见到。茎突的平均长度为 15.2～47 mm，超过 30 mm 才可以诱发 Eagle 综合征。主要症状有发作性吞咽疼痛、发音困难、头晕或吞咽困难。治疗方法以手术治疗为主，也可以给予非甾体抗炎药、抗惊厥药、抗抑郁药、糖皮质激素等保守治疗。

Eagle 综合征是以杜克大学耳鼻喉科医生 Watt Eagle 的名字命名，他在 1937 年描述了该综合征的临床表现，提出延长的茎突导致该综合征的发生[1]。1975 年 Lentini 提出了另一种观点，即持续性间充质成分，也称为 Reichert 软骨残留物，在适当的创伤或应激背景下发生骨化，局部慢性刺激会导致茎突和茎突韧带的骨炎、骨膜炎或肌腱炎，出现反应性骨化增生。1962 年 Epifanio 认为茎突的骨化也对应于更年期妇女的内分泌紊乱。2008 年 Gokce C 等提出钙、磷和维生素 D 代谢异常的终末期肾病患者有异位钙化，导致茎突延长，从而出现 Eagle 综合征。2015 年 Sekerci 在一项回顾研究中表明，茎乳孔与细长的茎突之间存在关系。

茎突是颞骨下面茎乳孔前内方一向前内突入颈部的刺状或角状薄骨突起，向下延伸至其邻近结构，茎突内侧自后向前毗邻颈内静脉、副神经、舌下神经、迷走神经、舌咽神经、颈内动脉以及交感神经[2]。其中舌咽神经和迷走神经发出颈动脉窦支（窦神经）分布到颈总动脉末端及颈内动脉起始部的颈动脉窦和颈总动脉分叉处后壁上的颈动脉小球。茎突的异常延长干扰了邻近的神经、动脉或者静脉而引起一系列的症状和体征。延长的茎突导致脑神经受压，最常见的是舌咽神经，引起咽喉和颈部疼痛。茎突压迫颈内动脉，导致短暂性脑缺血发作或沿动脉的交感神经受压，导致一系列症状。

【临床表现】

到目前为止，已经报道了两种类型的 Eagle 综合征：经典型 Eagle 综合征和变异型 Eagle 综合征。

1. 经典型 Eagle 综合征

经典型 Eagle 综合征主要为过长的茎突对周围组织的局部压迫、刺激症状，可表现为颈痛、咽痛、咽异物感和舌痛，这些症状常被误诊为颈面疼痛，如三叉神经痛、舌咽神经痛、偏头痛，甚至颈椎病[3]，部分患者可表现为声音嘶哑、唾液分泌异常等，也可以造成面瘫等神经压迫症状[4]。

2. 变异型 Eagle 综合征

也被称为血管性 Eagle 综合征。

（1）缺血性病变：过长的茎突机械压迫可能导致邻近动脉狭窄，尤其是颈动脉，可导致患者出现晕厥[5]，甚至包括对侧肢体无力、麻木、失语等缺血性事件[6-7]。大脑侧支循环丰富，由于茎突延长压迫同侧颈内动脉而引起的晕厥是不常见的症状。在 Wilis 环未完全打开的前提下，体位改变后过长的茎突压迫颈内动脉导致颅内血流量迅速减少从而使患者出现晕厥；另外，颈动脉外源性压迫引起的血管迷走神经反射也与晕厥有关。

（2）颈动脉夹层：在评估颈动脉夹层的危险因素时，颈动脉与茎突之间的距离可作为颈动脉夹层的危险因素之一。茎突综合征患者患颈动脉夹层的可能性是正常人的 4 倍[8]。

（3）瘤样扩张：过长的茎突与颈内动脉之间持续的相互连接可能导致重复的颈内动脉微创伤，导致假性动脉瘤形成并形成内部血栓[9-10]。

（4）静脉受累：颈静脉也可因茎突异常延长和第一颈椎侧块受压，导致颈静脉压力升高，使患者出现失眠、耳鸣、头鸣、头痛、耳痛等不适。茎突综合征也是特发性颅内高压的潜在原因[11]。

（5）癫痫发作：Eagle 综合征继发的舌咽神经痛可导致老年患者的癫痫发作[12]，出现发作性肢体抽搐伴随意识障碍。

【辅助检查】

当患者出现上述临床表现时，应当想到该综合征。进行影像学检查，包括茎突 X 线检查测量茎突的长度及角度，CT 平扫并三维重建和经颅多普勒超声。

1. 常规 X 线检查测量茎突的长度及角度

测量方法为：茎突侧位片，从外耳孔下缘到茎突尖的距离即茎突的长度。正常茎突平均长度约 2.5 cm，2.5 ~ 3.0 cm 为正常范围，超过 3.0 cm 即为茎突过长，茎突的角度分为内偏角及前倾角。一般认为内偏角 ＞ 15°、前倾角＞ 30°为角度异常。

2. CT 平扫并三维重建

CT 是诊断茎突过长的主要方法，CT 平扫并血管成像可提供更多的茎突与周围血管之间的信息（图 2-10）。CTA 可用于评估与周围血管的关系，从而避免进一步进行全脑的数字减影血管造影[13-14]。

3. 经颅多普勒超声

经颅多普勒超声是诊断 Eagle 综合征的一种有效且无创的工具。为了更好地了解茎突与周围血管结构之间的“动态”关系，临床上通常建议在头部相同的 5 个标准位置进行 TCD 监测：休息位、最大后仰位、最大屈曲位、最大右旋位和最大左旋位[15]。

【诊断】

病史和体格检查结果是诊断 Eagle 综合征的关键。咽部触诊，尤其扁桃体窝扪及高硬度的异物高度怀疑该病。X 线检查及 CT 检查可以进一步明确诊断。

【鉴别诊断】

鉴别诊断依据临床表现的差异而存在不同。首先排除假性 Eagle 综合征，该综合征的症状是正常衰老过程的结果，由于正常衰老与软组织弹性降低有关，茎突舌骨附着处肌腱部分的退行性和炎性变化，即所谓的附着性肌腱病，导致舌咽神经分布区疼痛，类似于 Eagle 综合征，但没有茎突过长。

其他需要鉴别的疾病包括颈椎病、颈部肿瘤、

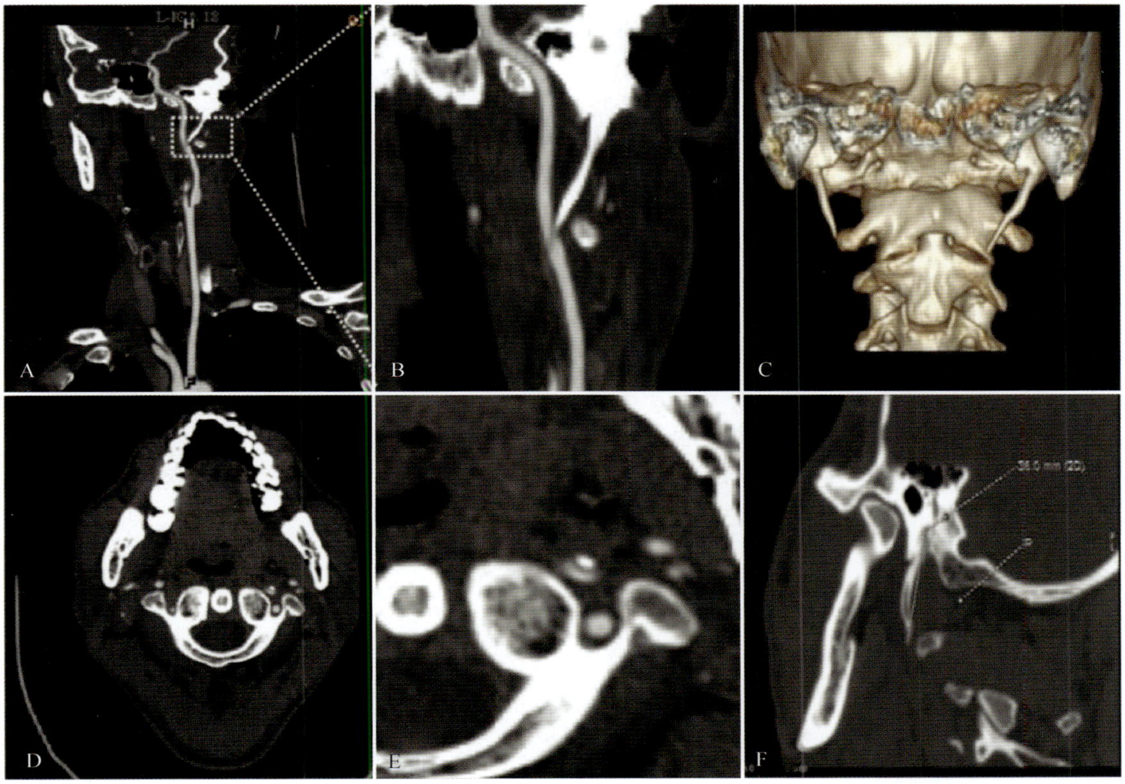

图 2-10 头颅 CTA + 颈部 CT 重建：右侧茎突长度 3.6 cm，左侧茎突长度 4.4 cm，双侧颈内动脉近端管腔瘤样扩张，左侧茎突过长，压迫同侧颈内动脉

有缺陷的牙修复体、偏头痛、食管憩室、中耳炎、唾液腺疾病、颞动脉炎、三叉神经痛。以晕厥为主要表现的患者还需要排除各种心源性晕厥以及横突过长导致的晕厥发作。这些患者都不存在茎突过长问题。

【治疗】

Eagle 综合征的治疗策略取决于患者的症状，可以保守治疗或手术治疗，或两者兼而有之。

（一）保守治疗

保守的治疗方法通常包括使用非甾体抗炎药，联合使用抗惊厥药、抗抑郁药和局部注射糖皮质激素来控制疼痛。对于部分拒绝手术的患者，使用加巴喷丁、曲马多和对乙酰氨基酚等，进行局部星状神经节阻滞可消除 Eagle 综合征相应临床症状[16]。局部注射麻醉药和地塞米松可以作为保守治疗，但是治疗效果会随着时间的推移而减弱[17]。

对于表现为缺血性事件的血管变异型 Eagle 综合征，抗血小板药物，如阿司匹林，是合理的治疗选择，而短期抗凝方法已被建议用于治疗颈动脉夹层。

（二）手术治疗

支架植入治疗过长的茎突可能有害，甚至危及生命，如先前报道的存在支架断裂的可能性[18]。因此要严格掌握手术适应症。

1. 传统的口内路径茎突截短术

首先是扁桃体切除术，触诊扁桃体窝以识别茎突的尖端，然后通过内侧解剖翼状肌和上缩肌，钝性识别茎突尖端，剥离茎突和与茎突相连的韧带，最后使用牙槽钳进行断裂并取出茎突尖端，然后缝合扁桃体窝[19]。这种方式的优点在于没有瘢痕，缺点在于不能完全暴露茎突。

2. 颈外径路

这种方法为沿着下颌角下方做弧形切口，逐层分离皮下组织、颈阔肌，找到茎突下颌韧带，咬断过长的茎突，这种方式可以充分暴露茎突及其周围组织，术后并发症少，但可能会对面神经的下颌缘支造成损伤；同时，形成瘢痕也是这种方式不可避免的并发症。

对于颈静脉受压的患者，显微手术对颈静脉减压有效[20-21]。切除突起骨改善颅内高压的安全性和有效性仍需密切观察[22]。

大多数患者术后表现出明显的症状改善，特别是颈部或关节疼痛。虽然手术切除可以缓解局部疼痛，但茎突切除术后头痛症状的改善并不明显[23]。

【病例摘要】

男，54 岁，反复发作晕厥 10 年。

患者 10 年来反复发作意识丧失 4 次，多在低头时出现，伴有很长一段时间的左侧头痛、左眼视物模糊、左耳和颈部疼痛，以及颈部肿胀和心跳等感觉。头颅 CTA 显示双侧茎突过长，左侧过长的茎突致左侧颈内动脉明显受压、狭窄，动态经颅多普勒检查显示患者稍微低头时，左大脑中动脉血流速度明显降低。明确诊断后患者转诊至耳鼻喉科并进行了全麻下颈外径路左侧茎突截短术，术后动态多普勒未监测到体位改变相关的大脑中动脉血流改变，术后头痛和局部疼痛症状消失。至随访日止，患者一般情况好，未再发作晕厥。定位诊断：舌咽神经，脑血流循环系统；定性诊断：Eagle 综合征。病例详细资料见二维码数字资源 2-7。

数字资源 2-7

（孙金梅　毕鸿雁）

【参考文献】

[1] SIGDEL B., M KARN, K. SAH. Bilateral elongated styloid processes: eagle syndrome. Lancet, 2021, 397（10282）: 1387.

[2] AYDIN E. Eagle syndrome presenting with neurological symptoms. Turk Neurosurg, 2018, 28（2）: 219-225.

[3] ATA-ALI J. Eagle syndrome compared with stylohyoid syndrome: complete ossification of the stylohyoid ligament and joint. Br J Oral Maxillofac Surg, 2017, 55（2）: 218-219.

[4] SUN J. Eagle syndrome with internal carotid artery compression causing recurred syncope. Intern Med, 2023, 62（7）: 1067-1071.

[5] ESIOBU PC. The role of vascular laboratory in the management of eagle syndrome. J Vasc Surg Cases Innov Tech, 2018, 4（1）: 41-44.

[6] QURESHI S, MU FAROOQ, PB GORELICK. Ischemic stroke secondary to stylocarotid variant of eagle syndrome. Neurohospitalist, 2019, 9（2）: 105-108.

[7] BALDINO G. Eagle syndrome and internal carotid artery dissection: description of five cases treated in two italian institutions and review of the literature. Ann Vasc Surg, 2020, 67: 565 e17-565 e24.

[8] RASER JM. Cervical carotid artery dissection is associated with styloid process length. Neurology, 2011, 77（23）: 2061-2066.

[9] ALDAKKAN A. Vascular Eagle's syndrome: two cases illustrating distinct mechanisms of cerebral ischemia. J Radiol Case Rep, 2017, 11（8）: 1-7.

[10] BUDINCEVIC H., M MILOSEVIC, T PAVLOVIC. Giant pseudoaneurysm of the external carotid artery causing stroke: a case report. J Clin Ultrasound, 2018, 46（4）: 269-272.

[11] POKEERBUX MR. Styloidogenic compression of the internal jugular vein, a new venous entrapment syndrome? Vasc Med, 2020, 25（4）: 378-380.

[12] MALIK Y, JA DAR, AA ALMADANI. Seizures with an atypical aetiology in an elderly patient: Eagle's syndrome—how does one treat it? BMJ Case Rep, 2015, 2015: bcr2014206136.

[13] SHAH, K. AND D.J. Miller, three-dimensional modeling of eagle syndrome. Neurology, 2016, 87（21）: 2279-2280.

[14] BADHEY A, JATEGAONKAR A, ANGLIN KOVACS AJ, et al. Eagle syndrome: A comprehensive review. Clin Neurol Neurosurg, 2017, 159（1）: 34-38.

[15] SINISCALCHI, EN. Dynamic imaging in suspected eagle syndrome. Eur Arch Otorhinolaryngol, 2020, 277（1）: 307.

[16] HAN, MK., DW KIM, AND JY Yang, non surgical treatment of Eagle's syndrome-a case report. Korean J Pain, 2013, 26（2）: 169-172.

[17] MAHER T, SHANKAR H. Ultrasound-guided peristyloid steroid injection for eagle syndrome. Pain Pract, 2017, 17（4）: 554-557.

[18] HOOKER JD, JOYNER DA, FARLEY EP, et al. Carotid stent fracture from stylocarotid syndrome. J Radiol Case Rep, 2016, 10（6）: 1-8.

[19] MORTELLARO C, BIANCUCCI P, PICCIOLO G, et al. Eagle's syndrome: importance of a corrected diagnosis and adequate surgical treatment. J Craniofac Surg, 2002, 13（6）: 755-758.

[20] CZAJKA M, SZUTA M, ZAPALAJ, et al. Assessment of surgical treatment of Eagle's syndrome. Otolaryngol Pol, 2019, 73（5）: 18-24.

[21] ZHAO X, CAVALLO C, HLUBEK RJ, et al. Styloidogenic jugular venous compression syndrome: clinical features and case series. Oper Neurosurg（Hagerstown）, 2019, 17（6）: 554-561.

[22] BAI C, WANG Z, GUAN J, et al. Clinical characteristics and neuroimaging findings in Eagle syndrome induced internal jugular vein stenosis. Ann Transl Med, 2020, 8（4）: 97.

[23] HARDIN F M, XIAO R, BURKEY BB. Surgical management of patients with Eagle syndrome. Am J Otolaryngol, 2018, 39（5）: 481-484.

第三章 罕见 Tau 蛋白病

【概述】

Tau 蛋白病（tauopathies）是一组成年起病、具有临床和病理异质性的神经系统退行性疾病，以神经细胞内病理性 Tau 蛋白聚集为主要特征。原发性 Tau 蛋白病是指 Tau 蛋白在神经退行性过程中起主要驱动作用的疾病。较于原发性 Tau 蛋白病，部分疾病中的 Tau 蛋白异常聚集是由于其他致病蛋白聚集而触发引起，如阿尔茨海默病（Alzheimer's disease，AD）中的 Tau 蛋白聚集可能继发于淀粉样蛋白（amyloid β，Aβ）的聚集，称为继发性 Tau 蛋白病[1]。

Tau 蛋白病的临床谱系复杂、多样，涵盖认知功能障碍、运动障碍及精神行为异常等多组临床症状，早期精确诊断存在难度。随着神经病理学、影像学、脑脊液生物标志物等检测技术的发展，Tau 蛋白病分子病理学分类近年来逐渐受到重视。新的分类方法对传统的基于临床表型的分类起到补充作用，有助于对 Tau 蛋白病发病机制的理解，也推动了针对 Tau 蛋白病分子靶向治疗的发展。

Tau 蛋白由微管相关蛋白 Tau *MAPT* 基因编码，主要存在于神经元轴突中，与微管蛋白结合，促进微管的组装和稳定性[1]。*MAPT* 基因位于染色体 17q21.3 上，具有 16 个外显子，通过选择性剪切外显子 10 可产生 3 个或 4 个微管结合重复序列，3R-Tau 和 4R-Tau，在成人大脑中的比例是 1∶1[2]。3R-Tau 和 4R-Tau 比例的变化会损害轴索转运在内的多种细胞功能[2]。在病理条件下过度磷酸化的 Tau 蛋白在神经元胞质内大量聚集，形成神经原纤维缠结（图 3-1），抑制微管装配，并通过隔离正常 Tau 蛋白来破坏现有的微管，干扰神经细胞内微管系统的正常结构及调控功能，导致神经元的退行性变[3]。

根据 Tau 异构体为 3R 或 4R，Tau 蛋白病分为 3R-Tau 蛋白病、4R-Tau 蛋白病和混合 3R/4R-Tau 蛋白病，包括超过 25 种不同的神经退行性疾病，除常见的阿尔茨海默病，原发性 Tau 蛋白病主要是少见的嗜银颗粒病、进行性核上性麻痹、皮质基底节变性和皮克病（表 3-1）[4]。

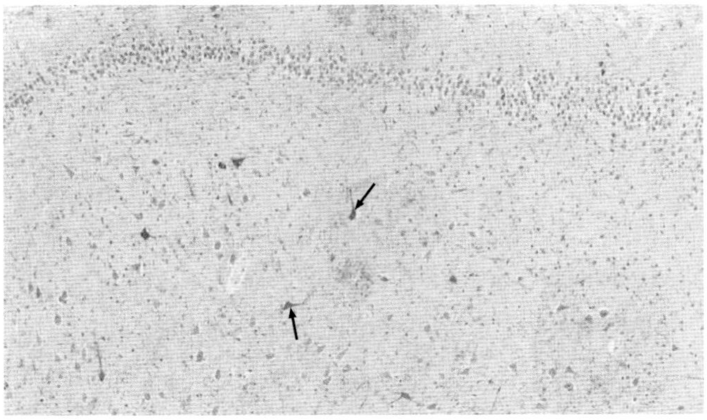

图 3-1 神经元内 Tau 蛋白阳性神经原纤维缠结（箭头）（国家发育和功能人脑组织资源库吴薇博士提供）

表 3-1 Tau 蛋白病的病理分类[4]

4R-Tau 蛋白病	进行性核上性麻痹 皮质基底节变性 嗜银颗粒病 全脑胶质细胞 Tau 蛋白病 衰老相关 Tau 星形胶质细胞病
3R-Tau 蛋白病	皮克病
混合 3R/4R-Tau 蛋白病	原发性衰老相关 Tau 蛋白病 遗传性额颞叶痴呆 抗 IgLON5 抗体相关 Tau 蛋白病

1. 4R-Tau 蛋白病

（1）进行性核上性麻痹：以丘脑底核和脑干（中脑顶盖和小脑上脚）萎缩为主。在新皮质和纹状体的星形胶质细胞中可见大量 4R-Tau 阳性的神经原纤维缠结以及“簇状”星形胶质细胞斑，为该病的特征性病理改变[5]。其他病理改变包括黑质神经元脱色素、胶质细胞增生。在大脑皮质、纹状体（尤其是苍白球）和丘脑的白质，Tau 蛋白在胶质细胞中的聚集先于神经元中积累，反映了该病 Tau 蛋白在中枢神经系统的特征扩散模式[6]。

（2）皮质基底节变性：皮质基底节变性主要累及额叶和顶叶皮质，纹状体和黑质也受到影响，患者常表现为非对称性大脑萎缩，伴随皮质及黑质神经元丢失和星形胶质细胞增生。大脑皮质出现巨大的气球样神经元，胞质内出现神经丝聚集，伴偏心的细胞核及尼氏体丧失。皮质、基底节区及脑干的神经元和星形胶质细胞中存在过度磷酸化的4R-Tau蛋白聚集，前额叶和运动前区出现星形胶质细胞4R-Tau蛋白聚集形成的胶质细胞斑。

（3）嗜银颗粒病：嗜银颗粒病是晚发性痴呆的重要病因之一，其病理特点不同于常见的阿尔茨海默病，是一种独立的疾病实体[7]。主要病理改变特点是许多神经元出现嗜银颗粒，因其最早用Gallyas嗜银染色法可使其深染，因此称为“嗜银颗粒”。尸检可见颞叶内侧的海马勾回显著萎缩，大脑皮质大量神经元出现嗜银颗粒，没有阿尔茨海默病常见的神经元颗粒空泡变性、老年斑以及类淀粉血管病。免疫组化证实这些神经元内的嗜银颗粒主要由4R Tau蛋白聚集而成[8]。

（4）全脑胶质细胞Tau蛋白病：特征性病理改变是全脑分布的少突胶质细胞和星形胶质细胞出现球形包涵体，该包涵体也出现在神经元中，统称为胶质细胞球形包涵体[9]。位于少突胶质细胞者称为少突胶质细胞球形包涵体，其体积可大于细胞核，且不同程度伴有典型的线圈样小体；而位于星形胶质细胞内者称为星形胶质细胞球形包涵体，呈大小不一的球状或小棒状结构，见于星形胶质细胞的胞质或突起内。胶质细胞球形包涵体广泛累及全脑的灰、白质，使其有别于其他Tau蛋白病。

胶质细胞球形包涵体的分布与主要临床症状相关联，分为3个亚型[10]：Ⅰ型胶质细胞球形包涵体分布在额颞叶，表现为单纯的额颞叶变性症状；Ⅱ型胶质细胞球形包涵体主要分布在运动皮质和皮质脊髓束，患者表现出锥体束征；Ⅲ型胶质细胞球形包涵体分布在额颞叶皮质、运动皮质和皮质脊髓束，患者表现为认知障碍和锥体束征。

（5）衰老相关Tau星形胶质细胞病：是指软脑膜下、室管膜下、白质和灰质的血管周围部位有星形胶质细胞Tau蛋白聚集（棘状星形胶质细胞和颗粒状-模糊状星形胶质细胞）[11]。大量的星形胶质细胞增生可导致脑MRI检查该部位的T2高信号。慢性脑部创伤会引发Tau星形胶质细胞病变，提示慢性创伤性脑病和年龄相关Tau星形胶质细胞病之间存在关联[12]。衰老是导致该病的最主要原因。由于年龄相关Tau星形胶质细胞病与多种疾病有关，是否为原发性Tau蛋白病有待明确。

2. 3R-Tau蛋白病

皮克病的皮质萎缩通常发生在额叶和颞叶，患者前头部萎缩突出，呈现“刀切样外观”[13]。球状Pick包涵体（又名Pick小体）主要见于患者的海马锥体神经元、齿状回的颗粒细胞以及脑干的神经元，电镜显示细丝物质伴嗜锇颗粒和小泡结构。皮质中部神经元也出现气球样增大，称为Pick细胞。

3. 混合性3R/4R-Tau蛋白病

（1）原发性衰老相关Tau蛋白病：患者的大脑大体形态正常或出现轻、中度萎缩，主要是颞叶内侧萎缩，但无明显海马萎缩。大脑神经元出现含有3R-Tau及4R-Tau蛋白的神经原纤维缠结，呈火焰状或三角状，Tau蛋白免疫染色阳性；神经原纤维缠结也可见于神经细胞外，称“鬼影样缠结”，Tau蛋白免疫染色阴性，多局限于颞叶内侧、边缘系统等区域，极少伴有Aβ淀粉样蛋白沉积[14]。

（2）17号染色体相关额颞叶痴呆合并帕金森综合征：也称为苍白球-脑桥-黑质变性，病理表现为大量神经元和胶质细胞内Tau蛋白聚集，归属4R-、3R-或3R/4R-混合型Tau蛋白病；与原发性Tau蛋白病的神经病理改变有很大重叠。

（3）抗IgLON5抗体相关Tau蛋白病：是由抗神经元抗体介导的Tau蛋白病。患者神经病理改变主要为下丘脑、脑干被盖、脊髓上段的神经元丢失，胶质细胞增生以及4R-、3R-Tau蛋白聚集[15]。

【临床表型】

Tau蛋白病的疾病谱系复杂多样，包括认知功能障碍、行为异常及运动障碍等多组临床表现[1]。目前公认与原发性Tau蛋白病具有很强关联的综合征，包括进行性核上性麻痹、皮质基底节变性、全脑胶质细胞Tau蛋白病、嗜银颗粒病和皮克病，而纯少动伴冻结步态可以出现在不同疾病，很难临床诊断，衰老相关Tau星形胶质细胞病以及原发性衰老相关Tau蛋白病都是病理诊断，也出现在不同的痴呆临床综合征中，没有确定的临床表现特点，提示不同Tau蛋白病的临床表型存在很大程度的重叠。其他非Tau蛋白的病理蛋白聚集，如α突触核蛋白、TDP-43蛋白、肉瘤融合蛋白以及Aβ淀粉样蛋白等所致神经变性病也可导致相似临床表型，甚至多种病理蛋白异常聚集可同时发生在同一个患者[16]。因此，尽管这些临床表型的典型症状可以帮助推测潜在的病理机制，但由于临床表现的高度重叠，仅根据对临床表现的观察很难准确鉴别病因。

1. 进行性核上性麻痹

1964 年 Steele、Richardson 及 Olszewski 首次描述了该病的临床特征[17]。故被命名为 Richardson 综合征。其特征性临床表现包括垂直性核上性眼肌麻痹、姿势不稳伴早期跌倒、假性球麻痹、中轴性肌张力增高、对称性多巴抵抗的运动障碍及额叶认知功能障碍，其中核上性眼肌麻痹是最具有诊断价值的体征[5]。认知功能障碍表现为情感淡漠、脱抑制，以及执行功能障碍。中脑和小脑上脚的萎缩有助于鉴别进行性核上性麻痹和其他帕金森综合征。

进行性核上性麻痹的临床表现也可见于皮质基底节变性，全脑胶质细胞 Tau 蛋白病表现类似进行性核上性麻痹[1]。进行性核上性麻痹的早期可类似帕金森综合征、纯少动伴冻结步态、皮质基底节综合征、非流利性失语、小脑型共济失调[18]。

2. 皮质基底节变性

皮质基底节变性分 4 种表型，包括皮质基底节综合征、额叶行为空间异常障碍综合征、非流利型原发性进行性失语以及进行性核上性麻痹综合征[19]。表现为进行性核上性麻痹综合征的患者和前述的进行性核上性麻痹的表现类似。其他类型表现如下：

（1）皮质基底节综合征：典型临床表现包括非对称性的皮质（口或肢体失用、皮质感觉障碍或异己肢）和基底节症状（进行性非对称性起病的左旋多巴抵抗性运动迟缓及强直、肌张力障碍和肌阵挛），失用症是皮质基底节综合征的临床标志。当患者表现出 2 个或以上的皮质症状以及至少 2 个运动症状的非对称性表现时，可以诊断为“很可能的皮质基底节变性”；如果仅出现 1 种皮质症状和 1 种运动症状，则提示“可能的皮质基底节变性”诊断[20]。

（2）额叶行为空间异常障碍综合征：出现非对称性前额叶、眶额叶和前颞叶皮质萎缩。在以认知功能障碍为表型的 Tau 蛋白病中，行为变异型额颞叶痴呆最为常见，患者出现显著的性格改变和行为异常，包括情感淡漠、脱抑制、执行功能障碍、刻板行为、饮食行为改变、同理心下降等。也有患者的早期临床表现类似进行性核上性麻痹、皮克病和嗜银颗粒痴呆[21]。

（3）非流利型原发性进行性失语：是一种具有多种神经病理改变的临床综合征，显著临床特征是言语费力和语法错误[22]。言语费力的特征是发音缓慢、费力，主要是由于言语运动规划缺陷，即言语失用，可能存在语音或音素错误，如词句扭曲、删除、替换、插入和换位。删除、替换、插入和换位可能是由运动言语障碍或音素选择缺陷引起的音素错误。患者的语音或音素错误率高，随着疾病的进展，会出现其他认知缺陷，包括注意力、言语工作记忆、执行功能、情景记忆和实践能力的下降。也可能出现行为上的变化。

3. 嗜银颗粒病

这是一种散发性老年神经退行性疾病，约占所有痴呆病例的 5%。临床症状在很大程度上取决于嗜银颗粒的分布及伴随的相关疾病，主要是阿尔茨海默病、进行性核上性麻痹，特别是慢性进行性认知能力下降以及抑郁等精神症状。

4. 全脑胶质细胞 Tau 蛋白病

这是最近提出的一种新的神经疾病，患者额叶明显萎缩，脑白质和额脑桥束严重变性，在老年期发病，出现行为变化，伴随幻听和迫害妄想症。也有患者出现额颞叶痴呆伴随运动神经元病，出现肢体无力表现。

5. 皮克病

皮克病最常见的两种临床症状是行为变异型额颞叶痴呆和原发性进行性失语[23]，中位发病年龄为 54 岁，中位病程为 10 年，两种表型之间没有显著差异。行为变异型额颞叶痴呆的中位发病年龄为 59 岁，平均病程为（8.6±3.9）年，临床特征是执行功能障碍、缺乏同理心和去抑制。原发性进行性失语的发病年龄略早，中位年龄为 52 岁，表现为言语失用、失语法和整体言语缺陷。

这两种症状的重叠在皮克病患者中并不少见。在表现为行为变异型额颞叶痴呆的病例中，41% 的患者有原发性进行性失语表现。42% 以原发性进行性失语为主要症状的病例，随着疾病的进展而发展为行为变异型额颞叶痴呆。

6. 遗传性额颞叶痴呆

额颞叶痴呆占中年起病痴呆的 10%，*MAPT*、*GRN* 和 *C9orf72* 基因突变都可以导致额颞叶痴呆，*MAPT* 突变导致 5%～20% 的家族性额颞叶痴呆病例。主要表现为大脑额叶和颞叶神经元进行性丧失。患者在青年期起病，出现行为改变、言语障碍和精神症状。

【辅助检查】

不同的 Tau 蛋白病和其他病理改变可能导致相

似的认知和运动综合征，但具体的病理变化可能有所不同。尽管血液和脑脊液检查有所提示，传统的“临床-病理”诊断模式是Tau蛋白病诊断的“金标准”，但病理检查无法在临床开展，只能在患者故去后通过解剖进行证实。近年来分子影像学及体液生物标志物检测技术的发展，使得既往需要病理组织学确诊的病理性蛋白聚集在患者生前即可得到诊断，从而为该类疾病的早期诊断、鉴别诊断、随访以及进一步实现疾病的靶向治疗奠定了基础。

1. 血液生物标志物

基于鉴别诊断的需要，该类疾病首先要进行血液自身免疫性脑炎的抗体检查以及甲状腺球蛋白抗体检查，抗体检查阴性才可以考虑为神经系统变性疾病。其次是检测p-tau181、p-tau217、突触素、TDP43和钙调蛋白、miR-21-5p和miR-451a，单独或联合测试有助于排除AD以及额颞叶痴呆，AD患者血浆胶质纤维酸性蛋白水平显著高于非AD痴呆患者，这些都有助于原发性Tau蛋白病的诊断。

2. 脑脊液检查

作为一种轴突蛋白，脑脊液神经丝轻链是一种非特异性的神经退行性疾病生物标志物。外周血和脑脊液的神经丝轻链是原发性Tau蛋白病中最具有潜在诊断价值的体液生物学标志物。与正常对照、帕金森病和路易体痴呆患者相比，进行性核上性麻痹患者外周血和脑脊液的神经丝轻链显著升高[24]。额颞叶痴呆患者外周血神经丝轻链水平显著升高，可与AD进行鉴别[25]。与AD患者不同，原发性Tau蛋白病患者的脑脊液总Tau蛋白、磷酸化Tau蛋白水平较正常对照者降低或不变。

3. 影像学检查

基于Tau蛋白的正电子发射断层扫描脑显像多数在阿尔茨海默病患者中完成，在非阿尔茨海默病类中的应用尚处于探索阶段。第一代Tau蛋白显像示踪剂受脱靶效应的影响显著，影响对进行性核上性麻痹、皮质基底节变性等4R-Tau蛋白病的显像结果[26]。第二代Tau蛋白正电子发射断层扫描脑显像示踪剂（包括^{18}F-florzolotau、^{18}F-PI2620、^{18}F-MK6240等），信噪比高、脱靶效应减少，并对4R-Tau蛋白等具有更高的亲和力，更适合在进行性核上性麻痹、皮质基底节变性等原发性Tau蛋白病中应用。^{18}F-florzolotau的研究发现进行性核上性麻痹患者在中脑、丘脑底核、壳核、苍白球等部位显著放射性高摄取[26]，而皮质基底节变性的患者除脑干、基底节外，还有运动皮质的高摄取，与既往报道的皮质基底节变性中Tau蛋白聚集部位一致，可用于与α-突触核蛋白病等非Tau蛋白病的鉴别。在额颞叶痴呆Tau蛋白病患者^{18}F-florzolotau的放射性高摄取可见于额叶皮质、颞叶皮质，而枕叶皮质少见[27]。

【诊断】

原发性Tau蛋白病包括皮克病、皮质基底节变性、进行性核上性麻痹和嗜银颗粒病，继发性Tau蛋白病包括慢性创伤性脑病和关岛-帕金森-痴呆症复合体、AD。Tau蛋白病的临床表现因受影响的大脑区域不同而异，通常在病程的早期或后期表现为认知和运动症状的组合，但由于疾病发展的可变性，从一种临床表型发展为另一种临床表型也常常可以在随访过程中看到，也可以出现症状重叠，如AD和嗜银颗粒病等疾病共存，大多数进行性原发性失语患者在病程的前几年都有进行性认知障碍或痴呆，但以失语为主要症状，这种表现不同于其他类型的痴呆症，后者通常以语言受累为晚期症状。获取一个随时间恶化的认知和行为障碍的历史发展过程对不同类型的区分至关重要。

尽管可以检查脑脊液的Tau蛋白，也可以通过Tau蛋白的正电子发射断层扫描脑显像观察Tau蛋白在大脑的分布，但无法确定出现在哪种细胞。当没有疾病特异性的生物标志物可用时，临床诊断非常困难。最终的诊断依然依靠病理检查。

【鉴别诊断】

Tau蛋白病各个亚型的鉴别诊断是包括一件复杂而困难的事情。首先要和心理和精神疾病进行鉴别，如皮克病的疾病进展早期出现显著行为变化而引起了人们的注意，常常被误诊为精神疾病，包括强迫症、精神分裂症和双相情感障碍。基于症状学的临床诊断非常具有挑战性。

其次是排除自身免疫性脑炎。该病可以由肿瘤、感染引发，也可能是隐源性发展。神经系统的表现可以是急性或亚急性发病，通常在6周内发展达峰，多种多样的临床表现包括认知和精神行为症状、自主神经障碍、运动障碍和癫痫。而Tau蛋白病为隐匿缓慢发病，一般没有显著的自主神经障碍，脑脊液检查不会发现蛋白和细胞的增加，可与自身免疫性脑炎进行鉴别。

【治疗】

目前有 60 多种 Tau 蛋白相关的免疫疗法，正在研究中的药物最常见的非免疫学机制是抑制 Tau 蛋白的产生、磷酸化、聚集或毒性。一些药物是刺激剂或激活剂，其目标是通过包括自噬在内的各种细胞动作来增加 Tau 蛋白的清除。除了直接针对 Tau 蛋白机制的药物外，还有针对各种 Tau 蛋白相关的病理机制的药物正在开发，包括针对神经炎症、线粒体功能障碍、代谢和生物能量学的药物，以及钙稳态和兴奋毒性药物。

治疗主要是针对运动、认知和精神症状等的对症治疗，许多广泛用于治疗其他类型神经变性病的药物常被用于 Tau 蛋白病的对症治疗。

【病例摘要】

男，67 岁，反应迟钝和性格改变 3 年。

患者 3 年前反应迟钝，重复问同样的问题；2 年前工作安排需别人提醒，多次被电信诈骗。1 年来性格改变，情绪不稳，因糖尿病应用胰岛素治疗，但不听劝阻，每天进食大量甜食。个人史：患者右利手，受教育年限 12 年，经商工作。家族史：母亲 60 岁前出现性格改变，固执、易怒，67 岁去世；外婆、外公情况不详，有 1 姐、1 妹均有类似表现（其姐 60 岁前起病，70 岁去世；其妹 50 岁前起病，60 岁去世），另有两个妹妹体健。体格检查：脑神经查体未见明显异常，四肢感觉无异常，四肢肌力 5 级，肌张力不高。MMSE 测试为 24 分，MoCA 测试为 16 分，各认知结构领域评估表现为突出的执行功能障碍。定位诊断：大脑皮质，额颞叶为主；定性诊断：Tau 蛋白病，基因检测提示 *MAPT* 基因 c.1920＋16C ＞ T 杂合突变导致的变异型额颞叶痴呆。病例详细资料见二维码数字资源 3-1。

数字资源 3-1

（周　知）

【参考文献】

［1］HÖGLINGER GU，RESPONDEK G，KOVACS GG. New classification of tauopathies. Rev Neurol（Paris），2018，174（9）：664-668.

［2］LACOVICH V，ESPINDOLA SL，ALLOATTI M，et al. Tau isoforms imbalance impairs the axonal transport of the amyloid precursor protein in human neurons. J Neurosci，2017，37（1）：58-69.

［3］LI C，GOTZ J. Somatodendritic accumulation of tau in alzheimer's disease is promoted by fyn-mediated local protein translation. The EMBO Journal，2017，36（21）：3120-3138.

［4］CREEKMORE BC，WATANABE R，LEE EB. Neurodegenerative disease tauopathies. Annu Rev Pathol，2024，19：345-370.

［5］DICKSON DW，RADEMAKERS R，HUTTON ML. Progressive supranuclear palsy：pathology and genetics. Brain Pathol，2007，17（1）：74-82.

［6］KOVACS GG，LUKIC MJ，IRWIN DJ，et al. Distribution patterns of tau pathology in progressive supranuclear palsy. Acta Neuropathol，2020，140（2）：99-119.

［7］BRAAK H，BRAAK E. Argyrophilic grains：characteristic pathology of cerebral cortex in cases of adult onset dementia without alzheimer changes. Neurosci Lett，1987，76（1）：124-127.

［8］SAITO Y，YAMAZAKI M，KANAZAWA I，et al. Severe involvement of the ambient gyrus in a case of dementia with argyrophilic grain disease. J Neurol Sci，2002，196（1-2）：71-75.

［9］BUCIUC M，KOGA S，PHAM NTT，et al. The many faces of globular glial tauopathy：a clinical and imaging study. Eur J Neurol，2023，30（2）：321-333.

［10］AHMED Z，BIGIO EH，BUDKA H，et al. Globular glial tauopathies（GGT）：consensus recommendations. Acta Neuropathol，2013，126（4）：537-544.

［11］KOVACS GG，XIE SX，LEE EB，et al. Multisite assessment of aging-related tau astrogliopathy（ARTAG）. J Neuropathol Exp Neurol，2017，76（7）：605-619.

［12］BACHSTETTER AD，GARRETT FG，JICHA GA，et al. Space-occupying brain lesions，trauma-related tau astrogliopathy，and ARTAG：a report of two cases and a literature review. Acta Neuropathol Commun，2021，9（1）：49.

［13］CHOUDHURY P，SCHARF EL，PAOLINI MA，et al. Pick's disease：clinicopathologic characterization of 21 cases. J Neurol，2020，267（9）：2697-2704.

［14］CRARY JF，TROJANOWSKI JQ，SCHNEIDER JA，et al. Primary age-related tauopathy（PART）：a common pathology associated with human aging. Acta Neuropathol，

2014，128（6）：755-766.
[15] GELPI E，HÖFTBERGER R，GRAUS F，et al. Neuropathological criteria of anti-IgLON5-related tauopathy. Acta Neuropathol，2016，132（4）：531-543.
[16] KOVACS GG. Molecular pathological classification of neurodegenerative diseases：turning towards precision medicine. Int J Mol Sci，2016，17（2）：189.
[17] STEELE JC，RICHARDSON JC，OLSZEWSKI J. Progressive supranuclear palsy. A heterogeneous degeneration involving the brain stem，basal ganglia and cerebellum with vertical gaze and pseudobulbar palsy，nuchal dystonia and dementia. Arch Neurol，1964，10：333-359.
[18] HÖGLINGER GU，RESPONDEK G，STAMELOU M，et al. Clinical diagnosis of progressive supranuclear palsy：the movement disorder society criteria. Mov Disord，2017，32（6）：853-864.
[19] ARMSTRONG MJ，LITVAN I，LANG AE，et al. Criteria for the diagnosis of corticobasal degeneration. Neurology，2013，80（5）：496-503.
[20] CHAHINE LM，REBEIZ T，REBEIZ JJ，et al. Corticobasal syndrome：five new things. Neurol Clin Pract，2014，4（4）：304-312.
[21] PERRY DC，BROWN JA，POSSIN KL，et al. Clinicopathological correlations in behavioural variant frontotemporal dementia. Brain，2017，140（12）：3329-3345.
[22] SPINELLI EG，MANDELLI ML，MILLER ZA，et al. Typical and atypical pathology in primary progressive aphasia variants. Ann Neurol，2017，81（3）：430-443.
[23] GORNO-TEMPINI ML，HILLIS AE，WEINTRAUB S，et al. Classification of primary progressive aphasia and its variants. Neurology，2011，76（11）：1006-1014.
[24] JABBARI E，HOLLAND N，CHELBAN V，et al. Diagnosis across the spectrum of progressive supranuclear palsy and corticobasal syndrome. JAMA Neurol，2020，77（3）：377-387.
[25] ILLÁN-GALA I，LLEO A，KARYDAS A，et al. Plasma tau and neurofilament light in frontotemporal lobar degeneration and alzheimer disease. Neurology，2021，96（5）：e671-e683.
[26] SCHONHAUT DR，MCMILLAN CT，SPINA S，et al.（18）F-flortaucipir tau positron emission tomography distinguishes established progressive supranuclear palsy from controls and Parkinson disease：a multicenter study. Ann Neurol，2017，82（4）：622-634.
[27] ZHOU XY，LU JY，LIU FT，et al. In vivo（18）F-APN-1607 tau positron emission tomography imaging in MAPT mutations：cross-sectional and longitudinal findings. Mov Disord，2022，37（3）：525-534.

第一节　进行性核上性麻痹

【概述】

进行性核上性麻痹（progressive supranuclear palsy，PSP）是一种罕见的神经系统退行性疾病，属于不典型帕金森综合征中的一种。该病患病率为（3～7）/10万，发病率（0.3～0.4）/1万/年[1-2]。

该病于1963—1964年分别由J. Clifford Richardson、Jerzy Olszewski及John Steele先后报道，患者出现眼球凝视障碍、面部肌肉痉挛伴构音障碍，有的患者伴有吞咽困难、颈部伸肌僵硬和痴呆，还有一些少有的表现如步态不稳、运动困难/躯干失用症，以及锥体束征和姿势反射障碍；患者向下眼球垂直活动麻痹，头部呈直立姿势[3-4]。1963年Richardson把这类疾病称为进行性核上性麻痹，1965年André Barbeau又把这类疾病称为“Steele-Richardson-Olszewski syndrome”。随着神经病理学和分子生物学的不断进步，PSP的临床异质性不断被认识到，目前增加的变异型多达10个，包括伴有步态冻结的纯少动型、额颞叶痴呆型、原发性进行性失语型、皮质基底节综合征型、帕金森综合征型、小脑共济失调型、眼动障碍、姿势不稳型以及原发性侧索硬化型等（表3-2）。最常见的亚型仍是Steele、Richardson和Olszewski描述的类型，称为PSP-Richardson综合征（PSP-RS）。Olszewski和Steele发现PSP的神经病理改变特点包括：主要发生在皮质下、脑干和小脑（苍白球、丘脑底核、红核、黑质、蓝斑、上丘、中脑导水管周围灰质、前庭核、网状结构和齿状核）的神经元丢失和胶质细胞增生，球状神经元纤维缠结被认为是PSP的神经病理学特征[5]。随后，发现4个重复（4R）Tau蛋白是这些缠结的主要成分。

表 3-2 不同进行性核上性麻痹的临床特点

亚型	临床表现
Richardson 综合征，PSP-RS	占 PSP 的 24%，跌倒、步态不稳、运动迟缓、行为改变（淡漠、去抑制）、认知减慢、执行功能障碍（计划或多任务处理困难）、言语改变（减慢、共济失调、痉挛和发音不足）和吞咽困难。其他早期症状包括垂直的眼球跳动减慢，视动性眼球震颤快相减少或消失，阅读困难，以及睁眼失用
帕金森综合征，PSP-P	第二常见，不对称性震颤、运动迟缓、僵硬起病，左旋多巴引起的异动症、自主神经功能障碍和视觉幻觉少见。具有更良性的临床病程和更长的生存期，更晚出现跌倒和认知功能障碍
冻结步态型，PSP-PGF	最初单纯的步态障碍，后期进行性步态障碍，起步时犹豫不决，随后步态冻结。前 5 年内没有震颤、僵硬、痴呆或运动异常[7]
皮质基底节综合征型，PSP-CBS	以行为症状开始，人格（淡漠、去抑制和夸张）和认知功能早期进行性恶化，伴有失用、异肢综合征和皮质感觉功能受损。后出现 PSP 的运动症状
言语障碍型，PSP-SL	为非流利型 / 失语法型原发性进行性失语或者进行性言语失用症
额颞症状型，PSP-F	额叶功能障碍（包括行为变异型额颞叶痴呆）所致的认知损害或行为改变
小脑共济失调型，PSP-C	以小脑性共济失调为首发症状。出现扫视、运动障碍和不明原因的跌倒
眼动障碍，PSP-OM	垂直性核上性凝视麻痹、垂直扫视速度缓慢，没有姿势不稳、运动不能和认知功能障碍的证据
姿势不稳型，PSP-PI	无故跌倒、迟发眼球运动障碍
原发性侧索硬化症，PSP-PLS	皮质脊髓束变性，伴有上运动神经元症状，中央前回皮质萎缩

【临床表现及亚型】

该病通常为中老年隐袭起病，缓慢进展。平均发病年龄 65 岁，男女比例相当，临床表现的不同组合构成了 FSP 的各个亚型，和每种 PSP 亚型受累的主要脑区不同有关（见表 3-2）。主要的临床表现包括[6]：

1. 眼动障碍

垂直性核上性眼肌麻痹是该病的标志性特征，通常在发病后 3 ~ 4 年内出现，在垂直性眼肌麻痹出现之前可能首先表现为垂直扫视变慢，随后出现扫视范围受限，部分患者早期表现为绕房征，即眼球垂直方向活动完全障碍而表现为眼球沿着水平方向环绕至垂直方向而完成眼球垂直活动，实际上也是眼球早期垂直方向活动障碍的表现[8-10]。眼动障碍也可伴随出现水平侧向的凝视受限，但并不突出，水平方向扫视较垂直方向相对保留[11-12]。PSP 其他眼动异常表现包括：眼球追随运动缓慢、急动且辨距过小，伴注视不稳定；扫视侵扰（“方波急跳”）、视动性眼球震颤快向消失（尤其是垂直方向上）、会聚不能、眼睑痉挛以及睁眼失用症[12-13]。

2. 姿势不稳和跌倒

经典型 PSP-RS 患者步态僵硬、步基增宽，膝关节和躯干有伸展趋势（与特发性帕金森病的屈曲姿势不同），且双臂轻微外展。步态蹒跚和摇晃，患者常出现无法控制的、无诱因的反复跌倒，尤其是向后跌倒为 PSP 常见的临床特征，这些患者常因反复跌倒出现头部、躯干、肢体的淤伤、撕裂伤、骨折、硬膜下血肿等，严重的患者会因外伤相关的头颅出血而死亡。在病程早期患者可能无明显不稳和跌倒，而姿势反射异常可能是早期唯一表现。

3. 运动系统受累

肌强直通常在中轴肌（尤其是颈部和上部躯干）比四肢肌更明显，表现为颈部后倾。与帕金森病典型运动迟缓表现为手指敲击动作速度进行性缓慢、幅度进行性减小不同的是，PSP 患者可能表现为幅度很低、幅度不减小的快速敲击。PSP 患者对左旋多巴相对抵抗（至少服用 1 个月，UPDRS-Ⅲ改善小于 30%）。因肌张力障碍，患者面部会呈现僵硬、无活动及深皱褶（惊愕面容）[14]。约 1/3 的 PSP 患者会出现锥体束征，包括腱反射亢进和巴宾斯基征。痉挛性构音障碍、发声障碍和吞咽困难在该病中期至后期较严重。

4. 认知和行为异常

PSP 主要涉及额叶功能障碍，患者抽象思维受损、言语流畅性下降、持续重复行为以及额叶行为障碍，“鼓掌征”为该病较特异的表现，患者无法按检查者要求进行相同次数的鼓掌，而表现为不能控制的多次鼓掌[15-18]。因伴有假性球麻痹症状，常出现情绪失控。部分患者出现额叶释放征（眉间、撅嘴及强握反射）。PSP 最常见的行为症状是情感淡漠（91%）、脱抑制（36%）、烦躁不安（18%）和焦虑（18%）。

【辅助检查】

当患者出现上述临床表现，提示存在 PSP 的可能性时，基于诊断和鉴别诊断的需要，可以进行脑脊液和外周血生物标志物检查、头部影像学检查以及基因检测，排除其他遗传性疾病，最终诊断该病。

1. 脑脊液和外周血生物标志物

首先是通过脑脊液和血液抗体检查排除一些慢性免疫性的脑病，通过脑脊液常规检查排除慢性感染性疾病。虽然临床征象是诊断 PSP-S 的关键，但一些生物标志物可以作为辅助诊断手段。大多数生物标志物检查的目的是检测 Tau 蛋白，因此它们对 Tau 蛋白病的早期诊断和分期有价值。对脑脊液中 PSP-RS 的生物标志物进行检测时，发现总 Tau 蛋白和磷酸化 Tau 蛋白较健康对照组降低。磷酸化 Tau 蛋白水平下降与疾病进展加速有关，阿尔茨海默病的情况正好相反。脑脊液中的另一个生物标志物是神经丝轻链，与健康对照组以及帕金森病和路易体痴呆患者相比，PSP 患者的水平更高。与帕金森病患者和健康对照组相比，PSP 患者的血浆神经营养因子水平升高，血清神经营养因子水平升高与 PSP-RS 患者的运动和认知功能较差相关，生存时间短与神经丝轻链水平高有关。

2. 头部影像学检查

脑 MRI 发现中脑萎缩是 PSP 最重要的异常影像表现，常表现为矢状位上的“蜂鸟征”或“企鹅征”，横断面上中脑萎缩或前后径减小，表现为“牵牛花征”或“米老鼠征”[19-21]。小脑上脚萎缩、第三脑室扩大也是 PSP 常见的影像学表现。需要注意的是上述 PSP 的影像表现主要出现在 PSP-RS 型患者中，且常出现在病程的中后期，其他亚型 PSP 的脑 MRI 无上述表现。近年来发现了一些可供早期诊断 PSP 的影像学测量方法，如中脑 / 脑桥横径比、中脑 / 脑桥面积比以及 MR 帕金森指数，相关研究发现这些影像学异常可在疾病早期出现，特异性较高（图 3-2）。

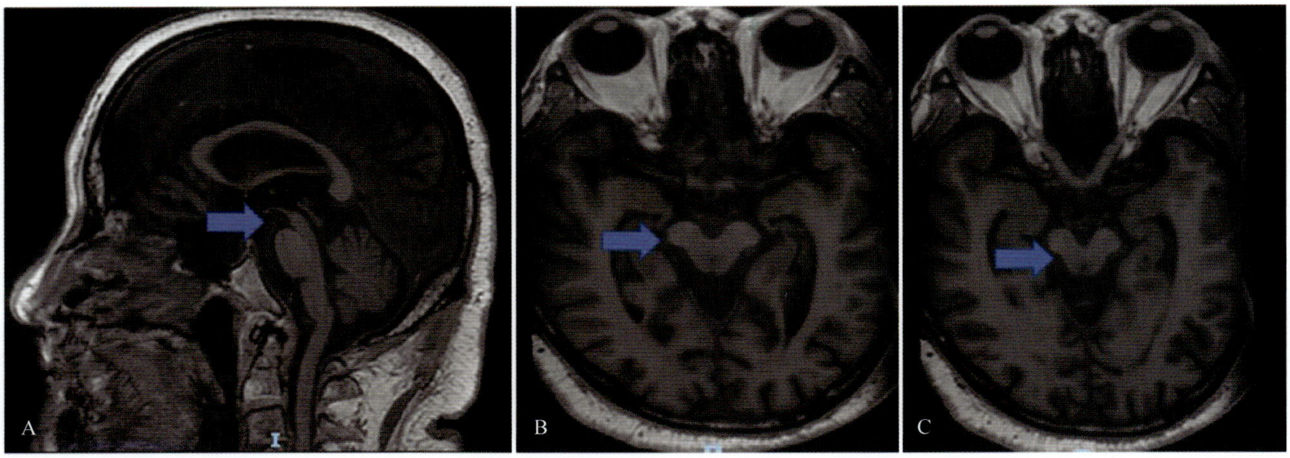

图 3-2 A，T1 矢状位可见“蜂鸟征”改变。B，T1 横断面可见“牵牛花征”改变。C，T1 横断面可见“米老鼠征”改变

SPECT/PET 的多巴胺转运体显像可发现 PSP 患者存在突触前膜功能异常，但不具备疾病特异性。FDG-PET 可发现 PSP 患者存在基底节、中脑、前额叶内侧等部位的代谢减低。Tau-PET 可发现中脑、基底节、小脑等部位存在示踪剂的摄取增加（应用比较多的示踪剂包括 AV-1451），但在部分区域的摄取存在非特异性结合（脱靶效应），更新一代的 Tau-PET 示踪剂如 11C-PBB3 可有效减少这种非特异性结合。通过 Tau-PET 能实现在体反映病理性 Tau 蛋白沉积的分布，对诊断 PSP 有重要提示价值[22-24]。

3. 基因检测

基因检测的目的主要是用于鉴别诊断。当患者的发病年龄小于 50 岁，需要针对遗传性中枢神经系统疾病进行基因检测，多种遗传性的中枢神经系统疾病的临床表现类似 PSP，如果发现 *MAPT* 基因突变，可以把患者归类于遗传性 Tau 蛋白病。

【诊断】

PSP 的诊断通常并不困难，出现上述临床表现提示该病，在出现症状的第一年出现摔倒、性格改变如淡漠和固执，惊愕面容、走路时抬头往前，在给予大剂量左旋多巴（每天≥ 1000 mg）的情况下没有治疗反应，均提示 PSP。PSP 早期临床诊断的一个关键特征是存在（1）核上型受限的垂直眼球运动或

（2）缓慢的眼动（提示：比较垂直和水平眼动）。在此基础上进行生物标志物以及 MRI 检查，符合 2017 年国际运动障碍协会发表 PSP 的最新诊断标准。该诊断标准要求诊断 PSP 需首先满足必备的纳入标准和排除标准。如果基因检测 *MAPT* 基因存在突变，应当进一步确定是哪种 Tau 蛋白病亚型，因为在排除标准中列入了脑病家族史一条，也强调进行性核上性麻痹的散发性和非遗传性。

进行性核上性麻痹诊断标准的纳入标准包括：

1. 散发
2. 首发≥ 40 岁
3. 逐渐进展

进行性核上性麻痹的影像学检查不应当看到严重的脑白质损害，也不能看到梗死或肿瘤等结构改变，脑脊液检查不能出现细胞数增加或抗体。诊断的临床排除标准包括：

1. 记忆障碍
2. 自主神经功能障碍
3. 视幻觉或觉醒状态波动
4. 多节段上下运动神经元体征
5. 突然起病 / 阶梯式或快速进展
6. 脑病家族史
7. 突出的肢体共济失调
8. 可以确定病因的其他疾病

诊断标准将 PSP 的核心临床特征分为 4 个功能领域，分别为眼动异常、姿势不稳、运动减少、认知异常，每个功能领域又分别分为 3 个诊断水平（1 最高诊断水平、2 中等诊断水平、3 最低诊断水平）（表 3-3）。

表 3-3　进行性核上性麻痹的核心临床特征

诊断	眼动障碍		姿势不稳		运动减少		认知障碍	
1 级	O1	垂直性核上性凝视麻痹	P1	3 年内反复跌倒	A1	3 年内进行性冻结步态	C1	言语 / 语言障碍：原发性进行性失语或进行性言语失用
2 级	O2	垂直扫视速度缓慢	P2	3 年内后拉试验出现跌倒倾向	A2	帕金森病样表现、轴性强直、左旋多巴抵抗	C2	额叶行为和认知障碍
3 级	O3	频繁的粗大方波急跳或睁眼失用症	P3	3 年内后拉试验出现后退两步以上	A3	帕金森病样表现，和 / 或非对称性震颤和 / 或左旋多巴有效	C3	皮质基底节综合征

确诊的 PSP 需要神经病理学诊断，生前难以实现。临床诊断根据 4 个功能领域不同诊断水平的组合分别诊断为很可能的 PSP（特异性高、敏感性较低）、可能的 PSP（敏感性高、特异性较低）、提示性 PSP（有助于早期识别 PSP）（表 3-4）。一些少见亚型的 PSP 临床难以诊断或诊断精确性有限，临床很可能的 PSP、临床可能的 PSP 仅能实现部分亚型的临床诊断[25]。

表 3-4　依据临床特征做出的进行性核上性麻痹诊断的确定程度

诊度	定义	组合	主要疾病类型
确诊	诊断金标准	病理诊断	所有临床表现
很可能	特异性高，敏感性低	（O1 或 O2）＋（P1 或 P2）	Richardson 综合征的 PSP
		（O1 或 O2）＋A1	进行性冻结步态的 PSP
		（O1 或 O2）＋（A2 或 A3）	帕金森综合征的 PSP
		（O1 或 O2）＋C2	额叶症状的 PSP
		O1	眼球运动障碍的 PSP
		O2＋P3	Richardson 综合征的 PSP
可能	敏感性高，特异性低	A1	进行性冻结步态的 PSP
		（O1 或 O2）＋C1	言语 / 语言障碍的 PSP
		（O1 或 O2）＋C3	皮质基底节综合征的 PSP

续表

诊度	定义	组合	主要疾病类型
提示	没达标准	O2 或 O3	眼球运动障碍的 PSP
		P1 或 P2	姿势不稳的 PSP
		O3＋（P2 或 P3）	Richardson 综合征的 PSP
		（A2 或 A3）＋（O3，P1，P2，C1，C2，CC1，CC2，CC3 或 CC4）	帕金森综合征的 PSP
		C1	言语 / 语言障碍的 PSP
		C2＋（O3 或 P3）	额叶症状的 PSP
		C3	皮质基底节综合征的 PSP

【鉴别诊断】

PSP 患者通常在发病 3 年后得到诊断。诊断的延迟是多因素的，包括没有认识到早期症状的重要性，以及误诊为抑郁症和（或）帕金森症。问题的一部分是“非典型帕金森病”的术语。PSP 没有什么“非典型”：典型的 PSP 很容易与帕金森病区分开来。PSP 极少出现左旋多巴诱导的异动症（不像帕金森病）。PSP 的肢体体征多数是对称的，少有震颤，躯干和颈部有明显的僵硬，在诸多方面都与帕金森病不同。PSP 应与以下疾病进行鉴别：

1. 多系统萎缩帕金森型

该病与 PSP 相似之处包括左旋多巴抵抗的帕金森综合征、起病后的快速进展、频繁跌倒、严重的构音障碍、吞咽困难等均可在多系统萎缩帕金森型出现。与 PSP 不同之处在于多系统萎缩帕金森型存在一些非运动症状包括快速眼动睡眠行为障碍、严重的自主神经功能损害等，认知功能减退早期多不显著，影像上的壳核萎缩或铁沉积、桥臂萎缩、脑桥萎缩等表现与 PSP 的影像表现不同。Tau-PET 显像一般不能发现病理性 Tau 蛋白沉积。

2. 皮质基底节综合征

皮质基底节综合征主要表现为不对称性的观念运动性失用、肌阵挛、皮质感觉障碍或肌强直、运动迟缓、肌张力障碍等表现，头部影像常可见不对称性皮质萎缩，而进行性核上性麻痹、阿尔茨海默病等也可出现类似表现，仅从临床及影像上区分病因较为困难，FDG-PET 及 Tau-PET 可对疾病病理有提示作用[26]。

3. 路易体痴呆

该病临床上主要表现为进行性痴呆、左旋多巴抵抗的帕金森综合征、早期反复明显的视幻觉、波动性注意力和意识改变等。这类患者也可出现快速眼动睡眠行为障碍、体位性低血压等非运动症状。视幻觉极少在 PSP 出现，而 PSP 的中脑萎缩表现也不会出现在路易体痴呆中，FDG-PET 可发现扣带回岛征，与 PSP 的中脑、基底节、额叶内侧低代谢分布表现不同[27]。

4. 成人起病的 Niemann-Pick 病 C 型

该病是一种鞘磷脂沉积病，常染色体隐性遗传。成人起病的 Niemann-Pick 病 C 型因垂直性眼肌麻痹、姿势平衡障碍等需与 PSP 鉴别，但本病发病较 PSP 年龄小，且常有明显的精神症状、智能减退、共济失调、肝脾肿大等表现，基因检测可协助诊断此病[28]。

【治疗】

同其他不典型帕金森综合征类似。对于有帕金森综合征表现的患者可应用左旋多巴类药物，但除 PSP-P 型患者有一定效果外其他亚型患者总体有效性明显不如帕金森病。对可耐受左旋多巴制剂不良反应的患者可尝试应用较大剂量，如 1000 mg/d 持续至少 1 个月观察是否有改善，如无改善可判定为左旋多巴抵抗[29]。冻结步态明显的患者可尝试应用金刚烷胺、单胺氧化酶抑制剂等药物，严重的冻结步态可尝试应用脊髓电刺激术[30]。因 PSP 患者有严重的姿势平衡障碍及反复跌倒，因此预防跌倒尤为重要，康复及平衡锻炼能部分改善患者的姿势不稳，晚期有明显吞咽障碍的患者需进行经皮胃造瘘鼻饲维持营养状态，对疾病晚期卧床的患者需积极防治长期卧床并发症。

有明显运动僵直的患者可以应用左旋多巴，但其通常不用于 PSP-F 或 PSP-SL 患者。每日 3 次，每次服用 62.5 mg，2 周后增加 1 倍，2 周后再增加 1 倍，到 1 个月时，每天 3 次、每次达到 250 mg，如果耐受，则进一步增加到每天 1000 mg。观察 2 ~ 3 个月。如果没有明显的好转，停用。金刚烷胺口服可以减少轴向僵硬，改善活动能力，有更少的疲劳或更清晰的语言。60 岁以下的年轻患者更有可能受益，而 75 岁以上的老年患者更有可能出现显著的副作用。开始为早餐时 100 mg，每隔 2 周增加 100 mg，目标是每日 300 ~ 400 mg 总剂量。每天第二剂不要在午餐时间之后，因为可能会导致失眠。PSP-PGF 对胆碱酯酶抑制剂有反应，反映了脑桥步态发生器的胆碱能特性。多奈哌齐从每天 5 mg 开始，每天最大剂量可用到 20 mg。肌阵挛在 PSP 中很少见，通常对小剂量的氯硝西泮（0.25 mg，每天 1 ~ 2 次）、左乙拉西坦或拉莫三嗪有效，避免使用丙戊酸盐，此药可能加剧帕金森综合征。肌张力障碍可以用非甾体抗炎药，是很好的一线治疗方法，尤其是对肩部肌张力障碍患者，金刚烷胺可能会有所帮助。肉毒杆菌毒素对肌张力障碍有效，特别是结合物理治疗。

对于膀胱症状（如尿急和大小便失禁），建议排除其他原因（如前列腺增大、利尿剂、咖啡因）并使用米拉贝隆。与抗胆碱能替代品相比，其副作用较少，用药后警惕高血压。

患者抑郁评分较高（存在睡眠、精力、动机、性欲等方面的变化），但情绪低落一般不严重，少数患者有明显的抑郁和焦虑。避免服用三环类药物（如阿米替林），因为有抗胆碱作用。如果需要夜间镇静或增加食欲，可以用米氮平。文拉法辛对伴随焦虑有帮助。睡眠障碍在 PSP 中很常见：停用利尿剂，增加白天的活动和锻炼，并将白天的午睡时间限制在 30 分钟或更短；可以用唑吡坦、褪黑素或苯二氮䓬类药物。PSP 患者流口水的原因是没有吞咽唾液，可以选择口服阿托品滴剂，每天 2 ~ 3 次，舌下滴注。非自愿闭眼在 PSP 中很常见，可能是由于眼睑痉挛或开睑失用，对肉毒毒素注射有很好的反应。

该病进展迅速，预后差，尤其是 PSP-RS 患者进展更快，多在患病后 3 ~ 5 年丧失独立行走能力，患病 8 ~ 10 年后多因肺部感染、尿路感染、营养不良等长期卧床并发症去世。

【病例摘要】

男，75 岁，言语不清 1 年，加重伴跌倒半年。患者 1 年前开始无明显诱因出现言语不清，主要表现为言语含糊，半年前开始言语不清加重，且走路前冲、难以止步，跌倒多次，多为向后跌倒，近 2 个月症状加重，走路速度缓慢，因频繁跌倒，站立时需要搀扶，常有不认识家属、找不到厕所等，偶有手抖动。性格变得易怒。体格检查：构音不清，言语理解力差，近记忆力下降，远记忆力正常，计算力差，鼓掌征阳性。脑神经：眼球各向活动欠充分，上下视明显受限；双下肢远端痛触觉减退，深感觉正常；四肢肌力正常，肌张力铅管样增高，右侧著，指鼻及跟膝胫试验稳准，后拉试验阳性，双手快复运动慢；步速慢，躯干前倾，联带动作少。四肢腱反射对称引出，双侧 Babinski 征（+）。辅助检查：脑 MRI＋MRPI 中脑短轴 / 脑桥短轴＝0.47（正常值＞0.52），MRPI＝22.62（正常值＜13.3），中脑萎缩，蜂鸟征阳性；双侧额部、枕颞部硬膜下、大脑镰旁多发硬膜下出血（亚急性期），伴蛛网膜下腔出血，脑挫伤不除外，认知功能测评、眼震电图无法配合完成。定位诊断：大脑皮质和基底节；定性诊断：很可能的进行性核上性麻痹，PSR-RS 型。病例详细资料见二维码数字资源 3-2。

数字资源 3-2

（孙云闯）

【参考文献】

［1］SCHRAG A，BEN-SHLOMO Y，QUINN NP. Prevalence of progressive supranuclear palsy and multiple system atrophy：a cross-sectional study. Lancet，1999，354（9192）：1771-1775.

［2］KAWASHIMA M，MIYAKE M，KUSUMI M，et al. Prevalence of progressive supranuclear palsy in yonago，Japan. Mov Disord，2004，19（10）：1239-1240.

［3］STEELE JC，RICHARDSON JC，OLSZEWSKI J. Progressive supranuclear palsy. A Heterogeneous Degeneration Involving the Brain Stem，Basal Ganglia and Cerebellum with Vertical Gaze and Pseudobulbar Palsy，Nuchal Dystonia and Dementia. Arch Neurol，1964，10：333-359.

［4］WILLIAMS DR，LEES AJ，WHERRETT JR，et al. J.

clifford richardson and 50 years of progressive supranuclear palsy. Neurology，2008，70（7）：566-573.

[5] BARBEAU A. Plurisystematic degeneration of the neuraxis. Steele-Richardson-Olszewski syndrome. Union Med Can，1965，94（6）：715-718.

[6] BIRDI S，RAJPUT AH，FENTON M，et al. Progressive supranuclear palsy diagnosis and confounding features：report on 16 autopsied cases. Mov Disord，2002，17（6）：1255-1264.

[7] OSAKI Y，MORITA Y，MIYAMOTO Y，et al. Freezing of gait is an early clinical feature of progressive supranuclear palsy. Neurol Clin Neurosci，2017，5（3）：86-90.

[8] HARTJE W，STEINHAUSER D，KERSCHENSTEINER M. Diagnostic value of saccadic pursuit eye movement in screening for organic cerebral dysfunction. J Neurol，1978，217（4）：253-260.

[9] FEARON C，FIELD R，DONLON E，et al. The "round the houses" sign and "zig-zag" sign in progressive supranuclear palsy and other conditions. Parkinsonism Relat Disord，2020，81：94-95.

[10] QUINN N. The "round the houses" sign in progressive supranuclear palsy. Ann Neurol，1996，40（6）：951.

[11] TROOST BT，DAROFF RB. The ocular motor defects in progressive supranuclear palsy. Ann Neurol，1977，2（5）：397-403.

[12] LAL V，TRUONG D. Eye movement abnormalities in movement disorders. Clin Park Relat Disord，2019，1（1）：54-63.

[13] YOON WT，CHUNG EJ，LEE SH，et al. Clinical analysis of blepharospasm and apraxia of eyelid opening in patients with parkinsonism. J Clin Neurol，2005，1（2）：159-165.

[14] KRISTENSEN MO. Progressive supranuclear palsy—20 years later. Acta Neurol Scand，1985，71（3）：177-189.

[15] DUBOIS B，PILLON B，LEGAULT F，et al. Slowing of cognitive processing in progressive supranuclear palsy. A comparison with Parkinson's disease. Arch Neurol，1988，45（1）：1194-1199.

[16] PILLON B，DUBOIS B，LHERMITTE F，et al. Heterogeneity of cognitive impairment in progressive supranuclear palsy，parkinson's disease，and alzheimer's disease. Neurology，1986，36（9）：1179-1185.

[17] GREENE P. Progressive supranuclear palsy，corticobasal degeneration，and multiple system atrophy. Continuum（Minneap Minn），2019，25（4）：919-935.

[18] DUBOIS B，SLACHEVSKY A，PILLON B，et al. "Applause sign" helps to discriminate PSP from FTD and PD. Neurology，2005，64（12）：2132-2133.

[19] GRABER JJ，STAUDINGER R. Teaching neuroimages："penguin" or "hummingbird" sign and midbrain atrophy in progressive supranuclear palsy. Neurology，2009，72（1）：e81.

[20] ITOLIKAR SM，SALAGRE SB，KALAL CR. "Hummingbird sign"，"penguin sign" and "mickey mouse sign" in progressive supranuclear palsy. J Assoc Physicians India，2012，60（1）：52.

[21] KATO N，ARAI K，HATTORI T. Study of the rostral midbrain atrophy in progressive supranuclear palsy. J Neurol Sci，2003，210（1-2）：57-60.

[22] JIN J，SU D，ZHANG J，et al. Tau PET imaging in progressive supranuclear palsy：a systematic review and meta-analysis. J Neurol，2023，270（5）：2451-2467.

[23] NICASTRO N，RODRIGUEZ PV，MALPETTI M，et al.（18）F-AV1451 PET imaging and multimodal MRI changes in progressive supranuclear palsy. J Neurol，2020，267（2）：341-349.

[24] ENDO H，SHIMADA H，SAHARA N，et al. In vivo binding of a tau imaging probe，[（11）C] PBB3，in patients with progressive supranuclear palsy. Mov Disord，2019，34（5）：744-754.

[25] HOGLINGER GU，RESPONDEK G，STAMELOU M，et al. Clinical diagnosis of progressive supranuclear palsy：the movement disorder society criteria. Mov Disord，2017，32（6）：853-864.

[26] ALEXANDER SK，RITTMAN T，XUEREB JH，et al. Validation of the new consensus criteria for the diagnosis of corticobasal degeneration. J Neurol Neurosurg Psychiatry，2014，85（8）：925-929.

[27] MCKEITH IG，BOEVE BF，DICKSON DW，et al. Diagnosis and management of dementia with Lewy bodies：fourth consensus report of the DLB consortium. Neurology，2017，89（1）：88-100.

[28] BERRY-KRAVIS E. Niemann-Pick disease，type C：diagnosis，management and disease-targeted therapies in development. Semin Pediatr Neurol，2021，37：100879.

[29] MCFARLAND NR. Diagnostic approach to atypical parkinsonian syndromes. Continuum（Minneap Minn），2016，22（4）：1117-1142.

[30] SAMOTUS O，PARRENT A，JOG M. Spinal cord stimulation therapy for gait dysfunction in progressive supranuclear palsy patients. J Neurol，2021，268（3）：989-996.

第二节 皮质基底节变性

【概述】

皮质基底节变性（corticobasal degeneration，CBD）是一种罕见的隐匿起病、慢性进展的神经退行性疾病。CBD 通常被描述为一种进行性的不对称性运动障碍，其临床特征为运动不能、强直、肌张力障碍、局灶性肌阵挛、观念运动性失用症、皮质感觉障碍、异己肢体现象、认知和行为异常的多种组合。大体病理学可见大脑皮质萎缩，多局限于额叶和顶叶，常呈不对称性，受累肢体对侧大脑半球皮质萎缩较明显。镜下病理可见皮质及黑质神经元丢失；皮质、基底节区及脑干的神经元和胶质细胞中存在广泛分布的过度磷酸化 Tau 蛋白沉积，特征性病理标志是出现主要集中于前额叶和运动前区的星形细胞斑（胶质细胞中 Tau 蛋白沉积而形成）[1-2] 以及气球样神经元（图 3-3）。

该病于 1968 年由 Jean Rebeiz、Edwin Kolodny 和 Edward P. Richardson 首次报道，患者表现为不对称性、进行性肢体笨拙和失用，其中 2 位患者有明显的不自主运动、震颤、向上凝视受限（与 PSP 重叠），患者锥体束征阳性，疾病晚期相对完整的认知表现，病程持续 6 ~ 8 年。患者死亡后脑部大体神经病理显示不对称脑萎缩，以额叶和顶叶区域最明显。大脑皮质、黑质、齿状核的神经元丢失及胶质细胞增生，气球样神经元伴有神经元失染色，命名为伴有神经元失染色的皮质-齿状核-黑质变性[3]。1999 年，研究发现临床诊断为“CBD”的患者其病理存在较大异质性，患者病理可以是阿尔茨海默病、皮克病、进行性核上性麻痹和朊蛋白病，为此把具有 CBD 临床表现的疾病统称为皮质基底节综合征（corticobasal syndrome，CBS），CBD 强调病理诊断，即 CBD 是基于病理学改变的诊断，CBS 是基于临床症状和体征作出的临床诊断[4-5]。CBD 是 CBS 最常见的病因，占所有 CBS 比例不到 50%，进行性核上性麻痹和阿尔茨海默病也占有很高的比例。2001 年，研究证实 CBD 与进行性核上性麻痹脑内沉积的 Tau 蛋白都是 4R 型，因此 CBD 也属于 Tau 蛋白病的范畴。

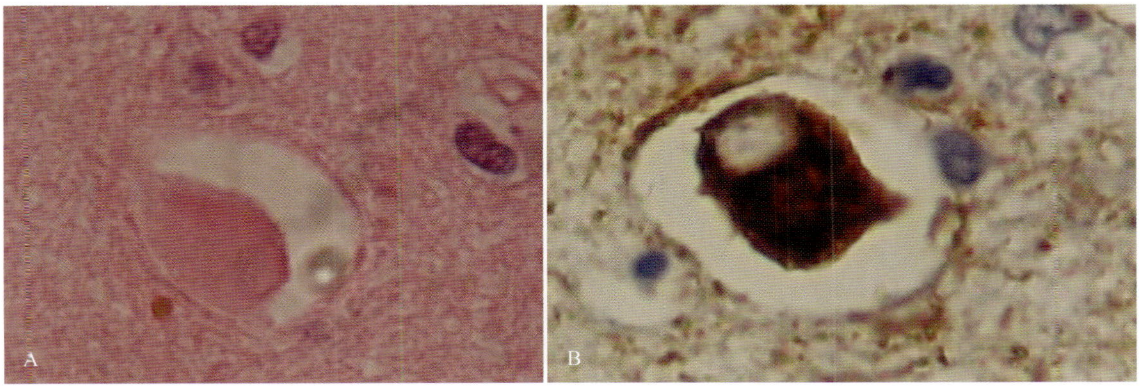

图 3-3　A，巨大肿胀的气球样神经元。B，气球样神经元泛素阳性

【临床表现】

通常为中老年（多在 60 岁以上）隐袭起病，慢性进展，男女患病无明显差异，平均病程为 6.6 年，较进行性核上性麻痹和多系统萎缩的病程短[6-7]。病理证实的 CBD 通常可分为 4 种临床表型，分别是 CBS、额叶行为空间异常综合征、非流利型或语法缺失型进行性原发性失语和进行性核上性麻痹综合征[5]（表 3-5）。这 4 个 CBD 亚型各有自己的临床特点，也有共性临床表现。

1. 运动症状

起病时最常见的运动症状为不对称性的强直、运动迟缓、肢体笨拙及姿势不稳。强直表现与帕金森综合征和（或）肌张力障碍有关，强直及运动迟缓均表现为左旋多巴抵抗[8-9]。运动减少与帕金森病不同，缺乏经典的对指运动幅度衰减和顿挫。姿势不稳明显时患者可出现频繁跌倒[9]。伴随出现静止性、姿势性

表 3-5　皮质基底节变性不同亚型的临床表现特点

亚型	临床特点
皮质基底节综合征（至少 2 项）	a. 皮质症状：口或肢体失用、皮质感觉障碍或异己肢 b. 基底节症状：进行性左旋多巴抵抗性运动迟缓及强直、肌张力障碍和肌阵挛 c. 失用症
额叶行为空间异常综合征（至少 2 项）	a. 执行功能异常 b. 行为或人格改变 c. 视空间损害
进行性原发性失语（至少 1 项）	a. 语法 / 句法理解力损害，单个词的理解相对保留 b. 摸索性、扭曲的言语（言语失用）
进行性核上性麻痹综合征（至少 3 项）	a. 中轴的或对称性肢体强直或运动减少 b. 姿势不稳或跌倒 c. 尿失禁 d. 行为改变 e. 垂直性核上性凝视麻痹或垂直扫视速度减慢

或运动性震颤，也可以表现为几种不同形式的震颤组合，与帕金森病典型的静止性震颤不同。肌阵挛主要是皮质来源，通常表现为局灶性肌阵挛，是 CBS 的强烈提示特征，表现为肢体远端、手部、静息、1 Hz 频率的阵挛，刺激敏感（如手掌针刺）[10]。肌张力障碍通常影响一侧肢体，躯干的肌张力障碍较为少见，手–腕–肘部的肌张力障碍性屈曲动作导致特征性的肢体屈曲姿势[11-12]。

2. 认知、失用和体象障碍

认知障碍、行为改变和肢体失用是 CBD 患者皮质功能障碍最常见的表现，学习和词语流畅性损害显著，少部分患者出现失语表现，主要是非流利性失语，与阿尔茨海默病相比，CBD 患者在疾病早期的记忆相对保留，但随着疾病的发展，记忆功能出现加速丧失。肢体失用很常见，主要表现为不对称的观念运动性失用（如不能遵指令完成刷牙、穿衣、系扣子等动作），也可以出现其他类型的失用，如运动性失用、观念性失用、口面颊失用[13-14]。在疾病的后期，因肌张力障碍、运动迟缓和强直表现显著，失用可能难以发现。

异己肢的表现仅出现在 30% 的 CBD 患者中，包括：认为肢体是别人的、超出自主意愿控制的、不自主的、无目的肢体运动，出现联动、抓握、冲动性手部摸索动作。很少出现自发抱怨明显的异己肢现象，更多的时候会被患者描述为一只“没有感觉”的手、就像“我”身体的一部分，或紧紧抓住家具或人“不松开”[9]。

3. 皮质感觉丧失

图形觉缺失、实体感觉缺失、两点辨别觉缺失，出现在约 25% 的 CBD 患者中[15]。

4. 精神行为改变

表现为行为变异性额颞叶痴呆综合征。淡漠、反社会行为、性格变化、易怒、去抑制、过度消费等均可出现，但随着疾病的发展，淡漠和焦虑更常见。

5. 其他表现

眼球运动障碍、腱反射活跃或亢进、语音改变，发生率不高，且较少在发病时即出现，一般出现在疾病中后期。

【辅助检查】

CBD 和进行性核上性麻痹一样，其诊断金标准是大脑的病理检查。当患者出现上述临床表现，提示存在 CBS 的可能性，基于诊断和鉴别诊断的需要，可以进行脑脊液生物标志物检查、头部影像学检查以及同位素检查，最终病理诊断该病。

1. 脑脊液标志物

包括阿尔茨海默病相关的脑脊液标志物如 Aβ42、t-Tau 和 p-Tau 可资鉴别表现为 CBS 的阿尔茨海默病[16]；神经丝轻链蛋白浓度显著升高常见于进行性核上性麻痹、多系统萎缩等[17]。可溶性 α、β 淀粉样前体蛋白和 YKL-40 的升高可将 CBS 和帕金森病进行鉴别[18]。

2. 脑磁共振成像检查

结构磁共振多表现为不对称性额、顶叶皮质萎缩及侧脑室扩大，萎缩以额叶后部或顶叶上部为主[19]。以认知功能障碍起病的患者，常呈双侧皮质萎缩，额、颞叶受累为主（图 3-4），脑干结构相对保留，苍白球部位可能会出现 T2 序列的高信号改变。萎缩区域相邻的白质、胼胝体中部、纹状体、丘脑和颞叶也受累，运动前区、运动皮质及纹状体的萎缩与临床上的失用有关，而顶叶、运动前区和扣带回的萎缩与异己肢现象有关。DTI 序列可发现不对称性的纤维变性，包括额顶叶、顶叶内侧联络纤维、胼胝体和皮质脊髓束等[20]。

3. 同位素检查

FDG-PET 可发现不对称性代谢减低，以运动前

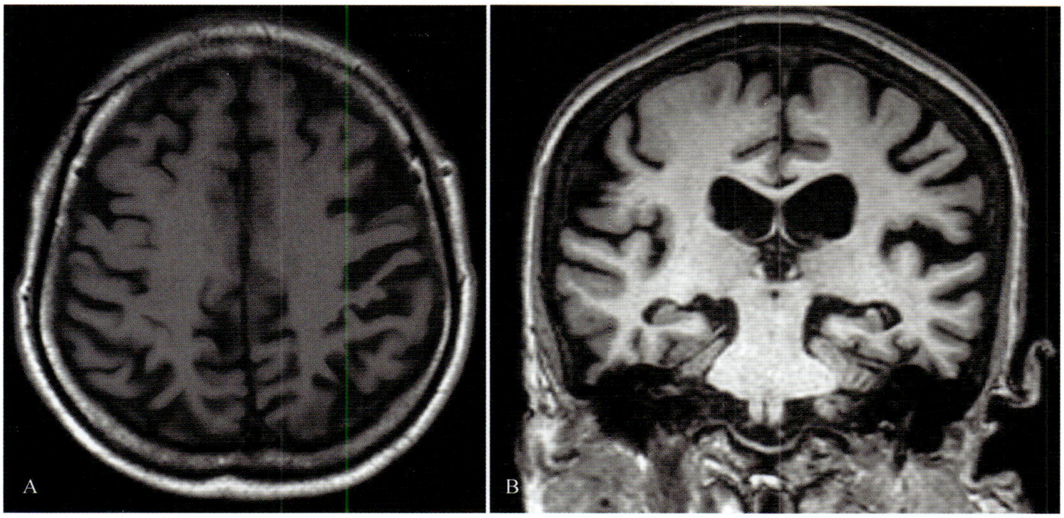

图 3-4 A，T1 横断面可见双侧额叶、顶叶萎缩，左侧更明显，呈现不对称萎缩。B，T1 冠状位可见左侧额叶后部大脑半球明显萎缩

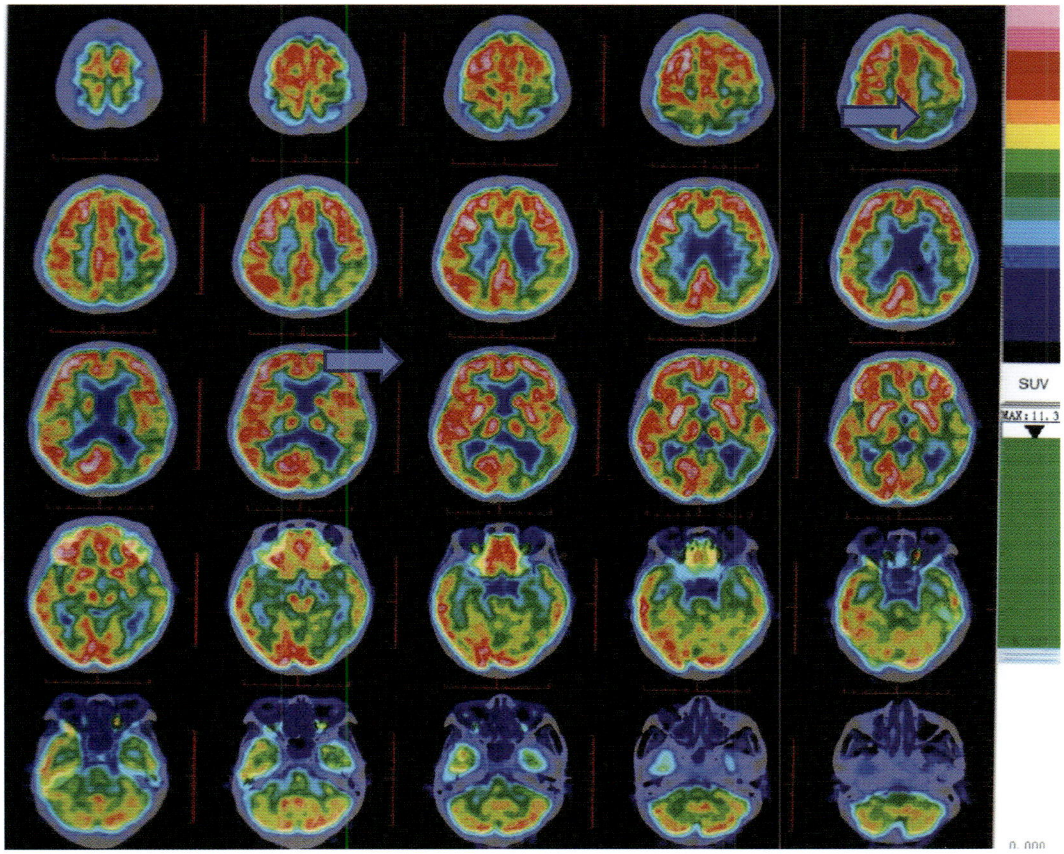

图 3-5 皮质基底节综合征患者的 FDG-PET，可见双侧额叶后部、顶叶前部代谢减低，左侧更明显

区外侧、辅助运动区、运动皮质、前额叶、上顶叶、纹状体和丘脑等部位为主（图 3-5）。这些代谢减低区对应头部磁共振结构影像上的脑萎缩区域[21]。不同于阿尔茨海默病的代谢减低主要存在于中央后回、下部颞叶，而基底节无明显代谢减低，进行性核上性麻痹的代谢减低区主要存在于前部扣带回、尾状核头[22]。FDG-PET 对 CBD 的诊断具有一定的预测价值。

大多数 CBD 患者 SPECT 或 PET-CT 多巴胺能显像可发现尾状核和壳核的不对称性突触前膜功能

下降，少部分患者的显像正常[23]。突触后膜的D2受体显像则很少下降，与进行性核上性麻痹患者不同。应用［18F］Flortaucipir、［18F］THK-5351、［11C］PBB3等示踪剂均可辅助发现CBS患者是否存在病理性Tau蛋白的沉积[24]。有异常沉积的主要表现为不对称性的中央前回、中央后回、顶叶、壳核、苍白球等部位的示踪剂摄取增加，以临床症状明显的肢体对侧摄取增加更明显。利用THK-5351显像，尸检发现THK-5351可以与Tau蛋白结合，也有同样的作用[25]。11C-PBB3 PET研究发现，CBS的前额叶背外侧摄取明显多于进行性核上性麻痹，后者的中脑、丘脑摄取明显多于CBD[26]。

【诊断】

2013年之前的CBD诊断标准敏感性和特异都较低，主要反映的是CBS临床表型，仅能在25%~56%的病例中预测为CBD病变[9,27]。2013年提出的新诊断标准是第一个纳入CBS以外临床表型的诊断标准，在这一版诊断标准中将CBS的诊断分为："很可能的CBS临床标准"和"可能的CBS临床标准"（表3-6）。很可能的CBS标准有更高的特异性，最大限度地减少误诊为CBS以外的其他疾病可能。而可能的CBS标准有更高的灵敏度，包括CBS之外的CBD病变相关的临床表型[9]。在此基础上可以再细分CBS为3个亚型。对于可能的CBS诊断，不需要发病年龄，可以有阳性家族史或已知的Tau蛋白基因突变。

表3-6　皮质基底节综合征诊断标准

	运动特征	高级皮质损害特征
很可能的CBS	不对称，以下3项中2项表现： 1. 肢体强直或运动减少 2. 肢体肌张力障碍 3. 肢体肌阵挛	+以下3项中的2项表现： 1. 失用（肢体或口颊部） 2. 皮质感觉缺失 3. 异己肢现象
可能的CBS	对称性，以下3项中的1项： 1. 肢体强直或运动减少 2. 肢体肌张力障碍 3. 肢体肌阵挛	+以下3项中的1项表现： 1. 失用（肢体或口颊部） 2. 皮质感觉缺失 3. 异己肢现象

CBD的诊断也分为很可能的CBD和可能的CBD（表3-7）。

表3-7　皮质基底节变性的诊断标准

	很可能的CBD	可能的CBD
起病年龄（岁）	≥50	无最小年龄限制
家族史	排除标准	允许存在
允许的临床表型	（1）很可能的CBS （2）FBS或NAV+至少一项CBS特征	（1）可能的CBS （2）FBS或NAV （3）PSPS+至少一项肢体强直或运动减少
Tau的基因致病突变	排除标准	允许存在

注：FBS：额叶行为空间障碍；NAV：非流利性/失语法性；PSPS：进行性核上性麻痹综合征

【鉴别诊断】

在诊断CBD时，需要首先排除下列疾病：①路易体病，经典4 Hz帕金森病静止性震颤，显著且持续地对左旋多巴治疗反应或出现幻觉；②多系统萎缩，存在明显的自主神经功能障碍或明显的小脑体征；③进行性原发性失语；④MRI提示局灶性结构性病变；⑤Tau、TDP-43、FUS等基因突变；⑥包括阿尔茨海默病等其他变性疾病。

1. 路易体痴呆

本病主要表现为进行性痴呆、左旋多巴抵抗的帕金森综合征、早期出现视幻觉、波动性注意力和意识改变等，伴有快速眼动睡眠行为障碍、体位性低血压等表现，较少出现皮质感觉障碍、失用、异己肢和肌阵挛等，与CBD不同。间碘苄胍闪烁扫描可以发现与帕金森病相似的H/M摄取率下降，FDG-PET可发现扣带回岛征等表现可资鉴别。

2. 多系统萎缩

患者有锥体外系症状、小脑症状和自主神经症状，MRI可见小脑萎缩及脑桥十字征，认知障碍出现在疾病后期。

3. 进行性原发性失语

本病以进行性发展的言语和语言障碍为主要表现，不伴有认知、身体或行为异常，不同于CBD。

4. 帕金森病

本病主要表现为多巴胺能反应良好的运动迟缓、强直、协同运动减少和静止性震颤，双侧肢体多不对称受累，姿势平衡障碍如反复跌倒多在疾病中晚期出现，认知障碍常出现在疾病后期，主要表现为执行功能、注意力障碍，较少出现皮质感觉障碍、失用、异己肢等，伴有嗅觉下降、快速眼动睡眠行为障碍、便秘等非运动症状，通常无肌阵挛表现，头部 MRI、FDG-PET 无不对称性的脑萎缩或代谢减低表现，可与 CBD 鉴别。

5. 进行性核上性麻痹

本病临床上表现为垂直性核上性凝视麻痹、姿势平衡障碍、左旋多巴反应不良的帕金森综合征、额叶认知行为障碍、非流利性失语、冻结步态等，PSP-RS 型、冻结步态型、帕金森型等较易与 CBD 鉴别，但临床上同时有 CBS 表现及部分 PSP 表现的患者进行鉴别极其困难。FDG-PET、Tau-PET 可能对鉴别诊断有一定意义[28]。

6. 后部皮质萎缩

本病以视空间和视知觉障碍为主要表现，出现结构性失用、肢体失用、失算、同时性失认、视觉性共济失调等表现，部分患者叠加 CBS、路易体痴呆的表现等，影像学上通常表现为顶枕叶或颞枕叶萎缩、代谢减低，病理上可见阿尔茨海默病的病理改变，也有路易体痴呆、朊蛋白病等病理类型，不同于 CBD。

【治疗】

目前 CBD 尚无有效的疾病修饰治疗，主要是对症处理。对吞咽障碍、失用、姿势不稳等表现可采用康复治疗，进食障碍患者可采用鼻饲或经皮胃造瘘，晚期患者有卧床等并发症者需进行相应非药物治疗，预防下肢静脉血栓。

左旋多巴对帕金森综合征表现有短暂不持续的作用，如患者可耐受，可给予较大剂量的左旋多巴，如无疗效可逐渐减量[29]。金刚烷胺可用于控制帕金森综合征，但疗效有限且证据多来自于病例报道。单胺氧化酶抑制剂如司来吉兰、多巴胺受体激动剂、抗胆碱药物等的效果也有限。

苯二氮䓬类药物尤其是氯硝西泮对肌阵挛有一定的效果，丙戊酸、加巴喷丁也可用于肌阵挛的对症治疗，但肌阵挛也有可能对药物抵抗。

小样本的研究表明苯二氮䓬类药物、巴氯芬、抗胆碱药物可能对肌张力障碍有效果，也可采用肉毒素治疗控制肌张力障碍[29]。

胆碱酯酶抑制剂和盐酸美金刚对 CBD 相关的痴呆无明确的有效证据，5- 羟色胺再摄取抑制剂如舍曲林、西酞普兰等可用来控制抑郁、焦虑症状[30]。

【病例摘要】

男，67 岁，认知障碍 1 年，四肢活动障碍 6 个月。

患者 1 年前出现反应迟钝、近记忆力减退、情绪易激动。6 个月前出现走路不稳，频繁向后跌倒，起步、转身困难，逐渐出现双上肢精细动作差，动作缓慢，日常活动如写字、系扣子、穿脱衣服困难。1 个月前四肢活动障碍加重，明显影响日常生活。否认家族遗传病史或类似疾病史。体格检查：神志清楚，地点定向力、近记忆力减退，Luria 试验异常，计算力显著减退，左右失认、手指失认、眼球失用、肢体失用，情绪稍欣快。脑神经：右眼位较左眼高，上视稍受限，可见扫视侵扰，水平、垂直扫视速度减慢。双下肢袜套样痛觉、音叉振动觉减退，右上肢两点辨别觉较左侧差。姿势直立稍后倾，前冲步态，右侧肢体伴随动作减少，右上下肢肌张力障碍伴肌张力增高。四肢轻度运动迟缓，右侧著，后拉试验（+），右下肢腱反射较左侧活跃，吸吮反射（+），强握反射（-），四肢病理征（+）。MMSE 18 分，MoCA 11 分。脑 MRI 可见广泛皮质萎缩，额顶叶著，左侧更明显。双侧半球脑白质病变。^{18}F-FDG-PET/CT：左侧额叶、颞叶、双侧顶叶皮质、左侧丘脑葡萄糖代谢减低。定位诊断：大脑皮质、基底节，周围神经；定性诊断：很可能的皮质基底节变性。病例详细资料见二维码数字资源 3-3。

数字资源 3-3

（孙云闯）

【参考文献】

[1] CONSTANTINIDES VC，PARASKEVAS GP，PARASKEVAS PG，et al. Corticobasal degeneration and corticobasal syndrome：a review. Clin Park Relat Disord，2019，1（1）：66-71.

[2] KOGA S，JOSEPHS KA，AIBA I，et al. Neuropathology and emerging biomarkers in corticobasal syndrome. J Neurol Neurosurg Psychiatry，2022，93（9）：919-929.

[3] REBEIZ JJ，KOLODNY EH，RICHARDSON EP，JR. Corticodentatonigral degeneration with neuronal achromasia：

a progressive disorder of late adult life. Trans Am Neurol Assoc，1967，92（1）：23-26.

[4] GIBB WR，LUTHERT PJ，MARSDEN CD. Corticobasal degeneration. Brain，1989，112（5）：1171-1192.

[5] Case records of the Massachusetts General Hospital. Weekly clinicopathological exercises. Case 38-1985. A 66-year-old man with progressive neurologic deterioration. N Engl J Med，1985，313（12）：739-748.

[6] JOSEPHS KA，PETERSEN RC，KNOPMAN DS，et al. Clinicopathologic analysis of frontotemporal and corticobasal degenerations and PSP. Neurology，2006，66（1）：41-48.

[7] LING H，O'SULLIVAN SS，HOLTON JL，et al. Does corticobasal degeneration exist? A clinicopathological re-evaluation. Brain，2010，133（7）：2045-2057.

[8] ALEXANDER SK，RITTMAN T，XUEREB JH，et al. Validation of the new consensus criteria for the diagnosis of corticobasal degeneration. J Neurol Neurosurg Psychiatry，2014，85（8）：925-929.

[9] ARMSTRONG MJ，LITVAN I，LANG AE，et al. Criteria for the diagnosis of corticobasal degeneration. Neurology，2013，80（5）：496-503.

[10] THOMPSON PD，DAY BL，ROTHWELL JC，et al. The myoclonus in corticobasal degeneration. Evidence for two forms of cortical reflex myoclonus. Brain，1994，117（5）：1197-1207.

[11] VANEK Z，JANKOVIC J. Dystonia in corticobasal degeneration. Mov Disord，2001，16（2）：252-257.

[12] THOMPSON PD. Myoclonus in corticobasal degeneration. Clin Neurosci，1995，3（4）：203-208.

[13] LITVAN I，AGID Y，GOETZ C，et al. Accuracy of the clinical diagnosis of corticobasal degeneration：a clinicopathologic study. Neurology，1997，48（1）：119-125.

[14] JACOBS DH，ADAIR JC，MACAULEY B，et al. Apraxia in corticobasal degeneration. Brain Cogn，1999，40（2）：336-354.

[15] RINNE JO，LEE MS，THOMPSON PD，et al. Corticobasal degeneration. A clinical study of 36 cases. Brain，1994，117（5）：1183-1196.

[16] MAGDALINOU NK，PATERSON RW，SCHOTT JM，et al. A panel of nine cerebrospinal fluid biomarkers may identify patients with atypical parkinsonian syndromes. J Neurol Neurosurg Psychiatry，2015，86（11）：1240-1247.

[17] OLSSON B，PORTELIUS E，CULLEN NC，et al. Association of cerebrospinal fluid neurofilament light protein levels with cognition in patients with dementia，motor neuron disease，and movement disorders. JAMA Neurol，2019，76（3）：318-325.

[18] ALCOLEA D，VILAPLANA E，SUAREZ-CALVET M，et al. CSF sAPPbeta，YKL-40，and neurofilament light in frontotemporal lobar degeneration. Neurology，2017，89（2）：178-188.

[19] GRISOLI M，FETONI V，SAVOIARDO M，et al. MRI in corticobasal degeneration. Eur J Neurol，1995，2（6）：547-552.

[20] WHITWELL JL，SCHWARZ CG，REID RI，et al. Diffusion tensor imaging comparison of progressive supranuclear palsy and corticobasal syndromes. Parkinsonism Relat Disord，2014，20（5）：493-498.

[21] BRAJKOVIC L，KOSTIC V，SOBIC-SARANOVIC D，et al. The utility of FDG-PET in the differential diagnosis of Parkinsonism. Neurol Res，2017，39（8）：675-684.

[22] PARDINI M，HUEY ED，SPINA S，et al. FDG-PET patterns associated with underlying pathology in corticobasal syndrome. Neurology，2019，92（10）：e1121-e1135.

[23] CILIA R，ROSSI C，FROSINI D，et al. Dopamine transporter SPECT imaging in corticobasal syndrome. PLoS One，2011，6（5）：e18301.

[24] GOODHEART AE，LOCASCIO JJ，SAMORE WR，et al. 18F-AV-1451 positron emission tomography in neuropathological substrates of corticobasal syndrome. Brain，2021，144（1）：266-277.

[25] KIKUCHI A，OKAMURA N，HASEGAWA T，et al. In vivo visualization of tau deposits in corticobasal syndrome by 18F-THK5351 PET. Neurology，2016，87（22）：2309-2316.

[26] SCHROTER N，BLAZHENETS G，FRINGS L，et al. Tau imaging in the 4-repeat-tauopathies progressive supranuclear palsy and corticobasal syndrome：a 11c-pyridinyl-butadienyl-benzothiazole 3 PET pilot study. Clin Nucl Med，2020，45（4）：283-287.

[27] RESPONDEK G，GRIMM MJ，PIOT I，et al. Validation of the movement disorder society criteria for the diagnosis of 4-repeat tauopathies. Mov Disord，2020，35（1）：171-176.

[28] BOXER AL，YU JT，GOLBE LI，et al. Advances in progressive supranuclear palsy：new diagnostic criteria，biomarkers，and therapeutic approaches. Lancet Neurol，2017，16（7）：552-563.

[29] KOMPOLITI K，GOETZ CG，BOEVE BF，et al. Clinical presentation and pharmacological therapy in corticobasal degeneration. Arch Neurol，1998，55（7）：957-961.

[30] LAMB R，ROHRER JD，LEES AJ，et al. Progressive supranuclear palsy and corticobasal degeneration：pathophysiology and treatment options. Curr Treat Options Neurol，2016，18（9）：42.

第三节 非流利型原发性进行性失语

【概述】

原发性进行性失语（primary progressive aphasia，PPA）是一种以语言障碍为主要表现的中枢神经系统变性病。19 世纪 90 年代 Pick 和 Serieux 首次描述了一种与左半球额叶和颞叶萎缩相关的进行性语言障碍。此后 Mesulam 等描述了一系列病例，使用了“缓慢进行性失语”一词，后来的研究更名为 PPA。1975 年 Warrington 描述了进行性语义记忆障碍，后来描述为语义性痴呆。20 世纪 90 年代初 Grossman 等描述了不同形式的进行性语言障碍，称为进行性非流利性失语。在大约 20 年的时间里，PPA 病例通常被归类为语义性痴呆或进行性非流利性失语症，或者在一些研究中被分类为“流利”和“不流利”。有一些 PPA 病例似乎不符合二分类法，Gorno-Tempini 等对第三种临床亚型进行了经验描述，并将其称为少词型进行性失语。至今有 3 种 PPA，分别是非流利型原发性进行性失语（non-fluent variant PPA，nfvPPA）、语义变异型原发性进行性失语（semantic variant PPA，svPPA）以及少词型原发进行性失语（logopenic variant PPA，lvPPA）[1]，前两种属于额颞叶痴呆（frontotemporal dementia，FTD），最后一种归类为非典型阿尔茨海默病。

PPA 是一种临床综合征，具有不同的神经病理基础，nfvPPA 和 svPPA 的大脑神经元出现 Tau 蛋白阳性、泛素 /TDP43 阳性包涵体[2]，nfvPPA 主要与 Tau 蛋白阳性病理改变有关，svPPA 主要与泛素阳性和 TDP43 阳性的病理改变有关。lvPPA 与大脑出现类淀粉蛋白沉积的继发性 Tau 蛋白沉积有关。在过去的 10 年中，PPA 遗传学领域取得了重大进展。发现一些 PPA 以常染色体显性方式遗传，这些患者中的大多数都有原颗粒蛋白（GRN）基因突变，个别具有常染色体显性遗传特点患者，与额颞叶变性（frontotemporal lobe degeneration，FTLD）相关的微管相关蛋白 Tau 基因突变有关。

肌萎缩侧索硬化与 FTD 之间有很强的相关性[3]。10% ~ 15% 的行为变异型 FTD 患者合并肌萎缩侧索硬化[4-6]，nfvPPA 与运动神经元病共病也有报道[7-8]，包括亚洲的患者[9-10]，脑 MRI 表现为颞叶萎缩[10]。在高加索人种国家运动神经元病（motor neuron disease，MND）在所有原发性进行性失语患者中的终生患病率为 6%，其中在 nfvPPA 患者中为 10%，在 svPPA 患者中为 3%[11]，未见运动神经元病在 lvPPA 患者中发生。运动神经元病在 nfvPPA 患者中出现率高于 svPPA 患者，可能是由于前者主要影响额岛区，TDP-43 病变的扩散更容易累及运动皮质，而 svPPA 主要影响颞叶前部，在位置上远离运动皮质[12-13]。在遗传性 nfvPPA 伴 MND 患者中，*TBK1* 和 *TARDBP* 基因突变以及 *C9orf72* 基因重复扩增是常见的原因[11,14]。

【临床表现】

nfvPPA 多于老年前期发病，起病隐袭，持续进展，语言产生中的语法缺失及说话费力是核心症状[15]。语法缺失表现为句子常由简单的词语组成，缺乏语法结构，句子短或只说关键词，呈“电报式语言”，语速慢，语量少，而且常出现语音和语调错误。患者对语法复杂的句子理解障碍，比如被动句、主动句、比较句、修饰从句等（如，那辆被卡车撞了的汽车是绿色的）。单词的理解及语义知识在 nfvPPA 患者中相对保留。

nfvPPA-MND 患者中 PPA 首先发病居多（65.4%）。nfvPPA 先发病的患者一般在 24 个月内出现 MND 表现，MND 先发病的患者，在 12 个月内出现 PPA。nfvPPA 合并 MND 的运动症状与经典 MND 的临床表现相似。经典型 MND 最常见（70.2%），其次是主要合并上运动神经元损害的表型（25.5%），只有个别患者（2.1%）表现为下运动神经元为主的损害表型。对于以 MND 为主的患者，运动外皮质损害的表现更多。延髓体征的终生患病率非常高（88.3%），以延髓起病的 MND 的比例为 56%，延髓受累在 MND-FTD 是出现认知缺陷的风险因素，球麻痹与语言障碍相关。锥体外系症状 / 综合征在 PPA-MND 中的患病率（16.4%）类似于变异型 FTD（22.7%），低于 PPA 的患病率（40%）。

【辅助检查】

临床上考虑到 nfvPPA-MND 后，需要通过脑 MRI 及 ^{18}F-FDG PET 检查确定大脑病变的特点，进行语言功能评估语言缺陷模式，电生理检查识别下运动神经元病变，脑脊液检查排除具有类似临床表现的疾病，进行基因检测确定是否和遗传基因突变有关。

1. 神经心理学评估

蒙特利尔认知评估量表及简易精神状态检查量表可用做患者整体认知功能的评估。更详细的语言功能评估包括对运动性语言、语法、命名、复述、单词理解、朗读、书写等功能进行评定，对失语症严重程度进行分级。还需要对其他认知域包括记忆力、执行功能、视空间、注意力等进行评估。额叶行为问卷和神经精神问卷等可用于患者神经精神症状的评估。日常生活自理能力和残疾程度评估可使用改良 Rankin 评分、Bathel 指数进行评估。这些检查可以协助确定 PPA 的类型以及伴随的 FTD 的严重程度。

2. 电生理检查

对疑似合并 MND 的患者采用电生理检查，以确认临床受累区域为下运动神经元病变，并发现在临床未受累区域也存在下运动神经元病变。电生理检查包括上下肢的运动和感觉传导检查，以及对上下肢、中段胸脊柱旁区域和延髓支配区域的多块肌肉进行针极肌电图检查。可以发现肢体肌肉存在广泛的神经源性损害。

3. 影像学检查

nfvPPA 影像学最具特征性的改变为左侧额叶后部、岛叶非对称性的萎缩和代谢减低（图 3-6）。随病情的进展，颞顶叶和对侧大脑也出现萎缩和低代谢特征。合并 MND 患者的神经影像学检查除了显示额叶和颞叶典型萎缩模式外，还有前运动区和中央前回萎缩。

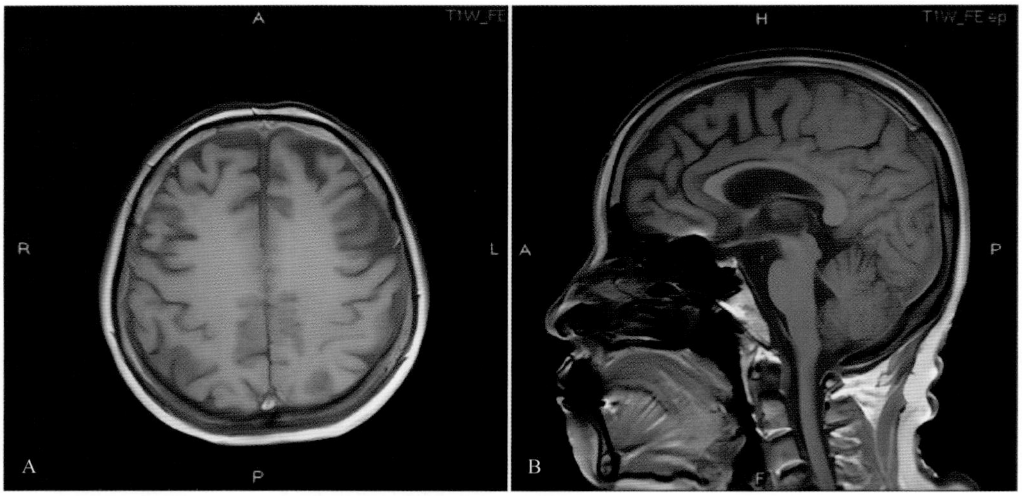

图 3-6 脑 MRI：A，轴位示双侧额叶萎缩。B，矢状位示左侧重于右侧

4. 基因检测

对于 nfvPPA 合并 MND 的患者可进行基因检测，在遗传性 PPA-MND 患者中，*TBK1* 是最常见的突变基因（41.2%），该基因突变显示出广泛的表型异质性，包括 nfvPPA、MND 和非典型帕金森症。*TARDBP* 基因的 C 末端错义突变在 PPA-MND 中也比较多（29.4%）。代表 MND-FTD 谱主要突变基因的是 C9orf72，但比例不高。其他基因突变，如 *GRN*、*OPTN*、*FIG4* 和 *SQSTM1*，在 PPA-MND 中非常罕见或偶然发现。

【诊断】

当患者出现了 PPA 的临床表现以及 MND 的临床表现，首先对照国际专家共识于 2011 年建立的 PPA 临床诊断标准[15]。PPA 的诊断需要具备以下全部特征：①语言障碍是临床最突出的特征；②语言障碍是妨碍日常活动能力的主要原因；③失语是起病及病程初期的最突出症状。以下 4 点为排除标准：①非神经系统变性疾病或其他疾病能更好地解释临床症状；②精神疾病能更好地解释临床症状；③始发突出的情景记忆、视觉记忆、视空间障碍；④始发突出的行为异常。确诊为 PPA 后进一步进行 nfvPPA 的诊断。

根据语言障碍特征是否符合 nfvPPA 的特点进行“临床 nfvPPA”诊断；之后进行影像学检查（结构影像或 PET），根据影像特征进行“有影像学结果支持的 nfvPPA”诊断；最后，可行基因或病理检查，达到“有病理证据支持的 nfvPPA”诊断，诊断标准见表 3-8。

表 3-8 非流利型原发性进行性失语诊断标准

一、nfvPPA 的临床诊断，至少具有下列核心特征之一 1. 语言生成中的语法缺失 2. 说话费力、断断续续、带有不一致的语音错误和失真（言语失用） 3. 至少具有下列其他特征中的 2 个及以上： a. 对语法较复杂句子的理解障碍 b. 对单个词汇的理解保留 c. 对客体的语义知识保留
二、有影像学检查支持的 nfvPPA 的诊断： 1. 符合 nfvPPA 的临床诊断 2. 影像学检查必须至少具有以下结果中的 1 个或以上： a. MRI 显示明显的左侧额叶后部和岛叶萎缩 b. SPECT 或 PET 显示明显的左侧额叶后部和岛叶低灌注或代谢低下
三、具有明确病理证据的 nfvPPA 1. 符合 nfvPPA 的临床诊断 2. 组织病理学证据（例如，FTLD-tau、FTLD-TDP）AD 相关的病理改变） 3. 存在已知的致病基因突变

对患者出现的肢体无力等运动症状，需要考虑是否合并了 MND。目前尚无针对 nfvPPA-MND 统一的诊断标准，多采用同时符合 nfvPPA 和 MND 各自诊断标准进行疾病诊断。根据 2012 年中国肌萎缩侧索硬化诊断和治疗指南，ALS 诊断的基本条件包括以下 4 点[16]：①病情进行性发展；②临床、神经电生理或病理检查证实有下运动神经元受累的证据；③临床体检证实有上运动神经元受累的证据；④排除其他疾病。临床确诊的肌萎缩侧索硬化，需要 4 个区域中至少 3 个区域同时存在上下运动神经元受累的证据；临床拟诊的 MND，需要 4 个区域中至少 2 个同时存在上下运动神经元受累的证据；临床可能的 MND，仅 1 个区域同时存在上下运动神经元受累的证据，或者在 2 个或 2 个以上区域仅有上运动神经元受累的证据。

【鉴别诊断】

在疾病的发展过程中 65.6% 的患者符合另一种神经退行性综合征的诊断标准，即 PPA 叠加综合征。从临床起病到 PPA 叠加其他疾病的中位时间是 5 年。部分 nfvPPA 患者发展为非典型帕金森综合征，表现为进行性核上性麻痹、皮质-基底节综合征，携带 *C9orf72* 基因突变出现 MND 的临床表现。nfvPPA 叠加 MND 需要与 PPA 的其他亚型以及其他变性病导致的语言障碍进行鉴别。

（一）与原发性进行性失语的其他亚型鉴别

1. 语义变异型原发性进行性失语

该病核心症状是命名障碍和单个词的理解障碍，而语言流利性、复述、语法功能保留。影像学最具特征性的改变为左侧颞叶前部非对称性的萎缩和代谢减低，个别患者以右侧颞极萎缩为主。

2. 少词型原发进行性失语

该病语言障碍的特征主要是自发语言和命名中的单个词提取障碍，患者找词困难突出，因找词困难常停顿，但句子完整，没有明显的语法缺失。句子和短语复述障碍明显，常有语音错误。而命名和单个词汇的理解保留。影像学显示左侧外侧裂后或顶叶为主的萎缩或低代谢。

（二）和 MND 的鉴别

孤立的上肢运动体征。鉴别诊断包括压迫性脊髓病、遗传性痉挛截瘫、肾上腺脊髓神经病以及脑腱黄瘤病。神经丛病变、慢性炎症性多神经根神经病以及多灶性运动性、中毒性、感染性或代谢性神经病或肌病包括遗传性包涵体肌病（见包涵体肌病伴 Paget 骨病和 / 或 FTD）。需要结合神经电生理和肌肉病理检查进行分析。

【治疗】

PPA 管理的基石仍然是多学科护理，对患者满意度有积极影响。痉挛可以用巴氯芬、替扎尼定、大麻素和肌肉拉伸来治疗，流涎可以用抗胆碱能药物（阿米替林、格列普罗溴铵和奥昔布宁）和唾液腺注射肉毒杆菌毒素来治疗。肌肉痉挛可能对镁补充剂、硫酸奎宁、加巴喷丁或卡马西平有反应。阿米替林，苯二氮䓬类和右美沙芬 / 硫酸奎尼丁，可用于情绪不稳定的情况。改变饮食有助于改善营养，如果热量摄入不足或吞咽困难，可以进行胃造瘘。无创呼吸机是呼吸功能不全患者首选的延长生命的治疗方法。在所有疾病阶段，都应考虑患者的个人意愿，并应及早启动护理计划。

治疗主要包括语言训练、神经调控和药物治疗三种方式[17-18]。语言训练包括物体描述、句子生成、看图说话等。神经调控治疗包括经颅直流电刺激和重复经颅磁刺激。对 nfvPPA 的研究发现语言训练联合神经调控效果明显好于单独语言训练组。但是仅接受调控治疗的患者未见明显疗效，需联合进行语言训练。美金刚的安全性和耐受性较好，对改善语言功能障碍可能有效。

针对合并MND的患者，治疗可选用利鲁唑、依达拉奉等延缓病情进展的药物。在大多数欧洲国家，利鲁唑50 mg，每日2次，具有抗谷氨酸能作用，使患者的平均生存期延长3～6个月。最常见的副作用包括恶心、腹泻、疲劳、头晕和肝脏问题。自由基清除剂依达拉奉在MND中得到了研究，每日静脉注射依达拉奉60 mg，每月持续2周的ALSFRS-R评分在治疗6个月后的降幅明显较小。口服酪氨酸激酶抑制剂Masitinib，至少在典型疾病进展的患者中有积极效果。

【病例摘要】

女，56岁，言语障碍和性格改变7个月，双上肢无力5个月。

患者7个月前无明显诱因出现言语困难，表现为语速减慢、语言不流利，说话常卷舌，偶有发音错误和找词困难。性格较之前更加固执，易发脾气；对家人的关心减少、较前淡漠，不愿意操持家务。伴记忆力轻度下降，偶有忘记放置物品的位置，记不清几天前做过的事情。5个月前逐渐出现双上肢无力，表现为双手系扣子费力，用筷子夹菜困难。体格检查：近记忆力减退，远记忆力正常，语言欠流畅、说话句子短，个别字词发音错误，计算力减退。右侧软腭上抬稍差，舌肌萎缩伴纤颤，下颌反射阳性，颈屈及双侧转颈4级。四肢感觉无异常。双上肢肌力3～4级，双侧夹纸试验阳性，双下肢肌力5级，四肢肌张力正常，双手大鱼际肌与第一骨间肌萎缩。双上肢腱反射对称性减低，双侧膝反射亢进，双侧掌颌反射阳性、四肢病理反射未引出。简易精神状态检查量表28分，蒙特利尔认知评估量表24分，神经精神问卷2分。肌电图提示广泛神经源性损害，脑MRI显示双侧额叶后部萎缩，左侧重于右侧，^{18}F-FDG PET提示双侧额颞叶为主葡萄糖代谢重度减低，左侧重于右侧。定位诊断：大脑皮质及上下运动神经元；定性诊断：nfvPPA-MND。病例详细资料见二维码数字资源3-4。

数字资源 3-4

（鹿媛媛）

【参考文献】

［1］KNIBB JA，WOOLLAMS AM，HODGES JR，et al. Making sense of progressive non-fluent aphasia：an analysis of conversational speech. Brain，2009，132（10）：2734-2746.

［2］MANN DMA，SNOWDEN JS. Frontotemporal lobar degeneration：pathogenesis，pathology and pathways to phenotype. Brain Pathol，2017，27（6）：723-736.

［3］LOMEN-HOERTH C，ANDERSON T，MILLER B. The overlap of amyotrophic lateral sclerosis and frontotemporal dementia. Neurology，2002，59（7）：1077-1079.

［4］EMMA DEVENNEY，STEVE VUCIC，JOHN R HODGES，et al. Motor neuron disease-frontotemporal dementia：a clinical continuum. Expert Review of Neurotherapeutics，2015，15（5）：509-522.

［5］CORTÉS-VICENTE E，TURON-SANS J，GELPI E. Distinct clinical features and outcomes in motor neuron disease associated with behavioural variant frontotemporal dementia. Dement Geriatr-Cogn Disord，2018，45（3-4）：220-231.

［6］BURRELL JR，KIERNAN MC，VUCIC S，HODGES JR. Motor neuron dysfunction in frontotemporal dementia. Brain，2011，134：2582-2594.

［7］VINCETI G，OLNEY N，MANDELLI ML. Primary progressive aphasia and the FTD-MND spectrum disorders：clinical，pathological，and neuroimaging correlates. Amyotroph Lateral Scler Frontotemporal Degener，2019，20（3-4）：146-158.

［8］VAN LANGENHOVE T，PIGUET O，BURRELL JR. Predicting development of amyotrophic lateral sclerosis in frontotemporal dementia. J Alzheimers Dis，2017，58（1）：163-170.

［9］崔博，崔丽英，高晶，等. 肌萎缩侧索硬化合并额颞叶变性的临床、影像与遗传学特点. 中华神经科杂志，2016，（2）：87-92.

［10］贺瑜，吴运江，刘芳，等. 进行性非流利性失语症伴运动神经元病误诊为脑梗死1例. 贵州医科大学学报，2018，43（3）：370-372.

［11］AIELLO EN，FEROLDI S，DE LUCA G，et al. Primary progressive aphasia and motor neuron disease：a review. Front Aging Neurosci，2022，14：1003792.

［12］BRAAK H，BRETTSCHNEIDER J，LUDOLPH AC，et al. Amyotrophic lateral sclerosis—a model of corticofugal axonal spread. Nat Rev Neurol，2013，9（12）：708-714.

［13］BRETTSCHNEIDER J，DEL TREDICI K，TOLEDO JB，et al. Stages of pTDP-43 pathology in amyotrophic lateral sclerosis. Ann Neurol，2013，74（1）：20-38.

［14］TAN RH，GUENNEWIG B，DOBSON-STONE C，et al.

The underacknowledged PPA-ALS. Neurology，2019，92（12）：e1354-e1366.

[15] GORNO-TEMPINI ML，HILLIS A E，WEINTRAUB S，et al. Classification of primary progressive aphasia and its variants. Neurology，2011，76（11）：1006-1014.

[16] 中华医学会神经病学分会肌电图与临床神经电生理学组，中华医学会神经病学分会神经肌肉病学组. 中国肌萎缩侧索硬化诊断和治疗指南. 中华神经科杂志，2012，45（7）：531-533.

[17] COTELLI M，MANENTI R，PETESI M，et al. Treatment of primary progressive aphasias by transcranial direct current stimulation combined with language training. Journal of Alzheimer's Disease，2014，39（4）：799-808.

[18] PAGNONI I，GOBBI E，PREMI E，et al. Language training for oral and written naming impairment in primary progressive aphasia：a review. Transl Neurodegener，2021，10（1）：24.

第四章 罕见 α- 突触核蛋白病

纯自主神经功能衰竭、帕金森病、路易体痴呆和多系统萎缩是以 α- 突触核蛋白沉积为特征的神经退行性疾病。这些疾病在 α- 突触核蛋白沉积模式上有所不同。帕金森病和路易体痴呆的特征是 α- 突触核蛋白沉积在神经元形成路易体，而多系统萎缩的特征是 α- 突触核蛋白沉积在胶质细胞形成包涵体。纯自主神经功能衰竭的定义是基于慢性神经源性直立性低血压。无论生物标志物提示为路易体或非路易体病，一些对纯自主神经功能衰竭病例的尸检研究发现了交感神经节、远端交感神经和中枢结构中的路易体沉积。

α- 突触核蛋白首先是从电鳗鱼的电器官中胆碱能小泡分离出来。这项具有里程碑意义的研究中使用抗体检测到了突触前水平和核膜上 α- 突触核蛋白的表达，这是命名为“突触核蛋白”的原因。α- 突触核蛋白是一种由 140 个氨基酸残基组成的小蛋白，在神经递质的释放和促进瞬时突触小泡融合方面发挥作用。自从阿尔茨海默病的淀粉样斑块中分离出 α- 突触核蛋白后，人们首次怀疑它与神经退行性疾病有关。1997 年，Polymeropoulos 及其同事发现 *SNCA* 基因在一个意大利裔美国家庭早发性帕金森病患者中发生突变，并经尸检证实为路易病。后来发现特发性帕金森病患者黑质中的路易小体和路易神经突起对 α- 突触核蛋白呈强免疫反应。这些发现将帕金森病和路易体痴呆定义为 α- 突触核蛋白病。

错误折叠的 α- 突触核蛋白被邻近神经元摄取，形成神经元胞质和（或）核包涵体。自主神经系统功能障碍是 α- 突触核蛋白病的临床特征，但在不同的疾病中，其频率、严重程度和模式各不相同。心血管肾上腺素能衰竭——以神经源性直立性低血压为特征，见于所有纯自主神经功能衰竭患者和大多数多系统萎缩患者，而它出现在 30% ~ 60% 的帕金森病和路易体痴呆患者中。α- 突触核蛋白病的自主神经功能障碍可发生在所有疾病阶段，不仅限于心血管自主神经系统，还涉及体温调节、泌尿生殖和胃肠系统。α- 突触核蛋白病的另一个特征是发生快速眼动睡眠行为障碍，通常先于运动特征发生。

α- 突触核蛋白病的不同亚型具有各自的特点。多系统萎缩主要是一种少突胶质细胞病，临床特征为以运动受累为主的帕金森病型或小脑性共济失调型或自主神经功能衰竭。在路易体痴呆和帕金森病中，基底节中的多巴胺耗竭会导致帕金森症状，如运动迟缓。确定不同的基底节功能障碍模型，可能有助于概念化帕金森病和路易体痴呆的运动症状；这些模型没有考虑不同病理生理过程之间的复杂相互作用。对不同的 α- 突触核蛋白病的准确诊断具有挑战性，帕金森亚型的多系统萎缩和帕金森病有许多共同的临床特征，仅依靠非对称性帕金森综合征症状或左旋多巴的反应对于鉴别诊断的准确性比较差。纯自主神经功能衰竭的运动功能障碍很轻，表明转化为帕金森病 / 路易体痴呆或多系统萎缩的风险较高。突出的表型是节后自主神经衰竭，神经元去甲肾上腺素生物合成受损，心肌去甲肾上腺素含量降低。

第一节 遗传性帕金森病

【概述】

帕金森病（Parkinson disease，PD）是一种复杂的神经退行性疾病。主要病理特征是黑质致密部多巴胺能神经元变性，在残存的神经元内出现路易小体，其内含有错误折叠的 α- 突触核蛋白。年龄是 PD 最重要的风险因素，遗传和环境也被认为影响该病发病和疾病进展[1]。5% ~ 10% 的 PD 患者符合孟德尔单基因遗传方式，早发型 PD 患者中遗传基因变异更常见，超过 10% 发病年龄＜ 45 岁的 PD 患者符合单基因遗传；如果发病年龄＜ 30 岁，该数字为 40%[2]。

1997 年 Polymeropoulos 等首次报道 α-突触核蛋白基因变异导致显性遗传性 PD，开创了遗传性 PD 的研究历史[3]。1 年后 Kitada T 等首次报道了 E3 泛素蛋白连接酶（*Parkin*）基因变异导致的隐性遗传性 PD[4]。截至目前，已发现 20 多种 PD 相关的基因变异，包括常染色体隐性遗传、常染色体显性遗传和 X 连锁遗传基因（*SNCA*、*PRKN*、*UCHL1*、*DJ-1*、*LRRK2*、*PINK1*、*POLG*、*HTRA2*、*ATP13A2*、*FBXO7*、*GIGYF2*、*GBA*、*PLA2G6*、*EIF4G1*、*VPS35*、*DNAJC6*、*SYNJ1*、*DNAJC13*、*TMEM230*、*VPS13C* 和 *LRP10*）。全基因组关联分析确定了 90 个独立的相关风险变异位点。虽然遗传性 PD 仅占很小一部分，但是近几年 PD 遗传研究仍是国内外的研究热点之一，通过测序技术，鉴定出致病基因，明确诊断特殊类型的 PD，可为家族遗传性 PD 提供遗传咨询，有助于深入理解 PD 病理生理机制和开发特异的基因靶向治疗药物[5]。国外不同的队列研究应用靶向测序或全外显子测序相继报道了不同人群的 PD 遗传谱系。近期，国内研究团队也绘制了中国大陆散发型早发型 PD 以及家族性 PD 患者的遗传谱系[8]。

遗传性和特发性 PD 有共同的分子发病机制，导致神经元或胶质细胞内 α-突触核蛋白聚集、蛋白水解途径功能破坏、氧化应激增加、线粒体功能障碍和神经递质的减少[5]。不同的致病基因通过多个分子途径参与 PD 的发病，包括囊泡运输、溶酶体蛋白分解功能和线粒体稳态通路改变。富含亮氨酸的重复激酶 2（Leucine-rich repeat kinase 2，LRRK2）主要作用于囊泡运输途径；*VPS35* 和 *PLA2G6* 与逆向运输蛋白的功能相关；β-葡萄糖脑苷脂酶（Glucocerebrosidase，GBA）的基因及 *ATP13A2* 基因突变主要影响溶酶体功能；*PRKN*、*PINK1*、*FBXO7*、*DJ-1* 以及 *VPS13C* 为线粒体相关基因，其中 PINK1/PRKN 轴调控线粒体的稳态和自噬，VPS13C 功能丧失将导致 PINK1/PRKN 介导的自噬增加[10]。遗传性 PD 和散发性 PD 的病理主要为多巴胺能神经元减少和路易小体形成（图 4-1）。*PRKN* 基因变异的 PD 患者路易小体少见，尸检病理研究显示黑质致密部神经元丢失和胶质细胞增生，多数患者脑内神经元出现路易小体，个别患者仅在蓝斑和迷走神经背核有路易小体，而黑质却无路易小体[11]。

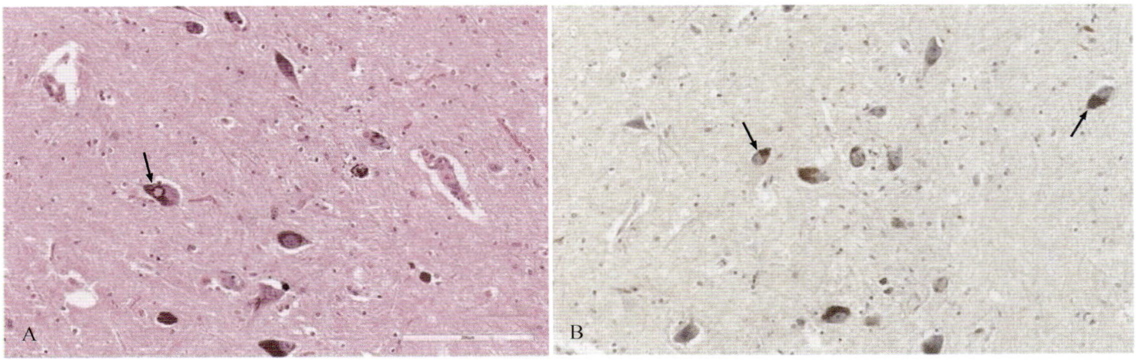

图 4-1 A，黑质神经元内路易小体。B，路易小体含有 α-突触核蛋白（国家发育和功能人脑组织资源库吴薇博士提供）

【临床表现】

遗传性 PD 的临床表型具有异质性，可表现为特发 PD 样症状、青年起病的帕金森症，其中导致早发型 PD 的基因包括 *PRKN*、*DJ-1*、*PINK1*、*FBXO7*、*LRRK2*、*PLA2G6* 等。导致不典型 PD 的基因包括 *POLG*、*ATP13A2*、*DNAJC13*、*DNAJC6*、*SYNJ1*、*VPS13C* 等。临床表现亦可叠加单纯或复杂的非典型运动和非运动症状。即使同一基因甚至同一家系，临床症状包括发病年龄、疾病进展也存在差异。除了单基因的作用，也可能由多种基因变异相关作用和（或）基因变异基础上环境因素共同作用[12]。不同基因变异导致的 PD 临床表型存在明显差异（表 4-1）。

典型的单基因遗传 PD 表现为特发 PD 的运动症状和非运动症状，主要的运动症状包括运动迟缓、静止性震颤、肌强直和姿势不稳，非运动症状包括嗅觉减退、便秘、快速眼动睡眠行为障碍、情绪障碍、体位性低血压等。非典型遗传性 PD 可叠加锥体束征、肌张力障碍、精神症状、共济失调、癫痫、肌阵挛、眼球活动障碍[2]；多数基因变异患者对左旋多巴反应好，个别基因变异患者反应差[21]。

表 4-1　不同基因突变遗传性 PD 的临床特点

基因	临床特点
SNCA	出现非典型症状，认知障碍、抑郁、幻觉、RBD、自主神经功能障碍较常见。三倍体变异的患者比二倍体变异的患者更严重[13]。对左旋多巴反应良好，但是疾病进展相对较快[14]。
LRRK2	是 PD 最常见的常染色体显性遗传致病基因。与特发性 PD 难以区分，但其嗅觉减退、RBD 和其他非运动症状，如直立性低血压、痴呆和幻觉等出现率较低[15]。
PRKN	是 PD 最常见的常染色体隐性遗传致病基因。主要临床特征包括起病早、进展缓慢、双下肢对称起病、常出现肌张力障碍和腱反射亢进以及对左旋多巴反应良好，嗅觉功能多保留[16]。从起病至诊断时间较长[17]。
PINK1	是 PD 第二常见的常染色体隐性遗传基因。表现为典型的运动症状，和 *PRKN* 基因表型相似，发病早、进展慢、常伴有腱反射亢进、对左旋多巴反应良好、左旋多巴诱导的异动症和运动症状波动[18]。
DJ-1	主要特点为起病较早、进展慢、对左旋多巴反应好，常合并局灶性肌张力障碍，运动症状波动和精神症状，尤其是焦虑[19]。
GBA	比特发性 PD 更严重，如发病年龄更早、运动障碍进展更快、认知损害更重、嗅觉减退更严重、自主神经功能和精神障碍更严重以及 RBD 发病率更高[20]。

注：RBD，快速眼动睡眠行为障碍（rapid eye movement sleep behaviour disorder）

【辅助检查】

临床上考虑到该病后，建议行血铜蓝蛋白、脑 MRI 等检查鉴别其他神经变性病，有条件者可进行嗅棒检测、黑质超声、间碘苄胍闪烁扫描和多巴胺能显像，最后进行基因检测明确诊断。

1. 影像学检查

颅脑 MRI 对诊断 PD 价值不大，但特殊的 MRI 征象有助于鉴别诊断，可以发现多系统萎缩的“十字征”，进行性核上性麻痹的“蜂鸟征”，皮质基底节变性的不对称皮质萎缩和脑组织铁沉积神经变性病的苍白球、黑质部位铁沉积。

多巴胺转运体单光子发射计算机断层扫描具有较高的诊断准确率。通过显像评估示踪剂的摄取可显示 PD 患者多巴胺能去神经支配的特征，表现为纹状体多巴胺能摄取减少和不对称摄取，特别是在壳核后部。该检查有助于将 PD 与没有多巴胺能去神经的疾病区分开，但用于鉴别神经变性导致的帕金森综合征价值有限[22]。

2. 基因检测

对有家族史和早发型 PD 患者应用多重连接依赖式探针扩增法检测 PD 相关基因的外显子缺失或重复，包括 *DJ-1*、*ATP13A2*、*PINK1*、*UCHL1*、*SNCA*、*PRKN*、*LRRK2* 和 *GCH1* 基因。

【诊断】

年轻患者出现锥体外系损害，以旧纹状体损害为主，需要考虑到该病的可能性。在诊断中需要注意相当多的患者存在基因的不完全外显性，疾病不会表现出所有的临床特征，在具有相同变异的人和家庭内部，发病年龄、临床表现和进展也可能不同，因为还有其他遗传或环境因素影响疾病过程，也突显了遗传性帕金森病的复杂性。通过基因检测发现致病的基因变异可以明确诊断。

【鉴别诊断】

由于遗传性 PD 的发病年龄跨度很大，而且许多患者存在旧纹状体损害之外的临床表现，因此其鉴别诊断需要按发病年龄分别展开。

1. 晚发型遗传性 PD

需与帕金森叠加综合征或继发性帕金森综合征鉴别，如多系统萎缩、进行性核上性麻痹、路易体痴呆、血管性和药物性帕金森综合征等[23]。还需要与一些罕见但相对重要的神经退行性疾病鉴别，如神经元核内包涵体病、正常颅压脑积水、脆性 X 震颤 / 共济失调综合征等。鉴别诊断要点如下：

（1）多系统萎缩：该病发病晚，缺乏家族遗传史，主要表现为自主神经功能障碍、小脑性共济失调、锥体外系及锥体束征，MRI 检查可见脑桥十字征。对左旋多巴反应差、早期出现严重的自主神经功能障碍以及没有家族史或基因突变是与晚发型遗传性 PD 的鉴别要点。

（2）进行性核上性麻痹：该病发病晚，缺乏家族遗传史，主要表现为垂直性核上性眼外肌麻痹或扫视缓慢、早期反复跌倒及认知功能障碍，MRI 检查可见中脑“蜂鸟征”。核上性眼球活动障碍、中轴性肌强直、左旋多巴抵抗可与晚发型遗传性 PD 鉴别。

（3）路易体痴呆：该病发病晚，缺乏家族遗传史，主要表现为波动性认知功能障碍、生动的视幻觉和帕金森综合征表现。其早期出现认知功能障碍且对抗 PD 药物治疗差，可与晚发型遗传性 PD 鉴别。

（4）特发性震颤：该病发病早，多有阳性家族史。主要表现为姿势性或动作性震颤，通常影响双上肢，大多为对称性，不伴有肌强直、运动迟缓等症状，可与晚发型遗传性PD鉴别。

2. 早发型遗传性PD

需要鉴别多巴反应性肌张力障碍、脊髓小脑共济失调、肝豆状核变性、脑组织铁沉积神经变性病等。所有患者均应行血清铜、铜蓝蛋白、24小时尿铜、角膜K-F环和脑MRI评估。基因检测有助于鉴别，但并非所有患者均能检测出致病变异。鉴别诊断要点如下：

（1）多巴反应性肌张力障碍：该病由于多巴胺合成途径的生化缺陷引起，主要表现为足部肌张力障碍、昼夜波动、对小剂量左旋多巴具有显著和持久疗效，左旋多巴诱导的异动症非常罕见，若患者出现运动症状的波动或明显的异动，伴肌张力高和静止性震颤，需考虑早发型PD。

（2）脊髓小脑共济失调：该病主要表现为下肢共济失调、跌倒、眼震、扫视减慢等，该病的2型可表现为帕金森综合征，左旋多巴治疗有效，PET显像示壳核多巴胺转运蛋白减少[24]，与PD难以区分，需行基因检测鉴别。

（3）肝豆状核变性：神经系统主要表现为扑翼样震颤和构音障碍，也可出现静止性震颤、运动迟缓及其他帕金森病样症状如表情减少等。血铜蓝蛋白降低、角膜K-F环阳性以及头部MRI中脑顶盖T2序列高信号有助于与PD鉴别[25]。

（4）脑组织铁沉积神经变性病：该病由基因突变导致的以锥体外系症状为主，伴有认知障碍、精神行为异常、视神经萎缩或视网膜色素变性等症状，在脑组织特定部位可见异常铁沉积；MRI上因铁离子异常沉积而具有特征性的异常征象有助于其与PD鉴别。

【治疗】

患者的临床管理可参考特发性PD运动症状和非运动症状的治疗，包括药物治疗、脑深部电刺激、非药物干预。

1. 药物治疗

PD运动症状的药物治疗主要基于多巴胺的替代。左旋多巴制剂、多巴胺受体激动剂和单胺氧化酶B抑制剂能有效改善运动症状。对震颤为主的年轻患者，抗胆碱能药物有效。疾病晚期可选择左旋多巴-卡比多巴肠内混悬液治疗[26]。早发型PD患者应首选非麦角类多巴胺受体激动剂、单胺氧化酶B抑制剂或复方左旋多巴＋儿茶酚-O-甲基转移酶抑制剂；若患者由于经济原因不能承受高价格的药物，则可首选金刚烷胺；若因特殊工作之需，力求显著改善运动症状，或出现认知功能减退，可首选复方左旋多巴或儿茶酚-O-甲基转移酶抑制剂。由于左旋多巴制剂会影响骨骼发育，对于青少年及儿童期患者不推荐使用。

2. 脑深部电刺激

脑深部电刺激是治疗进展期PD的重要方法，显著改善患者的运动症状和运动并发症。丘脑底核脑深部电刺激能显著改善*GBA*、*PRKN*、*LRRK2*基因突变患者的运动症状。不同基因型患者UPDRS-Ⅲ评分改善无差异，但多巴胺能药物用量存在差异，*LRRK2*和*PRKN*基因突变患者术后药量减少61%，*GBA*基因突变患者术后药量仅减少22%[27]，且*GBA*基因突变的患者脑深部电刺激术后早期可能出现认知功能下降[28]。因此，遗传性PD患者脑深部电刺激术前需全面评估。

3. 康复锻炼

康复锻炼在PD的各个阶段都很重要，如跑步锻炼，肌肉力量训练，有氧运动，音乐和舞蹈为基础的方法，以及太极拳等。不同的锻炼方法有助于维持或改善运动症状、平衡功能和步态等[23]。

4. 基因治疗

基因治疗的策略主要为恢复多巴胺的合成，增加营养因子的产生，增强溶酶体功能，修饰基底节不同功能核团的相互作用。氨溴索治疗*GBA*基因突变PD患者的研究显示脑脊液中α-突触核蛋白的浓度较前增加，β-葡糖脑苷脂酶活性较前下降，UPDRS-Ⅲ评分较前明显改善，且氨溴索治疗耐受性好，未见严重的不良反应[29]。

【病例摘要】

男，50岁，肢体乏力、僵硬16年。

患者16年前出现双下肢乏力，易疲劳，追公交车时有起步困难，行走费力。11年前下肢乏力明显加重，行走50米即体力不支，躯干和双下肢僵硬感，行走时步距变小。应用小剂量美多芭症状明显改善，后间断口服美多芭，每周1次，每次125 mg。家族中无类似发病者。体格检查：记忆力、计算力正常；嗅觉正常，双眼球上下视活动充分；四肢肌力5级；

左上肢和双下肢肌张力铅管样增高；左手指敲击、手部运动、旋前-旋后运动速度减慢，幅度减小，双足趾敲击和足部拍打速度减慢；四肢腱反射活跃，左下肢 Babinski 征阳性。行走时身体前倾，有双臂连带动作，后拉试验阳性。MDS-UPDRS Ⅲ评分 23 分。定位诊断：黑质纹状体系统，锥体束；定性诊断：帕金森综合征，遗传性可能性大。基因检测明确 *PRKN* 基因致病变异，确诊为早发型 PD。病例详细资料见二维码数字资源 4-1。

数字资源 4-1

（蒋岩岩）

【参考文献】

[1] BLAUWENDRAAT C，NALLS MA，SINGLETON AB. The genetic architecture of Parkinson's disease. The Lancet Neurology，2019，19（2）：170-178.

[2] GUADAGNOLO D，PIANE M，TORRISI MR，et al. Genotype-phenotype correlations in monogenic parkinson disease：a review on clinical and molecular findings. Front Neurol，2021，12：648588.

[3] POLYMEROPOULOS MH，LAVEDAN C，LEROY E，et al. Mutation in the alpha-synuclein gene identified in families with parkinson's disease. Science，1997，276（5321）：2045-2047.

[4] KITADA T，ASAKAWA S，HATTORI N，et al. Mutations in the parkin gene cause autosomal recessive juvenile parkinsonism. Nature，1998，392（6676）：605-608.

[5] BLOEM BR，OKUN MS，KLEIN C. Parkinson's disease. The Lancet，2021，397（10291）：2284-2303.

[6] YOUN J，LEE C，OH E，et al. Genetic variants of PARK genes in korean patients with early-onset parkinson's disease. Neurobiology of Aging，2019，75：224.e9-.e15.

[7] TRINH J，LOHMANN K，BAUMANN H，et al. Utility and implications of exome sequencing in early-onset parkinson's disease. Mov Disord，2019，34（1）：133-137.

[8] ZHAO Y，QIN L，PAN H，et al. The role of genetics in parkinson's disease：a large cohort study in Chinese mainland population. Brain，2020，143（7）：2220-2234.

[9] SHADRINA MI，SLOMINSKY PA，LIMBORSKA SA. Molecular mechanisms of pathogenesis of Parkinson's disease. Int Rev Cell Mol Biol，2010，281：229-266.

[10] VAZQUEZ-VELEZ GE，ZOGHBI HY. Parkinson's disease genetics and pathophysiology. Annu Rev Neurosci，2021，44（1）：87-108.

[11] SEIKE N，YOKOSEKI A，TAKEUCHI R，et al. Genetic variations and neuropathologic features of patients with PRKN mutations. Mov Disord，2021，36（7）：1634-1643.

[12] WITTKE C，PETKOVIC S，DOBRICIC V，et al. Genotype-phenotype relations for the atypical parkinsonism genes：MDSGene systematic review. Mov Disord，2021，36（7）：1499-1510.

[13] KONNO T，ROSS OA，PUSCHMANN A，et al. Autosomal dominant parkinson's disease caused by SNCA duplications. Parkinsonism Relat Disord，2016，22（Suppl 1）：S1-S6.

[14] CHEN Y，GU X，OU R，et al. Evaluating the role of SNCA，LRRK2，and GBA in Chinese patients with early-onset parkinson's disease. Mov Disord，2020，35（11）：2046-2055.

[15] DG H，M F，SS OS，et al. Phenotype，genotype，and worldwide genetic penetrance of LRRK2-associated parkinson's disease：a case-control study. The Lancet Neurology，2008，7（7）：583-590.

[16] LOHMANN E，PERIQUET M，BONIFATI V，et al. How much phenotypic variation can be attributed to parkin genotype? Ann Neurol，2003，54（2）：176-185.

[17] BORSCHE M，BALCK A，KASTEN M，et al. The sooner，the later-delayed diagnosis in parkinson's disease due to parkin mutations. Parkinsonism Relat Disord，2019，65：284-285.

[18] WENG YH，CHOU YH，WU WS，et al. PINK1 mutation in Taiwanese early-onset parkinsonism：clinical，genetic，and dopamine transporter studies. J Neurol，2007，254（10）：1347-1355.

[19] STEPHENSON SE，DJALDETTI R，RAFEHI H，et al. Familial early onset parkinson's disease caused by a homozygous frameshift variant in PARK7：clinical features and literature update. Parkinsonism Relat Disord，2019，64：308-311.

[20] THALER A，GUREVICH T，BAR SHIRA A，et al. A "dose" effect of mutations in the GBA gene on parkinson's disease phenotype. Parkinsonism Relat Disord，2017，36（1）：47-51.

[21] LUNATI A，LESAGE S，BRICE A. The genetic landscape of parkinson's disease. Rev Neurol（Paris），2018，174（9）：628-643.

[22] DE LA FUENTE-FERNÁNDEZ R. Role of DaTSCAN and clinical diagnosis in parkinson disease. Neurology，2012，78（10）：696-701.

[23] BALESTRINO R, SCHAPIRA AHV. Parkinson disease. Eur J Neurol, 2020, 27 (1): 27-42.

[24] YANG L, DONG Y, MA Y, et al. Genetic profile and clinical characteristics of Chinese patients with spinocerebellar ataxia type 2: a multicenter experience over 10 years. Eur J Neurol, 2021, 28 (3): 955-964.

[25] BANDMANN O, WEISS KH, KALER SG. Wilson's disease and other neurological copper disorders. The Lancet Neurology, 2015, 14 (1): 103-113.

[26] FOX SH, KATZENSCHLAGER R, LIM SY, et al. International parkinson and movement disorder society evidence-based medicine review: update on treatments for the motor symptoms of parkinson's disease. Mov Disord, 2018, 33 (8): 1248-1266.

[27] FANG JY, TOLLESON C. The role of deep brain stimulation in parkinson's disease: an overview and update on new developments. Neuropsychiatr Dis Treat, 2017, 13: 723-732.

[28] MANGONE G, BEKADAR S, CORMIER-DEQUAIRE F, et al. Early cognitive decline after bilateral subthalamic deep brain stimulation in Parkinson's disease patients with GBA mutations. Parkinsonism Relat Disord, 2020, 76 (1): 56-62.

[29] MULLIN S, SMITH L, LEE K, et al. Ambroxol for the treatment of patients with parkinson disease with and without glucocerebrosidase gene mutations: a nonrandomized, noncontrolled trial. JAMA Neurol, 2020, 77 (4): 427-434.

第二节 多系统萎缩

【概述】

多系统萎缩（multiple system atrophy，MSA）是一种罕见的散发性神经系统退行性疾病，其主要病理改变是以黑质、基底节、小脑、大脑额叶皮质等部位出现 α- 突触核蛋白沉积形成的少突胶质细胞包涵体[1-2]。因此，MSA 与帕金森病、路易体痴呆、纯自主神经功能衰竭均属于 α- 突触核蛋白病。

1900 年 Joseph Jules Dèjerine 和 André Thomas 描述了一组表现为共济失调、构音障碍、运动迟缓、强直、尿失禁、体位性低血压的患者，神经病理学检查发现橄榄、脑桥和小脑萎缩，具有这些表现的患者称为橄榄桥小脑萎缩[3]；1960 年 G. Milton Shy 和 Glenn Drager 报道了 2 名表现为严重的自主神经受损的成年患者，出现了直立性低血压、尿便障碍、无汗、阳痿，这些患者也有言语不清、协调能力受损以及静止性震颤等表现，神经病理学研究发现不同脑区的神经元丢失和（或）胶质细胞增生，包括尾状核、壳核和苍白球、黑质、橄榄、蓝斑、小脑和脊髓的中间外侧柱。这些以自主神经功能损害为主要表现的患者被称为 Shy-Drager 综合征[4]。1961 年美国神经病学家 Raymond Adams 和比利时神经病理学家 Ludo van Bogaert 和 Henri van der Eeken 发现有些患者脑病理表现为黑质、纹状体、橄榄、小脑变性，称为黑质纹状体变性[5]。1969 年 Graham 和 Oppenheimer 把前人发现的几种疾病合并称为 MSA，几种疾病分别作为该病的不同亚型[6]。

1989 年 Papp、Kahn 和 Lantos 的研究发现该病患者的大脑胶质细胞内存在包涵体（也称为 Papp-Lantos 体），即 MSA 的病理标志物[7]。1997 年 Spillantini 及其同事发现 α- 突触核蛋白是路易体和粗大的路易轴索的主要成分，2006 年发现 α- 突触核蛋白是胶质细胞包涵体的主要成分（图 4-2），从而确定多系统萎缩是一种突触核蛋白病[8-9]。后来的研究在 Shy-Drager 综合征患者没有发现明显的运动症状，因而把该综合征从 MSA 分离出来，成为突触核蛋白病一个单独的类型。

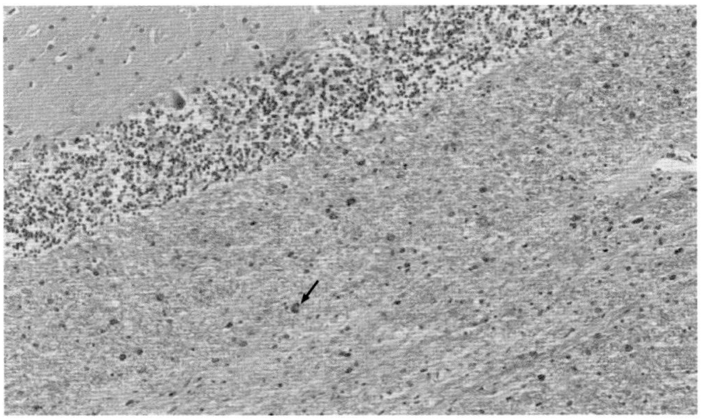

图 4-2 胶质细胞内 α- 突触核蛋白阳性包涵体（箭头所示）（国家发育和功能人脑组织资源库吴薇博士提供）

【临床表现】

MSA为成人起病的神经退行性疾病，隐袭起病，平均发病年龄为54～58岁，也有31岁即发病的MSA患者[10-11]。MSA表现为进行性加重的自主神经功能障碍、帕金森综合征、小脑功能障碍、锥体束征等多个系统损害表现。临床分型上，MSA根据主要的运动特征分为两种类型，即以帕金森综合征为主要表现的MSA-P型和以小脑功能障碍为主要表现的MSA-C型，两种亚型均存在明显的自主神经功能障碍，前者在欧美更多见，而后者在亚洲更多见。

1. 自主神经功能障碍

MSA的自主神经功能障碍主要表现为体位性低血压、泌尿系统功能障碍如尿失禁、男性勃起功能障碍等，其中体位性低血压出现在约75%的患者，泌尿系统功能障碍出现在约83%的患者[12]。体位性低血压患者常表现为站立行走时头部昏沉感，严重的患者可因直立后血压明显降低而发生体位变化后的晕厥及跌倒。泌尿系统功能障碍常出现尿频、尿急、排尿困难、遗尿等表现，严重患者会出现尿潴留、尿失禁或不能自主控制排尿，晚期患者常需要应用纸尿裤、留置导尿管、膀胱造瘘等方式来控制排尿功能。男性勃起功能障碍也可能是MSA的早期表现，但常容易漏诊。排汗障碍也常出现在MSA患者中，近80%的患者出现排汗减少，约50%的患者出现无汗[13]。腹泻、腹泻便秘交替等胃肠道自主神经异常在MSA患者中不常见。

2. 帕金森综合征

此为MSA-P型的主要症状，表现为快速发展的运动迟缓、强直、姿势步态不稳、反复跌倒等，静止性震颤（搓丸样震颤）并不常见。对多巴胺能药物的效果亦不如帕金森病患者。

3. 小脑功能障碍

此为MSA-C型的主要症状，主要表现为肢体的共济失调和步态共济失调，如走路不稳、辨距不良等，伴小脑性构音障碍（吟诗样或断续样语言）和小脑性眼动异常，常见眼球运动异常包括凝视诱发性眼球震颤[1]。

4. 睡眠与呼吸障碍

睡眠障碍是MSA患者中常见的表现，包括快速眼动睡眠行为障碍（rapid eye movement sleep related behavior disorder，RBD）：主要表现为发生在快速眼动睡眠期的梦境扮演，患者常出现喊叫、肢体挥舞、打伤床伴、坠床等行为。RBD可以出现在MSA前驱期。睡眠呼吸暂停在MSA中也很常见，31%的患者存在阻塞性睡眠呼吸暂停，39%的患者存在中枢性睡眠呼吸暂停[14]。15%～40%的患者会出现日间或夜间的喘鸣，为MSA较特异的表现，一般不发生在其他帕金森综合征患者。喘鸣的发生主要是喉痉挛或声带反常内收引起，喘鸣的声调较高，常被误认为是鼾声。需要警惕的是早期出现喘鸣的MSA患者常预示预后不良，少部分患者因夜间喘鸣而发生猝死[15]。

5. 其他表现

吞咽障碍、发声障碍也是MSA较常见的表现，患者可因明显的吞咽障碍而反复发生吸入性肺炎。MSA还有一些不常见但是比较特异的临床特征，包括吸气样叹气、手部的多发微小肌阵挛、早期突出的颈部前倾、躯干前屈等异常姿势[16]。而认知损害尤其是早期明显的痴呆表现以及精神行为异常在该病较为少见，可出现一些言语流畅性、执行功能损害等认知表现，这些表现与MSA的额叶-丘脑-小脑环路损害有关[17]。

6. 病程进展

MSA是进行性加重的疾病，起病3年内，患者尚能维持独立行走能力，起病后3～6年，患者多不同程度丧失独立行走能力，常需要借助他人扶持或助行器辅助工具方能行走，这一时期患者可能会因为明显的平衡障碍而出现反复的跌倒，起病后6～9年患者完全丧失了行走能力，需要借助轮椅方能活动。这一阶段患者常出现明显的构音障碍、吞咽障碍、反复吸入性肺炎等，患者常需要通过胃造瘘、留置胃管等方式维持营养，部分患者晚期因长期卧床的并发症而死亡[2]。少数MSA患者在病程中会发生猝死。

【辅助检查】

诊断该病的金标准是脑病理检查，但在临床工作中也可以通过其他检查协助进行临床诊断。对于MSA的检查主要依据临床表现进行直立倾斜试验和泌尿系统检查确定自主神经损害的程度，通过影像学检查和视频眼震电图检查确定脑干和小脑损害的程度以及鉴别其他疾病，多导睡眠监测观察伴随的睡眠障碍，脑脊液、皮肤、唾液等部位存在病理性沉积的α-突触核蛋白有助于确定是否为突触核蛋白病，基因检测在于排除具有类似疾病的遗传性疾病。

1. 直立倾斜试验

通过直立倾斜试验可辅助发现体位性低血压，尤其是一部分早期的 MSA 患者可能表现为延迟性体位性低血压（直立 10 分钟内的体位性低血压）。2022 年国际运动障碍协会的 MSA 诊断标准中统一将体位性低血压的诊断标准界定为立位较卧位收缩压和舒张压分别下降 20/10 mmHg，同时纳入了心率 / 收缩压的比值＜ 0.5 作为神经源性体位性低血压的诊断标准[18-20]。

2. 泌尿系统检查

通过常规的泌尿系统超声可协助排除泌尿系结构性疾病引起的排尿障碍。此外，超声可辅助发现残余尿增加，大于 100 ml 在多系统萎缩诊断中具有重要意义。尿流率检查可发现患者的平均尿流率及最大尿流率下降，尿流动力学检查可发现膀胱逼尿肌过度活动、逼尿肌力弱、膀胱出口梗阻、逼尿肌及括约肌收缩不协调等异常，为 MSA 患者的排尿障碍提供客观依据。

3. 影像学检查

头部影像学检查在 MSA 的诊断和鉴别诊断中发挥着重要作用。脑 MRI 检查常可发现脑桥十字征、脑桥和（或）小脑萎缩、桥臂萎缩或桥臂 T2 序列的高信号改变、壳核萎缩、壳核外侧 T2 序列的高信号改变（壳核裂隙征）等经典的 MSA 影像学改变（表 4-2）。磁敏感序列上可见壳核后部的铁沉积、弥散序列上壳核或桥臂的弥散受限等。需要注意的是壳核裂隙征在正常老年人群高场强的 MRI 中（＞ 1.5T）也可存在，因此解读时需谨慎（图 4-3）[19,21-22]。

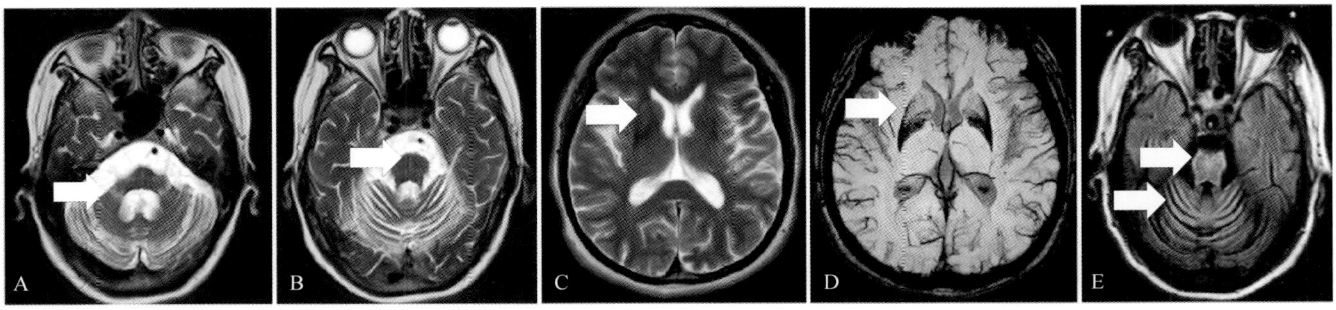

图 4-3　A，T2 序列横断面可见桥臂高信号改变。B，T2 序列横断面可见脑桥“十字征”。C，T2 序列横断面可见壳核萎缩。D，磁敏感序列横断面可见壳核后部低信号。E，T2 FLAIR 序列横断面可见脑干、小脑萎缩伴异常信号改变

表 4-2　多系统萎缩脑 MRI 改变

改变	MSA-P	MSA-C
萎缩	壳核 小脑中脚 脑桥	壳核 小脑中脚 脑桥 小脑
弥散增加	壳核	壳核 小脑中脚
磁敏感序列	壳核边缘低信号	
T2 高信号	脑桥“十字征”	

核医学检查在 MSA 中的应用更多的是鉴别诊断作用，通过 SPECT/PET 的多巴胺转运体显像可发现绝大多数 MSA 患者存在突触前膜功能异常（部分 MSA-C 患者显像正常），但不具备疾病特异性[23]。FDG-PET 可发现 MSA-P 患者存在基底节、MSA-C 患者存在小脑等部位的代谢减低，而帕金森病患者这些部位的代谢正常或增加。心肌的间碘苄胍显像发现心脏 / 纵隔摄取比例正常，借此可与该摄取比例异常的帕金森病进行鉴别[24]。

4. 视频眼震电图检查

可借助该项检查发现小脑及脑干相关的异常眼动表现，如自发性眼震、方波急跳、巨扫视震荡、扫视欠冲或过冲、平稳跟踪曲线异常等。此外，高级的视频眼动电图检查尚可发现 MSA 患者存在记忆扫视、反记忆扫视异常表现[25]。

5. 多导睡眠监测

可记录患者睡眠中的异常行为，协助临床证实患者存在 RBD 表现：同步的睡眠监测可发现患者具有梦境扮演表现，如肢体挥舞、异常言语等，下颌或肢体的导联可发现快速眼动睡眠期肌肉失弛缓现象，是 RBD 诊断的重要依据。此外，多导睡眠监测还能发现中枢性或阻塞性睡眠呼吸暂停、喘鸣等呼吸事件。

6. 其他

近年来通过一些新的检测方法可实现在体发现病

理性突触核蛋白沉积，如利用实时诱导的快速震荡技术可发现MSA患者的脑脊液、皮肤、唾液等部位存在病理性沉积的突触核蛋白[26-29]。血/脑脊液神经丝蛋白轻链检测发现MSA患者明显升高，并能预测疾病的快速进展。但这些检测技术尚未广泛应用在临床实践中。

【诊断】

当成年患者出现锥体外系、小脑损害，伴随自主神经功能障碍，需要参考2022年国际运动障碍协会更新的多系统萎缩诊断标准进行诊断[19-20]。新版诊断标准将MSA的诊断分为四个等级，分别为：神经病理确诊的MSA，临床确诊的MSA，临床很可能的MSA，可能的前驱期MSA。神经病理确诊的MSA等同于2008年诊断标准中确诊的MSA，这些患者通过病理结果进行诊断。可能的前驱期MSA是基于MSA是一个连续的谱系疾病，在未出现典型的MSA临床表现之前通过其他症状以推断未来可能发展成MSA。而临床确诊和临床很可能的MSA主要是通过核心临床特征、影像标志物等条目进行诊断（表4-3）。此外，还要排除其他疾病，包括：①多巴胺药物显著并持续有效；②嗅觉测试时无法解释的嗅

表4-3　临床确诊的和临床很可能的多系统萎缩（MSA）诊断标准

项目	临床确诊MSA	临床很可能的MSA
核心表现	1. 至少包括以下1项： （1）左旋多巴反应不良的帕金森综合征 （2）小脑综合征（至少包括步态共济失调、肢体共济失调、小脑性构音障碍、小脑性眼动障碍中的2项） 2. 自主神经功能障碍，至少包括以下1项： （1）无法解释的排尿困难，残余尿≥100 ml （2）无法解释的急迫性尿失禁 （3）站立/直立倾斜试验3 min内出现神经源性体位性低血压（血压下降≥20/10 mmHg）	至少包括以下2项： 1. 帕金森综合征 2. 小脑综合征（至少包括步态共济失调、肢体共济失调、小脑性构音障碍、小脑性眼动障碍中的1项） 3. 自主神经功能障碍，至少包括以下1项： （1）无法解释的排尿困难，伴残余尿 （2）无法解释的急迫性尿失禁 （3）站立/直立倾斜试验10 min内出现神经源性体位性低血压（血压下降≥20/10 mmHg）
支持表现	临床确诊MSA至少存在以下2项，临床很可能MSA至少存在以下1项： **运动症状** 1. 3年内迅速进展 2. 3年内中度到重度的姿势障碍 3. 没有明显肢体异动，存在左旋多巴诱发或加重的头颈部肌张力障碍 4. 3年内重度构音障碍 5. 3年内重度吞咽困难 6. 无法解释的锥体束征 7. 肌阵挛样姿势性或动作性震颤 8. 姿势畸形 **非运动症状** 1. 喘鸣 2. 吸气性叹息 3. 冷手、冷脚、肤色青紫和（或）按压后苍白不易回色 4. 勃起障碍（对于临床很可能的MSA要求＜60岁） 5. 强哭强笑	
MRI标志	临床确诊MSA至少存在1项MRI标志，临床很可能MSA无此要求，1处脑区萎缩或弥散系数增加或同时存在萎缩和弥散系数增加均为1个MRI标志 1. 脑区萎缩 （1）壳核（磁敏感序列上信号可降低） （2）小脑中脚 （3）脑桥 （4）小脑 2. 十字征 3. 脑区弥散系数增加 （1）壳核 （2）小脑中脚	

注：MSA：多系统萎缩；MRI：磁共成像

觉减退；③认知波动伴注意力和警觉性的明显变化，早期出现视觉感知能力减退；④起病后 3 年内非药物诱发的反复视幻觉；⑤起病后 3 年内符合 DSM-V 诊断的痴呆；⑥下视性核上性麻痹或垂直扫视变慢；⑦ MRI 提示其他诊断，包括进行性核上性麻痹、多发性硬化、血管性帕金森综合征、症状性小脑疾病等；⑧存在其他导致自主神经功能障碍、共济失调或帕金森综合征的原因（包括遗传性或症状性共济失调）。

分析前驱可能的 MSA 诊断标准见表 4-4。和前述一样，需要排除其他疾病状态。

表 4-4 前驱可能的多系统萎缩（MSA）诊断标准

项目	内容
非运动特征	至少包括以下 1 项： 1. 快速眼动期睡眠行为障碍 2. 站立 / 直立倾斜试验阳性 3. 泌尿生殖系统障碍 （1）＜ 60 岁男性勃起障碍 （2）至少包括以下 1 项： a. 无法解释的排尿困难 b. 残余尿≥ 100 ml c. 无法解释的急迫性尿失禁
运动特征	至少包括以下 1 项： 1. 轻微的帕金森综合征 2. 轻微的小脑综合征表现

【鉴别诊断】

MSA 的重叠特征和类似 MSA 的疾病表现，如自主神经功能衰竭、帕金森综合征和小脑综合征，导致常见的误诊，特别是在疾病的早期阶段。根据主要表型考虑鉴别诊断。

1. 以自主神经功能衰竭为表现的疾病

（1）中枢性自主神经损害：早期出现自主神经功能衰竭是 MSA 与帕金森病的主要不同，后者自主神经功能障碍通常出现在疾病晚期，其他获得性或遗传性小脑性共济失调通常表现为较轻微的自主神经功能衰竭。严重而广泛的自主神经功能衰竭是 MSA 的核心临床特征，并最终将其与其他非典型帕金森病，如进行性核上性麻痹和皮质基底部变性区分开来。尿潴留的存在对 MSA 和帕金森病有很高的特异性，但在区分 MSA 和进行性核上性麻痹方面不太准确。

（2）外周性自主神经损害：对于 MSA 的诊断，需要排除一些以自主神经衰竭为表现的疾病。周围自主神经病变最常见的原因是糖尿病，其次是淀粉样变性、感染性疾病、副肿瘤和自身免疫性疾病（如干燥综合征、系统性红斑狼疮、类风湿性关节炎），这些都需要在表现为纯自主神经衰竭的患者的鉴别诊断中考虑。如果体位性低血压的起源被确定为非神经性，则需要寻找药物、脱水和贫血等原因。在出现一过性意识丧失的患者中，应排除心脏和反射介导的晕厥、癫痫发作和非癫痫发作。

2. 以帕金森综合征为表现的疾病

（1）帕金森病：MSA 患者比帕金森病患者表现出更严重的帕金森综合征症状。帕金森综合征的临床特征在 MSA 中通常对称，大约 40% 的患者在整个病程中表现出持续的非对称性。震颤在 MSA 组明显低于帕金森病组，MSA 主要是不规则的姿势或运动性，并伴有肌阵挛，而不是典型的“搓丸样”震颤。快速进展，早期反复跌倒是 MSA 的特点。与帕金森病患者单调和低声的运动性构音障碍不同，MSA 患者通常表现为小脑构音障碍或颤抖、紧张、沙哑或高调的声音，定义为运动性-共济失调-痉挛型混合型构音障碍。MIBG 显像在 PD 的疾病早期即可出现 H/M 摄取率下降，可借此与 MSA 鉴别[24]。

（2）进行性核上性麻痹：核上性垂直向下凝视麻痹是进行性核上性麻痹的高度特异性表现，但在 MSA 病例中也观察到向下凝视（6% ~ 9%）和向上凝视（20% ~ 40%）的轻微减少。明显的额叶功能障碍和行为异常是进行性核上性麻痹的典型特征，而在 MSA 中通常表现为轻度执行障碍。MSA 患者的跌倒通常发生在运动障碍发病 2 年后，比进行性核上性麻痹患者要晚，后者从发病后第 1 年就开始反复跌倒。小脑性共济失调是进行性核上性麻痹患者误诊 MSA 的主要原因。典型患者脑 MRI 可见中脑萎缩相关的“蜂鸟征”“米老鼠征”“牵牛花征”等，无多系统萎缩常见的影像表现。

（3）路易体痴呆：认知损害的时间进程在 MSA 的鉴别诊断中起主要作用：MSA 早期患者极少痴呆，而在早期路易体痴呆患者，痴呆是一个核心特征。在疾病后期，这两种疾病都可能以显著的认知缺陷为特征，但在路易体痴呆患者中通常更常见、更严重。视幻觉很少（9%）出现在早期的 MSA 中。与神经源性体位性低血压无关的认知波动、注意力和警觉性的变化在 MSA 中也很少见，而是指向路易体痴呆。

在生前诊断为MSA的患者中，路易体痴呆是最常见的误诊，原因是这些患者中存在严重的自主神经功能衰竭。路易体痴呆的头部MRI无多系统萎缩常见的影像表现，MIBG表现为与帕金森病相似的H/M摄取率下降，FDG-PET可发现扣带回岛征等表现[30]。

3. 以小脑综合征为表现的疾病

对于疑似MSA-C的患者，需要排除遗传性和免疫介导性共济失调以及其他原因导致的共济失调。

（1）免疫介导性共济失调：包括副肿瘤性小脑变性（与抗Yo、抗Hu、抗Ri和其他特异性抗体相关），与抗转谷氨酰胺酶6抗体相关的共济失调，感染后小脑炎，以及原发自身免疫性小脑性共济失调，这些潜在的可治疗的疾病具有亚急性起病和快速进展病程。其他抗体相关疾病（如抗CASPR2、抗CRMP5、抗Homer 3）可表现为小脑特征、RBD、自主神经功能障碍和影像上的脑桥“十字征”。

（2）遗传性小脑性共济失调：该病在成年起病，通常有阳性家族史，进展较慢，存在非典型MSA临床特征，但缺乏典型MSA的特征，包括严重和进行性自主功能衰竭。需要基因筛查进行鉴别，包括SCA1（ATXN1）、SCA2（ATXN2）、SCA3（ATXN3）、SCA6（CACNA1a）、SCA7（ATXN7）、SCA12（PPP2R2B）、脆性X震颤共济失调综合征、SCA17（TBP）、Canvas综合征和Friedreich共济失调的基因。

（3）其他原因共济失调：对于亚急性发病数周或数月的共济失调患者，应考虑由脑占位病变、脑膜浸润性病变、有毒物质和药物（酒精、卡马西平、苯妥英、锂）、人类免疫缺陷病毒感染和代谢失衡（维生素B_1和维生素B_{12}缺乏、甲状腺功能减退）引起的共济失调。

【治疗】

目前采取的治疗多为对症治疗，主要集中在控制体位性低血压、排尿功能障碍、帕金森综合征、小脑共济失调等方面。

控制体位性低血压可选用盐酸米多君、屈昔多巴、溴吡斯的明、氟氢可的松等，从小剂量开始应用，需要注意药物可能同时影响排尿功能、出现卧位高血压、加重水钠潴留等风险；非药物治疗方面穿戴弹力袜、腹带，躯体对抗性训练如交叉腿、紧绷臀部，睡眠时适度抬高床头30°～45°，适度增加盐及水摄入等方式对改善体位性低血压也有一定作用。

严重的尿潴留可采用间歇自家导尿或放置导尿管、膀胱造瘘等，膀胱过度活动可采用抗毒蕈碱药物，如达非那新或索利那新和$β_3$肾上腺素受体激动剂如米拉贝隆和维贝格龙，减少摄入咖啡因、酒精等轻度利尿剂，睡前避免饮水、及时/按时排空膀胱，以及行为疗法（如盆底肌训练）。

颈部过度前倾的患者可采用美多芭治疗，也可以局部肉毒素注射治疗。

帕金森综合征可尝试应用左旋多巴制剂，改善效果不如帕金森病，因多巴胺受体激动剂可能会加重体位性低血压，因此应谨慎应用。

小脑共济失调可尝试应用他替瑞林、金刚烷胺等药物，但疗效有待进一步研究，经颅磁刺激或经颅直流电刺激可能有部分效果。

喘鸣患者转至耳鼻喉科和睡眠医学科以便行整夜多导睡眠监测。初始对症治疗包括夜间持续气道正压通气。中枢性睡眠呼吸暂停使用适应性伺服通气代替夜间持续气道正压通气[14]，可以消除喘鸣。重度喘鸣需要行气管造口术，置入有孔套管，日间关闭以允许发声，夜间打开以绕过喉部的气道梗阻缓解喘鸣。气管造口术可以延长MSA患者的生存期，但中枢性睡眠呼吸暂停会恶化，对有RBD的患者应采取保护方式防止夜间出现坠床等外伤，可服用小剂量氯硝西泮或褪黑素改善RBD症状，但氯硝西泮有抑制呼吸副作用，对有睡眠呼吸暂停或喘鸣的患者需谨慎使用。

该病进展迅速，预后差，患者多在患病后3～5年丧失独立行走能力，在患病5～8年后出现明显的饮水呛咳、吞咽障碍，患病8～10年后多因肺部感染、尿路感染、营养不良等长期卧床并发症去世，少数患者可因突然出现呼吸衰竭而猝死。

【病例摘要】

女，48岁，肢体笨拙4年，加重1年。

患者于4年前开始自觉右手活动笨拙，做精细运动时明显，右手活动减慢；2年前出现右下肢活动不灵活，走路时右下肢僵硬感。走路不稳，平路行走时易摔倒，多为向后摔倒，无意识丧失；近1年以来肢体活动不灵及僵硬感逐渐进展至左侧下肢及上肢。1年前患者自觉肢体笨拙明显加重，双下肢为主，走路极其缓慢，转弯时原地分解动作增多。夜间睡眠有喊叫、哭笑。家族史：父亲近5～6年走路拖地，右侧明显。体格检查：声音略低，眼球活动充分，四肢肌力正常，肌张力铅管样增高，双手快复运动慢；双手可见轻微姿势性震颤；步速慢，躯干前倾，联带动作少，四肢腱反射对称引出，双侧 Babinski 征阳性，后拉试验阳性，颈部及躯干明显前屈。卧位血压 150/80 mmHg，立位血压 110/20 mmHg。辅助检查：左旋多巴冲击试验（美多芭 125 mg），改善率 52.4%；脑 MRI 及磁敏感序列壳核后部铁沉积、壳核萎缩、小脑萎缩。视频眼震电图提示小脑及联络纤维损害。多巴胺转运体 SPECT 提示双侧摄取明显减低。定位诊断：旧纹状体，自主神经系统。定性诊断：临床很可能多系统萎缩。病例详细资料见二维码数字资源 4-2。

数字资源 4-2

（孙云闯）

【参考文献】

[1] WENNING GK，COLOSIMO C，GESER F，et al. Multiple system atrophy. Lancet Neurol，2004，3（2）：93-103.

[2] FANCIULLI A，WENNING GK. Multiple-system atrophy. N Engl J Med，2015，372（3）：249-263.

[3] QUINN N. Multiple system atrophy—the nature of the beast. J Neurol Neurosurg Psychiatry，1989，Suppl：78-89.

[4] SHY GM，DRAGER GA. A neurological syndrome associated with orthostatic hypotension：a clinical-pathologic study. Arch Neurol，1960，2：511-527.

[5] ADAMS R，VAN BOGAERT L，VAN DER EECKEN H. Nigro-striate and cerebello-nigro-striate degeneration. clinical uniqueness and pathological variability of presenile degeneration of the extrapyramidal rigidity type. Psychiatr Neurol（Basel），1961，142：219-259.

[6] GRAHAM JG，OPPENHEIMER DR. Orthostatic hypotension and nicotine sensitivity in a case of multiple system atrophy. J Neurol Neurosurg Psychiatry，1969，32（1）：28-34.

[7] PAPP MI，KAHN JE，LANTOS PL. Glial cytoplasmic inclusions in the CNS of patients with multiple system atrophy（striatonigral degeneration，olivopontocerebellar atrophy and shy-drager syndrome）. J Neurol Sci，1989，94（1-3）：79-100.

[8] NEWELL KL，BOYER P，GOMEZ-TORTOSA E，et al. Alpha-synuclein immunoreactivity is present in axonal swellings in neuroaxonal dystrophy and acute traumatic brain injury. J Neuropathol Exp Neurol，1999，58（12）：1263-1268.

[9] WENNING GK，STEFANOVA N，JELLINGER KA，et al. Multiple system atrophy：a primary oligodendrogliopathy. Ann Neurol，2008，64（3）：239-246.

[10] BEN-SHLOMO Y，WENNING GK，TISON F，et al. Survival of patients with pathologically proven multiple system atrophy：a meta-analysis. Neurology，1997，48（2）：384-393.

[11] WENNING GK，GESER F，KRISMER F，et al. The natural history of multiple system atrophy：a prospective European cohort study. Lancet Neurol，2013，12（3）：264-274.

[12] KOLLENSPERGER M，GESER F，NDAYISABA JP，et al. Presentation，diagnosis，and management of multiple system atrophy in europe：final analysis of the European multiple system atrophy registry. Mov Disord，2010，25（15）：2604-2612.

[13] IODICE V，LIPP A，AHLSKOG JE，et al. Autopsy confirmed multiple system atrophy cases：mayo experience and role of autonomic function tests. J Neurol Neurosurg Psychiatry，2012，83（4）：453-459.

[14] REKIK S，MARTIN F，DODET P，et al. Stridor combined with other sleep breathing disorders in multiple system atrophy：a tailored treatment? Sleep Med，2018，42（1）：53-60.

[15] GIANNINI G，CALANDRA-BUONAURA G，MASTROLILLI F，et al. Early stridor onset and stridor treatment predict survival in 136 patients with MSA. Neurology，2016，87（13）：1375-1383.

[16] ASKMARK H，EEG-OLOFSSON K，JOHANSSON A，et al. Parkinsonism and neck extensor myopathy：a new syndrome or coincidental findings? Arch Neurol，2001，58（2）：232-237.

[17] BAK TH，CRAWFORD LM，HEARN VC，et al. Subcortical dementia revisited：similarities and differences in cognitive function between progressive supranuclear palsy（PSP），corticobasal degeneration（CBD）and multiple system atrophy（MSA）. Neurocase，2005，11（4）：268-273.

[18] GILMAN S，LOW PA，QUINN N，et al. Consensus statement on the diagnosis of multiple system atrophy. J Neurol Sci，1999，163（1）：94-98.

[19] WENNING GK，STANKOVIC I，VIGNATELLI L，et al. The movement disorder society criteria for the diagnosis of multiple system atrophy. Mov Disord，2022，37（6）：1131-1148.

[20] GILMAN S，WENNING GK，LOW PA，et al. Second consensus statement on the diagnosis of multiple system atrophy. Neurology，2008，71（9）：670-676.

[21] THA KK, TERAE S, TSUKAHARA A, et al. Hyperintense putaminal rim at 1.5 T: prevalence in normal subjects and distinguishing features from multiple system atrophy. BMC Neurol, 2012, 12: 39.

[22] LEE WH, LEE CC, SHYU WC, et al. Hyperintense putaminal rim sign is not a hallmark of multiple system atrophy at 3T. AJNR Am J Neuroradiol, 2005, 26 (9): 2238-2242.

[23] KAGI G, BHATIA KP, TOLOSA E. The role of DAT-SPECT in movement disorders. J Neurol Neurosurg Psychiatry, 2010, 81 (1): 5-12.

[24] ORIMO S, YOGO M, NAKAMURA T, et al. (123) I-meta-iodobenzylguanidine (MIBG) cardiac scintigraphy in alpha-synucleinopathies. Ageing Res Rev, 2016, 30: 122-133.

[25] ZHOU H, SUN Y, WEI L, et al. Quantitative assessment of oculomotor function by videonystagmography in multiple system atrophy. Clin Neurophysiol, 2022, 141: 15-23.

[26] LUAN M, SUN Y, CHEN J, et al. Diagnostic value of salivary real-time quaking-induced conversion in parkinson's disease and multiple system atrophy. Mov Disord, 2022, 37 (5): 1059-1063.

[27] GROSSAUER A, HEMICKER G, KRISMER F, et al. alpha-synuclein seed amplification assays in the diagnosis of synucleinopathies using cerebrospinal fluid—a systematic review and meta-analysis. Mov Disord Clin Pract, 2023, 10 (5): 737-747.

[28] GARRIDO A, FAIRFOUL G, TOLOSA E, et al. Brain and cerebrospinal fluid alpha-synuclein real-time quaking-induced conversion identifies Lewy body pathology in LRRK2-PD. Mov Disord, 2023, 38 (2): 333-338.

[29] IRANZO A, MAMMANA A, MUNOZ-LOPETEGI A, et al. Misfolded alpha-synuclein assessment in the skin and CSF by RT-QuIC in isolated REM sleep behavior disorder. Neurology, 2023, 100 (18): e1944-e1954.

[30] MCKEITH IG, BOEVE BF, DICKSON DW, et al. Diagnosis and management of dementia with Lewy bodies: fourth consensus report of the DLB consortium. Neurology, 2017, 89 (1): 88-100.

第三节　纯自主神经功能衰竭

纯自主神经功能衰竭（pure autonomic failure，PAF）是一种仅累及自主神经系统的退行性疾病，属于 α- 突触核蛋白病，是一种罕见的成人散发性疾病，其特征性表现为特发性神经源性直立性低血压[1]。通常在中老年起病，并伴有直立不耐受或晕厥症状。尽管神经源性直立性低血压是诊断 PAF 的必要条件，但自主神经功能障碍的表现非常广泛，患者可以伴随生殖、泌尿、肠道、体温调节等其他自主神经功能障碍表现[2]。除快速眼动睡眠行为障碍（rapid eye movement sleep behavior disorder，RBD）之外，患者没有其他任何中枢神经系统功能障碍的证据。病理特征是自主神经节和节后神经轴索 α- 突触核蛋白沉积[3]。

Bradbury 和 Eggleston 于 1925 年描述了 3 名患有严重直立性低血压的患者。表现为晕厥、直立性低血压伴随心率无代偿性增快、无汗，不伴随其他神经系统症状和体征，呈现全自主神经功能障碍的临床特点。该综合征并非由于迷走神经过度活动所致，交感神经张力下降是造成临床症状的主要原因[4]。造成全自主神经功能衰竭的病因既可以是退行性疾病，也可以是免疫性疾病。但囿于缺乏病理学及免疫学检测手段，早期研究者无法对全自主神经功能障碍进行明确的病因学诊断。直到 1960 年，Shy 和 Drager 描述了 2 名最初出现自主神经功能衰竭的患者，随后出现了运动障碍，尸检发现中枢神经系统退行性疾病的特征性病理改变，认为退行性神经系统疾病是造成患者直立性低血压的病因之一，故将此类患者作为多系统萎缩的一种特殊类型[5]。1962 年 Thomas 和 Schirger 进一步对直立性低血压进行了阐述，发现部分患有特发性直立性低血压的患者后期发展为神经退行性综合征[6]。1979 年 Bannister 等进一步阐明了交感神经纤维的选择性变性，发现该综合征中存在血管异常扩张反应[7]。2000 年 Arai K 等发现患者的自主神经系统存在 α- 突触核蛋白沉积，通过病理检查证实了 PAF 属于 α- 突触核蛋白病[3]。

α- 突触核蛋白病是一系列神经退行性疾病，α- 突触核蛋白沉积的解剖位置和神经元退行性疾病的模式导致不同的临床表型。PAF 的神经病理学标志是错误折叠的 α- 突触核蛋白在自主神经节的神经元胞体及节后纤维内沉积形成路易体，而多系统萎缩的病理特点是少突胶质细胞中的 α- 突触核蛋白沉积形成包涵体[8]。错误折叠的 α- 突触核蛋白可以被神经元释放，以类似朊蛋白的传播方式在细胞内和细胞间传播[9]，造成更广泛的损害。

α-突触核蛋白沉积在 PAF 主要出现在外周自主神经，包括交感神经节和自主神经节后纤维，引起相应临床表现。皮肤活检可见下肢远端去甲肾上腺素能和胆碱能交感神经明显丢失，提示 PAF 存在长度依赖的交感神经节后纤维损害。这些自主神经纤维丢失导致了小血管收缩功能障碍，从而引起直立性低血压及肢端无汗等临床表现[10]。

PAF 患者中枢神经系统也存在病理改变，在黑质、蓝斑、胸腰骶髓侧角神经元可以发现病理性 α-突触核蛋白沉积，但是不伴随神经元丢失，这可以解释 PAF 患者除 RBD 外缺少其他中枢神经系统症状的原因[11]。值得注意的是，PAF 可以是中枢神经系统 α-突触核蛋白病的运动障碍及认知障碍的前驱症状，部分 PAF 患者可在发病数年后出现其他神经系统症状，转化为多系统萎缩、帕金森病及路易体痴呆等其他 α-突触核蛋白病[9]。少部分临床诊断的 PAF 可能存在自身免疫性病因，包括免疫性自主神经节神经病、干燥综合征及副肿瘤综合征等，需要注意排除这部分可治性病因[12]。

【临床表现】

该病通常中老年起病，男性多见，病程通常在 5 年以上[1]。主要临床表现是亚急性或慢性发病的自主神经功能障碍。同时累及交感神经与副交感神经系统，直立不耐受和排汗功能障碍是交感神经功能衰竭的主要表现，泌尿生殖系统及胃肠道功能障碍是副交感神经功能障碍的主要表现。泌尿生殖系统或肠道功能障碍可能发生在直立不耐受症状之前或与之伴随出现。嗅觉减退、RBD 和其他全身症状等非自主神经症状也可以出现在疾病发展过程中。

1. 血压调节功能障碍

直立性低血压是 PAF 的特征性核心症候，临床上表现为直立不耐受并容易出现晕厥。同时可合并仰卧位高血压及餐后低血压[3]。直立性低血压定义为主动或被动直立后 3 分钟内收缩压持续降低至少 20 mmHg 或舒张压持续降低 10 mmHg。对于合并仰卧位高血压即卧位收缩压≥ 140 mmHg 或舒张压≥ 90 mmHg 的患者，直立后收缩压需至少持续降低 30 mmHg 和（或）舒张压持续降低 15 mmHg[13]。

健康个体在卧立位体位改变时通过压力反射的交感神经兴奋，控制血管张力、心脏收缩力和心率增加。FAF 患者由于长度依赖性周围性自主神经病变，心脏和血管处于去神经支配状态，导致站立位交感神经兴奋性不足，外周血管收缩功能不足，从而引起直立性低血压。血压下降幅度与临床症状之间并无相关性。早期直立性低血压由于脑血管的自动调节机制保留，虽然直立位血压下降明显，但脑灌注压仍可维持相对稳定，临床上症状较轻或无症状，随着病情进展或某些加重血容量不足的诱因，当平均动脉压的大幅度降低超过脑血流自动调节阈值，引起脑血流量下降，造成头晕、视物模糊、全身乏力、疲劳和注意力不能集中等脑部及全身组织低灌注症状。枕颈分布的披肩样疼痛可能与颈肩部肌肉的灌流不足有关。如患者存在心悸、震颤、焦虑和恶心等交感神经活动过度兴奋症状，提示存在部分功能正常的交感神经节后纤维残留，属于不完全性自主神经功能衰竭。严重且持续的直立性低血压可导致晕厥发作，引起跌倒、外伤等意外伤害[14-15]。

长时间站立、晨起排尿、环境高温、热水浴、高碳水化合物饮食、运动量过大、血管活性药物使用、饮酒等因素会导致相对血容量不足，从而加重直立性低血压症状。由于进食后内脏血流量增加，导致餐后低血压，表现为餐后 2 小时内收缩压下降超过 20 mmHg，引起头晕、困倦等低灌注表现。由于在疾病后期肠系膜血管床在餐后失去血管扩张能力，餐后低血压症状可能会随着疾病严重程度的进展而改善[1]。

大约一半的 PAF 患者在罹患直立性低血压的同时合并仰卧位高血压，与压力反射功能受损有关，相关的机制包括血压缓冲不足、肾上腺素能受体敏感性改变、盐皮质激素受体激活等。大部分患者没有症状或仅出现卧位头部不适感。长期仰卧位高血压可以引起终末器官损伤，包括左心室肥大、肾脏损害及脑白质病变等。

2. 泌尿生殖功能障碍

泌尿生殖功能障碍是部分患者的首发症状。50% 的患者存在膀胱功能障碍，65% 的男性患者存在勃起功能障碍。膀胱症状可从尿急和尿频到更严重的尿潴留或失禁。重度膀胱功能障碍在多系统萎缩相对少见和出现较晚，症状也相对较轻。尿动力学检查最常见的表现为膀胱逼尿肌过度活动[16]。

3. 胃肠道功能障碍

58% 的 PAF 患者存在胃肠道症状，并且可以作为疾病的首发症状，可表现为严重便秘，少数患者可出现假性肠阻塞表现。

4. 体温调节障碍

44% 的 PAF 患者存在排汗功能异常，表现为出汗减少或局部出汗过多，后者是由于其他部位出汗减少后代偿性多汗造成。自主神经功能试验中泌汗轴索反射的排汗减少模式通常提示交感神经节后病变，符合疾病的病理特征，如果提示节前病变导致的排汗减少，需要警惕后期向多系统萎缩转化。

5. 嗅觉减退

尽管 PAF 患者很少注意到主观上嗅觉减退症状，但超过 80% 的患者在客观嗅觉测试方面存在异常，表现为对不同气味的分辨能力受损。如果存在嗅觉减退表现，往往提示疾病向帕金森病或路易体痴呆转化[17]。

6. 快速眼动睡眠行为障碍

主要表现为夜间喊叫、肢体异常活动及梦境扮演现象。患病率为 40% ~ 72%，1/3 的患者在睡眠期间伤害自己或床上伴侣。患者的梦境扮演行为可以发生在自主神经症状出现之前数年，在诊断后更加明显。病理证据表明 RBD 与 α- 突触核蛋白影响脑桥核有关，RBD 的出现为 PAF 中枢受累提供了证据[18]。

7. 其他非自主神经症状

患有 PAF 的患者可能表现出不符合帕金森病、多系统萎缩或路易体痴呆临床诊断标准的轻微体征，包括轻度运动迟缓伴感觉减退或瞬目减少，轻微的步态异常，手臂摆动速度减慢和减少。也可以伴随轻微的认知功能减退，出现语言速度、注意力和执行功能障碍。轻微运动体征或认知改变的存在提示部分患者可能转变为帕金森病、多系统萎缩或路易体痴呆[17-18]。

8. 全身受累

大约一半的患者可伴有轻度贫血，中位血红蛋白水平约为 131 g/L。1/4 的 PAF 患者出现轻度蛋白尿。超声心动图可见高血压心脏病左室肥厚表现[17-18]。

【辅助检查】

对于出现自主神经症状的患者，首先进行自主神经功能测试、脑 MRI 检查、血清神经递质检查、皮肤病理检查和脑脊液检查。

1. 自主神经功能试验

直立性低血压可以进行床边卧立位试验，这是最简便易行的评价交感肾上腺素能神经元的方法。通过心率 / 收缩压＜ 0.5 作为标准判断直立性低血压病因是否为神经源性。采用逐搏连续血压监测的方法，通过 Valsalva 动作可以评估心血管自主神经功能（图 4-4）。Valsalva 动作中血压的变化反映心交感神经功能，PAF 患者可表现为 Ⅱ 期血压急剧下降及 Ⅳ 期血压超射现象消失。Valsalva 动作及深呼吸心率的变化反映心脏迷走神经功能，PAF 患者可表现为心率变异度减少甚至出现心率固定现象[11]。而直立倾斜试验结合 24 小时动态血压监测能够确定是否存在仰卧位高血压、餐后低血压以及直立性低血压的严重程度[17]。

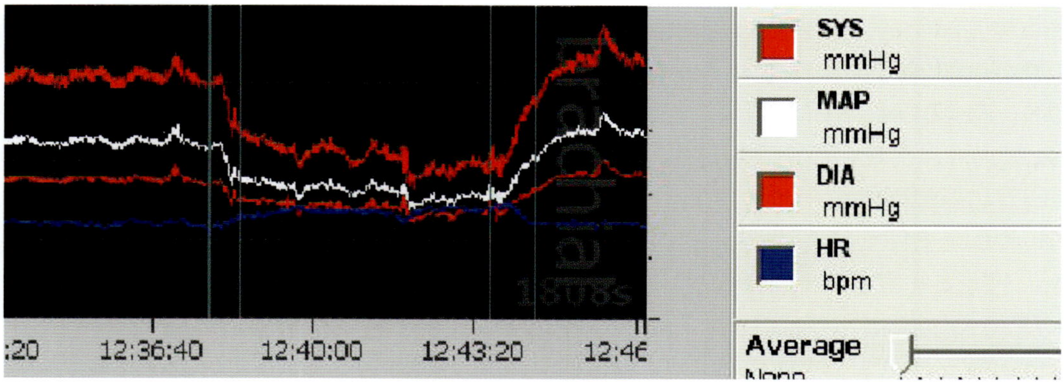

图 4-4 直立倾斜试验提示血压明显下降而心率没有伴随代偿性增快

排汗功能相关检查主要用于评估支配汗腺的胆碱能交感神经元的功能。温度调节发汗测试可以通过评估排汗障碍的体表范围明确发汗功能障碍的严重程度。温度调节发汗测试评估了从下丘脑到汗腺的体温调节系统，该通路上的任何部位存在病变都可以导致无汗，患者通常表现为下半身无汗。若温度调节发汗测试无汗且定量排汗轴突反射试验提示节后排汗功能正常，可考虑交感节前纤维或中枢病变，提示进展为多系统萎缩可能[19-20]。

使用复合自主神经严重程度评分对自主神经功

能障碍的严重程度通过症状学进行评分，评分越高表明自主神经功能衰竭越严重。量化评分有助于在定期随访中动态监测病情的进展。

2. 影像学检查

对 PAF 患者进行的成像研究包括使用 ^{123}I 标记的间碘苄胍心肌单光子发射计算机断层扫描和 ^{18}F 标记的正电子发射断层扫描进行的心脏功能成像，提示心脏交感去甲肾上腺素能神经节后纤维支配减少，与帕金森病与路易体痴呆患者相似[21]。心脏神经支配正常，考虑交感神经节前病变，提示多系统萎缩早期可能[22]。脑 MRI 有助于排除其他中枢神经系统疾病。PAF 的脑 MRI 没有明显异常，部分患者由于存在仰卧位高血压可继发脑白质病变。若脑 MRI 可见脑桥"十字征"及小脑萎缩，需考虑多系统萎缩早期可能。

3. 血清神经递质检测

由于 PAF 属于外周交感神经功能障碍，故患者仰卧位时血清去甲肾上腺素水平较低，仅在站立位时略有升高。卧位去甲肾上腺素水平＜ 100 pg/ml 更支持 PAF 诊断[23]。

4. 脑脊液检查

PAF 未来转化为多系统萎缩表型的患者脑脊液中 α- 突触核蛋白低聚物和神经丝轻链水平升高，而在未转化患者和未来转化为帕金森病和路易体痴呆的患者中二者水平没有升高，二者可以作为预测 PAF 是否向多系统萎缩转化的生物学标志物[24]。

5. 皮肤活检

通过取外踝上方 10 cm 的小腿远端、膝外侧上方 10 cm 大腿远端和 C7 棘突外侧 3 cm 的颈后皮肤活检，通过免疫组织化学染色监测磷酸化的 α- 突触核蛋白有助于支持 PAF 的诊断，诊断阳性率为 100%[25]。

【诊断】

PAF 的临床诊断主要参考患者临床表现，亚急性或慢性病程，以直立性低血压为核心症状，可伴随泌尿生殖系统、消化系统、腺体功能障碍等其他广泛自主神经功能障碍表现。可伴有 RBD 表现。不伴有其他神经系统受累特征。需进行仔细的临床病史和体格检查，以将 PAF 与其他可能伴有直立性低血压的神经系统疾病区分开来。诊断后需要长期随访，部分 PAF 患者会发展为其他类型的突触核蛋白病[1]。

PAF 的诊断标准仍参考 1996 年美国自主神经病学会的标准，包括：①神经源性直立性低血压：定义为主动或被动直立试验，3 分钟内收缩压 / 舒张压下降超过 20/10 mmHg；②逐搏血压监测提示 Valsalva 动作后没有Ⅳ期血压超射；或③无法配合完成 Valsalva 动作的患者，心率 / 收缩压＜ 0.5。

【鉴别诊断】

主要的排除疾病是感觉或运动性周围神经病以及引起周围自主神经病变的其他疾病，特别是糖尿病、淀粉样变性、中毒性神经病、自身免疫性自主神经节神经病或副肿瘤综合征；其次是排除符合诊断标准的帕金森病、多系统萎缩和路易体痴呆伴随的自主神经病，还有其他非神经源性体位性低血压，包括严重贫血、心力衰竭、血管内容量减少或药物副作用引起的低血压[13]。

由于缺乏特征性神经系统症状和体征，许多 PAF 患者被误诊为心脏、内分泌、胃肠或泌尿系统疾病。PAF 的表现与其他病因所致自主神经功能障碍的临床表现相似（表 4-5），特别是糖尿病性自主神经病、淀粉样变性多发性神经病和自身免疫性自主神经病，也可以出现在药物诱发的自主神经损害中，偶尔可见于基因突变导致的自主神经病[26]。

表 4-5 纯自主神经功能衰竭的鉴别诊断

非神经源性直立性低血压	药物诱导 低血容量 静脉池扩大 心脏病 内分泌疾病
神经源性直立性低血压	原发性自主神经功能障碍 多系统萎缩 帕金森病 路易体痴呆 继发性自主神经功能障碍 糖尿病 淀粉样变性 自身免疫性（自身免疫性自主神经节神经病、干燥综合征、狼疮、类风湿关节炎、副肿瘤介导） 毒素诱导（化疗药物、氯胺酮、重金属、酒精） 感染性（人类免疫缺陷病毒、锥虫病、莱姆病、白喉） 遗传性：多巴胺 β- 羟化酶缺乏症、遗传性感觉和自主神经病Ⅲ型，家族性淀粉样变性周围神经病

1. 其他 α- 突触核蛋白病

累及中枢自主神经系统的其他 α- 突触核蛋白病

可以出现自主神经功能衰竭，见于多系统萎缩、帕金森病或路易体痴呆。在疾病早期，自主神经功能可作为这些疾病的首发症状，通过临床表现难以鉴别。需要进行定期随访，关注后续是否出现运动障碍及认知障碍。初诊可结合多巴胺显像、血清卧位去甲肾上腺素水平等相关检查明确是否存在自主神经节前病变。如存在仰卧位心率＞70次/分，卧位去甲肾上腺素＞110 pg/ml等节前病变表现，且起病年龄早，早期出现严重尿便障碍、无汗、嗅觉保留且存在RBD的患者，需要警惕向多系统萎缩转化风险。若节后病变存在嗅觉减退，倾斜试验直立位心率增快不明显需警惕向帕金森病转化。若仰卧位心率＜70次/分，卧位去甲肾上腺素＜110 pg/ml，则临床诊断PAF的可能性更大[18,27]。

2. 免疫性自主神经病

免疫性自主神经病通常有感染或疫苗接种诱因，大部分呈急性或亚急性病程，也有少部分呈慢性病程，由针对神经节α_3-乙酰胆碱受体的自身抗体引起的自身免疫性自主神经节神经病表现为亚急性孤立性自主神经衰竭，可累及交感、副交感和肠道自主神经系统，通过检测血神经节乙酰胆碱受体抗体可以协助诊断。部分干燥综合征患者也可以表现为急性全自主神经病。神经副肿瘤综合征也可以表现为孤立性自主神经功能障碍，常见合并小细胞肺癌及胸腺瘤，进行血Hu、CV2、CRMP5及PCA-2抗体有助于诊断[28]。

3. 遗传性疾病

遗传性感觉和自主神经病变Ⅲ型（或Riley-Day综合征）和家族性自主神经功能障碍通常幼儿期发病，可导致危及生命的自主神经危象。家族遗传性淀粉样变性周围神经病也可以在疾病早期表现为突出的自主神经功能衰竭，但患者通常伴随感觉运动神经受累及心脏、消化道等多系统受累，并非孤立性自主神经功能障碍[26]。

【治疗】

目前对PAF的治疗仅限于对症治疗，通过非药物治疗及药物治疗控制血压波动，改善患者的临床症状。治疗的目标是减少晕厥发作，而不是刻意将站立血压正常化。

1. 非药物治疗

治疗前首先应该尽量避免加重直立性低血压的诱因，指导患者避免长时间站立、憋尿后排尿、环境高温、热水浴、高碳水化合物饮食、运动量过大、饮酒等，注意相关用药史，对于血管活性药物酌情减停药。

非药物治疗方面还应该注意每日适量水盐摄入，外出可加用腹带及弹力袜，血压偏低时使用反压力动作如攥拳、交叉腿、下蹲等提升血压。

2. 药物治疗

一线药物主要包括盐酸米多君及屈昔多巴，用药时需注意尿潴留及卧位高血压等不良反应。对于交感神经节前病变，上述一线药物治疗效果欠佳，可酌情加用溴吡斯的明及托莫西汀等二线药物。部分药物治疗效果较差的交感神经节前病变患者可在进行全面评估的基础上尝试脊髓电刺激神经调控治疗[29]。

【病例摘要】

男，67岁，直立性头晕5年。

患者5年前开始出现从卧位或坐位站起后头晕眼花，双手上举后症状可有所缓解，在户外久立或行走超过20分钟以上也会出现头晕及双眼视物模糊，不伴心慌、恶心、出虚汗等不适，坐下休息后症状可迅速缓解，在天气热的时候症状更明显，饭后容易头晕伴困倦。食欲正常，偶有尿频，否认排尿困难，便秘3～4年，近4～5年有口干眼干症状，饭后容易出汗，有男性勃起功能障碍数年。夜间有喊叫，伴随噩梦及肢体不自主活动，自觉记忆力稍差，有嗅觉减退，否认幻觉。既往史：前列腺癌术后。神经系统查体：神清语利，脑神经无异常，四肢感觉无明显异常，四肢肌力5级，肌张力适中，双侧共济运动稳准，步态正常，双侧腱反射减低，双侧病理征未引出。卧立位血压试验：卧位血压125/78 mmHg，HR 68次/分，立位1分钟血压78/52 mmHg，HR 74次/分，立位3分钟血压82/51 mmHg，HR 72次/分。心脏MIBG显像提示心肌交感神经功能减低。泌尿系超声未见残余尿。定位诊断：自主神经系统，包括交感神经、副交感神经。定性诊断：纯自主神经功能衰竭。病例详细资料见二维码数字资源4-3。

数字资源4-3

（李　凡　李　凯）

【参考文献】

[1] PAVY-LE TRAON A, FOUBERT-SAMIER A, FABBRI M. An overview on pure autonomic failure. Rev Neurol (Paris), 2024, 180 (1-2): 94-100.

[2] CLEMENT G, CAVILLON G, VUILLIER F, et al. Unveiling autonomic failure in synucleinopathies: significance in diagnosis and treatment. Rev Neurol (Paris), 2024, 180 (1-2): 79-93.

[3] ARAI K, KATO N, KASHIWADO K, et al. Pure autonomic failure in association with human alpha-synucleinopathy. Neurosci Lett, 2000, 296 (2-3): 171-173.

[4] BRADBURY S, EGGLESTON C. Postural hypotension: a report of three cases. Am Heart J, 1925, 1 (1): 73-86.

[5] SHY GM, DRAGER GA. Neurological syndrome associated with orthostatic hypotension. Arch. Neurol, 1960, 2: 511-527.

[6] SCHIRGER A, HINES EA JR, MOLNAR GD, et al. Idiopathic orthostatic hypotension. JAMA, 1962, 181: 822-826.

[7] BANNISTER R, DAVIES B, HOLLY E, et al. Defective cardiovascular reflexes and supersensitivity to sympathomimetic drugs in autonomic failure. Brain, 1979, 102 (1): 163-176.

[8] HAGUE K, LENTO P, MORGELLO S, et al. The distribution of Lewy bodies in PAF: autopsy findings and review of the literature. Acta Neuropathol, 1997, 94 (2): 192-196.

[9] DONADIO V, INCENSI A, PICCININI C, et al. Skin nerve misfolded a-synuclein in pure autonomic failure and parkinson disease. Ann Neurol, 2016, 79 (2): 306-316.

[10] KAUFMANN H, HAGUE K, PERL D. Accumulation of alphasynuclein in autonomic nerves in pure autonomic failure. Neurology, 2001, 56 (7): 980-981.

[11] DONADIO V, INCENSI A, PICCININI C, et al. Skin nerve misfolded a-synuclein in pure autonomic failure and Parkinson disease. Ann Neurol, 2016, 79 (2): 306-316.

[12] HAGUE K, LENTO P, MORGELLO S, et al. The distribution of Lewy bodies in PAF: autopsy findings and review of the literature. Acta Neuropathol, 1997, 94 (2): 192-196.

[13] Consensus statement on the definition of orthostatic hypotension, pure autonomic failure, and multiple system atrophy: the consensus committee of the american autonomic society and the american academy of, neurology. Neurology, 1996, 46 (5): 1470.

[14] DONADIO V, CORTELLI P, ELAM M, et al. Autonomic innervation in multiple system atrophy and pure autonomic failure. J Neurol Neurosurg Psychiatry, 2010, 81 (12): 1327-1335.

[15] GIBBONS CH, SCHMIDT P, BIAGGIONI I, et al. The recommendations of a consensus panel for the screening, diagnosis, and treatment of neurogenic orthostatic hypotension and associated supine hypertension. J Neurol, 2017, 264 (8): 1567-1582.

[16] GIANNINI G, CALANDRA-BUONAURA G, ASIOLI GM, et al. The natural history of idiopathic autonomic failure: the IAF-BO cohort study. Neurology, 2018, 91 (13): e1245-1254.

[17] KAUFMANN H, NORCLIFFE-KAUFMANN L, PALMA JA, et al. The natural history of pure autonomic failure: a U.S. prospective cohort. Ann Neurol, 2017, 81 (2): 287-297.

[18] MIGLIS MG, MUPPIDI S, DURING E, JARADEH S. A case series of REM sleep behavior disorder in pure autonomic failure. Clin Auton Res, 2017, 27 (1): 41-44.

[19] KABIR MA, CHELIMSKY TC. Pure autonomic failure. Handb Clin Neurol, 2019, 161: 413-422.

[20] COON EA, SINGER W, LOW PA. Pure autonomic failure. Mayo Clin Proc, 2019, 94 (10): 2087-2098.

[21] LENKA A, ISONAKA R, HOLMES C, et al. Cardiac (18) F-dopamine positron emission tomography predicts the type of phenoconversion of pure autonomic failure. Clin Auton Res, 2023, 33 (6): 737-747

[22] VILLENA-SALINAS J, ORTEGA-LOZANO SJ, AMRANI-RAISSOUNI T, et al. Comparative study between the diagnostic effectiveness of brain SPECT with [123I] ioflupane and [123I] MIBG scintigraphy in multiple system atrophy. Biomedicines, 2024, 12 (1): 102.

[23] COON EA, MANDREKAR JN, BERINI SE, et al. Predicting phenoconversion in pure autonomic failure. Neurology, 2020, 95 (7): e889-897.

[24] SINGER W, SCHMEICHEL AM, SHAHNAWAZ M, et al. Alpha-synuclein oligomers and neurofilament light chain predict phenoconversion of pure autonomic failure. Ann Neurol, 2021, 89 (6): 1212-1220.

[25] GIBBONS CH, LEVINE T, ADLER C, et al. Skin biopsy detection of phosphorylated α-synuclein in patients withsynucleinopathies. JAMA, 2024, 331 (15): 1298-1306.

[26] YOUNGER DS. Autonomic failure: clinicopathologic, physiologic, and genetic aspects. Handb Clin Neurol, 2023, 195: 55-102.

[27] MILLAR VERNETTI P, NORCLIFFE-KAUFMANN L, PALMA JA, et al. Phenoconversion in pure autonomic failure: a multicentre prospective longitudinal cohort study. Brain, 2024, 147 (7): 2440-2448

[28] GOLDSTEIN DS, HOLMES C, IMRICH R. Clinical laboratory evaluation of autoimmune autonomic ganglionopathy: Preliminary observations. Auton Neurosci, 2009, 146: 18-21.

[29] SQUAIR JW, BERNEY M, CASTRO JIMENEZ M, et al. Implanted system for orthostatic hypotension in multiple-system atrophy. N Engl J Med, 2022, 386 (14): 1339-1344.

第五章 脑白质营养不良

脑白质营养不良（Leukodystrophy）是一组具有高度临床和病理异质性的疾病（表 5-1），主要影响中枢神经系统白质。通常基于中枢神经系统白质异常的初始发现。历史上其诊断基于大体病理检查，目前通常基于神经成像检查结合基因检测。对于这一组疾病，一直以来都没有正式的定义或分类。“脑白质营养不良”一词从技术上讲是指脑白质损害的疾病，传统上是指遗传性疾病，但对于这个术语应该如何应用尚缺乏共识。术语“白质脑病”的特点是指在毒物、获得性血管或感染性因素的背景下出现的白质损害，也可出现在遗传性疾病。此外，也使用了其他术语，如脑白质髓鞘减退、脱髓鞘和髓鞘形成障碍。在诊治过程中需要熟悉这类疾病的临床表现、诊断过程和治疗策略。

表 5-1　以脑白质营养不良为主要病变的疾病

疾病名称
POL- Ⅲ相关疾病
18Q 缩短综合征
X 连锁肾上腺脑白质营养不良
CSF1R 突变相关的白质脑病伴球样轴索和色素胶质细胞
Aicardi-Goutières 综合征
亚历山大病
常染色体显性遗传性白质营养不良伴自主神经疾病
Canavan 病
脑腱黄瘤病
氯离子通道 2（ClC-2）相关性白质脑病合并髓内水肿
EIF2B 相关疾病
岩藻糖苷病
球样细胞性脑白质营养不良（Krabbe 病）
髓鞘缺乏伴基底节和小脑萎缩
髓鞘缺乏伴脑干、脊髓受累和下肢痉挛
髓鞘缺乏合并先天性白内障
脑干和脊髓受累的白质脑病和乳酸升高
伴有丘脑和脑干受累的白质脑病和高乳酸
伴钙化与囊变的脑白质病
异染性脑白质营养不良
肾上腺脑白质营养不良
眼指齿发育不良
Pelizaeus Merzbacher 病
Pelizaeus Merzbacher 样病
过氧化酶体生物发生障碍（包括 Zelleweger 和婴儿 Refsum）
多聚葡糖体病
核糖核酸酶 T2 缺陷型白质脑病
唾液酸储积病（SALA 病、婴儿唾液酸储积病和中间型）
过氧化体脂肪酸 β 氧化单酶缺乏症
Sjögren-Larsson 综合征
SOX10 相关的外周和中枢性髓鞘营养不良
白质消融性白质脑病
神经元核内包涵体病

【临床表现】

患者的临床表现具有一定的规律，已知的基因突变显著影响脑白质营养不良的发生、严重性和进展。低髓鞘疾病往往比脱髓鞘疾病出现得更早，发病年龄通常与更严重的症状有关。脑白质营养不良是进展性疾病，仅个别病例随着时间的推移在临床和放射学上有显著的改善。最常见的症状是运动和认知障碍。锥体束症状往往是对称性从下肢开始，导致痉挛和行走能力受限。锥体外系运动障碍多表现为肌张力障碍。癫痫发作可以是早期症状，也可能发生在疾病晚期。步态异常可表现为孤立的缓慢进行性共济失调，或与感觉周围神经病相关。周围神经病变可能是一些脑白质营养不良症的首发表现之一，通常出现在脑腱黄瘤病、Pelizaeus-Merzbacher 病、异染性脑白质营养不良和神经元核内包涵体病。延髓症状通常与其他神经症状同时出现。行为异常、注意力缺陷、学习困难、焦虑和抑郁在脑白质营养不良中很常见。部分病例存在自主神经功能障碍。

【诊断】

脑白质营养不良的诊断始于完整的病史和全面的全身和神经学检查。由于不同类型脑白质营养不良的临床表现相似，将这些发现与特定的脑MRI改变模式相结合对诊断至关重要。MRI成像技术在诊断中发挥越来越重要的作用，诊断技术的改进揭示了脑白质营养不良的表型变异性，其特征性脱髓鞘模式可作为鉴别诊断的依据。其他诊断工具，包括生化和代谢测试、电生理研究、眼科检查和遗传学研究可以同时进行，以提高对遗传性白质疾病诊断的准确性。基因测试方法的进步到发现与特定脑白质营养不良亚型相关的新基因，导致这些疾病的遗传谱系正在迅速扩大。

【治疗】

目前还没有针对大多数脑白质营养不良的治疗方法，主要是对症治疗。对症治疗通常涉及多学科的专家团队，包括儿科、神经科、康复科、骨科、物理治疗、语言治疗、职业治疗、社会工作、营养科、呼吸科、睡眠医学科、眼科、耳科等。控制肢体痉挛是各种脑白质营养不良的一个普遍问题，可以通过口服巴氯芬、替扎尼定或地西泮（安定）、局部注射肉毒杆菌毒素治疗。癫痫患者给予抗癫痫药物。密切注意可能的呼吸道并发症以及进行饮食调整，以确保充足的热量摄入和防止误吸。

基因治疗可以在体外或体内进行。在体外基因治疗中，细胞从患者体内取出并在体外进行编辑，而体内基因治疗则是基因治疗直接在患者体内进行。这两种方法都可以使用各种技术，例如病毒载体（腺病毒）或非病毒方法（质粒DNA或mRNA）。基因治疗正在成为一种可行的选择。使用腺相关病毒载体对中枢神经系统细胞群有更广泛的趋向性，通过脑室系统输送病毒载体可以减缓Krabbe病的疾病进展，阻止未发病的异染性脑白质营养不良的发展。对Canavan病患者的研究证明了其安全性，并产生了一些临床效果。但单靠基因替代治疗还不够，需要结合免疫调节或基因突变沉默治疗。反义寡核苷酸治疗是一种基于RNA的疗法，可以促进Canavan病基因表达。

骨髓移植或造血干细胞移植在延缓脑白质营养不良的疾病进展方面取得了成功。在这些疾病中，干细胞浸润到中枢神经系统并表达具有降解细胞毒性代谢物所需的基因或酶。

第一节　CSF1R突变相关的白质脑病伴球样轴索和色素胶质细胞

【概述】

集落刺激因子1受体（colony stimulating factor 1 receptor，CSF1R）突变相关的白质脑病伴球样轴索和色素胶质细胞是一种进展性白质脑病，是成人发病脑白质营养不良的一个重要类别[1]。具有常染色体显性遗传规律，痴呆、精神症状和运动衰退是三个主要症候群。依据发病年龄分为两个亚型（表5-2）。

表5-2　CSF1R突变相关的ALSP的临床分类

早发型（＜18岁）	迟发型（≥18岁）
神经系统表现	神经系统表现
言语障碍	言语障碍
发育迟缓和（或）认知能力下降	认知衰退
锥体束征	行为/精神表现
帕金森综合征	锥体束征
吞咽困难	帕金森综合征
癫痫发作	癫痫发作
先天性脑发育异常	
骨骼异常	
面部畸形	

本病包括遗传性弥漫性白质脑病伴轴索球（hereditary diffuse leukoencephalopathy with spheroids，HDLS）[2]与家族性正色素性脑白质营养不良（pigmentary orthochromatic leukodystrophy，POLD）两个疾病实体[3]。早在1936年，van Bogaert和Nyssen在一个比利时家系中报道了POLD，而HDLS是1984年首先由Axelsson在一个瑞典家族中报道，二者均描述了大脑白质的脱髓鞘改变、大量球样轴索、富含脂质和色素的巨噬细胞[4]。此后的研究发现二者在临床、脑MRI以及病理方面具有一致性，提示POLD和HDLS可能属于相同的疾病谱。因此2004年Marotti等[5]提出了名称"成人发病脑白质营养不良伴球样轴索和色素胶质细胞"（adult-onset leukoencephalopathy with axonal spheroids and pigmented glia，ALSP）的诊断，此后的研究者们更多用白质脑病来取代脑白

质营养不良。2011 年 Rademakers 将 HDLS 的致病基因定位于 *CSF1R* 基因[2]，2013 年在 POLD 家系也证实了 *CSF1R* 致病性变异[3]，至此在分子水平确认了 HDLS 与 POLD 属于 CSF1R 谱系疾病。2016 年在丙氨酰转运 tRNA 合成酶 2（alanyl-transfer tRNA synthetase 2，AARS2）致病性突变的患者中也报道了 ALSP 表型[6]，因此目前提出了新的命名即 CSF1R 相关性 ALSP，以区分 AARS2 相关性 ALSP。以往认为 CSF1R 相关 ALSP 是一种超级罕见疾病，随着近年报道不断增多，CSF1R 相关的 ALSP 占成人起病白质脑病的 10%[7]。

几乎所有 *CSF1R* 突变都位于酪氨酸激酶结构域，大部分为错义突变，小部分为剪切、移码突变和缺失插入[8]。CSF1R 是一种在单核巨噬细胞中表达的跨膜酪氨酸激酶受体，在脑部主要表达于小胶质细胞。CSF1R 和其配体（CSF1 和白细胞介素 -34）相结合在细胞表面形成受体同型二聚体，继而通过磷酸化激活 CSF1R，这一活化途径是启动信号传导所必需，后者参与了小胶质细胞的发育、维护和激活。因此，CSF1R 突变相关性 ALSP 也被称为原发性小胶质细胞病[9]。病理上可以发现大脑白质髓鞘脱失和海绵样变（图 5-1），伴随轴索脱失和轴索球样变。白质球样轴索在 HE 下即可见到，在神经丝蛋白、淀粉样前体蛋白和泛素免疫组化染色呈阳性。星形胶质细胞反应性增生，可见富含大量脂质（崩解髓鞘）的巨噬细胞，巨噬细胞和其他胶质细胞的胞质内在髓鞘染色可见蓝色物质，典型的色素性小胶质细胞具有自发荧光且 CD68 染色阳性[2-3,10]。

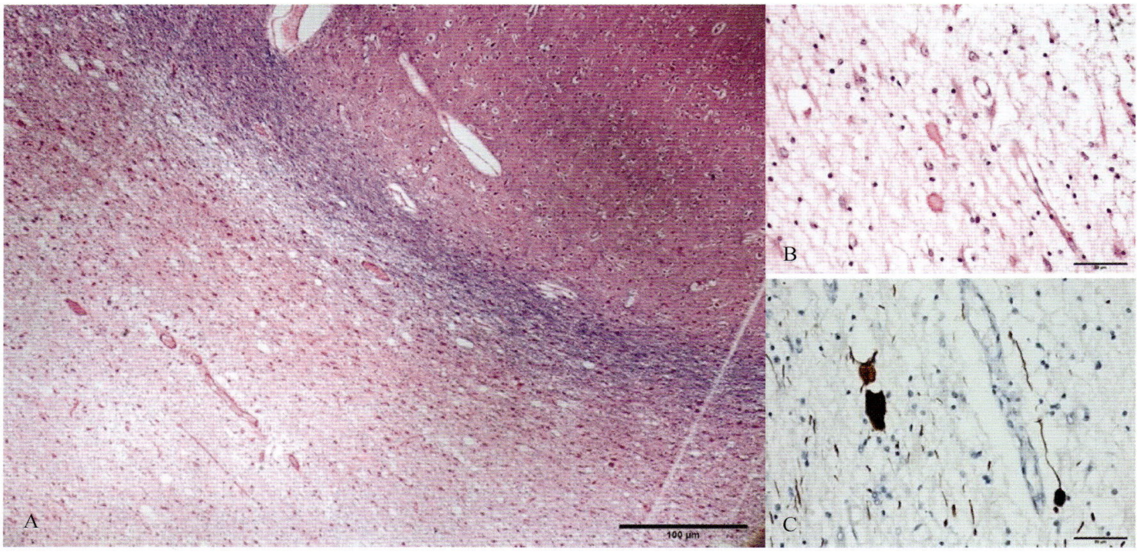

图 5-1 患者脑病理典型改变。A，脑白质广泛髓鞘脱失而弓形纤维相对保留（LFB 染色，bar = 100 μm）。B，肿大的球样轴索（HE 染色，bar = 50 μm）。C，肿大的球样轴索（神经丝蛋白免疫组化染色，bar = 50 μm）

【临床表现】

CSF1R 相关疾病的发病分为早发型（年龄＜ 18 岁）和晚发型（年龄≥ 18 岁）。早发型疾病更多地与非神经系统症状（如骨骼异常）有关，而早发型和晚发型疾病都有类似的神经退行性病变。

1. 早发型

婴儿起病的低张症（“软婴儿综合征”）特征是肌肉张力降低，经常伴随着发育迟缓、关节过度伸展和姿势障碍。发育迟缓可以从出生起观察到，运动和智力发育“里程碑时间”延迟，或者从童年开始，失去先前获得的“里程碑”或发育倒退。骨骼异常从小就开始，表现为骨骼脆性加大和骨折易感性，通常具有不同严重程度的短肢或成比例的矮小身材以及骨硬化。骨骼畸形表现为头骨的大小和形状异常（大头畸形，骨隆起）。伴随面部畸形，表现为上睑下垂，球状鼻，高弓的上颚，伴随胸部畸形（钟形、隆胸）。

2. 晚发型

晚发型通常在 40 多岁发生，慢性发病，病程 2 ~ 30 年或更长，平均为 8 年。生存期为 2 ~ 34 年，平均 5 ~ 6 年[11]。其出现的症状也是早发型患者的神经系统损害表现，但更为严重，常见症状和体征包括：

（1）认知和精神改变：几乎所有患者都会在一定程度上出现认知障碍，可以是首发症状，也可以出现在病程较晚的阶段。认知衰退的主要成分是处理速度、执行功能、单词提取和视觉障碍，记忆力衰退，执行功能障碍以及判断和洞察力的丧失，伴随其他高级皮质功能障碍，如运动性失语、失写、计算不能和失用，部分患者出现抑郁症，失用出现在多达 1/3 的患者，立体认知障碍和失写也常见，左右两侧识别障碍是由于胼胝体受累所致，也可以看到人格改变。假性球麻痹偶尔也有报道。

（2）语言障碍：言语异常通常包括构音障碍和（或）失语症，构音障碍与失语症并存的情况并不少见。构音障碍影响超过 50% 的患者，最常见的类型是混合型，包括痉挛、运动迟缓和小脑特征，表现为声音紧张、低声（轻声）、语速慢、单调、音节重音过高或降低，或音调不适当的变化。失语症是指语言产生障碍（运动性或非流利性失语症）或理解障碍（感觉性或流利性失语症）。

（3）吞咽困难：在有严重神经缺陷的人中更常见，食物卡在喉咙或胸口的感觉，反酸，吃饭时咳嗽或窒息，反复发生吸入性肺炎，体重减轻，以及营养不良或脱水。

（4）运动障碍：锥体束受累出现痉挛、腱反射亢进、偏瘫或四肢瘫、病理征；帕金森症候群如强直、运动迟缓、静止和（或）运动性震颤、步态蹒跚和姿势不稳；真性 / 假性球麻痹。小脑体征，除构音障碍，还存在意向性震颤和小脑性共济失调。运动障碍的其他症状如肌张力不全、肌阵挛性抽搐、运动障碍和静坐不能；部分患者出现癫痫发作，全身性癫痫最常见，而且往往更频繁地发生在有更严重神经缺陷的患者。偶尔是疾病的首发症状。

（5）感觉缺陷：包括振动、位置、触觉和痛觉的损害，以及更高级的综合感觉功能的损害，如图形感觉、立体识别和双重刺激的感觉忽视。视觉障碍包括象限盲或偏盲，系视神经萎缩导致。

3. 疾病发展

以皮质发育畸形、骨骼畸形和认知障碍为最初和主要表现的患者，通常与更差的预后、更快的疾病进展和更早的残疾相关。大多数受影响的人最终会因痉挛和僵硬而卧床不起，失去了言语和自发的动作，而且似乎对周围的环境一无所知。在疾病发展的最后阶段，个人失去行走能力，并发展到植物人状态。存在原始反射，如视觉和触觉抓握、张嘴反射和吸吮反射。死亡最常见的原因是肺炎或其他感染[2-3,11-12]。

尽管 CSF1R 相关白质脑病的患病率没有性别差异，女性患者比男性患者出现临床症状的时间明显更早[11]。在中国，女性患者发病年龄比男性患者年轻[13]，运动功能障碍是女性最常见的初始症状。

【辅助检查】

当成年患者出现慢性发展的中枢神经系统损害的临床表现，常规进行心理和精神状况评估，脑 MRI 检查确定白质病变情况、皮质萎缩及胼胝体和皮质脊髓束的受累情况；脑脊液检查神经丝轻链蛋白改变情况。辅助检查主要用于排除其他类型的白质脑病，基因检测发挥关键作用。

1. 脑脊液检查

脑脊液压力、常规和生化未见异常，寡克隆区带阴性。神经丝蛋白轻链作为轴突损伤标志物可以评估 CSF1R 相关 ALSP 的损伤并有希望成为潜在生物标志物。与多发性硬化相比，这些患者的血清和脑脊液中的神经丝轻链蛋白水平明显增高。在没有明显临床症状的 *CSF1R* 突变携带者中，神经丝轻链蛋白水平已经开始增加[14]。

2. 影像学检查

颅 MRI 平扫通常表现为大的融合性、对称性病灶，在 T2WI 和 FLAIR 上呈高信号，T1WI 上呈低信号（图 5-2），DWI 可以出现点状弥散受限。病变主要累及额顶叶脑室周围白质，U 形纤维相对保留。疾病早期白质病变通常为不对称、斑片状信号异常病灶，随着时间推移逐渐融合，白质病变可累及胼胝体和锥体束，出现与白质病变相对应的脑萎缩和脑室扩张[11]。胼胝体变薄、T2WI 广泛非融合性白质病变，以及 DWI 弥散白质损害有助于提示本病诊断[15]。一般不会出现脑干萎缩、严重皮质病变以及脑实质强化，小脑萎缩程度也通常较轻。头颅 CT 上钙化的特殊分布对本病也具有诊断价值，一半以上的患者中可以出现白质钙化，在额叶、胼周区域呈现"铺路石样外观"，在靠近侧脑室前角的额叶和顶叶皮质下白质中呈点状外观[11,16]。

3. 基因检测

通常采用靶向二代测序和全外显子测序技术。分子遗传检测方法包括基因靶向检测和综合基因组检测。基因靶向检测要求临床医生确定哪些基因可能和该病有关系，目前单个基因检测很少采用。而综合基因组检测则不需要临床医生提供任何建议。基因靶向检测包括 *CSF1R* 和其他感兴趣基因的多基因小组最有可能确定该病的遗传原因，同时限制对不确定意义的变异和不能解释潜在表型的基因的致病变异的识别。

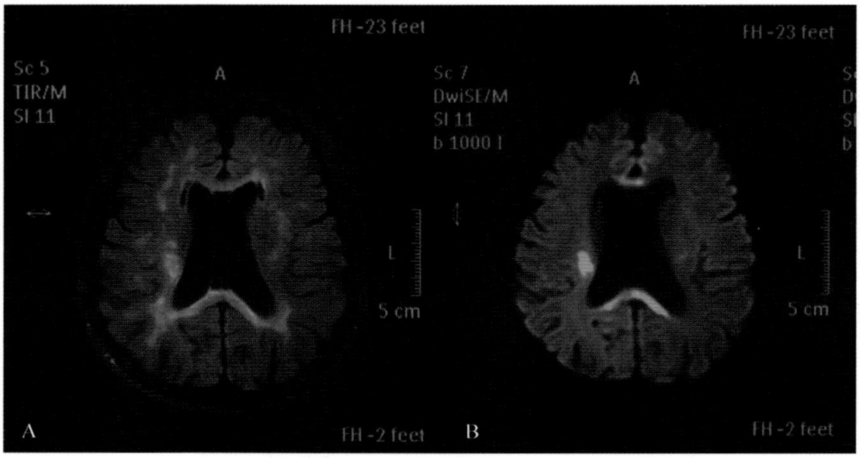

图 5-2 患者脑 MRI 典型改变。A，T_2FLAIR 序列显示双侧脑深部白质弥漫性脱髓鞘，胼胝体压部受累突出。B，DWI 显示胼胝体和脑室旁多处弥散受限

【诊断】

CSF1R 突变相关的 ALSP 临床表现通常与其他神经系统疾病重叠，且发病于成年早期，出现认知下降、记忆障碍和人格改变，脑 MRI 出现明显的白质病变，Konno 等提出了 CSF1R 相关白质脑病的 MRI 诊断标准[19]。通过分子遗传学检测确定 CSF1R 杂合致病性变异，从而明确 CSF1R 相关 ALSP 的诊断。

【鉴别诊断】

由于 CSF1R 相关 ALSP 早期的临床表现具有非特异性，在完成 MRI 检查后发现脑白质营养不良改变，需要与下列成年发病的遗传性和散发性中枢神经系统疾病进行鉴别。包括原发进展型多发性硬化、X 连锁肾上腺脑白质营养不良、异染性脑白质营养不良、Krabbe 病、戊二酸血症 1 型、亚历山大病、LMNB1 显性遗传性脑白质营养不良、AARS1 白质脑病、AARS2 白质脑病、多种遗传性脑小血管病等[3,11]。

1. 其他脑白质营养不良

表现为神经胶质和（或）髓鞘异常的遗传性疾病（表 5-3）可类似早发性 CSF1R 相关疾病。需要分子遗传测试或神经病理学检查才能做出最终的区分。

表 5-3 遗传性脑脑白质疾病的鉴别诊断

疾病	基因	不同特点
肾上腺脑白质营养不良	*ABCD1*	周围神经病、痉挛性瘫痪、白质强化
异染性脑白质营养不良	*ARSA*	周围神经病、脑白质髓鞘破坏
Krabbe 病	*GALC*	周围神经病、脑白质病变累及脑干和小脑
戊二酸血症 1 型	*GCDH*	巨头畸形、神经功能障碍急性加重
亚历山大病	*GFAP*	腭肌阵挛、认知功能正常、幕下萎缩
LMNB1 脑白质营养不良	*LMNB1*	自主神经功能障碍、脑室周围正常边缘
AARS1 白质脑病	*AARS1*	侧脑室前角周围白质弥散离心性发展
AARS2 白质脑病	*AARS2*	女性卵巢早衰、白质疏松

AARS2 相关 ALSP 是成人起病的常染色体显性遗传性进行性神经退行性疾病，发病年龄通常在 10~50 岁。具有认知功能减退、神经行为 / 精神症状、小脑性共济失调以及锥体和锥体外系特征，几乎所有的女性患者都有卵巢早衰，与 CSF1R 在 MRI 上的鉴别点是该病在 FLAIR 上白质有一定程度的消减[6-7,20]。

2. 多发性硬化

迟发性 CSF1R 相关疾病经常被误诊为多发性硬化，特别是原发性进行性多发性硬化，发病年龄和 MRI 改变非常类似，但额顶区融合的白质损害在 CSF1R 相关疾病更多见。多发性硬化的胼胝体损害以及认知能力下降的发病时间更晚，大小便失禁出现较晚，通常脑脊液存在寡克隆条带。

3. 遗传性脑小血管病

成年发病，具有脑小血管病的发病特点，出现认知功能下降、锥体束和锥体外系统损害表现，多数都有脑外表现，如视网膜、心脏或肾脏损害。MRI 检查可以发现多灶性脑白质改变，伴随缺血性脑梗死和微出血改变。后者不出现在 CSF1R 相关 ALSP 的任何阶段。

4. 神经元核内包涵体病

神经元核内包涵体病是一种常染色体显性遗传性多系统疾病，*NOTCH 2NLC* 基因突变导致该病的发生，一般在成年出现痴呆、帕金森病和精神症状，明显的周围神经损害不同于晚发型 CSFIR 相关 ALSP。脑 MRI 显示脑白质营养不良样改变，其中皮质和白质交界处长 T2 信号构成的飘带征为其主要影像学特点。皮肤活检发现不同细胞出现核内包涵体而明确诊断。

【治疗】

目前对本病的管理主要是对症支持治疗、全身护理和改善营养，预防和治疗一系列并发症。疾病进展经常带来社会问题（失业、离婚、经济问题和酗酒），自杀倾向也往往与此有关，因此建议家庭成员及早了解疾病的性质以避免严重的社会后果。

1. 对症治疗

左旋多巴或其他多巴胺能药物可以治疗帕金森综合征表现。抗抑郁药物可用于治疗患者的抑郁状态。由于锥体外系副作用，一般不推荐使用抗精神病性药物治疗，但在具有攻击性行为的患者可以考虑采用。任何癫痫患者都应开始服用抗癫痫药物。肺炎或尿路感染等采用抗生素治疗。

2. 对因治疗

造血干细胞移植治疗在 2 名 CSF1R 相关 ASLP 患者有效，2 名患者分别在移植后 9 年和 6 年内，认知衰退、总体临床表现和步态障碍的进展情况逐渐趋于稳定，脑 MRI T2WI 和 FLAIR 白质信号逐渐减少，并且在 2 年后 DWI 多灶性的弥散受限出现了显著缓解[21]。最近提出了小胶质细胞替代的干预策略，在临床前研究中，小胶质细胞耗竭可以通过减少促炎因子从而改善脑白质损伤[22]。尽管耗竭后重新填充的小胶质细胞仍然携带 *CSF1R* 基因突变，但是仍有可能延长患者的生存期。

【病例摘要】

女，37 岁。进行性四肢无力 10 个月，言语不清 3 个月。

患者 10 个月前出现右侧上下肢无力，表现为右手持筷费力，写字不能，上楼梯费力，症状逐渐发展。7 个月前左侧上下肢无力。3 个月前逐渐出现口齿不清，讲话少、记忆力差，经常发呆。体格检查：构音障碍，表情呆滞，瞬目少。计算力下降。双眼球下视欠充分，右侧鼻唇沟浅，双侧鼓腮力弱，双侧软腭上抬力弱，咽反射消失，右侧胸锁乳突肌力弱。四肢痛触觉对称正常，双侧髂前上棘以下音叉振动觉减退。四肢肌力 4 级，四肢呈铅管样肌张力增高。左手指鼻试验欠稳准。四肢腱反射亢进，右侧为著，右侧踝阵挛阳性，双侧掌颏反射阳性，噘嘴反射阳性，双上肢 Hoffmann 征、Rossolimo 征阳性，双侧 Chaddock 征阳性。家族三代均有类似发病者，成年发病，发病后数年死亡。先证者基因检测提示 *CSF1R* 基因杂合变异，为已知致病性突变。定位诊断：大脑白质广泛损害，定性诊断：*CSF1R* 突变相关的白质脑病伴球样轴索和色素胶质细胞。病例详细资料见二维码数字资源 5-1。

数字资源 5-1

（张　巍）

【参考文献】

[1] KONNO T，KASANUKI K，IKEUCHI T，et al. CSF1R-related leukoencephalopathy：a major player in primary microgliopathies. Neurology，2018，91（24）：1092-1104.

[2] RADEMAKERS R，BAKER M，NICHOLSON AM，et al. Mutations in the colony stimulating factor 1 receptor（CSF1R）gene cause hereditary diffuse leukoencephalopathy with spheroids. Nat Genet，2011，44（2）：200-205.

[3] NICHOLSON AM，BAKER MC，FINCH NA，et al. CSF1R mutations link POLD and HDLS as a single disease entity. Neurology，2013，80（11）：1033-1040.

[4] AXELSSON R，ROYTTA M，SOURANDER P，et al. Hereditary diffuse leucoencephalopathy with spheroids. Acta PsychiatrScand Suppl，1984，314（1）：1-65.

[5] MAROTTI JD，TOBIAS S，FRATKIN JD，et al. Adult onset leukodystrophy with neuroaxonal spheroids and pigmented glia：report of a family，historical perspective，and review of the literature. Acta Neuropathol，2004，107（6）：481-488.

[6] LYNCH DS，ZHANG WJ，LAKSHMANAN R，et al. Analysis of mutations in AARS2 in a series of CSF1R-negative patients with adult-onset leukoencephalopathy with axonal spheroids and pigmented glia. JAMA Neurol，2016，73（12）：1433-1439.

[7] LYNCH DS，JAUNMUKTANE Z，SHEERIN UM，et al. Hereditary leukoencephalopathy with axonal spheroids：a

spectrum of phenotypes from CNS vasculitis to parkinsonism in an adult onset leukodystrophy series. J Neurol Neurosurg Psychiatry, 2016, 87（5）: 512-519.

[8] LYNCH DS, WADE C, PAIVA ARB, et al. Practical approach to the diagnosis of adult-onset leukodystrophies: an updated guide in the genomic era. J Neurol Neurosurg Psychiatry, 2019, 90（5）: 543-554.

[9] VAN DER KNAAP MS, BUGIANI M. Leukodystrophies: a proposed classification system based on pathological changes and pathogenetic mechanisms. Acta Neuropathol, 2017, 134（3）: 351-382.

[10] 袁云，陈清棠，高唯一，等. 显性遗传性色素型正染性脑白质营养不良. 中华神经科杂志，2001，34（3）：159-161.

[11] KONNO T, YOSHIDA K, MIZUNO T, et al. Clinical and genetic characterization of adult-onset leukoencephalopathy with axonal spheroids and pigmented glia associated with CSF1R mutation. Eur J Neurol, 2017, 24: 37-45.

[12] HUANG LP, LIU CY, LI YX, et al. Clinical features and genetic characteristics of hereditary diffuse leukoencephalopathy with spheroids due to CSF1R mutation: a case report and literature review. Ann Transl Med, 2020, 8（1）: 11.

[13] TIAN WT, ZHAN FX, LIU Q, et al. Clinicopathologic characterization and abnormal autophagy of CSF1R-related leukoencephalopathy. Transl Neurodegener, 2019, 8: 32.

[14] HAYER SN, KREY I, BARRO C, et al. NfL is a biomarker for adult-onset leukoencephalopathy with axonal spheroids and pigmented glia. Neurology, 2018, 91（16）: 755-757.

[15] MAO C, ZHOU L, ZHOU L, et al. Biopsy histopathology in the diagnosis of adult-onset leukoencephalopathy with axonal spheroids and pigmented glia（ALSP）neurol sci, 2020, 41（2）: 403-409.

[16] KONNO T, BRODERICK DF, MEZAKI N, et al. Diagnostic value of brain calcifications in adult-onset leukoencephalopathy with axonal spheroids and pigmented glia. AJNR Am J Neuroradiol, 2017, 38（1）: 77-83.

[17] KONNO T, YOSHIDA K, MIZUTA I, et al. Diagnostic criteria for adult-onset leukoencephalopathy with axonal spheroids and pigmented glia due to CSF1R mutation. Eur J Neurol, 2018, 25（1）: 142-147.

[18] LAKSHMANAN R, ADAMS ME, LYNCH DS, et al. Redefining the phenotype of ALSP and AARS2 mutation-related leukodystrophy. Neurol Genet, 2017, 3（2）: e135.

[19] GELFAND JM, GREENFIELD AL, BARKOVICH M, et al. Allogeneic HSCT for adult-onset leukoencephalopathy with spheroids and pigmented glia. Brain, 2020, 143（2）: 503-551.

[20] HAN J, SARLUS H, WSZOLEK ZK, et al. Microglial replacement therapy: a potential therapeutic strategy for incurable CSF1R-related leukoencephalopathy. Acta Neuropathol Commun, 2020, 8（1）: 217.

第二节 伴钙化与囊变的脑白质病

【概述】

脑白质病合并颅内钙化和脑囊肿（leukoencephalopathy with calcifications and cysts，LCC），也称为Labrune综合征，是一种罕见的遗传性脑微血管病，其特征是神经影像表现为弥漫性和非对称性白质脑病、广泛的钙化和脑囊肿。LCC的临床表现包括进行性锥体束损害、小脑体征、认知障碍和癫痫发作。这些临床表现是由脑微血管病引起，其特征是血管瘤样血管与胶质细胞增生，其中Rosenthal纤维是最显著的病理特征。

LCC在1996年由Labrune首次报道[1]，在患者的基底节区、小脑和大脑白质出现广泛钙化，同时伴有囊肿，但不伴有视网膜病变。活检发现囊肿周围组织的微血管出现血管瘤样病变。LCC典型影像学“三联征”包括颅内钙化、多发脑内囊肿和弥漫性脑白质病。由于影像的特异性，LCC是通过影像学特点来描述和命名的一种疾病。

该病的致病基因是小核仁RNA和C/D盒118（small nucleolar RNA，C/D box 118，SNORD118）基因，编码U8 snoRNA，这是一种脊椎动物特有的小核仁RNA，也是一种非蛋白质编码基因。U8 snoRNA参与60S核糖体亚基的成熟过程。这一过程涉及从28S rRNA和5.8S rRNA中移除3′-外部转录间隔区序列。作为核糖体的一部分，辅助rRNA的加工。2016年Jenkinson EM等团队首次报道常染色体隐性遗传的*SNORD118*基因突变导致LCC[2-6]。日本学者Iwama等在2017年通过对8个无亲属关系的LCC家系的研究发现*SNORD118*突变是导致LCC的主要原因。

病理可见脑微血管病变，伴有微血管瘤样改变、血管壁纤维素样坏死、钙盐沉积、管腔狭窄及血栓形成，血管周围及脑实质内大量含铁血黄素沉积及出血（图5-3），伴脑水肿样改变。可见胶质细胞增

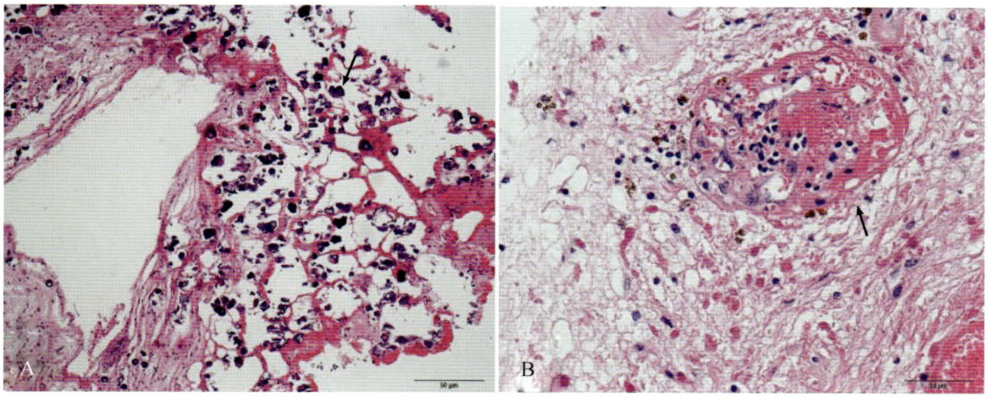

图 5-3 A 小血管扩张及血管壁纤维素样变性，周围可见到钙化（箭头）(HE 染色 ×400)。B，可见 Rosenthal 纤维及吞噬含铁血黄素的格子细胞，微血管呈血管瘤改变（箭头）(HE 染色 ×400)。

生及 Rosenthal 纤维，纤维状星形胶质细胞中存在胶质纤维酸性蛋白和泛素化蛋白质聚集体。与活动性炎性脱髓鞘病的轴突相对保留不同，LCC 髓鞘破坏的同时伴有轴突损伤，支持缺血性而不是脱髓鞘的发病机制。LCC 的主要病理基础是微血管病变。因此，白质脑病可能是一个错误的名称，因为脑白质病变可能是继发性。磁共振波谱上 N- 乙酰天冬氨酸和胆碱峰降低，表明 LCC 中观察到的白质脑病是由于髓鞘中水分含量增加，而不是脱髓鞘[7]。

【临床表现】

LCC 的发病年龄从 1 岁到 70 岁不等，男女发病率相当。患者一般在婴幼儿早期至青春期发病。通常表现为一种孤立的中枢神经系统疾病，主要症状和体征为认知功能减退，癫痫发作，锥体束、锥体外系和（或）小脑体征。患者可以从全面性癫痫发作起病，40% 的患者可表现为顽固性癫痫。顽固性癫痫发作伴精神运动发育延迟是最常见的临床表现。一些患者因囊肿增大而导致的颅压升高，出现头痛、呕吐。

进行性神经功能缺损体征包括：局灶性运动、感觉和视觉障碍，锥体外系和小脑起源的运动障碍以及失语。所有这些症候都与囊肿的位置有关。从首发症状出现到患者第一次就诊或治疗的持续时间很长。

【辅助检查】

该病出现的中枢神经系统表现，首先应进行脑脊液检查和脑 MRI 检查，发现该病的影像学三联征，还需要通过脑活检排除寄生虫感染。对于出现癫痫的患者需要进行脑电图检查，最后进行基因检测明确诊断。

1. 脑脊液检查

对出现认知障碍和癫痫发作患者首先进行脑脊液检查，排除脑囊虫病或泡状棘球绦虫感染。患者脑脊液细胞计数及蛋白均在正常范围。

2. 影像学

脑 MRI 检查可以发现 LCC 典型影像学“三联征”，表现为囊肿、钙化和白质脑病（图 5-4）：①颅内钙化，多分布在双侧底节区、丘脑及小脑齿状核，囊肿周围、侧脑室旁及放射冠区也可见到钙化。②囊肿均位于实质部位，幕上、幕下均可出现，幕上囊肿的发生率较高；数量及大小不等，多数患者表现为多发性囊肿；囊壁多有完整或不完整的环形增强；随着病程增加囊肿体积渐增大而出现明显的占位效应；部分囊肿也可缩小。③脑白质病变，均为双侧，无明显对称性，囊变周围和半卵圆中心多见。病情严重时小脑也可出现白质改变，但 U 形纤维和胼胝体较少受累[7-9]。

3. 脑活检

由于类似的影像学改变可以出现在多种疾病，高颅压还需要开颅减压，因此可以进行脑活检协助诊断，经病理确诊后可避免不必要的经验性抗菌或免疫调节治疗。囊壁活检最有助于提高诊断率，可以发现微血管病变、硬化和玻璃样变的血管，伴有 Rosenthal 纤维形成、慢性微出血和实质钙化[6,10-12]。

4. 基因检测

该病的诊断需要基因检测加以证实。该病的 *SNORD118* 基因改变为复合杂合突变，需要通过基因测序发现两个致病突变位点，一个完全丧失功能的变异必须与另一个致病变异一起才会干扰 *SNORD118* 转录本的功能。基因检测和病理检查可以相互验证。

【诊断】

通过临床和辅助检查发现患者存在 LCC 的神经影像学三联征。通过脑脊液血清学抗体检查排除寄

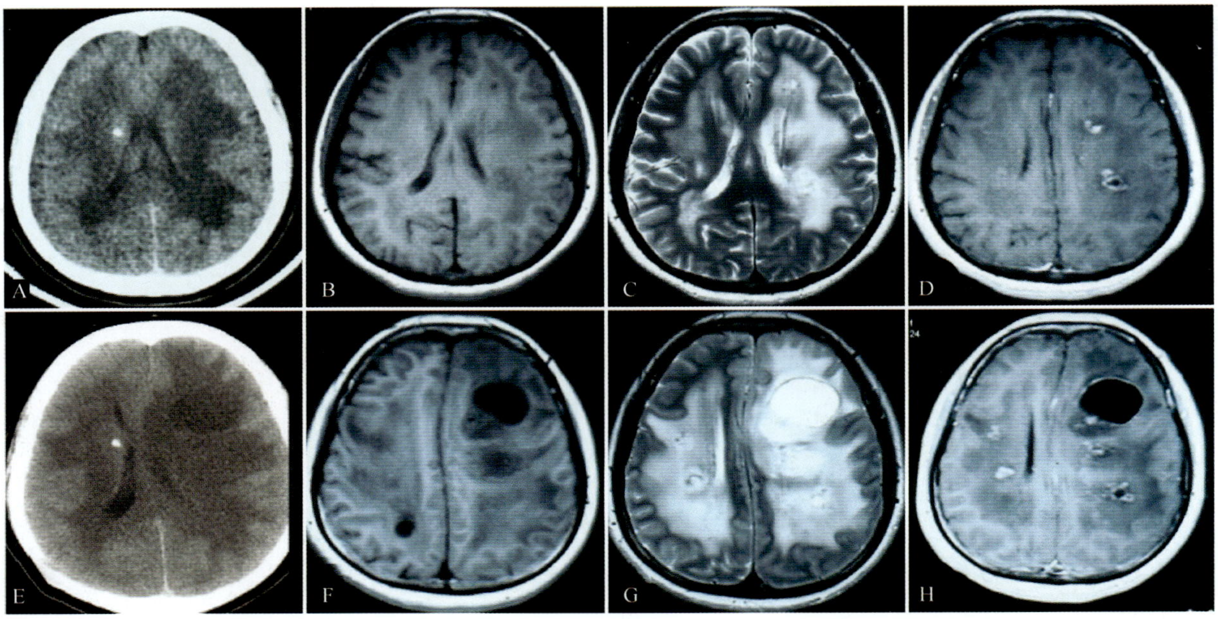

图 5-4 A，头颅 CT 示双侧白质低密度伴右侧点状高密度改变。B，脑 MRI 示双侧大脑半球白质区长 T1 异常信号。C，脑白质长 T2 异常信号。D，MRI 增强示点片状及环形强化。E，头颅 CT 示右侧点状高密度无变化、低密度病灶加重。F，脑 MRI 示颅内多发囊变。G，脑白质病进展。H，中线右移（图 E、F、G、H 为 7 年后影像改变特点）

生虫感染。参考 LCC 诊断标准（表 5-4）可以进一步考虑该病。进行脑活组织检查以及基因检测可以确定疾病的诊断。

表 5-4　伴钙化与囊变的脑白质病诊断标准

临床表现	头痛、癫痫、认知障碍
影像学表现	囊肿、钙化和白质脑病“三联征”
脑组织病理	微血管钙盐沉积、Rosenthal 纤维形成、血管壁纤维素样坏死及血管周围含铁血黄素沉积
基因检测	*SNORD118* 基因突变

【鉴别诊断】

发现 *SNORD118* 基因突变可以确诊 LCC，但个别基因检测结果不能确诊的患者需通过病理确诊。鉴别诊断需要考虑其他疾病，包括寄生虫感染、星形细胞瘤、其他脑白质营养不良如 Coats 叠加综合征和 Aicardi-Goutieres 综合征。

1. 寄生虫感染

寄生虫感染可以根据抗寄生虫抗体的存在与否与 LCC 区分。最常见的寄生虫感染是猪绦虫病。猪绦虫在流行地区感染人，引起脑囊虫病，幼虫会在大脑中形成囊泡，然后形成钙化，一般没有白质病变。脑脊液可以发现感染的依据，包括淋巴细胞增加、蛋白增加。颅内寄生虫感染的诊断是通过检测血清学中的抗寄生虫抗体 / 抗原做出。随后可以用适当的抗寄生虫药物治疗。

2. 大脑胶质细胞瘤

在排除寄生虫感染后，需要与大脑胶质细胞瘤病鉴别。MRI 显示肿瘤周围水肿明显，可以看到规则强化及中心瓜瓤样改变，肿瘤多为单侧，与邻近结构分界明确。多发囊变以及钙化在星形细胞瘤少见；病理检查可以明确诊断。

3. Coats 叠加综合征

该病在放射学上与 LCC 没有区别，表现为典型的白质脑病、囊性病变和钙化三联征。该病是一种常染色体隐性遗传病，相关基因编码 CTC1 蛋白[5]，负责维持端粒的结构完整性。临床上还表现出颅外症状，包括皮肤色素沉着、白斑和甲部营养不良、骨量减少、肝炎、胃肠道出血、门脉高压，双侧视网膜毛细血管扩张伴渗出性视网膜病变，这些都很少出现在 LCC。通过基因检测可以鉴别。

4. Aicardi-Goutieres 综合征

该病是一种类似于 LCC 的“1 型干扰素病”，表现为进行性恶化的神经系统疾病，经常累及皮肤，具有特征性的“冻疮”。该病与几种基因的突变有关，包括 *TREX1*、*RNaseH2*、*SAMHD1*、*ADAR* 和 *MDA5*。虽然也经常表现为皮质萎缩，还表现为颅内钙化、囊性病变和脑白质营养不良，但不同于 LCC，该病 CSF 和血清中的 INF-1 水平升高。基因检测有助于确诊。

【治疗】

LCC 标准的治疗策略是手术治疗，口服抗癫痫药物效果差。手术切除囊肿后，原病变部位囊肿不易复发，而其他部位可有新发囊肿。如果囊肿位于非功能区，则优先切除结节而非囊肿，因结节可引起出血并使囊肿扩大。对于无结节的囊肿，可考虑引流或分流。所有表现出快速生长的囊肿均不适合手术，因为囊肿生长可能在经过恶化期后自行停止，不需治疗。

贝伐珠单抗是一种抗血管内皮生长因子的生物制剂，通过抑制血管内皮生长因子与其受体的结合来发挥抗血管生成的作用。最近的研究发现贝伐珠单抗可以通过减少继发于微血管病变的血管渗漏进而减小囊腔体积，提示对 LCC 有一定的治疗效果。

【病例摘要】

女，54 岁，犯困 7 年，头痛伴右侧肢体无力半年。

患者 7 年前无诱因出现睡眠增多。半年前间断性头痛发作，伴有右侧肢体力弱及发作性言语障碍，找词困难。症状持续缓慢进展，右侧肢体力弱加重，反应迟钝、间断思维混乱。既往史、个人史、家族史无特殊。神经系统查体：神清、言语欠流利，偶有找词困难。脑神经检查正常。四肢感觉检查正常。右上肢肌力 4 级，右下肢肌力 4^{+} 级，肌张力增高。左侧肢体肌力正常。右侧腱反射较左侧稍活跃；右侧病理征（+）。共济运动稳准。脑膜刺激征（−）。辅助检查：CSF 检查正常。头颅 CT 示双侧脑白质低密度伴囊性改变以及右侧点状高密度。脑 MRI 示双侧大脑半球白质区长 T1、长 T2 信号，增强示点片状及环形强化。左额顶出现新发巨大囊肿占位，强化明显，中线右移。脑病理检查提示囊肿的囊壁为胶质瘢痕组织，小血管玻璃样变性，血管瘤样改变伴钙化和血栓形成，散在多量的 Rosenthal 纤维。定位诊断：双侧大脑半球；定性诊断：伴钙化与囊变的脑白质病。病例详细资料见二维码数字资源 5-2。

数字资源 5-2

（白文浩　韩晓琛　姚　生）

【参考文献】

[1] LABRUNE P, LACROIX C, GOUTIÈRES F, et al. Extensive brain calcifications, leukodystrophy, and formation of parenchymal cysts: a new progressive disorder due to diffuse cerebral microangiopathy. Neurology, 1996, 46 (5): 1297-1301.

[2] LI J, LI C, ZHANG Q, QIU C. Leukoencephalopathy with calcifications and cysts: a case report with literature review. Neurol Sci, 2023, 44 (8): 2715-2729.

[3] POLITANO D, CATALANO G, PEZZOTTI E, et al. Expanding the natural history of SNORD118-related ribosomopathy: hints from an early-diagnosed patient with leukoencephalopathy with calcifications and cysts and overview of the literature. Genes (Basel), 2023, 14 (9): 1817.

[4] BURCA A, DEMIC N, DESGUERRE I, et al. Leukoencephalopathy with calcifications and cysts: genetic and phenotypic spectrum. Am J Med Genet A, 2021, 185 (1): 15-25.

[5] ANDERSON, BH, KASHER PR, MAYER J. et al. Mutations in CTC1, encoding conserved telomere maintenance component 1, cause coats plus, nat. Genet, 2012, 44 (3): 338-342.

[6] HELMAN G, VIAENE AN, TAKANOHASHI A, et al. Cerebral microangiopathy in leukoencephalopathy with cerebral calcifications and cysts: a pathological description. J Child Neurol, 2021, 36 (2): 133-140.

[7] JOSHI AR, KULKARNI K, SHAH AU. Labrune syndrome: a very rare association of leukoencephalopathy, cerebral calcifications, and cysts. Indian J Radiol Imaging, 2021, 31 (3): 772-775.

[8] SHAIKH M, TIWARI S, YADAV T, et al. Leukoencephalopathy with calcifications and cysts in a child with progressive hemiparesis-a case report. J PediatrNeurosci, 2021, 16 (4): 277-280.

[9] NOVEGNO F, IAQUINANDI A, RUGGIERO F, et al. Leukoencephalopathy with cerebral calcifications and cysts: the neurosurgical perspective. Literature Review. World Neurosurg, 2024, 190: 99-112.

[10] GAIKWAD SB, CHARAN BD, JAIN S. Imaging feature of leukoencephalopathy with calcifications and cysts (labrune syndrome). World Neurosurg, 2024, 187: 147-148.

[11] WAACK A, NORRIS J, BECKER K, et al. Leukoencephalopathy, calcifications, and cysts: labrune syndrome. Radiol Case Rep, 2022, 18 (2): 584-590.

[12] SIM CY, MUKARI SAM, NGU LH, et al. Labrune's syndrome presenting with stereotypy-like movements and psychosis: a case report and review. J Mov Disord, 2022, 15 (2): 162-166.

第三节　肾上腺脑白质营养不良

【概述】

肾上腺脑白质营养不良（adrenoleukodystrophy，ALD）是由过氧化物酶体功能异常导致的脂质代谢异常疾病[1]。约95%的病例为X-连锁隐性遗传，多于儿童或青年期发病，主要以大脑白质进行性脱髓鞘和肾上腺皮质功能不全为临床表现[2]；少数病例为常染色体隐性遗传，多于新生儿期发病[3]。男性ALD和女性杂合子携带者的共同发病率为1/（17 000～21 000）[4]。

对该病的认识最早可追溯至1897年，Heubner报道了一例年轻男性患者，表现为快速进展的神经系统退化，尸检描述为“弥漫性硬化”[5]，意指任何引起白质病变导致组织硬化的疾病。随后Schilder描述了数例脑白质病变伴血管周围炎细胞浸润的病例，并命名为“弥漫性轴周性脑炎”，随后的研究将尸检以快速进行性大脑脱髓鞘伴白质炎性改变为病理特点的一组疾病称为“Schilder病”[6]。1923年Siemerling和Creutzfeldt首次描述了一例以急性大脑脱髓鞘病变为表现的患者[7]。1963年Fanconi提出该病具有X-连锁遗传特点[8]，1970年Blaw等首次提出X-连锁肾上腺脑白质营养不良（X-adrenoleukodystrophy，X-ALD）的诊断[9]。此后的电镜检查发现该病的肾上腺皮质细胞与周围神经的施万细胞内存在针样包涵体[10]，为极长链脂肪酸（very long chain fatty acids，VLCFA）沉积所致[11]。1993年该病的致病基因被定位于Xq28，称为三磷酸腺酐结合盒家族D成员1（adenosine triphosphate-binding cassette subfamily D member 1，*ABCD1*）基因。该基因全长21 kb，包含10个外显子，编码含有745个氨基酸的过氧化物酶体跨膜蛋白，即ALD蛋白。该蛋白是过氧化物酶体转运蛋白，负责将VLCFA-辅酶A（VLCFA-CoA）从细胞质运输到过氧化物酶体内，通过β氧化进行降解[12]。患者由于*ABCD1*基因突变引起编码蛋白的结构和功能改变，使得组织细胞中过氧化物酶体内VLCFA的β氧化发生障碍，胞质内VLCFA-CoA水平升高[13]，导致患者体内（包括红细胞、血浆、皮肤成纤维细胞）VLCFA水平增高，并在脑白质、肾上腺皮质、睾丸及周围神经中过度沉积[14]，诱发炎症反应、氧化应激及细胞凋亡，损伤相应靶器官[15]。

尸检时可见受累肾上腺小而萎缩，组织学表现为结节性肿胀，主要影响肾上腺皮质第二层的束状带和第三层的网状带，可见细胞液泡，髓质正常。中枢神经系统病理改变为大脑白质炎性脱髓鞘病变，累及侧索皮质脊髓束、脊髓后索薄束、楔束等，伴随脱髓鞘性周围神经病，即肾上腺脊髓神经病（adrenomyeloneuropathy，AMN）。脑白质血管周围出现许多淋巴细胞浸润。电镜检查可以看到施万细胞的胞质内出现膜性包裹的针样包涵体[2]。

【临床表现】

X-ALD常累及多系统，典型表现为中枢神经系统损害和肾上腺皮质功能低下两类症状，二者可同时或相继出现，少数患者可单独出现，肾上腺皮质功能不全的表现轻重不一。根据发病年龄、受累部位、进展速度等临床表型的差异，X-ALD可分为三大类，即快速进展的脑白质营养不良（新生儿型ALD和脑型ALD）、缓慢进展的AMN和原发性肾上腺功能不全（Addison病）[16]。还有无症状型和女性杂合子携带型[2]。

1. 新生儿型ALD

可在出生后立即出现症状，典型的症状和体征包括：①癫痫、肌张力减退、听力障碍；②视力障碍、白内障、视神经发育不良；③黄疸、肝肿大；④发育不良和面部畸形（眼距过宽和面部扁平）[3]。

2. 脑型ALD

分为儿童脑型、青少年脑型和成人脑型。早期症状常表现为行为或学习缺陷，通常被诊断为注意力缺陷/多动障碍，这些行为可能会持续几个月或更长时间，紧随其后出现书写技能和学习成绩下降，语言理解、阅读困难及空间定向障碍，视觉障碍和偶尔的复视，以及攻击性或不受约束的行为。癫痫可能是某些男性患者的首发症状。肾上腺皮质功能下降。疾病进展的速度可能很快，完全残疾发生在6个月到2年内，总体病程一般不超过9年。

3. 肾上腺脊髓神经病

AMN可进一步划分为单纯型AMN与脊髓神经病两种类型。AMN约占ALD的27%，患者多于30～40岁以脊髓和周围神经损害起病，典型的症状是出现下肢渐进性僵硬和无力、膀胱和肠道控制异常、感觉异常（特别是振动觉）和性功能障碍。患者通常毛发稀疏，早期可出现脱发[17]。在20%～63%的AMN患者中出现严重的认知和行为障碍，可能会发展到完全残疾和死亡。70%的AMN患者可出现肾上腺皮质功能异常。

4. 原发性肾上腺皮质功能不全

该型占ALD患者的10%～14%，男性在任何年龄都可能出现肾上腺皮质功能不全的迹象，通常在7.5岁之前出现。包括虚弱无力、多汗、嗜盐，伴有呕吐、腹泻甚至低血压晕厥等[18]。过度分泌促肾上腺皮质激素而导致皮肤色素沉着增加。总体而言，大多数患者可进展为AMN。神经系统异常多在中年后出现[19]。

5. 女性携带者

杂合子的女性在童年时没有任何症状。成年后出现轻度至中度痉挛性瘫痪伴膀胱和肠道功能异常。65%～80%的杂合子女性出现AMN表型。这些改变与年龄有关，随年龄增加变得明显[2,20]，进展比男性AMN患者缓慢。杂合子女性的肾上腺功能不全罕见。

【辅助检查】

由于该病通常累及多系统，包括脑、脊髓、周围神经与肾上腺等，因此相应靶器官受累的实验室评估检查对于该病的诊断十分重要。肾上腺、周围神经、直肠黏膜等处的病理活检，细胞内含有针样胞质包涵体，可协助诊断本病[3]。要明确诊断需要进行头部MRI检查、血清促肾上腺皮质激素水平测定、VLCFA水平测定和基因检测。

1. 神经电生理检查

儿童ALD早期诱发电位和神经传导速度正常，成人AMN患者可出现下肢神经传导速度减慢[21]。AMN型出现皮质脊髓束、视觉及听觉传导通路受累。

2. 影像学表现

脑MRI能发现疾病不同时期的改变特点（图5-5），为早期诊断提供可靠依据，但不是所有患者均出现异常表现。特征性影像学表现为双侧顶枕区白质内及胼胝体对称分布的蝴蝶状长T1、T2信号，增强扫描可见病灶周边强化，提示病变处于活动期[22]；疾病严重时，病灶可由后部向前部进展；疾病早期U形纤维通常无受累，晚期增强后无强化，多伴有脑萎缩。脊髓MRI可发现脊髓萎缩，但较少见。

质子磁共振波谱显示胆碱和肌醇波峰增高，胆碱/肌酐、肌醇/肌酐比值及乳酸波峰增高，N-乙酰基门冬氨酸波峰降低或消失，N-乙酰基门冬氨酸/胆碱和N-乙酰基门冬氨酸/肌酐比值降低[22]。

3. 肾上腺皮质功能检查

血清促肾上腺皮质激素升高，血清皮质醇、24小时尿皮质醇及尿17-羟皮质醇水平下降，提示原发性肾上腺皮质功能减退症，可伴有血钠、氯水平降低，血钾水平升高。

4. VLCFA水平测定

血浆或培养的皮肤成纤维细胞中VLCFA浓度升高是诊断疾病的重要生化指标，见于所有男性患者和85%女性携带者。VLCFA水平升高与病情的严重程度无关[23]。羊水VLCFA检测可用于产前诊断。其他过氧化物酶体疾病也可出现血浆VLCFA升高（表5-5），应注意鉴别[24]。

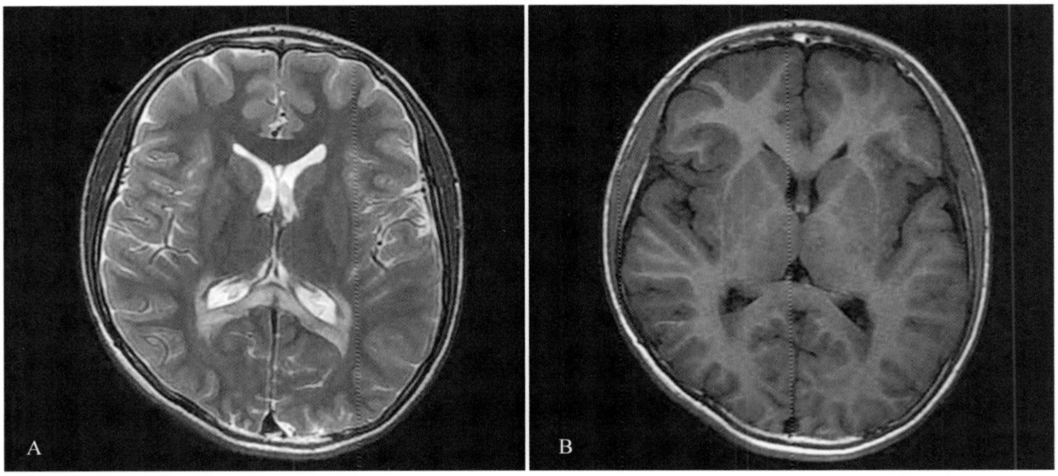

图5-5 ALD患者脑MRI改变。A，胼胝体压部及顶枕部广泛、融合性白质病变，并向额叶延伸（T2加权序列）。B，同一患者白质病变呈对比增强（T1增强序列），其中3个病变区清晰可见（箭头），病变发展到强化区域之外

表 5-5　伴随血清 VLCFA 浓度升高的疾病

基因	疾病
ABCD1	X 连锁肾上腺脑白质营养不良
ACBD5	视网膜营养不良伴脑白质营养不良
ACOX1	过氧化物酶体酰基辅酶 A 氧化酶缺乏症
DNM1L	线粒体过氧化物酶体裂殖缺陷型致死性脑病
HSD17 B4	过氧化物酶体 D- 双功能蛋白缺乏症
PEX	Zellweger 谱系障碍
SCP2	白质脑病伴肌张力障碍和运动神经病

血浆 VLCFA 水平升高并不一定是 X-ALD 的病因，样品溶血或饮食原因（例如生酮饮食）可造成假阳性结果。一些富含芥酸的饮食（菜籽油或芥子油）可以导致假阴性结果。如果代谢筛查显示 VLCFA 增加，下一步是通过 *ABCD1* 基因突变分析来确认诊断。如果这是阴性的，重要的是考虑其他过氧化物酶体疾病，例如起病晚的过氧化物酶体生物发生障碍，以及起病晚的过氧化物酶体酰基辅酶 A 氧化酶或 D- 双功能酶缺乏症。还必须对皮肤培养成纤维细胞进行过氧化物体功能障碍的代谢筛查。

5. 基因检测

如果已经发现血清 VLCFA 水平升高，可以采取靶向单基因检测方法，如果不能确定是该病，需要进行多基因组合检测或全外显子基因组检测。基因检测发现 Xq28 的 *ABCD1* 基因突变是诊断 X-ALD 的“金标准”[12]，目前已报道了 3000 多种不同类型的 *ABCD1* 基因突变。许多 *ABCD1* 突变是个体化的错义突变，通常只在一个家庭或一个患者存在，是新发突变，这样的基因变异被解释为不确定意义的变异。为此评估 VLCFA 水平和与临床表现的相关性对于解释 *ABCD1* 基因突变至关重要。女性携带者的判断也需要发现升高的 VLCFAs。

【诊断】

如果患者存在中枢神经系统损害的表现和肾上腺皮质功能减退症，对于患有 Addison 病的男性，包括只有糖皮质激素缺乏的人，如果没有检测到的类固醇 -21- 羟化酶或其他器官特异性抗体，应该考虑 X-ALD。年轻男孩和成年男性出现认知和其他神经症状，在脑 MRI 上发现脑白质损害时，应考虑 X-ALD。通过生化检测发现异常升高的 VLCFA 和分子遗传学检测确定男性 *ABCD1* 致病半合子变异或女性 *ABCD1* 致病杂合变异，可以明确诊断。

【鉴别诊断】

鉴别诊断总是要依据患者的临床表现进行安排。包括 Addison 病、慢性脊髓病和各种慢性白质脑病。

1. 原发性肾上腺皮质功能减退症

当患者仅表现为原发性肾上腺皮质功能减退症时，需考虑到多种病因导致的 Addison 病，包括结核、肿瘤、出血、病毒、药物和自身免疫导致的肾上腺皮质功能减退症，通过肾上腺的 MRI 检查和基因检测可以协助诊断。

2. 慢性脊髓病

AMN 常被误诊为原发性进行性多发性硬化症或遗传性痉挛截瘫等（表 5-6）。通过脊髓 MRI 排除压迫性脊髓病和其他慢性脊髓病的常见原因后，应该考虑 X-ALD。诊断的临床线索可能是肾上腺皮质功能不全和早期秃顶。即使在没有肾上腺皮质功能不全临床症状的情况下，也应该考虑 AMN，并进行 VLCFA 检测。

表 5-6　MRI 对慢性脊髓病的鉴别诊断

分类	疾病
代谢	维生素 B_{12}、叶酸、铜缺乏
感染	人类 T 淋巴细胞白血病病毒 1 型、人类免疫缺陷病毒
中毒	一氧化氮中毒
遗传	遗传性痉挛性截瘫伴肌萎缩、异染性脑白质营养不良、脑腱黄瘤病
变性	原发性侧索硬化症

3. 慢性白质脑病

对于 MRI 有融合脑白质改变的男性，应该考虑 X-ALD，鉴别诊断包括下列疾病。

（1）新生儿型 ALD：包括在新生儿期出现类似神经系统症状和体征的其他遗传性疾病（例如 Angelman 综合征、RET 综合征、Prader Willi 综合征、缺血缺氧性脑病、代谢紊乱等），通过外周血 VLCFA 水平测定和基因检测明确诊断。

（2）儿童或成年白质脑病：

1）异染性脑白质营养不良：是一种常染色体隐性遗传的溶酶体病。患者常以行为和精神异常起病，后出现记忆力和智力缓慢下降，随后会出现运动症状，包括痉挛性截瘫、小脑共济失调和周围神经病。

胆囊壁中硫化物蓄积导致的胆囊炎是重要的非神经系统并发症，有助于鉴别诊断。MRI 表现为额叶或脑室周围白质的融合性、对称性长 T2 信号，皮质下 U 形纤维不受累，疾病晚期可因白质体积丢失而出现脑萎缩。神经传导检查提示周围神经呈脱髓鞘改变，生化检测证实芳香硫酸酯酶 A 缺乏，神经活检可见细胞内异染性物质沉积。

2）Krabbe 病：又称 Krabbe 脑白质营养不良或球形细胞脑白质营养不良，为常染色体隐性遗传性溶酶体贮积病。成年患者多于 50 岁左右起病，临床表现为痉挛性截瘫、共济失调等。多达 60% 的患者会出现脱髓鞘性多发性神经病，可不对称，并累及球部肌肉。患者还会出现认知功能下降、癫痫发作和皮质盲，疾病进展相对缓慢。MRI 可出现双侧白质受累，通常累及顶枕部和胼胝体压部。通过对 β-半乳糖脑苷脂酶活性检测及基因检测来明确诊断。

3）线粒体脑肌病：是由于线粒体 DNA 或核 DNA 突变引起线粒体功能异常、能量来源不足而导致的一组异质性疾病。患者临床表现复杂，可出现神经发育迟滞、卒中样发作等，脑 MRI 亦可出现白质病变，但多见于枕叶和颞叶、顶叶交界部位，肌肉活检及基因检测可明确诊断。

4）遗传性脑小血管病：主要在成年人发病，临床表现包括偏头痛、反复发作的脑缺血性事件、进行性认知功能损害及精神症状等，多数类型伴随心脏和肾脏损害。脑 MRI 可出现白质病变，但有腔隙性脑梗死、脑微出血、血管周围间隙扩大等其他脑小血管病影像学征象。

5）神经元核内包涵体病：是一种常染色体显性遗传性多系统疾病，*NOTCH 2NLC* 基因突变导致该病的发生，一般在成年出现痴呆、帕金森病和精神症状，也可以伴随周围神经病，脑 MRI 显示脑白质营养不良样改变，其中皮质和白质交界处长 T2 信号构成的飘带征为其主要影像学特点。皮肤活检可以发现不同细胞出现核内包涵体而不同于 ALD。

6）免疫性脑脊髓疾病：多发性硬化表现为多种运动、感觉功能异常，也可伴精神症状和认知功能障碍。可出现缓解及复发病程，颅内病灶多呈卵圆形，垂直于侧脑室排列，脑脊液中出现寡克隆区带，免疫治疗常常有效。视神经脊髓炎主要出现脊髓炎性损害伴随视神经损害，可以发现水通道蛋白 4 抗体及 MOG 抗体。

7）感染性脑脊髓疾病：人类免疫缺陷病毒相关神经系统并发症，患者可出现性格及认知障碍，也可出现周围神经病，脑 MRI 也可表现为双侧、对称的异常信号，但多较为广泛，常伴有外周血 T 淋巴细胞减少，脑脊液蛋白升高及寡克隆带阳性。

8）进行性多灶性白质脑病：是由 John Cunningham 病毒感染导致中枢神经系统少突胶质细胞进行性破坏的一种罕见疾病。典型表现为进行性皮质症状，例如轻瘫、认知功能下降、感觉缺损、步态障碍、协调困难、偏盲或失语。脑 MRI 通常表现为单个或多个不对称白质病变，体积较大，多累及 U 形纤维，罕见占位效应。

9）原发性中枢神经系统淋巴瘤：首发时局限于脑、眼、脊髓及软脑膜的罕见结外非霍奇金淋巴瘤，一般呈亚急性或慢性起病，进展快，以幕上多见，但病灶多不对称，多表现为局灶性神经功能缺失或进展性认知功能障碍，后期多出现尿便障碍。MRI 有占位效应且均有强化。MRS 可出现明显升高的脂质峰，需要脑活检进行证实。

【治疗】

对于 ALD 患者应早诊断、早干预，采用多学科团队综合治疗方法，提高患者生活质量和延长生命。目前新生儿筛查的发展可协助早期诊断以尽早给予治疗。首先是限制富含 VLCFA 的食物摄入，同时补充由长链单不饱和脂肪酸组成的食品已被证明可以降低 ALD 患者中 VLCFA 的水平，患者可尝试进食罗伦佐油和芥酸，以减少 VLCFA 的合成[25]。饮食治疗可使部分患者病情缓解，但不能逆转病情进展，对生活质量无明显改善。辛伐他汀、洛伐他汀等属于羟甲基戊二酰辅酶 A 还原酶抑制剂，可降低 ALD 患者皮肤成纤维细胞中的 VLCFA 水平，但疗效并不肯定[26]。对于出现癫痫、肢体活动障碍等症状的患者，可给予对症治疗。对存在运动功能异常者进行康复治疗。

1. 肾上腺皮质激素的替代治疗

对于肾上腺功能受损的患者，可给予口服糖皮质激素治疗。儿童患者给予氢化可的松 8 ~ 12 mg/(m^2 · d)[27]。如存在低钠血症，还需要加用氟氢可的松治疗。应激状态时，糖皮质激素剂量可加量至 2 ~ 3 倍。

2. 异基因造血干细胞移植

这是目前治疗早期儿童脑型 ALD 的有效方法，但对神经系统症状及肾上腺功能不全无效[28]，最终疗效受移植是否成功及移植后并发症的影响。已有的临床研究证实，早期无症状患者的疗效较进展型及晚期患者为佳。

3. 基因治疗

目前已有多项研究通过慢病毒基因治疗 ALD，有效率从 25% 到 88% 不等[29]，但仍存在较多风险，未来仍需更多的评估。基因编辑技术已在动物实验中取得初步成果，可能是未来有效的治疗方法[30]。

【病例摘要】

男，11 岁，脑白质异常 10 个月。

患者 10 个月前因“身高增长较快”行脑 MRI 检查发现胼胝体压部异常信号，7 个月前复查无明显变化。7 天前复查脑 MRI 发现上述病灶范围较前扩大。患者生长发育正常，体育及学习成绩均与同龄儿相符。否认家族遗传疾病史。神经系统查体无异常。脑 MRI 示胼胝体压部及双侧侧脑室后角、双侧大脑脚白质、双侧内囊后肢病变。定位诊断：脑内多发性病灶，白质为主；定性诊断：脱髓鞘病变，遗传或代谢性可能大。经生化检查及基因检测明确 ALD 诊断。病例详细资料见二维码数字资源 5-3。

数字资源 5-3

（王　晖）

【参考文献】

[1] SINGH I, MOSER A E, MOSER H W, et al. Adrenoleukodystrophy: impaired oxidation of very long chain fatty acids in white blood cells, cultured skin fibroblasts, and amniocytes. Pediatr Res, 1984, 18 (3): 286-290.

[2] TURK B R, THEDA C, FATEMI A, et al. X-linked adrenoleukodystrophy: Pathology, pathophysiology, diagnostic testing, newborn screening and therapies. Int J Dev Neurosci, 2020, 80 (1): 52-72.

[3] AUBOURG P, SCOTTO J, ROCCHICCIOLI F, et al. Neonatal adrenoleukodystrophy. J Neurol Neurosurg Psychiatry, 1986, 49 (1): 77-86.

[4] BEZMAN L, MOSER A B, RAYMOND G V, et al. Adrenoleukodystrophy: incidence, new mutation rate, and results of extended family screening. Annals of Neurology, 2001, 49 (4): 512-517.

[5] HEUBNER. über diff use hirnsclerose. Charité Ann, 1897.

[6] PF S. Zurkenntnis der sogenanntendiffusensklerose (über encephalitis periaxialisdiffusa). Z Gesamte Neurol Psychiatr, 1912, 10: 1-60.

[7] SIEMERLING E C H. Bronzekrankheit und sklerosierendeenzephalomyelitis. Arch Psychiatr Nervenkr, 1923, 68: 217-244.

[8] FANCONI A, PRADER A, ISLER W, et al. Addison's disease with cerebral sclerosis in childhood. A hereditary syndrome transmitted through chromosome X? Helv Paediatr Acta, 1963, 18: 480-501.

[9] ME B. Melanodermic type leukodystrophy (adrenoleukodystrophy). In Handbook of Clinical Neurology, 1970, 10: 128-133.

[10] SCHAUMBURG H H, RICHARDSON E P, JOHNSON P C, et al. Schilder's disease. Sex-linked recessive transmission with specific adrenal changes. Archives of Neurology, 1972, 27 (5): 458-460.

[11] IGARASHI M, SCHAUMBURG H H, POWERS J, et al. Fatty acid abnormality in adrenoleukodystrophy. J Neurochem, 1976, 26 (4): 851-860.

[12] MOSSER J, DOUAR A M, SARDE C O, et al. Putative X-linked adrenoleukodystrophy gene shares unexpected homology with ABC transporters. Nature, 1993, 361 (6414): 726-730.

[13] VAN ROERMUND C W T, VISSER W F, IJLST L, et al. The human peroxisomal ABC half transporter ALDP functions as a homodimer and accepts acyl-CoA esters. FASEB J, 2008, 22 (12): 4201-4208.

[14] MOSER H W, MOSER A B, FRAYER K K, et al. Adrenoleukodystrophy: increased plasma content of saturated very long chain fatty acids. Neurology, 1981, 31 (10): 1241-1249.

[15] FOURCADE S, LÓPEZ-ERAUSKIN J, GALINO J, et al. Early oxidative damage underlying neurodegeneration in x-adrenoleukodystrophy. Human Molecular Genetics, 2008, 17 (12): 1762-1773.

[16] GUJRAL J, SETHURAM S. An update on the diagnosis and treatment of adrenoleukodystrophy. CurrOpin Endocrinol Diabetes Obes, 2023, 30 (1): 44-51.

[17] MOSER H W, MAHMOOD A, RAYMOND G V. X-linked adrenoleukodystrophy. Nat Clin Pract Neurol, 2007, 3 (3): 140-151.

[18] HUFFNAGEL I C, LAHEJI F K, AZIZ-BOSE R, et al. The natural history of adrenal insufficiency in x-linked adrenoleukodystrophy: an international collaboration. J Clin Endocrinol Metab, 2019, 104 (1): 118-126.

[19] KEMP S，PUJOL A，WATERHAM H R，et al. ABCD1 mutations and the x-linked adrenoleukodystrophy mutation database：role in diagnosis and clinical correlations. Human Mutation，2001，18（6）：499-515.

[20] EL-DEIRY S S，NAIDU S，BLEVINS L S，et al. Assessment of adrenal function in women heterozygous for adrenoleukodystrophy. J Clin Endocrinol Metab，1997，82（3）：856-860.

[21] VAN GEEL B M，KOELMAN J H，BARTH P G，et al. Peripheral nerve abnormalities in adrenomyeloneuropathy：a clinical and electrodiagnostic study. Neurology，1996，46（1）：112-118.

[22] VAN DE STADT S I W，HUFFNAGEL I C，TURK B R，et al. Imaging in x-linked adrenoleukodystrophy. Neuropediatrics，2021，52（4）：252-260.

[23] HONEY M I J，JASPERS Y R J，ENGELEN M，et al. Molecular biomarkers for adrenoleukodystrophy：an unmet need. Cells，2021，10（12）：3427.

[24] MOSER H W，MOSER A E，SINGH I，et al. Adrenoleukodystrophy：survey of 303 cases：biochemistry，diagnosis，and therapy. Annals of Neurology，1984，16（6）：628-641.

[25] AUBOURG P，ADAMSBAUM C，LAVALLARD-ROUSSEAU M C，et al. A two-year trial of oleic and erucic acids（“Lorenzo’s oil”）as treatment for adrenomyeloneuropathy. N Engl J Med，1993，329（11）：745-752.

[26] ENGELEN M，OFMAN R，DIJKGRAAF M G W，et al. Lovastatin in x-linked adrenoleukodystrophy. N Engl J Med，2010，362（3）：276-277.

[27] BORNSTEIN S R，ALLOLIO B，ARLT W，et al. Diagnosis and treatment of primary adrenal insufficiency：an endocrine society clinical practice guideline. J Clin Endocrinol Metab，2016，101（2）：364-389.

[28] PETRYK A，POLGREEN L E，CHAHLA S，et al. No evidence for the reversal of adrenal failure after hematopoietic cell transplantation in x-linked adrenoleukodystrophy. Bone Marrow Transplant，2012，47（10）：1377-1378.

[29] EICHLER F，DUNCAN C，MUSOLINO P L，et al. Hematopoietic stem-cell gene therapy for cerebral adrenoleukodystrophy. N Engl J Med，2017，377（17）：1630-1638.

[30] HONG S-A，SEO J H，WI S，et al. In vivo gene editing via homology-independent targeted integration for adrenoleukodystrophy treatment. Molecular Therapy，2022，30（1）：119-129.

第四节　白质消融性白质脑病

【概述】

白质消融性白质脑病（leukoencephalopathy with vanishing white matter，VWM）是一种编码真核细胞蛋白质翻译启动因子 2B 基因（eukaryotic initiation factor 2B，eIF2B）突变引起的常染色体隐性遗传脑白质营养不良[1]。荷兰流行病学数据显示 VWM 发病率约为 1/8 万活产儿[2]。VWM 在不同年龄发病表现存在差异，婴儿早期发病的典型表现为进行性运动倒退，伴共济失调和难治性癫痫，多在感染或头部创伤等应激后加重，患儿很快死亡。儿童早期和晚期发病则主要表现为运动功能减退伴共济失调，所以又称儿童共济失调伴中枢神经系统髓鞘化不良。成人发病的患者通常表现为认知能力下降和人格改变，女性患者还可出现卵巢早衰，因此也被称为卵巢脑白质营养不良[1-3]。

该病最先在 1962 年由德国 Eicke 报道，一名 36 岁女性出现了缓慢进展的步态异常和闭经，在多次外伤后出现急性加重，尸检提示脑白质广泛囊泡样改变伴少突胶质细胞增生，诊断为“非典型广泛硬化”[4]。1997 年 Schiffmann 等描述了来自 3 个不相关家庭 4 名年龄在 15 ~ 29 岁的女性，均有白质脑病和原发性卵巢早衰，患者发育“里程碑”正常，其中 3 人在小学时出现智商低和学习困难，2 名患者未出现第二性征，1 名患者出现青春期发育停顿，另 1 名患者在 13 岁时出现卵巢早衰。脑 MRI 均显示弥漫性脑白质病变，其中 1 例患者卵巢病理有“条纹性腺”，而另一例患者的脑活检显示髓鞘发育不良和胶质细胞增生[5-6]。在 1997 年和 1998 年 van der Knaap 等描述了一系列类似患者，并发现发热感染和轻微头部创伤是该病的诱发因素，脑 MRI 和磁共振波谱检查提示脑白质病变，病理发现原发性轴索病变，不是原发性髓鞘病变，并提出 VWM 的概念[7-8]。2001 年 Leegwater 等首先发现 VWM 患者存在 *eIF2B5* 基因突变[9]。我国学者吴晔等在 2007 年首次报道了 9 例儿童患者的临床研究资料[10]，于 2010 年报道了

12 例 VWM 患儿的基因突变类型，其中 6 例患儿为 *eIF2B5* 基因突变。5 例为 *eIF2B3* 基因，1 例为 *eIF2B2* 突变[11]。2015 年李建章等报道了成年女性发病的卵巢脑白质营养不良[12]。

该病的脑 MRI 主要表现为大脑白质弥漫性对称性病变，异常白质病变逐渐变为与脑脊液相同的信号，随着病情的进展，脑白质液化的范围和程度加重，出现白质消融特点。大体标本脑组织白质灰白色，部分呈凝胶状或囊状，深部白质明显，灰质结构如皮质、基底节、丘脑和脑干等外观正常。镜下可见 U 形纤维受累，而胼胝体外缘、前连合、穹窿、视束、内囊等受累较轻。髓鞘染色提示白质髓鞘明显缺失，在相对保留的白质中轴突肿胀。在髓鞘缺失及相对完整的区域，少突胶质细胞增生，胞质丰富并呈空泡样改变，核仁小、圆且色深。反应性星形胶质细胞增生少，与组织受累程度不成比例，仅在囊性或空泡性白质区血管周围可见，形态异常畸形，多核且细胞突起钝粗，是星形胶质细胞和少突胶质细胞的前体细胞。由于星形胶质细胞和少突胶质细胞尚未成熟，导致髓鞘产生不足。大脑皮质神经元大多正常。神经炎症程度较轻，活化的小胶质细胞和巨噬细胞数量相对较少，没有 T 淋巴细胞和 B 淋巴细胞[1-3]。

【临床表现】

该病在所有年龄段都可发病，以婴幼儿和儿童多见。87% 的患者在 18 岁前发病，60% 的患者在 4 岁前发病，11% 的患者在 1 岁前发病，2% 的患者在出生前发病。对于发病年龄＜ 4 岁的患者，发病时间越早，死亡率越高，如发病年龄≥ 4 岁，临床症状通常较轻。该病中位生存时间为 38 年，死亡中位时间为 6 年（3 个月到 60 岁）[2]。我国儿童患者 1 岁前起病者 1 年生存率为 20%，2 年生存率为 0[13]。患者根据起病年龄分为 6 组：新生儿型（生后）、婴儿型（3 ~ 6 个月）、儿童早期型（2 ~ 4 岁）、儿童晚期型（4 ~ 8 岁）、青少年型（8 ~ 18 岁）和成人型（≥ 18 岁）[2,14]。

新生儿型：少见，在妊娠后期羊水少或胎动减少，生后很快出现喂养困难、肌张力低下、呕吐、小头畸形，白内障、淡漠、顽固性癫痫发作，最终呼吸暂停和昏迷。其他器官受累可能包括肝脾肿大、肾发育不全、胰腺炎和卵巢发育不全。都在出生后 1 年内死亡。

婴儿型：通常表现为肌张力低，易激惹、木僵和运动能力迅速丧失。也可表现为肢体痉挛、失明、嗜睡，多于 2 岁前死亡。

儿童早期型：最常见，也称经典型 VWM。多数患儿发病前智力、运动发育正常，出现慢性进行性神经功能退化，伴有小脑性共济失调，智力轻度下降，可伴有癫痫。轻微压力诱因会引起神经系统功能严重恶化，包括高热、感染、轻微头部创伤和惊吓等。在快速恶化期，患者烦躁不安，呕吐和癫痫发作。意识受损，从嗜睡到无法解释的昏迷，并可能发生死亡。

儿童晚期 / 青少年型：通常表现为缓慢进展性痉挛性截瘫，患者认知能力相对较差，病情稳定可长期存活，极少数也可能会在几个月内发生快速进展和死亡。

成人型：平均发病年龄为 31.1 岁。首发症状为神经系统损害表现，包括痉挛性截瘫、共济失调、癫痫和认知障碍，也可以为抑郁状态、精神异常或卵巢早衰[15]。主要表现为认知能力下降及相关行为异常。也可表现为急性发作的神经系统症状（视神经炎、偏瘫）或严重头痛，以及女性原发性或继发性闭经。早发性闭经、卵巢早衰是女性患者的重要特征，卵巢功能障碍可能先于神经功能下降。激素替代治疗、怀孕、分娩、感染等都可以引起神经系统症状加重[1-3,5]。

【辅助检查】

对于急性发病的中枢神经系统损害，需要通过脑脊液检查和头部 MRI 检查明确中枢神经系统损害的影像学特点。女性患者发现白质消融特点需要检查其卵巢，进行基因检测以明确诊断。

1. 影像学检查

脑 MRI 是早期诊断 VWM 具有一定敏感性和特异性的检查方法。典型 MRI 改变示大脑白质弥漫性对称性异常，TIWI 呈低信号，T2WI 呈高信号，无增强，U 形纤维、内囊、前连合和胼胝体外缘通常不受累。随着时间的推移，白质进行性稀疏和囊性变，即所谓的白质消融[1-3]（图 5-6）。在囊变区域可见放射状条纹从脑室到皮质下区域，后期出现皮质、小脑、脑干萎缩，基底节信号正常。磁共振波谱成像上白质病灶区域所有代谢产物广泛减少，其中以 N- 乙酰天门冬氨酸峰降低为著。婴儿期患者出现迅速发展的脑白质液化及白质塌陷，导致脑室扩张。儿童或青少年患者的

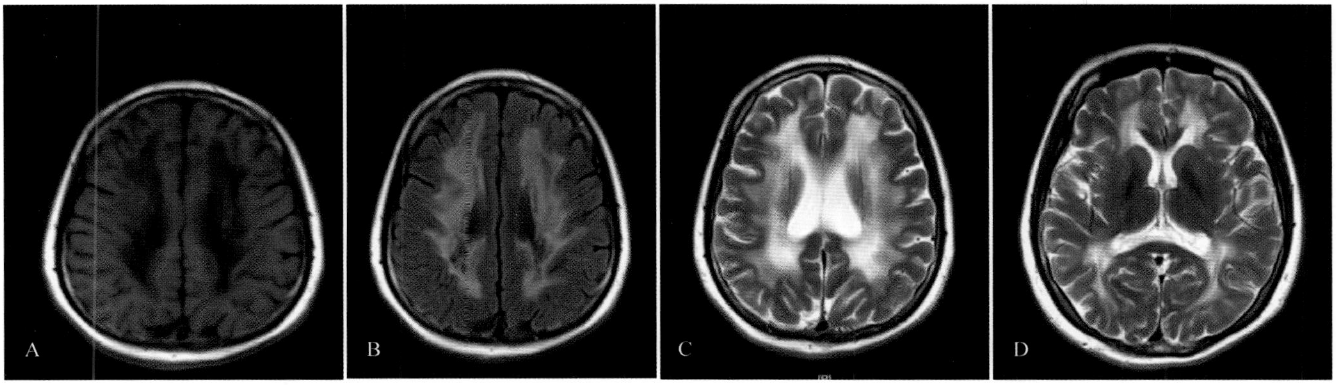

图 5-6 典型成人 VWM 患者脑 MRI：A，对称性脑室旁白质弥漫性病变呈长 T1 信号，部分病灶信号接近脑脊液信号。B，T1 FLAIR 像。C、D，T2WI 像示双侧弥漫性白质高信号，累及 U 形纤维，深部白质近空泡化

囊性病变发展缓慢且不完全。成人发病患者，白质萎缩、胶质增生占主导地位，而囊性病变较轻[14]。

2. 基因检测

eIF2B 的 5 个亚基（α、β、γ、δ 和 ε）分别由基因 *eIF2B1*（12q24）、*eIF2B2*（14q24）、*eIF2B3*（1p34）、*eIF2B4*（2p23）和 *eIF2B5*（3q27）编码，而 5 个亚基中任一基因发生突变均可导致 VWM 的发生。在高加索人群和我国人群中 *eIF2B5* 基因突变最为常见，约占 57%。我国患者第二常见的基因突变是 *eIF2B3*[16]，而在高加索人群中 *eIF2B1* 突变占患者总数的 4%，*eIF2B4* 突变占 17%，*eIF2B2* 突变占 15%，*eIF2B3* 突变占 7%。目前报道的 200 多种基因突变类型口，错义突变最为常见（占比约 86.1%）[1-3,15]。VWM 中发病年龄或疾病严重程度与基因型没有明确相关性。但位点如 *eIF2B5*（p.Arg113His）和 *eIF2B2*（p.Glu213Gly）基因型的患者的临床表型较轻，*eIF2B5*（c.584G ＞ A）突变患者通常表现为重度 Cree 脑病[17]。

【诊断】

患者有慢性神经功能退化性表现，如进行性运动倒退、共济失调、癫痫、认知障碍、卵巢功能衰退等，且多在感染、头部创伤、分娩、怀孕等应激后出现或加重。脑 MRI 提示大脑白质弥漫对称性病变，晚期发生囊变，或伴小脑、脑干、胼胝体及内囊后肢受累时，应考虑到本病的可能，基因检测可明确诊断[14]。

【鉴别诊断】

该病的诊断主要依靠影像学检查，许多疾病可以出现弥漫性脑白质疾病，在 VWM 的鉴别诊断中都应当给予考虑（表 5-7），包括遗传性和获得性脑

表 5-7 白质消融性白质脑病的脑 MRI 鉴别诊断

疾病	脑 MRI 特点
AARS2 相关性卵巢脑白质营养不良	广泛或弥漫性脑白质改变，以顶枕叶为主，累及胼胝体、锥体束
X 连锁肾上腺脑白质营养不良（脑型）	双额叶白质先受累，对称性由前向后发展，病灶周围可呈镶边样强化，病灶也可不对称
异染性脑白质营养不良	白质病变以顶枕区为主，脑萎缩，无囊变
Krabbe 病	白质病变范围小，幕上深部和小脑白质病变，主要是皮质脊髓束从皮质、内囊后肢、大脑脚和脑干信号异常，可不对称
线粒体白质脑病	白质异常与 VWM 相似，但范围没有 VWM 广。弥漫性白质稀疏和囊性变性，但囊变边界清
亚历山大病	白质高信号额叶常见，皮质下或深部白质，基底节和丘脑异常，特征性结构的强化，颈髓萎缩
伴皮质下囊肿的巨脑白质脑病	大脑半球白质轻度肿胀，皮质下囊肿在前颞区以及其他区域
常染色体显性遗传性脑动脉病伴皮质下梗死和白质脑病	脑小血管病典型改变，颞叶病变，多微出血和多发腔隙灶
神经元核内包涵体病	弥漫性白质病变，累及胼胝体，皮髓交界区 DWI 高信号，局部脑炎样改变，常见于颞枕叶
佩梅病	白质弥漫性病变，T1 像和 CT 白质信号正常或接近正常，提示髓鞘形成不良，无囊性变
遗传性弥漫性白质脑病合并轴索球样变	早期白质病变多不对称，斑片样和局限性病灶，多不强化，伴有脑萎缩，DWI 可见病灶高信号

白质损害疾病。急性发病的患者需要和多发性硬化以及急性播散性脑脊髓炎进行鉴别；还需要和其他遗传性脑白质营养不良进行鉴别，包括 AARS2 相关性卵巢脑白质营养不良、X 连锁肾上腺脑白质营养不良（脑型）、异染性脑白质营养不良、Krabbe 病、亚历山大病、伴皮质下囊肿的巨脑白质脑病、线粒体白质脑病、常染色体显性遗传性脑动脉病伴皮质下梗死和白质脑病、神经元核内包涵体病、佩梅病等。这些疾病除影像学存在一定差异之外，需要通过基因或病理检查进行区分鉴别。

【治疗】

目前 VWM 以对症治疗为主，肢体痉挛和共济失调通过物理治疗和康复锻炼，癫痫发作给予抗癫痫药物。尽可能通过使用疫苗接种、轻度感染使用抗生素和退热药来预防感染和发热。对于儿童来说，在户外戴头盔有助于最大限度地减少头部创伤影响，避免诱发加重[13]。

依达拉奉作为该病治疗的潜在候选药物，可以改善星形胶质细胞的氧化应激、线粒体功能障碍和蛋白平衡相关的疾病途径。

【病例摘要】

女，39 岁，双下肢乏力 8 年，记忆力减退半年。

患者在 31 岁时出现长时间行走后双下肢无力，易向前跌倒，休息数分钟后恢复。此后行走路程逐渐缩短。半年前下肢无力明显加重，仅能步行 50 米左右，且步态不稳、易向各方向跌倒，伴有双上肢不自主抖动，记忆力下降、脾气急躁。家族史：患者姐姐于 6 岁高热后出现反应迟钝、行走困难、言语障碍，于 15 岁时去世。体格检查：神清语利，定向力正常，记忆力正常，计算力减退，MMSE（小学学历）：21 分。右下肢轻瘫试验阳性，双下肢肌张力呈折刀样增高，双上肢肌张力正常。双侧指鼻试验稳准，双下肢跟膝胫试验不稳，行走时宽基底步态，闭目难立征阳性。左上肢动作性震颤。四肢感觉无异常。四肢腱反射亢进。双侧掌颏反射、Hoffmann 征、Babinski 征阳性。脑 MRI：双侧脑室旁至额顶皮质下白质广泛大片对称性长 T1、长 T2 信号，FLAIR 高信号影，部分区域脑白质病变和脑脊液等密度。妇科超声：左侧卵巢萎缩。定位诊断：大脑白质，卵巢；定性诊断：白质消融性白质脑病，基因检测提示 *eIF2B3* 基因存在 c.1261 A ＞ T，c686 T ＞ G 的复合杂合突变，证实诊断。病例详细资料见二维码数字资源 5-4。

数字资源 5-4

（陈　彬）

【参考文献】

［1］BUGIANI M，BOOR I，POWERS JM，et al Leukoencephalopathy with vanishing white matter：a review. J Neuropathol Exp Neurol，2010，69（10）：987-996.

［2］HAMILTON EMC，VAN DER LEI HDW，VERMEULEN G，et al. Natural history of vanishing white matter. Ann Neurol，2018，84（2）：274-288.

［3］VAN DER KNAAP MS，PRONK JC，SCHEPER GC. Vanishing white matter disease. Lancet Neurol，2006，5（5）：413-423.

［4］EICKE WJ. Polycystischeumwandlung des marklagersmi tprogredientemverlauf. Atypische diff use sklerose? Arch Psychiat Nervenkr，1962，203：599-602.

［5］SCHIFFMANN R，TEDESCHI G，KINKEL RP，et al. Leukodystrophy in patients with ovarian dysgenesis. Ann Neurol，1997，41（5）：654-661.

［6］SCHIFFMANN R，MOLLER JR，TRAPP BD，et al. Childhood ataxia with diffuse central nervous system hypomyelination. Ann Neurol，1994，35（3）：331-340.

［7］VAN DER KNAAP MS，KAMPHORST W，BARTH PG，et al. Phenotypic variation in leukoencephalopathy with vanishing white matter. Neurology，1998，51（2）：540-547.

［8］VAN DER KNAAP MS，BARTH PG，GABREËLS FJ，et al. A new leukoencephalopathy with vanishing white matter. Neurology，1997，48（4）：845-855.

［9］LEEGWATER PA，VERMEULEN G，KÖNST AA，et al. Subunits of the translation initiation factor eIF2B are mutant in leukoencephalopathy with vanishing white matter. Nat Genet，2001，29（4）：383-388.

［10］吴晔，姜玉武，秦炯，等. 白质消融性白质脑病临床分析. 中华儿科杂志，2007，45（2）：115-120.

［11］冷雪荣，吴晔，潘艳霞，等. 白质消融性白质脑病患儿 12 例临床与遗传学研究. 中国循证儿科杂志，2010，5（2）：94-99.

［12］李建章，张道培，张淑玲. 卵巢性脑白质营养不良 1 例

报道并文献复习. 中国实用神经疾病杂志，2015，18（21）：134-136.

［13］周玲，张海华，陈娜，等. 儿童白质消融性白质脑病54例的临床特点分析. 中华儿科杂志，2019，57（11）：837-843.

［14］VAN DER KNAAP MS，FOGLI A，BOESPFLUG-TANGUY O，et al. Childhood ataxia with central nervous system hypomyelination/vanishing white matter，2003. In：ADAM MP，MIRZAA GM，PAGON RA，et al，editors. Gene Reviews® ［Internet］. Seattle（WA）：University of Washington，Seattle；1993-2023.

［15］LABAUGE P，HORZINSKI L，AYRIGNAC X，et al. Natural history of adult-onset eIF2B-related disorders：a multi-centric survey of 16 cases. Brain，2009，132：2161-2169.

［16］REN Y，YU X，CHEN B，et al. Genotypic and phenotypic characteristics of juvenile/adult onset vanishing white matter：a series of 14 Chinese patients. Neurol Sci，2022，43（8）：4961-4977.

［17］HARDER S，GOURGARIS A，FRANGOU E，et al. Clinical and neuroimaging findings of cree leukodystrophy：a retrospective case series. AJNR Am J Neuroradiol，2010，31（8）：1418-1423.

第五节　亚历山大病 2 型

【概述】

亚历山大病（Alexander disease，AxD）是一种常染色体显性遗传性脑白质病，发病和胶质细胞酸性蛋白（glial fibrillary acidic protein，GFAP）基因突变有关。日本的一项研究估计其发病率为1/270万，约占脑白质营养不良的1.6%。该病从新生儿到成人均可发病，早期发病与病情严重程度有关。根据临床和影像特征作出初步诊断。在疑似诊断后，进行基因检测以进行确认［1-6］。

该病在1949年由Alexander首次报道，患者为16个月男婴，表现为巨脑、脑积水、精神发育迟滞，死亡后尸检发现该患儿的脑部存在星形胶质细胞的突起明显增粗，形成嗜酸性的Rosenthal纤维，这些病理性纤维主要分布在大脑半球、脑干、小脑等部位的血管周围、脑室旁、软脑膜周围［1-2］。1964年以Alexander名字命名本病，此后又发现Rosenthal纤维主要由GFAP、波形蛋白、αβ-晶体蛋白和热休克蛋白27组成，GFAP蛋白为主要成分，主要分布在中枢神经系统的星形胶质细胞，因此AxD也属于星形胶质细胞病［3-4］。Brenner等在2001年的报道中指出，*GFAP*基因突变导致了几乎所有的Alexander病病例，简化了该病的诊断方法。

*GFAP*基因位于染色体17q21区域，该基因（9个外显子，9.8 kb）编码一个432个氨基酸的蛋白质，属于中间丝蛋白，在调节星形胶质细胞的形态和运动以及星形胶质细胞和少突胶质细胞之间的相互作用中发挥作用。这些细丝在反应性星形胶质细胞增生和中枢神经系统损伤过程中迅速合成。*GFAP*突变是一种功能突变，破坏了中间丝的二聚化，导致蛋白质异常聚集和细胞骨架崩解。额叶和颞叶的白质受到广泛脱髓鞘的影响，有时会演变成空洞，随疾病发展累及大脑半球、小脑和脑干的所有白质，并伴有脑室扩张。由于髓鞘的退变，出现广泛的空泡化，在软膜下、室管膜下和血管周围形成大量GFAP阳性嗜酸性纤维，呈放射状排列，其数量和体积随着病程的进展而增加。

【临床表现】

AxD是非常罕见的脑白质营养不良，无明显性别及种族患病率的差异。AxD传统分型是按年龄分类，分为新生儿型（生后1个月）、婴儿型（2岁以内发病）、儿童青少年型（2～12岁发病）和成年型（12岁以上发病）［7-8］（表5-8）。婴儿型占42%；儿童、新生儿和青少年型占22%；成人型占33%。该病3%为无症状。2011年Prust等建议按临床表现特点将AxD分为1型和2型［9］，为国际上推荐的主要分型方法。

1. 新生儿型

神经系统症状（如高颅压、高兴奋性、肌阵挛）和（或）胃肠道症状（如胃食管反流、呕吐）在出生后30天内开始出现。受影响的儿童无法达到早期的“发育里程碑”，或表现出发育倒退。癫痫发作可以是全身性、频繁和（或）难治性。巨脑畸形发生在出生后的头几个月，额部隆起或头部相对于体

表 5-8　亚历山大病不同临床亚型的表现特点

	新生儿型	婴儿型	儿童青少年型	成人型
发病年龄	生后 1 个月	＜2 岁	2～12 岁	＞12 岁
核心表现	发育迟缓	运动障碍伴痉挛、癫痫；巨脑	假球体征；发育迟缓；顽固性呕吐；脊柱侧弯；自主神经功能障碍	锥体束受累；延髓功能障碍；自主神经功能障碍
其他发现	喂养困难	发育不良	身材矮小	小脑受累、腭肌阵挛、头畸形

重和长度的增长比例过大，应监测儿童是否有颅压升高的脑积水。伴随严重的认知、语言和运动延迟，没有明显的痉挛或共济失调。病情迅速发展，导致严重残疾，通常在 2 年内死亡。

2. 婴儿型

通常表现为发育迟缓或停滞。一些患者学会走路和说话，另一些患者不能独立行走，表现出有限的口语能力。构音障碍经常出现在能够表达语言的患者中。癫痫发作和新生儿型比较，不那么频繁 / 严重。额叶隆起和巨脑畸形并不普遍存在。

3. 儿童青少年型

可能表现为混合型或中间型，其临床和影像特征与其他类型重叠。发病通常在儿童时期或青春期。与婴儿型相比，受影响的儿童在儿童早期表现较轻。轻微的语言延迟可能是唯一的异常，随着语言进步，会出现声音变化（发音不足或鼻音），先于其他神经特征出现。具有这种表型的儿童和青少年经常出现呕吐和发育不良，以及脊柱侧弯和自主神经功能障碍。一些患者以呕吐为唯一表现。厌食症也经常出现，受影响的人可能被诊断为饮食失调。随着时间的推移，患者身体发育迟缓。

4. 成人型

通常表现为球部运动症状。延髓或假性球麻痹的表现包括腭肌阵挛、吞咽困难、发音困难、构音障碍或说话含糊。伴随步态异常、锥体束体征（痉挛、腱反射亢进、阳性巴宾斯基征）或小脑异常（共济失调、眼球震颤或运动障碍）。部分患者出现偏瘫，有复发缓解病程，部分患者表现为缓慢进展的四肢瘫痪。其他特征包括睡眠呼吸暂停、复视或眼球运动障碍（平稳追踪受损、凝视诱发的水平眼球震颤、眼球运动减慢或眼肌阵挛），以及自主神经功能障碍（大小便失禁、便秘、尿频、尿潴留、阳痿、出汗异常、体温过低、直立性低血压）[12-13]。精神症状、肌张力障碍为显著症状的患者也有报道，提示 AxD 临床异质性较高[14-16]。

【辅助检查】

对于出现中枢神经系统损害的患者常规进行头部 MRI 检查，发现脑白质营养不良改变，一般进行基因检测而明确诊断。虽然该病的脑病理改变非常特殊，但目前极少采取脑病理检查进行诊断。

1. 脑影像学

脑 MRI 检查是 AxD 主要的辅助检查之一，不同亚型的影像学改变存在差异（表 5-9）。1 型 AxD 主要的影像异常为幕上脑室旁白质病变为主，尤其是额叶白质受累最常见。2 型 AxD 主要的影像异常集中在幕下结构，包括脑干、脊髓、小脑等。脑干和脊髓的受累以软膜受累最为常见，可在 T2 FLAIR 序列上发现脑膜或脊膜高信号改变，软膜病变可被强化。其次是脑干和脊髓的萎缩，以延髓和高颈髓受累最多见，矢状位 MRI 上可见延髓和颈髓明显萎缩而中脑和脑桥相对保留的“蝌蚪征”表现。延髓也可见髓内 T2 和 T2 FLAIR 高信号改变[10,17]。小脑以齿状核受累最为常见，小脑中脚和下脚也可累及，病

表 5-9　Alexander 病不同亚型的脑 MRI 特点

	新生儿型	婴儿型	儿童青少年型	成人型
脑室旁	+	+	+/−	+/−
基底节-丘脑	+++	++	+/−	+/−
脑干	延髓对称性信号异常	肿块样脑干病变	延髓-颈髓萎缩	−
强化结构	基底节	不肯定	颅后窝结构	+/−
其他	−	−	小脑白质或齿状核 T2 高信号	−

变可部分强化。脊髓受累除颈髓外，胸髓也可受累，髓内亦可见 T2 和 T2 FLAIR 高信号改变[3,18-19]。2 型 AxD 幕上脑白质损害较 1 型轻，可见脑室旁对称或不对称白质改变，部分病灶可见白质内 T2 低信号改变，以及“花环征”，基底节区可见点线样病灶，多位于豆状核外侧和苍白球[20]（图 5-7）。

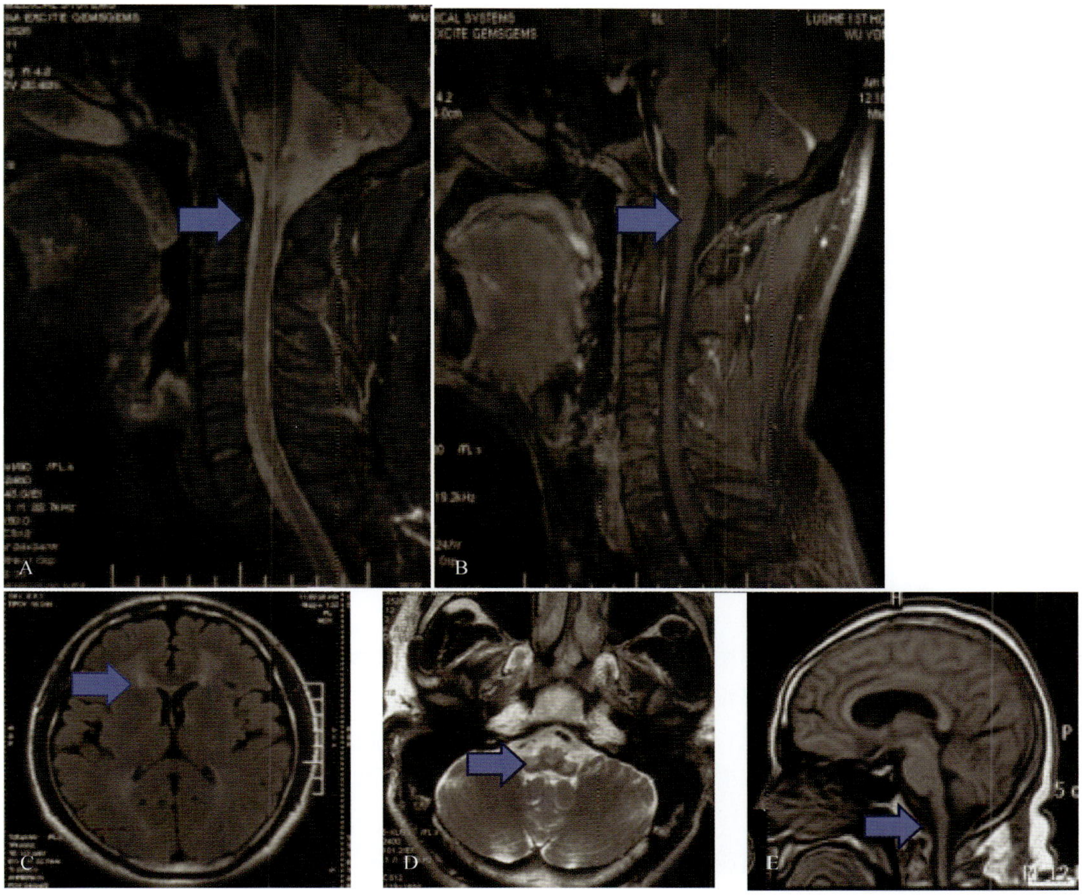

图 5-7 A，T2 序列矢状位延髓高信号改变。B，T1 增强序列软膜轻度强化。C，脑室旁轻度白质病变。D，延髓 T2 高信号病变。E，T1 序列矢状位延髓脊髓明显萎缩，呈现“蝌蚪征”

2. 基因检测

基因检测是目前确诊 AxD 的主要工具。位于 17 号染色体的 *GFAP* 基因是目前已知的引起 AxD 的唯一致病基因[6]，约 95% 的已报道患者均有该基因的突变，已发现 AxD 有 100 多种基因突变形式，其中以点突变中的错义突变最多，超过 90% 的患者突变为点突变，缺失、插入、框移突变少见[21]。Prust 等报道的 215 例 AxD 患者，突变发生在外显子 1、4、6 的比例最多，未发现有外显子 2 和 9 的突变。在这组患者中 R79 及 R239 突变最多，分别占所有突变的 16.6% 和 20.3%，其次为 R88（7.9%）和 R416（5.6%）。因此，近 50% 的突变都发生在这 4 个位点[9]。与非 R79 突变相比，R79 突变的患者发病更早、临床表现更多地表现为癫痫、运动发育落后、智能损害及共济失调，另有文献报道，D78E、S247P、L331P 及 N386S 的突变可能是无症状性，总体上 AxD 患者的基因突变和临床表型并无明确相关。

【诊断】

对临床上表现为隐袭起病的构音障碍、吞咽困难、共济失调、自主神经功能损害、腭肌阵挛、锥体束损害的患者，脑影像学发现脑干、脊髓的病变尤其是软膜病变、延髓和脊髓萎缩（蝌蚪征）、延髓有异常信号改变的患者需高度警惕 2 型 AxD 的可能，对一些不常见的影像表现如小脑齿状核、基底节病变的患者也要想到该病的可能，通过基因检测明确诊断。

【鉴别诊断】

AxD 不同发病年龄出现的临床表现存在明显差

异，其鉴别诊断依据发病年龄分为儿童和青少年组以及成人组，也分为遗传性和非遗传性中枢神经系统疾病。

1. 遗传性疾病

（1）成人起病的葡聚糖体病：为常染色体显性遗传的脑白质病，致病基因为糖原分支酶 *GBE1* 基因。多在 40 ~ 60 岁起病，临床上以神经源性膀胱、上下运动神经元损害为主要表现，部分出现帕金森综合征、小脑性共济失调、多发性周围神经病，影像上可表现为脑干或脊髓萎缩、脊髓髓内异常信号、脑室旁白质异常信号，该病患者起病较 2 型 AxD 更晚，电生理检查可发现神经传导异常，脊髓无“蝌蚪征”表现，皮肤或腓肠神经活检可发现多聚糖沉积[22]。

（2）伴有球形神经轴索的遗传性弥漫性白质脑病，为常染色体显性遗传的脑白质病，致病基因为集落刺激因子 1 受体基因。该病多在 20 ~ 50 岁起病。临床表现包括人格改变（易激惹、缺乏始动性）、精神抑郁、淡漠、认知障碍、帕金森综合征等，随着疾病进展可出现失语、癫痫发作、肌张力障碍、构音障碍、尿失禁等症状。脑 MRI 显示脑白质弥漫性 T2 高信号，额叶受累明显，累及中央前回和中央后回，早期多为非对称性斑片样或局限性病灶，多不强化；而后累及深部脑白质、侧脑室旁区域，亦可累及胼胝体和皮质脊髓束，出现双侧大片白质改变，伴脑室扩大和继发性脑萎缩改变，但脑干、小脑不受累[23]。

（3）伴脊髓与脑干受累以及脑白质乳酸升高的脑白质病，常染色体隐性遗传的脑白质病，致病基因为 *DARS2*。多于儿童和青少年发病，最常见的临床表现为缓慢进展的小脑共济失调、肌张力升高和脊髓运动功能障碍所致的四肢僵硬、抽搐，下肢运动障碍通常重于上肢，患者常伴有认知功能损害及意识障碍。该病大脑深部脑白质受累常见，脊髓受累为后索及侧索全节段受累，常伴有胼胝体压部、内囊后肢、小脑上下脚及小脑白质信号异常，延髓和脊髓萎缩不常见，基因检测可资鉴别[24]。

（4）脑腱黄膜瘤：是一种常染色体隐性遗传的脂质沉积病，该病由 *CYP27A1* 基因突变导致。其临床特征包括婴儿期腹泻、儿童期白内障、青少年至青年发病的腱黄瘤及进行性神经功能障碍，如痉挛、走路不稳等。脑 MRI 典型的表现为小脑、侧脑室周围白质、基底节、脑干对称性的长 T2 信号，同时伴有大、小脑萎缩，可见小脑齿状核软化及钙化灶，增强扫描无明显强化。与 AxD 不同的是，尽管可见脑干、小脑部位损害，但影像上多无“蝌蚪征”表现，白内障、跟腱增粗不会出现在 AxD[25]。

（5）X 连锁肾上腺脑白质营养不良：和 *ABCD1* 基因突变有关。进行性步态障碍、痉挛或无力，以及括约肌控制异常，出现二便障碍。MRI 可见小脑病变和脱髓鞘，胼胝体、枕部侧脑室周围白质和内囊 T2 高信号。血清存在异常 VLCFA 升高。

（6）Pelizaeus-Merzbacher 病：X 连锁遗传，发病和 *PLP1* 基因突变有关，临床特征是出现痉挛步态，共济失调，伴随肠和膀胱功能障碍。与 AxD 脑 MRI 异常信号不同，MRI 可见大脑白质片状 T2 加权高信号或更弥漫性髓鞘减少。

（7）异染性脑白质营养不良：常染色体隐性遗传，发病基因为 *ARSA* 基因。儿童早期出现发育倒退，出现肢体痉挛，但认知功能相对保留。MRI 显示大脑深部白质受累，病程早期皮质下白质受累，伴随强化，出现虎纹形的条纹 / 斑点，脑室周围白质异常。

（8）Canavan 病：和 *ASPA* 基因突变有关，新生儿和婴儿发病，出现肌张力下降、巨头畸形、吞咽困难，发育延迟或倒退。MRI 显示病变累及皮质下白质、苍白球和丘脑，弥漫性白质改变以额叶为主；壳核相对保留。MRS 示 N- 乙酰半胱氨酸波峰增高。

（9）Krabbe 病：和 *GALC* 基因突变有关。婴儿发病，出现早期喂养困难、肌张力低和易怒，发育倒退与癫痫发作。MRI 显示累及丘脑和小脑的白质病变。没有巨头畸形。不同于 AxD 的 MRI 改变是出现深部白质受累，皮质下白质受累至病程后期；视神经及周围神经增粗和强化。

（10）Zellweger 谱系障碍：发病和 *PEX1*、*PEX6*、*PEX12* 基因突变有关。在新生儿-婴儿发病，出现肌张力低、喂养困难和癫痫。儿童期发病，出现肌张力低、发育延迟。大脑、脑干和小脑白质弥漫性受累。青少年-成人发病出现不同程度的认知障碍、锥体束征和共济失调。伴有肝、心、肾和骨骼系统功能障碍；面部特征明显。新生儿-婴儿起病 MRI 表现为皮质发育不良，白质体积减小，髓鞘形成延迟和脑室扩张。儿童期、青少年和成年患者的 MRI 表现为累及顶枕部白质并进展为全脑白质损害。

2. 获得性疾病

（1）视神经脊髓炎谱系疾病：为自身免疫性中枢神经系统脱髓鞘疾病，通常急性起病，出现单侧或双侧的视神经炎、脊髓病变、延髓极后区病变、脑干等部位病变，颅内病变以围绕水通道蛋白 4 分布的脑室系统为主，病变可强化，多数患者可发现水通道蛋白 4 抗体阳性，患者对免疫治疗有效。与 AxD 脑 MRI 上延髓萎缩或延髓腹侧的异常信号不同。其临床表现及自身免疫性疾病的特征也可与 AxD 鉴别[26-27]。

（2）多发性硬化：为自身免疫性中枢神经系统脱髓鞘疾病，其临床特征是复发和缓解性偏身感觉障碍或偏瘫、构音障碍和共济失调。在 MRI 上出现额叶白质受累，脑室周围、脑干或颈髓信号异常。与 AxD 不同，MS 散发，没有家族史，可以出现全脑萎缩。而 AxD 病出现对称性脑干信号异常，伴有延髓和脊髓萎缩。

【治疗】

治疗以支持性护理和对症治疗为主[28]，安排定期检查，以评估生长状态、营养结构、神经系统状况，并防止潜在的并发症发生。心理的护理也不应被低估，需要不断进行干预，以提高患者及其父母的生活质量。

1. 对症治疗

对于发生癫痫的患者可以使用抗癫痫药物控制癫痫发作，患者的肢体痉挛可以采取物理疗法和巴氯芬改善痉挛和强直，通过使用合适的设备（如足踝支架）改善患者的行走或站立。对进食困难的患者可以进行鼻饲，与喂养专家一起改善营养不良。小便费力的患者需要进行膀胱训练、导尿和应用各种药物治疗尿潴留和失禁。

2. 对因治疗

促甲状腺激素释放激素治疗可以使某些症状减轻，如呕吐和躯干共济失调，这些改善可以持续几个月。有报道静脉注射头孢曲松治疗后步态共济失调、构音障碍和腭肌无力的恶化明显减缓，但 MRI 上没有变化。雷帕霉素及其类似物可以抑制哺乳动物的雷帕霉素靶点来增加自噬，降低表达 AxD 突变 GFAP 星形细胞瘤细胞株的 GFAP 水平。通过基因治疗减少 *GFAP* 基因的表达是未来治疗方向[29]。

【病例摘要】

男，20 岁，双下肢力弱、排尿障碍 4 年，反复周身烫伤 3 年。

患者 16 岁时无明显诱因出现双下肢力弱，右侧明显，长跑等体育活动后需长时间休息才能继续上课，后开始出现排尿异常，白天尿频尿急，每天排尿 10 ~ 20 次，每次尿量少，偶有尿失禁，夜间遗尿，平均每 2 ~ 3 天一次。17 岁时出现肢体烫伤而不知，双下肢力弱逐渐加重，行走距离逐渐缩短，出现饮水呛咳及吞咽困难。18 岁时出现体位相关性头晕。体格检查：右侧背部、前胸、双膝关节周围、双侧臀部多处烫伤瘢痕，脊柱向右侧弯，发际低，双眼上视时可见水平眼震，双下肢髂腰肌肌力 4 级，跟膝胫欠稳准，Romberg 征阳性，走路时躯干前倾，双下肢腱反射未引出，双 Rossolimo 征阳性。残余尿：111 ml。直立倾斜试验可见显著体位性低血压。脑 MRI 可见脑室旁白质轻度 T2 FLAIR 高信号改变，延髓腹侧、脑桥被盖部、第四脑室高信号改变，脊髓明显萎缩。定位诊断：大脑白质和脊髓；定性诊断：脑白质营养不良。基因检测 GFAPc.380_381insGCGGCT 插入突变，为致病突变，诊断 AxD 2 型。病例详细资料见二维码数字资源 5-5。

数字资源 5-5

（孙云闯）

【参考文献】

[1] ALEXANDER WS. Progressive fibrinoid degeneration of fibrillary astrocytes associated with mental retardation in a hydrocephalic infant. Brain，1949，72：373-381.

[2] YOSHIDA T，NAKAGAWA M. Clinical aspects and pathology of Alexander disease，and morphological and functional alteration of astrocytes induced by GFAP mutation. Neuropathology，2012，32（4）：440-446.

[3] WIPPOLD FJ，PERRY A，LENNERZ J. Neuropathology for the neuroradiologist：rosenthal fibers. AJNR Am J Neuroradiol，2006，27（5）：958-961.

[4] SOSUNOV AA，MCKHANN GM，GOLDMAN JE. The origin of Rosenthal fibers and their contributions to astrocyte pathology in Alexander disease. Acta Neuropathol Commun，2017，5（1）：27.

[5] NAMEKAWA M，TAKIYAMA Y，AOKI Y，et al. Identi-

fication of GFAP gene mutation in hereditary adult-onset alexander's disease. Ann Neurol, 2002, 52 (6): 779-785.

[6] BRENNER M, JOHNSON AB, BOESPFLUG-TANGUY O, et al. Mutations in GFAP, encoding glial fibrillary acidic protein, are associated with alexander disease. Nat Genet, 2001, 27 (1): 1117-1120.

[7] RUSSO LS, JR., ARON A, ANDERSON PJ. Alexander's disease: a report and reappraisal. Neurology, 1976, 26 (7): 607-614.

[8] LI R, JOHNSON AB, SALOMONS G, et al. Glial fibrillary acidic protein mutations in infantile, juvenile, and adult forms of alexander disease. Ann Neurol, 2005, 57 (3): 310-326.

[9] PRUST M, WANG J, MORIZONO H, et al. GFAP mutations, age at onset, and clinical subtypes in alexander disease. Neurology, 2011, 77 (13): 1287-1294.

[10] GRAFF-RADFORD J, SCHWARTZ K, GAVRILOVA RH, et al. Neuroimaging and clinical features in type Ⅱ (late-onset) alexander disease. Neurology, 2014, 82 (1): 49-56.

[11] PAREYSON D, FANCELLU R, MARIOTTI C, et al. Adult-onset alexander disease: a series of eleven unrelated cases with review of the literature. Brain, 2008, 131 (9): 2321-2331.

[12] SUN Y, WANG Z, LI F, et al. A case of adult onset of Alexander disease with nocturnal painless burns, autonomic dysfunction, and peripheral nerve impairment. Clin Neurol Neurosurg, 2021, 200: 106350.

[13] JOST M, RIJNTJES M, URBACH H, et al. Ataxia and autonomic dysfunction as presenting symptoms in late-onset alexander disease. Neurol Clin Pract, 2017, 7 (6): 523-526.

[14] BALBI P, SALVINI S, FUNDARO C, et al. The clinical spectrum of late-onset alexander disease: a systematic literature review. J Neurol, 2010, 257 (12): 1955-1962.

[15] LICHTENSTEIN ML, DWOSH E, ROY CHOWDHURY A, et al. Neurobehavioral characterization of adult-onset alexander disease: a family study. Neurol Clin Pract, 2017, 7 (6): 425-429.

[16] BRENNER M, MESSING A. A new mutation in GFAP widens the spectrum of alexander disease. Eur J Hum Genet, 2015, 23 (1): 1-2.

[17] ROMANO S, SALVETTI M, CECCHERINI I, et al. Brainstem signs with progressing atrophy of medulla oblongata and upper cervical spinal cord. Lancet Neurol, 2007, 6 (6): 562-750.

[18] PROBST EN, HAGEL C, WEISZ V, et al. Atypical focal MRI lesions in a case of juvenile alexander's disease. Ann Neurol, 2003, 53 (1): 118-120.

[19] YONEZU T, ITO S, KANAI K, et al. A case of adult-onset alexander disease featuring severe atrophy of the medulla oblongata and upper cervical cord on magnetic resonance imaging. Case Rep Neurol, 2012, 4 (3): 202-206.

[20] NAMEKAWA M, TAKIYAMA Y, HONDA J, et al. Adult-onset alexander disease with typical "tadpole" brainstem atrophy and unusual bilateral basal ganglia involvement: a case report and review of the literature. BMC Neurol, 2010, 10: 21.

[21] FLINT D, LI R, WEBSTER LS, et al. Splice site, frameshift, and chimeric GFAP mutations in alexander disease. Hum Mutat, 2012, 33 (7): 1141-1148.

[22] KOCH RL, SOLER-ALFONSO C, KIELY BT, et al. Diagnosis and management of glycogen storage disease type Ⅳ, including adult polyglucosan body disease: a clinical practice resource. Mol Genet Metab, 2023, 138 (3): 107525.

[23] JIN C, WASHIMI Y, YOSHIDA K, et al. Characterization of spheroids in hereditary diffuse leukoencephalopathy with axonal spheroids. J Neurol Sci, 2015, 352 (1-2): 74-87.

[24] MOORE SA, KUMAR N, GAVRILOVA RH. Leukoencephalopathy with brain stem and spinal cord involvement (and high lactate): raising the bar for diagnosis. J Neurol, 2012, 259 (11): 2494-2497.

[25] NIE S, CHEN G, CAO X, et al. Cerebrotendinous xanthomatosis: a comprehensive review of pathogenesis, clinical manifestations, diagnosis, and management. Orphanet J Rare Dis, 2014, 9: 179.

[26] AKAISHI T, NAKASHIMA I, SATO DK, et al. Neuromyelitis optica spectrum disorders. Neuroimaging Clin N Am, 2017, 27 (2): 251-265.

[27] PAUL S, MONDAL GP, BHATTACHARYYA R, et al. Neuromyelitis optica spectrum disorders. J Neurol Sci, 2021, 420: 117225.

[28] HELMAN G, VAN HAREN K, BONKOWSKY JL, et al. Disease specific therapies in leukodystrophies and leukoencephalopathies. Mol Genet Metab, 2015, 114 (4): 527-536.

[29] PAJARES MA, HERNANDEZ-GEREZ E, PEKNY M, et al. Alexander disease: the road ahead. Neural Regen Res, 2023, 18 (10): 2156-2160.

第六节 异染性脑白质营养不良

【概论】

异染性脑白质营养不良（metachromatic leukodystrophy，MLD）也称为芳基硫酸酯酶 A（arylsulfatase A，ARSA）缺乏症。MLD 是 ARSA 缺乏导致硫脂（脑苷硫酸酯或 3-0- 磺基半乳糖神经酰胺）分解受损的疾病，硫酸盐类脂存在于全身各处，在神经组织、肾脏和睾丸中含量最高。硫脂是神经系统的关键成分，约占髓鞘脂类的 5%。硫脂在神经系统中的积累最终会导致髓鞘破坏（脑白质营养不良）和进行性神经系统疾病。该病分不同亚型，在我国各个亚型均有报道。

该病在 1910 年首次由 Alzheimer 进行了报道，通过病理检查确定是一种新疾病类型。1982 年 Macfaul 对一个儿童患者进行了详细的临床描述，此后的研究对该病进行了临床分类。1993 年 Barth 等首次报道了该病的致病基因为 *ARSA*，简化了该病的诊断策略以及靶向治疗。晚婴型患者通常是 *ARSA-MLD* 等位基因的纯合子或复合杂合子突变，这些等位基因不产生可检测到的功能性 ARSA。起病较晚的患者有 1 个或 2 个 *ARSA-MLD* 等位基因突变，编码的 ARSA 具有一些残留的功能活性（用生理底物检测时 ≤ 1%），称为 R 型等位基因。青少年型通常是 I 型（无功能活性的等位基因）和 R 型等位基因的复合杂合子突变。成人型的两个等位基因都保留了一些残留酶活性（R 型 *ARSA-MLD* 等位基因）。

病理检查可见大脑正常或轻微萎缩，白质色暗质韧，灰白质分界清晰，脑外胆囊损害。显微镜下大脑白质脱髓鞘，伴随大量 PAS 阳性的巨噬细胞。小脑也有类似改变。巨噬细胞内的硫脂与某些用于染色组织的正电荷染料相互作用，导致被染色组织的颜色发生变化，称为异染。当冰冻组织切片用酸化的甲酚紫（赫希-佩弗染色）处理时，富含硫脂的沉积物会染成金黄色。青少年型的脑干和脊髓髓鞘的丢失比晚婴型少，两种类型的神经根或脑神经和脊神经的髓鞘丢失相似。电子显微镜下观察到聚集的异染脂颗粒有同心板层、凝灰石、人字形和六角蜂窝状等多种结构（图 5-8），神经系统与其他器官的超微结构也有一些差异。

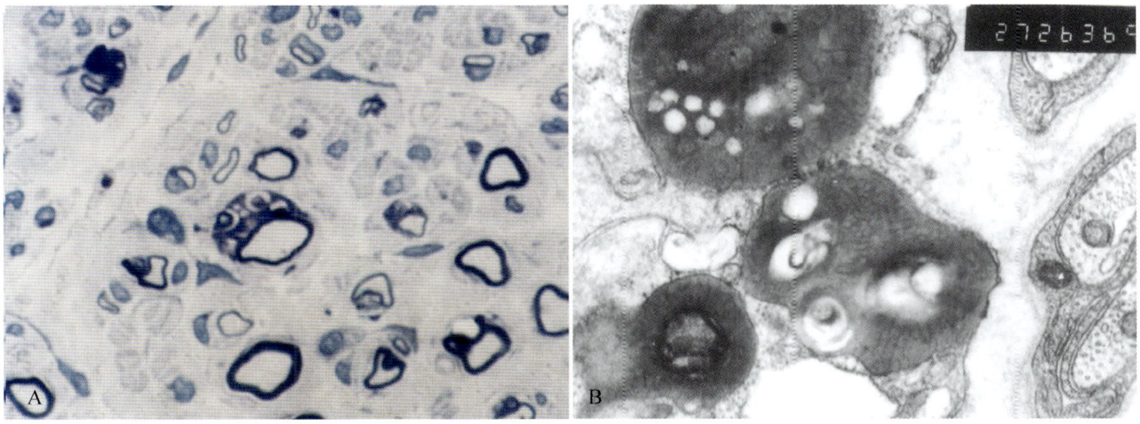

图 5-8 A，周围神经施万细胞内异染物质。B，电镜下施万细胞内膜性包裹的凝灰石样物质

【临床表现】

MLD 的不同亚型在发病年龄、进展速度和首发症状方面存在明显差异[1]，主要按发病年龄区分，其中晚婴型占 50% ~ 60%，青少年型占 20% ~ 30%，成人型占 15% ~ 20%[2]。一个家庭不同患者的发病年龄通常相似。虽然出现的症状和发病年龄各不相同，但所有人最终都会完全丧失运动、感觉和智力功能。这种疾病的病程从婴儿晚期发病的几年到青少年和成人发病的几十年不等。最常见死亡原因是肺炎或其他感染。寿命与发病年龄大致相关。部分患者存在胆囊增生性息肉，伴随胆道出血和胆囊癌。胃和十二指肠息肉样肿块合并肠套叠也有报道。

1. 晚婴型

发病年龄在 30 个月之前，首先表现为无力、肌张力减低和腱反射亢进。笨拙、频繁摔倒、脚尖行走和构音障碍是其典型表现[1]。61% 的患者出现运动或步态异常，75% 的患者在 18 个月前首次出现运动症状。症状可以在发热性疾病后出现，并可能在数周内消退，然后继续进展。偶尔以癫痫发作为首发症状，39% 的人出现癫痫发作。周围神经病常见。随着疾病的发展，语言、认知发展以及粗大和精细运动技能都会倒退。周围神经病可能导致手臂和腿部疼痛。患儿在 3 岁时失去独坐和独走的能力，在 3 岁 4 个月时失去躯干和头部的控制能力，出现肢体痉挛，球部受累导致呼吸道阻塞和喂养困难，需要放置胃造瘘管。视力和听力逐渐受损。最终，患儿会因去大脑强直而卧床不起。大多数患儿在出现症状后 5 年内死亡，在目前的护理水平下，存活时间可以延长到 10 岁。

2. 青少年型

发病年龄在 30 个月至 16 岁之间，中位年龄为 6 岁 2 个月。首发症状是学习成绩下降、异常行为或精神症状[1]。66% 的患者出现注意力不集中，26% 的患者出现步态困难，18% 的患者出现震颤或共济失调，13% 的患者出现周围神经病，5% 的患者出现癫痫发作。神经肌肉症状出现在发病较早的患者中，而行为障碍出现在发病较晚的患者中。进展比晚婴型慢。大多数患者在 20 岁之前死亡，存活率很不稳定。

3. 成人型

症状在性成熟（约 16 岁）后出现，也可以延迟到 50 岁才发病。临床表现与青少年型一样，表现出的症状各不相同[1]。相对稳定时期可能会夹杂着衰退。随着疾病的进展，出现肌张力障碍、痉挛性四肢瘫痪或去皮质状态，出现严重的痉挛和全身性癫痫。病程从几年到几十年不等。

【辅助检查】

辅助检查可以发现脑脊液蛋白升高，神经传导减慢，听觉和视觉诱发电位异常，这些检查不是诊断所必需，可以用于疾病鉴别诊断、监测进展或治疗效果。神经传导异常在该病所有患者非常普遍。需进行脑 MRI 检查、ARSA 检查和硫脂尿液排泄量检查，最后进行基因检测，病理检查在目前并非必需的检查。

1. 磁共振成像检查

T2 加权像上弥漫性对称性脑室周围高信号[3]。大多数晚婴型患者在疾病早期主要集中在顶枕部，皮质下弓形纤维和小脑白质相对保留。白质异常通常表现为虎纹或放射状条纹（图 5-9）。随着疾病的进展，MRI 异常从大脑后部逐渐发展到大脑前部，并伴随脑萎缩[4]。大脑前部病变最初可能在发病较晚的患者更常见，在成人型患者出现类似多发性硬化的改变[5]。并不是所有患者最初都会出现脑白质损害，可以出现孤立的脑神经强化。

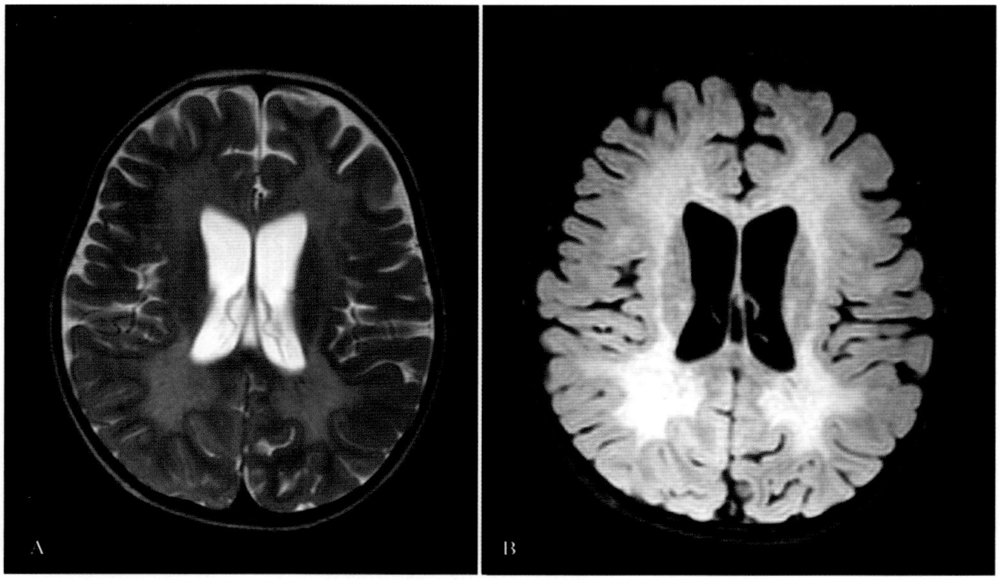

图 5-9 异染性脑白质营养不良的 MRI。A，大脑后部为主的白质长 T2 信号。B，病变呈 T2-FLAIR 高信号

2. 芳基硫酸酯酶 A 检查

ARSA 缺乏是诊断该病主要依据之一，ARSA 活性下降和疾病的严重程度有关。白细胞中该酶的活性低于正常对照的 10%。ARSA 活性降低不足以诊断 MLD，ARSA 可能存在假性缺陷。白细胞中 ARSA 活性为正常对照的 5% ~ 20%，提示为假性缺乏症。仅靠生化检测很难区分真性和假性 ARSA 缺乏。因为 ARSA 假性缺乏症的发生率很高，不能用于新生儿 MLD 筛查。

3. 硫脂尿液排泄量

所有类型的 MLD 患者都会在尿液中排出异常高的硫脂。可以通过高效液相色谱、质谱仪和薄层色谱进行定量检测。薄层色谱是一种半定量方法，各种检查方法的参考值因实验室不同而异。带有假性缺失的复合杂合子患者也可以排出高于正常水平的硫脂，但尿硫脂排泄没有 MLD 患者（通常＞ 10 倍正常值）那么高。

4. 基因检测

基因检测多采取二代或全外显子基因测序方法[6-7]，除外显子突变之外，还需要关注内含子的突变。基因检测主要区分导致 ARSA 活性低的 3 类 *ARSA* 等位基因。导致 MLD 的 *ARSA* 等位基因处于纯合子或复合杂合致病变异状态，*ARSA* 等位基因的序列变异导致假性缺失。分子遗传检测方法包括单基因检测、多基因组二代测序和全基因组检测。同时对父母进行基因检测，以确定先证者的基因变异来源。首先进行 *ARSA* 的单基因检测，如果序列分析只发现一个致病变异体或没有发现致病变异体，随后需要进行针对该基因的缺失 / 重复分析。可以考虑使用包括 *ARSA* 和其他感兴趣基因的多基因组二代测序。也可考虑进行更全面的基因组测序，包括外显子组测序和全基因组测序。这种检测可以提供或提示以前没有考虑过的诊断。

【诊断】

MLD 的诊断是基于先证者的临床表现。患者出现了进行性神经功能障碍，MRI 提示脑白质营养不良，需考虑到该病的可能性，而后进行下列任何一项检查而确定诊断：

1. 基因检测发现双等位 *ARSA* 基因致病变异。
2. 尿液检查发现硫脂排泄量增加。
3. 病理检查发现周围神经或脑存在异染性脂质沉积。

【鉴别诊断】

首先需要鉴别的疾病是与 MLD 有显著重叠的两个表型，包括多种硫酸酯酶缺乏症和皂苷 B 缺乏症。多种硫酸酯酶缺乏症和 *SUMF1* 基因突变有关，患者在 1 ~ 4 岁发病，主要症状是类似 MLD 样临床表现，伴随出现黏多糖病的鱼鳞病，脑脊液蛋白增加，周围神经传导速度减慢，尿中硫脂和糖胺多聚糖增加，酶学检测至少有 2 种硫酸酯酶活性降低。皂苷缺乏症和 *PSAP* 基因突变有关，各个年龄段发病，出现 MLD 样临床表现，尿液的硫脂、神经酰胺、三糖苷和其他糖脂升高，血清 ARSA 活性在正常范围。其次是其他脑白质营养不良和溶酶体贮积性疾病。MLD 很难与其他进行性退行性疾病区分开来，这些疾病的患者都是早期发育正常，在婴儿后期出现发育迟缓，而后发生各种能力的丧失，脑部 MRI 检查发现脑白质营养不良改变（表 5-10）。

表 5-10 异染性脑白质营养不良的鉴别诊断

疾病	基因	临床特点
X 连锁肾上腺脑白质营养不良	*ABCD1*	儿童脑病，4 ~ 8 岁男性。注意力 / 多动障碍；认知、行为、视觉、听力和运动进行性损害，在 6 个月到 2 年内完全残疾。 肾上腺脊髓神经病：20 多岁或中年的男性下肢僵硬和无力，括约肌控制异常，性功能障碍。
Canavan 病	*ASPA*	3 ~ 5 岁时，低肌张力、巨头畸形和发育迟缓。易怒，睡眠障碍、癫痫发作、喂养困难和关节僵硬。
岩藻糖苷病	*FUCA1*	类型 1：6 个月发病，出现精神运动退化，汗液氯化钠增加，预期寿命 10 年。 类型 2：神经系统症状较轻，弥漫性体部血管角质瘤，汗液矿物质正常，预期寿命较长。
Krabbe 病	*GALC*	不同年龄发病，婴儿早期正常，然后出现极度易怒、痉挛。晚发型的临床表现和病程变化较大。

续表

疾病	基因	临床特点
亚历山大病	*GFAP*	婴儿型：发育延迟，而后发育倒退。 少年型：语言发育迟缓或声音改变。呕吐、生长不良、脊柱侧弯和自主神经功能障碍。
Tay-Sachs 病	*HEXA*	婴儿型（经典型）：3 ~ 6 个月开始丧失运动能力，视觉和注意力下降，夸大的惊吓反应，视网膜樱桃红斑点，8 ~ 10 个月后运动丧失。 青少年型：2 岁后步态异常或构音障碍，随后失去先前获得的运动和认知能力。
Pelizaeus-Merzbacher 病	*PLP1*	婴儿期或儿童期早期出现眼球震颤、认知障碍，后出现严重的痉挛和共济失调。

【治疗】

MLD 治疗包括对症治疗和对因治疗，影响神经系统疾病治疗的主要困难来自血脑屏障的低渗透性，限制了全身给药的效果。

1. 症状管理

物理治疗，以最大限度地提高智力、神经肌肉功能和灵活性；家庭支持，使父母和（或）照顾者能够使用助行器、轮椅、喂养管；使用抗癫痫药物治疗癫痫；使用肌肉松弛药治疗肌挛缩。对胃食管反流、便秘、流口水、口腔护理、肺功能和视觉受损等进行标准治疗。

2. 原发病治疗

骨髓移植或造血干细胞移植是治疗该病的唯一有效方法[8]。预后取决于临床分期和神经症状的严重程度。在幼年型或成年型疾病的症状前期和非常早期的患者中进行时，可以获得最佳的结果[9]。不推荐用于有症状的晚期婴儿型患者。酶替代治疗目前没有阳性结果，原因是静脉用药很难通过血脑屏障，而鞘内注射可能会延缓疾病的发展[10-11]。克服血脑屏障的问题可以通过直接将重组 ARSA 酶或编码缺失酶的野生型基因的病毒载体注射到脑中来解决[12]。这种方法正在积极探索和进行临床试验。

【病例摘要】

女，3 岁。认知与运动发育倒退 1 年余，发热伴肢体抖动 10 小时

患者 1 年余前步态不稳需搀扶，伴随认知与运动发育倒退，肢体僵硬，目前不能讲话、独立坐立及行走。10 小时前出现发热，体温最高 39℃，后出现左上肢间断节律性抖动，每次持续 1 ~ 2 分钟。母亲妊娠及分娩过程正常，围产期无窒息史。患者 3 个月会抬头，5 ~ 6 个月会坐，12 个月可搀扶行走。否认家族遗传疾病史。体格检查：四肢肌张力显著增高，肌容积缩小，无自主活动，双踝关节挛缩，四肢腱反射亢进。脑 MRI 示双侧侧脑室旁及深部白质、胼胝体广泛对称性片状长 T2 信号，后部为著。定位诊断：脑白质；定性诊断：脑白质营养不良。生化检查提示 ARSA 活性下降，基因检测提示 *ARSA* 基因存在复合杂合突变，家系验证提示分别来自于父母，最后诊断为异染性脑白质营养不良。病例详细资料见二维码数字资源 5-6。

数字资源 5-6

（王　晖　袁　云）

【参考文献】

[1] 张巍，王朝霞，袁云. 婴儿晚期型异染性脑白质营养不良一例报道 . 中华神经科杂志，2004，37（4）：380-381.

[2] FUMAGALLI F，ZAMBON A A，RANCOITA P M V，et al. Metachromatic leukodystrophy：a single-center longitudinal study of 45 patients. J Inherit Metab Dis，2021，44（5）：1151-1164.

[3] 张巍，姚生，常杏芝，等. 无脑白质影像学改变的晚发婴儿型异染性脑白质营养不良 . 中国现代神经病学杂志，2005，5（6）：385-388.

[4] 朱俊丞，魏兵，王华. 芳香基硫酸酯酶 A 基因检测对异染性脑白质营养不良诊断的意义 . 中华实用儿科临床杂志，2015，30（24）：1859-1862.

[5] AMEDICK L B，MARTIN P，BESCHLE J，et al. Clinical significance of diffusion tensor imaging in metachromatic leukodystrophy. Neuropediatrics，2023，54（4）：244-252.

[6] SCHOENMAKERS D H, BEEREPOOT S, KRÄGELOH-MANN I, et al. Recognizing early MRI signs (or their absence) is crucial in diagnosing metachromatic leukodystrophy. Ann Clin Transl Neurol, 2022, 9 (12): 1999-2009.

[7] XU L, ZHONG M, WANG Y, et al. Case report: novel arylsulfatase a (ARSA) gene mutations in a patient with adult-onset metachromatic leukodystrophy misdiagnosed as multiple sclerosis. Front Neurol, 2020, 11: 576881.

[8] CHEN L, YAN H, CAO B, et al. Identification of novel ARSA mutations in Chinese patients with metachromatic leukodystrophy. Int J Genomics, 2018, 2018: 2361068.

[9] WANG Z, LIN Y, ZHENG D, et al. Whole-exome sequencing identifies compound heterozygous mutations in ARSA of two siblings presented with atypical onset of metachromatic leukodystrophy from a Chinese pedigree. Clin Chim Acta, 2016, 460: 135-137.

[10] ANTONY J S, DANIEL-MORENO A, LAMSFUS-CALLE A, et al. A mutation-agnostic hematopoietic stem cell gene therapy for metachromatic leukodystrophy. CRISPR J, 2022, 5 (1): 66-79.

[11] Í DALI C, GROESCHEL S, MOLDOVAN M, et al. Intravenous arylsulfatase a in metachromatic leukodystrophy: a phase 1/2 study. Ann Clin Transl Neurol, 2021, 8 (1): 66-80.

[12] Í DALI C, SEVIN C, KRÄGELOH-MANN I, et al. Safety of intrathecal delivery of recombinant human arylsulfatase a in children with metachromatic leukodystrophy: results from a phase 1/2 clinical trial. Mol Genet Metab, 2020, 131 (1-2): 235-244.

第六章　运动障碍疾病

肌张力障碍（dystonia）是仅次于原发性震颤和帕金森病的第三大常见运动障碍。肌张力障碍涉及持续或间歇性肌肉收缩，经常导致激动肌和拮抗肌共收缩有关的扭曲和重复运动以及异常姿势。肌张力障碍可单独发生，或合并其他运动障碍，或在其他原发神经疾病的背景下发生。大多数形式的肌张力障碍是特发性，可以是遗传性，也可以是获得性。本章介绍的几种运动障碍疾病都是罕见病。肌张力障碍的病理生理学是一种大脑网络障碍，涉及几个大脑区域，包括基底节、小脑、丘脑和感觉运动皮质，导致神经运动程序异常。

肌张力障碍根据临床特征（发病年龄、身体分布、时间模式和相关临床特征）和病因（潜在的神经系统病理或病情是遗传的、后天的还是特发性的）进行分类（表 6-1）。肌张力障碍的诊断具有挑战性，常常被误诊为帕金森病、特发性震颤、肌阵挛、抽搐、功能性（"心因性"）、头痛和脊柱侧弯。对特发性肌张力障碍尚无可靠的诊断测试方法，影像和实验室检测在肌张力障碍患者通常没有异常发现，基因检测可以协助遗传性肌张力障碍的诊断。治疗需要定期注射肉毒杆菌毒素，脑深部刺激在特定情况下可以非常有效。

表 6-1　肌张力障碍的临床特征分类

局灶性肌张力障碍	涉及单一的身体区域
节段性肌张力障碍	涉及 2 个或多个相邻的身体节段
多灶性肌张力障碍	至少 2 个或 2 个以上（连续 / 非连续）的身体区域
全身性肌张力障碍	有躯干受累和至少 2 个其他远处部位

第一节　发作性运动诱发性运动障碍

【概述】

发作性运动诱发性运动障碍（paroxysmal kinesigenic dyskinesia，PKD）是发作性运动障碍最常见的类型，分别和富脯氨酸跨膜蛋白 2（proline-rich transmembrane protein 2，PRRT2）基因以及跨膜蛋白 151A（transmembrane protein 151A，TMEM151A）基因突变有关。发病率约为 1∶150 000，各个种族均有报道。主要临床表现为在突然运动中出现不自主的运动，包括肌张力障碍、手足徐动、舞蹈动作和投掷动作等症状中的一种或者多种不自主运动，持续数秒至数十秒，通常不超过 1 分钟，发病过程中不伴意识障碍和疼痛，发病后无意识错乱和昏睡[1-4]。

根据是否合并其他疾病，分为单纯型和复杂型。根据病因 PKD 可分为原发性和继发性；原发性 PKD 一般为基因突变导致，分为家族性和散发性，家族性 PKD 表现为常染色体显性遗传，具有不完全外显性[1-2]。继发性原因包括多发性硬化、脑内钙化、头部外伤、代谢异常等。

该病首次由 Kertesz 在 1967 年报道[5]，2011 年我国学者首次报道 *PRRT2* 是 PKD 的致病基因[3]，2021 年我国学者再次报道了 PKD 的第 2 个致病基因即 *TMEM151A*[4]，两个基因编码的蛋白均为跨膜蛋白。*PRRT2* 基因定位于 16p11.2，含有 4 个外显子，其中 1 号外显子不编码蛋白，在脑部及脊髓高表达，*PRRT2* 在小鼠胚胎第 16 天前表达水平较低，随后升高，在出生后第 14 天达到峰值，成年后下降，与 PKD 的发作规律相似。*PRRT2* 基因在小脑高表达，主要富集于颗粒细胞，PRRT2 可能作为锚点连接突触体相关蛋白 25，参与神经元胞吐和神经递质释放，调节神经兴奋性。*PRRT2* 基因变异可导致 PRRT2 蛋白功能丧失，使颗粒细胞和浦肯野细胞异常兴奋，导致小脑输出核团功能异常，颗粒细胞兴奋性增强可能导致小脑皮质对小脑深部核团的抑制减少，使丘脑-皮质通路过度兴奋，从而产生过度运动[6]。

TMEM151A 基因定位于 11q13.2，含有 2 个外显子，同样在脑部及脊髓高表达，在肺及胃低表达，*TMEM151A* 基因表达与 *PRRT2* 基因的表达规律一样，在小鼠胚胎发育期间表达相对较低，在出生后升高，在出生后第 14 天达到峰值，在成年后下降。TMEM151A 蛋白分布在初级皮质神经元的轴突和树突中，可能在调节突触传递和神经元兴奋性方面发挥作用[3-4]。

【临床表现】

PKD 发病年龄通常在几个月龄至 20 岁，以 7～15 岁多见，男性明显多于女性，比例为（2～4）：1，在散发性 PKD 中，比例可达（4～8）：1[1-2,7]。发病频率个体差异性大，每月 1 次至 100 次 / 天，开始发作时少，至青春期时达高峰，到 20 岁左右发作次数减少，大部分在 30 岁左右少有发作[1-4,7]。突然运动是促发 PKD 的主要因素，如静坐时突然站立、跑步、转身等，寒冷、过度通气、精神紧张和疲劳等因素会触发患者发作[8-9]。患者除了在发作时可以看到症状，在发作后及发作间歇期的神经系统检查均正常。每次发作经历不同的阶段。

1. 发作先兆

在发作开始前有 78.1%～82% 的患者在受累肢体出现麻木、无力或者刺痛等先兆，许多人在发作前经历一种类似“气场”的感觉（僵硬、紧张、感觉异常或患肢爬行感觉）。这些发作并不涉及失去意识。如果在出现先兆时，减缓运动可以减少发作，部分患者服用药物后没有完全缓解，也可以仅有先兆，而没有临床发作[8-9]。

2. 发作表现

PKD 的特征是由突然运动、惊吓或速度变化引起的单侧或双侧非自愿运动，发作时表现为肢体和躯干不自主运动，以肌张力障碍和舞蹈为主，其他还有手足徐动、投掷动作等，可以是一种或其中几种的组合。约 70% 累及面部，表现为面部怪异表情、构音障碍和面部僵硬。发作时可累及单侧、双侧肢体，或者双侧肢体交替出现[8]。发作持续时间一般为数秒至数分钟，少数情况下发作可持续几个小时，发作频率随着年龄的增长而减少。

临床表现在家庭内和不同家庭之间存在明显差异。发病年龄和症状严重程度各不相同，在一个家庭成员中，发作可能表现为一侧身体轻微的肌张力障碍症状，而另一个家庭成员可能经历严重的双侧舞蹈症。

3. 伴随症状

部分患者在婴幼儿时期可能发生过良性家族性婴儿癫痫、非热性惊厥等，有些患者出现舞蹈手足徐动症、偏瘫偏头痛、伴或不伴先兆的偏头痛以及发作性共济失调和特发性震颤[9-10]。在 *PRRT2* 突变的 PKD 中较在 *TMEM151A* 突变的 PKD 中更容易出现伴随疾病[11]。少数 PKD 患者合并智力下降、言语障碍、发育迟缓及注意力缺陷多动障碍，与 16p11.2 的微缺失有关[1]。

【辅助检查】

该病不需要太多辅助检查。患者的血液检查以及脑影像学检查均正常，脑电图检查多正常，部分患者出现慢波或痫样放电[8]。

为了在先证者确认 / 建立诊断，可以考虑进行相关基因的序列分析。主要致病基因为 *PRRT2* 和 *TMEM151A*，*PRRT2* 基因在 77%～93% 的家族性 PKD 和 21%～45% 的散发性 PKD 中检测到，其中约 75% 的患者携带了热点突变 c.649dupC（p.R239PfsX8）[1-2,8]，4.8% 的 *PRRT2* 基因阴性 PKD 患者中检测到了 *TMEM151A*[11]。极少部分患者可以检测到 *CHRNA4*、*PNKD*、*SCN8A*、*SLC2A1* 等基因。如果序列分析没有发现致病变异，可以考虑进行缺失 / 重复分析。PKD 的诊断是基于临床表现；未能识别相关基因的致病变异并不排除诊断。

【诊断】

根据患者反复发作、持续短暂的肌张力障碍、舞蹈或者手足徐动等一种或多种组合的运动障碍，发作时无意识障碍，辅助检查排除继发性疾病，抗癫痫药物治疗有效，临床诊断 PKD，进一步 PKD 基因检测阳性，可以诊断 PKD。我国学者在 2011 年[12]和 2022 年[13]分别发布了中国原发性 PKD 指南，PKD 的诊断标准（表 6-2）包括 PKD 的核心症状、PKD 的基因检测证据以及排除继发性 PKD。

表 6-2　原发性 PKD 诊断标准

核心症状： 1. 运动诱发因素和发作表现为肌张力障碍、舞蹈症、投掷动作等； 2. 在发作过程中没有意识障碍。
支持性证据： 1. 存在先兆； 2. 发作持续时间＜1 分钟； 3. 抬膝运动试验阳性； 4. 小剂量电压门控性钠通道阻滞剂，尤其是卡马西平 / 奥卡西平良好反应。
确诊依据
基因检测证实存在 PKD 相关基因突变

【鉴别诊断】

PKD 的鉴别诊断分散发、常染色体隐性遗传和显性遗传类型，主要排除继发性 PKD、癫痫、发作性非运动性运动障碍、发作性持续运动诱发性肌张力障碍、阵发性运动诱发障碍伴婴儿惊厥以及精神性运动障碍。

1. 散发患者

散发性运动障碍的继发原因包括引起基底节损害的多发性硬化、肿瘤和血管损害（包括 Moyamoya 病）。基底节以外的病变也会引起类似 PKD 的症状。MRI 对于排除这些病因很重要。

局灶性癫痫可表现为阵发性肌张力障碍，EEG 是诊断的重要部分。与风湿热相关的运动障碍与抗链球菌溶血素 O 滴度升高有关。妊娠舞蹈症可在怀孕前 3 个月出现阵发性舞蹈症，通常在分娩后消失。系统性红斑狼疮、糖尿病、甲状旁腺功能减退症、假性甲状旁腺功能减退症和甲状腺功能亢进症也可见阵发性舞蹈症。应进行相关的血液检查。

心因性运动障碍：发作时很少被人看到，两者很容易混淆，而精神性运动障碍一般有紧张、焦虑情绪等情况，对抗癫痫药物治疗反应差。

2. 常染色体隐性遗传

（1）肝豆状核变性：是一种铜代谢障碍，由 ATP7B 的致病变异引起。出现肝脏、神经或精神障碍，或这些障碍的组合，发病年龄从 3 岁到 50 岁以上，出现运动障碍（震颤、协调性差、精细运动控制丧失、舞蹈症、手足徐动症）或强直性肌张力障碍（面具面、僵硬、步态障碍、假性延髓受累）。诊断依赖于检测低血清铜和铜蓝蛋白降低以及尿铜排泄增加。

（2）先天性肌强直：常染色体隐性和显性都存在，氯通道导致的先天性肌强直患者可以表现为启动时的运动困难，稍做运动后症状缓解，但是该病通常存在肌强直症状，伴随肌肉肥大，肌电图可以见到强直电位。

3. 常染色体显性遗传

（1）阵发性运动性运动障碍：常染色体显性遗传，由编码 1 号染色体上葡萄糖转运蛋白 GLUT1 的 *SLC2A1* 致病变异引起，临床特征是持续 5 ~ 30 分钟的肌张力障碍、舞蹈病和手足徐动症。长时间的运动（如步行或跑步）5 ~ 15 分钟就会引发发作。

（2）阵发性睡眠性运动障碍：常染色体显性遗传性夜间额叶癫痫，存在 *CHRNA4* 和 *CHRNB2* 的致病变异。发作形式包括阵发性觉醒、阵发性肌张力障碍和阵发性梦游样行为等。多出现于非快速眼动睡眠Ⅱ期，发作期间意识清晰，发作后无意识模糊并可重新入睡，醒后能够清醒回忆。诱发因素包括活动增加、压力和月经期。

（3）葡萄糖转运蛋白 1 型缺乏综合征：临床表现复杂多样，严重程度从轻度到重度不等，主要临床症状包括婴儿期起病的癫痫、复杂性运动障碍和精神运动发育迟缓。罕见非典型表现包括书写痉挛、间歇性共济失调、周期性全身瘫痪、帕金森样症状和下肢痛性肌肉痉挛。与 *SLC2A1* 基因突变有关。

（4）良性遗传性舞蹈病：是一种罕见的常染色体显性遗传性疾病，其特征是儿童时期出现无智力障碍的非进行性舞蹈性运动，严重患者会因舞蹈病而致残。与 *HPLA*、*TITF-1* 基因突变有关。

（5）发作性非运动性运动障碍：诱发因素为咖啡、茶、压力、酒、疲劳等非运动因素，一般持续时间数分钟至数小时，抗癫痫药物治疗无效，主要由 *MR-1* 基因突变导致。

（6）X 连锁的阵发性运动障碍和严重的全脑发育迟缓：患有严重的全脑发育迟缓，甲状腺激素异常，轻微刺激引起阵发性运动障碍。甲状腺激素转运蛋白基因 *MCT8* 存在致病变异。

【治疗】

原发性 PKD 的治疗分为药物治疗和非药物治疗，继发性 PKD 以病因治疗为主。由于 PKD 是预后良好的疾病，会自然缓解，需要根据患者的意愿、发作频率、发作严重程度等情况制订治疗方案。

1. 非药物治疗

避免诱发因素，即突然运动、焦虑、压力、疲劳等增加发作的可能性，可以在一定程度上预防发作。

2. 药物治疗

90% 以上 PKD 对抗癫痫药物治疗有效，特别是 Na^+ 通道阻滞剂，首选药物为卡马西平（50 ~ 200 mg/d），其次为奥卡西平，苯妥英钠应用也较多，其他抗癫痫药物如拉莫三嗪、丙戊酸钠、氯硝西泮、左乙拉西坦均有效。应用抗癫痫药物时需要注意药物不良反应，如卡马西平和奥卡西平的过敏反应，定期检测血常规及肝肾功能。

【病例摘要】

男，14 岁，发作性肢体僵硬和不自主运动 3 年。

患者 11 岁时出现双下肢和躯干阵发性僵硬。在发作前有一种不能控制的感觉。发作通常是由突然的运动引起。最初发作持续几秒钟，大约每 10 天发生 1 次。在过去的 1 年里，每天发生 20 ~ 35 次，持续 8 ~ 10 秒。在发作期间无意识障碍和疼痛。家族中多人有类似情况，在 10 多岁出现运动诱发的肢体发僵。神经系统检查正常，脑 MRI 及脑电图正常，定位诊断：大脑皮质或基底节区域，定性诊断：PKD 可能性大，基因检测明确诊断 PKD。病例详细资料见二维码数字资源 6-1。

数字资源 6-1

（朱　敏　洪道俊）

【参考文献】

[1] LIU X，KE H，QIAN X，et al. Clinical and genetic analyses of 150 patients with paroxysmal kinesigenic dyskinesia. J Neurol，2022，269（9）：4717-4728.

[2] EBRAHIMI-FAKHARI D，SAFFARI A，WESTENBERGER A，et al. The evolving spectrum of PRRT2-associated paroxysmal diseases. Brain，2015，138（Pt 12）：3476-3495.

[3] CHEN WJ，LIN Y，XIONG ZQ，et al. Exome sequencing identifies truncating mutations in PRRT2 that cause paroxysmal kinesigenic dyskinesia. Nat Genet，2011，43（12）：1252-1255.

[4] LI HF，CHEN YL，ZHUANG L，et al. TMEM151A variants cause paroxysmal kinesigenic dyskinesia. Cell Discov，2021，7（1）：83.

[5] KERTESZ A. Paroxysmal kinesigenic choreoathetosis. An entity within the paroxysmal choreoathetosis syndrome. Description of 10 cases，including 1 autopsied. Neurology，1967，17（7）：680-690.

[6] LI ZY，TIAN WT，HUANG XJ，et al. The pathogenesis of paroxysmal kinesigenic dyskinesia：current concepts. Mov Disord，2023，38（4）：537-544.

[7] LATORRE A，BHATIA KP. Treatment of paroxysmal dyskinesia. Neurol Clin，2020，38（2）：433-447.

[8] HUANG XJ，WANG SG，GUO XN，et al. The phenotypic and genetic spectrum of paroxysmal kinesigenic dyskinesia in China. Mov Disord，2020，35（8）：1428-1437.

[9] BRUNO MK，HALLETT M，GWINN-HARDY K，et al. Clinical evaluation of idiopathic paroxysmal kinesigenic dyskinesia：new diagnostic criteria. Neurology，2004，63（12）：2280-2287.

[10] GARDINER AR，JAFFER F，DALE RC，et al. The clinical and genetic heterogeneity of paroxysmal dyskinesias. Brain，2015，138（12）：3567-3580.

[11] TIAN WT，ZHAN FX，LIU ZH，et al. TMEM151A variants cause paroxysmal kinesigenic dyskinesia：a large-sample study. Mov Disord，2022，37（3）：545-552.

[12] CAO L，HUANG X，WANG N，et al. Recommendations for the diagnosis and treatment of paroxysmal kinesigenic dyskinesia：an expert consensus in China. Transl Neurodegener，2021，10（1）：7.

[13] 中华医学会神经病学分会神经遗传学组，中国医师协会神经内科医师分会神经遗传学组. 中国发作性运动诱发性运动障碍诊治指南. 中华神经科杂志，2022，55（1）：9-14.

第二节　多巴反应性肌张力障碍

【概述】

多巴反应性肌张力障碍（dopa-responsive dystonia，DRD）是左旋多巴胺合成通路上酶缺陷导致的遗传性肌张力障碍，典型临床特点是儿童或青少年期起病的肌张力障碍，症状昼夜波动，对小剂量左旋多巴治疗有反应[1]。DRD 的全球患病率为（0.5～1）/100 万。鸟苷三磷酸环水解酶 1（guanosine triphosphate cyclohydrolase-1，GCH1）基因的致病变异是最常见的单基因 DRD。酪氨酸羟基酶（tyrosine hydroxylase，TH）、丙酮酰四氢蝶呤合成酶（pyruvoyl tetrahydrobiopterin synthase，PTS）、七叶蝶呤还原酶（sepiapterin reductase，SPR）和奎宁二氢蝶呤还原酶（quinoid dihydropteridine reductase，QDPR）也与单基因 DRD 相关。所有这些基因都编码参与四氢生物蝶呤和多巴胺生物合成或循环的酶。国际运动障碍学会遗传性运动障碍命名工作组建议在特定基因名称之前使用前缀“Dyt/Park”对不同的 DRD 综合征进行分类（即 Dyt/Park-GCH1、Dyt/Park-Th、Dyt/Park-PTS、Dyt/Park-SPR 和 Dyt/Park-QDPR）。

该病首先由 Beck 等在 1947 年进行了报道，一名年轻女性出现以下肢为主的全身肌张力障碍和震颤，并且有阳性家族史[2]。几年后，Corner[3]观察了同一名患者，注意到患者的症状断断续续，服用苯海索（安坦）后显著改善。1976 年 Segawa 在“遗传性进行性基底节病伴明显昼夜波动”一文中对该病的临床特征进行了详细描述[4]。1988 年 Nygaard 提出了“多巴反应性肌张力障碍”一词，以体现该病对多巴反应的核心临床特征[5]。

尸检显示 DRD 患者脑部黑质-纹状体多巴胺能神经元数量和结构正常，未见胶质细胞增生，无神经元退行性改变[6]。神经生化显示纹状体内的生物蝶呤水平显著下降，脑内蝶呤浓度选择性下降。黑质和纹状体中的多巴胺显著减少。但纹状体多巴脱羧酶、多巴胺转运蛋白和囊泡单胺转运蛋白水平正常。在纹状体中 TH 和酶活性显著下降，壳核较尾状核明显。*GCH1* 基因突变导致 DRD 纹状体多巴胺减少，四氢生物蝶呤的低水平导致 TH 丢失和活性降低。纹状体中 TH 减少是由于四氢生物蝶呤对 TH 分子稳态水平的调节作用减弱所致[7-8]。

GCH1 基因位于 14q21～q22，编码三磷酸鸟苷环水解酶 1，是四氢生物蝶呤合成的 3 个步骤中的第一个限速酶。四氢生物蝶呤是酪氨酸羟化酶、色氨酸羟化酶和苯丙氨酸羟化酶的必需辅酶，参与了多巴胺和 5- 羟色胺的生成。*GCH1* 基因突变导致编码的酶生成减少或酶活性降低，使四氢生物蝶呤生成减少，导致大脑基底节纹状体突触末端多巴胺生成不足，出现运动功能障碍[9]。四氢生物蝶呤生成减少也可引起 5- 羟色胺生成障碍，引起情绪、睡眠和食欲障碍。*GCH1* 基因常染色体显性突变选择性影响大脑，不影响肝脏，因此不会引起高苯丙氨酸血症。GCH1 缺乏症患者脑脊液中新蝶呤、生物蝶呤、5- 羟吲哚乙酸、高香草酸浓度降低[1]。

TH 基因位于 11p15.5，编码酪氨酸羟化酶，该酶将酪氨酸转换为左旋多巴，进而合成多巴胺。多巴胺减少会导致肾上腺素和去甲肾上腺素合成减少，导致自主神经功能紊乱[10]。酪氨酸羟化酶缺乏症患者血苯丙氨酸浓度正常，脑脊液中高香草酸浓度降低，新蝶呤、生物蝶呤和 5- 羟吲哚乙酸浓度均正常。

SPR 基因位于 2 p13.2，编码七叶蝶呤还原酶，是四氢生物蝶呤合成的 3 个步骤中的最后一个限速酶。七叶蝶呤还原酶缺乏症患者血苯丙氨酸浓度正常，脑脊液蝶呤浓度正常，生物蝶呤浓度升高，高香草酸和 5- 羟吲哚乙酸浓度减低[11]。

【临床症状】

DRD 的临床特征包括起病年龄较早，普遍存在肌张力障碍以及症状的昼夜波动，对 L- 多巴治疗反应良好（表 6-3）。根据临床表现分为经典型和非经典型。经典型主要表现为儿童或青少年起病，首发症状多为下肢姿势异常，有左侧优先受累倾向，导致足尖行走和马蹄内翻足，症状具有明显昼夜波动性，晨轻暮重，疲劳或感染后加重，休息或睡眠后减轻或消失，症状呈进行性加重，对小剂量左旋多巴反应好且持久。非典型 DRD 比经典型 DRD 发病早，表现为更严重的运动症状，非运动症状突出[1]。

表 6-3 多巴反应性肌张力障碍的常见症状

表现	百分比（%）
肌张力障碍	80
无帕金森综合征的肌张力障碍	62
肌张力障碍-帕金森综合征	18
无肌张力障碍的帕金森综合征	11
L-多巴反应	86
昼夜波动性	31
运动障碍	12
痉挛	11
肌张力低下	23
全脑发育延迟	24
认知障碍	16
运动发育延迟	19

1. GTP 环水解酶 1 缺乏症

由于 *GCH1* 基因突变导致，分为常染色体显性遗传和常染色体隐性遗传。

（1）常染色体显性遗传：又称 Segawa 综合征，是最常见的经典型 DRD，具有不完全外显特点，30% ~ 50% 的常染色体显性遗传性 DRD 患者没有临床上明显的肌张力障碍的家族史。发病年龄一般为儿童或青少年，少数成年起病。女性比男性有较高的外显率，男女比例为 1：（2 ~ 4）。首发症状多为足部肌张力障碍导致的步态异常，以左侧为主，少见于上肢和颈部。逐渐发展为多灶性或全身性肌张力障碍，但腿部的肌张力障碍最为严重。56% 的患者有症状的昼夜波动现象[11]，昼夜波动随着年龄的增加和疾病的进展而变得不明显或消失。该病可表现为早发帕金森病，在 15 岁以后发病的患者中更为常见[12]，成年起病的帕金森病以单纯型为主，而青年起病者一般合并肌张力障碍[13]。非运动症状主要有睡眠障碍、焦虑、抑郁、强迫症等[12,14]。极少出现不典型症状，包括动眼危象、肌张力低下、认知障碍。部分患者出现马蹄内翻足，儿童可出现腱反射活跃 / 亢进、踝阵挛[15]。

（2）常染色体隐性遗传：比显性遗传少见，发病年龄男女比例相同。携带 *GCH1* 纯合子变异的患者表现为典型 DRD 的轻微症状。复合杂合子突变患者出现严重的表现，伴随不典型症状，如抽搐、智力障碍、吞咽困难、运动发育迟缓、躯干肌张力过低、四肢肌张力亢进和不自主运动等。一般在新生儿进行治疗后，可阻止病情发展。少数表现为中间型，这种表型的特征是婴幼儿发病，运动发育迟缓，四肢肌张力障碍伴躯干张力低，发展为全身性张力障碍，且在婴儿期没有高苯丙氨酸血症[16-17]。

2. 酪氨酸羟化酶缺乏症

常染色体隐性遗传，*TH* 基因突变导致，临床表型谱广泛。根据症状 / 体征的严重程度以及对左旋多巴治疗的反应分为轻型、严重型和非常严重型[18]，其中严重型和非常严重型都为非经典型。

（1）轻型：发病年龄在 1 ~ 12 岁，首发症状通常是下肢肌张力障碍和（或）行走困难，逐渐发展至全身，出现运动迟缓、姿势性震颤及锥体束体征，偶见动眼危象，大约 1/3 的患者症状有波动性。无智能障碍，对小剂量左旋多巴反应良好。

（2）严重型：也称为婴儿帕金森病伴运动迟缓。发病年龄在 3 ~ 12 月龄，运动里程碑发育延迟，表现为躯干张力减低以及帕金森综合征，出现运动障碍、四肢僵硬、震颤。大多数有肌张力障碍，常见动眼危象，轻度自主神经功能紊乱。大多患者合并智力问题和锥体束征。症状波动不明显。对左旋多巴治疗有显著反应，药效在几个月甚至几年才出现。

（3）非常严重型：也称为进行性婴儿脑病。发病年龄在 3 ~ 6 月龄，大多数有胎儿窘迫史；出生后喂养困难、运动发育迟缓、躯干张力低、严重的运动功能下降、肢体张力高（强直和 / 或痉挛）、智力障碍、双眼睑下垂、动眼危象、发作性嗜睡与易激惹交替出现和锥体束征。肌张力障碍不突出，晨轻暮重现象不明显。对左旋多巴治疗极敏感，容易出现不能忍受的副作用。

3. 七叶蝶呤还原酶缺乏症

常染色体隐性遗传，*SRP* 基因突变导致，不伴有高苯丙氨酸血症，发病平均 6 个月（出生到 6 岁），男女均等，临床严重程度变异大，从轻微症状到出现严重的运动障碍和言语发育障碍[19]。多数合并非典型症状，超过 65% 的患者出现运动和语言发育延迟、轴性张力低、肌张力障碍、无力和动眼危象，症状昼夜波动。45% ~ 65% 的患者出现构音障碍、帕金森临床特征（运动迟缓、强直、震颤或面具脸）、腱反射亢进、精神和（或）行为异常、睡眠障碍（睡眠过多或失眠）、智力障碍、自主神经症状和肢体张力高。DRD 的主要临床特征波动性肌张力障碍在起病的早期并不常见，在婴儿期只有 40% 出现肌张力障碍，60% 有症状波动特征。早期以非特异性体征为主：在 4 岁前诊断的患者中，92% 存在轴性张力低下和发育迟缓[20]。

4. 丙酮酰四氢蝶呤合成酶缺乏

该病为常染色体隐性遗传方式，*PTS* 基因突变导致，婴儿期发病，肌张力低下是最常见的首发症状，其次是发育迟缓、肌张力障碍和癫痫。肌张力障碍的发生率为 36%，表现为无帕金森综合征的肌张力障碍，个别患者合并帕金森综合征。常见的非运动性体征和症状是认知障碍、发育迟缓、小头畸形和自主神经症状。在接受 L- 多巴治疗的患者中，仅有 51% 的患者出现阳性反应。

5. 奎宁二氢蝶呤还原酶缺乏

该病为最罕见的单基因 DRD，常染色体隐性遗传方式，*QDPR* 基因突变导致，婴儿期发病，出现无帕金森综合征的肌张力障碍、肌肉张力低下、癫痫和痉挛。80% 的患者对 L- 多巴治疗有反应。

【辅助检查】

该病的诊断主要依靠临床表现和对左旋多巴的药物反应，而非各种辅助检查，血液检查一般没有明显异常，包括铜蓝蛋白。常规的脑脊液检查也没有明显异常。头颅 CT 或常规 MRI 检查正常，可以排除伴随脑损害的继发性 DRD。少数酪氨酸羟化酶缺乏症患者脑 MRI 表现为非特异性改变，如轻度白质信号改变和脑室扩大[21-22]。多巴胺转运体 PET 和氟多巴 PET 显示摄取正常，可用于鉴别帕金森病。DRD 的基因检测可以发现 *GCH1*、*TH*、*PTS*、*QDPR*、*SPR* 突变，突变形式有无义、错义、缺失和重复突变。

【诊断】

早期诊断和在婴儿期早期开始替代治疗对于预防智力和（或）认知障碍、言语和运动障碍非常重要。依据患者首发足部肌张力障碍、昼夜波动、对小剂量左旋多巴治疗反应，就可以诊断该病，依据是否叠加或不叠加其他临床症状，区分为典型 DRD 或非经典 DRD，进一步的基因检测可明确基因分型。

【鉴别诊断】

隐性遗传性 DRD 经常被误诊或漏诊，特别是少年型帕金森病、脑性瘫痪、遗传性痉挛性截瘫或肝豆状核变性。

1. 少年型帕金森病

少部分 DRD 患者出现帕金森病的运动迟缓、震颤、肌强直表现，但 DRD 合并的帕金森病存在肌张力障碍，有昼夜波动现象，对小剂量左旋多巴持续反应良好，无多巴诱导的异动症。

2. 脑性瘫痪

有相当一部分患者诊断为脑瘫，脑瘫患者表现为肌张力增高及痉挛，为静止病程，无昼夜波动，而 DRD 为进行性加重，可以结合围产期病史、临床表现、脑影像及基因检测进行鉴别。

3. 遗传性痉挛性截瘫

遗传性痉挛性截瘫中个别类型出现运动迟缓、震颤、肌强直症状、对左旋多巴治疗也有反应，部分 DRD 患者出现锥体束征，但同时合并锥体外系症状，症状波动，锥体束征在服用左旋多巴后消失。

4. 肝豆状核变性

肝豆状核变性为常染色体隐性遗传铜代谢障碍疾病，出现脑及肝脏损害表现，可见进展性锥体外系症状，伴随认知功能及精神症状，累及肝脏时出现肝脏病变，头颅影像改变、铜蓝蛋白降低、K-F 环有助于鉴别。

【治疗】

DRD 的治疗通常用左旋多巴联合外周多巴胺脱羧酶抑制剂治疗，确切的剂量尚缺乏统一标准，个体化治疗总体原则是小剂量起始，具体剂量主要根据年龄、病情严重程度、疗效及是否产生不良反应决定，不同表型和基因型治疗剂量稍有差异。

1. GTP 环水解酶 1 缺乏症

显性遗传性患者对 50 ~ 200 mg/d 的左旋多巴联合外周多巴胺脱羧酶抑制剂反应非常好，儿童起始剂量为左旋多巴 1 mg/（kg · d），逐渐滴定至 10 mg/（kg · d）。隐性遗传性患者需要更高剂量的左旋多巴，剂量范围为 6 ~ 10 mg/（kg · d），通常需要加 5- 羟色胺酸，开始为 1 mg/（kg · d），滴定至 6 mg/（kg · d）。四氢生物蝶呤为 1 ~ 10 mg/（kg · d），滴定至苯丙氨酸正常水平[23]。少数患者可以出现左旋多巴诱导的运动障碍，在剂量减少后缓解，并不会随着缓慢剂量增加而再次出现。对左旋多巴治疗不能完全改善的书写痉挛、喉肌痉挛等，需要肉毒杆菌毒素或脑深部电刺激治疗，以改善肌张力障碍症状。

2. 酪氨酸羟化酶缺乏症

轻型和严重型对左旋多巴有良好的反应，常用剂量为 3 ~ 10 mg/（kg · d），分 3 次。而非常严重型反应差，通常对左旋多巴超敏，需要极低的起始剂量［小于 0.5 mg/（kg·d），分多次给药］。左旋多巴引起的异动症在酪氨酸羟化酶缺乏中比 GTP 环水解酶 1 缺乏症中更常见，通常在开始治疗的几个月内发生，而与患者的年龄无关，出现左旋多巴诱导的运动障碍时应减少左旋多巴的剂量，可加用金刚烷胺或者司来吉兰改善症状[21]。

3. 七叶蝶呤还原酶缺乏症

大多数患者对小剂量左旋多巴有显著治疗反应，通常为 0.1 ~ 16 mg/（kg·d），最有效剂量 3.9 mg/（kg·d），联合外周多巴胺脱羧酶抑制剂使用。同时需添加 5- 羟色胺酸 1 mg/（kg·d），短期滴定至 6 mg/（kg·d）。45% 的患者出现左旋多巴诱导的异动症，减少剂量异动症可以消失。当不能耐受左旋多巴或者症状改善不充分时可给予多巴胺激动剂（普拉克索）、单胺氧化酶抑制剂（司来吉兰）、5- 羟色胺再摄取抑制剂（舍曲林）、褪黑素、抗胆碱能药。运动迟缓、肌张力障碍和其他锥体外系症状、动眼危象和睡眠障碍等症状改善最为常见。患者认知障碍最难改善[20,24]。

4. 丙酮酰四氢蝶呤合成酶缺乏

左旋多巴治疗的平均剂量为 5.5 mg/（kg·d）［1 ~ 10/（kg·d）］。5- 羟色氨酸治疗的平均剂量为 3.6 mg/（kg·d）［1 ~ 5.5 mg/（kg·d）］。四氢生物蝶呤治疗的平均剂量为 6.7 mg/（kg·d）［1.2 ~ 21/（kg·d）］。

5. 奎宁二氢蝶呤还原酶缺乏

左旋多巴治疗的平均剂量为 600 mg/d（500 ~ 700 mg/d），或者平均剂量为 5.8 mg/（kg·d）［1 ~ 15 mg/（kg·d）］。

【病例摘要】

女，13 岁，进行性双下肢僵硬 5 年。

患者 5 年前出现双下肢活动不灵活、僵硬、行走困难，呈进行性加重，逐渐累及双上肢，伴姿势性震颤，大腿屈曲困难，四肢僵硬，智力无障碍，症状在下午更为明显。家族中弟弟有类似病史，6 岁发病。体格检查：认知功能无异常，四肢感觉无异常。四肢肌力 4 级，肌张力增高。四肢腱反射亢进，双侧锥体束征阳性。定位诊断：锥体外系和锥体束。定性诊断：肌张力障碍。基因检测显示 *GCH1* 复合杂合突变，给予左旋多巴症状明显好转。明确 DRD 的诊断。病例详细资料见二维码数字资源 6-2。

数字资源 6-2

（朱　敏　洪道俊）

【参考文献】

［1］LEE WW，JEON BS. Clinical spectrum of dopa-responsive dystonia and related disorders. Curr Neurol Neurosci Rep，2014，14（7）：461.

［2］BECK D. Dystonia musculorum deformans with another case in the same family. Proc R Soc Med，1947，40（10）：551.

［3］CORNER BD. Dystonia musculorum deformans in siblings：treated with artane（trihexyphenidyl）. Proc R Soc Med，1952，45（7）：451-452

［4］SEGAWA M，HOSAKA A，MIYAGAWA F，et al. Hereditary progressive dystonia with marked diurnal fluctuation. Adv Neurol，1976，14：215-233.

［5］NYGAARD TG，MARSDEN CD，DUVOISIN RC. Dopa-responsive dystonia. Adv Neurol，1988，50：377-384.

［6］SEGAWA M，NOMURA Y，HAYASHI M. Dopa-responsive dystonia is caused by particular impairment of nigrostriatal dopamine neurons different from those involved in Parkinson disease：evidence observed in studies on segawa disease. Neuropediatrics，2013，44（2）：61-66.

［7］RAJPUT AH，GIBB WR，ZHONG XH，et al. Dopa-responsive dystonia：pathological and biochemical observations in a case. Ann Neurol，1994，35：396-402.

［8］FURUKAWA Y，NYGAARD TG，GÜTLICH M，et al. Striatal biopterin and tyrosine hydroxylase protein reduction in dopa-responsive dystonia. Neurology，1999，53（5）：1032-1041.

［9］FURUKAWA Y，KAPATOS G，HAYCOCK JW，et al. Brain biopterin and tyrosine hydroxylase in asymptomatic dopa-responsive dystonia. Ann Neurol，2002，51：637-641.

［10］LÜDECKE B，DWORNICZAK B，BARTHOLOMÉ K. A point mutation in the tyrosine hydroxylase gene associated with segawa's syndrome. Hum Genet，1995，95（1）：123-125.

［11］VAN HOVE JL，STEYAERT J，MATTHIJS G，et al. Expanded motor and psychiatric phenotype in autosomal dominant segawa syndrome due to GTP cyclohydrolase deficiency. J Neurol Neurosurg Psychiatry，2006，77（1）：18-23.

[12] TADIC V, KASTEN M, BRÜGGEMANN N, et al. Dopa-responsive dystonia revisited: diagnostic delay, residual signs, and nonmotor signs. Arch Neurol, 2012, 69 (12): 1558-1562.

[13] WENG YC, WANG CC, WU TR. Atypical presentation of dopa-responsive dystonia in Taiwan. Brain Behav, 2018, 8 (2): e00906.

[14] ALVES JÚNIOR AC, DAKER MV, MACHADO AMC, et al. Neuropsychiatric and sleep study in autosomal dominant dopa-responsive dystonia. Mol Genet Metab Rep, 2022, 31: 100870.

[15] WIJEMANNE S, JANKOVIC J. Dopa-responsive dystonia—clinical and genetic heterogeneity. Nat Rev Neurol, 2015, 11 (7): 414-424.

[16] NARDOCCI N, ZORZI G, BLAU N, et al. Neonatal dopa-responsive extrapyramidal syndrome in twins with recessive GTPCH deficiency. Neurology, 2003, 60 (2): 335-337.

[17] BODZIOCH M, LAPICKA-BODZIOCH K, RUDZINSKA M, et al. Severe dystonic encephalopathy without hyperphenylalaninemia associated with an 18-bp deletion within the proximal GCH1 promoter. Mov Disord, 2011, 26 (2): 337-340.

[18] FURUKAWA Y, KISH S. Tyrosine hydroxylase deficiency. 2008 Feb 8 [updated 2017 May 11]. In: Adam MP, Feldman J, Mirzaa GM, et al., editors. GeneReviews® [Internet]. Seattle (WA): University of Washington, Seattle; 1993-2023.

[19] ARRABAL L, TERESA L, SÁNCHEZ-ALCUDIA R, et al. Genotype-phenotype correlations in sepiapterin reductase deficiency. A splicing defect accounts for a new phenotypic variant. Neurogenetics, 2011, 12 (3): 183-191.

[20] FRIEDMAN J, ROZE E, ABDENUR JE, et al. Sepiapterin reductase deficiency: a treatable mimic of cerebral palsy. Ann Neurol, 2012, 71 (4): 520-530.

[21] WILLEMSEN MA, VERBEEK MM, KAMSTEEG EJ, et al. Tyrosine hydroxylase deficiency: a treatable disorder of brain catecholamine biosynthesis. Brain, 2010, 133 (Pt 6): 1810-1822.

[22] DONG HY, FENG JY, YUE XJ, et al. Dopa-responsive dystonia caused by tyrosine hydroxylase deficiency: three cases report and literature review. Medicine (Baltimore), 2020, 99 (33): e21753.

[23] CHERIAN A, PARAMASIVAN NK, DIVYA KP. Dopa-responsive dystonia, DRD-plus and DRD look-alike: a pragmatic review. Acta Neurol Belg, 2021, 121 (3): 613-623.

[24] OPLADEN T, LÓPEZ-LASO E, CORTÈS-SALADELAFONT E, et al. Consensus guideline for the diagnosis and treatment of tetrahydrobiopterin (BH4) deficiencies. Orphanet J Rare Dis, 2020, 15 (1): 126.

第三节 阵发性持续运动诱发性运动障碍

【概述】

阵发性持续运动诱发性运动障碍（paroxysmal exercise induced dyskinesia，PED）是一种和长时间运动相关的肢体运动障碍，分为原发性和继发性 PED。继发性 PED 多见于帕金森综合征，包括进行性核上性麻痹以及血管性帕金森综合征等。原发性 PED 与基因变异相关，常呈常染色体显性遗传，也有散发以及常染色体隐性遗传病例。最常见的致病基因为编码葡萄糖转运蛋白 1（glucose transporter gene 1，GLUT1）的溶质载体家族 2 成员 1（solute carrier family two，member one，SLC2A1）基因，占 PED 致病基因的 30% ~ 40%。其他基因还有多巴反应性肌张力障碍的致病基因 *GCH1* 基因[1] 以及遗传性帕金森病的致病基因 *PARK2*[2]、*PRRT2*[3]、ATP1A3[4]、ADCY5[5]、PDHA1[6]、PDHX[7] 等。临床特征是反复发作的突然、不自主运动，通常是由长时间运动引起，可以是疾病的唯一或突出表现，也可以与其他发作性表现（癫痫、偏头痛）和（或）发作间期神经异常有关。

该病在 1977 年由 Lance 等首先报道了一个家系，该家系 3 个患者均出现肌张力障碍发作，每次持续 5 ~ 30 分钟，可以被长时间的运动所诱发。命名为发作性运动诱发性肌张力障碍[8]。此后 Plant 等也报道了一个家系，2 个患者出现持续运动诱发的主要累及下肢的肌张力障碍[9]。1995 年，Demirkiran 等将 PED 写入了发作性肌张力障碍分类中[10]。2011 年 Weber YG 等报道了该病的致病基因和 *SLC2A1* 基因有关[11]，极大提高了该病的诊断准确性。

SLC2A1 基因位于 1 号染色体短臂，由 10 个外显子组成，主要编码 Glut1，Glut1 在大多数组织中有结构性表达，但主要在红细胞、脑血管内皮细胞和星形胶质细胞中表达，其主要功能为负责葡萄糖

透过血脑屏障的跨膜转运，是葡萄糖通过血脑屏障和细胞膜的基础。葡萄糖是大脑能量代谢的基本底物，特别是在婴儿和儿童中，在休息状态下，大脑可以消耗身体总葡萄糖供应量的 80%。*SLC2A1* 基因杂合突变引起单倍体功能不全，从而导致葡萄糖转运体 1 缺乏后引起葡萄糖转运障碍，导致 GLUT1 缺陷综合征。该病的发病类似局灶性癫痫[12]。发作后患者脑脊液中高香草酸，5- 羟吲哚乙酸水平有 2 倍以上的升高，表明多巴胺能传递增加在此类患者发病中起到一定作用[13]。

【临床表现】

原发性的 PED 分为单纯型和合并其他表现的葡萄糖转运体 1 缺陷综合征，主要的诱发因素为长时间或持续性的运动，比如长时间的走路或者跑步后出现。多见于持续运动 5 ~ 15 分钟后出现症状。少数患者可以被一些感觉刺激诱发，比如被动运动、震动或者电刺激等[9]。一些患者可因为月经期、饮酒、情绪紧张、寒冷等因素而使症状加重。禁食或发热也是能量代谢缺陷的触发因素。

1. 单纯肌张力障碍

本病男女发病比例约为 2∶3[14]。多在儿童期起病，平均起病年龄在 5 岁左右，起病年龄范围在 2 ~ 30 岁。出现发作性不自主运动或异常姿势，也可以伴随肌纤维颤搐、舞蹈病或者手足徐动症。症状主要累及下肢，单侧或双侧均可，可扩散至上肢、面部及躯干，也有个别患者仅累及上肢[15]。每次发作持续 5 ~ 30 分钟，少数患者持续时间可长达 2 小时。发作部位往往开始于持续运动的部位。发作频率不定，取决于日常持续运动的频率，常见于 1 ~ 2 次 / 日至 1 ~ 2 次 / 月。缓解期神经系统查体无明显异常。

2. 葡萄糖转运体 1 缺陷综合征

本病为常染色体显性遗传或隐性遗传[16]。通常在新生儿到儿童早期发病，主要表现为癫痫、共济失调、痉挛、肌张力障碍、智力残疾和其他突发性事件，癫痫是最常见的特征，可见任何形式的癫痫发作。其次是出现多种形式的运动障碍，包括步态障碍、肢体肌张力障碍、舞蹈病、小脑意向性震颤、肌阵挛、行动不便、非癫痫发作事件等。也可表现出多种非典型特征，如出现发作性偏头痛、单纯或复杂遗传性痉挛性截瘫。部分患者出现发育迟滞和认知障碍，少部分患者可以合并小头畸形。

【辅助检查】

对于该病的辅助检查主要围绕临床表现进行。患者脑电图检查多数正常，少数患者可出现尖波、慢波发放。肌电图检查：可以检出自发电位、肌强直电位[17]，提示肌细胞膜不稳定、神经肌肉高兴奋性。体感诱发电位可见波幅降低[17]。脑 MRI 主要用于排除继发性病因，该病一般没有明显异常。在疾病发作期行 SPECT 检查可见额叶皮质和基底神经节灌注减少，小脑灌注增加[18]。该病的主要检查是脑脊液的糖水平和相关的基因检测。

1. 脑脊液葡萄糖浓度

Glut1 缺乏综合征最重要的实验室观察是脑脊液低糖。在禁食 4 小时后，在进行腰椎穿刺术之前采集血液样本，血糖浓度应该正常，以排除低血糖导致的脑脊液低糖。在 Glut1 缺乏综合征，脑脊液 / 血糖比值通常小于 0.4（0.19 ~ 0.59）；该值不如脑脊液糖绝对值可靠。迄今报道的所有受影响患者的脑脊液糖值均低于 60 mg/dl（16.2 ~ 52 mg/dl）；超过 90% 的患者脑脊液糖值低于 40 mg/dl，约 10% 的患者脑脊液糖值为 41 ~ 52 mg/dl。

2. 基因检测

对高度怀疑此病的患者，一般先进行 *SLC2A1* 的单基因检测。如果没有发现致病变异，则进行基因靶向缺失 / 重复分析。编码 GLUT1 第 4 跨膜结构域的外显子 4 被认为是该蛋白的易损区，也有突变热点的报道。也可以进行二代基因测序。

3. 红细胞葡萄糖摄取试验

如果分子遗传学检测未能检测到致病的 *SLC2A1* 变异，可以考虑进行红细胞葡萄糖摄取试验。异常低的化验结果表明 *SLC2A1* 异常。红细胞 3-O- 甲基 -D- 葡萄糖摄取试验是葡萄糖跨细胞膜转运的一种功能性测量。患有 Glut1 缺乏综合征的患者的异常值从对照组的 35% ~ 74% 平均下降约 50%。几乎所有患者都低于正常，证实 SLC2A1 相关 Glut1 缺乏综合征的诊断。分子遗传检测在 95% 的摄取试验异常低的人中检测到致病变异。3% 的 Glut1 缺乏综合征患者的摄取试验正常。这种检测目前无法在临床上常规使用，因此它主要用于分子遗传检测无法检测到致病的 *SLC2A1* 基因突变的患者。

【诊断】

根据患者典型的临床表现、家族史、发病年龄即可初步怀疑此病。特别对于儿童或青少年患者，出现早发的各种类型难治性癫痫、运动障碍、运动和精神发育迟缓，要怀疑PED的可能。患者具有以下一项或两项可以诊断：

1. 血糖浓度正常，脑脊液葡萄糖浓度＜60 mg/dl。
2. 基因检测发现*SLC2A1*杂合致病突变。

【鉴别诊断】

PED临床谱系复杂，首先查找低血糖的其他原因，包括慢性或间歇性低血糖（如家族性高胰岛素血症）。主要与发作性疾病比如癫痫以及其他类型的发作性肌张力障碍疾病相鉴别，包括各种运动障碍。

1. 癫痫

PED和癫痫都具有发作性、刻板性的特点。新生儿癫痫的所有原因，特别是Rett综合征、Angelman综合征和婴儿神经元蜡样质脂褐质沉积症、眼阵挛-肌阵挛综合征、伴有发育迟缓的隐源性癫痫脑病以及常染色体显性遗传的家族性癫痫。PED发作有明确的持续运动诱因，发作持续时间较长，多次发作始终意识清楚，睡眠后一般无发作，脑电图无异常，且对抗癫痫药物疗效差。

2. 发作性运动诱发性运动障碍

本病最常见的致病基因为*PRRT2*基因[19]。儿童期或青少年期起病，男性更多见。常由突然发生的随意运动所诱发[20]。常见的发作形式包括肌张力障碍、舞蹈病、肌纤维颤搐等，累及一个或数个肢体，持续数秒至数分钟，抗癫痫药物有效。而PED诱因为持续的运动，发作持续时间常持续数分钟至数小时。

3. 发作性非运动诱发性运动障碍

本病最常见的致病基因为*MR-1*基因[19]。常于婴儿期或儿童早期发病，肌张力障碍发作常见于休息状态下，不由随意运动所诱发。摄入酒精、咖啡以及饥饿、疲乏等为诱发因素，女性患者在月经期发作更频繁。发作形式包括肌张力障碍以及舞蹈病，发作常先累及一个肢体，可播散至全身。发作频率由数次/周至数次/年，持续时间可由10分钟至12小时，通常不超过1小时。

4. 发作性夜间肌张力障碍

本病又被称为夜间额叶癫痫。常见致病基因为*CHRNB2*、*CHRNA2*、*CHRNA4*、*KCNT1*、*DEPCD5*等。肌张力障碍发作常出现在夜间睡眠中，从睡眠中醒来出现症状。发作时间通常持续数十秒，发作频率一般每晚发作数次。而PED有明确的持续运动诱发因素，夜间睡眠中一般不发作。

【治疗】

患者治疗首先应避免发作的诱发因素，尽量避免长时间持续的运动。而后采取饮食调节和药物治疗。

1. 饮食调整

治疗葡萄糖转运体1缺陷综合征最合适的疗法为给予生酮饮食，这是一种高脂肪、低碳水化合物的饮食，它用酮体取代葡萄糖作为大脑的能量来源，可减少运动障碍症状的频率和严重程度[21]。生酮饮食是治疗癫痫和发作性或非发作性运动障碍的最佳疗法，及时对该病患者开始生酮饮食治疗可以防止癫痫发作、运动障碍和认知障碍。

饮食限制可能导致患者依从性差，三庚酸是一种特殊设计的合成甘油三酯化合物，由3种7碳脂肪酸组成，旨在为受影响的患者提供中等长度的奇数链脂肪酸。三庚酸在肝脏中迅速代谢，形成一系列含能量的代谢物，包括庚酸，庚酸进一步代谢成4碳和5碳酮体。酮体通过单羧酸转运体穿过血脑屏障，直接为大脑提供替代能源。这些代谢物还具有对三羧酸循环的中间产物进行再补充的能力，可以提高脑氧代谢率，减少了癫痫和非癫痫发作事件。

2. 药物治疗

抗癫痫药物疗效差，加巴喷丁一定程度上可减少发作频率及严重程度。个别病例报道患者对左旋多巴[14]、苯海索、苯二氮䓬类药物、乙酰唑胺[22]有效。

【病例摘要】

男，20岁，发作性意识障碍20年，发作性步态障碍15年。

患者出生后出现发作性意识障碍，伴有口唇发绀、面色苍白，不伴有四肢抽搐、大小便失禁等症状。每次发作持续5～8分钟后缓解，3～5次/月。口服“苯巴比妥”发作症状略有减少。15年前出现发作性步态异常，表现为长时间行路后出现双下肢伸直、外旋、足内翻，持续5～120分钟，休息后可自行缓解，不伴有意识障碍、大小便失禁等症状。每年发作2～3次。近3天步态异常发作3次。否认家族遗传病史。体格检查：言语流利，认知正常。双下肢肌张力增高，四肢肌力5级。双手指鼻试验稳准，双侧跟膝胫试验稳准，闭目难立征阴性。感觉系统无异常，双下肢腱反射亢进，双侧 Babinski 征阴性。辅助检查：脑 MRI 未见异常。基因检测示：*SLC2A1* 基因杂合错义突变，为 4 号外显子上 c.376C＞T 突变。定位诊断，大脑皮质或基底节；定性诊断：葡萄糖转运体 1 缺陷综合征，发作性持续性运动诱发性肌张力障碍。病例详细资料见二维码数字资源 6-3。

数字资源 6-3

（柳 青）

【参考文献】

［1］DALE RC，MELCHERS A，FUNG VS，et al. Familial paroxysmal exercise-induced dystonia：atypical presentation of autosomal dominant GTP-cyclohydrolase 1 deficiency. Dev Med Child Neurol，2010，52（6）：583-586.

［2］YOSHIMURA K，KANKI R. Child-onset paroxysmal exercise-induced dystonia as the initial manifestation of hereditary parkinson's disease. Parkinsonism RelatDisord，2018，49：108-109.

［3］LIU Q，QI Z，WAN XH，et al. Mutations in PRRT2 result in paroxysmal dyskinesias with marked variability in clinical expression. J Med Genet，2012，49（2）：79-82.

［4］SALLES PA，MATA IF，BRÜNGER T，et al. ATP1A3-related disorders：an ever-expanding clinical spectrum. Front Neurol，2021，12：637890.

［5］MÉNERET A，ROZE E. Paroxysmal movement disorders：an update. Rev Neurol（Paris），2016，172（8-9）：433-445.

［6］CASTIGLIONI C，VERRIGNI D，OKUMA C，et al. Pyruvate dehydrogenase deficiency presenting as isolated paroxysmal exercise induced dystonia successfully reversed with thiamine supplementation. Case report and mini-review. Eur J Paediatr Neurol，2015，19（5）：497-503.

［7］BARNERIAS C，SAUDUBRAY JM，TOUATI G，et al. Pyruvate dehydrogenase complex deficiency：four neurological phenotypes with differing pathogenesis. Dev Med Child Neurol，2010，52（2）：e1-9.

［8］LANCE JW. Familial paroxysmal dystonic choreoathetosis and its differentiation from related syndromes. Ann Neurol，1977，2（4）：285-293.

［9］PLANT GT，WILLIAMS AC，EARL CJ，et al. Familial paroxysmal dystonia induced by exercise. J Neurol Neurosurg Psychiatry，1984，47（3）：275-279.

［10］DEMIRKIRAN M，JANKOVIC J. Paroxysmal dyskinesias：clinical features and classification. Ann Neurol，1995，38（4）：571-579.

［11］WEBER YG，KAMM C，SULS A，et al. Paroxysmal choreoathetosis/spasticity（DYT9）is caused by a GLUT1 defect. Neurology，2011，77（10）：959-964.

［12］LOMBROSO CT. Paroxysmal choreoathetosis：an epileptic or non-epileptic disorder? Ital J Neurol Sci，1995，16（5）：271-277.

［13］BARNETT MH，JARMAN PR，HEALES SJ，et al. Further case of paroxysmal exercise-induced dystonia and some insights into pathogenesis. Mov Disord，2002，17（6）：1386-1387.

［14］BHATIA KP，SOLAND VL，BHATT MH，et al. Paroxysmal exercise-induced dystonia：eight new sporadic cases and a review of the literature. Mov Disord，1997，12（6）：1007-1012.

［15］CLARK CN，WEBER YW，LERCHE H，et al. Paroxysmal exercise-induced dyskinesia of the hands. Mov Disord，2012，27（12）：1579-1580.

［16］KLEPPER J，WILLEMSEN M，VERRIPS A，et al. Autosomal dominant transmission of GLUT1 deficiency. Hum Mol Genet，2001，10（1）：63-68.

［17］MARGARI L，PERNIOLA T，ILLICETO G，et al. Familial paroxysmal exercise-induced dyskinesia and benign epilepsy：a clinical and neurophysiological study of an uncommon disorder. Neurol Sci，2000，21（3）：165-172.

［18］KLUGE A，KETTNER B，ZSCHENDERLEIN R，et al. Changes in perfusion pattern using ECD-SPECT indicate frontal lobe and cerebellar involvement in exercise-induced paroxysmal dystonia. Mov Disord，1998，13（1）：125-134.

［19］DE GUSMAO CM，SILVEIRA-MORIYAMA L. Paroxysmal movement disorders-practical update on diagnosis and management. Expert Rev Neurother，2019，19（9）：807-822.

［20］BHATIA KP. Familial（idiopathic）paroxysmal dyskinesias：an update. Semin Neurol，2001，21（1）：69-74.

［21］LEEN WG，MEWASINGH L，VERBEEK MM，et al. Movement disorders in GLUT1 deficiency syndrome respond to the modified atkins diet. Mov Disord，2013，28（10）：1439-1442.

［22］SYNOFZIK M，SCHICKS J，LINDIG T，et al. Acetazolamide-responsive exercise-induced episodic ataxia associated with a novel homozygous DARS2 mutation. J Med Genet，2011，48（10）：713-715.

第七章 遗传性核内包涵体疾病

细胞核内包涵体并非疾病特异性改变，可以出现在多种病毒感染性疾病，特别是神经系统疾病，如进行性多灶性白质脑病和疱疹病毒脑炎，也可以出现在许多遗传性中枢神经系统疾病中。

寡聚谷氨酰胺病是一组神经退行性疾病，由胞嘧啶-腺嘌呤-鸟嘌呤（CAG）重复序列在各自的蛋白中编码一个长的寡聚Q链而引起。到目前为止，共有9种寡聚Q障碍疾病：6种脊髓小脑性共济失调分别为1型、2型、3型、6型、7型、17型，以及亨廷顿病、齿状回-红核-苍白球萎缩及X连锁的脊髓和延髓肌萎缩。寡聚Q病的特征是相关基因的翻译区CAG三核苷酸重复序列的病理性扩张。临床表现的多样性与CAG重复序列的可变扩张长度有关，翻译的寡聚Q在变性的神经元核内聚集是这类疾病的一个重要病理特征，导致特定神经元亚群的功能障碍和退化。这一新的病理发现可能成为阐明CAG重复疾病中神经元功能障碍的分子机制和建立临床病理相关性的线索。

虽然全基因组测序和长读长测序已经在众多中枢神经系统疾病的诊断中广泛使用，但更多注意力集中在非编码扩展重复序列上。微卫星是长度和序列高度可变的3~6个核苷酸的重复DNA序列，在基因组调控和进化中具有重要作用，一些由相似的DNA序列、大小和位置的扩展引起的疾病，在临床表现和组织病理学特征上呈现出诸多相似之处，尤其是特征性嗜酸性泛素阳性核内包涵体的存在，提示存在共同的疾病机制。与疾病相关的非编码重复序列扩张的一半以上已经被发现。5个相同的CGG重复序列5′非翻译区的异常扩张位于不同的基因，分别导致脆性X相关震颤/共济失调综合征、良性家族性成人肌阵挛癫痫、神经元核内包涵体病、眼咽远端肌病1~3型和眼咽肌病伴白质脑病，这些都是神经肌肉和神经退行性综合征。本章重点介绍亨廷顿病和神经元核内包涵体病，其他疾病见相关章节。

第一节 亨廷顿病

【概述】

亨廷顿病（Huntington disease，HD）是一种常染色显性遗传的神经退行性疾病，由4号染色体亨廷顿蛋白（Huntingtin，HTT）基因1号外显子的CAG重复序列异常扩增所致，主要表现为逐渐进展的舞蹈样动作、认知障碍和精神行为异常，也被称为亨廷顿舞蹈病[1]。HD在高加索人群中多见，患病率为（4~10）/10万。亚洲地区罕见，在中国台湾、中国香港和日本患病率为（0.1~0.7）/10万[2]。

该病是1827年首次被来自美国康涅狄格州的George Huntington医生进行了系统的描述。一个多世纪后，一些研究人员依赖于委内瑞拉马拉开波湖地区HD家系的DNA样本进行研究，该地区拥有高密度的HD家系和重要的血缘关系。1993年，该联盟成功地在*IT15*基因内发现了一个不稳定的三联体重复扩展，*IT15*后来被称为*HTT*基因，所编码的HTT蛋白在身体普遍表达，分子量约为350 kDa，其第一外显子存在连续的CAG三核苷酸重复编码的多聚谷氨酰胺序列。野生型等位基因包含≤35次CAG重复，而HD患者携带36次或更多重复扩增突变。在携带≥42次CAG重复次数的人中观察到HD完全外显症状，但在CAG重复次数为36~41的人中，只有一部分人在正常寿命内显示出HD的体征或症状。CAG重复次数与症状出现的年龄之间有很强的负相关关系。然而，CAG重复次数只能部分解释发病年龄差异的65%~71%，其发病也受到额外的环境和其他遗传因素的影响，全基因组关联研究发现了一些参与DNA修复的基因，这些基因可能对HD运动症状的发病年龄存在修饰作用，其中15号染色体上的 2 个基因 *FAN1* 和 *MTMR10* 最为显著，此外还包括 8 号染色体上的 *RRM2B* 和 *URB5* 基因。

该病可能的致病机制包括突变的 HTT 形成异常聚集，直接对细胞其他蛋白稳定、轴突运输、转录、翻译、线粒体和突触功能产生影响，以及突变 HTT 蛋白对纹状体神经元的选择性损害。正常 HTT 缺失导致泛素-蛋白酶体系统和自噬-溶酶体系统的紊乱、线粒体功能失调、热休克反应通路受损、HTT 相关蛋白 1 功能障碍、少突胶质细胞功能障碍等[3]。尸检显示尾状核和壳核弥漫性萎缩，苍白球和伏隔核也受到影响，但程度较轻。HD 病理改变包括 5 个等级：0 级，没有大体或显微异常；1 级，尾状核或壳核没有肉眼可见的异常，有中度的纤维性星形细胞增生；2 级，尾状核和壳核的肉眼可见变化，苍白球无肉眼变化；3 级，苍白球外侧段可见纤维性星形细胞增多，苍白球内侧段无变化；4 级，尾状核缩小，侧脑室前角增宽，伏隔核变小。在 3 级和 4 级时，大脑的其他区域也发生变化，包括丘脑、丘脑下核、白质和小脑，出现大脑皮质萎缩。HD 的主要神经病理学特征是尾状核、壳核及大脑皮质神经元变性，尤其是基底节神经元运动控制间接通路中含有脑啡肽的中等棘状神经元的变性，是舞蹈样动作的生物学基础，残存神经元的核内可见 HTT 阳性包涵体（图 7-1）。

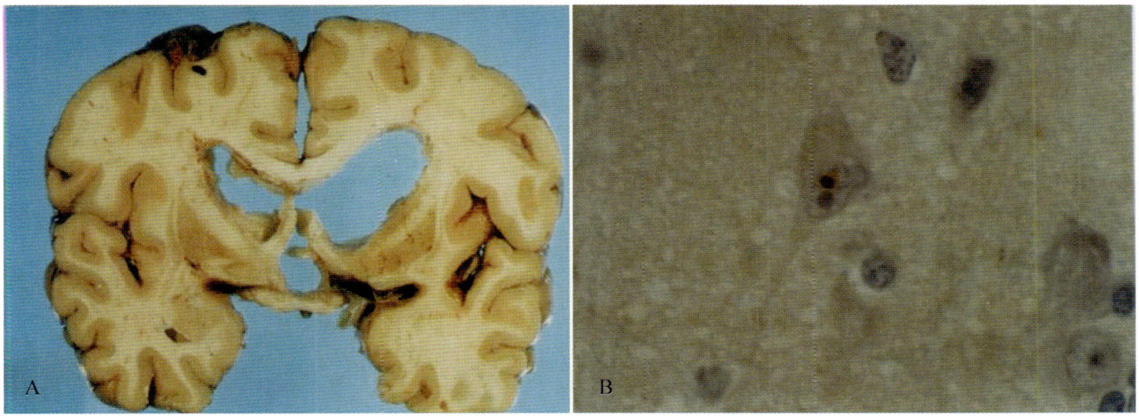

图 7-1 亨廷顿病。A，大体病理提示双侧尾状核萎缩。B，显微镜下见大脑皮质神经元核内包涵体

【临床表现】

HD 的起病年龄主要在 30 ~ 50 岁，也有幼儿期及老年期起病者[4-5]；可依据起病年龄，将 HD 患者分为青少年型（≤ 20 岁）、成人型（21 ~ 59 岁）和老年型（≥ 60 岁）[6]。其主要临床表现如下：

1. 青少年型

发病年龄≤ 20 岁，占 HD 的 5% ~ 10%，80% 以上青少年患者均为父系遗传[7]。主要表现为肌强直、震颤、肌张力障碍、癫痫发作，伴认知功能损害、精神行为异常，而舞蹈样动作相对少见。该型与成人型 HD 患者比较，病情进展更快。

2. 成年型

发病年龄在 21 ~ 59 岁，出现认知和行为精神异常以及运动障碍，运动障碍包括舞蹈样动作、肌张力障碍、帕金森综合征，部分患者可表现为共济失调、肌阵挛、静坐不能、磨牙等表现。随着病情进一步发展，患者将出现构音及吞咽困难、行走困难，失去自理能力，最终卧床。

（1）运动障碍：在疾病的早期阶段有明显的舞蹈感，然后趋于平台期。运动减退期的特征是运动迟缓、肌张力障碍、平衡和步态障碍。运动功能减退与病程和 CAG 长度有关，而舞蹈症状与此无关。

①舞蹈样动作：最为常见，可见于 90% 以上的 HD 患者中，表现为一种不受控制、无目的、无节律、运动幅度不一致的不自主运动。病程初期为隐匿起病的手、足、口周、眼不自主运动，后逐渐出现转颈耸肩、噘嘴、伸舌、挤眉弄眼样动作，常伴有肌张力降低。

②肌张力障碍：多见于青少年型及中晚期成年型患者，可表现为怪异表情、口下颌肌张力障碍、颈部姿势扭转、侧倾及躯干扭转、痉挛样表现等。

③帕金森综合征：多见于青少年型及中晚期成年型患者，表现为肌张力增高及运动迟缓。

（2）认知障碍：认知障碍可在运动症状出现前多年出现，40% 的 HD 患者认知功能下降早于运动症状[8]。并遵循皮质下模式，其特征是情绪识别、处理速度、视觉空间和执行功能受损。执行力、注意力受损较为突出，记忆力相对保留。HD 患者随着病情进展，最终将进展为痴呆。

（3）精神行为异常：在疾病早期即可出现各种各样的精神行为异常，主要表现为抑郁、易激惹、焦虑、攻击性行为、强迫、淡漠、幻觉、妄想等。其中抑郁状态最为常见[9]，其次是淡漠、易激惹和攻击性行为以及强迫行为等。也有观察发现淡漠出现在 28% 的患者中，而抑郁、易怒和强迫症行为发生在 13% 的患者中。精神病发生在 1% ~ 34% 的患者中，虽然淡漠、易怒和抑郁都与功能衰退有关，伴有抑郁的患者具有较高的自杀倾向[10]。淡漠是唯一被证明与疾病进展相关的神经精神症状。

（4）非特异性症状：约 2/3 的患者存在睡眠障碍，在疾病早期即可出现，表现为失眠、日间嗜睡，可能与抑郁、焦虑、昼夜睡眠-觉醒节律改变、睡眠中不自主运动等有关[11]。其他症状还包括唾液分泌过多、肺功能下降、性功能障碍、尿失禁等。在疾病晚期出现明显体重减轻，骨骼肌萎缩和心功能衰竭。

3. 老年型

发病年龄≥ 60 岁，主要表现舞蹈样动作，该型病情进展速度与成人型 HD 相似。

【辅助检查】

临床上考虑到该病后，需要采用相关临床量表评估疾病严重程度，通过神经影像学（MRI 及 CT）检查确定大脑病变的分布特点，在此基础上进行血液形态学、血生化等筛查相关可疑致病因素，最后进行基因检测明确诊断。

1. 临床量表

患者的临床表现可以通过统一 HD 评定量表、HD 临床特征量表进行评估，评估患者的眼球运动、言语、交替的手部运动、肌张力障碍、舞蹈样步态。通过使用上述量表，细微的运动、认知和精神缺陷可以在典型临床运动症状前被识别出来。通过评估精神运动速度的符号数字转换测试、评估执行功能的 Stroop 测试（颜色测试、干扰测试、文字测试）、评估视觉空间表现的间接圆圈追踪和情绪识别测试，有助于发现 HD 患者的早期认知功能下降。

2. 神经影像学

脑 MRI 或 CT 常可发现尾状核、壳核及大脑皮质萎缩及因尾状核萎缩导致的侧脑室前角扩大（图 7-2）。高分辨 MRI 及功能 MRI 有助于发现症状前期 HD 患者的神经影像学异常（包括尾状核头部萎缩及白质纤维受损）[12]。

3. 基因检测

对首诊高度怀疑 HD 的患者可直接进行 *HTT* 基因检测，常采用 PCR 及 Sanger 测序或毛细管电泳检测 *HTT* 基因 CAG 重复序列拷贝数（表 7-1）。对合并明显共济失调、帕金森综合征等不典型 HD 疑诊患者，可选用二代测序（全外显子测序或靶向测序）筛查，采用 STR 等序列分析方法[13]，可发现 *HTT* 可疑 CAG 动态扩增突变，再采用 PCR 及 Sanger 测序或毛细管电泳检测进行验证。

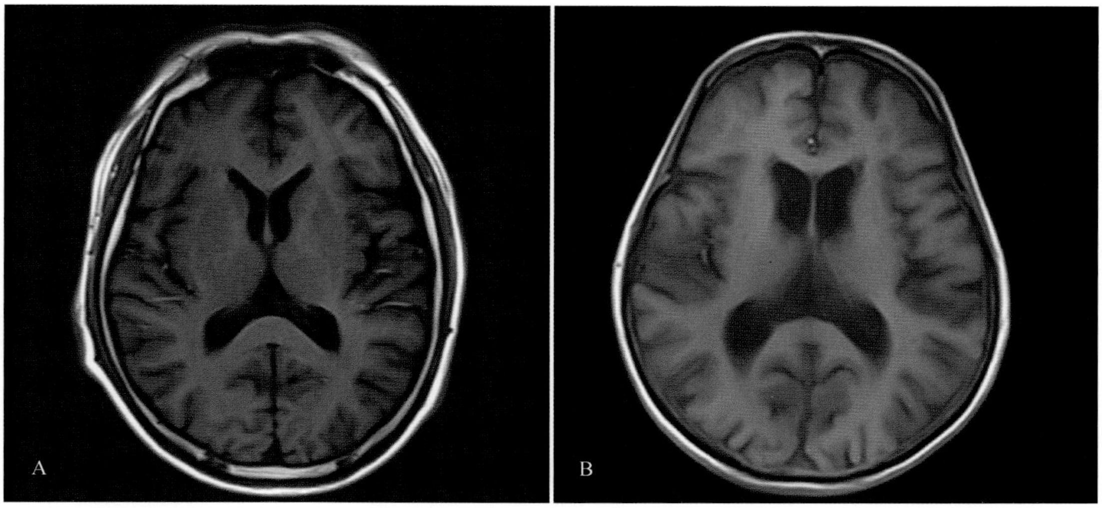

图 7-2 亨廷顿病的神经影像特征。A，为正常人颅脑 MRI-T1 序列轴位，所示双侧尾状核头形态、大小正常。B，为 HD 患者颅脑 MRI-T1 序列轴位，所示双侧尾状核头对称性萎缩及侧脑室前角扩大

表 7-1 *HTT* 基因 CAG 重复序列拷贝数解读

分类	CAG 重复序列拷贝数	临床意义
正常	≤ 26	不致病
中间型	27 ~ 35	携带者本人不发病，但传递给子代时 CAG 可出现递增，子代可能因此发病
不完全外显	36 ~ 39	部分携带者可不发病
完全外显	≥ 40	所有携带者发病

【诊断】

1. HD 的诊断

基于确认的家族史或阳性基因测试结果，以及由统一 HD 评定量表的总运动评分定义患者的运动障碍。参照中国亨廷顿病诊治指南[6]，患者出现以下情形应考虑 HD 诊断：

①典型临床三联征：逐渐进展的舞蹈样动作、认知障碍和精神行为异常；

②常染色体显性遗传家族史；

③ *HTT* 基因 CAG 重复序列拷贝数＞ 35 次。

符合①和②，为临床诊断 HD；同时符合①、②、③，为基因确诊 HD。若未见典型临床三联征，但有常染色体显性遗传家族史，建议进一步 *HTT* 基因检测，以除外不典型 HD 诊断。若仅符合③，不符合①，则考虑为症状前期 HD。

2. 临床分期

根据临床症状严重程度与量表评估结果，HD 患者分为三期[14]（表 7-2）。

表 7-2 亨廷顿病临床分期

临床分期	临床特点
无症状期	携带 *HTT* 基因致病突变，但无任何症状
前驱期	携带 *HTT* 基因致病突变，运动、认知或行为轻度异常，UHDRS 的运动症状评分＜ 5 分
症状期	携带 *HTT* 基因致病突变，且运动、认知、行为已出现明显改变，UHDRS 的运动症状评分≥ 5 分

注：UHDRS，统一亨廷顿病评定量表

【鉴别诊断】

舞蹈症是 HD 以及其他 HD 样综合征、神经棘红细胞增多症、遗传性共济失调、良性遗传性舞蹈病和获得性舞蹈症的主要表型特征。

1. 神经棘红细胞增多症

该病可表现为舞蹈样动作、认知障碍和精神行为异常三联征，并常伴有口面部肌张力障碍[15]。但目前发现该病多为常染色体隐性或 X 连锁遗传，致病基因包括 *VPS13A*、*XK*、*PANK2* 等，常伴有癫痫、周围神经病、远端肌萎缩和血清肌酸肌酶增高等，血液形态学检查发现棘红细胞，可与 HD 进行临床鉴别。

2. 类亨廷顿病综合征

该综合征可表现舞蹈样动作、认知障碍和精神行为异常三联征。目前已发现三种类型：HDL-1、HDL-2 和 HDL-3。HDL-1 呈常染色体显性遗传，由 *PRNP* 基因突变所致，但该病发病年龄较早，病程进展较慢。HDL-2 呈常染色体显性遗传，由 *JPH3* 基因 CAG/CTG 重复扩增突变所致，目前仅见于非洲裔人群。HDL-3 呈常染色隐性遗传，可疑致病基因定位于 4p15.3，临床症状与青少年型 HD 患者相似，仅见于沙特阿拉伯。

3. 遗传性共济失调

部分脊髓小脑性共济失调（spinocerebellar ataxias，SCAs）亚型可出现舞蹈样动作、帕金森综合征、肌张力障碍、认知功能减退、精神症状等，包括 SCA1、2、3、17 型及齿状核-红核-苍白球变性。其中，SCA1、2、3 的核心表型为进行性共济失调，SCA17 与 HD 临床表现相近，齿状核-红核-苍白球变性可出现舞蹈样动作及认知功能下降，但其同时出现进行性共济失调、肌阵挛癫痫，脑 MRI 可见明显小脑、脑干萎缩及 T2 序列可见广泛白质高信号。基因检测可作为最终鉴别方法。

4. 良性遗传性舞蹈病

良性遗传性舞蹈病是一种罕见的常染色体显性遗传病，和 *NKX2-1* 基因的突变有关。通常起病于儿童期，无进行性，有不自主的痉挛样运动，有时成年后有改善的趋势。神经系统症状可能表现为舞蹈症、发育迟缓、认知障碍、肌张力减退、肌阵挛、共济失调、跌倒、肌张力障碍和精神障碍。肺功能障碍是第二常见的表现。

5. 获得性舞蹈症

（1）小舞蹈病：又称为风湿性舞蹈病。该病常见于儿童和青少年，急性-亚急性起病，伴有风湿热和链球菌感染病史，表现为舞蹈样动作、肌力下降、肌张力减低及精神症状。血液检查可发现白细胞及 C 反应蛋白增高、红细胞沉降率加快、抗链球菌溶血素“O”滴度增高等感染征象，头部 CT 提示尾状核低密度灶及水肿，MRI 提示尾状核、壳核、苍白球增大等，常为自限病程，青霉素等抗感染治疗有效。

（2）其他获得性舞蹈症：包括糖尿病非酮症性偏侧舞蹈症、脑血管疾病继发的舞蹈症、感染性及免疫性舞蹈症、抗精神病药物诱发的舞蹈症，可根据起病进展方式、神经影像学、既往病史等与HD进行临床鉴别。

【治疗】

亨廷顿病以对症及支持治疗为主，辅以康复治疗、营养治疗及心理治疗等综合治疗措施[16]。在疾病早期阶段，主要针对精神心理问题进行干预。在疾病中期阶段，主要针对舞蹈样动作等运动障碍、认知障碍及精神行为异常，联合药物及非药物进行治疗。在疾病晚期应减服甚至停服舞蹈样动作相关对症治疗药物，予以营养支持，加强照料，减少感染及其他并发症发生风险。针对*HTT*基因及HTT蛋白的疾病修饰治疗，包括反义寡核苷酸、靶向突变HTT蛋白降解等可能是未来治疗HD的有效方法[17-18]。

1. 运动障碍

（1）舞蹈样动作：丁苯那嗪及氘丁苯那嗪为选择性囊泡单胺转运体-2抑制剂，可降低突触前多巴胺水平，减少患者的舞蹈样动作，均作为一线推荐用药。氘丁苯那嗪不良反应较丁苯那嗪和抗精神病类药物更少，起始剂量为每天6 mg，后根据症状改善情况可每周增加6 mg，每天总量不超过48 mg，该药过量可能引起帕金森综合征及增加抑郁和自杀倾向，对于合并QT间期延长及肝功能损害患者需慎用。第二代抗精神病药物（如喹硫平、奥氮平、利培酮等）也可作为舞蹈样动作的一线对症药物，更适合于出现精神行为异常的患者，使用时需要从小剂量开始滴定治疗，以减少不良反应。

（2）肌张力障碍：氯硝西泮可用于改善患者的肌张力障碍，需注意药物宜从小剂量开始，防范不良事件及药物依赖；肉毒素注射可用于严重局部肌张力障碍（如眼睑痉挛、下颌及颈部肌张力障碍等）。

（3）运动迟缓及肌强直：可使用抗帕金森病药物（如金刚烷胺、左旋多巴、多巴受体激动剂等）。

（4）肌阵挛：可使用丙戊酸钠或氯硝西泮治疗。

（5）抽动障碍：选用第二代抗精神病药物、苯二氮䓬类药物或选择性5-羟色胺再摄取抑制剂（如艾司西酞普兰、舍曲林等）

（6）癫痫：首选丙戊酸钠治疗。

2. 认知障碍

目前主要采用心理支持及康复治疗。鼓励患者参加日常活动，有助于改善患者执行功能[19]；对于认知功能下降患者，预留充足时间来执行相关活动，可缓解其焦虑情绪；对于语言交流障碍患者，使用简单明了的语言，以选择性提问代替开放性提问，有助于提高患者交流体验，监测精神类及镇静类药物对患者思维、注意力及执行能力的影响。

3. 精神行为异常

抗精神病药物是治疗患者精神行为异常的一线药物，尽量单药使用，注意监测药物使用后症状改善及不良反应情况，避免过量使用。

（1）抑郁：首选5-羟色胺再摄取抑制剂类药物（如艾司西酞普兰、舍曲林等），宜从小剂量开始，逐步加量；次选5-羟色胺和去甲肾上腺素再摄取抑制剂类药物（文拉法辛、度洛西汀）；其他药物包括：阿米替林、丙米嗪等。

（2）易激惹和攻击性行为：首选去甲肾上腺素再摄取抑制剂类药物，伴有明显攻击性行为患者使用奥氮平、喹硫平、利培酮等；如上述药物效果不佳，或出现躁狂等表现，建议加用丙戊酸钠、碳酸锂等心境稳定剂。

（3）焦虑：选择5-羟色胺再摄取抑制剂类或去甲肾上腺素再摄取抑制剂类药物；或苯二氮䓬类或丁螺环酮治疗。

（4）强迫症状：使用5-羟色胺再摄取抑制剂类药物；伴有抑郁患者使用奥氮平或利培酮。

（5）幻觉和妄想：使用奥氮平、喹硫平、利培酮等。

（6）性功能障碍：男性勃起功能障碍，可使用磷酸酯酶5抑制剂；如出现性欲亢进等，可使用镇静类或5-羟色胺再摄取抑制剂类药物及抗雄激素药物。SSRI类药物可能成为性功能障碍的医源性因素，需要在临床重视。

（7）睡眠障碍：如入睡困难为主，选择右佐匹克隆、米氮平；如睡眠维持障碍，可选择苯二氮䓬类药物；如睡眠倒错，可使用褪黑素。

4. 其他非特异症状

对于尿失禁患者，可考虑选用卡马西平或东莨菪碱；对于唾液增多者，可考虑使用东莨菪碱、阿托品、阿米替林等。

5. 饮食及康复

地中海饮食有助于改善患者认知功能、运动功能及生活质量；推荐有条件的患者，在康复科医生指导下进行有氧运动，以及步态、平衡、呼吸、吞咽等康复训练。

【病例摘要】

男，61岁，肢体不自主运动、性格改变、记忆下降4年。

患者4年前出现双手、双足、口周不自主运动，并逐渐加重，性格改变，心烦易怒，记忆力下降，入睡困难，性功能下降。近2年出现进食呛咳，近1年体重减轻约10 kg。患者母亲、姐姐、妹妹有类似病史，均在50多岁发病。体格检查：神志清楚，言语含糊不清，双眼扫视变慢，伸舌居中，四肢肌力4^+级，肌肉轻度萎缩，肌张力正常，可见不自主点头，手、肩、足不自主扭动，幅度很大，难以控制。双上肢腱反射消失，双侧膝反射、踝反射（++），双侧病理征阴性。双侧指鼻试验、跟膝胫试验阳性。宽基底、摇晃步态。统一亨廷顿病评定量表评分31分，简易精神状态量表评分27分。头部MRI提示尾状核头部萎缩。定位诊断：新纹状体系统和大脑皮质；定性诊断：亨廷顿病，经基因检测诊断为亨廷顿病。病例详细资料见二维码数字资源7-1。

数字资源 7-1

（彭　云　洪道俊）

【参考文献】

［1］The Huntington's disease collaborative research group. A novel gene containing a trinucleotide repeat that is expanded and unstable on Huntington's disease chromosomes. Cell, 1993, 72（6）: 971-983.

［2］BATES G P, DORSEY R, GUSELLA J F, et al. Huntington disease. Nat Rev Dis Primers, 2015, 1: 15005.

［3］袁云，陈清棠，高唯一，等. Huntington 舞蹈病大脑免疫病理改变及其和痴呆精神异常的关系. 中华神经科杂志, 2001, 34（1）: 15-18.

［4］MILUNSKY J M, MAHER T A, LOOSE B A, et al. XL PCR for the detection of large trinucleotide expansions in juvenile Huntington's disease. Clin Genet, 2003, 64（1）: 70-73.

［5］JAHNEL M. The case of a 86-years old woman first diagnosed with huntington's disease. Psychiatr Prax, 2004, 31（Suppl 1）: S134-136.

［6］中华医学会神经病学分会神经遗传学组. 中国亨廷顿病诊治指南2023. 中华神经科杂志, 2023, 56（8）: 848-855.

［7］FOROUD T, GRAY J, IVASHINA J, et al. Differences in duration of huntington's disease based on age at onset. J Neurol Neurosurg Psychiatry, 1999, 66（1）: 52-56.

［8］TABRIZI S J, LANGBEHN D R, LEAVITT B R, et al. Biological and clinical manifestations of Huntington's disease in the longitudinal TRACK-HD study: cross-sectional analysis of baseline data. Lancet Neurol, 2009, 8（9）: 791-801.

［9］VAN DUIJN E, CRAUFURD D, HUBERS A A, et al. Neuropsychiatric symptoms in a european Huntington's disease cohort（REGISTRY）. J Neurol Neurosurg Psychiatry, 2014, 85（12）: 1411-1418.

［10］FIEDOROWICZ J G, MILLS J A, RUGGLE A, et al. Suicidal behavior in prodromal huntington disease. Neurodegener Dis, 2011, 8（6）: 483-490.

［11］BELLOSTADIAGO E, PEREZ PEREZ J, SANTOS LASAOSA S, et al. Circadian rhythm and autonomic dysfunction in presymptomatic and early Huntington's disease. Parkinsonism Relat Disord, 2017, 44: 95-100.

［12］SCAHILL R I, ZEUN P, OSBORNE-CROWLEY K, et al. Biological and clinical characteristics of gene carriers far from predicted onset in the Huntington's disease young adult study（HD-YAS）: a cross-sectional analysis. Lancet Neurol, 2020, 19（6）: 502-512.

［13］TANKARD R M, BENNETT M F, DEGORSKI P, et al. Detecting expansions of tandem repeats in cohorts sequenced with short-read sequencing data. Am J Hum Genet, 2018, 103（6）: 858-873.

［14］ROSS C A, AYLWARD E H, WILD E J, et al. Huntington disease: natural history, biomarkers and prospects for therapeutics. Nat Rev Neurol, 2014, 10（4）: 204-216.

［15］WILD E J, TABRIZI S J. The differential diagnosis of chorea. Pract Neurol, 2007, 7（6）: 360-373.

［16］BACHOUD-LEVI A C, FERREIRA J, MASSART R, et al. International Guidelines for the treatment of huntington's Disease. Front Neurol, 2019, 10: 710.

［17］ROOK M E, SOUTHWELL A L. Antisense oligonucleotide therapy: from design to the huntington disease clinic. Bio Drugs, 2022, 36（2）: 105-119.

［18］LI Z, WANG C, WANG Z, et al. Allele-selective lowering of mutant HTT protein by HTT-LC3 linker compounds. Nature, 2019, 575（7781）: 203-209.

［19］METZLER-BADDELEY C, CANTERA J, COULTHARD E, et al. Improved executive function and callosal white matter microstructure after rhythm exercise in Huntington's disease. J Huntingtons Dis, 2014, 3（3）: 273-283.

第二节　神经元核内包涵体病

【概述】

神经元核内包涵体病（neuronal intranuclear inclusion disease，NIID）是 *NOTCH2NLC* 基因 5′非翻译区域（untranslated regions，5′ UTR）CGG 重复扩增导致的一种显性遗传性多系统疾病，其病理特征为多种器官的不同细胞中出现嗜酸性的核内包涵体[1]。NIID 名称是一个病理学诊断，因此病理上发现核内包涵体方可诊断 NIID。尽管目前还没有流行病学的研究数据，该病主要出现在亚洲各国，以日本和中国报道最多。

该病是 1968 年由 Lindenberg 等首次报道，一例 28 岁神经变性病患者的神经细胞和内脏细胞出现核内包涵体[2]，1980 年 Sung 报道了另一例患者的临床和病理改变，首次提出 NIID 的名称[3]。此后的 30 年国外学者通过尸检或组织活检报道了约 40 例该病患者。2011 年 Sone 发现 NIID 患者皮肤组织内存在嗜酸性包涵体，简化了该病的诊断方法，随后报道的患者数量迅速增加[4]。2019 年日本的两个团队[5-6]以及中国的两个团队[7-8]同时通过二代或三代测序技术发现 NIID 的致病突变为 *NOTCH2NLC* 基因 5′ UTR 的 CGG 重复扩增。此后，国内外学者研究表明该基因突变不仅导致经典的 NIID，其多样的临床表现非常类似一大批其他神经系统疾病，包括阿尔茨海默病、额颞叶痴呆、帕金森病、多系统萎缩、特发性震颤、成年型脑白质病变、线粒体脑病型、痉挛性截瘫、运动神经元病、遗传性运动感觉神经病、远端型运动神经病、眼咽远端型肌病等。此外，该基因突变还可以单独表现为进行性视网膜变性、原发性假性肠梗阻、不明原因干咳和特发性尿失禁或尿潴留等症状[9]。NIID 从病理改变到临床表现都较以往的报道有了极大的扩展，其实质上是 *NOTCH2NLC* 重复扩增相关性疾病或谱系病[10]。

NIID 的 DNA 扩增链转录出一条含 CGG 重复的 RNA，该 RNA 可以形成回纹结构，导致形成 RNA 聚集体而具有毒性作用[11]，可以进一步募集 RNA 结合蛋白，诱发相应蛋白的功能缺失。同时，*NOTCH2NLC* 基因 5′ UTR 的 CGG 的扩增，形成一个上游开放读码框，可以利用位于 CGG 重复序列上游的一个 ATG 起始密码子，转录和翻译出一种富含甘氨酸重复序列的新型蛋白，这种蛋白可以和细胞内的一些蛋白存在相互作用，并可以聚集在包涵体内，特别是对细胞核和线粒体的功能产生毒性作用[12]。研究也发现除了富含甘氨酸重复序列毒性蛋白的产生，还存在富含腺苷酸重复序列毒性蛋白，而且蛋白毒性可能大于 RNA 毒性[13]。

尽管 NIID 患者细胞核内包涵体在多个器官广泛存在，但是多数器官组织的构筑结构没有明显的异常。但中枢神经系统出现神经细胞丢失，反应性胶质细胞增生，以及脑白质广泛的脱髓鞘改变，皮髓质交界区靠近 U 形纤维的部位白质呈海绵样肿胀。NIID 的核内包涵体不仅出现在神经元内，也可以出现在其他细胞，包括胶质细胞、心肌细胞、骨骼肌细胞、肾小管上皮细胞、周围神经的施万细胞、皮肤的汗腺导管上皮细胞、成纤维细胞、脂肪细胞。这些核内包涵体在伊红染色均匀浅红色或不能充分展示（图 7-3A），其内含有多种蛋白，进行泛素和 p62 蛋白染色更易于发现（图 7-3B）。在电镜下这些

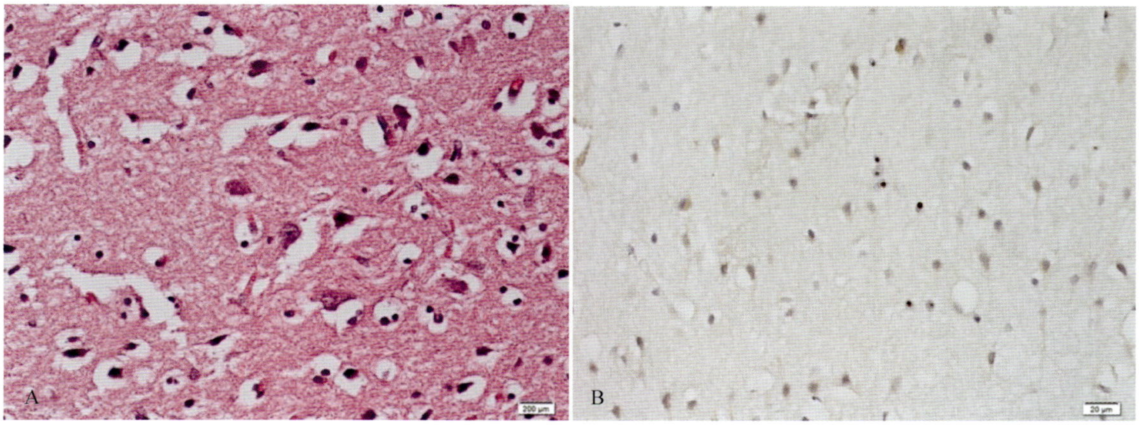

图 7-3　A，大脑皮质神经元出现固缩改变。B，在多个神经元及胶质细胞的细胞核内出现 P62 阳性包涵体

包涵体为稠密的、杂乱分布的细丝缠绕样结构，细丝的直径为 8 ~ 12 nm，周边伴有空晕结构。

【临床表现】

NIID 的临床表现具有显著的异质性，患者男女比例约为 10∶15，大多数为散发患者，大约 20% 的患者存在家族史。发病年龄从婴儿期到成年后期，大多数亚洲患者发生在成年，而高加索患者更常见于婴儿和青少年。发病方式可呈急性、复发性或慢性进展性，常呈慢性病程伴急性发作，最初的症状往往进展缓慢，随着时间的推移，逐渐出现新的症状。神经系统损害可以类似任何神经系统疾病，患者经常出现各种临床症状（表 7-3），其中神经系统症状占 88.2%、呼吸系统占 78.4%、循环系统占 72.5%、运动系统占 72.5%、泌尿系统占 66.7%、消化系统占 64.7%、生殖系统占 61.5%、内分泌系统占 50.0%、性功能障碍占 43.1%、瞳孔收缩占 56.9%、视物模糊占 51.0%，听力损失占 23.5%。随着疾病的发展，大多数患者最终死于肺炎。

表 7-3 *NOTCH2NLC* 基因疾病谱的表型

疾病亚型	主要表现
脑脊髓病	发作性脑病 痴呆 帕金森综合征 特发性震颤 多系统萎缩 肌萎缩侧索硬化
周围神经病	运动-感觉-自主神经病 远端运动神经病
肌肉病	眼咽远端型肌病 肢带型肌营养不良
非神经系统表现	刺激性咳嗽 慢性肾衰竭

1. 神经系统损害

痴呆、震颤、自主神经功能障碍和发作性脑病是该病的常见神经系统症状，分别出现在 64%、60%、56% 和 40% 的患者中，自主神经功能障碍的特征是膀胱功能障碍，其次是反复呕吐和瞳孔缩小。罕见表现包括口下颌及张力障碍、头晕、头痛、周围神经病变和肌肉病。也有研究发现认知障碍、发作性脑病、膀胱功能障碍分别出现在 93.3%、66.7% 和 60.0% 的患者中。

（1）脑脊髓病：

①发作性脑病：发作性脑病可出现在 40% 的患者中，患者的平均发病年龄为（51.6±11.45）岁。在应激性事件，如手术、创伤和感染等情况下急性发病，主要表现为发作性意识障碍、意识淡漠、癫痫发作、偏瘫、谵妄和精神症状等。癫痫发作多表现为强直阵挛发作、非惊厥癫痫持续状态和阵发性记忆减退。卒中样发作可表现为言语不清、单侧肢体无力，脑炎样症状表现为行为异常、发热、头痛、抑郁、恶心、呕吐、步态不稳、构音障碍。也有患者仅表现为反复发作的头痛、前庭性偏头痛。发作之后可伴随出现持续性认知障碍、肢体震颤和视力减退等。

②痴呆：痴呆是发作性脑病类型 NIID 最常见的临床症状，约有 66.7% 和 93.3% 的 *NOTCH2NLC* 基因突变患者出现痴呆或认知功能障碍。痴呆的平均发病年龄为 58 岁。表现为记忆力损害，执行力、定向力、视空间和语言功能损害。常常伴随痴呆的非典型特征，如行为异常、帕金森病、自主神经功能障碍、肢体无力和感觉障碍及脑炎样发作，这些症状有别于其他类型的变性病痴呆。少数患者表现为阿尔茨海默病和额颞叶痴呆，无其他 NIID 的常见症状。

③血管白质脑病：*NOTCH2NLC* 基因 *CGG* 重复次数从 41 次到 98 次不等。主要因头痛、头晕等非特异性症状就医，伴有卒中相关的症状，如说话含糊、偏瘫。这些患者都有脑血管病的危险因素，如糖尿病和高血压，表现出步态异常、认知能力下降和明显的脑小血管病特征。在临床实践中，NIID 患者可以表现出卒中样的发作，并且新发生的皮质下梗死可以在 MRI 上被检测到。

④帕金森综合征：*NOTCH2NLC* 基因 CGG 重复扩增突变出现在约 1.2% 的家族性帕金森综合征患者[14]、1.3% 的新加坡散发性帕金森病患者[15]、0.14% 的中国散发性帕金森病患者[14]，没有出现在欧洲帕金森病患者中[16]，提示该基因突变在不同种族间存在差异，且该亚型并不常见。家族性患者平均起病年龄为 60.6 岁（37 ~ 78 岁），可伴随出现自主神经病和周围神经病等，但均无认知障碍。散发患者起病年龄为 30 ~ 70 岁，除 1 例患者生前曾出现认知功能障碍，其余患者在长期随访中都表现为典型的帕金森病，并对小剂量左旋多巴治疗有效，腱反射消失是这些患者的临床特点。

⑤特发性震颤：震颤可出现在 18.8% ~ 73.3% 的

发作性脑病类型 NIID 患者中，且多在疾病早期，涉及上肢、下肢、头部和下颌，单纯或合并出现。约 5.58% 的中国特发性震颤家系存在 *NOTCH2NLC* 基因异常重复扩增[17]。新加坡的研究在特发性震颤患者中没有检出 *NOTCH2NLC* 基因重复扩增突变超过 60 次[18]，来自欧洲的两项研究分别筛查了 111[19] 和 204[20] 个特发性震颤家系，并未发现 *NOTCH2NLC* 基因的重复扩增突变。提示 *NOTCH2NLC* 基因突变在不同种族群体中的高度异质性。特发性震颤患者的起病年龄为（45.85±14.48）岁。与其他特发性震颤患者相比，该组患者震颤更严重，生活能力更差。一些患者在长期随访过程中出现了认知障碍、腱反射消失或周围神经病，需要把特发性震颤的诊断修改为 NIID。

⑥多系统萎缩：约 2.6% 中国多系统萎缩患者存在 *NOTCH2NLC* 基因 CGG 重复扩增突变[21]，发病年龄中位数为 57 岁（55 ~ 61 岁），病程中位数为 8 年（6 ~ 9 年）。所有患者最初均表现为显著的排尿功能障碍，其次为立位性低血压、帕金森综合征、共济失调、震颤和喘鸣、锥体束征。

⑦肌萎缩侧索硬化：*NOTCH2NLC* 基因重复扩增突变出现在约 0.73% 的肌萎缩侧索硬化患者[22]，但没有在中国台湾的研究中出现类似结果[23]，患者起病年龄为（52.99±11.36）岁，具有表型更重、进展更快的特点。部分患者出现震颤、自主神经功能障碍或远端肢体麻木，显然超出了肌萎缩侧索硬化的诊断标准。

（2）周围神经病：

①运动感觉神经病：周围神经病变在所有的 NIID 患者中非常常见，44.0% 和 20.0% 的 NIID 患者分别存在肌无力和感觉障碍，肌无力的严重程度在个体间差异较大。起病年龄为 27 ~ 59 岁，包括轴索-脱髓鞘运动神经病和轴索感觉神经病。临床表现为运动-感觉-自主神经病，以运动神经损害为主，可以伴有明显的震颤及干咳。中国台湾患者平均发病年龄为 37.1 岁（21 ~ 55 岁），临床表现以远端感觉运动神经病为主。也有患者表现为成年起病的单纯远端运动神经病，伴有下颌或肢体震颤。也有患者从下肢远端起病，随病程进展向近端及上肢发展，部分患者有面部肌肉无力。

②自主神经病：自主神经功能障碍在该病非常突出，部分成年型 NIID 患者还可以表现显著的自主神经功能障碍，出现不明原因的尿潴留或尿失禁，可以早于其他症状多年出现。双侧瞳孔缩小、胃肠道功能紊乱、体位性低血压、心律失常、尿失禁、性功能障碍，特别是双侧瞳孔缩小具有一定的临床诊断价值。

（3）肌病：*NOTCH2NLC* 基因 CGG 重复扩增突变可引起眼咽远端型肌病 3 型[24]。患者的发病年龄分别为 1 ~ 48 岁和 18 ~ 31 岁，临床表现为上睑下垂、眼外肌麻痹、构音障碍和肌肉无力。也有患者表现为远端肌病伴随远端运动神经病。个别患者出现缓慢进展的四肢肌肉无力。

2. 其他系统损害

不明原因的刺激性咳嗽是呼吸系统受累的常见症状。部分患者表现为不明原因的慢性肾衰竭。

【辅助检查】

1. 实验室检查

血液生化等检查在 NIID 患者中没有特异性，但是作为散发性患者的鉴别诊断则需要。系统性体液标本检查根据病情应该完善，特别是代谢筛查、免疫和感染筛查，以及毒物筛查。在急性期，部分患者可以出现细胞因子 IL-6 和 TNF-α 水平明显升高[25]，提示炎症因子参与其中。少部分患者出现不明原因的肾功能异常。肌无力者可以出现肌酸激酶的轻-中度升高。在部分 NIID 患者中，其尿液内的白细胞可以观察到包涵体的存在[26]。

2. 自主神经功能检查

不同亚型的患者均可存在自主神经功能障碍，直立倾斜试验可提示体位性低血压。泌尿系统检查可出现男性勃起功能下降、残余尿增加及尿流率减慢。

3. 电生理检查

脑电图检查多无特殊改变，神经传导检查提示多数患者存在运动和感觉神经的脱髓鞘-轴索损害，表现为神经传导速度减慢和动作电位波幅下降。远端神经病的患者表现为运动神经动作电位波幅显著下降。可以伴感觉神经传导速度轻度减慢，在上肢可表现为不对称。眼咽远端型肌病 3 型、特发性震颤、帕金森综合征及肌萎缩侧索硬化患者也可发现周围神经传导速度减慢。

针极肌电图检查在该病依临床表现而不同。出现周围神经病和运动神经元病的患者肌电图提示骨骼肌神经源性损害。在远端神经病和眼咽远端型肌病的患者中可表现为神经源性、神经源性伴肌源性损害或单纯的肌源性损害。

4. 认知功能评估

蒙特利尔认知评估量表和简易精神状态检查评分下降分别出现在57.1%和50%的痴呆患者中，也有研究发现二者在所有痴呆患者中均下降，可用于初步评估认知障碍。蒙特利尔认知评估量表评分在所有NIID患者中均下降，较简易精神状态检查有更高的敏感性。额叶功能评价评分在所有患者中明显下降。追踪试验和画钟试验结果异常分别出现在71%和57%的患者中，提示注意力障碍和执行功能障碍。86%的患者出现听觉言语学习测试异常。动物词语流畅性测验、波士顿命名测验及五边形和立方体复制试验评分降低分别出现在57%、43%和57%的患者中，提示语言和视空间功能受损。57%和86%的患者分别出现老年抑郁量表和神经精神科问卷结果异常，提示行为和精神障碍亦很常见。

5. 影像检查

成年型NIID患者脑MRI具有一些特征性的影像学改变，主要包括：①皮髓质交界区曲线样DWI高信号（图7-4A），从额顶颞叶皮髓质交界区开始，随着病情发展向大脑后部延伸，形成皮质下“鸡冠花样”或“绸带征”的DWI高信号。在随访过程中，DWI异常高信号可逐渐出现或消失；②胼胝体DWI高信号（图7-4B），出现在部分患者的病程早期；③对称性脑白质病变，尤其是显著累及放射冠和半卵圆中心部位的白质病灶（图7-4C）；④皮质肿胀和增强（图7-4D），出现在部分患者的病程某些阶段，且常常伴随皮质表面的线样强化，这些病灶通常分布在大脑后部皮质；⑤广泛的脑萎缩和沿小脑中轴对称分布的小脑白质病变也是NIID患者常见的头颅影像改变。

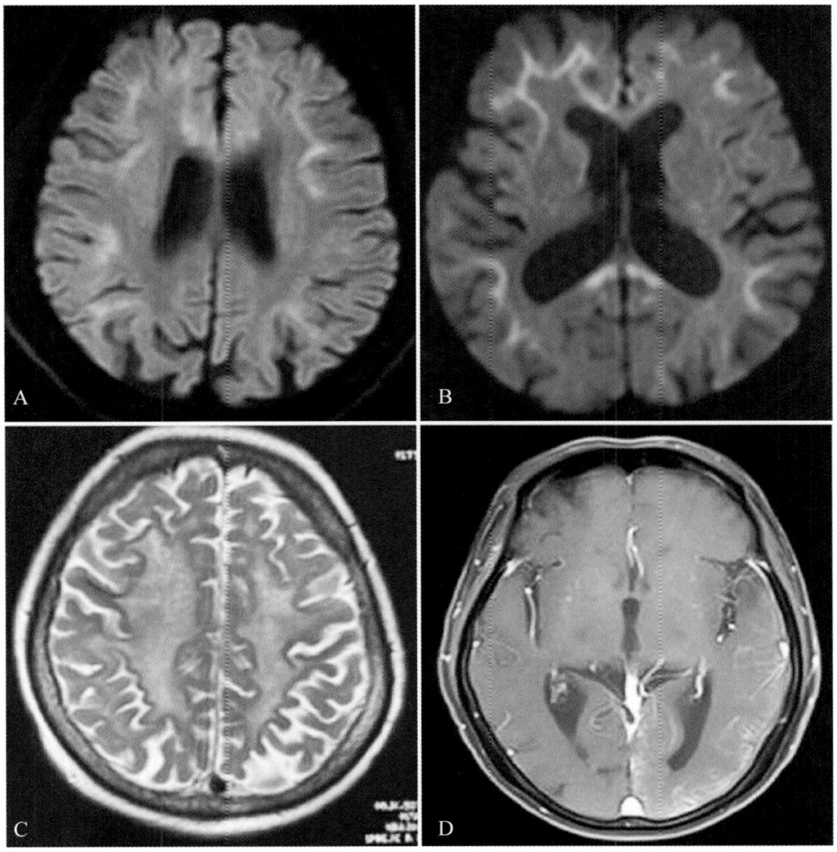

图7-4 NIID患者脑MRI特点。A，皮髓质交界区曲线样DWI高信号。B，胼胝体压部DWI高信号。C，半卵圆中心双侧对称性脑白质病变。D，左侧颞枕叶皮质线性强化

6. 病理检查

皮肤病理检查是诊断该病的经典方法，NIID患者的皮肤活检p62阳性核内包涵体的出现率与基因检测结果高度一致。皮肤组织的不同细胞核内都可以发现核内包涵体（图7-5），核内带晕环的嗜酸性包涵体出现在多种神经系统变性病或病毒感染性疾病中，并不具有疾病诊断的特异性，但多种细胞出现在其他疾病很少见到。NIID患者皮肤的脂肪细胞

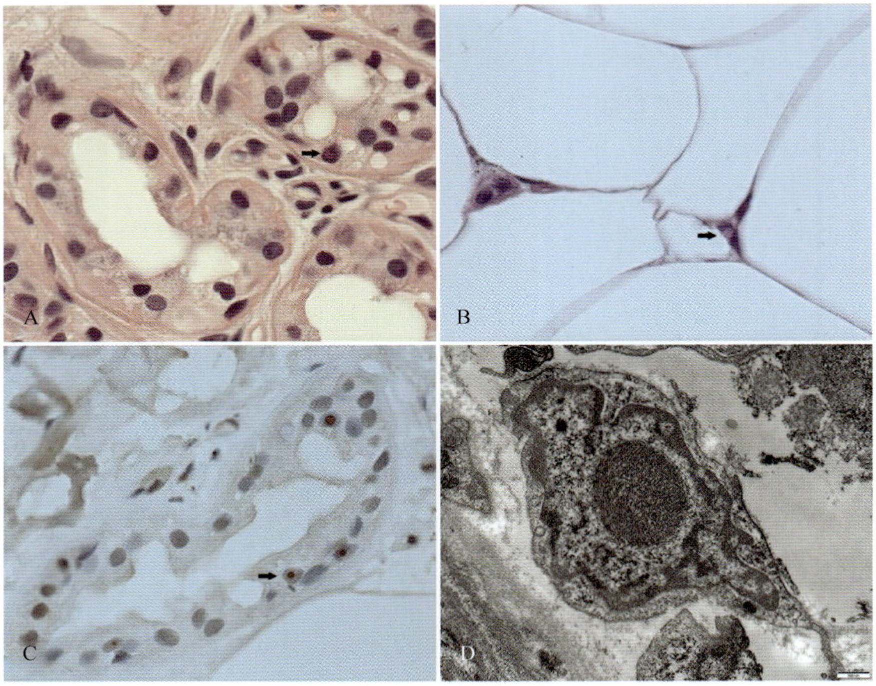

图 7-5 NIID 患者皮肤病理特点。A，汗腺导管上皮细胞核内粉红色嗜酸性包涵体（箭头）。B，皮下脂肪细胞核内粉红色嗜酸性包涵体（箭头）。C，p62 阳性（箭头）。D，电镜显示核内细丝包涵体

核阳性率为 13.2%，汗腺细胞为 10.3%，成纤维细胞为 6.3%[27]。

7. 基因检测

正常人 *NOTCH2NLC* 基因 5′ UTR 区 CGG 生理性重复次数不超过 40 次。重复扩增次数在 41 ~ 60 次为中间型，和特发性震颤相关。重复次数 60 ~ 120 次通常导致一系列以中枢神经系统症状为主要表现的变性病表型。CGG 重复次数达到 150 次左右通常导致下运动神经损害为主的神经肌肉病。当 CGG 重复次数超过 300 次，临床上通常无症状或者表现为非常轻微的肌无力症状[28]。

【诊断】

NIID 的临床症状繁杂多样，存在下列问题需要进行基因检测（表 7-4），其诊断的金标准是基因检测发现 *NOTCH2NLC* 存在 CGG 重复扩增突变，病理检查发现不同细胞核内包涵体。进一步分型需结合临床表现。

表 7-4 神经元核内包涵体病的临床提示征

临床表现	任何神经系统疾病伴随出现干咳、瞳孔缩小
MRI	存在皮髓质交界区曲线样 DWI 高信号
病理检查	细胞核内包涵体

【鉴别诊断】

NIID 的临床表型具有高度的异质性，仅仅根据临床症状非常容易导致误诊或漏诊，需与脆性 X 相关震颤 / 共济失调综合征、代谢性脑病、中毒性脑病、免疫性脑炎、帕金森叠加综合征、阿尔茨海默病、线粒体脑肌病等多种疾病鉴别。

1. 脑脊髓病

（1）脆性 X 相关震颤 / 共济失调综合征：平均起病年龄为（60.6±8.6）岁，临床表现为动作或意向性震颤，随后出现小脑共济失调，50% 的男性患有痴呆。MRI 特征包括脑萎缩伴随胼胝体、小脑中脚和脑室周围白质病变。其病理改变和脑 MRI 改变均与 NIID 类似，基因检测发现 *FMR1* 基因的 CGG 重复扩增突变可明确诊断。

（2）常染色体显性遗传性脑动脉病伴皮质下梗死和白质脑病：二者临床上均有成年发病的头痛发作、痴呆以及锥体束和锥体外系损害表现，颅脑 MRI 显示外囊和颞极脑白质病变、缺血性脑梗死和微出血不同于 NIID。皮肤病理可见微小动脉的平滑肌表面嗜锇颗粒沉积。

（3）脊髓小脑性共济失调：患者成年发病，部分亚型除共济失调外，可合并出现锥体束征、周围神经病等临床表现。其中脊髓小脑性共济失调 1 型、

2型和3型也有核内包涵体，但不出现在皮肤组织，基因检测可发现相关基因的CAG动态突变。

（4）亨廷顿病：患者在青少年和成年期发病，主要表现为持续性的舞蹈样运动障碍，伴随认知和精神异常，可出现脑内的神经元核内包涵体，但核内包涵体不会出现在脑外组织的各种细胞内。基因检测可发现 *HTT* 基因 CAG 重复扩增突变。

（5）帕金森病：患者在成年期发病，除锥体外系表现之外，也可出现自主神经损害，除个别遗传性帕金森病，一般没有小脑体征、锥体束征和瞳孔缩小。病理检查无p62阳性核内包涵体，基因检测排除 *NOTCH2NLC* 基因 CGG 重复扩增突变可明确诊断。

（6）阿尔茨海默病：该病在老年发病，以脑萎缩和认知功能下降为主要表现，很少在疾病早期出现锥体外系或锥体束征，不伴明显的自主神经病，外周组织活检无核内包涵体。

（7）线粒体脑病伴高乳酸血症及卒中样发作：个别患者在成年早期发病，出现发作性脑病，和 *NOTCH2NLC* 基因突变患者的脑病发作类似。但颅脑MRI显示大脑顶叶、颞叶和枕叶交界部位的大片长T2信号改变，肌肉病理检查可有破碎红纤维、细胞色素氧化酶阴性肌纤维等改变，没有细胞核内包涵体，基因检测发现线粒体基因突变可明确诊断。

（8）脑炎：可分为感染性脑炎和自身免疫性脑炎，主要临床特点为发热、精神症状、认知记忆障碍、抽搐，严重者存在不同程度的意识障碍。脑脊液可见淋巴细胞增加，神经影像学改变也不同于NIID。自身免疫性脑炎抗体检查和病毒学检查有助于诊断。

（9）中毒性脑病：出现脑病样症状、脑MRI也可出现白质对称性及胼胝体病变，但一般呈急性病程，有中毒、代谢异常因素，病程为单相发展。MRI没有特异性的改变。

2. 周围神经病

（1）转甲状腺素蛋白相关家族性淀粉样多发性周围神经病：该病在成年发病，是由转甲状腺素蛋白基因突变引起的一种遗传性周围神经病，感觉和自主神经功能损害突出。但神经传导检查可以发现显著的轴索损害，不同于NID的脱髓鞘或混合性改变。病理检查可在周围神经发现类淀粉物质沉积，而非细胞核内包涵体。

（2）中枢和周围神经联合脱髓鞘：白质脑病伴周围神经病见于多种遗传性脑白质营养不良伴随周围神经病，在成年发病的疾病包括多聚糖小体病、Krabbe病和异染性脑白质营养不良等，需要通过基因检测进行鉴别。

3. 肌病

（1）远端肌病伴镶边空泡：患者在成年期发病，出现肢体远端的无力，部分患者伴随周围神经病，与NIID的远端运动神经病伴肌病的表现类似。但肌无力以胫前肌为主，肌肉活检提示空泡肌肉病及p62阳性包涵体，基因检测可明确诊断。

（2）眼咽型肌营养不良：患者成年晚期发病，以上睑下垂、吞咽困难和近端肢体无力为主要表现，但核内包涵体的形态不同，眼咽型肌营养不良为栅栏样结构，基因检测发现 *PABPN1* 基因 GCN 重复扩增突变可明确诊断。

（3）眼咽远端型肌病1、2和4型：分别由 *LRP12*、*GIPC1* 和 *RILPL1* 基因 CGG 重复扩增突变引起，患者的起病年龄、病程、远端肌无力发病年龄、血清肌酸激酶水平和肌肉病理镶边空泡的比例与眼咽远端型肌病3型患者均无明显差异。基因检测可明确诊断。

【治疗】

NIID主要是对症治疗。颅脑MRI显示皮质强化和水肿，给予脱水和抗炎药物可能是这些患者的潜在治疗方法。青年型帕金森型患者对左旋多巴反应良好。深部脑刺激对症状有初步改善，但效果不持续。对于以膀胱功能障碍为突出表现的自主神经受累患者，可尝试使用西洛多辛治疗，但效果尚不明确。导尿管间歇导尿可缓解泌尿系统症状。对发作期患者，使用糖皮质激素治疗并无肯定疗效，可行抗精神病药物对症治疗，以及营养支持治疗。基础研究提示艾地苯醌对NIID可能存在潜在的线粒体保护作用，进而改善临床表型[29]。

【病例摘要】

男，60岁，发作性意识障碍6年。

患者在6年前开始出现发作性意识障碍，经维护性治疗数天后自行清醒，基本恢复到发病前的状态。先后6次类似发作。5年前出现记忆力和认知能力下降，近2年记忆力下降明显，远近记忆均下降，反应迟钝，不认识回家的路及家属，且逐渐出现偏执、躁狂，有时说出一些不存在的事物。同时出现双下肢无力，爬楼困难。足底感觉减退，走路如踩鹅卵石感。双胫前皮肤暗红色花纹样皮疹，皮肤干燥，皲裂。神经系统检查：反应迟钝，对答不切题，记忆力、定向力、理解能力下降，表述不流利，视野变暗。双侧瞳孔等大等圆，直径 1.0 mm，双眼球运动正常。双上肢肌力 5 级，双下肢肌力 4 级，肌张力正常，四肢腱反射减弱，双侧 Babinski 征阴性。定位诊断：大脑皮质，自主神经；定性诊断：NIID，皮肤病理显示汗腺导管上皮细胞典型的 p62 阳性核内包涵体；基因检测显示 *NOTCH2NLC* 基因 5′ UTR 存在 CGG 重复 126 次扩增。明确 NIID 的诊断，病例详细资料见二维码数字资源 7-2。

数字资源 7-2

（朱　敏　王　晖　洪道俊）

【参考文献】

[1] SONE J，MORI K，INAGAKI T，et al. Clinicopathological features of adult-onset neuronal intranuclear inclusion disease. Brain，2016，139（Pt 12）：3170-3186.

[2] LINDENBERG R，RUBINSTEIN LJ，HERMAN MM，et al. A light and electron microscopy study of an unusual widespread nuclear inclusion body disease. Acta Neuropathologica，1968，10（1）：54-73.

[3] SUNG J H，RAMIREZ-LASSEPAS M，MASTRI A R，et al. An unusual degenerative disorder of neurons associated with a novel intranuclear hyaline inclusion（neuronal intranuclear hyaline inclusion disease）. A clinicopathological study of a case. J Neuropathol Exp Neurol，1980，39（2）：107-130.

[4] SONE J，TANAKA F，KOIKE H，et al. Skin biopsy is useful for the antemortem diagnosis of neuronal intranuclear inclusion disease. Neurology，2011，76（16）：1372-1376.

[5] ISHIURA H，SHIBATA S，YOSHIMURA J，et al. Noncoding CGG repeat expansions in neuronal intranuclear inclusion disease，oculopharyngodistal myopathy and an overlapping disease. Nat Genet，2019，51（8）：1222-1232.

[6] SONE J，MITSUHASHI S，FUJITA A，et al. Long-read sequencing identifies GGC repeat expansions in NOTCH2NLC associated with neuronal intranuclear inclusion disease. Nat Genet，2019，51（8）：1215-1221.

[7] TIAN Y，WANG JL，HUANG W，et al. Expansion of human-specific GGC repeat in neuronal intranuclear inclusion disease-related disorders. Am J Hum Genet，2019，105（1）：166-176.

[8] DENG J，GU M，MIAO Y，et al. Long-read sequencing identified repeat expansions in the 5′ UTR of the NOTCH2NLC gene from Chinese patients with neuronal intranuclear inclusion disease. J Med Genet，2019，56（11）：758-764.

[9] LU X，HONG D. Neuronal intranuclear inclusion disease：recognition and update. J Neural Transm（Vienna），2021，128：295-303.

[10] LIUFU T，ZHENG Y，YU J，et al. The polyg diseases：a new disease entity. Acta Neuropathol Commun，2022，10（1）：79.

[11] DENG J，ZHOU B，YU J，et al. Genetic origin of sporadic cases and RNA toxicity in neuronal intranuclear inclusion disease. J Med Genet，2022，59（5）：462-469.

[12] BOIVIN M，DENG J，PFISTER V，et al. Translation of GGC repeat expansions into a toxic polyglycine protein in NIID defines a novel class of human genetic disorders：the polyg diseases. Neuron，2021，109（11）：1825-1835

[13] LIU Q，ZHANG K，KANG Y，et al. Expression of expanded GGC repeats within *NOTCH2NLC* causes behavioral deficits and neurodegeneration in a mouse model of neuronal intranuclear inclusion disease. Sci Adv，2022，8（47）：eadd6391.

[14] LIU Q，CHEN J，XUE J，et al. GGC expansions in NOTCH2NLC contribute to parkinson disease and dopaminergic neuron degeneration. Eur J Neurol，2024，31（2）：e16145.

[15] MA D，TAN YJ，NG ASL，et al. Association of NOTCH2NLC repeat expansions with parkinson disease. JAMA Neurol，2020，77（12）：1559-1563.

[16] YAU WY，SULLIVAN R，ROCCA C，et al. NOTCH2NLC intermediate-length repeat expansion and parkinson's disease in patients of european descent. Ann Neurol，2021，89（3）：633-635.

[17] SUN QY，XU Q，TIAN Y，et al. Expansion of GGC repeat in the human-specific NOTCH2NLC gene is associated with essential tremor. Brain，2020，143（1）：222-233.

[18] NG ASL，LIM WK，XU Z，et al. NOTCH2NLC GGC repeat expansions are associated with sporadic essential tremor：variable disease expressivity on long-term follow-up. Ann Neurol，2020，88（3）：614-618.

[19] YAU WY，O'CONNOR E，CHEN Z，et al. GGC repeat expansion in NOTCH2NLC is rare in european patients with essential tremor. Brain，2020，143（7）：e57.

[20] LIAO C，AKÇIMEN F，DIEZ-FAIREN M，et al. Assessing the NOTCH2NLC GGC expansion in european patients with essential tremor. Brain，2020，143（11）：e89.

[21] FANG P, YU Y, YAO S, et al. Repeat expansion scanning of the NOTCH2NLC gene in patients with multiple system atrophy. Ann Clin Transl Neurol, 2020, 7 (4): 517-526.

[22] YUAN Y, LIU Z, HOU X, et al. Identification of GGC repeat expansion in the *NOTCH2NLC* gene in amyotrophic lateral sclerosis. Neurology, 2020, 95 (24): e3394-e3405.

[23] JIH KY, CHOU YT, TSAI PC, et al. Analysis of NOTCH2NLC GGC repeat expansion in Taiwanese patients with amyotrophic lateral sclerosis. Neurobiol Aging, 2021, 108: 210-212.

[24] YU J, DENG J, GUO X, et al. The GGC repeat expansion in NOTCH2NLC is associated with oculopharyngodistal myopathy type 3. Brain, 2021, 144 (6): 1819-1832.

[25] YAN Y, CAO L, GU L, et al. The clinical characteristics of neuronal intranuclear inclusion disease and its relation with inflammation. Neurol Sci, 2023, 44 (9): 3189-3197.

[26] ZHOU Y, HUANG P, HUANG Z, et al. Urine cytological study in patients with clinicopathologically confirmed neuronal intranuclear inclusion disease. Front Aging Neurosci, 2022, 14: 977604.

[27] REN X, TAN D, DENG J, et al. Skin biopsy and neuronal intranuclear inclusion disease. J Dermatol, 2023, 50: 1367-1372.

[28] YU J, DENG J, GUO X, et al. The GGC repeat expansion in NOTCH2NLC is associated with oculopharyngodistal myopathy type 3. Brain, 2021, 144 (6): 1819-1832.

[29] YU J, LIUFU T, ZHENG Y, et al. CGG repeat expansion in NOTCH2NLC causes mitochondrial dysfunction and progressive neurodegeneration in *Drosophila* model. Proc Natl Acad Sci U S A, 2022, 119 (41): e2208649119.

第八章 中枢神经系统表面铁沉积症

中枢神经系统表面铁沉积症（superficial siderosis of the central nervous system，SSCNS）是一种罕见的、慢性、间断性、少量蛛网膜下腔出血引起的含铁血黄素在软脑膜、软脊膜沉积所致的中枢神经系统变性疾病。颅脑 MRI T2 加权序列（T2WI）、磁敏感系列（SWI）或梯度回波序列（GRE）可发现脑、脊髓、脑神经表面呈低信号改变，此为其特征性影像学表现[1]。

该病在 1908 年由 Hamill 首次报道[2]。2015 年，Charidimou 等在 *Brain* 杂志上发表的文章中首次提出皮质表面铁沉积症（cortical superficial siderosis，cSS），特指影像学上位于大脑皮质表面（软脑膜下）和（或）蛛网膜下腔的陈旧性出血信号，且不伴脑干、小脑及脊髓受累[3]。2017 年，英国学者 Wilson[4] 等提出幕下表面铁沉积症（infratentorial superficial siderosis，iSS）影像学标准。

SSCNS 病因大多与肿瘤、外伤、脑血管畸形、颅脑或脊椎手术、神经根撕脱等疾病有关，部分患者无明确致病原因[1]。因外周铁难以通过血脑屏障进入中枢神经系统，其发病机制可能是慢性、隐匿的微量红细胞间断性或连续漏入蛛网膜下腔[5]。脑池内注射抗凝血、红细胞溶解物或可溶性铁复合物均可在动物实验中模拟出 SSCNS[6]，也有动物实验证实一次性大量出血不会导致该病[7]。

SSCNS 根据解剖部位分布、病因和临床特征分为 iSS 和 cSS[4]。iSS 主要累及幕下结构，有时也累及幕上区域。cSS 仅影响幕上区域。iSS 可独立发生或与 cSS 共存[4]。荷兰鹿特丹人群的研究提示 iSS 患病率为 0.094%，美国梅奥诊所老年人群的研究提示 iSS 患病率为 0.14%。另两项以医院 MRI 为基础的研究提示 iSS 患病率分别为 0.10% 和 0.031%[8-9]。iSS 包括Ⅰ型和Ⅱ型[4]，Ⅰ型为经典型，铁沉积部位以小脑半球、脑干等部位为主，病灶呈对称性分布。Ⅱ型为继发型，铁沉积部位以第四脑室周围多见，可同时合并幕上铁沉积，部分Ⅱ型患者可合并颅内血管畸形[4]。

iSS 常见受累部位包括小脑蚓部、小脑半球、额叶、颞叶、脑干、脊髓和第Ⅷ脑神经，发病机制是缓慢、持续或间歇性的少量出血进入蛛网膜下腔，通常与多年前导致的硬脑膜、硬脊膜缺损有关，如颅脑脊髓创伤、臂丛神经撕脱、脊柱手术以及颅后窝手术引起的硬脑膜、硬脊膜缺损。室管膜瘤、脑膜瘤、少突胶质细胞瘤、强直性脊柱炎、神经纤维瘤病、马方综合征、自发性低颅压、脑脊液漏患者硬脑膜异常，持续性或间歇性蛛网膜下腔出血导致 iSS。引起症状性动脉出血的大血管病变，如动脉瘤、动静脉畸形、海绵状瘤或硬脑膜瘘，不会导致经典型 iSS。其中既往外伤或硬膜内手术史是硬膜缺损或撕裂的常见原因，也可见于椎间盘突出、椎体骨赘、椎间盘骨赘复合体或位于硬膜和蛛网膜之间的钙化[10-11]。大部分患者存在位于硬膜外部位的椎管内积液[12]，或硬膜裂隙，椎管内积液可能对应既往文献报道的蛛网膜囊肿、硬膜膨出、假性硬膜膨出、硬膜憩室等。其中腹侧纵向椎管内积液通过硬膜缺损与蛛网膜下腔相通，常见于 SSCNS 及特发性低颅压患者[10]，而脑脊液红细胞增多或黄变可见于大部分 SSCNS 患者和部分特发性低颅压患者，推测椎管内硬膜外静脉丛的微小损伤可能是慢性蛛网膜下腔出血的原因，或是软脑/脊膜铁沉积导致硬膜外静脉硬化，从而引起静脉高压，继发血管扩张充血。此外，低颅压导致的血管充血也被认为是慢性出血或渗血的可能原因[1]。

cSS 是一种与经典 iSS 完全不同的疾病实体，cSS 病因多见于淀粉样脑血管病、动静脉畸形、中枢神经系统血管炎、可逆性脑血管收缩综合征、皮质静脉梗死等[3,13-15]。老年人 cSS 病因常为脑淀粉样血管病，即富含淀粉样蛋白的软脑膜小动脉破裂导致蛛网膜下腔出血，并演变为皮质下含铁血黄素沉积。其他病因包括动脉瘤相关蛛网膜下腔出血、动脉近端高度狭窄、脑静脉和（或）静脉窦血栓形成、颅骨创伤。

慢性或间歇性渗血进入蛛网膜下腔，释放至脑脊液，红细胞溶解，血红蛋白降解产生血红素，血红素进入浸在脑脊液中的神经组织；由于血红素水平升高，小脑 Bergmann 胶质细胞和小胶质细胞产生血红素氧化酶-1 和铁蛋白，血红素氧化酶-1 将血红素分解为二价游离亚铁离子和胆绿素，铁蛋白结合游离亚铁形成含铁血黄素，沉积于中枢神经系统表面的软脑膜、皮质等。早期铁蛋白增加结合亚铁离子为保护反应，但当亚铁离子的产生超过铁蛋白结合能力时，会出现含铁血黄素持续沉积、游离亚铁离子导致自由基介导的细胞毒性，引起神经元损伤[16]。铁诱导的脂质过氧化，导致胶质细胞增生、脱髓鞘、轴索损伤[6]。血红素氧化酶-1的活性是限速步骤，临床上神经损伤最为严重的部位多为小脑 Bergmann 胶质细胞及小胶质细胞富集的部位。

iSS 患者尸检可见软脑膜及脑表面棕色变，病理改变包括大脑、脑干、小脑及脊髓表面含铁血黄素，铁及铁蛋白沉积，脑实质胶质细胞增生，继发神经细胞变性、神经元丢失、脱髓鞘改变；可累及小脑、第Ⅷ脑神经近端、脑干、嗅球、海马、脊髓、脊神经根等，但不累及脑神经及脊神经的周围部分。iSS 受累部位的选择性与解剖部位、脑脊液流动方向有关，脑脊液相对富集或流动活跃的部位如小脑凸面和上蚓部受累明显，因小脑表面积大，折叠明显，更易于铁沉积。脑神经选择性受累与其神经颅内脑外部分相对长度有关。第Ⅷ脑神经（前庭-蜗神经）因其中枢与周围部分的交界点位于内听道，浸于脑桥池的颅内部分长达 1 cm[17]，因而在所有脑神经中最易受累，颅脑 MRI 可见第Ⅷ脑神经铁沉积信号，而邻近的第Ⅶ脑神经相对正常[18]。其他脑神经中枢与周围部分的交界点位于出脑干部位，长度仅 1 ~ 2 mm，故较少累及。脊神经根仅在进出脊髓 1 ~ 2 mm 范围内受累[19]。iSS 其他常见受累区域包括颅颈交界处、额叶眶面和颞叶内侧面。

【临床表现】

SSCNS 两种亚型 iSS 和 cSS 的临床表现不同。cSS 临床表现以发作性局灶神经功能缺损为主。iSS 临床表现中各种症状出现频率存在明显差异（表 8-1），其典型的“三联征”包括听力下降、进行性小脑共济失调和脊髓病变。

1. 幕下铁沉积症

经典型 iSS 多隐匿起病，无明确好发年龄，最常见临床表现为双耳不对称的听力下降（78% ~ 95%）、共济失调（78% ~ 90%）以及锥体束征（50% ~ 77%）三大核心症状[4-5,20]。锥体束征多为双侧，与脊髓或脑干受累有关，听力下降、共济失调均可作为首发症状出现。可伴有认知功能障碍、痴呆、嗅觉减退、眼外肌麻痹、瞳孔不等大、头痛、癫痫发作、泌尿系统损害等，少见表现包括颈痛、背痛、吞咽困难、双侧坐骨神经痛及下运动神经元体征等[5,20]。iSS-Ⅰ型患者多有头部、脊柱外伤或手术史，常无法追溯到明确的急性出血事件。患者发病隐袭，从首发症状至明确诊断可长达数十年以上，漏诊率或误诊率高[4]。iSS-Ⅱ型为继发型，大多数患者病史中有明确的脑出血或蛛网膜下腔出血等急性颅内出血事件，其平均确诊时间明显短于Ⅰ型[4]。部分Ⅱ型患者可能合并颅内血管畸形，与Ⅰ型不同，Ⅱ型患者多无“三联征”表现。

表 8-1 iSS 的临床特征（按报道频率从高到低的顺序）

听力下降
平衡障碍
步态 / 躯干共济失调
锥体束征
脊髓病相关症状（神经根病、疼痛、感觉障碍）
认知功能障碍
膀胱功能障碍（大小便失禁、排尿困难、尿急、感觉异常）
大便障碍（便秘）
低颅压症状
蛛网膜炎相关症状（腰背部 / 骶部疼痛、坐骨神经痛）
吞咽困难
脑积水
嗅觉功能障碍
失语症
肌阵挛
癫痫发作
视觉障碍
脑神经麻痹
截瘫 / 四肢瘫痪

（1）听力下降：经典型 iSS 听力下降起病可不对称，表现为感音神经性耳聋，早期症状常为在嘈杂环境中听力困难。iSS 相关听力下降的特征是耳蜗和耳蜗后起源的双侧感音神经性听力下降。在疾病早期阶段，以高频听阈下降为主，低频和中频相对保留，易误诊为年龄相关性听力下降。随着病情进展，中、低频听阈下降，数年或十数年后可进展为重度耳聋。

（2）共济失调：经典型 iSS 患者共济失调与小脑、脑干、周围前庭损伤有关，患者常出现共济失调步态，黑暗中明显，部分患者进展为躯干性共济失调，无法独自坐立及行走。其中的 44% 患者仅有步态障碍及 Romberg 征阳性，即表现为感觉性共济失调，56% 的患者表现为躯干和肢体共济失调为主，可能与小脑上蚓部显著受累有关，眼震、构音障碍等小脑体征则相对少见。

（3）脊髓病变：经典型 iSS 可出现脊髓病症状，如步态障碍、肢体活动障碍、神经根性疼痛。严重者可出现膀胱和肠道功能障碍，表现为神经源性膀胱、便秘、尿便失禁等。

（4）认知障碍：50% 的经典型 iSS 患者存在认知障碍，影响执行功能、社会功能，可能与小脑病变有关[21]，并非单纯因累及额叶底部或颞叶内侧所致。认知障碍可能是经典型 iSS 未被充分认识的一个核心特征，需更大的队列研究去证实。

（5）嗅觉减退：嗅觉减退在经典型 iSS 患者中很常见，提示嗅神经受累。但患者往往无法自行发现，需仔细询问病史或检查才能发现。目前还缺乏 iSS 患者嗅觉减退的系统研究。

（6）其他症状：iSS 患者可伴有其他脑、脊髓及脑神经受累表现，如癫痫（局灶性癫痫）、吞咽困难等。严重的持续性背痛可能是与 iSS 相关的蛛网膜炎的临床表现。瞳孔不等大源于动眼神经表面纤维受累，展神经、滑车神经、面神经、三叉神经等脑神经受累仅见个别报道[20]。累及前庭神经可致眩晕症状，冷热水试验及旋转试验可发现前庭功能障碍。iSS 患者头痛并不少见，可出现反复头痛发作[22]。

2. 皮质铁沉积症

cSS 包括涉及 1 ~ 3 个脑沟的局部 cSS 和影响至少 4 个脑沟的弥散性性 cSS。脑淀粉样血管病包括毛细血管受累的 1 型和毛细血管不受累的 2 型。载脂蛋白 E-ε4（ApoE-ε4）表达和 1 型有关，而 ApoE-ε2 与 2 型有关。CAA 导致的 cSS 典型神经表现包括短暂性局灶性神经发作或淀粉样危象，患者出现刻板的阳性或阴性神经系统症状，具体症状取决于初始蛛网膜下腔出血或 cSS 的部位。影响中央前回或中央后回将导致对侧扩散的感觉或运动症状。局灶性癫痫发作表现为感觉性或运动性杰克逊癫痫发作，或出现短暂性脑缺血发作。

【辅助检查】

出现中枢神经系统损害表现的患者一般常规进行认知功能及神经心理评估、听力检测与前庭功能检测和脑脊液检查，在此基础上进行头部 MRI 检查，以及针对脑静脉系统和脑脊膜、脊髓的影像学检查。

1. 认知功能及神经心理评估

iSS 患者需要定期进行认知功能评估。对于听力障碍患者，认知功能障碍难以准确评估，易被掩盖。iSS 患者常出现焦虑、抑郁状态，需要进行专业的神经心理评估。

2. 听力检测与前庭功能检测

iSS 患者的完整听力评估应包括纯音听阈测定、安静状态下言语测试、耳声发射、脑干听觉诱发电位等。前庭功能评估包括眼震电图、视频脉冲等，冷热水试验及旋转试验可评估水平半规管 / 上前庭神经受累情况，前庭诱发肌源性电位可评估前庭神经功能。

3. 脑脊液检查

SSCNS 患者腰椎穿刺可见脑脊液红细胞或铁蛋白水平增高，可发现蛛网膜下腔出血或脑脊液黄变的提示[20]。出血间歇期腰椎穿刺可能正常，多次腰椎穿刺可增加脑脊液黄变或蛛网膜下腔出血的检出率。

脑脊液分析可检测有无蛛网膜下腔活动性或近期出血，脑脊液铁蛋白升高也有提示意义。在硬脑膜缺损修复后，脑脊液铁蛋白水平显著降低，其可能成为 iSS 治疗成功的潜在生物标志物。

4. 影像学检查

含铁血黄素沉积信号在 T2WI 序列上可表现为分布在小脑、脑干、脑神经、大脑半球、脊髓等结构表面的线样低信号影。脊髓 MRI 压脂像则较常规 T2 序列敏感。梯度回波序列和磁敏感成像识别含铁血黄素沉积比 T2WI 序列更敏感、更特异。因铁的磁敏感性高，磁敏感成像已成为确诊 SSCNS 有力的辅助检查手段。颅脑 MRI 特征性改变（图 8-1）表现为：①脑干及小脑周边低信号，可及四叠体，小脑上蚓部、小脑半球上部及前侧尤为明显；②大脑半球表面低信号，多见于额叶底部、大脑镰、岛叶及外侧裂附近、颞叶内侧及底部；③第Ⅷ脑神经表面低信号。部分患者可见小脑及脊髓萎缩。需要注意的是，早期影像学敏感度仅为 25%，影像学阴性并不能排除 SSCNS。

iSS 影像学标准是下述 3 个部位中有 2 个或 2 个以上部位表层有双侧对称的线样均质低信号：①脑干（包括中脑、脑桥、延髓）；②小脑（包括小脑小叶、蚓部及小脑脚）；③颈髓或颅颈交界部位。幕上有类似的低信号不排除该诊断。其中影像学无明确自发性出血或外伤性颅内出血证据的定义为 iSS-1 型（或经典型 iSS）；影像学上明确有导致含铁血黄素沉积的自发性出血或外伤性颅内出血证据的则定义为 iSS-2 型（或继发性 iSS），该情况下幕下含铁血黄素沉积多

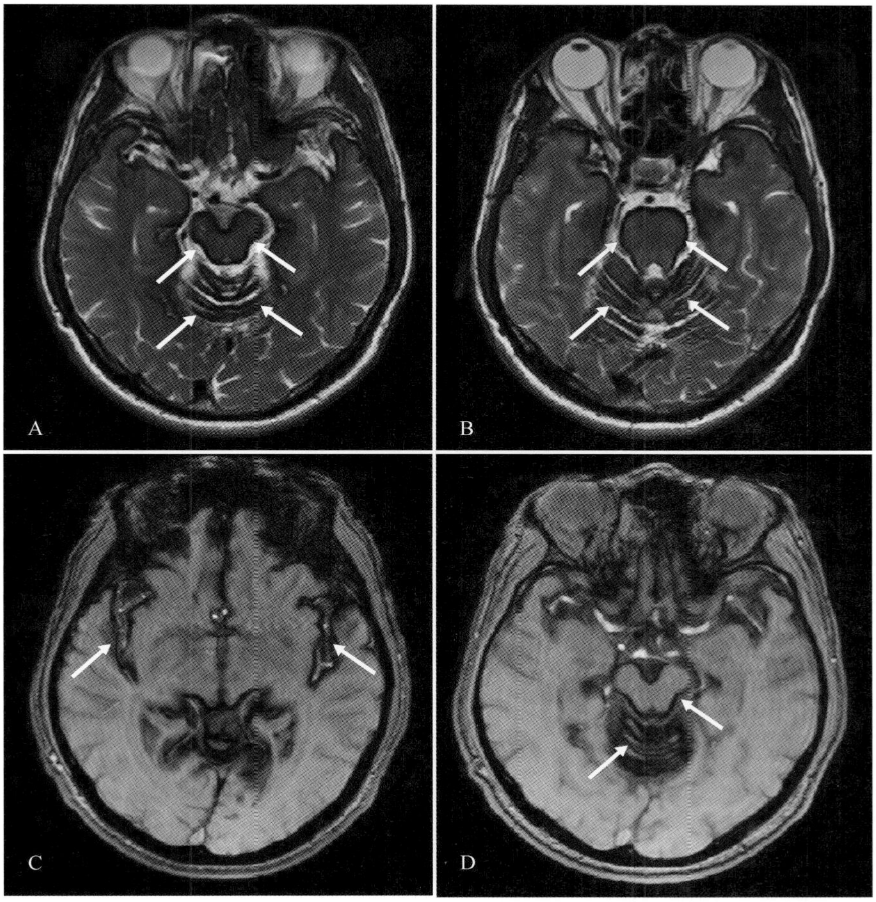

图 8-1 A，T2 加权像中脑、小脑表面线状低信号。B，T2 加权像脑桥、小脑表面线状低信号。C、D，磁敏感成像提示外侧裂、中脑、小脑弥漫性线状低信号灶（南昌大学第二附属医院漆学良提供病例）

位于第四脑室出口附近，低信号环较薄[4]。80% 的经典型 iSS 患者可见硬膜外液体积聚或包裹[5,13]，椎管造影可见硬膜缺损部位积聚液体与蛛网膜下腔相通，Ⅰ型患者脑血管造影多无异常发现。SSCNS 患者即使没有脊髓受累症状，也有必要进行脑和全脊髓 MRI 检查，寻找可能的硬膜病变和出血原因。硬膜缺损可能非常小或间歇出现，甚至仅在特定体位出现，故而 MRI 可能漏诊，CT 引导下的脊髓成像或动态脊髓成像对硬膜缺损有较高的诊断价值[23]。CT 脊髓造影、数字减影脊髓造影、磁共振脊髓造影常用于寻找瘘口[11]。

【诊断】

SSCNS 生存期较长，可数十年带病生存，但致残率高，病情逐渐进展，后期常因小脑性共济失调、脊髓病卧床。SSCNS 的无症状期可长达 4 个月至 50 年（平均 15 年），其无症状期长短可能与患者是否持续性出血和出血量有关，因此 SSCNS 起病到确诊的周期较长[20]。经典型 iSS 的诊断主要依据典型临床三联征，腰椎穿刺可见脑脊液红细胞或铁蛋白水平增高，通过影像学检查确诊。当患者出现慢性病程，出现典型三联征时，需要考虑 SSCNS 可能，结合颅脑、脊髓 MRI 的 T2 系列或 SWI 系列见脑干、小脑、脊髓表面呈线性低信号影，发现含铁血黄素沉积时，即可明确诊断。

【鉴别诊断】

SSCNS 的典型的三联征包括听力下降、进行性小脑共济失调和脊髓病变，因此其鉴别诊断要从存在听力下降、共济失调以及脊髓病损害表现的疾病进行，包括线粒体病、常染色体显性遗传性小脑性共济失调伴耳聋和发作性睡病，PHARC 综合征（周围神经病、听力丧失、小脑共济失调、视网膜色素变性、早发白内障）、Brown-Vialetto-Van Laere 综合征、EAST 综合征和 Refsum 病（表 8-2）。MRI 发现脑和脊髓表面出现铁沉积就可以排除其他疾病。

表 8-2　中枢神经系统表面铁沉积症类似疾病鉴别诊断

疾病	临床表现
Kearns-Sayre 综合征	线粒体基因大片段缺失，儿童起病，出现小脑性共济失调、耳聋、眼外肌麻痹、色素视网膜病变、心脏传导阻滞、身材矮小、痴呆和内分泌异常
常染色体显性遗传性小脑性共济失调伴耳聋和发作性睡病	由 *DNMT1* 基因 TS 结构域 C 末端突变引起，出现共济失调、听力下降、感觉运动性神经病、锥体外系和自主神经紊乱体征以及痴呆
PHARC 综合征（周围神经病、听力丧失、小脑共济失调、视网膜色素变性、早发白内障）	*ABHD12* 基因突变引起，出现听力损失、小脑性共济失调，同时伴随周围神经病、视网膜色素变性和早发性白内障
Brown-Vialetto-Van Laere 综合征	与 *SLC52A3* 基因突变有关，青少年发病，出现听力下降是最常见的临床表现，伴随小脑性共济失调
EAST 综合征	由 *KCNJ10* 基因突变引起，出现共济失调、感音神经性耳聋、智能障碍，伴随癫痫、痉挛和肾小管病变
Refsum 病	由 *PHYH* 或 *PEX7* 基因突变引起，不同年龄发病，出现耳聋、共济失调，伴视网膜色素变性、嗅觉障碍、多发性神经病和鱼鳞病。晚期出现心肌病

【治疗】

该病的治疗需要多学科团队管理，包括神经内科、神经外科、介入神经放射科、血液科、神经耳科、心理科、康复科医生参与[24]。主要包括针对持续蛛网膜下腔出血病因的外科治疗和减少或去除已沉积的神经毒性铁。

1. 手术治疗

发现明确的出血源，可通过手术修补[25]，手术修复可阻止进一步神经系统症状恶化。有学者进行腰大池-腹腔脑脊液分流尝试，结果显示患者脑脊液性状无变化，但临床症状有部分改善[26]。

2. 铁清除治疗

目前尚无有效的治疗方法可逆转含铁血黄素沉积的损害[27]。最常见的去除铁的治疗方法是应用铁螯合剂，包括去铁胺、去铁酮、地拉罗司等，其中去铁酮是唯一被认为可通过血脑屏障且安全性和耐受性在部分临床研究中得到初步验证的药物[28]，但其不良反应明显[29]，且有效性欠佳。虽然患者的临床表现与中枢神经系统铁暴露的时间有关，但去除病因甚至去除脑脊髓表面的铁，多数情况并不能阻止疾病的进展[4,16]。糖皮质激素治疗均无阳性结果[30]。

3. 对症治疗

患者出现焦虑、抑郁时，需要神经心理科医生的咨询和支持。合并癫痫患者可常规进行抗癫痫治疗。听力是影响生活质量的主要因素，改善听力的措施包括传统的助听器和其他类型的听力康复治疗。对于平衡和步态障碍者，需要进行前庭康复物理治疗，制订个性化的康复锻炼计划。对于严重听力损失患者，可以考虑进行耳蜗植入术。耳蜗植入可使部分听力下降患者受益，而助听器通常无效。

对于 iSS 患者需要定期随访，以评估临床有无恶化。当病情恶化或出现新症状时，需要复查影像学。

【病例摘要】

男，57 岁，听力下降 7 年，步态不稳、口齿不清 2 年。

患者 7 年前出现双耳听力下降，2 年前出现步态不稳，走路摇晃感，伴双下肢乏力，症状逐渐加重，出现讲话口齿不清，吐词不清。既往史：甲状腺功能亢进病史 10 年，2021 年行颅内动脉瘤栓塞术。家族中无类似发病者。体格检查：双耳听力粗测下降。四肢感觉无异常。四肢肌力 5 级，四肢肌张力正常。指鼻试验右侧较左侧欠稳准，共济失调步态，Romberg 试验睁闭眼均不稳。双侧 Babinski 征阳性。纯音听阈测定：双耳感音神经性耳聋。颅脑＋脊髓磁共振平扫：脑实质表面、小脑、脑干、脊髓广泛对称性 T2 低信号，考虑含铁血黄素沉积，小脑萎缩，双侧大脑半球少许缺血灶、颈椎退行性病变。定位诊断：听神经、小脑、锥体束。定性诊断：中枢神经系统表面铁沉积症，经典型幕下型中枢神经系统表面铁沉积症。病例详细资料见二维码数字资源 8-1。

数字资源 8-1

（漆学良）

【参考文献】

[1] KUMAR N，MCKEON A，RABINSTEIN AA，et al. Superficial siderosis and CSF hypovolemia：the defect（dural）in the link. Neurology，2007，69（9）：925-926.

[2] HAMILL RC. Report of a case of melanosis of the brain，cord，and meninges. J Nerv Ment Dis，1908，35：594.

[3] CHARIDIMOU A，LINN J，VERNOOIJ MW，et al. Cortical superficial siderosis：detection and clinical significance in cerebral amyloid angiopathy and related conditions. Brain，2015，138（pt 8）：2126-2139.

[4] WILSON D，CHATTERJEE F，FARMER SF，et al. Infratentorial superficial siderosis：classification，diagnostic criteria，and rational investigation pathway. Ann Neurol，2017，81（3）：333-343.

[5] LEVY M，TURTZO C，LLINAS RH. Superficial siderosis：a case report and review of the literature. Nat Clin Pract Neurol，2007，3（1）：54-58.

[6] KOEPPEN AH，HURWITZ CG，DEARBORN RE，et al. Experimental superficial siderosis of the central nervous system：biochemical correlates. J Neurol Sci，1992，112（1-2）：38-45.

[7] IWANOWSKI L，OLSZEWSKI J. The effects of subarachnoid injections of iron-containing substances on the central nervous system. J Neuropathol Exp Neurol，1960，19：433-448.

[8] OFFENBACHER H，FAZEKAS F，SCHMIDT R，et al. Superficial siderosis of the central nervous system：MRI findings and clinical significance. Neuroradiology，1996，38（1）：S51-56.

[9] FRIEDAUER L，R-K B，STEINMETZ H，et al. Spinal dural leaks in patients with infratentorial superficial siderosis of the central nervous system-refinement of a diagnostic algorithm. Eur J Neurol，2022，29（4）：1136-1144.

[10] KUMAR N. Beyond superficial siderosis：introducing "duropathies". Neurology，2012，78（24）：1992-1999.

[11] KUMAR N，LANE JI，PIEPGRAS DG. Superficial siderosis：sealing the defect. Neurology，2009，72（7）：671-673.

[12] KUMAR N，COHEN-GADOL AA，WRIGHT RA，et al. Superficial siderosis. Neurology，2006，66（8）：1144-1152.

[13] CALVO M，DE MIGUEL C，PINEL A，et al. Diffuse superficial siderosis of the central nervous svstem：four case reports and review of the literature.Rev Neurol，2014，59（8）：354-358.

[14] STABILE A，DI LAZZARO V，COLOSIMO C，et al. Idiopathic infratentorial superficial siderosis of the central nervous system：case report and review of literature. Neurol Neurochir Pol，2018，52（1）：102-106.

[15] ABKUR T，LOOBY S，COUNIHAN T. Superficial siderosis. Ir Med J，2016，109（3）：376.

[16] KOEPPEN AH，MICHAEL SC，LI D，et al. The pathology of superficial siderosis of the central nervous system. Acta Neuropathol，2008，116（4）：371-382.

[17] KOEPPEN AH，DENTINGER MP. Brain hemosiderin and superficial siderosis of the central nervous system. J Neuropathol Exp Neurol，1988，47（3）：249-270.

[18] GRISOLI M，MACCAGNANO E，DE SIMONE T，et al. Superficial siderosis of the CNS：selective central myelin vulnerability and peripheral myelin sparing demonstrated by MRI. Eur JNeurol，2007，14（5）：e2-e3.

[19] STRAUBE A，DUDEL C，WEKERLE G，et al. Polyradiculopathy in the course of superficial siderosis of the CNS. J Neurol，2001，248（1）：63-64.

[20] FEARNLEY JM，STEVENS JM，RUDGE P. Superficial siderosis of the central nervous system. Brain，1995，118（Pt 4）：10511066.

[21] VAN HARSKAMP NJ，RUDGE P，CIPOLOTTI L. Cognitive and social impairments in patients with superficial siderosis. Brain，2005，128（Pt 5）：1082-1092.

[22] 孙云闯，李凡，金海强，等. 幕下中枢神经系统表面铁沉积症三例报道并文献复习. 中国现代神经疾病杂志，2021，21（10）：893-898.

[23] 杨英麦，钱敏，郝红林，等. 中枢神经系统表面铁沉积症的临床特征和病因分析. 中华神经科杂志，2022，55（2）：125-132.

[24] KHARYTANIUK N，COWLEY P，SAYAL P，et al. Classical infratentorial superficial siderosis of the central nervous system：pathophysiology，clinical features and management. Pract Neurol，2022，11：practneurol-2021-003324.

[25] TAKAI K，TANIGUCHI M. Superficial siderosis of the central nervous system associated with ventral dural defects：bleeding from the epidural venous plexus. J Neurol，2021，268（4）：1491-1494.

[26] MCCARRON MO，PATTERSON VH. Effects of shunting CSF in superficial siderosis of the CNS. Neurology，2004，62（6）：1022-1023.

[27] MESHKAT S，EBRAHIMI P. Idiopathic superficial siderosis of the central nervous system. Cerebellum Ataxias，2021，8（1）：9.

[28] LEVY M，LLINAS R. Pilot safety trial of deferiprone in 10 subjects with superficial siderosis. Stroke，2012，43（1）：120-124.

[29] SAMMARAIEE Y，BANERJEE G，FARMER S，et al. Risks associated with oral deferiprone in the treatment of infratentorial superficial siderosis. J Neurol，2020，267（1）：239-243.

[30] SCHEID R，FRISCH S，SCHROETER ML. Superficial siderosis of the central nervous system-treatment with steroids？J Clin Pharm Ther，2009，34（5）：603-605.

第九章　中枢神经系统发作性疾病

许多中枢神经系统疾病具有发作性特点，不仅有各种类型的癫痫发作、睡眠发作，也有非癫痫性的运动症状发作以及眩晕发作。各种发作性运动诱发性肌张力障碍我们在前述章节进行了介绍。典型的运动性癫痫发作包括强直、阵挛、强直-阵挛、肌阵挛、无张力、癫痫痉挛、自律性发作和多动症发作。与正性运动体征相比，负性运动现象包括失张力性癫痫和托德（Todd）麻痹等。这些临床表现可以出现在多种疾病，癫痫发作和外伤、脑发育障碍、肿瘤或脑血管病以及感染都存在关联性，自身免疫病因越来越被认识到，包括伴有 LGI1 脑炎的面臂肌张力障碍发作，N- 甲基 -D- 天冬氨酸受体脑炎中与运动障碍和癫痫相关的神经精神表现，以及 GAD65 神经自身免疫病的慢性颞叶癫痫。新发的难治性癫痫持续状态和热性感染相关癫痫综合征，与自身免疫相关。

特发性睡眠过多和 Kleine-Levin 综合征是一种少见的原因不明的中枢性睡眠过多疾病，出现与认知和行为障碍有关的复发 / 缓解发作。脑电图和脑 MRI 在这些发作性疾病的诊断和鉴别诊断中发挥重要的作用。

癫痫、睡眠障碍、眩晕或晕厥均非罕见现象，但作为一种疾病的主要表现，基本都是罕见病。包括基因突变导致的家族性成人肌阵挛癫痫、皮质发育畸形、发作性睡病以及表现为晕厥的 Eagle 综合征。

第一节　家族性成人肌阵挛癫痫

【概述】

家族性成人肌阵挛癫痫（familial adult myoclonus epilepsy，FAME）是由于内含子五核苷酸重复扩增引起的常染色体显性遗传性疾病，迄今为止已发现 7 个 FAME 的致病基因，依据突变基因的不同该病包括 *SAMD12* 基因突变导致的 FAME1、*STARD7* 基因突变导致的 FAME2、*MARCHF6* 基因突变导致的 FAME3、*YEATS2* 基因突变导致的 FAME4、*TNRC6A* 基因突变导致的 FAME6、*RAPGEF2* 基因突变导致的 FAME7 和 *RAI1* 基因突变导致的 FAME8[1-2]。患者以皮质肌阵挛和癫痫发作为主要表现，多数患者症状较轻，疾病进展缓慢，治疗反应良好，预后良好。该病的患病率预估低于 1/35 000[3]。然而由于医生对该病的认识不足，误诊率较高[4]。

最早有关 FAME 的报道始于 20 世纪中叶。研究者描述了一组比进行性肌阵挛癫痫（progressivem-yoclonusepilepsy，PME）临床表型更轻的家族性肌阵挛癫痫，并将其命名为遗传性原发性肌阵挛。目前看来，其中的一部分患者可能具有 FAME 表型。20 世纪 90 年代，Ikeda 等日本学者陆续总结了该疾病的电生理和临床特征，并在之后的文献中使用良性 FAME 这一命名[5]。在此之后，FAME 被先后报道于欧洲、亚洲、大洋洲、非洲等国家，并采用了不同的命名，包括常染色体显性遗传皮质肌阵挛癫痫、家族性皮质肌阵挛震颤癫痫、家族性原发性肌阵挛癫痫等，以及前述的 FAME、良性 FAME[5-6]。2018 年 Ishiura 等首次确定了 *SAMD12* 基因内含子五核苷酸重复扩增为该病的病因之一[7]，此后陆续发现了 6 个和该病相关的基因[1-2]，这些基因的内含子区域均存在非编码 TTTTA 重复扩增及 TTTC（G）A 重复扩增插入。TTTC（G）A 通常位于重复扩增区域的 3′端，也有少数情况下位于两段 TTTTA 重复之间[1]。致病性突变的总重复次数介于 440 ~ 3600 次之间[8]。单独的 TTTTA 重复并不致病，TTTC（G）A 的重复才导致临床症状，目前已知最小的 TTTC（G）A 重复次数为 14[9]。FAME 突变的重复扩增具有组织异质性，常规血液标本测序无法反映脑组织中突变的重复次数[1]。

由于上述已知致病基因的功能截然不同，推测FAME的发病机制可能与重复扩增本身而非突变的载体基因相关。FAME1患者的大脑皮质神经元及小脑浦肯野细胞存在RNA重复扩增的聚集[7]，而在FAME2和FAME3患者的血液及成纤维细胞等*STARD7*及*MARCHF6*基因高表达组织却没有检测到RNA重复序列[10-11]，提示RNA毒性具有组织特异性。重复序列相关非AUG翻译可能也是FAME发病机制之一[8]。电生理研究已证实FAME存在感觉运动皮质高兴奋性[12]。影像学和病理学研究均提示FAME存在小脑的结构与功能损害[13]，提示基因突变导致了小脑-大脑皮质网络异常，进而引起相应临床表现。

【临床表现】

FAME的起病年龄为3～70岁，多集中于10～30岁。主要临床表现为皮质肌阵挛和癫痫发作[14]。与其他多核苷酸重复相关疾病类似，TTTC（G）A的重复次数与起病年龄及临床表型严重程度有一定相关性，并可出现遗传早现[6]。

1. 皮质肌阵挛

皮质肌阵挛通常是患者的首发症状。其形式类似震颤，因而也常被称为皮质震颤或肌阵挛性震颤，但电生理研究揭示其本质为肌阵挛。患者既有自发性肌阵挛，也有反射性肌阵挛。肌阵挛动作幅度小，频率快，节律不完全规则。通常累及上肢远端，少数患者也可累及眼睑、口周、颈部及下肢。姿势及动作可加重症状，静息状态减轻，睡眠中消失。感觉刺激如触觉、视觉或听觉刺激可诱发。此外，外界因素如应激、睡眠剥夺、酒精等同样会导致皮质肌阵挛加重。大部分患者的皮质肌阵挛随年龄增长缓慢加重，老年期可出现一定程度的功能障碍[14]。

2. 癫痫发作

癫痫发作的诱发因素与皮质肌阵挛类似，包括应激、睡眠剥夺、兴奋及光刺激等，通常出现于皮质肌阵挛之后数年，发生在20～40岁，也可以癫痫发作起病。最常见的发作形式为全面性强直-阵挛发作，可见于15%～85%的患者。某些患者可于发作前出现肌阵挛频率增加。少数患者可出现癫痫持续状态[15]。与特发性全面性癫痫不同，FAME的全面性强直-阵挛发作可发生于一天内任何时间。发作频率通常很低，多数患者一生只出现1～5次全面性强直-阵挛发作。其他发作形式少见，包括知觉障碍的局灶性发作和肌阵挛发作。前者可表现为额叶、颞叶内侧或枕叶癫痫症状[6]。肌阵挛发作的频率可能被低估，因为临床上可能难以与皮质肌阵挛区别。

3. 其他临床表现

小脑功能障碍并非FAME的特征表现。仅少数患者可表现出轻度的共济失调、步态不稳、下跳性眼震或构音障碍。可伴有较高比例的精神症状，尤其多见于FAME2患者。精神症状包括心境障碍、人格障碍及精神分裂症等，尤其是抑郁和焦虑更为突出。部分患者在疾病晚期可出现轻度认知障碍，但没有进展为痴呆。一定比例的FAME2和FAME3患者还可伴有偏头痛[6]。

【辅助检查】

对于出现肌阵挛或癫痫发作的患者，需要表面肌电图、脑电图以及脑影像学检查，而后进行基因检测。

1. 表面肌电图

FAME的皮质肌阵挛频率主要为8～15 Hz，与原发性震颤类似，可显示非节律或半节律性肌电爆发，爆发时程约50 ms。不同于震颤，肌电图可记录到肌阵挛的主动肌和拮抗剂同步收缩[12]。

2. 脑电图

FAME的脑电图无特异性。背景通常为正常或轻度慢化。随着年龄增加，背景活动逐渐变慢。发作间期可见广泛性棘慢波或多棘慢波，其频率较特发性全面性癫痫更快[16]（图9-1）。少数情况下可见局限性放电。癫痫样放电在清醒期更加频繁。间断闪光刺激可诱发光阵发性反应及光肌源性反应。后者可能是视觉刺激诱发的皮质反射性肌阵挛。在这些患者中还可见到巨大视觉诱发电位[12]。

3. 抽搐锁定反向平均与皮质肌肉相干性分析

常规头皮脑电图难以识别引起肌阵挛的皮质电位。通过计算50～200个与肌阵挛时的脑电图片段的平均值，使背景随机噪声相互抵消，从而突显与肌阵挛有锁时关系的皮质电位[17]。皮质肌阵挛的特征为运动前20～40 ms于对侧中央区记录到皮质电位，能够较特异地判断肌阵挛是否起源于皮质，然而由于技术限制，临床实践中其敏感性较低。皮质肌肉相干性分析能够在一定程度上检出挺举锁定场均阴性的皮质肌阵挛。患者可表现为β频带的皮质肌肉相干性增高[17]。

4. 诱发电位及C反射

FAME患者可记录到巨大躯体感觉诱发电位，

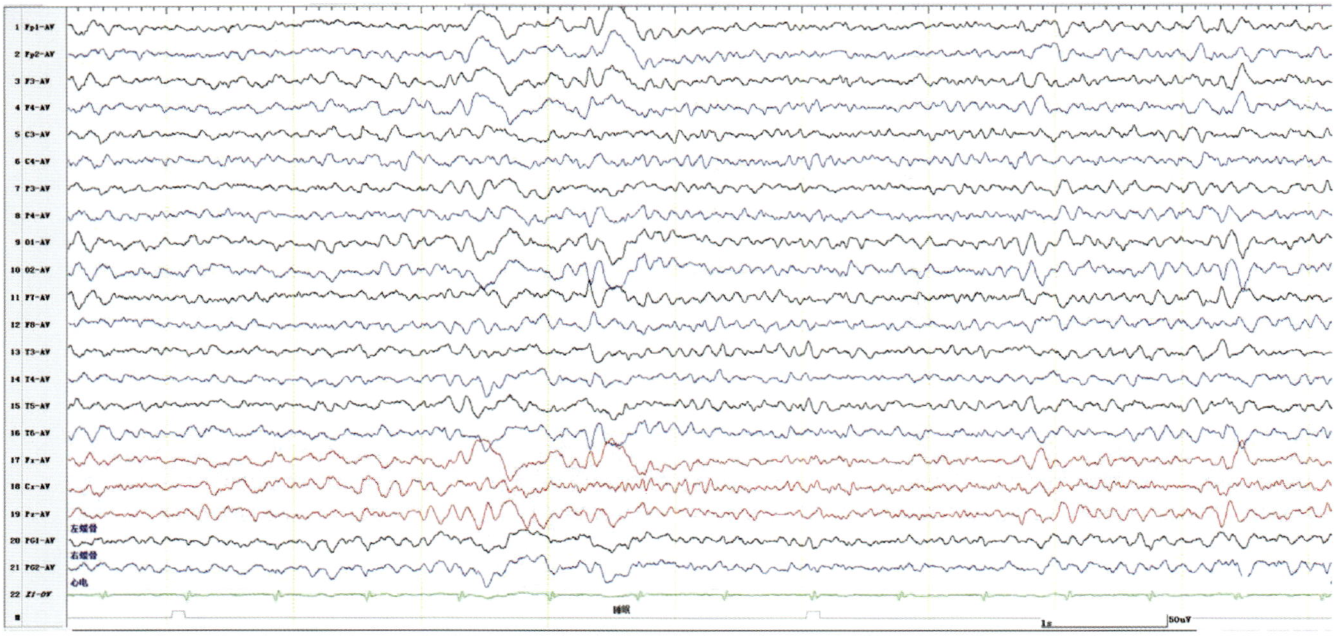

图 9-1 背景活动基本正常；间断性慢波活动，双侧额极、额、前颞区及蝶骨电极；癫痫样放电，双侧额极、额、前中颞区及蝶骨电极，左侧著（低频滤波 0.5 Hz，高频率波 70 Hz，陷波滤波 50 Hz）

表现为 P25 及 N33 波幅增高（> 10 μV），提示躯体感觉皮质的兴奋性增高[12]。然而，巨大躯体感觉诱发电位的敏感性较低。此外，抗肌阵挛药物可降低 P25 及 N33 的波幅[18]。C 反射属于长潜伏期反射，于大鱼际记录到的潜伏期为 45 ~ 55 ms。静息状态下记录到 C 反射称为增强的 C 反射，提示感觉运动皮质高兴奋性[17]。运动诱发电位检查采用单脉冲或成对脉冲刺激，可显示运动阈值降低，短间隔皮质内抑制显著减弱，以及皮质静息期缩短。这些现象提示初级运动皮质易化增强和（或）抑制减弱[12]。

5. 影像学检查

常规脑 MRI 主要用于鉴别其他结构性病变所致肌阵挛或癫痫发作。该病常规脑 MRI 通常正常，仅部分患者可见轻度小脑萎缩，以蚓部萎缩为著[13]。

6. 基因检测

采用血液的长读长测序可发现 *SAMD12*、*STARD7*、*MARCHF6*、*YEATS2*、*TNRC6A*、*RAPGEF2* 或 *RAI1* 内含子 TTTTA 重复及 TTTC（G）A 插入重复。也可采用重复引物聚合酶链式反应法，但可能出现假阴性[1]。

【诊断】

对于表现为动作性震颤的患者，应当通过仔细的神经系统查体和电生理检查判断是否为皮质肌阵挛。患者癫痫发作次数通常很少，需注意询问癫痫发作病史。如存在阳性家族史，则进一步支持 FAME。进行基因检测发现致病变异可以明确诊断。

【鉴别诊断】

依据该病的临床表现特点，主要进行各种形式的震颤鉴别诊断以及成人发病的癫痫鉴别诊断。

1. 震颤

（1）原发性震颤：是最常被误诊的诊断[4]。皮质肌阵挛和原发性震颤的动作性震颤常难以区分，二者频率范围有重叠，幅度均较小，而且以上肢远端为著。原发性震颤同样进展缓慢，且可以有阳性家族史。尤其在疾病早期未出现癫痫发作时，误诊率较高。然而，原发性震颤的震颤更有节律性，对感觉刺激不敏感，且常存在任务特异性。除上肢外，原发性震颤还表现为头部、下颌、声音等震颤。表面肌电图可记录到主动肌与拮抗肌同步或交替收缩，电生理检查缺乏皮质高兴奋性证据（表 9-1）。此外，原发性震颤患者饮酒或使用 β 受体阻滞剂可缓解，而 FAME 患者饮酒可能加重。

（2）非特异性震颤：是丙戊酸、拉莫三嗪等常用抗癫痫药的不良反应，易与家族史阴性的 FAME 混淆[4]。然而药物诱导的震颤出现于服药后，晚于癫痫发作起病，且没有皮质肌阵挛特点。震颤和肌阵挛也是常见的功能性运动障碍，如同时合并功能

表 9-1 原发性震颤和 FAME 的对比[4,19]

综合征	频率	表面肌电图	脑电生理检查
原发性震颤	4 ~ 12 Hz	主动肌与拮抗肌同步或交替放电，节律性，通常＞ 100 ms	正常
FAME	8 ~ 15 Hz	主动肌与拮抗肌同步放电，非节律或半节律性，约 50 ms	皮质兴奋

性发作，则可类似 FAME 表型。但功能性疾病有较强的情绪诱因，缺乏皮质肌阵挛的特点，同时通过脑电图也可与癫痫发作鉴别。

2. 其他癫痫综合征

（1）特发性全面性癫痫，尤其青少年肌阵挛癫痫可出现与 FAME 类似的症状[4]，如全面性强直-阵挛发作、肌阵挛等，也可具有光敏性，且起病年龄有重叠。但不同之处在于青少年肌阵挛癫痫无动作性肌阵挛，全面性强直-阵挛发作易发生于觉醒时，可有失神发作，且总体病程无慢性进展。其肌阵挛为癫痫性，同步脑电图可见癫痫样放电，而 FAME 的肌阵挛通常为非癫痫性，需要抽搐锁定反向平均或皮质肌肉相干性分析以发现皮质电位。

（2）进行性肌阵挛癫痫同样可以表现出皮质肌阵挛与癫痫发作，电生理检查可发现皮质高兴奋性。但 PME 通常症状较重，癫痫发作更频繁，病情进展较快，治疗效果不佳，预后更差。常合并其他表现，如 Unverricht-Lundborg 病的构音障碍、共济失调，Lafora 病与神经元蜡样质脂褐质沉积症的认知障碍与运动倒退，以及线粒体病的多系统受累等[20]。与 FAME 不同，大多数 PME 的遗传方式为常染色体隐性遗传。钾离子通道突变所致肌阵挛癫痫和共济失调是一种常染色体显性遗传性 PME，但起病较早，进展较快，可以与 FAME 鉴别[21]。

【治疗】

由于缺乏有效的基因治疗手段，目前以对症治疗为主，包括药物治疗与非药物治疗。

1. 药物治疗

抗癫痫药是最常用的对症治疗药物。由于患者同时有肌阵挛与癫痫发作，可选用同时作用于这两种症状的抗癫痫药，如丙戊酸、左乙拉西坦和苯二氮䓬类等。苯巴比妥、唑尼沙胺、扑米酮、吡仑帕奈也有报道。应避免使用钠离子通道阻滞剂，因为可能加重肌阵挛，甚至诱发癫痫持续状态[22]。值得注意的是，加巴喷丁是治疗原发性震颤的常用药物，但可以加重 FAME 症状[15]，因而准确的诊断对于治疗方案选择至关重要。癫痫发作通常对药物反应良好，大部分患者服药后可达到无发作，但局灶性发作可能相对难以控制。

2. 非药物治疗

神经调控是一种潜在的治疗选择。低频重复经颅磁刺激已被应用于其他疾病所致的皮质肌阵挛。脑深部电刺激在 PME 中也有尝试，可显著改善肌阵挛症状[23]。然而，神经调控在 FAME 中的应用尚缺乏证据，有待进一步探索。

【病例摘要】

女，59 岁，双上肢不自主抖动 20 年，发作性抽搐 6 个月。

患者 20 余年前出现双上肢轻微不自主抖动，持物及活动时明显，静息状态消失，逐渐缓慢加重。6 个月前走路中突发全身抽搐、呼之不应，持续 4 ~ 5 分钟抽搐停止。当地医院予奥卡西平治疗。7 天前日间再次出现类似发作，伴呼吸、心搏骤停，经抢救及支持治疗后逐渐恢复。调整抗癫痫药物为左乙拉西坦，未再发作。既往有蛛网膜囊肿病史。有“震颤”及“癫痫发作”家族史。神经系统查体示双上肢姿势性及运动性肌阵挛，远端显著，余未见明显异常。脑电图示发作间期双侧前头部癫痫样放电，间断闪光刺激未见异常。躯体感觉诱发电位可见双侧 P25 波幅增高。脑 MRI 显示左侧顶叶蛛网膜囊肿。定位诊断：双侧大脑皮质，初级运动皮质为著；定性诊断：家族性成人肌阵挛癫痫，基因检测示患者及其女儿 *SAMD12* 基因内含子 TTTTA 重复扩增及 TTTCA 插入重复扩增，确诊为 FAME。病例详细资料见二维码数字资源 9-1。

数字资源 9-1

（魏路华）

【参考文献】

[1] CORBETT MA, DEPIENNE C, VENEZIANO L, et al. Genetics of familial adult myoclonus epilepsy: from linkage studies to noncoding repeat expansions. Epilepsia, 2023, 64 (Suppl 1): S14-S21.

[2] YEETONG P, DEMBÉLÉ ME, PONGPANICH M, et al. Pentanucleotide repeat insertions in RAI1 cause benign adult familial myoclonic epilepsy type 8. Mov Disord, 2024, 39 (1): 164-172.

[3] UYAMA E, FU Y-H, PTÁCEK LJ. Familial adult myoclonic epilepsy (FAME). Adv Neurol, 2005, 95: 281-288.

[4] BAYKAN B, FRANCESCHETTI S, CANAFOGLIA L, CAVALLERI GL, MICHELUCCI R, SCHEFFER IE. Differential diagnosis of familial adult myoclonic epilepsy. Epilepsia, 2023, 64 (Suppl 1): S52-S57.

[5] BERKOVIC SF, STRIANO P, TSUJI S. History of familial adult myoclonus epilepsy/benign adult familial myoclonic epilepsy around the world. Epilepsia, 2023, 64 (Suppl 1): S3-S8.

[6] VAN DEN ENDE T, SHARIFI S, VAN DER SALM SMA, et al. Familial cortical myoclonic tremor and epilepsy, an enigmatic disorder: from phenotypes to pathophysiology and genetics. A Systematic Review. Tremor Other Hyperkinet Mov (N Y), 2018, 8: 503.

[7] ISHIURA H, DOI K, MITSUI J, et al. Expansions of intronic TTTCA and TTTTA repeats in benign adult familial myoclonic epilepsy. Nat Genet, 2018, 50 (4): 581-590.

[8] DEPIENNE C, VAN DEN MAAGDENBERG AMJM, KÜHNEL T, et al. Insights into familial adult myoclonus epilepsy pathogenesis: How the same repeat expansion in six unrelated genes may lead to cortical excitability. Epilepsia, 2023, 64 (Suppl 1): S31-S38.

[9] MIZUGUCHI T, TOYOTA T, MIYATAKE S, et al. Complete sequencing of expanded SAMD12 repeats by long-read sequencing and cas9-mediated enrichment. Brain, 2021, 144 (4): 1103-1117.

[10] CORBETT MA, KROES T, VENEZIANO L, et al. Intronic ATTTC repeat expansions in STARD7 in familial adult myoclonic epilepsy linked to chromosome 2. Nat Commun, 2019, 10 (1): 4920.

[11] FLORIAN RT, KRAFT F, LEITÃO E, et al. Unstable TTTTA/TTTCA expansions in MARCH6 are associated with familial adult myoclonic epilepsy type 3. Nat Commun, 2019, 10 (1): 4919.

[12] DUBBIOSO R, SUPPA A, TIJSSEN MAJ, et al. Familial adult myoclonus epilepsy: neurophysiological investigations. Epilepsia, 2023, 64 (Suppl 1): S39-S46.

[13] VAN ROOTSELAAR A-F, COCOZZA S, ARONICA E, et al. Familial adult myoclonus epilepsy: neuroimaging and neuropathological findings. Epilepsia, 2023, 64 (Suppl 1): S47-S51.

[14] Giraldez BG, Serratosa JM, Striano S, et al. Familial adult myoclonus epilepsy: Clinical findings, disease course, and comorbidities. Epilepsia, 2023, 64 (Suppl 1): S9-S13.

[15] STRIANO P, COPPOLA A, MADIA F, et al. Life-threatening status epilepticus following gabapentin administration in a patient with benign adult familial myoclonic epilepsy. Epilepsia, 2007, 48 (10): 1995-1998.

[16] TOYOTA T, AKAMATSU N, TANAKA A, et al. Electroencephalographic features of benign adult familial myoclonic epilepsy. Clinical Neurophysiology, 2014, 125 (2): 250-254.

[17] SHIBASAKI H, HALLETT M. Electrophysiological studies of myoclonus. Muscle Nerve, 2005, 31 (2): 157-174.

[18] STRIANO P, MANGANELLI F, BOCCELLA P, et al. Levetiracetam in patients with cortical myoclonus: a clinical and electrophysiological study. Mov Disord, 2005, 20 (12): 1610-1614.

[19] EVERLO CSJ, ELTING JWJ, TIJSSEN MAJ, et al. Electrophysiological testing aids the diagnosis of tremor and myoclonus in clinically challenging patients. Clin Neurophysiol Pract, 2022, 7: 51-58.

[20] KÄLVIÄINEN R. Progressive myoclonus epilepsies. Semin Neurol, 2015, 35 (3): 293-299.

[21] OLIVER KL, FRANCESCHETTI S, MILLIGAN CJ, et al. Myoclonus epilepsy and ataxia due to KCNC1 mutation: analysis of 20 cases and K^+ channel properties. Ann Neurol, 2017, 81 (5): 677-689.

[22] COPPOLA A, DUBBIOSO R, CUCCURULLO C, et al. Current treatment options for familial adult myoclonus epilepsy. Epilepsia, 2023, 64 (Suppl 1): S58-S63.

[23] PENA AB, CAVINESS JN. Physiology-based treatment of myoclonus. Neurotherapeutics, 2020, 17 (4): 1665-1680.

第二节　皮质发育畸形

【概述】

皮质发育畸形的特征是大脑皮质不典型发育，可以是局灶性或弥漫性，单侧或双侧，是导致智力残疾、发育迟缓、脑性瘫痪和抗药性癫痫的重要原因。局限性皮质发育障碍（focal cortical dysplasia，FCD）属于皮质发育畸形的一个亚组，特点为皮质分层异常及神经元迁移、增殖及分化异常。常位于一个脑回，或多个脑回，甚至多个脑叶以及整个半球。FCD 在文献中又被称为轻度皮质发育障碍、轻度发育障碍[1-3]。癫痫发作为 FCD 最常见的症状，可在任何年龄起病，最常于儿童期起病。FCD 开始时常为热性惊厥或痉挛发作。病程中常有发作持续状态，多为药物难治性癫痫。常伴有认知功能及神经心理学功能受损。

该病在 1971 年由 Taylor 等报道，在 10 例药物难治性癫痫外科切除的标本中发现有特殊的组织病理学改变，包括皮质结构紊乱，除第一层外各层均有大而奇异的细胞，一半有气球样细胞。1957 年 Crome 等在 3 个报道的难治性癫痫患者的病变切片中发现了“变形神经元”和“巨大神经细胞”。1992 年，Meecke 和 Veith 引入了“微发育不全”一词来定义全面性癫痫患者脑实质中的局灶性畸形。1997 年，Barkovic 等使用术语“皮质发育畸形”来描述智力低下的儿童和年轻的癫痫患者。2004 年 Palmini 等提出了 FCD 分类建议[4-7]。

在发育障碍的神经元、谷氨酸表达增强包括 N-甲基 -D- 天冬氨酸受体诸多亚单位及 α- 氨基 -3 羟基 -5 甲基 -4- 异噁唑丙酸受体亚单位；在巨大神经元大量小白蛋白（γ- 氨基丁酸能的标志物钙结合蛋白）反应性筐篮形成。而且与周围皮质神经元的联系明显不同于健康脑组织。在细胞水平，FCD 的解剖结构异常最严重处有自发的起搏点，即 γ- 氨基丁酸受体介导的突触活动，非 FCD 者则无。定量分析 FCD 部位的兴奋性及抑制突触不同于健康皮质，而且两者比例亦有变化。因此兴奋性易于产生发放并扩布至邻近部位甚至远隔部位。气球样细胞无接受突触的触点，但可促进周围皮质的突触重组导致兴奋性增加。发育障碍神经元及气球样细胞有多药耐药基因 P 糖蛋白的过度表达，因而 FCD 的癫痫常具有药物难治性[1-3,8-10]。

该病的分类基于组织学并结合临床以及神经影像学改变（表 9-2）[1]。FCD-Ⅰ型存在皮质分层异常。FCD-Ⅱ型的皮质分层异常伴有神经元形态异常，又称 Taylor 型局限性皮质发育障碍。FCD-Ⅲ型伴有其他病理变化。

表 9-2　皮质发育障碍分类

FCD Ⅰ型	FCD Ⅰa 型：有异常的辐射状皮质分层，存在大量神经元微柱； FCD Ⅰb 型：有异常的切线状皮质分层； FCD Ⅰc 型：异常的辐射状和切线状皮质分层相结合，垂直和水平分层均异常，MRI 检查正常，或灰白质交界处模糊或皮质变薄[11-12]
FCD Ⅱ型	FCD Ⅱa 型：皮质有异形神经元，无气球样细胞 FCD Ⅱb 型：有异形神经元及气球样细胞。MRI 检查正常或灰白质交界区模糊、FLAIR 信号强度改变、穿通征或皮质增厚。可见异常皮质脑回或者深沟表现[2,4]
FCD Ⅲ型	FCD Ⅲa 型：颞叶皮质分层异常伴有海马硬化； FCD Ⅲb 型：皮质分层异常邻近有胶质细胞增生或气球样神经元； FCD Ⅲc 型：皮质分层异常邻近有血管畸形； FCD Ⅲd 型：胎儿期或出生早期有获得性癫痫性疾病，如围产期缺氧缺血、脑外伤及脑炎等
微皮质发育畸形	不伴任何其他病变（如海马硬化、脑肿瘤或血管畸形），主要累及白质：伴过多异位神经元，或伴少突胶质细胞增生[13-18]

【临床表现】

FCD 部位不同，起病年龄不同：后头部平均 0.9 岁，额叶 3.3 岁，颞叶 3.5 岁，顶叶 4 岁，中央区 7.5 岁。

癫痫发作是 FCD 最常见的临床症状。开始时常为热性惊厥或痉挛发作。发作类型仅与病变部位有关，与 FCD 类型无关。临床常有持续状态，常为药物难治性发作。FCD Ⅰ型患者常见患儿生长发育迟滞，主要见于患有严重癫痫和精神运动发育迟缓的年轻患者。FCD Ⅱ型的认知功能受损明显（Ⅱa 型为 67%，Ⅱb 型为 68%），儿童期出现症状者更显著（儿童为 62%，成人仅为 34%）。癫痫发病早者认知受损更为明显，有些患儿可以查到基因异常[13-14]。

【辅助检查】

辅助检查包括脑电图和头部影像学检查，部分患者需要进行病理检查。

1. 脑电图

头皮脑电图节律性癫痫样发放与 FCD Ⅱ型部位相关，间断性尖波及棘波出现在 43% 的患者，也有间断性或持续性慢波的报道。在 MRI 异常的 FCD，电生理记录可发现有远隔部位的继发的发作激活区，常在头皮电极记录到发作间棘波，此继发激活区可在 FCD 附近、FCD 脑叶外甚至在对侧。FCD Ⅰ型无特异性 EEG 异常，小的脑沟底发育障碍脑电图无异常。

颅内电极可见持续癫痫样发放，表现为：①募集型，在慢波出现前节律性棘波逐渐增加至 12 ~ 16 Hz；②反复暴发型，10 ~ 20 Hz 棘波突然暴发或成串；③持续性或节律性棘波，＞ 10 s。

高频振荡：100 ~ 500 Hz 的低电压短振荡为非常有效的癫痫活动的标志，高频振荡多位于发作起始区，为癫痫源区最佳标志。在 FCD 部位其周围及远隔区高频振荡的频率不同，在 FCD 区频率最高，其次为周围区，其他部位罕见。在 FCD Ⅱ型高频振荡的价值高于 FCD Ⅰ型[12,23]。

2. 脑影像学

脑 MRI 可以看到下列改变（表 9-3），发现皮质的局部增厚、皮质和皮质下信号异常、穿透现象以及脑沟底发育障碍（图 9-2）。超高场强 MRI 的 7T MRI 高分辨的回波级差 T2 像及 SWI 可发现不明显的 FCD[25]。正电子断层扫描为发现 FCD 高度敏感的技术，特别是 MRI 无异常的 FCD，可以发现 95% MRI 无异常的 FCD Ⅱ型。而且癫痫源带均位于低代谢区域内[26]。脑磁图有助于发现 MRI 无明显异常的 FCD 及指导颅内电极放置。脑磁源图可用于勾画出癫痫网络及切除范围[24]。

表 9-3　皮质发育障碍的影像学改变

皮质增厚	FCD Ⅱ型的典型表现，常与灰白质交界处模糊共同存在
皮质信号异常	常见于 FCD Ⅱ型，以 T2 FLAIR 最明显，常见高信号，少数为 T1WI 高信号或 T1、T2 均为高信号
皮质下白质信号异常	在 T2WI（FLAIR 最明显）为高信号，T1WI 为低信号。白质信号异常与髓鞘化不良有关
穿透现象	脑沟下方异常信号（T2WI/FLAIR 为高信号，T1WI 低信号），从脑沟延伸逐渐变窄垂直走向脑室表面，为皮质发育早期迁移障碍的结果[2,4]
脑沟底发育障碍	脑沟底灰质变厚呈漏斗状，同时有灰白质边界模糊[19-22]

3. 脑电图功能 MRI

脑电图功能 MRI 有希望成为术前癫痫灶定位的非侵入性方法。在功能 MRI 扫描过程中记录脑电图，可以研究癫痫性发放时的代谢变化。在 BOLD 变化最大的脑区可推测为癫痫源区。用于 FCD 的术前定位，可使术后无发作率增加，并有助于勾画出 MRI 无异常的 FCD 部位。在 MRI 无异常的患者，如未切除 BOLD 变化最大区，术后发作消失的可能性明显降低[12,27]。

4. 病理检查

通过随后对切除的大脑标本进行组织学评估，手术也是诊断特定类型癫痫病变的唯一方法。可见神经元在大脑皮质迁移不良、神经元形态异常及出现气球样神经元。

【诊断】

FCD 患者通常表现为难治性癫痫发作或发育迟

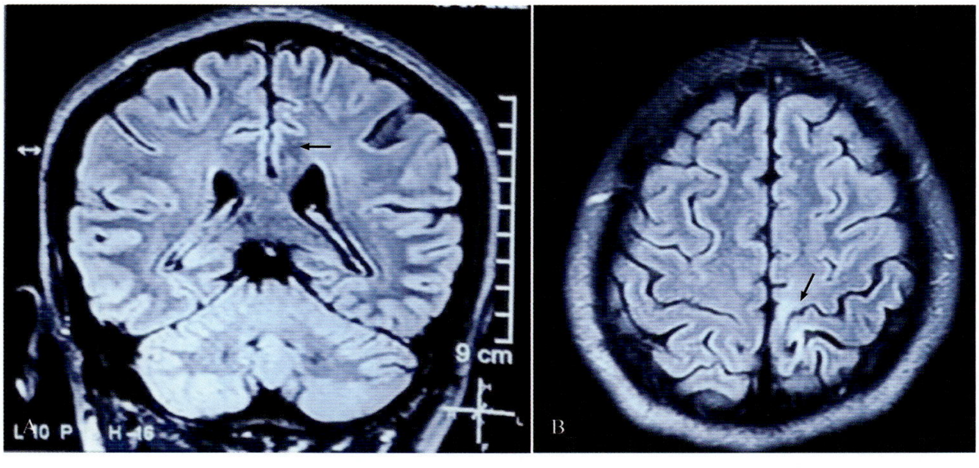

图 9-2　A，左侧扣带回下微囊形成（箭头）。B，顶叶后部皮质异常高信号（箭头）

缓，根据患者癫痫发病年龄、发育迟缓的程度和神经功能缺陷的严重程度进行临床分型。对这些患者进行 MRI 检查，对发现的皮质发育畸形或发育迟缓的形态特征进行放射学分类。如果脑部 MRI 表现或表型提示某种遗传性疾病，如脑室周围结节异位、无脑畸形或鹅卵石畸形，进行二代基因测序是最直接的诊断方法。如果靶基因测序没有发现致病基因，可对先证者和父母进行全外显子测序进行基因诊断。

【鉴别诊断】

耐药性癫痫通常源于 FCD，特别是在儿童和年轻人中，将 FCD 与其他致痫原因区分开来至关重要。需要与下列疾病进行鉴别。

1. 癫痫相关的肿瘤

与肿瘤过程相关的 FCD 为 FCD 的Ⅲb 型，癫痫患者的肿瘤发病率高达 30%，每一个生长缓慢的肿瘤都可能导致局灶性癫痫，大多数导致癫痫发作的肿瘤是神经胶质细胞瘤，其中神经节胶质瘤和胚胎发育不良性神经上皮肿瘤最常见，在这些肿瘤附近可以看到皮质发育不良。通过 MRI 可以发现肿瘤存在的依据。

2. 致痫血管畸形

包括 FCD Ⅲc 型、脑膜血管瘤病、海绵状血管瘤、动静脉畸形、斯特奇-韦伯综合征，在这些血管畸形的附近可以发现皮质发育不良。这些血管畸形可以通过 MRI 或血管造影明确诊断。

3. 致痫性脑炎

局灶性皮质发育不良合并另一种致痫病变为 FCD Ⅲd 型。Rasmussen 脑炎累及单侧大脑半球。开始出现轻度偏瘫或癫痫发作，而后出现耐药简单部分性癫痫或继发性全面性癫痫发作。癫痫发作几个月后，半球的神经功能受损，出现偏瘫、偏盲、认知功能障碍和失语症。患者血清中存在谷氨酸受体 3 抗体。

【治疗】

FCD 几乎均为药物难治性癫痫。mTOR 抑制剂雷帕霉素可能对 FCD 的发作有治疗作用[28]。生酮饮食对脑结构异常引起的癫痫有效[29]。基因治疗也在研究中[23]。主要治疗方法为手术治疗，旨在管理癫痫发作的外科干预措施主要分为三类：致痫灶切除（皮损切除、丘脑带切除、杏仁核海马区切除、脑叶切除、放射外科毁损及热凝）、致痫区域与大脑其他部分的切断（多发软膜下横断术、弯隆体切开术），以及通过慢性电刺激（脑深部刺激、海马刺激、左侧迷走神经刺激）使癫痫区去同步化。最常见的手术类型是局灶性切除。

手术的效果可以通过以下几个因素来评估：癫痫发作频率和严重程度的减少，生活质量的改善，必要的抗癫痫药物剂量或数量的改变，手术后的并发症等。最佳结果是完全控制癫痫发作。非弥散性发作起源，仅有 1 个发作起源，发作起源不在功能性脑区，完全切除发作起源区，完全切除发作间发放区，以上诸因素手术预后好。手术年龄小及 FCD Ⅱ型手术预后好。发作间期头皮脑电图癫痫样发放与 FCD 部位不一致者手术预后差[29]。

【病例摘要】

男，32 岁。发作性肢体抖动 17 年，反复单侧肢体不受支配 15 年。

患者于出生后 6 个月患“小儿麻痹”。约 15 岁开始出现癫痫发作，表现为清晨醒来后感觉全身不适，而后神志丧失，双眼上翻，双上肢抖动，此后约每年发作 1 次。患者于 16 岁开始服卡马西平 100 mg/d，忘记服药时有发作。患者于 18 岁出现右侧上下肢不受支配，左侧肢体没有此现象。患者于 24 岁起加服卡马西平 200 mg/d，持续至今，右侧肢体症状发作 3 ~ 4 次 / 年。查体：脑神经及双上肢无异常。左下肢膝关节屈 90°，不能伸直，左小腿肌肉萎缩，双足踝关节下垂，右侧踝阵挛阳性。Babinski 征阳性。辅助检查：视频 EEG：清醒期背景以低中幅 10 ~ 12 Hz α 波及不规则 α 节律为主，偶见 8 Hz α 波，少量 9 Hz 及稍多 13 Hz α 波散在，波形欠整。本例在 MRI 冠状位顶叶内侧有囊性结构异常及脑回高信号。这种 MRI 所见符合局限性皮质发育障碍Ⅱ型。本例临床发作特征及 MRI 均表明位于顶叶，但 EEG 在颞叶有尖波。病例详细资料见二维码数字资源 9-2。

数字资源 9-2

（刘　旸）

【参考文献】

[1] NAJM I, LAL D, ALONSO VANEGAS M, et al. The ILAE consensus classification of focal cortical dysplasia: an update proposed by an ad hoc task force of the ILAE diagnostic methods commission. Epilepsia, 2022, 63 (8): 1899.

[2] WANG DD, DEANS AE, BARKOVICH AJ, et al. Transmantle sign in focal cortical dysplasia: a unique radiological entity with excellent prognosis for seizure control. J Neurosurg, 2013, 118 (2): 337-344.

[3] MARIN-VALENCIA I, GUERRINI R, GLESSON JG. Pathogenetic mechanisms of focal cortical dysplasia. Epilepsia, 2014, 55 (7): 970-978.

[4] BARKOVICH AJ, KUZNIECKY RI, BOLLEN AW, et al. Focal transmantledysplasia: a specific malformation of cortical development. Neurology, 1997, 49 (4): 1148-1152.

[5] COLOMBO N, TASSI L, DELEO F, et al. Focal cortical dysplasia type Ⅱaand Ⅱb: MRI aspects in 118 cases proven by histopathology. Neuroradiology, 2012, 54 (10): 1065-1077.

[6] BLUMCKE I, THOM M, ARONICA E, et al. The clinico-pathological spetrum of focal cortical dysplasia: a consensus classification proposed by an ad hoc task force of the ILAE diagnostic methods commission. Epilepsia, 2011, 52 (1): 158-174.

[7] PALMINI A, NAJM I, AVANZINI G, et al. Terminology and classification of the cortical dysplasias. Neurology, 2004, 62 (Suppl 3): 52-58.

[8] ALONSO-NANCLARES L, GARHELLI R, SOLA RG, et al. Microanatomy of the dysplastic neocortex from epileptic patients. Brain, 2005, 128 (Pt 1): 158-173.

[9] TASSI L, GARHELLI R, COLOMBO N, et al. Type Ⅰ focal cortical dysplasia: surgical outcome is related to histopathology. Epileptic Disord, 2010, 12 (3): 181-191.

[10] KRESK P, MATON B, KORMAN B, et al. Different features of histopathological subtypes of pediatric focal cortical dysplasia. Ann Neurol, 2008, 63 (6): 758-769.

[11] CHASSOUX F, RODRIGO S, SEMAH F, et al. FDG-PET improves surgical outcome in negative MRI taylor-type focal cortical dysplasia. Neurology, 2010, 75 (24): 2168-2175.

[12] GUERRINI R, DUCHOWNY M, JAYAKAR D, et al. Diagnostic methods and treatment options for focal cortical dysplasia. Epilepsia, 2015, 56 (11): 1669-1686.

[13] BAULAC S, ISHIDA S, MARSAN E, et al. Familial focal epilepsy with focal cortical dysplasia due to DEPDC5 mutations. Ann Neurol, 2015, 77 (4): 675-683.

[14] BARBA C, PARRINI E, CORAS R, et al. Co-occurring malformation of cortical development and SCN1A gene mutations. Epilepsia, 2014, 55 (7): 1009-1019.

[15] PALMINI A, LUDERS HO. Classification issues in malformations caused by abnormalities of cortical development. Neurosurg Clin North America, 2002, 13 (1): 1-16.

[16] An international consensus classification for focal cortical dysplasia. Neurology, 2011, 10 (1): 26-27.

[17] PALMINI A, PAGLIOLI, SILVA VD. Development tumors and adjacent cortical dysplasia: single or dual pathology? Epilepsia, 2013, 54 (Suppl 9): 18-24.

[18] BARKOVICH AJ, GUERRINI R, KUZNIECKY RI, et al. A developmental and geneti classification for malformations of cortical development: update, 2012. Brain, 2012, 135 (Pt 5): 1348-1369.

[19] FAUSER S, ESSANG C, ALTENMULLER DM, et al. Is there evidence for clinical differences related to the new classification of temporal lobe cortical dysplasia? Epilepsia, 2013, 54 (5): 909-917.

[20] CHASSOUX F, LANDRE E, MELLERIO C, et al. Type Ⅱ focal cortical dysplasia: electroclinical phenotype and surgical outcome related to imaging. Epilepsia, 2012, 53 (2): 349-358.

[21] PERUCCA P, DUBEAU F, GOTMAN J. Intracranial electroencephalographic seizure-onset patterns: effect of underlying pathology. Brain, 2014, 137 (Pt 1): 183-196.

[22] SCHWARTZKROIN PA, WENZEL HJ. Are developmental dysplastic lesions epileptogenic? Epilepsia, 2012, 53 (Suppl 1): 35-44.

[23] PITTAU F, DUBEAU F, GOTMAN J. Contribution of EEG/fMRI to the definition of the epileptic focus. Neurology, 2012, 78 (19): 1479-1487.

[24] KERBER K, LEVAN P, DUMPELMANN M, et al. High frequency oscillations disease activity in patients with focal cortical dysplasia. Epilepsia, 2013, 54 (8): 1428-1436.

[25] MU J, RAMPP S, CARRETTE E, et al. Clinical relevance of source location in frontal lobe epilepsy and prediction of postoperative long-term outcome. Seizure, 2014, 23 (7): 553-559.

[26] COSTAGLI M, KELLEY DA, SYMMS MR, et al. Tissue border enhancement by inversion recovery MRI at 7.0 tesla. Neuroradiology, 2014, 56 (7): 517-523.

[27] SALAMON N, KUNG J, SHAW SJ, et al. FDG-PET/MRI coregistration improves detection of cortical dysplasia in patients with epilepsy. Neurology, 2008, 71 (20): 1594-1601.

[28] ANDRE VM, CEPEDA C, VINTERS HV, et al. Pyramidal cell responses to gamma-aminobutyric acid differ in type Ⅰ andtype Ⅱ cortical dysplasia. J Neurosci Res, 2008, 86 (14): 3151-3162.

[29] JUNG DE, KANG HC, KIM HD. Long-term outcome of the ketogenic diet for intractable childhood epilepsy with focal malformation of cortical development. Pediatrics, 2008, 122 (2): e330-e333.

第三节 发作性睡病

发作性睡病（narcolepsy）是一种以睡眠–觉醒节律障碍为特征的慢性罕见的神经系统疾病，以日间过度思睡、发作性猝倒及夜间睡眠紊乱为主要临床特征[1]。按是否伴下丘脑分泌素降低将发作性睡病分为伴有下丘脑分泌素降低的发作性睡病1型（Narcolepsy type 1，NT1）和不伴降低的2型（Narcolepsy type 2，NT2）。该病是一种终身性睡眠疾患，可严重影响患者生活质量，甚至酿成意外事故而危及生命[2-3]。影响约0.026%的普通人群，男性和女性患病率大致相当[4]。中国人群患病率估计在0.04%左右，男女比例约2∶1。发作性睡病通常出现在青春期，12 ~ 20岁，NT1发病年龄差异较大，在15岁和35岁[5]，呈双峰分布。实际发病率并不高。

该病由法国医生Gélineau于1880年首次报道，但对发作性睡病的研究从1970年才逐渐开始，1973年建立了第一例犬类发作性睡病的模型；1977年睡眠潜伏期试验标准制定；1999年发现下丘脑分泌素异常导致小鼠和犬类出现发作性睡病样症状；2000年发现人发作性睡病也与脑脊液下丘脑分泌素-1降低有关；2001年发现HLA DQB1*0602与发作性睡病有关。

发作性睡病是环境因素、遗传因素、自身免疫因素等影响睡眠与觉醒相关神经环路功能的结果[6-10]。8% ~ 10%的发作性睡病患者具有家族史，人类白细胞抗原等位基因与发作性睡病1型高度相关，中国人群典型发作性睡病患者的HLADQB1*0602阳性率高达95%，远高于普通人群[10-11]，也提示遗传因素作用。免疫损伤导致的下丘脑外侧部合成分泌素的细胞凋亡也可以诱发本病发生[1]，某些感染（细菌或病毒）和疫苗接种后也出现该病，与免疫诱导T细胞自身相关免疫反应有关。尸检进一步证实发作性睡病1型患者约90%的合成下丘脑分泌素的神经元丢失，继而导致了中脑腹外侧导水管周围灰质、被盖背外侧核/脑桥腹外侧区被盖核的胆碱能神经元、蓝斑的去甲肾上腺素能和中缝背核的5-羟色胺能神经元不能抑制快速眼动（rapid eye movement，REM）睡眠的发生，以及通过蓝斑下核影响脊髓运动神经元，出现骨骼肌失张力和猝倒发作[12-14]。

【临床表现】

发作性睡病包括5种主要临床症状：日间过度思睡、猝倒、入睡前幻觉、睡眠瘫痪、夜间睡眠紊乱[15-17]。其中日间过度思睡、猝倒、入睡前幻觉和睡眠瘫痪称发作性睡病四联症。部分患者的猝倒发作会随着年龄的增长而减轻甚至消失，但日间过度思睡会持续存在，病情可能出现波动。

1. 日间过度思睡

这是最常见的首发症状，表现为难以抗拒的困倦和睡眠发作，可出现在行走、进餐或交谈时，在单调、无刺激的环境中更容易发生。持续数分钟至10分钟，也有长达数小时者，多数经短时间小睡后可暂时缓解，但缓解不能维持太长时间。当在行走、吃饭、说话中突然出现睡眠发作时，有时会出现“半自动”样行为，表现为无意识的行为或不刻板样动作，称为“自动行为”[17-18]。无论患者夜间睡眠时间长短，日间过度思睡每日均会发生，伴有注意力和警觉性的持续下降。

2. 猝倒

这是发作性睡病1型最具特征性的临床表现，发生率约75%[19]。常在日间过度思睡症状发生数月至数年后发生，也可为首发症状。猝倒发作发生原因目前认为是患者的清醒期突然插入REM睡眠，此期骨骼肌失去张力，致患者跌倒或被迫坐下[15]。猝倒发作多由强烈情绪引发，通常是积极的情绪比如大笑，惊讶、意外遇到熟悉的人等；很少发生在压力、恐惧等负性情绪时[20]。

更常见的猝倒发作样症状是局部性症状，影响特定的肌肉群[17-18]，如眼睑下垂、吐舌、张口、头下垂、肩下垂、膝关节屈曲等，呼吸肌通常不受累。上述躯体的局部症状持续时间很短，几秒至2分钟不等，在特殊情况下比如强烈情绪刺激或抗猝倒药物撤药时可以引发，严重时持续数小时，称为猝倒样症状持续状态[15,17,21]。

临床上还可见不典型猝倒发作，表现为局部运动增多样症状，如反复的抬眉、面部抽动、舌体搅拌、头部摇摆、颈部后仰以及躯干和肢体的一系列抽动样动作等[22-24]，与对抗猝倒发作时所致的肌张力下降有关。

3. 睡眠幻觉

此为发生于觉醒–睡眠转换期的一种梦境样体验，多发生在入睡前，少数发生在睡眠向觉醒转换期。睡眠幻觉可以为视、触、听或体感幻觉（如“灵魂出窍”感）或多种感觉复合形式的幻觉，多伴有恐怖或不愉快的体验。睡眠幻觉在发作性睡病患者中发生率为 33% ~ 80%，在正常人群中发生率为 20%[17,19]。

4. 睡眠瘫痪

睡眠瘫痪多在入睡或起床时出现，患者虽然意识清醒，但全身不能活动或讲话，常伴呼吸困难和各种形式的幻觉。睡眠瘫痪不危险，但属于很恐怖的体验，一般持续数十秒到数分钟，在外界刺激（身体受到触碰）下可立即恢复正常，正常人群也可以发生，但发作性睡病发作频率及程度均更严重[1]。

5. 夜间睡眠紊乱

夜间睡眠紊乱是发作性睡病常见的症状，是继日间过度思睡和猝倒发作后排名第三的症状，发生率为 30% ~ 95%[18-19]，表现为反复夜间睡眠中断、觉醒次数增多、睡眠片段化。可伴有睡眠中周期性腿动、异态睡眠及阻塞性睡眠呼吸暂停等[24-25]。

6. 共存疾病状态

发作性睡病经常伴随肥胖、性早熟、精神障碍、认知损害、偏头痛等疾病状态（表 9-4），尽管不是诊断和鉴别诊断的一部分，但因为与后续的治疗和护理密切相关，所以在临床上也应关注和重视[17,26-27]。

表 9-4　发作性睡病伴随疾病

肥胖	常见于发作性睡病 1 型，与思睡导致的活动减少有关，也与下丘脑分泌素能神经介导的能量代谢障碍、食欲异常有关[2]
性早熟	7.4%[7] ~ 17%[27] 的儿童期患者伴有性早熟，可能与分泌素能神经障碍相关的神经–内分泌–代谢紊乱有关
精神障碍	有惊恐发作、抑郁、兴趣低下、快感缺乏等症状[28]
认知功能损害	下丘脑分泌素 1 与脑内多种神经递质及前额叶功能相关，可出现工作记忆、执行功能和持续注意力缺陷[28-29]
偏头痛	发作性睡病 1 型患者中偏头痛发生率为 20% ~ 45%，女性略多于男性[26,30]

【辅助检查】

发作性睡病确诊需要客观实验室检查，包括夜间多导睡眠监测（nocturnal polysomnography，nPSG）、多次睡眠潜伏期试验（multiple sleep latency test，MSLT）、血 HLA 分型及脑脊液下丘脑分泌素测定[3,24,31]。

1. 夜间多导睡眠监测

在做 MSLT 之前必须先进行该检查，以排除日间嗜睡或夜间睡眠障碍的其他潜在原因。建议在进行 nPSG 检查前 2 周，使用睡眠日记和简便的活动记录仪评估是否存在睡眠不足、倒班或其他昼夜节律失调的睡眠紊乱，从而更准确地分析 nPSG 和 MSLT 的结果。发作性睡病的 nPSG 主要特点为：入睡潜伏期缩短、N_1 期睡眠增加、N_3 期睡眠减少，出现入睡期 REM 睡眠、睡眠效率下降、微觉醒指数增加、周期性肢体运动增加、REM 期肌张力失弛缓现象，并出现梦境演绎行为等。

2. 多次睡眠潜伏期试验

MSLT 是一种诊断发作性睡病的标准测试。MSLT 在 nPSG 监测次日进行，连续监测 5 次，第一次在 nPSG 结束后 1.5 ~ 3 h 内进行，随后每 2 小时进行 1 次，连续监测 5 次；如果监测采集到 2 次入睡期 REM 睡眠，测试次数可以减少为 4 次[17,31]。MSLT 测试结果小于 5 分钟提示发作性睡病，MSLT 敏感性为 78%，特异性为 93%。MSLT 阴性并不能完全排除诊断[24]。

3. 下丘脑分泌素 -1 测量

发作性睡病最有可能的原因是对下丘脑分泌素神经元的自身免疫反应导致脑脊液–下丘脑素的下降，脑脊液中下丘脑分泌素 -1 ≤ 110 pg/ml 或低于正常值的 1/3，可作为发作性睡病的确诊和分型标准，诊断特异性和敏感性均在 95% 以上[2,16,18-19]。Prader-Willi 综合征和多发性硬化症患者的脑脊液下丘脑分泌素水平也可能出现降低，还有个别发作性睡病患者的下丘脑分泌素水平正常。

4. 基因检测

HLADR2 和 HLA-DQB1*0602 等位基因是发作性睡病最重要的遗传因素，其阳性支持发作性睡病诊断，但是由于特异性不强，目前已不作为诊断标准。因为典型猝倒同时伴 HLA-DQB1*0602 阳性患者 99% 会存在分泌素 -1 降低，目前可用于无法行腰椎穿刺检查的患者，对疾病较为准确地诊断和分型[31]。

【诊断】

1. 发作性睡病 1 型

当儿童和青春期患者出现睡眠–觉醒节律障碍时，需要结合发作性睡病 1 型诊断标准（表 9-5）进行分析。必须同时符合 A 和 B 项。对无猝倒者如果符合A和B项的（2），也可以诊断发作性睡病1型。发作性睡病1型也可以继发于其他疾病，常见的中枢神经系统疾病如自身免疫性脑炎、下丘脑肿瘤、脑卒中、帕金森病、外伤等。

表9-5 发作性睡病1型诊断标准

A	每天均出现日间难以抑制的思睡，持续至少3个月。
B	满足下列1项或2项： （1）有猝倒发作和MSLT检查显示平均睡眠潜伏时间≤8 min且出现≥2次入睡期REM睡眠。在MSLT检查前进行的nPSG检查中，在睡眠起始15 min内出现的REM期，可替代1次MSLT中的入睡期REM睡眠。 （2）免疫法测定脑脊液下丘脑分泌素-1≤110 pg/ml或小于同一标准检验正常者平均值的1/3。

2. 发作性睡病2型

当患者出现睡眠–觉醒障碍时，也需要考虑作性睡病2型诊断（表9-6），必须同时符合A～E项。

表9-6 发作性睡病2型诊断标准

A	每天均出现日间难以抑制的思睡，持续至少3个月。
B	MSLT检查显示平均睡眠潜伏时间≤8 min，且出现≥2次入睡期REM睡眠。 nPSG检查，睡眠起始15 min内出现的REM期，可以替代1次日间MSLT中入睡期REM睡眠。
C	无猝倒发作
D	免疫法检测脑脊液下丘脑分泌素-1＞110 pg/ml或大于同一标准检验正常者平均值的1/3。
E	思睡症状和（或）MSLT结果无法用其他原因如睡眠不足、睡眠呼吸暂停低通气综合征、睡眠时相延迟障碍、药物的使用所解释。

如果患者随后出现猝倒发作，应重新诊断为发作性睡病1型；或在诊断后，经检测脑脊液分泌素-1浓度≤110 pg/ml或小于经同一标准检验的正常者平均值的1/3，应重新修正归类为发作性睡病1型。

【鉴别诊断】

发作性睡病容易误诊，其初始诊断的错误近50%。猝倒是发作性睡病的一个显著特征，但晕厥、癔病患者也会出现这种症状。发作性睡病的鉴别诊断还包括睡眠呼吸暂停低通气综合征、特发性睡眠增多、克莱恩–莱文综合征、睡眠不足综合征和癫痫。由于发作性睡病的发病年龄在儿童和青春期呈双峰分布，年龄是诊断和确认发作性睡病的另一个重要标准。

1. 睡眠呼吸暂停低通气综合征

该病也可表现出日间思睡，但发作性睡病的日间思睡程度更重，且睡眠呼吸暂停患者无猝倒发作。约30%成人发作性睡病患者同时存在睡眠呼吸暂停低通气综合征，因此当睡眠呼吸暂停低通气综合征患者经有效的无创通气治疗日间思睡改善不明显，应怀疑可能存在发作性睡病，可通过检测脑脊液下丘脑分泌素-1的含量来鉴别。

2. 特发性睡眠增多

特发性睡眠增多患者夜间睡眠效率通常更高，可出现宿醉式睡眠，临床表现无猝倒、入睡前幻觉、睡眠瘫痪等症状，MSLT监测不会出现入睡期REM睡眠。

3. 克莱恩–莱文综合征

表现为反复发作的过度思睡，同时伴有认知、精神和行为异常，发作间期患者的功能状态正常，过度思睡发作期每次可持续2天至5周，该病仅出现总睡眠时间延长，无其他特异性表现。

4. 睡眠不足综合征

有日间思睡但不伴有猝倒，只要保证充足的睡眠时间和正常的作息时间就可以消除日间思睡。

5. 癫痫

癫痫需与发作性睡病的猝倒症状相鉴别。癫痫患者通常没有日间过度思睡，癫痫发作时可伴意识丧失，发作期脑电图可见痫样放电。

【治疗】

发作性睡病的总体治疗目标是通过药物和非药物治疗，减少日间过度思睡、控制猝倒、改善夜间睡眠，帮助患者尽可能恢复日常生活和社会功能，尽可能减轻共病的症状，减少和避免药物干预带来的不良反应[3,31]。

1. 非药物治疗

控制发作性睡病症状首先需考虑非药物治疗，这是治疗发作性睡病的基础。某些不宜进行药物治疗的特殊患者（如怀孕和儿童早期），非药物治疗更是必要的方法。

首先应给予有效心理支持和干预，对儿童患者，学业负担不宜太重，根据日间小睡时间安排学习任务，鼓励体育活动，控制体重。

有计划地安排日间规律小睡可以减少睡意，并有助于减少兴奋性药物的使用剂量。每日安排特定时间小睡 2 ~ 3 次，每次 15 ~ 20 min，对缓解日间过度思睡和提高警觉性有显著效果。

2. 药物治疗

帮助患者认识发作性睡病的症状、掌握症状出现后的应对措施，了解不同药物对疾病的疗效。目前尚无确切的病因治疗方法，主要是对症治疗。

（1）日间过度思睡：替洛利生（Ⅰ级推荐，A 级证据），为首选药物，为新型组胺 H_3 受体拮抗剂 / 反向激动剂，增加中枢神经系统内源性组胺和其他兴奋性神经递质如乙酰胆碱、多巴胺、去甲肾上腺素的释放，改善日间过度思睡和猝倒[2]。最大剂量不超过 36 mg/d，随早餐单次服用，3 h 血浆浓度达峰，半衰期为 10 ~ 12 h，常用剂量 18 ~ 36 mg/d。常见的不良反应有失眠、头痛、恶心、焦虑等。

莫达非尼（Ⅰ级推荐，A 级证据）：可以改善 65% ~ 90% 的日间过度思睡症状[3,31]。通过低亲和性抑制多巴胺转运体再摄取蛋白，增强中枢-皮质-边缘系统多巴胺浓度和神经传递。该药半衰期为 9 ~ 14 小时，服药 2 ~ 4 天达稳态血药浓度，治疗发作性睡病的初始剂量为每天 100 mg，此后每 5 天增加 50 ~ 100 mg，直至达到标准剂量 200 ~ 400 mg。不良反应有头痛、胃肠道反应、鼻炎样症状、血压升高、食欲降低、体重减轻等，存在潜在的药物滥用性和心理依赖性。

γ- 羟丁酸钠（Ⅰ级推荐，A 级证据）：疗效优于莫达非尼；半衰期短、起效快，需要晚上睡前服用，夜间加服 1 次。常见的不良反应包括恶心、头晕、夜间遗尿、头痛、胸部不适，睡眠呼吸障碍也有报道。足量服用会引起快速镇静和记忆缺失，大剂量会引发呼吸抑制和死亡[3,31]。

马吲哚（Ⅰ级推荐，A 级证据）[3,31]：为非苯丙胺类精神振奋剂，使 85% 的患者日间过度思睡症状得到改善，并减少 50% 的猝倒发作，马吲哚对莫达非尼、哌甲酯和 γ- 羟丁酸钠耐药的患者的过度思睡症状改善率达 60%。常见不良反应包括口干、心悸、厌食、紧张和头痛等。

索林非妥（Ⅰ级推荐，C 级证据）[3,31]：是一种具有双重作用的多巴胺和去甲肾上腺素再摄取抑制剂，用于治疗成人与发作性睡病相关的日间过度思睡，每日 1 次。因为有干扰睡眠的可能，避免在入睡前 9 h 内服药；起始应用剂量为 75 mg，最大剂量为 150 mg；索林非妥增加 1 倍剂量至少间隔 3 天。常见的不良事件包括头痛、食欲下降、失眠、恶心和胸部不适，大多数为轻度或中度严重程度。

哌甲酯（Ⅱ级推荐，C 级证据）[3,31]：为苯丙胺类精神振奋剂，是治疗儿童注意力缺陷的主要药物，可以改善发作性睡病患者大部分的日间过度思睡症状。每日早晨服用，起始每日 1 次 18 mg，最大剂量不超过每日 54 mg。常见的不良反应包括胃肠道反应、头痛、头晕、失眠、无力、高血压、体重减轻等；罕见的不良反应为精神疾病；禁用于高血压、胸痛、心律失常、二尖瓣脱垂、心绞痛和急性心肌梗死患者。

单药治疗效果不佳时，可考虑联合用药[3,31]，替洛利生可联合莫达非尼或其他日间过度思睡治疗药物，其长期疗效和安全性已得到临床研究验证。莫达非尼 200 ~ 300 mg/d 可加用 5 ~ 10 mg 的哌甲酯普通片或马吲哚，必须在临床严密监测下使用，其安全性尚无临床研究证据。

（2）猝倒的治疗：

替洛利生（Ⅰ级推荐，A 级证据）：可显著改善猝倒发作[3,31]。

γ- 羟丁酸钠（Ⅰ级推荐，A 级证据）[3,31]：羟丁酸钠降低猝倒发作的效果与剂量有关，9.0 g/d 为最有效剂量，但部分患者无法耐受 9.0 g/d，普遍剂量为 6.0 g/d。一般治疗 4 周后改善猝倒发作，需要至少 3 个月才发挥最大疗效。

选择性 5- 羟色胺与去甲肾上腺素再摄取抑制剂类（Ⅱ级推荐，C 级证据）[3,31]：主要包括文拉法辛、去甲基文拉法辛和度洛西汀。文拉法辛是临床上治疗猝倒、入睡前幻觉和睡眠瘫痪的药物之一，起始剂量为 37.5 mg，早饭后顿服，缓慢增加至有效剂量（75 ~ 225 mg/d）。度洛西汀的药理机制与文拉法辛类似，半衰期约为 12 h，有效治疗剂量为 20 ~ 40 mg/d，最大剂量为 60 mg/d。

三环类抗抑郁剂（Ⅱ级推荐，C 级证据）[3,31]：氯米帕明、去甲阿米替林和丙咪嗪。对入睡前幻觉和睡眠瘫痪也有效。该类药物存在诸多不良反应，如便秘、视物模糊、口干、心脏传导阻滞、镇静、直立性低血压及性功能障碍等。

选择性 5- 羟色胺再摄取抑制剂类（Ⅱ级推荐，C 级证据）：帕罗西汀、氟西汀、舍曲林和西酞普兰对于治疗猝倒发作有一定疗效[3,31]。

选择性去甲肾上腺素再摄取抑制剂（Ⅱ级推荐，C 级证据）：瑞波西汀可减少猝倒发作的频率及严重程度。常见不良反应为失眠、多汗、头晕、便秘、直立性低血压、性功能障碍和排尿困难等[3,31]。

以上抗抑郁类药物均需要规律服用，骤然停药会造成撤药性猝倒反跳，患者的猝倒症状加重，一般持续 3 ~ 7 天可自行缓解，但严重时可能会有猝倒持续状态。

【病例摘要】

女，24 岁，过度思睡 10 余年，伴紧张、担心 5 年，加重 1 个月。

患者 10 余年前无明显诱因出现每日过度思睡，疲乏感明显，常于上课、坐着看书时出现不可抗拒的睡意，有时在吃饭、走路、坐车时也出现，每次持续时间 10 余分钟，可自己醒来，醒后自觉精力明显恢复，每周出现 4 ~ 5 次，自诉在情绪激动时会出现全身发软、有时甚至会摔倒，在整个摔倒过程中意识清楚，自觉肢体无力不能活动，10 余分钟症状缓解，缓解后无特殊不适。5 年前出现夜间噩梦增多、夜间觉醒次数多，反复在刚入睡或临近苏醒时出现自觉意识清醒但全身不能活动、不能言语等症状。近一年出现“摔倒”次数增多，致下肢多处皮肤软组织擦伤。入院前 1 个月多次在情绪激动时出现头下垂症状，严重影响生活和学习，否认家族类似病史。体格检查：一般内科查体及神经内科查体无明显异常。夜间多导睡眠监测提示夜间觉醒次数增多，日间多次小睡试验提示入睡潜伏期缩短。脑脊液检查提示下丘脑分泌素 -1 为 17.54 pg/ml，Epworth 嗜睡量表为 13 分，提示中度异常。定位诊断：中枢神经睡眠与觉醒控制系统；定性诊断：发作性睡病 1 型。病例详细资料见二维码数字资源 9-3。

数字资源 9-3

（陈　烜）

【参考文献】

[1] 赵忠新，叶京英. 睡眠医学，2 版 . 北京：人民卫生出版社.

[2] American academy of sleep medicine. ICSD：3 International classification of sleep disorders. 3rd ed. Darien IL：American Academy of Sleep Medicine，2014：143-161.

[3] 中华医学会神经病学分会睡眠障碍学组，王玉平，唐吉友，王春雪等. 中国发作性睡病诊断与治疗指南（2022 版）. 中华神经科杂志，2022，55（5）：406-420.

[4] BARATEAU L，PIZZA F，PLAZZI G，DAUVILLIERS Y. Narcolepsy. J Sleep Res，2022，31（4）：e13631.

[5] DAUVILLIERS Y，MONTPLAISIR J，MOLINARI N，et al. Age at onset of narcolepsy in two large populations of patients in france and quebec. Neurology，2001，57（11）：2029-2033.

[6] HAN F，LIN L，WARBY SC，et al. Narcolepsy onset is seasonal and increased following the 2009 H1N1 pandemic in China. Ann Neurol，2011，70（3）：410-417.

[7] WU H，ZHUANG J，STONE WS，et al. Symptoms and occurrences of narcolepsy：a retrospective study of 162 patients during a 10-year period in eastern China. Sleep Med，2014，15（6）：607-613.

[8] WIJNANS L，LECOMTE C，DE VRIES C，et al. The incidence of narcolepsy in Europe：before，during，and after the influenza a（H1N1）pdm09 pandemic and vaccination campaigns. Vaccine，2013，31（8）：1246-1254.

[9] PARTINEN M，KORNUM BR，PLAZZI G，et al. Narcolepsy as an autoimmune disease：the role of H1N1 infection and vaccination. Lancet Neurol，2014，13（6）：600-613.

[10] HAN F. Narcolepsy in China：when the east meets the west. Sleep Med，2014，15（6）：605-606.

[11] CAPITTINI C，DE SILVESTRI A，TERZAGHI M，et al. Correlation between HLA-DQB1*0602 and narcolepsy with and without cataplexy：approving a safe and sensitive genetic test in four major ethnic groups. A systematic meta-analysis. Sleep Med，2018，52：150-157.

[12] WU MF，GULYANI SA，YAU E，et al. Locus coeruleus neurons：cessation of activity during cataplexy. Neuro Sci，1999，91（4）：1389-1399.

[13] WU MF，JOHN J，BOEHMER LN，et al. Activity of dorsal raphe cells across the sleep-waking cycle and during cataplexy in narcoleptic dogs. J Physiol，2004，554（Pt 1）：202-215.

[14] LU J，SHERMAN D，DEVOR M，et al. A putative flip-flop switch for control of REM sleep. Nature，2006，441（7093）：589-594.

[15] MEDRANOMARTINEZ P，PERAITAADRADOS R. Neuropsychological alterations in narcolepsy with cataplexy and the expression of cognitive deficits. J Int Neuropsychol Soc，2020，26（6）：587-595.

[16] DAUVILLIERS Y，ARNULF I，MIGNOT E. Narcolepsy with cataplexy. Lancet，2007，369（9560）：499-511.

[17] THORPY MJ. Recently approved and upcoming treatments for narcolepsy. CNS Drugs，2020，34（1）：927.

[18] BASSETTI CLA，KALLWEIT U，VIGNATELLI L，et al.

European guideline and expert statements on the management of narcolepsy in adults and children. Eur J Neurol，2021，28（9）：2815-2830.

[19] LAMMERS GJ，BASSETTI CLA，DOLENC-GROSELJ L，et al. Diagnosis of central disorders of hypersomnolence：a reappraisal by european experts. Sleep Med Rev，2020，52：101306.

[20] OVEREEM S，VAN NUES SJ，VAN DER ZANDE WL，et al. The clinical features of cataplexy：a questionnaire study in narcolepsy patients with and without hypocretin-1 deficiency. Sleep Med，2011，12（10）：12-18.

[21] PLAZZI G，PIZZA F，PALAIA V，et al. Complex movement disorders at disease onset in childhood narcolepsy with cataplexy. Brain，2011，134（12）：3477-3489.

[22] PIZZA F，ANTELMI E，VANDI S，et al. The distinguishing motor features of cataplexy：a study from videorecorded attacks. Sleep，2018，41（5）：e262. D

[23] NITTUR N，KONOFAL E，DAUVILLIERS Y，et al. Mazindol in narcolepsy and idiopathic and symptomatic hypersomnia refractory to stimulants：a long-term chart review. Sleep Med，2013，14（1）：30-36.

[24] 陈国艳，邹慧莉，杨婷，等. 发作性睡病伴快速眼球运动期睡眠行为异常患者的临床特征及多导睡眠图改变. 中华神经科杂志，2012，45（10）：711-714.

[25] KNUDSEN S，GAMMELTOFT S，JENNUM PJ. Rapid eye movement sleep behaviour disorder in patients with narcolepsy is associated with hypocretin1 deficiency. Brain，2010，133（Pt 2）：568-579.

[26] VIGNATELLI L，PLAZZI G，PESCHECHERA F，et al. A 5year prospective cohort study on healthrelated quality of life in patients with narcolepsy. Sleep Med，2011，12（1）：19-23.

[27] POLI F，PIZZA F，MIGNOT E，et al. High prevalence of precocious puberty and obesity in childhood narcolepsy with cataplexy. Sleep，2013，36（2）：175-181.

[28] THIEUX M，ZHANG M，MARCASTEL A，et al. Intellectual abilities of children with narcolepsy. J Clin Med，2020，9（12）：4075.

[29] MEDRANOMARTINEZ P，RAMOSPLATON MJ，PERAITAADRADOS R. Neuropsychological alterations in narcolepsy with cataplexy：a review. Rev Neurol，2018，66（3）：8996.

[30] PÉREZ-CARBONELL L，MIGNOT E，LESCHZINER G，et al. Understanding and approaching excessive daytime sleepiness. Lancet，2022，400（10357）：1033-1046.

[31] KRAHN LE，ARAND DL，AVIDAN AY，et al. ecommended protocols for the multiple sleep latency test and maintenance of wakefulness test in adults：guidance from the american academy of sleep medicine. J Clin Sleep Med，2021，17（12）：2489-2498.

第十章 线粒体脑病

线粒体是存在于体内有核细胞中的双膜细胞器，是一种动态细胞器，根据细胞的代谢状态进行分裂和融合，和内质网结合在细胞质内有序分布。线粒体在细胞内具有多种功能：参与三羧酸循环、脂肪酸氧化、氧化磷酸化、尿素循环、糖异生和酮体生成，为人体提供三磷酸腺苷；在其他几个重要的细胞过程中也扮演着重要的角色，如细胞凋亡、氧自由基形成等。

线粒体的异常在1962年首先由Luft进行了描述，生化研究证实患者存在氧化磷酸化脱偶联。1963年，Engel KW使用改良Gomori三色染色证实线粒体病患者存在以破碎红纤维为特点的骨骼肌病理改变，成为诊断线粒体病的重要方法。线粒体功能障碍，尤其是氧化磷酸化和三磷酸腺苷生成的障碍，扰乱了细胞的能量代谢平衡，促进了细胞的氧化和凋亡，导致神经系统以及其他系统损害。目前有300多种线粒体基因和核基因突变引起的线粒体疾病，可出现在任何年龄，从新生儿到成年后期，有不同的器官受累表现，中枢神经系统和骨骼肌因为高耗能而易于损害，表现出一系列相关的临床特征，包括神经发育延迟、癫痫发作、卒中样发作、运动障碍、视神经病变，伴随肌病和周围神经病。大多数类型的线粒体疾病都没有特效的治疗方法，在这种背景下，积极治疗癫痫、卒中样发作、肌张力障碍、脑干功能障碍和帕金森综合征，对于提高患者的生活质量和降低死亡率尤为重要。

线粒体病是最常见的遗传性代谢紊乱之一，估计患病率为1/4300。患者不同年龄段发病，其临床、生化和遗传异质性使诊断复杂化，并使临床管理充满挑战。虽然在过去的几十年里，陆续报道了线粒体病各种综合征（表10-1），以神经系统受累很常见，但一些患者出现了远远超出大多数神经科医生专业知识范围的多系统并发症，包括心肌病、糖尿病和肝或肾衰竭。因此，多学科临床管理必不可少。

表10-1 线粒体脑病亚型

疾病	临床表现	基因
Leber遗传性视神经病	视力丧失	复合体1 ND6、1、4
肌阵挛癫痫伴破碎红纤维	肌阵挛、癫痫、共济失调、肌病、运动耐力减退	tRNA赖氨酸
线粒体脑肌病伴乳酸血症和卒中样发作	全身肌无力、痴呆、失语、肌阵挛、共济失调，视野缺失	m.A3243和m.G13513A（tRNA亮氨酸）
母系遗传糖尿病耳聋	慢性肾疾病、耳聋、神经病、听力损失、肌病	m.A3243G（tRNA亮氨酸）
Pearson综合征	发育延迟，吸收不良	线粒体DNA大片段缺失
Kearns-Sayre综合征	心脏传导阻滞、生长迟缓、眼外肌麻痹、前庭功能障碍	mtDNA大片段缺失
慢性进行性眼外肌麻痹	眼球运动不能，上睑下垂	mtDNA多重缺失
Leigh综合征	脑干症状和运动障碍	MT-ATP6、复合体1 ND6和NDUFAF5
Barth综合征	心力衰竭	核基因TAZ
Friedreich共济失调	步态不稳，心肌病	FAZ基因

线粒体病的诊断依赖于对患者的临床病史、体检和家系的分析。对疑似线粒体疾病患者进行调查的关键一步是对其现病史和家族史进行细致的临床评估。在此基础上进行辅助检查，包括实验室检查、影像研究，以帮助确定临床表型。如发现血液或脑脊液乳酸升高，有助于线粒体疾病的诊断，血清肌酸激酶轻-中度升高支持线粒体脑肌病的诊断。骨骼肌活检仍然是诊断的金标准，但二代基因测序技术和多组学分析的

使用已经使线粒体病的诊断发生了革命性的变化。

MRI 和磁共振氢谱是诊断线粒体病的主要神经影像方法之一，可以发现 7 种基本的中枢神经系统异常，分别是弥漫性小脑萎缩、脑萎缩、皮质下结构（基底节、脑干、小脑）的对称信号变化、大脑皮质和皮质下白质的不对称信号变化、白质脑病以及视神经和脊髓的对称信号变化。乳酸峰值异常升高，反映呼吸链的故障。MRI 能够在体内无创性地评估组织异常、相关的血流灌注变化和细胞代谢紊乱，从而为线粒体病的中枢神经系统损伤提供重要信息。本章重点介绍在儿童和成人神经病学临床实践中经常遇到的中枢神经系统线粒体病。

（袁　云）

第一节　线粒体脑肌病伴乳酸血症和卒中样发作

【概述】

线粒体脑肌病伴乳酸血症和卒中样发作（mitochondrial encephalomyopathy，lactic acidosis and stroke-like episodes，MELAS）是一种由线粒体基因（mitochondrial DNA，mtDNA）或线粒体核基因突变导致的多系统代谢性疾病[1]，临床表现多样，主要包括卒中样发作、癫痫、头痛、认知障碍、运动不耐受、感音神经性耳聋、糖尿病、身材矮小及多毛等。大脑 MRI 可见顶叶、枕叶和颞叶交界区出现大片长 T2 信号为特点。

该病于 1976 年首先由 Koeningsberger MR 报道[2]。1984 年 Pavlakis SG 在总结 11 例患者的临床及病理特征后，将其命名为 MELAS[3]。1988 年日本的 Kishi M 首次描述该病的脑病理改变[5]。1990 年日本的 Goto 等发现 MELAS 的发病与 mtDNA 3243A＞G 突变有关[6]，见于 80% 的患者。1992 年 Hirano M 提出了该病的 3 个诊断标准，即：40 岁之前出现卒中样发作，伴随癫痫、痴呆、乳酸酸中毒，和（或）破碎红纤维[4]。到目前为止，已经发现 30 余种不同的 mtDNA 突变与 MELAS 相关[7]。日本的 MELAS 患病率为 0.58/10 万[8]。在英国东北部成年人群的患病率为 3.7/10 万，还有 4/10 万的儿童及青少年为该突变的无症状携带者[9]。我国对 MELAS 的认识过程始于 20 世纪 90 年代，陈清棠及郭玉璞教授先后报道了 MELAS 患者的骨骼肌病理、脑病理及基因突变特点[10-11]。

MELAS 的肌肉活检可见分散出现的破碎红纤维（图 10-1A），肌纤维内可见线粒体大量增生，部分肌纤维出现脂肪滴增加。肌间小血管在琥珀酸脱氢酶染色下也明显深染，称之为琥珀酸脱氢酶高反应性血管（图 10-1B），细胞色素 C 氧化酶染色可见阴性肌纤维。超微病理显示肌纤维内存在大量巨大线粒体，部分线粒体内出现环状排列的嵴或类结晶包涵体。大脑出现萎缩，顶叶和枕叶交界区的皮质出现层状坏死，大脑皮质呈现海绵样改变，伴随神经

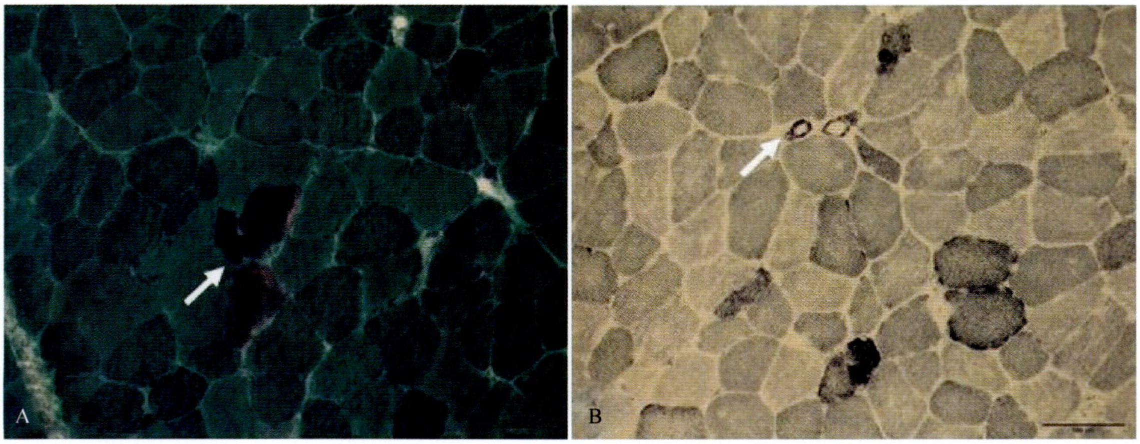

图 10-1　MELAS 患者的骨骼肌病理改变。A，改良 Gomori 三色染色示少数散在分布的破碎红纤维（箭头）。B，琥珀酸脱氢酶染色示破碎蓝纤维及琥珀酸脱氢酶高反应血管（箭头）

元丢失、胶质细胞和毛细血管增生（图 10-2）。脑小动脉的平滑肌细胞和内皮细胞中也存在大量异常的线粒体，以软脑膜中直径小于 250 μm 的微小动脉受累最为明显[12]。

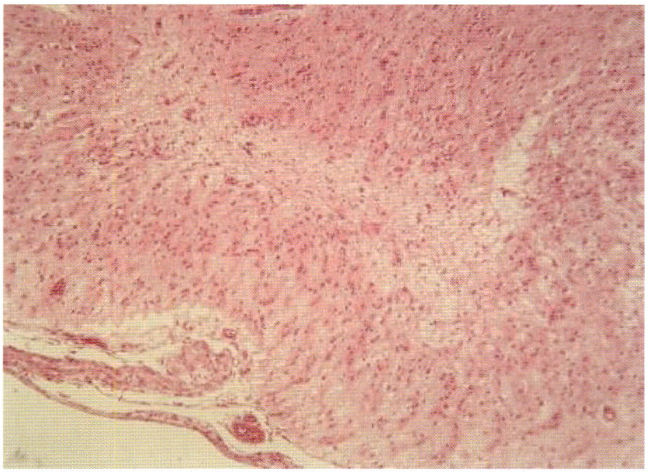

图 10-2 大脑皮质的层样坏死，皮质海绵样改变伴随毛细血管增生

【临床表现】

MELAS 发病年龄在 2 ~ 60 岁，大多数不超过 40 岁，其中 70% 的患者在 2 ~ 20 岁[13]，发病年龄高峰在 8 ~ 12 岁[14]。首次卒中样发作的年龄越小，患者的病情越重，死亡风险越高[8,15]。最常见的死因为卒中样发作及癫痫持续状态[15]。患者为母系遗传，在同一家系中，不同患者的临床表现有显著的异质性（表 10-2），患者的母亲可以仅表现为糖尿病、耳聋或身材矮小，其子女可以出现严重的脑病。个别患者

表 10-2 线粒体脑肌病伴乳酸血症和卒中样发作临床表现

突变频率	临床表现
≥ 90%	卒中样发作、痴呆、癫痫、乳酸血症、破碎红纤维
75% ~ 89%	偏瘫、皮质性视力丧失、头痛、听力障碍、肌无力
50% ~ 74%	周围神经病、学习障碍、记忆下降、反复呕吐、身材矮小
25% ~ 49%	基底节钙化、肌阵挛、共济失调、间歇性意识改变、步态障碍、抑郁、焦虑、精神障碍、糖尿病
＜ 25%	视神经萎缩、色素性视网膜病变、眼外肌瘫痪、运动发育迟缓、心肌病、心脏传导异常、肾病、白癜风

可以合并出现其他类型的线粒体脑肌病，如 MELAS-Leigh 叠加综合征、MELAS- 慢性进行性眼外肌瘫痪、MELAS- 肌阵挛癫痫伴破碎红纤维等。

1. 卒中样发作

卒中样发作是 MELAS 最主要的临床表现，大约 70% 的患者以此为首发症状[15]，几乎见于所有患者。卒中样发作的发病年龄呈双峰分布，分别在 8 ~ 16 岁和 20 岁[14]，主要表现为突发的偏盲 / 皮质盲、失语、偏瘫及精神症状等，常伴随头痛、癫痫及发热。部分患者在发作前有劳累、上呼吸道感染、情绪激动及外伤等诱因[14]。病程早期卒中样发作症状恢复较完全，但随着发作次数的增加，中枢神经系统的后遗病变逐渐累积，最终导致患者持久的大脑功能障碍。

2. 癫痫

癫痫是 MELAS 患者另一个常见的临床表现，出现在 96% 的患者[16]。其发作类型多样，包括单纯部分性发作、单纯部分性发作继发全面性发作、全面强直阵挛发作、复杂部分性发作、肌阵挛癫痫等类型，其中以前两种发作形式最常见[17]。同一个患者可以出现多种形式的癫痫发作。卒中样发作期内各种类型的癫痫发作均明显增多[17]，部分患者出现癫痫持续状态。

3. 认知与精神障碍

认知与精神障碍也是 MELAS 的常见症状之一，见于 70% ~ 90% 的患者[1]。认知障碍以注意力、视空间及执行功能受损为主[18]。精神症状主要表现为焦虑抑郁、双相情感障碍、人格改变及幻觉妄想等[1]。认知与精神障碍随卒中样发作出现阶梯性加重，在发作缓解期也缓慢进行性发展[1]，逐渐出现痴呆或进入木僵状态。

4. 头痛

头痛是 MELAS 患者的常见症状之一，见于 77% 的患者，少数患者以头痛为首发症状[13,16]。头痛类型以典型的伴有视觉先兆的偏头痛为主，多见于卒中样发作急性期，甚至出现偏头痛持续状态，也包括无视觉先兆的普通型偏头痛、全脑甚至只累及前额部的头痛。

5. 感音神经性耳聋

感音神经性耳聋见于 75% 的 MELAS 患者，常出现于病程早期，起病隐袭。听力损害以高频为主，通常为双侧，也可以单侧，其听力水平随年龄的增长呈进行性下降，每年下降 1.5 ~ 7.9 dB[19]。

6. 肌病

运动不耐受或肌无力是MELAS患者的常见症状，见于73%～89%的患者[13,16]。肢体无力多不严重，运动不耐受可以是首发症状，尤其是儿童患者。少数患者出现四肢近端无力，个别患者出现眼睑下垂、眼外肌瘫痪，提示重叠Leigh病或慢性进行性眼外肌瘫痪，偶见呼吸肌受累[1]。

7. 周围神经病

周围神经病见于20%～50%的MELAS患者，年长以及男性患者更易出现[20]。症状相对较轻，主要表现为慢性进行性的感觉或感觉运动神经病，呈长度依赖性，感觉损害以深感觉障碍为主，伴随腱反射减低或消失[20]。

8. 心脏损害

MELAS患者的心脏损害主要表现为心肌病及心律失常，出现在1/3的患者。心肌病变包括肥厚型心肌病或扩张型心肌病，少数患者可以出现充血性心力衰竭。Wolff-Parkinson-White综合征和心脏传导阻滞是最常见的心律失常类型[1]，但很少出现致命性心血管事件。

9. 胃肠功能障碍

胃肠功能障碍见于43%～66%的MELAS患者[14]，营养障碍进一步促进了其他系统损害的恶化。主要表现为纳差、胃部不适及便秘，严重患者合并假性肠梗阻，出现反复发作的呕吐和腹痛症状，也可以出现胰腺炎、胃肠动力障碍、胃轻瘫以及吸收障碍等。

10. 内分泌异常

内分泌异常是MELAS患者较为常见的症状之一，主要表现为：①糖尿病，见于20%的MELAS患者[14]，但几乎所有的mtDNA3243A＞G突变携带者都会在70岁之前出现糖耐量异常或糖尿病。②身材矮小，约45%的MELAS患者存在身材矮小[14]，偶见生长激素水平下降。③甲状腺功能异常，甲亢或甲减均可出现，个别患者合并桥本甲状腺炎。

11. 其他表现

毛发增多出现在67%～89%的MELAS患者[14]，其他较常见皮肤异常包括白癜风、弥漫性红斑及网状色素沉着。少数患者存在肾脏受累，以Toni-Debre-Fanconi综合征、肾性蛋白尿及局灶性节段性肾小球硬化常见[1]。偶见肺动脉高压的报道。

【辅助检查】

依据患者的临床表现安排该病的辅助检查，首先安排影像学检查以及线粒体基因检测或肌肉活检，而后针对不同的症状或鉴别诊断进行血液乳酸检查、线粒体酶复合体检查、电生理检查、脑脊液检查。

1. 生化测定

患者血和脑脊液乳酸升高。血清肌酸激酶正常或轻度增高，肌酸激酶/乳酸脱氢酶比例倒置[21]。用新鲜活检组织或培养的皮肤成纤维细胞测定线粒体酶复合体活性，多数患者出现复合体Ⅰ活性降低[1]，该检查不作为常规检查。

2. 电生理检查

对出现肢体无力和周围神经病的患者可以进行神经传导速度检测，部分患者存在感觉性或感觉运动性神经病，轴索或髓鞘均可受累，针极肌电图显示少数患者呈肌源性损害或神经源性损害。脑电图示癫痫发作期以及发作间期背景活动减慢或痫样放电[1]。电测听和脑干听觉诱发电位检查发现多数患者存在听力受损，以高频损害为主[1]。心电图检查在部分患者发现心脏传导阻滞、预激综合征或左室高电压[1]。

3. 头颅影像学

MELAS患者的头颅影像学改变具有特征性。在卒中样发作急性期，脑MRI显示病灶位于颞叶、枕叶和顶叶交界区域，皮质和皮质下出现长T1、长T2信号的大片病灶（图10-3A和C）。其中皮质病变在弥散加权成像（DWI）上呈显著高信号（图10-3B），而皮质下病灶以血管源性水肿为主。病灶不符合颅内单支大动脉分布特点。病灶具有进展性、游走性、可逆性及多发性的特点[1,22]，随疾病发展病灶可以出现在大脑前部。头颅CT/MRI灌注显像显示急性期病灶呈高灌注。卒中样发作缓解后常遗留局部脑萎缩及皮质下白质异常信号（图10-3D）。脑MRI波谱分析显示病灶部位和脑室的脑脊液出现高乳酸峰。少数患者存在基底节钙化。

4. 肌肉活检

肌肉活检是诊断MELAS的金标准之一，阳性率可达到95%以上[1,23]。骨骼肌活检的典型病理改变是出现破碎红纤维、破碎蓝纤维和（或）琥珀酸脱氢酶高反应性血管，相应病变在细胞色素C氧化酶染色呈酶活性缺失或增强。电镜下可见肌纤维内或小血管内皮细胞/平滑肌细胞内异常线粒体增多或聚集，肌纤维的线粒体内可见类结晶包涵体。

5. 基因检测

基因检测是诊断MELAS的金标准之一，阳性率可达95%以上[1]。首先采用聚合酶链反应-限制

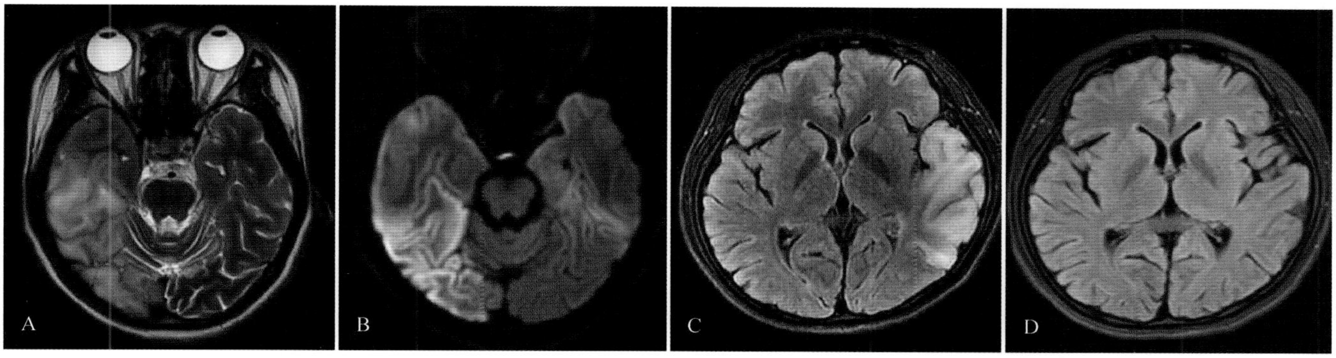

图 10-3 MELAS 卒中样发作急性期脑 MRI 改变。A，右侧颞枕叶皮质及皮质下区域呈 T2 高信号。B，右侧颞枕叶皮质呈 DWI 高信号。C，左侧颞叶皮质及皮质下区域呈 T2 高信号。D，发病 45 天后复查，左侧颞叶皮质及皮质下 T2 高信号消失

性片段长度多态性分析的方法筛查热点突变，包括 mtDNA3243A > G、13513G > A 及 3271T > C 突变等，如未检测到相关突变，则进行 mtDNA 全长测序和（或）相关核基因检测。优先选用肌肉组织、尿沉渣细胞和毛囊细胞进行检测，因为这些组织中 mtDNA 的突变比例较外周血细胞更高，不易产生假阴性结果。

【诊断】

诊断 MELAS 主要依靠临床和影像学检查结果，患者有卒中样发作这一核心症状，同时出现多系统受累、母系遗传家族史、血乳酸升高以及呈现动态演变的皮质及皮质下病灶等支持证据，核心症状提示多系统损害尤为重要，骨骼肌活检及基因检测进一步明确诊断（表 10-3）。

表 10-3 线粒体脑肌病伴乳酸血症和卒中样发作临床诊断标准

A	伴有呕吐的头痛 癫痫发作 偏瘫 皮质盲 神经影像显示皮质急性局灶性病变
B	高乳酸（血浆或脑脊液） 线粒体肌病（破碎红纤维） 与 MELAS 相关的致病突变

注：MELAS 的临床诊断至少有两个 A 类和两个 B 类标准

【鉴别诊断】

MELAS 的临床鉴别诊断主要围绕其核心症状展开，即脑卒中样发作所出现的临床和影像学改变，类似的临床和影像学改变可以出现在原发性中枢神经系统血管炎、大脑皮质静脉血栓形成、病毒性脑炎或自身免疫性脑炎、甲基丙二酸血症、急性高氨血症脑病、可逆性后部白质脑病和神经元核内包涵体病，还有癫痫后脑白质病变等。其中家族中母亲出现提示线粒体功能障碍（身材矮小、偏头痛、听力损失、糖尿病）的病史有助于指导临床医生做出正确的判断。

1. 原发性中枢神经系统血管炎

该病主要表现为脑卒中导致的偏瘫，伴头痛、癫痫、痴呆等弥漫性脑损害症状，影像学改变也是出现大脑皮质的缺血性损害。但患者发病年龄偏大，不伴耳聋、身材矮小等表现，影像学检查不存在层样坏死，而是脑梗死伴随出血改变，脑动脉造影可见多发性的血管狭窄与扩张，确诊有赖于软脑膜或脑实质活检证实有炎症改变。

2. 心源性脑栓塞

该病是青年卒中的常见原因，脑 MRI 显示脑内多流域的脑梗死，多位于皮质及皮质下，但心源性栓塞患者有卵圆孔未闭或房颤等心脏基础疾病，且颅内病灶符合细胞毒性水肿的特点，脑梗死灶按动脉血管分布不同于 MELAS，缺少其他系统损害。TCD 微栓子监测及发泡试验有助于脑栓塞的诊断。

3. 大脑皮质静脉血栓形成

该病主要表现为头痛、痫性发作和局灶性神经功能缺损[24]，脑 MRI 显示皮质及皮质下病灶，符合血管源性水肿的特点。本病多为孤立病灶，典型表现为脑 MRI 上短 T1、长 T2 信号和 CT 上高密度的“绳索征”或“点征”，DSA 检查显示相应浅静脉不显影，可诊断。缺少其他系统损害。

4. 病毒性脑炎或自身免疫性脑炎

部分 MELAS 患者的卒中样发作急性期有发热表现，且主要临床表现（头痛、癫痫、精神行为异常）及影像学特点（颞叶易受累）均与病毒性脑炎及自身免疫性脑炎类似，患者缺少其他系统损害的表现，

通过检测病毒及自身免疫性脑炎抗体以及脑脊液检查可鉴别。

5. 高氨血症脑病

该病主要表现为意识障碍、局灶性神经系统症状、癫痫发作、扑翼样震颤及精神行为异常，脑 MRI 示双侧皮质多发长 T2 及 DWI 高信号，其中以双侧扣带回及岛叶皮质受累为特征性改变[25]，患者有肝脏疾病史，脑电图上可见周期性三相波以及血氨升高可鉴别。

6. 可逆性后部白质脑病

该病常见症状包括头痛、癫痫发作、视力下降、意识障碍及精神异常，神经影像学上显示以双侧大脑后部白质为主的血管源性水肿区，经积极治疗后病灶可以完全恢复。患者有中重度高血压、子痫前期 / 子痫、自身免疫性疾病、化疗药物及骨髓或造血干细胞移植等病史，可与之鉴别。

7. 甲基丙二酸血症

该病是一种常染色体隐性遗传的有机酸血症，由甲基丙二酰辅酶 A 变位酶或其辅酶腺苷钴胺代谢缺陷所致，主要症状包括反复呕吐、意识障碍、癫痫、发育迟缓及运动障碍。患者血细胞减少、乳酸及血氨升高。脑 MRI 示皮质、基底节及小脑病变。血丙酰肉碱以及与乙酰肉碱的比值增高，尿液中甲基丙二酸及甲基枸橼酸增高[26]。

8. 神经元核内包涵体病

该病是一种罕见的神经退行性疾病，在成年晚期发病，可以反复出现脑炎样症状，伴随肢体无力和意识障碍，DWI 高信号出现在大脑皮质下（“飘带征”），可以伴随白质损害，这些改变不同于 MELAS 的可逆性以及可变性改变，皮肤活检和基因检测可证实其诊断。

【治疗】

MELAS 需要多学科的联合管理。治疗原则为通过药物、饮食调节和运动管理等改善或纠正不正常的病理和生理过程，及时治疗各个系统的损害以及预防各种并发症[1]。在日常生活中应保持充足的能量供应，避免饥饿、劳累、熬夜、感染等导致能量失衡的因素，必要时静脉补充能量，适当选择中链脂肪酸，减少其他脂肪酸的摄入。适当增加蛋白质的摄入，在非饥饿状态下进行轻到中度的有氧锻炼可以增加肌肉力量[1]。对于出现胃病的患者，禁忌生酮饮食。

1. 药物治疗

在饮食调整的基础上，需要选择服用 L- 精氨酸、核黄素、辅酶 Q_{10}、艾地苯醌、硫辛酸、左旋肉碱、天冬氨酸、亚叶酸、牛磺酸、烟酰胺等。其中辅酶 Q_{10} 的最大剂量为 10 mg/（kg · d）[个别试验用至 30 mg/（kg · d）]、L- 精氨酸的剂量为 0.15 ~ 0.50 g/（kg · d）[27]、牛磺酸为 9 g/d[28]。

2. 主要症状处理

（1）卒中样发作：静脉注射 L- 精氨酸的最大剂量为 0.5 g/（kg · d），维持滴注 3 ~ 7 d 后改为口服[1]，使用时需要检测患者的生命体征及肝、肾功能，在 40 岁以上患者还应密切监测血气和血压。病灶大、水肿重可短期使用糖皮质激素或甘油果糖等脱水药物。也可短期使用依达拉奉、α- 硫辛酸等自由基清除剂。

（2）癫痫发作：癫痫是诱发卒中样发作的重要原因，可以选择左乙拉西坦、拉莫三嗪、加巴喷丁、唑尼沙胺及苯二氮䓬类药物[29]，拉考沙胺及吡仑帕奈等新型药物似乎效果更好。难治性癫痫患者常需多种抗癫痫药物，可以给予高中链脂肪酸、中等蛋白质和低碳水化合物的亚生酮饮食。在卒中样发作发作期应特别加强对癫痫的控制。

（3）认知与精神障碍：多奈哌齐、加兰他敏及美金刚对部分患者有效。精神异常可以使用奥氮平。焦虑、抑郁状态可使用选择性 5- 羟色胺再摄取抑制剂或三环类抗抑郁药[1]。

（4）偏头痛：辅酶 Q_{10}、艾地苯醌有效。钙离子拮抗剂，如氟桂利嗪在大多数患者可有效预防偏头痛发作。避免使用曲普坦类药物[1]。

3. 避免使用的药物

许多药物可能影响线粒体功能，包括影响 mtDNA 复制的异环磷酰胺、卡铂、拉米夫定、替比夫定、齐多夫定、干扰素、卡维地洛、布比卡因、阿替卡因、吩噻嗪等；非竞争性抑制三磷酸腺苷酶的 β 受体阻滞剂；抑制呼吸链电子传递的乙酰水杨酸、七氟醚；抑制内源性辅酶 Q 合成的他汀类药物；抑制脂肪酸 β 氧化的四环素、胺碘酮；降低线粒体蛋白合成及减少线粒体数量的苯巴比妥、氯霉素；降低肉碱水平及降低呼吸链酶复合体活性的阿霉素、丙戊酸钠；导致乳酸酸中毒的双胍类药物及利奈唑胺[1]。但上述药物对 MELAS 患者并非绝对有害，可以权衡利弊后慎重使用。

4. 基因治疗

MELAS 的基因治疗尚在探索阶段，比较有前景的应用是线粒体移植。该方法是将携带 mtDNA 突变的卵细胞或受精卵的细胞核，移植到去除细胞核的捐赠卵细胞内，从而保留了来自双亲的细胞核遗传物质，而突变的线粒体基因被去除[30]。目前这一技术在人类的卵母细胞中已取得成功，但受伦理学的限制，而且对于胎儿远期的健康问题还没有研究。

5. 孕期管理

不孕症可能会导致一些受影响的个人无法怀孕。怀孕是一个高能量需求时期，线粒体病可能因怀孕而诱发。妊娠和分娩期间并发症的风险增加。并发症包括妊娠糖尿病、先兆子痫、早产、乳酸性酸中毒和麻醉风险，例如对恶性高热的易感性增加、肌肉松弛剂的抵抗或长期影响以及使用去极化肌肉松弛剂导致高钾血症。在怀孕期间，应监测受影响或高危女性是否出现糖尿病和呼吸功能不全，并进行干预。

【病例摘要】

女，24岁，反复头痛、呕吐伴右侧视物不清2年。

患者2年前头痛、呕吐伴右侧视物不清，脑MRI示左侧颞枕叶异常信号。1周前再次出现头痛、呕吐、发热及视力下降。家族史：母亲身材矮小，35岁患糖尿病，37岁患耳聋，42岁时胸痛、憋气，左心室肥厚，50岁去世。大舅30多岁时胸痛、憋气，左心室肥厚，42岁时去世。二舅37岁时突发视力下降伴癫痫发作，39岁去世。外祖母身材矮小，50多岁患耳聋及心肌肥厚，62岁去世。体格检查：身材瘦小。双眼近视力Jr6，左侧视野缺损，四肢肌力5⁻级，双侧膝腱反射、跟腱反射减低。定位诊断：双侧枕叶，右侧为主。定性诊断：MELAS，经肌肉活检及基因检测证实。病例详细资料见二维码数字资源10-1。

数字资源 10-1

（赵丹华）

【参考文献】

[1] 北京医学会罕见病分会，北京医学会神经内科分会神经肌肉病学组，中国线粒体病协作组. 中国线粒体脑肌病伴高乳酸血症和卒中样发作的诊治专家共识. 中华神经科杂志，2020，53（3）：171-178.

[2] PAVLAKIS SG，HIRANO M. Mitochondrial diseases: a clinical and molecular history. Pediatr Neurol，2016，63（1）：3-5.

[3] PAVLAKIS SG，PHILLIPS PC，DIMAURO S，et al. Mitochondrial myopathy，encephalopathy，lactic acidosis，and strokelike episodes：a distinctive clinical syndrome. Ann Neurol，1984，16（4）：481-488.

[4] HIRANO M，RICCI E，KOENIGSBERGER MR，et al. Melas：an original case and clinical criteria for diagnosis. Neuromuscul Disord，1992，2（2）：125-135.

[5] KISHI M，YAMAMURA Y，KURIHARA T，et al. An autopsy case of mitochondrial encephalomyopathy：biochemical and electron microscopic studies of the brain. J Neurol Sci，1988，86（1）：31-40.

[6] GOTO Y，NONAKA I，HORAI S. A mutation in the tRNA（Leu）（UUR）gene associated with the MELAS subgroup of mitochondrial encephalomyopathies. Nature，1990，348（6302）：651-653.

[7] EL-HATTAB AW，ALMANNAI M，SCAGLIA F. MELAS. 2001 feb 27［updated 2018 nov 29］. In：ADAM MP，Ardinger HH，editors. GeneReviews®［Internet］. Seattle（WA）：University of Washington，1993-2021.

[8] YATSUGA S，POVALKO N，NISHIOKA J，et al. MELAS：A nationwide prospective cohort study of 96 patients in Japan. Biochim Biophys Acta，2012，1820（5）：619-624.

[9] SCHAEFER AM，MCFARLAND R，BLAKELY EL，et al. Prevalence of mitochondrial DNA disease in adults. Ann Neurol，2008，63（1）：35-39.

[10] 陈清棠，吴丽娟，伍期专，等. 原发性线粒体肌病与脑肌病（附53例报告）. 中国神经精神疾病杂志，1994，20（1）：16-18.

[11] 郭玉璞，郭重，陈琳，等. MELAS型线粒体脑肌病的临床病理和基因研究. 中华神经科杂志，1996，29（5）：266-270.

[12] OHAMA E，OHARA S，IKUTA F，et al. Mitochondrial angiopathy in cerebral blood vessels of mitochondiral encephalopathy. Acta Neuropathol，1987，74：226-233.

[13] SPROULE DM，KAUFMANN P. Mitochondrial encephalopathy，lactic acidosis，and strokelike episodes：basic concepts，clinical phenotype，and therapeutic management of MELAS syndrome. Ann N Y Acad Sci，2008，1142（2）：133-158.

[14] 张哲，赵丹华，刘靖，等. 线粒体脑肌病伴乳酸血症和卒中样发作190例的临床特征分析. 中华神经科杂志，2016，49（3）：237-242.

[15] ZHANG Z，ZHAO D，ZHANG X，et al. Survival analysis of a cohort of Chinese patients with mitochondrial encephalomyopathy with lactic acidosis and stroke-like episodes（MELAS）based on clinical features. J Neurol Sci，2018，385：151-155.

[16] HIRANO M，PAVLAKIS SG. Mitochondrial myopathy，

encephalopathy, lactic acidosis, and strokelike episodes (MELAS): current concepts. J Child Neurol, 1994, 9 (1): 4-13.

[17] 张晓，王朝霞，刘凤君，等. 线粒体脑肌病伴高乳酸血症和卒中样发作的癫痫发作及脑电图特点分析. 中华神经科杂志，2014，47（5）：336-339.

[18] KRAYA TORSTEN, NEUMANN LENA, PAELECKE-HABERMANN YVONNE, et al. Cognitive impairment, clinical severity and MRI changes in MELAS syndrome. Mitochondrion, 2019, 44: 53-57.

[19] SAKATA A, KASHIO A, KOYAMA H, et al. Long-term progression and rapid decline in hearing loss in patients with a point mutation at nucleotide 3243 of the mitochondrial DNA. Life (Basel), 2022, 12 (4): 543.

[20] KAUFMANN P, PASCUAL JM, ANZISKA Y, et al. Nerve conduction abnormalities in patients with MELAS and the A3243G mutation. Arch Neurol, 2006, 63 (5): 746-748.

[21] 孙翀，林洁，蔡爽，等. 线粒体脑肌病伴高乳酸血症和卒中样发作的临床特点和生存分析. 中华神经科杂志，2018，51（2）：118-123.

[22] 赵丹华，王朝霞，于磊，等. 线粒体脑肌病伴高乳酸血症和卒中样发作综合征患者的脑磁共振成像改变动态演变规律. 中华神经科杂志，2014，47（4）：229-231.

[23] MUKAI M, NAGATA E, MIZUMA A, et al. Adultonset mitochondrial myopathy, encephalopathy, lactic acidosis, and stroke (MELAS) like encephalopathy diagnosed based on the complete sequencing of mitochondrial DNA extracted from biopsied muscle without any myopathic changes. Intern Med, 2017, 56 (1): 95-99.

[24] 吴雅婷，周立新，韩菲，等. 孤立性皮质静脉血栓三例分析及文献回顾. 中华神经科杂志，2019，52（9）：732-738.

[25] U-KING-IM JM, YU E, BARTLETT E, et al. Acute hyper-ammonemic encephalopathy in adults: imaging findings. AJNR Am J Neuroradiol, 2011, 32 (2): 413-418.

[26] 余紫楠，张玉，黄新文. 欧洲甲基丙二酸血症与丙酸血症诊治指南. 中华急诊医学杂志，2019，28（5）：560-562.

[27] AVULA S, PARIKH S, DEMAREST S, et al. Treatment of mitochondrial disorders. Curr Treat Options Neurol, 2014, 16 (6): 292.

[28] SCHAFFER S, KIM HW. Effects and mechanisms of taurine as a therapeutic agent. Biomol Ther (Seoul), 2018, 26 (3): 225-241.

[29] FINSTERER J, SCORZA FA. Effects of antiepileptic drugs on mitochondrial functions, morphology, kinetics, biogenesis, and survival. Epilepsy Res, 2017, 136: 5-11.

[30] CRAVEN L, ALSTON CL, TAYLOR RW, et al. Recent advances in mitochondrial disease. Annu Rev Genomics Hum Genet, 2017, 18: 257-275.

第二节　进行性眼外肌瘫痪

【概述】

进行性眼外肌瘫痪（progressive external ophthalmoplegia，PEO）是由线粒体基因（mitochondrial DNA，mtDNA）或核基因突变导致的一组线粒体病，以缓慢进展的眼睑下垂和眼球活动障碍为主要特征，部分患者可伴随不同程度的肢体无力、吞咽困难、心脏传导阻滞、视网膜色素变性和周围神经病等。

该病在 1928 年首次由 Langdon 报道[1]。1958 年 Kearns 和 Sayre 首次描述了慢性进行性眼外肌麻痹、视网膜色素变性和心脏传导阻滞的三联征，即 Kearns-Sayre 综合征（KSS）[2]。后续的骨骼肌病理研究发现 PEO 患者存在破碎红纤维，证实 PEO 与原发性的线粒体异常相关[3-4]。1988 年 Holt 等证实 PEO 中存在 mtDNA 单一大片段缺失，是人类首次在线粒体病患者中发现 mtDNA 缺陷[5-6]。2000 年 Kaukonen 在常染色体显性遗传性进行性眼外肌瘫痪的患者中发现了 *ANT1* 错义突变[7]，提示核基因突变导致的 mtDNA 多发缺失是家族性 PEO 的重要病因。此后又有多个基因被发现，包括 *POLG*、*Twinkle*、*POLG2*、*RRM2B* 及 *TK2* 基因等[8-11]，个别基因突变导致常染色体隐性遗传性进行性眼外肌麻痹。我国对 PEO 的认识始于 2004 年，王朝霞等报道了 PEO 患者的基因研究结果[12]，此后越来越多的病例被报道。

线粒体是半自主复制的细胞器，具有自己的遗传物质——mtDNA。mtDNA 是双螺旋的环状分子，由轻链和重链两条链互补而成，含有 16 569 个碱基对。重链和轻链复制起点分别启动重链和轻链的合成，但这两个位点的启动不同时发生。首先是重链复制起点启动重链合成，当重链合成到达轻链复制起点（mtDNA 的 2/3）时，轻链复制起点序列被暴露出来启动合成[13]，因此 mtDNA 是双向但不同步复制。大多数 mtDNA 单一大片段缺失（约 85%）发生于重链复制起始点和轻链复制起始点之间的主要弧，且在缺失两端常有同源碱基对的重复序列。通常认为缺失是因为复制过程中同源碱基对的滑链错配[14]。在复制期间，重链的重复序列与新暴露的轻链同源碱基的重复序列错误结合，导致了重链母链下游序列被降解，最终形成了一个缺失的 mtDNA 分子和一个正常的 mtDNA 分子[15]。另一种假设是缺失突变发生于 mtDNA 双链断裂时的修复过程，在修复双链断裂期间，暴露单链的修复、连接和降解将导致 mtDNA 缺失分子的形成[14]。该过程可能发生于早期胚胎发育或卵子形成期间。由于 mtDNA 的复制、动态平衡和转录等均依赖许多核基因编码蛋白的参与，因此相关核基因的致病突变也会导致 mtDNA 合成障碍，引起 mtDNA 的定量（mtDNA 耗竭）或定性（mtDNA 多发缺失）缺陷。上述过程发生在体细胞。

【临床表现】

PEO 具有高度的临床异质性，其临床谱系表现为单纯的 PEO、KSS 综合征和 PEO 叠加综合征。mtDNA 单一大片段缺失导致的 PEO 患者通常为散发性出现。核基因突变导致的 PEO 患者呈显性遗传或隐性遗传模式。

1. 慢性进行性眼外肌瘫痪

此为 mtDNA 单一大片段缺失最常见的临床类型，各个年龄均可发病，以成年早期发病居多，出现缓慢进展的眼睑下垂和眼球活动障碍，由于起病隐袭，且通常为双侧受累，因此复视并不常见。部分患者可伴随不同程度的肢体力弱和运动不耐受，口咽部肌肉受累导致吞咽困难和构音障碍。大部分患者没有主观听力下降的症状，仅听力学检查发现异常。内分泌功能障碍见于 22.5% 的晚发型患者，主要是甲状腺功能异常和糖尿病[16]。

2. Kearns-Sayre 综合征

该病的临床特点是 20 岁之前发病，出现双眼的眼外肌瘫痪，伴视网膜色素变性导致的视力下降，小脑性共济失调导致的步态不稳，还有心脏传导阻滞或脑脊液蛋白升高。

（1）视网膜色素变性：为光感受器-色素上皮复合体的进行性损害[17]。最常见眼底改变是视网膜色素上皮斑驳的色素缺失与色素沉着，即椒盐样眼底改变，程度一般较轻且多位于视网膜周边，但随着年龄增长和病情进展，可发展为骨针样色素沉着[18]。大于 50% 的患者可发生视力减退但通常程度轻微，如果黄斑受累也可发生严重的中心视力的下降[19]。眼底血管变细是视网膜色素变性最常见的伴发改变。PEO 患者合并的视网膜色素变性程度很轻。

（2）心脏传导阻滞：KSS 患者随时可能出现心脏传导阻滞，从单纯的 PR 间期延长、左前分支传导阻滞、右束支传导阻滞，到高度的房室传导阻滞均可出现，导致患者出现晕厥、心脏骤停或心源性栓塞而卒中或猝死。

（3）其他神经系统功能障碍：①感音神经性听力减退，高频听力下降较多见。②周围神经病，以感觉性轴索神经病为主，导致深感觉障碍及感觉性共济失调。③中枢神经系统损害，出现认知功能减退和小脑性共济失调。

（4）内分泌功能障碍：见于 35%～67% 的患者，并可作为首发症状出现，包括糖尿病、身材矮小和生长激素不足、促性腺激素分泌功能减退、肾上腺功能不全和原发性甲状旁腺功能减退[17]。

3. PEO 叠加综合征

患者除眼外肌瘫痪之外，还出现中枢神经系统症状、耳聋、视网膜色素变性、心脏病，症状组合不足以诊断 KSS，可以算是不典型 KSS。

【辅助检查】

眼外肌瘫痪为主要表现的患者，首先需要进行肌电图检查和神经重复电刺激检查，排除重症肌无力，而后进行脑 MRI 检查、心电图检查和眼底检查，明确疾病累及范围，肌肉病理检查发现线粒体病的依据。而后进行线粒体基因和核基因检测明确分子诊断。

1. 生化检测

患者血乳酸升高；血清肌酸激酶正常或轻度升高。提示骨骼肌损害以及存在代谢异常。

2. 影像学检查

单纯 PEO 患者的脑部 MRI 多无异常表现，可以看到眼外肌萎缩。KSS 的脑 MRI 主要表现为对称性的大脑及小脑白质、脑干以及深部灰质核团的长 T2 信号。其中大脑白质损害有两种受累模式，一种是皮质下白质伴 U 形纤维受累，而脑室周围白质相对保留，这一特点可以将 KSS 与大多数的溶酶体和过氧化物酶体病区分开来；另一种是脑室周围白质受累[20]。上述表现均可伴随胼胝体压部及内囊后肢的对称性长 T2 信号，为 KSS 患者的另一个影像学特征。其他的受累部位包括小脑白质、齿状核、脑干、小脑脚、基底节及丘脑[20]（图 10-4）。此外，眼眶 MRI 可发现眼外肌萎缩[21]。

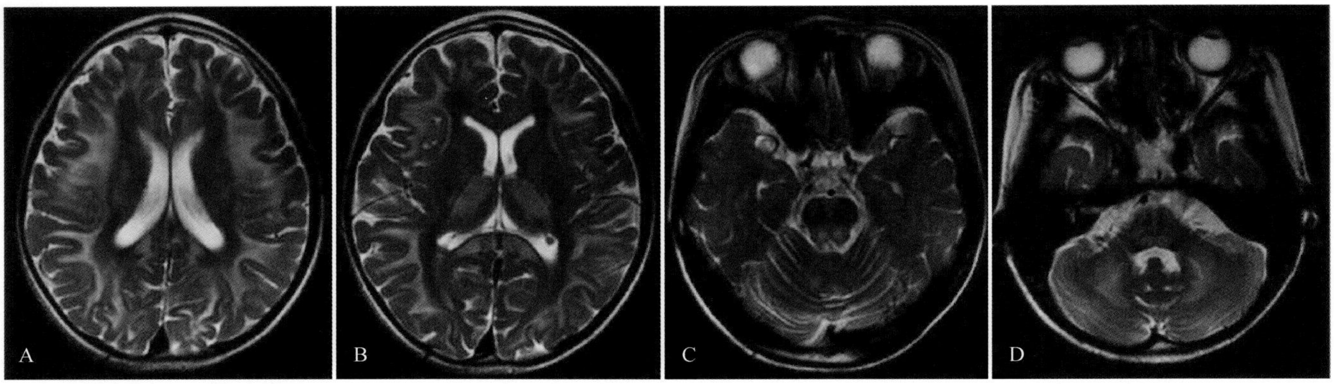

图 10-4 A，皮质下白质，伴 U 形纤维受累。B，胼胝体、内囊、基底节和丘脑。C，脑干背侧。D，桥臂及小脑白质

3. 肌肉活检

肌肉活检是诊断 PEO 的金标准。骨骼肌的典型病理改变是出现破碎红纤维及细胞色素 C 氧化酶阴性肌纤维，其出现率分别为 78.9% 及 86.1%。用新鲜活检组织或培养的皮肤成纤维细胞测定线粒体酶复合体活性降低或正常。

4. 基因检测

基因检测是诊断 PEO 的另一个金标准。应用 PCR 或 Southern 杂交技术分析肌肉组织中的 mtDNA 是否存在致病性点突变、单一大片段缺失或多发缺失。二代测序可以同时对 mtDNA 点突变和大片段缺失进行检测和定量，效率更高[22]。对于 mtDNA 多发缺失的患者，应进一步行核基因突变分析。

【诊断】

当患者出现缓慢进展的双侧上睑下垂及眼球活动障碍，应考虑到 PEO 的可能。伴视网膜色素变性、心脏传导阻滞、运动不耐受或多系统损害时，应当考虑 KSS 或 PEO 叠加综合征的可能性。进行骨骼肌活检及基因检测可明确诊断。

【鉴别诊断】

PEO 主要与引起眼外肌瘫痪的散发性疾病进行鉴别（表 10-4），眼外肌瘫痪涉及到眼外肌、神经肌肉接头、眼球运动神经及相关核团以及皮质脑干束的损害，特别是其他非线粒体病，如重症肌无力、眶肌炎、Graves 眼病、眼咽型肌营养不良、眼咽远端型肌病。

表 10-4 线粒体进行性眼外肌瘫痪的鉴别诊断

进行性眼外肌瘫痪	单一片段线粒体 DNA 缺失 线粒体 DNA 耗竭综合征 聚合酶 γ 病 胸苷激酶 2 缺乏症 线粒体 DNA 点突变
进行性眼外肌瘫痪叠加综合征	Kearns-Sayre 综合征 线粒体神经胃肠脑肌病 感觉性共济失调神经病-构音障碍-眼肌麻痹 视网膜炎、视神经萎缩和耳聋 其他 PEO 叠加综合征
其他眼肌疾病	强直性肌营养不良 眼咽肌营养不良 眼咽远端肌病 先天性肌病 Graves 病 眼眶肌炎
神经肌肉连接疾病	重症肌无力 先天性肌无力综合征 Lambert-Eaton 肌无力综合征
神经源性眼肌瘫痪	多发性硬化 抗 GQ1b 综合征 Miller-Fisher 综合征 先天性面瘫（Moebius 综合征）
核上性眼肌瘫痪	进行性核上性瘫痪 遗传性共济失调 遗传性痉挛性截瘫 7 和 35 脊髓小脑性共济失调 1、2、3、7、9、11、28

1. 重症肌无力

该病表现为非对称性眼睑下垂伴眼球活动受限，常伴随复视，全身型同时有肢体力弱，均有晨轻暮重的特点，疲劳试验阳性，运动不耐受，可同时合并甲亢或胸腺瘤，血乙酰胆碱受体抗体等相关抗体阳性，肌电图示低频重复频率电刺激递减，新斯的明试验阳性。

2. 眶肌炎

该病多见于年轻女性，急性起病，以痛性眼肌麻痹伴复视为主要表现。非典型眶肌炎为慢性或复发性

病程，多伴随系统性自身免疫性疾病[23]。眼眶 MRI 显示眼外肌水肿改变，口服糖皮质激素有效。

3. Graves 眼病

该病见于 30%～50% 的 Graves 病患者，有复视，但更显著的体征为对称或不对称性突眼[24]，伴眼睑退缩，以及心悸、震颤、多汗等其他甲状腺毒症的相关症状，眼眶 MRI 示眼外肌的肌腹增粗，甲状腺功能检测提示甲亢，促甲状腺素受体抗体阳性，肌肉活检没有明显改变。

4. 眼咽型肌营养不良

该病呈常染色体显性遗传。临床特征为眼睑和咽部肌肉选择性受累，导致双侧上睑下垂和吞咽困难。平均发病年龄为 48～50 岁，随着疾病的发展，还可能出现上视受限以及舌肌、咀嚼肌、面肌、中轴肌和下肢近端的无力[25]。骨骼肌活检发现肌纤维内存在镶边空泡和核内栅栏样包涵体，基因分析显示 *PABPN1* 基因第 1 外显子 GCG 过度重复扩增。

5. 眼咽远端型肌病

该病呈常染色体显性或隐性遗传。在青年期发病，临床特征为缓慢进展的上睑下垂、眼外肌麻痹以及面部、咽喉及肢体远端无力。骨骼肌病理改变特点为肌纤维内出现镶边空泡和核内丝样包涵体，*LRP12*、*GIPC1* 或 *NOTCH2NLC* 基因的非编码区 GGC 重复扩增是导致该病的致病性突变[26-27]。

【治疗】

PEO 需要多学科的综合管理。保持充足的能量供应，避免饥饿、劳累、熬夜、感染等导致能量失衡的因素。适当增加蛋白质的摄入，在非饥饿的状态下进行适当的耐力训练和阻力训练可以提高肌肉力量和肌肉抗氧化能力[28]。需要对可能的并发症进行定期监测及干预，以降低残疾率及死亡率。

1. 药物治疗

对脑脊液叶酸水平降低的 KSS 患者补充亚叶酸能够改善其临床症状及脑白质病变[29]。辅酶 Q_{10} 和肌酸也可以用于该病治疗。

2. 特殊症状的处理

（1）眼部症状，严重的上睑下垂患者可以进行手术治疗改善症状，根据上睑提肌的功能状态选择不同的术式。可以使用三棱镜缓解复视症状。

（2）心脏受累，对 PEO 患者定期进行心脏检查（如心电图、超声心动及 24 小时动态心电图），一旦出现了心脏传导阻滞需植入永久性起搏器或植入式除颤器[17]。

（3）感音神经性耳聋，可佩戴助听器或植入人工耳蜗。

（4）对于内分泌异常的患者可进行激素替代治疗；对严重吞咽困难患者建议行经皮内镜胃造瘘术。

3. 避免使用影响线粒体功能的药物，尤其是在围手术期间，包括影响 mtDNA 复制的布比卡因和阿替卡因，抑制呼吸链电子传递的七氟醚和乙酰水杨酸，抑制内源性辅酶 Q 合成的他汀类药物，降低肉碱水平及降低呼吸链酶复合体活性的丙戊酸钠，导致乳酸酸中毒的双胍类药物及利奈唑胺[30]。

【病例摘要】

女，55 岁，眼睑下垂 5 年。

患者 5 年前逐渐出现上睑下垂，症状有波动，开始时有晨轻暮重，口服溴吡斯的明无好转，自觉怕热，伴有发作性足底感觉异常。既往干燥综合征、血小板减少病史。体格检查：神志清楚，言语流利。双眼睑下垂，遮盖瞳孔 2/3，眼球活动欠充分。双下肢音叉振动觉减退。四肢肌力 5 级。共济运动稳准，四肢腱反射对称引出，双下肢病理征阳性。肌电图双侧面神经、副神经、左侧尺神经重频未见明显递增递减现象，双侧腓肠神经感觉神经动作电位波幅下降，双胫神经 H 反射未引出；重症肌无力抗体阴性。定位诊断：眼外肌，周围神经；定性诊断：PEO。经骨骼肌病理和基因检测证实。病例详细资料见二维码数字资源 10-2。

数字资源 10-2

（赵旭彤　赵丹华）

【参考文献】

[1] LANGDON H M，CADWALADER W B. Chronic progressive external ophthalmoplegia：report of a case with necropsy. Trans Am Ophthalmol Soc，1928，26：247-260.

[2] KEARNS T P，SAYRE G P. Retinitis pigmentosa，external ophthalmophegia，and complete heart block：unusual syndrome with histologic study in one of two cases. AMA

Arch Ophthalmol，1958，60（2）：280-289.

［3］OLSON W，ENGEL WK，WALSH GO，et al. Oculocraniosomatic neuromuscular disease with "ragged-red" fibers. Arch Neurol，1972，26（3）：193-211.

［4］IACCACONE ST，GRIGGS RC，MARKESBERY WR，et al. Familial progressive external ophthalmoplegia and ragged-red fibers. Neurology，1974，24（11）：1033-1038.

［5］HOLT IJ，HARDING AE，MORGAN-HUGHES JA. Deletions of muscle mitochondrial DNA in patients with mitochondrial myopathies. Nature，1988，331（6158）：717-719.

［6］LESTIENNE P，PONSOT G. Kearns-Sayre syndrome with muscle mitochondrial DNA deletion. Lancet，1988，1（8590）：885.

［7］KAUKONEN J，JUSELIUS J K，TIRANTI V，et al. Role of adenine nucleotide translocator 1 in mtDNA maintenance. Science，2000，289（5480）：782-785.

［8］VAN GOETHEM G，DERMAUT B，LOFGREN A，et al. Mutation of POLG is associated with progressive external ophthalmoplegia characterized by mtDNA deletions. Nat Genet，2001，28（3）：211-212.

［9］SPELBRINK J N，LI F Y，TIRANTI V，et al. Human mitochondrial DNA deletions associated with mutations in the gene encoding twinkle，a phage T7 gene 4-like protein localized in mitochondria. Nat Genet，2001，28（3）：223-231.

［10］LONGLEY M J，CLARK S，MAN C Y W，et al. Mutant POLG2 disrupts DNA polymerase gamma subunits and causes progressive external ophthalmoplegia. American Journal of Human Genetics，2006，78（6）：1026-1034.

［11］TYYNISMAA H，YLIKALLIO E，PATEL M，et al. A heterozygous truncating mutation in RRM2B causes autosomal-dominant progressive external ophthalmoplegia with multiple mtDNA deletions. Am J Hum Genet，2009，85（2）：290-295.

［12］王朝霞，袁云，高枫，等. 慢性进行性眼外肌瘫痪和Kearns-Sayre综合征的线粒体DNA突变分析. 中华医学遗传学杂志，2003，20（4）：273-278.

［13］BROWN T A，CECCONI C，TKACHUK A N，et al. Replication of mitochondrial DNA occurs by strand displacement with alternative light-strand origins，not via a strand-coupled mechanism. Genes Dev，2005，19（20）：2466-2476.

［14］KRISHNAN K J，REEVE A K，SAMUELS D C，et al. What causes mitochondrial DNA deletions in human cells? Nature Genetics，2008，40（3）：275-279.

［15］SHOFFNER JM，LOTT MT，VOLJAVEC AS，et al. Spontaneous Kearns-Sayre/chronic external ophthalmoplegia plus syndrome associated with a mitochondrial DNA deletion：A slip-replication model and metabolic therapy. Proceedings of the National Academy of Sciences of the United States of America，1989，86（20）：7952-7956.

［16］PFEFFER G，SIRRS S，WADE N K，et al. Multisystem disorder in late-onset chronic progressive external ophthalmoplegia. Can J Neurol Sci，2011，38（1）：119-123.

［17］SHEMESH A，MARGOLIN E. Kearns-Sayre syndrome. 2021 Aug 22. In：StatPearls［Internet］. Treasure Island（FL）：StatPearls Publishing，2021.

［18］KERRISON JB，BIOUSSE V，NEWMAN N J. Retinopathy of NARP syndrome. Arch Ophthalmol，2000，118（2）：298-299.

［19］ADJADJ E，MANSOURI K，BORRUAT FX. Mitochondrial DNA（mtDNA）A3243G mutation associated with an annular perimacular retinal atrophy. Klin Monbl Augenheilkd，2008，225（5）：462-464.

［20］KHAMBATTA S，NGUYEN DL，BECKMAN TJ，et al. Kearns-Sayre syndrome：a case series of 35 adults and children. Int J Gen Med，2014，7：325-332.

［21］YU M，ZHANG Z，WANG QQ，et al. Clinical and brain magnetic resonance imaging features in a cohort of chinese patients with kearns-sayre syndrome. Chin Med J（Engl），2016，129（12）：1419-1424.

［22］PITCEATHLY RD，MORROW JM，SINCLAIR CD，et al. Extra-ocular muscle MRI in genetically-defined mitochondrial disease. Eur Radiol，2016，26（1）：130-137.

［23］MANCUSO M，ORSUCCI D，ANGELINI C，et al. Redefining phenotypes associated with mitochondrial DNA single deletion. J Neurol，2015，262（5）：1301-1309.

［24］ZHANG W，CUI H，WONG LJ. Comprehensive one-step molecular analyses of mitochondrial genome by massively parallel sequencing. Clin Chem，2012，58（9）：1322-1331.

［25］TROLLET C，BOULINGUIEZ A，ROTH F，et al. Oculopharyngeal muscular dystrophy，2001，Mar 8［updated 2020 Oct 22］. In：Adam MP，Ardinger HH editors. GeneReviews®［Internet］. Seattle（WA）：University of Washington，1993-2021.

［26］DENG J，YU J，LI P，et al. Expansion of GGC repeat in GIPC1 is associated with oculopharyngodistal myopathy. Am J Hum Genet，2020，106（6）：793-804.

［27］MURPHY J L，BLAKELY E L，SCHAEFER A M，et al. Resistance training in patients with single，large-scale deletions of mitochondrial DNA. Brain，2008，131（11）：2832-2840.

［28］TAIVASSALO T，GARDNER JL，TAYLOR RW，et al. Endurance training and detraining in mitochondrial myopathies due to single large-scale mtDNA deletions. Brain，2006，129（12）：3391-3401.

［29］QUIJADA-FRAILE P，O'CALLAGHAN M. Follow-up of folinic acid supplementation for patients with cerebral folate deficiency and kearns-sayre syndrome. Orphanet J Rare Dis，2014，9：217.

［30］中国线粒体脑肌病伴高乳酸血症和卒中样发作的诊治专家共识. 中华神经科杂志，2020，53（3）：171-178.

第三节 Leber 遗传性视神经病

Leber 遗传性视神经病（Leber's hereditary optic neuropathy，LHON）是由线粒体 DNA 和核基因突变导致的遗传性视神经病，是相对常见的致盲性疾病，主要临床表现为无痛性中心视力下降。患病率为 1/（31 000 ~ 520 000）[1-2]，我国的估测发病率为 1/10 万[3]。最常见的线粒体 DNA 突变为 m.3460G > A、m.11778G > A 和 m.14484T > C（表 10-5），还有其他几种少见突变。

表 10-5 Leber 遗传性视神经病的呼吸链功能障碍

线粒体 DNA 突变	酶复合体 I 活性	氧化呼吸链效率
m.11778G > A	0% ~ 50%	30% ~ 50%
m.14484T > C	0% ~ 65%	10% ~ 20%
m.3460G > A	60% ~ 80%	30% ~ 35%

该病在 1871 年由德国眼科学者 Theodore Leber 报道，16 个家系的 55 例患者均表现为中心视力下降、周边视力相对保留、起病 2 ~ 4 周内快速进展以及短期内双眼先后受累，因此将这组疾病确立为一种独立的遗传性疾病[4]。此后的研究认为该病不符合孟德尔遗传规律[5]。1988 年，Wallace 等在部分 LHON 患者检测到线粒体 DNA（mtDNA）存在 m.11778G > A 突变，提示该病为母系遗传[6]。2021 年，Stenton SL 等首次报道核基因 *DNAJC30* 导致常染色体隐性遗传的 LHON[7]。近年来，*NDUFS2*、*MCAT* 和 *NDUFA12* 等也被证实是导致 LHON 的致病性核基因[8-10]。

mtDNA 点突变是 LHON 的主要分子基础，突变位点均位于电子呼吸链酶复合体 I 亚单位的编码基因上，其中三种常见原发性突变使酶复合体 I 活性下降，电子传递受影响，但 ATP 合成量不一定下降，因此，单纯由原发性突变引起的线粒体氧化磷酸化功能障碍尚不足以导致 LHON 的发生[11-13]。其他修饰因子（包括 mtDNA 继发性突变、mtDNA 单体型和核修饰基因以及环境因素等）与 mtDNA 原发性突变协同作用[14]，使线粒体功能障碍显著加重，导致视网膜神经节细胞内活性氧类物质大量产生，致使该细胞功能障碍，最终导致视功能损害。不同核基因突变导致 LHON 的具体机制存在差异，*DNAJC30*、*NDUFS2*、*MCAT* 和 *NDUFA12* 基因编码的相应蛋白最终都会通过影响酶复合体 I 亚单位的功能进而导致 LHON 的发生[7-10]。

【临床表现】

LHON 患者的起病年龄主要分布在 10 ~ 30 岁，10 岁以下及 50 岁以上发病者相对较少。男性好发，我国男性与女性患者之比为（2.2 ~ 3.0）：1。丹麦一项研究显示，LHON 患者的死亡风险约增加了 2 倍，罹患卒中、脱髓鞘病、痴呆的风险分别增加了 2.38 倍、12.89 倍、4.26 倍[15]。目前研究发现，常染色体隐性遗传的 LHON 和母系遗传的 LHON 具有相似的临床表现[7]，均以视神经受累为主，少数患者同时存在其他系统受累。其主要临床表现如下：

1. 视神经病变

表现为无痛性中心视力下降。患者多呈急性或亚急性起病。急性期表现为双眼没有明显诱因同时或先后突然出现视力下降，通常下降到 0.1 以下，可以伴随红绿色盲或蓝黄色盲以及旁中央视野丧失。此后 1 ~ 2 年内视功能损害缓慢加重，视力水平趋于稳定，进入慢性期。单眼起病多见，亦可双眼同时起病，双眼发病间隔通常为数周到数月，97% 的患者在 1 年内出现对侧眼视力下降。瞳孔对光反射相对保留，少数患者瞳孔对光反射异常。双眼视力下降程度不对称时，可出现传入性瞳孔障碍。部分患者在发病数月甚至数年以后，视功能部分恢复，个别患者视力可恢复至 0.5 以上，该现象多发生在 20 岁以前起病者以及缓慢进展的患者[16-18]。不同突变位点的视力自发恢复率存在差异：m.11778G > A 为 4% ~ 25%，m.14484T > C 为 37% ~ 70%，m.3460G > A 为 15% ~ 40%[19-20]。罕见反复出现视力下降者。

急性期的眼底表现为视盘充血、色红，视盘边界模糊，视盘周围毛细血管扩张、迂曲（图 10-5A），结合病理改变可将其总结为视盘周围毛细血管扩张样微血管病变、视盘周围神经纤维层肿胀。随疾病进展，视盘充血逐渐消退，盘缘颞侧颜色变淡。进入慢性期后，由于视盘黄斑束轴索损伤、丢失，导致颞侧为主的视盘苍白（图 10-5B），也可扩展至视杯甚至出现弥漫性的视盘苍白。

2. 视野

早期以中心暗点、旁中心暗点和与生理盲点相连的中心暗点最多见（图 10-6）。缺损范围可逐渐扩大。

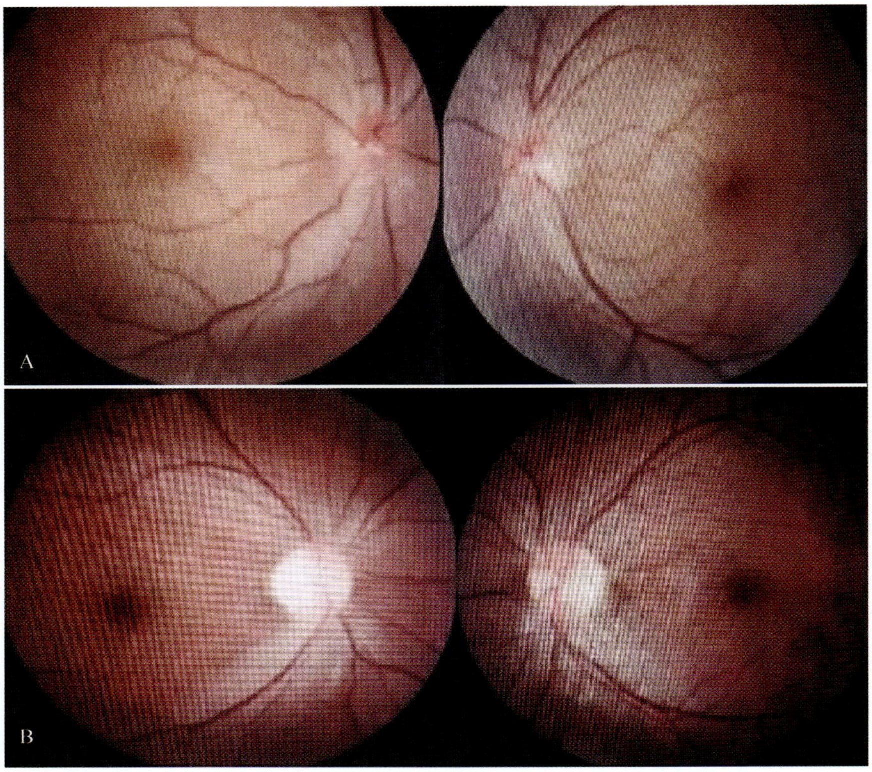

图 10-5 A，急性期彩色眼底像。双侧视盘充血、颜色鲜红、视盘边缘模糊，视盘周围毛细血管扩张、迂曲。B，慢性期彩色眼底像。双侧视盘边界清晰、颞侧苍白

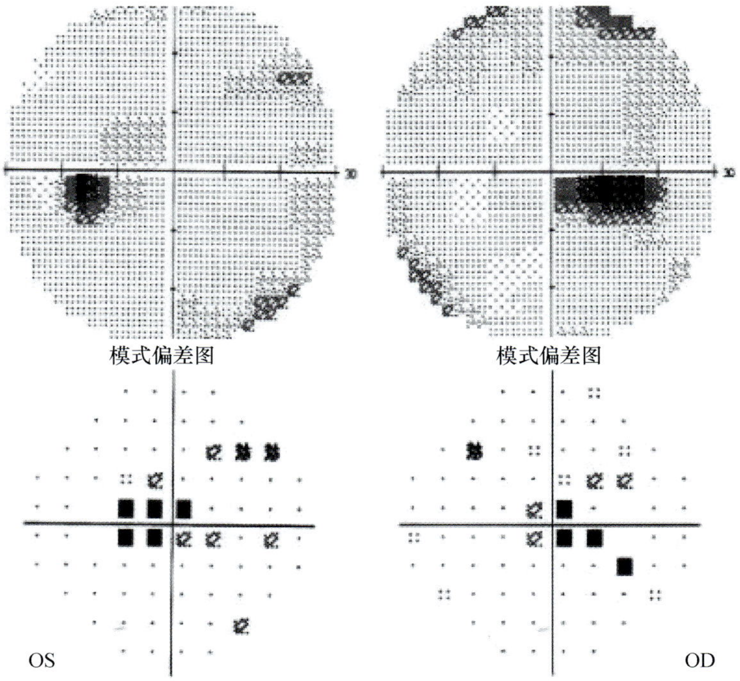

图 10-6 LHON 患者视野改变。双眼中心暗点

3. LHON 叠加综合征

少数 LHON 患者也可出现类似多发性硬化的临床表现，如肢体麻木、锥体束征、共济失调、Uhthoff 现象等，这部分患者被称为与 LHON 相关的多发性硬化样疾病或 Harding 病[21]，多见于女性及携带 m.11778G ＞ A 突变的患者。其他表现还有视神经脊

髓炎谱系疾病[22]、Leigh 或 Leigh 样综合征[23]、青少年型开角型青光眼[24]等。

【辅助检查】

临床上考虑到该病后，需要进行视觉功能检查、视觉通路的结构性评估，少数患者当临床需要排除感染和肿瘤或怀疑叠加脱髓鞘疾病时，需要进行脑脊液和脑 MRI 检查，最后通过基因检测协助明确诊断。

1. 视觉诱发电位

P100 潜伏期及波幅可以正常。随疾病进展，可表现为 P100 潜伏期延长、波幅下降甚至波形引不出。无症状携带者可仅表现为 P100 潜伏期延长。

2. 荧光素眼底血管造影

急性期可见视盘毛细血管及小动脉明显迂曲扩张，视盘黄斑血管床减少，毛细血管充盈延迟或充盈缺损，管径不规则，视盘及盘周无荧光素渗漏。随疾病进展，视乳头颞侧小动脉和毛细血管变细，视乳头外周扩张的小动脉及毛细血管减少，视盘黄斑的毛细血管荧光灌注不足，视网膜颞下方多数血管壁上出现荧光素滞留。慢性期视乳头血管总体分布减少，动静脉循环时间延长，视乳头区域异常扩张的小动脉及毛细血管消失，视网膜动脉显著变细。

3. 光学相干断层扫描

视网膜神经纤维层厚度不能用于疾病严重程度的评估。临床前期、急性期颞侧和下方象限视网膜神经纤维层增厚，随疾病进展，颞侧象限的视网膜神经纤维层逐渐变薄。动态演变期，视盘上方、鼻侧、下方象限的视网膜神经纤维层也逐渐变薄，一般在发病 1 年后达到稳定，进入慢性萎缩期[25]。

4. 磁共振成像

视神经 MRI 表现尚无定论，偶见视束及外侧膝状体 T2 高信号以及视神经、视交叉强化[26]。部分患者出现类似于多发性硬化的白质病变，亦可表现为非特异性的白质改变[21]。

5. 基因检测

LHON 相关的 mtDNA 突变位点已有 50 余种，表现为几乎或完全同质性突变，m.11778G ＞ A（p.R340H，ND4）、m.3460G ＞ A（p.A52T，ND1）和 m.14484T ＞ C（p.M64V，ND6）为最常见突变，其中 m.11778G ＞ A 在我国患者中占 90.2% ~ 92.8%，而 m.14484T ＞ C 和 m.3460G ＞ A 所占比例分别为 6.8% ~ 8.7% 和 1.1% ~ 1.7%[27-28]。*DNAJC30* 基因的 c.152A ＞ G（p.Y51C）突变占所有 LHON 的 20%，疑诊 LHON 患者的 mtDNA 检测未明确时，应首先检测 *DNAJC30* 基因的 1 号外显子[7]。除 *DNAJC30* 外，*NDUFS2*、*MCAT* 和 *NDUFA12* 也是目前已确认的 LHON 致病核基因。约 10% 的患者可检测到少见突变，亦有约 20% 的患者仅检测到继发性突变。患者可同时携带两种常见原发突变位点，或原发和继发突变同时携带。

【诊断】

青壮年男性，急性或亚急性起病，双眼同时或先后出现无痛性视力下降，无论有无母系遗传的家族史，均应考虑 LHON 的可能，需要对其检测 mtDNA 的三种热点突变，即 m.11778G ＞ A、m.3460G ＞ A、m.14484T ＞ C。当未发现 mtDNA 致病性突变位点时，可以检测 *DNAJC30* 基因 1 号外显子，必要时进行线粒体基因组全长序列测序及二代测序进一步明确是否存在其他致病性突变。

【鉴别诊断】

LHON 出现一侧视神经受累极其罕见，如果存在，应排除其他疾病，特别是视神经炎或缺血性视神经病。如果眼科评估和基因检测依然不能诊断 LHON，则应考虑双侧视神经病变的其他原因。急性发病的患者需要排除导致双侧视力下降的各种非遗传因素，特别是视神经炎。慢性发病的患者需要对对视通路进行神经影像学检查，同时分析导致视神经萎缩的其他遗传性因素。

1. 视神经炎

视神经炎患者视力下降在发病 2 周内达峰，常伴随转眼痛，视力损害程度轻重不等，且通常不对称，视野损害类型多样化，荧光素眼底血管造影可见荧光素渗漏，急性期视神经 MRI 常见视神经强化，mtDNA 检测阴性。糖皮质激素治疗后出现不同程度的视功能恢复。

2. 常染色体显性遗传性视神经萎缩

该病表现为轻中重度甚至极重度视力损伤，色觉障碍主要为蓝黄色觉异常，视野缺损类型为中心暗点或旁中心暗点，眼底表现为颞侧视盘苍白，还可伴有神经、心血管及骨骼肌异常，如锥体束征、癫痫、心律失常等，因此需要与 LHON 进行鉴别。该病常在儿童期隐匿发病，*OPA* 基因突变可证实诊断。

3. 营养不良性及中毒性视神经病

该病表现为双眼进行性、对称性视力下降，多为慢性病程、视力损害多在 0.05 以上，色觉减退可为首发或早期唯一症状，P100波的波幅明显下降，但潜伏期多正常。该病常存在维生素 B_{12} 缺乏、叶酸缺乏及长期大量吸烟、饮酒、应用某些药物（如乙胺丁醇）等病史，mtDNA检测可辅助鉴别。

4. 其他眼科疾病

一些隐匿起病的视网膜病变与LHON患者的双眼对称性视力下降很相似。黄斑病变视野检查可以发现中心暗点，与LHON视盘黄斑损害导致的中心视野缺损不易鉴别。部分视锥细胞营养不良患儿初诊为“视神经萎缩”。OCT及电生理检查对疾病的鉴别诊断具有重要意义。

【治疗】

目前的药物治疗主要包括：抗氧化剂、抗细胞凋亡药物、有丝分裂生物发生激活剂和基因治疗。早期对症支持治疗、药物治疗有助于改善部分患者的视功能。

1. 对症支持治疗

视功能损害较为严重时可以考虑应用低视力助视器来改善视功能从而提高生活质量。患者及其家系中的突变基因携带者应当停止接触加重视功能损害的因素，尤其是处于疾病的急性期时，包括烟酒、含氰化物的产品、导致线粒体损伤的药物和毒物等。由于本病为致盲性疾病，故需给予患者积极的心理支持。

2. 艾地苯醌

艾地苯醌为短链小分子，容易通过血脑屏障，能够清除自由基、抑制脂质过氧化，在电子呼吸链中可以将电子直接传递给酶复合体Ⅲ，从而绕过无功能的复合物Ⅰ，恢复LHON患者线粒体水平的ATP合成，是目前唯一经临床研究证实安全有效的药物，治疗应在视力丧失的第一年（急性期）开始，尽早开始，剂量为900 mg/d，分三次，每次300 mg，随餐服用[29]。治疗应至少进行12个月以评估治疗反应。慢性早期（临床发作后1～5年）和慢性晚期（＞5年）的患者治疗后，视力亦有所改善[30]。

3. 其他药物

可以选择辅酶 Q_{10}、复合维生素（如维生素 B_2、B_3、B_{12}、C、E以及叶酸）、α-硫辛酸、左卡尼汀、肌酸、L-精氨酸及改善微循环相关药物。但目前尚无随机对照性研究证实其临床疗效。

4. 基因治疗

多个国家均有相关临床试验在进行中。在具有m.11778G＞A线粒体DNA突变的LHON患者中获得一定效果。该基因由野生型ND4亚基组成，将其包装到腺相关病毒中并注射到玻璃体中，其有效性、安全性尚需进一步评估。

【病例摘要】

男，27岁，双眼视力下降3个月。

患者3个月前开始出现双眼视力下降，左眼较重，逐渐加重，无眼痛及转眼痛。当地医院予以糖皮质激素冲击治疗，视力无改善。既往吸烟史。家族中无类似发病者。查体：双眼近视力Jr7，双侧瞳孔对光反射略迟钝，双视盘边界清，颞侧色淡，RAPD（－）。显然验光：双眼0.05。Humphrey视野：双眼中心暗点。P-VEP：左侧各波P100潜伏期重度延长、波幅减低；右侧波形未引出。F-VEP：双侧各波P100潜伏期、波幅未见异常。后节OCT示双眼上、下象限RNFL略增厚。视神经MRI示双侧视交叉信号增高，双侧视神经、视交叉、视束无强化。定位诊断：双侧视神经；定性诊断：遗传性视神经病可能性大，经基因检测明确LHON的诊断。病例详细资料见二维码数字资源10-3。

数字资源 10-3

（赵　娟）

【参考文献】

[1] JANČIĆ J，DEJANOVIĆ I，SAMARDŽIĆ J，et al. Leber hereditary optic neuropathy in the population of Serbia. Eur J Paediatr Neurol，2014，18（3）：354-359.

[2] TAKANO F，UEDA K，GODEFROOIJ DA，et al. Incidence of Leber hereditary optic neuropathy in 2019 in Japan：a second nationwide questionnaire survey. Orphanet J Rare Dis，2022，17（1）：319.

[3] 中华医学会医学遗传学分会遗传病临床实践指南撰写组. Leber遗传性视神经病变的临床实践指南. 中华医学遗传学杂志，2020，37（3）：284-288.

[4] T. LEBER. Ueberhereditaere und congenital angelegte-sehnervenleiden. Albrecht Von Graefes Arch. Ophthalmol，1871，17：249-291.

[5] SEEDORFF T. The inheritance of leber's disease. A genealogical follow-up study. Acta Ophthalmol (Copenh), 1985, 63 (2): 135-145.

[6] WALLACE DC, SINGH G, LOTT MT, et al. Mitochondrial DNA mutation associated with Leber's hereditary optic neuropathy. Science, 1988, 242 (4884): 1427-1430.

[7] STENTON SL, SHEREMET NL, CATARINO CB, et al. Impaired complex I repair causes recessive Leber's hereditary optic neuropathy. J Clin Invest, 2021, 131 (6): e138267.

[8] GERBER S, DING MG, GÉRARD X, et al. Compound heterozygosity for severe and hypomorphic NDUFS2 mutations cause non-syndromic LHON-like optic neuropathy. J Med Genet, 2017, 54 (5): 346-356.

[9] MAGRINELLI F, CALI E, BRAGA VL, et al. Biallelic loss-of-function NDUFA12 variants cause a wide phenotypic Spectrum from Leigh/Leigh-like syndrome to isolated optic atrophy. Mov Disord Clin Pract, 2022, 9 (2): 218-228.

[10] GERBER S, ORSSAUD C, KAPLAN J, et al. MCAT mutations cause nuclear LHON-like optic neuropathy. Genes (Basel), 2021, 12 (4): 521.

[11] CARELLI V, RUGOLO M, SGARBI G, et al. Bioenergetics shapes cellular death pathways in Leber's hereditary optic neuropathy: a model of mitochondrial neurodegeneration. Biochim Biophys Acta, 2004, 1658 (1-2): 172-179.

[12] CARELLI V, LA MORGIA C, VALENTINO ML, et al. Retinal ganglion cell neurodegeneration in mitochondrial inherited disorders. Biochim Biophys Acta, 2009, 1787 (5): 518-528.

[13] LIN CS, SHARPLEY MS, FAN W, et al. Mouse mtDNA mutant model of leber hereditary optic neuropathy. Proc Natl Acad Sci U S A, 2012, 109 (49): 20065-20070.

[14] YU-WAI-MAN P, GRIFFITHS PG. Mitochondrial optic neuropathies-disease mechanisms and therapeutic strategies. Prog Retin Eye Res, 2011, 30 (2): 81-114.

[15] VESTERGAARD N, ROSENBERG T, TORP-PEDERSEN C. Increased mortality and comorbidity associated with Leber's hereditary optic neuropathy: a nationwide cohort study. Invest Ophthalmol Vis Sci, 2017, 58 (11): 4586-4592.

[16] MOON Y, KIM US, HAN J, AHN H, LIM HT. Clinical and optic disc characteristics of patients showing visual recovery in leber hereditary optic neuropathy. J Neuroophthalmol, 2020, 40 (1): 15-21.

[17] OOSTRA RJ, BOLHUIS PA, WIJBURG FA, et al. Leber's hereditary optic neuropathy: correlations between mitochondrial genotype and visual outcome. J Med Gene, 1994, 31 (4): 280-286.

[18] SIEDLECKI J, KOENIG S, CATARINO C, et al. Childhood versus early-teenage onset Leber's hereditary optic neuropathy: visual prognosis and capacity for recovery. Br J Ophthalmol, 2023, 107 (7): 1031-1034.

[19] SPRUIJT L, KOLBACH DN, DE COO RF, et al. Influence of mutation type on clinical expression of Leber hereditary optic neuropathy. Am J Ophthalmol, 2006, 141 (4): 676-682.

[20] YU-WAI-MAN P, NEWMAN NJ, CARELLI V, et al. Natural history of patients with Leber hereditary optic neuropathy-results from the REALITY study. Eye (Lond), 2022, 36 (4): 818-826.

[21] ALORAINY J, ALORFI Y, KARANJIA R, et al. A comprehensive review of Leber hereditary optic neuropathy and its association with multiple sclerosis-like phenotypes known as Harding's disease. Eye Brain, 2024, 16 (1): 17-24.

[22] SHIRAISHI W, HAYASHI S, KAMADA T, et al. A case of neuromyelitis optica harboring both anti-aquaporin-4 antibodies and a pathogenic mitochondrial DNA mutation for Leber's hereditary optic neuropathy. Mult Scler, 2014, 20 (2): 258-260.

[23] BLICKHÄUSER B, STENTON SL, NEUHOFER CM, et al. Digenic leigh syndrome on the background of the m.11778G > A Leber hereditary optic neuropathy variant. Brain, 2024, 147 (6): 1967-1974.

[24] LIN YH, WANG NK, YEUNG L, et al. Juvenile open-angle glaucoma associated with leber's hereditary optic neuropathy: a case report and literature review. BMC Ophthalmol, 2018, 18 (1): 323.

[25] CALZETTI G, LA MORGIA C, CATTANEO M, et al. Longitudinal study of optic disk perfusion and retinal structure in Leber's hereditary optic neuropathy. Invest Ophthalmol Vis Sci, 2022, 63 (1): 43.

[26] ZHAO J, ZHANG Q, WANG J. Magnetic resonance imaging findings in the pregeniculate visual pathway in Leber hereditary optic neuropathy. J Neuroophthalmol, 2022, 42 (1): e153-e158.

[27] JIANG P, LIANG M, ZHANG J, et al. Prevalence of mitochondrial ND4 mutations in 1281 han Chinese subjects with Leber's hereditary optic neuropathy. Invest Ophthalmol Vis Sci, 2015, 56 (8): 4778-4788.

[28] 王佳伟，赵娟. Leber 遗传性视神经病变诊断和治疗专家共识. 眼科，2019，28（5）：328-335.

[29] KLOPSTOCK T, YU-WAI-MAN P. A randomized placebo-controlled trial of idebenone in Leber's hereditary optic neuropathy. Brain, 2011, 134 (Pt 9): 2677-2686.

[30] YU-WAI-MAN P, CARELLI V, NEWMAN NJ, et al. Therapeutic benefit of idebenone in patients with Leber hereditary optic neuropathy: the LEROS nonrandomized controlled trial. Cell Rep Med, 2024, 5 (3): 101437.

第四节 肌阵挛癫痫伴破碎红纤维

【概述】

肌阵挛癫痫伴破碎红纤维（myoclonic epilepsy with ragged red fibers，MERRF）是一种由线粒体DNA（mtDNA）突变导致的多系统代谢性疾病，以肌阵挛为特征，伴随全面性癫痫发作、小脑性共济失调、肌无力、运动不耐受及痴呆。其他常见症状还包括眼睑下垂、感音神经性听力减退、身材矮小、视神经萎缩及周围神经病等。

该病的临床表现在1973年由Tsairis首次描述，在一组患有独特线粒体疾病的患者发现家族性肌阵挛癫痫。在接下来的10年里，文献中收录了更多具有类似表现的病例，在此基础上，Fukuhara等于1980年描述了MERRF诊断标准，其典型表现包括肌阵挛、全面性癫痫、脊髓共济失调和肌肉活检中的破碎红纤维（ragged red fibers，RRF）[1]。1990年Shoffner JM证实m.8344A＞G突变是该病的致病性突变[2]，由于m.8344A＞G突变具有明显的临床异质性，该基因突变还可以导致Leigh综合征及肢带型线粒体肌病等临床亚型，也可以无任何症状。

m.8344A＞G突变位于*MT-TK*基因，后者负责编码线粒体内转运赖氨酸的tRNA，其他少见的致病性突变如m. 8356T＞C、m.8363G＞A及m.8361G＞A突变也位于该基因内，因此是MERRF的热点突变区域。m.8344A＞G突变导致mt-tRNA Lys的丰度下降、氨酰化程度降低以及反密码子摆动碱基缺乏转录后RNA修饰，进而引起蛋白质的翻译缺陷。此外，该突变还严重影响了线粒体内核糖体的功能，导致翻译的延长过程停滞[3]。

MERRF的骨骼肌病理改变以RRF、破碎蓝纤维及细胞色素C氧化酶阴性肌纤维为主（图10-7），偶见琥珀酸脱氢酶深染的小血管。超微病理研究显示骨骼肌的肌纤维膜下及肌纤维内可见异常线粒体增生聚集，其内含类结晶包涵体，或是表现为同心圆排列的多层膜结构，伴或不伴空泡形成。小血管改变相对较轻，可见微小动脉及毛细血管的基底膜增厚、内皮细胞轻度增生及管壁钙盐沉积，血管平滑肌细胞内可见空泡、致密小体及肿胀的线粒体，但线粒体内无类结晶包涵体[4]。脑病理学检查显示大脑皮质神经元丢失、星形胶质细胞增生和神经纤维变性。小脑易受累，表现为齿状核神经元变性。此外，延髓的下橄榄核、薄束核、楔束核以及脊髓Clarke柱内的神经元明显减少[5]。

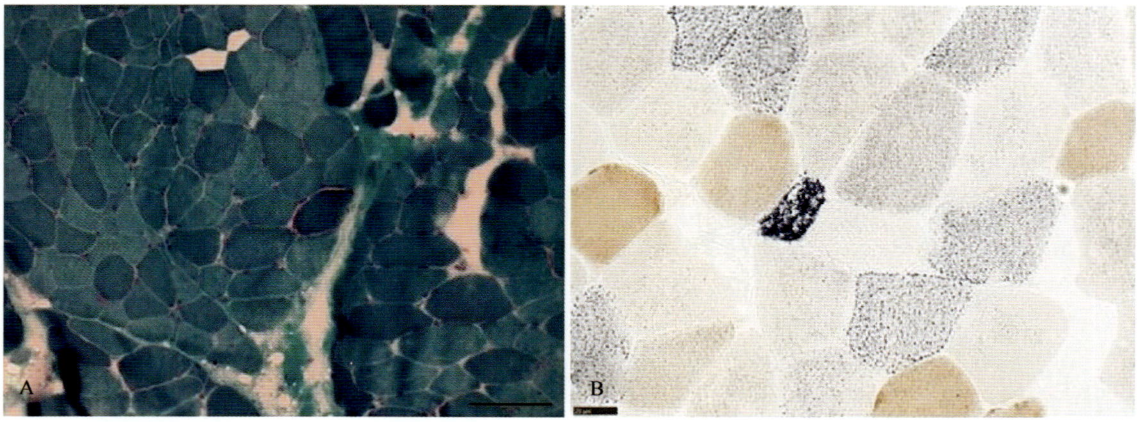

图10-7 A，破碎红纤维（MGT染色）。B，COX阴性肌纤维（COX染色）

【临床表现】

MERRF患病率为（0.25～1.5）/10万[6-7]。患者早期运动发育正常，儿童期至成年期均可发病。与其他线粒体脑肌病相似，MERRF临床表现多样，尤其在病程早期只表现出部分症状，因此不同文献中报道的症状出现率差异显著，但随着病情进展多系统症状逐渐显现，表型趋于一致。MERRF为母系遗传，但在同一家系中，不同患者的发病年龄及临床表现并不相同。常见的临床症状如下：

1. 中枢神经系统损害

中枢神经系统损害表现为：

（1）癫痫：是该病的核心症状，最常见的发作类型为全面性肌阵挛发作，也可见局灶性肌阵挛，对光敏感，活动时加重。其他类型的癫痫发作也可以见到，包括局灶性失张力、局灶性阵挛、全面性强直-阵挛、全面性失张力、全面性肌阵挛-失张力、典型失神、肌阵挛失神以及起源不明的强直阵挛发作[8]。

（2）共济失调：是该病的常见症状，见于 83% 的患者，可伴随震颤、构音障碍及吞咽困难等其他小脑损害表现。

（3）偏头痛：见于 9% ~ 52% 的患者，并可作为首发症状出现，伴或不伴先兆[9]。

（4）认知与精神障碍：认知障碍见于 6% ~ 71% 的患者，表现为推理、记忆、语言及执行功能等全面的认知功能减退[7]；精神障碍相对少见，主要表现为抑郁。

（5）叠加线粒体脑肌病伴乳酸血症和卒中样发作表现：出现卒中样发作，见于 1% ~ 4% 的患者。

2. 神经肌肉病变

神经肌肉疾病表现为：

（1）肌病：该病的常见症状之一，见于 44% ~ 70% 的患者，主要表现为肌无力、运动不耐受、肌痛、肌肉萎缩以及肌酸激酶升高；部分患者可伴随眼睑下垂（占 13% ~ 29%）、眼外肌瘫痪（占 4% ~ 6%）及呼吸功能不全（占 3% ~ 45%）[10-11]。

（2）周围神经病：见于 15% ~ 24% 的患者，表现为感觉轴索性神经病或感觉运动轴索性神经病[7]，出现肢体远端麻木无力。

（3）听力障碍：见于 35% ~ 91% 的患者，通常为感音神经性耳聋[7]。

（4）视神经萎缩：见于 10% ~ 13% 的患者，出现视力下降。

3. 心脏受累

MERRF 患者的心脏损害主要表现为心肌病及心律失常。心肌病包括肥厚性和扩张性心肌病。心律失常更常见，可伴发心肌病或是单独存在。

4. 脂肪瘤

脂肪瘤为 MERRF 患者的常见症状之一，见于 32% 的患者，平均发病年龄为 45.2 岁[12]，好发部位为颈部，呈浸润性或进行性生长，体积较大[13]，对诊断有提示意义。

5. 内分泌异常

内分泌异常表现为：

（1）糖尿病：见于 3% ~ 12% 的患者，1 型及 2 型糖尿病均可出现。

（2）甲状腺功能减退症：见于 6% ~ 13% 的患者[10-11]。

【辅助检查】

对儿童和青少年发病的癫痫患者，常规进行血乳酸和肌酸激酶检查以及脑脊液检查，常规进行脑电图和肌电图以及周围神经检查，而后进行头部 MRI、肌肉活检以及基因检测。

1. 血生化测定

患者血乳酸升高。脑脊液中蛋白轻度升高，不超过 100 mg/dl。血清肌酸激酶正常或升高。

2. 电生理检查

脑电图示癫痫发作期以及发作间期背景活动减慢，伴广泛尖波发放，也可见局灶性癫痫样放电。针极肌电图示部分患者呈肌源性损害，神经传导检测显示合并周围神经病变，主要是轴索性周围神经病。心电图检查可见期前收缩，未见心脏传导阻滞报道[7]。

3. 脑影像学

MERRF 患者的脑影像学改变以脑萎缩为主，也可以出现脑叶高信号（图 10-8），包括大脑皮质、尤其是脑干及小脑萎缩，可伴随基底节病灶，如双侧壳核坏死[7]。

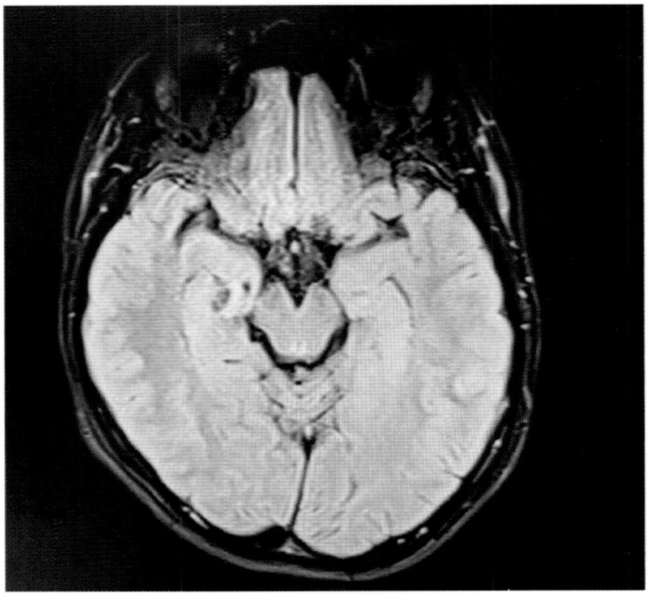

图 10-8　右侧颞叶内侧高信号

4. 肌肉活检

肌肉活检是诊断 MERRF 的金标准之一。同其他线粒体脑肌病一样，破碎红纤维也是 MERRF 患者的骨骼肌病理改变特点，阳性率为 63% ~ 96%；另一个特征性改变是细胞色素 C 氧化酶阴性肌纤维。偶见琥珀酸脱氢酶深染的小血管。用新鲜肌肉组织测定线粒体酶复合体活性正常或降低，尤其是细胞色素 C 氧化酶活性降低。

5. 基因检测

基因检测是诊断 MERRF 的金标准之一。首先筛查 m.8344A ＞ G 突变，阳性率为 80% ~ 90%，阴性的患者可进一步筛查 *MT-TK* 基因或行 mtDNA 全长测序，必要时行相关核基因检测，尤其是 *POLG* 基因筛查[14]。

【诊断】

MERRF 的诊断基于 4 个典型的临床及病理特征：肌阵挛、全面性癫痫发作、共济失调及破碎红纤维。多系统受累、母系遗传家族史、血乳酸升高以及基因检测可以协助确诊。

【鉴别诊断】

首先在线粒体病的范围内进行鉴别（表 10-6），主要包括联合氧化磷酸化缺乏症、MERRF/MELAS 重叠综合征、MT-TL 2 疾病和 POLG 相关疾病。而后再和其他非线粒体病进行鉴别，主要是表现为进行性肌阵挛癫痫的各种疾病（Unverricht-Lundborg 病、Lafora 病、神经元蜡样质脂褐质沉积症和唾液酸沉积症）以及伴随共济失调的各种疾病（脊髓小脑性共济失调和 Friedreich 型共济失调）。

表 10-6　肌阵挛癫痫伴破碎红纤维的鉴别诊断

疾病	主要特点
联合氧化磷酸化缺乏症	隐性遗传，青少年发病的严重肌阵挛癫痫，伴有共济失调、痉挛性四肢轻瘫、视力和听力丧失及认知能力下降
MERRF/MELAS 重叠综合征	类似于 MERRF，出现卒中样发作
MT-TL 2 疾病	出现 MERRF 表现，伴随共济失调、周围神经病和视网膜色素变性
POLG 相关疾病	肌阵挛、癫痫、共济失调、周围神经病，不存在破碎红纤维

1. 线粒体病其他类型的鉴别

（1）联合氧化磷酸化缺乏症：是由编码线粒体半胱氨酸 tRNA 合成酶的 *CARS2* 基因突变导致的一种常染色隐性遗传性疾病。临床特征酷似 MERRF，表现为严重的肌阵挛癫痫、复杂的运动障碍、认知障碍及视力、听力下降，脑 MRI 示脑萎缩，线粒体呼吸链酶复合物Ⅰ、Ⅲ、Ⅳ活性降低。但骨骼肌活检无破碎红纤维。基因检测是诊断本病的主要方法[15-16]。

（2）POLG 相关疾病：包括从婴儿期到成年晚期发病的连续重叠表型，与 POLG 相关的癫痫可以类似经典的线粒体综合征，包括 MERRF、线粒体脑肌病伴乳酸血症和卒中样发作，出现癫痫、肌阵挛、肌肉病和感觉性共济失调。疾病晚期出现眼外肌瘫痪，可通过基因检测进行鉴别。

2. 进行性肌阵挛癫痫

主要包括以下几种疾病类型[17]：

（1）Unverricht-Lundborg 病：又称为进行性肌阵挛癫痫 1 型，常染色体隐性遗传，致病基因为 *CSTB*、*PRICKLE1* 及 *SCARB2*。6 ~ 15 岁发病，以刺激敏感性肌阵挛及强直阵挛性发作为特征，发病数年后出现共济失调、意向性震颤、构音障碍及情感障碍，认知功能相对保留。骨骼肌活检无破碎红纤维。

（2）Lafora 病：是一种以进行性难治性癫痫为特征的常染色体隐性遗传性疾病。致病基因为 *EPM2A* 和 *NHLRC1*。发病年龄为 8 ~ 19 岁，临床特征为局灶性枕叶癫痫，表现为短暂的失明或视幻觉以及肌阵挛，伴随全面性强直阵挛、非典型失神、失张力以及复杂部分性发作等不同发作形式，易进展至癫痫持续状态，并伴随共济失调、构音障碍、认知障碍及痉挛状态等症状。皮肤活检可见汗腺导管上皮细胞出现 Lafora 小体。

（3）神经元蜡样质脂褐质沉积症：是一组具有遗传异质性的溶酶体贮积症，常染色体隐性遗传，个别为常染色体显性遗传，目前发现 13 种基因突变和此组疾病有关。主要临床特征为难治性癫痫，进行性智力、运动倒退及视力下降，也包括肌阵挛癫痫及共济失调，头颅影像学示弥漫性脑萎缩。皮肤活检可见汗腺分泌部上皮细胞内大量指纹体、曲线体或颗粒样溶酶体。基因检测可协助诊断。

（4）唾液酸沉积症：是一种因神经氨酸酶活性缺乏导致唾液酸糖肽和低聚糖复合物在溶酶体内聚积的常染色体隐性遗传性疾病。致病基因为 *NEU1*。临床特征为肌阵挛、进行性小脑性共济失调、视力损害，严重患者伴随骨骼异常及智力障碍。眼底检查可发现樱桃红斑。须进行基因检测。

3. 以共济失调为主要表现的疾病

（1）脊髓小脑性共济失调：是一组以共济失调为特征的常染色体显性遗传性疾病，具有明显的临床及遗传异质性，已鉴定出 40 多种不同的亚型。临床上除共济失调外，还可伴随构音障碍、眼震、眼外肌瘫痪、锥体束征、帕金森综合征、周围神经病及认知障碍等多系统受累表现，其中 14 型还可合并轴性肌阵挛，肌肉活检都不存在 RRF。

（2）Friedreich 型共济失调：为常染色体隐性遗传性疾病，96% 的患者存在 *FXN* 基因 1 号内含子中的 GAA 异常扩增。在 25 岁之前发病，临床表现以缓慢进展的共济失调为特征，伴随构音障碍、肌无力、肌张力增高、脊柱侧弯、膀胱功能障碍、下肢腱反射消失及深感觉障碍，部分患者同时存在心肌病和（或）糖尿病，但没有肌阵挛及癫痫发作。肌肉活检没有 RRF。

【治疗】

MERRF 需要多学科的联合管理，其治疗原则与其他线粒体脑肌病相同，可参见本书的相关章节。服用辅酶 Q_{10}（50 ~ 200 mg，2 ~ 3 次 / 天）和左卡尼丁（1000 mg，2 ~ 3 次 / 天）。辅酶 Q_{10} 与肌酸和硫辛酸联用可以减缓足踝无力的进展和降低静息血浆乳酸浓度。也可以联合使用辅酶 Q_{10} 与核黄素和硫辛酸，有中枢神经系统受累者，应考虑服用亚叶酸。

MERRF 患者的肌阵挛发作对药物反应不佳。常用的抗癫痫药物包括左乙拉西坦、托吡酯、唑尼沙胺及氯硝西泮。

应注意避免使用具有线粒体毒性的抗癫痫药物，包括丙戊酸钠、卡马西平、苯妥英钠及巴比妥类，以及可能加重肌阵挛的药物，包括苯妥英钠、卡马西平、拉莫三嗪、氨己烯酸、加巴喷丁、噻加宾、普瑞巴林及奥卡西平[8]。

【病例摘要】

女，15 岁，肢体抽动、呕吐和乏力 4 年。

患者 4 年前剧烈运动后出现呕吐，伴随右手不自主抖动，与活动相关，写字、夹菜时明显，静止后抖动减轻或消失。3 年前跑步后出现乏力，伴随双手不自主抖动，步态不稳，并出现发作性四肢不自主抽动，持续时间数秒钟至数小时不等，伴有意识障碍、凝视、二便失禁。体格检查：身材瘦小。神志清楚，言语流利，脑神经检查无异常，四肢肌力 5⁻ 级，肌张力对称减低，双侧指鼻及跟膝胫试验欠稳准，双侧腱反射对称引出，双侧病理征阴性。定位诊断：小脑、大脑皮质、骨骼肌。定性诊断：癫痫伴共济失调待查。经肌肉活检及基因检测证实为 MERRF。病例详细资料见二维码数字资源 10-4。

数字资源 10-4

（赵丹华）

【参考文献】

［1］FUKUHARA N，TOKIGUCHI S，SHIRAKAWA K，et al. Myoclonus epilepsy associated with ragged-red fibres（mitochondrial abnormalities）：disease entity or a syndrome? Light-and electron-microscopic studies of two cases and review of literature. J Neurol Sci，1980，47（1）：117-133.

［2］SHOFFNER JM，LOTT MT，LEZZA AMS，et al. Myoclonic epilepsy and Ragged-Red Fiber disease（MERRF）is associated with a mitochondrial DNA tRNAlys mutation. Cell，1990，61（6）：931-937.

［3］RICHTER U，MCFARLAND R，TAYLOR RW，et al. The molecular pathology of pathogenic mitochondrial tRNA variants. FEBS Lett，2021，595（8）：1003-1024.

［4］FELCZAK P，STĘPNIAK I，KOWALSKI P，et al. Pathology of skeletal muscle fibers and small blood vessels in MERRF syndrome：an ultrastructural study. Pol J Pathol，2018，69（4）：422-431.

［5］TAYLOR D，HAYNES HR，GRAHAM A，et al. A 29-year-old female with progressive myoclonus and cognitive decline. Case Rep Neurol Med，2013，2013：125672.

［6］GORMAN GS，SCHAEFER AM，NG Y，et al. Prevalence of nuclear and mitochondrial DNA mutations related to adult mitochondrial disease. Ann Neurol，2015，77（5）：753-759.

［7］VELEZ-BARTOLOMEI F，LEE C，ENNS G. MERRF. 2003 Jun 3［updated 2021 Jan 7］. In：Adam MP，Ardinger HH，editors. GeneReviews®［Internet］. Seattle（WA）：University of Washington，1993-2021.

［8］FINSTERER J，ZARROUK-MAHJOUB S. Management of epilepsy in MERRF syndrome. Seizure，2017，50：166-170.

[9] VOLLONO C，PRIMIANO G，DELLA MARCA G，et al. Migraine in mitochondrial disorders：prevalence and characteristics. Cephalalgia，2018，38（6）：1093-1106.
[10] MANCUSO M，ORSUCCI D，ANGELINI C，et al. Phenotypic heterogeneity of the 8344A ＞ G mtDNA "MERRF" mutation. Neurology，2013，80（22）：2049-2054.
[11] ALTMANN J，BÜCHNER B，NADAJ-PAKLEZA A，et al. Expanded phenotypic spectrum of the m.8344A ＞ G "MERRF" mutation：data from the german mitoNET registry. J Neurol，2016，263（5）：961-972.
[12] CHONG PS，VUCIC S，HEDLEY-WHYTE ET，et al. Multiple symmetric lipomatosis（madelung's disease）caused by the MERRF（A8344G）mutation：a report of two cases and review of the literature. J Clin Neuromuscul Dis，2003，5（1）：1-7.
[13] GILSON RC，OSSWALD S. Madelung lipomatosis presenting as a manifestation of myoclonic epilepsy with ragged red fibers（MERRF）syndrome. JAAD Case Rep，2018，4（8）：822-823.
[14] VAN GOETHEM G，MERCELIS R，LÖFGREN A，et al. Patient homozygous for a recessive POLG mutation presents with features of MERRF. Neurology，2003，61（12）：1811-1813.
[15] HALLMANN K，ZSURKA G，MOSKAU-HARTMANN S，et al. A homozygous splice-site mutation in CARS2 is associated with progressive myoclonic epilepsy. Neurology，2014，83（23）：2183-2187.
[16] COUGHLIN CR 2ND，SCHARER GH，FRIEDERICH MW，et al. Mutations in the mitochondrial cysteinyl-tRNA synthase gene，CARS2，lead to a severe epileptic encephalopathy and complex movement disorder. J Med Genet，2015，52（8）：532-540.
[17] BHAT S，GANESH S. New discoveries in progressive myoclonus epilepsies：a clinical outlook. Expert Rev Neurother，2018，18（8）：649-667.

第五节　双侧纹状体坏死

【概述】

双侧纹状体坏死（bilateral striatal necrosis，BSN），是一组以新纹状体（壳核和尾状核）病变为主要特点的神经系统疾病综合征，包括获得性和遗传性两大类。这些疾病以血脑屏障破坏、代谢衰竭和线粒体损伤为特点，可以看到纹状体神经元坏死导致双侧纹状体空洞形成，伴随局部反应性胶质增生（激活的小胶质细胞和星形胶质细胞）。MRI 最初表现为新纹状体的肿胀，T2WI 和 FLAIR 像上高信号，随后出现进行性萎缩，T1WI 和 FLAIR 像上低信号，CT 上也表现为一种低信号[1]。

获得性因素包括感染性、自身免疫炎性、中毒性、代谢性疾病以及缺血缺氧脑病等。感染性疾病中与 BSN 相关最常见的病原体是肺炎支原体，其他的病原体包括链球菌、麻疹病毒、人类疱疹病毒 6 型、轮状病毒和单纯疱疹病毒 11 型[2]。肠道病毒具有嗜神经性和神经毒性，引起一系列的神经系统表现，包括脑炎、脑膜炎和 BSN[3]。中毒性因素包括中药北豆根中毒、CO 中毒、氰化物中毒和霉变甘蔗中毒等。代谢性可见于非酮症高血糖、肝硬化高氨血症、渗透性脱髓鞘等因素。

遗传性 BSN 的遗传异质性强，与多个基因突变有关，主要是线粒体基因和线粒体相关核基因突变，部分线粒体基因引起的 BSN 与 Leigh 综合征有一定的重叠[4-6]。目前已经报道的线粒体相关基因包括线粒体 ATP 酶 6 基因，线粒体复合物 Ⅰ 的 ND1、ND3、ND4、ND6 亚基等基因突变。脑干黑质、舌下神经核、面神经核和前庭神经核在不同患者均受累及。其他部位病变在不同患者存在很大差异，病变可以仅限于脑干，也可以同时累及脊髓灰质、基底节或大脑和小脑皮质以及白质。灰质出现海绵样改变，神经细胞坏死和毛细血管增生。陈旧病变出现胶质细胞增生，新鲜病变出现格子细胞（图 10-9）。

【临床表现】

1. 获得性 BSN

感染患者通常急性发病，表现为全身系统性症状和中枢神经系统受累的表现，主要表现为肌张力障碍和（或）帕金森综合征表现，罕见合并有癫痫、意识水平下降或者共济失调等表现。急性期后，神经系统症状通常不再进展或者缓慢恢复。

中毒患者也急性发病，起初表现胃肠道症状，随后出现神经系统功能缺失的表现，主要表现为肌

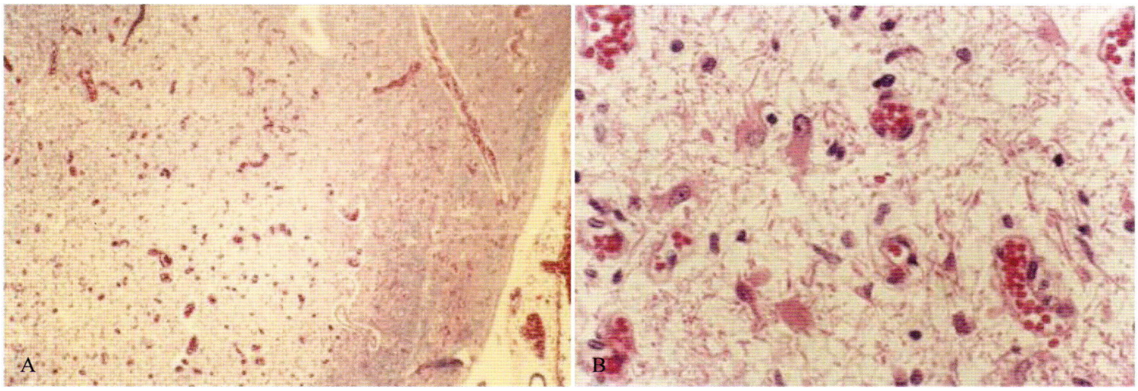

图 10-9 A，舌下神经核出现海绵样改变。B，神经细胞坏死、毛细血管增生和星形胶质细胞增生

张力障碍和全身扭转痉挛。

2. 遗传性 BSN

患者的发病年龄多在儿童期，出现缓慢发展的舞蹈手足徐动症，肌张力障碍、痉挛性四肢瘫痪、构音障碍、吞咽困难，可以伴随出现其他神经系统症状，如癫痫发作、发育迟缓、视力下降、视神经萎缩、眼球活动障碍和不同程度的认知功能下降，也可以出现内分泌疾病、进行性的关节挛缩、脊柱侧弯。不同的基因突变还存在各自的临床特点（表 10-7）[6-11]。

表 10-7 双侧纹状体坏死的遗传性类型

基因	临床表现
线粒体 ATP 酶 6	母系遗传，婴幼儿和儿童早期四肢痉挛型脑瘫
线粒体复合物 I	母系遗传，早发患者宫内生长迟缓，肌张力减低，伴随癫痫发作和内分泌疾病。晚发患者在儿童早期发病，肌张力障碍、共济失调、痉挛性四肢瘫、构音障碍、吞咽困难，伴视神经萎缩和认知障碍、四肢关节挛缩、脊柱侧弯
NUP62	隐性遗传，婴幼儿到儿童早期发病，全身舞蹈手足徐动症，肌张力障碍，伴随智力发育迟缓和视神经萎缩等
SLC25A19	隐性遗传，3 ~ 6 岁发病，发作性共济失调或肢体瘫痪，肌张力低，肌张力障碍，吞咽困难以及周围神经病
生物素反应性基底节病	隐性遗传，5 ~ 14 岁发病，肌张力障碍和四肢瘫

【辅助检查】

当患者出现运动障碍时，一般首先进行头部 MRI 检查，依据影像学改变特点安排获得性因素的检查和遗传性因素的检查。

1. 血液检查

重点检查乳酸、铜蓝蛋白、有机酸分析，对于怀疑感染性因素引起获得性患者需要进行病原微生物的检测，线粒体病出现血清和脑脊液乳酸水平升高。

2. 头颅磁共振

感染性患者 MRI 通常表现为经典的双侧新纹状体肿胀，随后萎缩和空洞形成。中毒患者影像学上可见对称性的基底节坏死。遗传性因素导致的基底节坏死可以单独出现或伴随其他脑区损害，特别是中脑导水管周围和第四脑室底部（图 10-10）（表 10-8）。

3. 基因检测

对于怀疑遗传性因素患者需要进一步基因检测，全外显子检测可能发现引起线粒体异常的核基因突变，线粒体基因的筛查可以发现线粒体基因突变。其中线粒体复合物 I 相关的核基因 *NDUFAF5* 的 p.Met279Arg 突变是中国人相对常见的突变[12-14]。

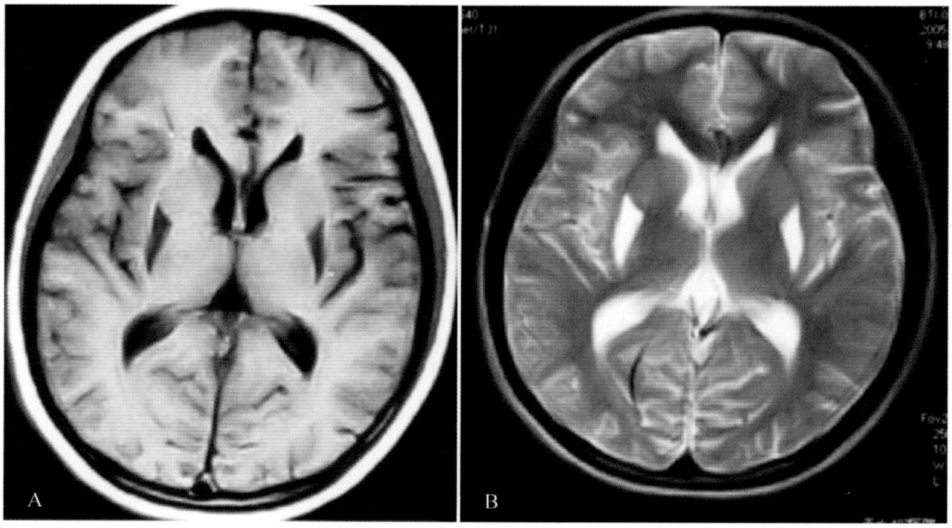

图 10-10 双侧纹状体坏死。A，在 T1 像的双侧壳核低密度。B，在 T2 像显示为高密度

表 10-8 遗传性纹状体坏死的 MRI 改变

基因	MRI
线粒体 ATP 酶 6	双侧基底节坏死，伴随脑干和丘脑受累，脑萎缩
线粒体复合物 I	双侧纹状体坏死
NUP62	双侧尾状核、壳核坏死，偶尔苍白球坏死
SLC25A19	双侧壳核和尾状核坏死，苍白球保留
生物素反应性基底节病	双侧尾状核头部坏死，伴全部或者部分壳核的受累
硫胺素代谢功能障碍综合征 4	与发热性疾病相关的发作性脑病、进行性多发性神经病和双侧纹状坏死

【诊断】

婴幼儿或儿童出现肌张力障碍和四肢痉挛性瘫痪为主要表现，伴或不伴出现癫痫、意识水平下降或者共济失调等表现，行脑 MRI 检查发现双侧新纹状体坏死应该考虑该综合征。通过基因检测可以确定致病基因或病原微生物。

【鉴别诊断】

诊断方面除了对上述各病因进行相关的检查鉴别外，还需要和以下疾病进行鉴别：

1. 肝豆状核变性

肝豆状核变性呈常染色体隐性遗传，由于 *ATP7B* 基因突变导致细胞内铜转运蛋白功能障碍。患者存在肝脏进行性受损，神经系统表现包括构音障碍、肌张力障碍、步态异常、共济失调、震颤等。患者有 K-F 环。MRI 显示基底节异常信号，有时可伴有丘脑和脑干的同时受累，肝脏损害不同于其他疾病。

2. Huntington 舞蹈症

Huntington 舞蹈症是一种舞蹈样运动、精神异常和痴呆为特征的遗传性进行性神经变性疾病。是由 4 号染色体短臂上 huntington 蛋白基因上 CAG 三核苷酸重复扩增异常所致，呈常染色体显性遗传。发病晚，以尾状核和壳核萎缩改变最为突出。

3. 舞蹈症–棘红细胞增多症

该病是由 *VPS13A* 基因突变导致的常染色体隐性遗传病，临床表现为舞蹈病和（或）帕金森综合征、口–舌–面肌张力障碍、抽动症、癫痫发作、反射消失及远端肌肉萎缩。实验室检查可发现棘红细胞占循环红细胞的 5% ~ 50%，多数患者血清肌酸激酶水平升高。脑 MRI 显示尾状核头部萎缩及侧脑室前角扩大，不同于其他疾病。

4. 泛酸激酶相关性神经变性

该病也被称为 Hallervorden-Spatz 病，是一种常染色体隐性遗传病，致病基因为泛酸激酶 2 基因。多在 10 岁以前发病，表现口面部及肢体肌张力障碍、构音障碍、强直及舞蹈手足徐动症。脑 MRI 上因为苍白球铁沉积导致苍白球坏死形成标志性的“虎眼征”，不同于其他疾病。

【治疗】

获得性因素根据病因采取相应的治疗措施，进行抗病毒治疗以及免疫抑制治疗。

遗传性疾病多数治疗效果差，对于生物素反应性基底节疾病可以补充生物素治疗。

对于肌张力障碍可以应用巴氯芬（枢芬）、氯硝西泮对症治疗。

对于线粒体基因或者线粒体相关核基因异常患者，可尝试给予改善脑组织代谢和清除氧自由基的非特异性治疗药物。硫胺素代谢功能障碍综合征4从诊断开始口服硫胺素治疗（每日400～600 mg）。在发热性疾病、手术期间，必须增加组胺剂量（增加25%）。

【病例摘要】

女，20岁，步态缓慢和动作不灵活14年。

患者6～7岁时出现行走时脚尖先着地，步态缓慢，动作欠灵活，偶有流口水，精神紧张加重。10岁出现双腿屈曲，双足内翻，走路不稳，伴有言语欠清、咀嚼和吞咽困难以及视力下降。18岁出现动作缓慢笨拙，经常跌倒，双手写字越来越小，言语不清加重，伴有行走困难和流涎等症状，家族中其姐姐和妹妹有相同表现。体格检查：面部、四肢、躯干及球部肌肉肌张力障碍以及锥体束征。记忆力、理解力、计算力等高级皮质功能检查正常。脑MRI检查：两侧壳核异常信号。定位诊断：基底节。定性诊断：Leigh病。基因检测发现患者*NDUFAF5*基因两个复合杂合突变。病例详细资料见二维码数字资源10-5。

数字资源 10-5

（毕鸿雁）

【参考文献】

［1］FRIEDE R. Developmental neuropathology，2nd ed. Springer-Velag，1989.

［2］TONDUTI D，CHIAPPARINI L，MORONI I，et al. Neurological disorders associated with striatal lesions：classification and diagnostic approach. Curr Neurol Neurosci Rep，2016，16（6）：54.

［3］CABRERA FILHO FD，RIBEIRO BNF，MARCHIORI E. Bilateral striatal necrosis associated with enterovirus infection. Rev Soc Bras Med Trop，2021，54：e0044.

［4］袁云，吴丽娟、陈清棠. Leigh综合征的临床、病理和基因改变，4例报告. 中国神经精神疾病杂志，2001，27（6）：421-423.

［5］王朝霞，杨延玲，张月华，等. Leigh综合征的线粒体DNA突变分析. 中华神经科杂志，2003，36（1）：28-31.

［6］STENTON SL，ZOU Y，CHENG H，et al. Leigh syndrome：a study of 209 patients at the Beijing children's hospital. Ann Neurol，2022，91（4）：466-482.

［7］DE VRIES DD，WENT LN，BRUYN GW，et al. Genetic and biochemical impairment of mitochondrial complex I activity in a family with Leber hereditary optic neuropathy and hereditary spastic dystonia. Am J Hum Genet，1996，58（6）：703-711.

［8］SPRUIJT L，SMEETS HJ，HENDRICKX A，et al. A MELAS-associated ND1 mutation causing Leber hereditary optic neuropathy and spastic dystonia. Arch Neurol，2007，64（6）：890-893.

［9］BASEL-VANAGAITE L，MUNCHER L，STRAUSSBERG，et al. Mutated nup62 causes autosomal recessive infantile bilateral striatal necrosis. Ann Neurol，2006，60（2）：214-222.

［10］SPIEGEL R，SHAAG A，EDVARDSON S，et al. SLC25A19 mutation as a cause of neuropathy and bilateral striatal necrosis. Ann Neurol，2009，66（3）：419-424.

［11］ZENG WQ，AL-YAMANI E，ACIERNO JS，et al. Biotin-responsive basal ganglia disease maps to 2q36.3 and is due to mutations in SLC19A3. Am J Hum Genet，2005，77（1）：16-26.

［12］LEGRO NR，KUMAR A，ALIU E. Case report of atypical leigh syndrome in an adolescent male with novel biallelic variants in NDUFAF5 and review of the natural history of NDUFAF5-related disorders. Am J Med Genet A，2022，188（3）：896-899.

［13］CHEN PS，LEE NC，SUNG CJ，et al. Phenotypic heterogeneity in patients with mutations in the mitochondrial complex I assembly gene NDUFAF5. Mov Disord，2023，38（12）：2217-2229.

［14］BAIDE-MAIRENA H，GAUDÓ P，MARTI-SÁNCHEZ L，et al. Mutations in the mitochondrial complex I assembly factor NDUFAF6 cause isolated bilateral striatal necrosis and progressive dystonia in childhood. Mol Genet Metab，2019，126（3）：250-258.

第六节　脑腱黄瘤病

【概述】

脑腱黄瘤病（cerebrotendinous xanthomatosis，CTX）是由 *CYP27A1* 基因纯合或复合杂合突变引起的少见的遗传代谢病。该基因突变引起类固醇 27- 羟化酶缺乏，进而导致多种组织中脂质代谢异常，尤其是胆甾烷醇的形成和蓄积。目前已发现多种与 CTX 相关的基因突变，包括错义突变、插入 / 缺失突变、剪接位点突变和无义突变。该病临床表现异质性强，神经系统相关临床表现广泛而多变，包括但不限于小脑性共济失调、周围神经病、痉挛性截瘫、癫痫、帕金森综合征、认知能力下降和精神障碍[1]。也有无神经系统受累的 CTX 患者的报道。神经系统外症状常表现为幼年腹泻、腱黄瘤、早发白内障等。

脑腱黄瘤病在 1937 年首先由 Van Bogaert 等报道，患者以早发白内障、腱黄瘤为首发表现，进而出现共济失调、肌痉挛等神经系统症状。Van Bogaert 等将其命名为脑腱黄瘤病。1968 年 Menkes 等首先在脑白质中观察到了大量胆固醇结晶。Salen 等观察到了 CTX 患者胆汁成分的异常，特别是胆汁中鹅去氧胆酸的缺乏，并提出中性固醇的生成增加可能与肝脏鹅去氧胆酸的缺乏有关，随后 Berginer 报道了长期应用鹅去氧胆酸的良好治疗效果。1981 年 Oftebro 等通过对比 1 例 CTX 患者与 1 例正常对照者的肝脏组织，首次提出 CTX 的代谢缺陷是线粒体中胆固醇 27- 羟化酶和 26- 羟化酶的缺乏。Cali 和 Russell 于 1991 年首次描述了胆固醇 27- 羟化酶（sterol 27-hydroxylase，*CYP27A1*）基因的致病突变，奠定了该病基因诊断的基础。

CYP27A1 基因定位于 2 号染色体的长臂 35 区。CYP27A1 分布广泛，负责编码胆固醇 27- 羟化酶，为细胞色素 P450 单加氧酶超家族中的一员，对胆固醇及其衍生物的特异性羟化进行催化，参与胆固醇的代谢。在肝脏，胆固醇的代谢主要通过两条代谢途径进行。经典途径始于 CYP7A1 介导的胆固醇 7α- 羟化，该途径终产物为鹅去氧胆酸及胆汁酸。替代途径的第一步是胆固醇 27- 羟基化，由 CYP27A1 催化，其终产物为鹅脱氧胆酸。在中枢神经系统中，胆固醇代谢底物主要来源为胆固醇和 7α- 羟基 -4- 胆甾烯 -3- 酮，后者主要被代谢为胆甾烷醇。胆甾烷醇可由 CYP46A1 及 CYP27A1 分别催化羟基化[2]。CYP46A1 催化的胆固醇 24- 羟基化，是胆固醇从大脑清除的主要机制[3]。而在小脑等处，CYP46A1 分布较少，主要由 CYP27A1 介导胆固醇的清除。

在 CTX 中，CYP27A1 活性受损会减少鹅去氧胆酸和胆酸的合成。鹅去氧胆酸对胆固醇 7α- 羟化酶负反馈作用的丧失导致经典途径中 7α- 羟基 -4- 胆甾烯 -3- 酮及其代谢产物水平升高。CTX 患者的中枢神经系统内 7α- 羟基 -4- 胆甾烯 -3- 酮流入增加，导致胆甾烷醇增加。不能被代谢清除的胆固醇亦主要被代谢为胆甾烷醇。增加的胆固醇代谢物附着在组织上，引起相关组织受累。组织病理学检查显示肌腱的致密结缔组织被泡沫细胞、多核巨细胞和细长胆固醇结晶所取代（图 10-11），这些泡沫细胞充满脂肪滴。在大脑和小脑出现脱髓鞘、神经元丢失，在小脑也可以看到胆固醇结晶，伴随血管周巨噬细胞浸润以及反应性星形胶质细胞增生。周围神经可见脱髓鞘改变以及继发性的轴索变性。

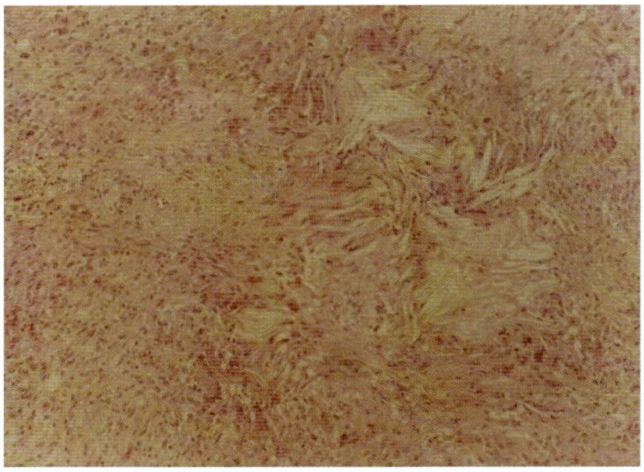

图 10-11　增粗的肌腱内出现大量黄瘤细胞以及胆固醇结晶

【临床表现】

该病临床表现存在高度异质性，患者首发症状多出现于儿童期，主要为腹泻、黄疸、早发白内障等神经系统外非特异症状。神经系统症状多出现较晚。CTX 的神经和精神表现差异较大。智力障碍以及锥体束和小脑体征最常见，也是主要的临床特征。此外，CTX 患者可出现锥体外系表现、周围神经病、癫痫和精神障碍。也有自主神经受累的报道。根据神经系统临床表现的组合形式，CTX 大致可分为三类：经典型、脊髓型及非神经型（表 10-9）。

表 10-9 脑腱黄瘤病临床分型

经典型	出现大脑、小脑或脑干的神经精神症状，合并其他系统表现
脊髓型	皮质脊髓束和脊髓后索受累相关的临床症状和体征，多无智力障碍、小脑体征或周围神经病变
非神经型	未表现出任何神经系统症状[5]

1. 神经系统表现

（1）智力障碍：是 CTX 患者最常见的神经系统表现，出现在 48% ~ 74% 的青少年患者和 87% 的成年患者中。表现为从儿童期开始的认知发育迟缓、智力低下和学习困难。在中青年患者中也经常观察到认知能力下降。类额颞叶痴呆表型最为常见。

（2）锥体束及小脑症状：痉挛性下肢轻瘫和其他锥体束征出现在 64% ~ 92% 的成年患者中，通常在 30 ~ 40 岁出现。锥体束体征如痉挛、反射亢进和跖伸反应可作为主要的临床体征。脊髓共济失调见于 36% ~ 83% 的成年患者，小脑体征包括眼球震颤、共济失调性构音障碍以及肢体和躯干共济失调。这些体征共同作用引起患者步态障碍。

（3）锥体外系症状：可表现为多种运动障碍，包括帕金森综合征、肌张力障碍、肌阵挛和姿势性震颤。帕金森综合征是最常报道的运动障碍类型，常出现在病程后期。患者存在黑质、苍白球和纹状体 T2W 序列高信号。

（4）周围神经病：出现在约 45% 的成年患者中，以多发性运动神经病变为主，感觉神经亦可受累。轴索变性、脱髓鞘及混合病变都可以出现。因为 CTX 周围神经病变表现及严重程度差别较大，且中枢神经系统受累表现在临床表现中占主导地位，周围神经表现常难以被准确识别。

（5）癫痫：可出现在所有年龄段的患者中。该病导致的癫痫对抗癫痫药物有良好反应。

（6）精神症状：存在两种模式，一种是在疾病早期与学习困难或智力低下相关的行为 / 人格障碍；另一种是在疾病晚期丰富的精神障碍综合征，出现在 11.4% 的成年患者，如以情感 / 情绪障碍、精神病性障碍或行为 / 人格障碍为主要表现的额叶、眶额叶或额颞叶综合征。

2. 神经系统外表现

（1）新生儿黄疸：是 CTX 患者最早的表现，黄疸持续时间长，且常伴血清中结合胆红素含量升高。新生儿黄疸多为自限性，偶尔出现致命性胆汁淤积。

（2）慢性腹泻：不明原因的慢性持续性腹泻始于婴儿期，可以是 CTX 的最早症状，出现在 31% 的青少年患者。腹泻患者的胃肠道检查未发现任何异常。直肠活检也未显示任何胆固醇的蓄积，粪便中也未检测到脂肪酸的异常升高。

（3）青少年白内障：双侧白内障出现在 82% 的患者，通常在 20 岁左右出现，发生在腱黄瘤及神经系统症状出现之前。CTX 患者的晶状体中胆固醇含量高于作为对照的老年晶状体。除白内障外，眼科表现还包括视神经病变伴视盘苍白、视网膜血管过早硬化和胆固醇沉积。

（4）腱黄瘤：通常发生在跟腱上，但也可能发生在肘部、颈部、膝关节和足底（图 10-12）。出现在 76% 的成年患者。活检显示脂质结晶裂隙伴泡沫状巨噬细胞浸润。腱黄瘤是该病的特征性改变，但不是必定出现的体征。

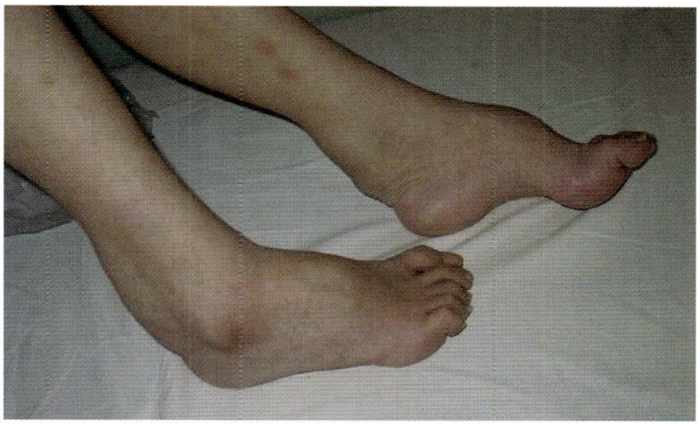

图 10-12 跟腱增粗

（5）心血管系统表现：早发动脉粥样硬化和心血管疾病也是 CTX 患者的全身性表现。心肌梗死是患者早期死亡的重要原因。

（6）骨骼系统表现：骨骼系统受累常表现为骨质疏松及骨骼畸形，常见有脊柱后凸、漏斗胸、马蹄内翻足、高弓足等骨骼畸形表现。

【辅助检查】

当患者出现上述临床表现，通过查体发现腱黄瘤，需考虑到胆固醇代谢相关疾病。进一步检查可见胆固醇和胆汁酸合成的异常中间体，通过影像学检查可发现中枢神经系统损害表现，最后需通过基因检测明确诊断。

1. 生化检查

5β- 胆甾烷－四醇葡糖醛酸异构体及其与牛磺鹅

去氧胆酸的比值是最具代表性的生物标志物[2]。可采用二级筛查模式。第一级为阴性筛查，采用流动注射分析 / 串联质谱法分析。第二级为阳性筛查，采用高效液相色谱串联质谱检测。第一级筛查灵敏度高，第二级筛查特异性强，具体灵敏度及特异性取决于所采用截断值[9]。通过二级筛查发现的阳性样本应进行确证性 *CYP27A1* 基因测序。

血清中胆甾烷醇及 α- 羟基 -4- 胆甾烯 -3- 酮浓度升高是 CTX 患者的经典表现。血浆中胆固醇的浓度正常或降低。脑脊液中也存在高水平的胆固醇。

2. 影像检查

脑 MRI 是 CTX 患者在诊断前后常做的检查。最典型的影像学改变为脑 MRI 双侧小脑齿状核对称的 T2WI 高信号以及 T1WI 低信号。皮质下、脑室周围、小脑白质和脑干也可能出现异常信号，提示这些部位存在脱髓鞘及胶质细胞增生。随疾病发展，后期出现小脑的 T2WI/FLAIR 及 SWI 低信号。也可以出现脑萎缩及小脑上脚、锥体束的 T2WI/FLAIR 高信号。在磁共振波谱分析中，可以观察到患者小脑等受累区域 N- 乙酰天冬氨酸吸收峰的降低以及乳酸吸收峰的升高（图 10-13）。

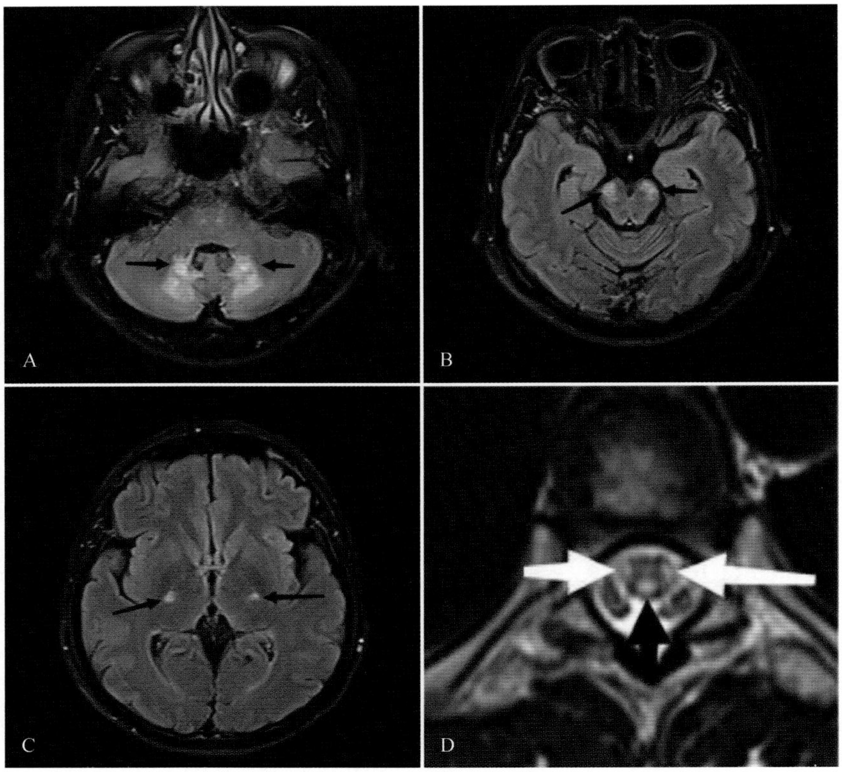

图 10-13 A，T2 FLAIR 序列双侧齿状核及周围白质（箭头）。B，大脑脚异常信号（箭头）。C，内囊异常信号（箭头）。D，T2 序列颈髓内皮质脊髓束（箭头）及后索异常信号

腱黄瘤 CT 扫描可见低信号的软组织增生。MRI 检查通常在 T1WI 上表现为低至等信号，在 T2WI 上表现为低至中等信号。

3. 神经电生理检查

周围神经传导检查可见周围神经脱髓鞘及轴索损害。即使没有癫痫发作的临床体征，CTX 患者也常被观察到脑电图异常。除了由 θ 波和 δ 波组成的慢背景活动外，也可检测到棘波和尖波复合波。

4. 基因检测

所有疑诊 CTX 的患者都应行 *CYP27A1* 的基因检测。双等位基因致病性变异的鉴定可通过单基因测序分析、基于二代测序的多基因分析、大规模测序技术（全外显子或基因组测序），很少情况下通过 MLPA（多重连接探针扩增）或定量 PCR 技术进行缺失 / 重复分析。迄今为止，在世界范围内已经报道了超过百种致病突变，包括错义突变、无义突变、剪接位点突变和插入 / 删除突变。意义未明的 *CYP27A1* 突变需结合具体临床表现和生化检查进一步评估致病性。

【诊断】

CTX 的诊断主要基于临床、神经放射学、遗传学和生化结果。临床中面对合并胆固醇代谢异常表现及神经系统表现的患者，应警惕脑腱黄瘤病的发生。该病的诊断包括临床症状、生化检查、基因检测的各种指标（表 10-10），同时需要排除其他疾病。

表 10-10　CTX 的诊断标准

类别	依据
证据 A：	1　腱黄瘤 2　进展性的神经、精神症状 3　青年白内障 4　青年冠状动脉病变 5　无法解释的慢性腹泻 6　青年骨质疏松症 7　持续性的新生儿胆汁淤积
证据 B：	血浆胆甾烷醇水平升高
证据 C：	*CYP27A1* 基因双等位致病变异（纯合或复合杂合子）
证据 D：	排除以下疾病： 1　家族性高胆固醇血症 2　谷固醇血症 3　胆道梗阻性疾病 4　甲状腺功能减退
确诊	至少符合 1 个证据 A 中标准，且合并证据 B＋C＋D
疑诊	至少符合 1 个证据 A 中标准，且合并证据 B＋D
可能	至少符合 1 个证据 A 中标准，且合并证据 B

注：神经系统症状主要包括认知功能障碍、小脑症状、锥体束症状、锥体外系症状、癫痫发作、周围神经病变和脊髓性感觉障碍。

【鉴别诊断】

胆固醇和胆汁酸合成异常中间体的血浆水平也可能在慢性胆汁淤积性疾病（先天性胆汁性肝硬化和进行性家族性肝内胆汁淤积症 3 型）以及遗传性代谢疾病（C 型尼曼–皮克病、谷固醇血症、家族性高胆固醇血症和过氧化酶体生物发生疾病）中升高。谷固醇血症、家族性高胆固醇血症、Smith-Lemli-Opitz 综合征、其他先天性胆汁酸代谢异常和非特异性肝脏疾病都属于具有与 CTX 相似特征的疾病。进行性神经系统症状以及白内障和慢性腹泻可以将 CTX 与这些疾病区分开来。

1. 谷固醇血症

该病为常染色体隐性遗传病，致病机制为肠道内过多的植物固醇吸收。该疾病特征为早发肌腱或结节性黄瘤及血浆胆固醇浓度的极度升高。该病血浆植物固醇浓度可增高至正常值 30 倍及以上。遗传学检测可见 2 种 ATP 结合盒转运蛋白的致病突变。

2. 家族性高胆固醇血症

该疾病患者以儿童期胆固醇升高、早发动脉粥样硬化及腱黄瘤为主要表现。存在低密度脂蛋白受体、前蛋白转换酶枯草溶菌素 9 或载脂蛋白 B 基因的致病突变。该病患者血脂异常主要表现为低密度脂蛋白胆固醇升高，未报道有胆甾烷醇、7α- 羟基 -4- 胆甾烯 -3- 酮异常增多。少见神经系统及眼部受累。

3. 小头–小颌–并趾综合征

该疾病是 7- 脱氢胆固醇还原酶缺陷引起的常染色体隐性遗传病，存在 *DHCR7* 基因的致病突变。该病患者出生时即伴有明显的外观及内脏畸形，随着年龄增长出现发育迟缓、认知障碍及精神行为异常。血浆胆固醇水平降低，但 7- 脱氢胆固醇水平明显升高。可通过生化检查及遗传学检测鉴别。

【治疗】

低胆固醇饮食应被推荐，减少胆固醇的摄入可以减缓该疾病发展。

1. 对症治疗

对于存在白内障的患者，在临床症状稳定后应考虑手术治疗白内障。腱黄瘤的手术切除不被推荐，因为这可能会加重步态异常，且并不能阻止神经系统症状的恶化。肉毒素注射可部分改善肌张力增高引起的运动障碍，但可能加重其他运动症状。左旋多巴可用于治疗 CTX 的帕金森症状。对于存在癫痫症状的患者，常规应用抗癫痫药可以收获较好的疗效。患者的骨质疏松需补充钙及维生素 D。

2. 鹅去氧胆酸

早期开始口服鹅去氧胆酸治疗是首选治疗[1]，不仅可降低血清胆固醇，抑制异常代谢的进行，还可改善神经系统表现，包括智力障碍、锥体束和小脑体征以及周围神经病等[4]。推荐剂量为成人每天 3 次，每次 250 mg。如果血清胆固醇或尿胆汁醇在 3 个月后仍然升高，可以提高到每天 1000 mg[10]。儿童推荐剂量为每天 3 次，每次 5 mg/kg。不良反应是胃肠道症状和药物性肝损害[4]。如果患者出现药物不耐受，应暂时减少推荐剂量，直至不良反应改善再重新开始有效剂量[2]。

3. 其他降低胆固醇的药物

胆酸可以显著降低患者胆固醇水平并改善或稳

定临床症状，且未被报道存在不良反应。该药对于使用鹅去氧胆酸治疗有副作用的患者是首选。HMG-CoA 还原酶抑制剂与鹅去氧胆酸一起可以改善脂蛋白代谢、抑制胆固醇合成并降低胆固醇的血浆水平。

4. 基因治疗

CYP27A1 的腺相关病毒载体治疗可使部分肝细胞过表达 *CYP27A1* 基因。在动物实验中，该疗法使 *CYP27A1* 双敲除小鼠在代谢水平完全康复，且具有良好的耐受性[11-12]。基因治疗将成为 CTX 患者病因治疗的可行选择。

【病例摘要】

女，33 岁。双下肢力弱 3 年半，加重 1 年。

患者 3 年半前出现下肢僵硬，行走困难。3 年前出现发作性四肢痉挛，每次持续约 10 分钟。2 年前出现言语不清，1 年半前出现记忆力减退，近记忆力减退为著。1 年前丧失独立行走能力，并出现二便失禁、吞咽困难、饮水呛咳和情感障碍。6 个月前出现写字笨拙、反复腹泻，4 个月前出现双上臂抬举费力。体格检查：构音欠清，强哭强笑。下颌反射亢进，双侧腕关节以远痛触觉减退，左侧为著，双踝关节以远痛触觉减退，左侧为著。右下肢肌力 3 级，左下肢肌力 4 级。上肢屈肌张力增高，下肢伸肌张力增高。指鼻试验稳准，跟膝胫试验不能配合。四肢腱反射亢进。双侧踝阵挛、髌阵挛阳性，四肢病理征均阳性。血总胆汁酸 10.4 μmol/L，总胆固醇 3.33 mmol/L，LDL-C 2.16 mmol/L，HDL-C 0.81 mmol/L。认知功能检查：MMSE：27 分，MoCA：20 分。头颅平扫 MRI：双侧小脑齿状核及周围白质、内囊后肢、大脑脚、脑桥、延髓腹侧异常信号。脊髓 MRI：颈胸脊髓条片状 T2WI 略高信号，位于皮质脊髓束。定位诊断：大脑、脑干、小脑和脊髓；定性诊断：脑腱黄瘤病可能性大，基因检测示 *CYP27A1* 复合杂合突变，父母各携带 1 个杂合突变。病例详细资料见二维码数字资源 10-6。

数字资源 10-6

（李宜泽）

【参考文献】

［1］袁云，王朝霞，张巍，等. 脑腱黄瘤病的周围神经改变一家系分析. 中华神经科杂志，2005，38（3）：195-197.

［2］PATNI N，WILSON DP. Cerebrotendinous xanthomatosis. In：Feingold KR，Anawalt B，Blackman MR，et al.，eds. Endotext. MDText.com，Inc.，2000.

［3］NÓBREGA PR，BERNARDES AM，RIBEIRO RM，et al. Cerebrotendinous xanthomatosis：a practice review of pathophysiology，diagnosis，and treatment. Front Neurol，2022，13：1049850.

［4］MAST N，ANDERSON KW，LIN JB，et al. Cytochrome p450 27a1 deficiency and regional differences in brain sterol metabolism cause preferential cholestanol accumulation in the cerebellum. J Biol Chem，2017，292（12）：4913-4924.

［5］KOYAMA S，SEKIJIMA Y，OGURA M，et al. Cerebrotendinous xanthomatosis：molecular pathogenesis，clinical spectrum，diagnosis，and disease-modifying treatments. J Atheroscler Thromb，2021，28（9）：905-925.

［6］SEKIJIMA Y，KOYAMA S，YOSHINAGA T，et al. Nationwide survey on cerebrotendinous xanthomatosis in Japan. J Hum Genet，2018，63（3）：271-280.

［7］MIGNARRI A，DOTTI MT，FEDERICO A，et al. The spectrum of magnetic resonance findings in cerebrotendinous xanthomatosis：redefinition and evidence of new markers of disease progression. J Neurol，2017，264（5）：862-874.

［8］DE SAIN-VAN DER VELDEN MGM，VERRIPS A，PRINSEN BHCMT，et al. Elevated cholesterol precursors other than cholestanol can also be a hallmark for CTX. J Inherit Metab Dis，2008，31（S2）：387-393.

［9］MIGNARRI A，MAGNI A，DEL PUPPO M，et al. Evaluation of cholesterol metabolism in cerebrotendinous xanthomatosis. J Inherit Metab Dis，2016，39（1）：75-83.

［10］DEBARBER AE，KALFON L，FEDIDA A，et al. Newborn screening for cerebrotendinous xanthomatosis is the solution for early identification and treatment. J Lipid Res，2018，59（11）：2214-2222.

［11］STELTEN BML，DOTTI MT，VERRIPS A，et al. Expert opinion on diagnosing，treating and managing patients with cerebrotendinous xanthomatosis（CTX）：a modified Delphi study. Orphanet J Rare Dis，2021，16（1）：353.

［12］LUMBRERAS S，RICOBARAZA A，BAILA-RUEDA L，et al. Gene supplementation of CYP27A1 in the liver restores bile acid metabolism in a mouse model of cerebrotendinous xanthomatosis. Mol Ther-Methods Clin Dev，2021，22：210-221.

第七节 甲基丙二酸血症

【概述】

甲基丙二酸血症（methylmalonic acidemia，MMA）是一种常染色体隐性遗传性有机酸代谢病，由甲基丙二酰辅酶A变位酶或其辅酶缺陷引起腺苷钴胺的摄取、转运或合成缺陷所致。致病基因包括*MUT*、*MMAA*、*MMAB*、*MMACHC*、*MMADHC*、*SUCLA2*、*LMBRD1*、*HCFC1*、*MMEE*，其中*MMAA*、*MMAB*、*MMACHC*、*MMADHC*、*LMBRD1*、*HCFC1*基因所致MMA对维生素B_{12}治疗有反应，称为“cbl”型。该病发病率约为2/10万，临床上分为单纯型甲基丙二酸血症和甲基丙二酸血症合并高同型半胱氨酸血症两种类型[1]，也可以依据酶活性进行分类（表10-11）。

表10-11 甲基丙二酸血症酶和基因分类

酶亚型		临床亚型	基因
甲基丙二酸-CoA变位酶完全缺乏	mut0	婴儿/无维生素B_{12}反应	*MMUT*
甲基丙二酸-CoA变位酶部分缺乏	mut-	部分缺乏或无维生素B_{12}反应	*MMUT*
甲基丙二酸-CoA变位酶辅因子合成或运输缺陷	cblA	部分缺乏或无维生素B_{12}反应	*MMAA*
	cblB	婴儿/无维生素B_{12}反应，部分缺乏或无维生素B_{12}反应	*MMAB*
	cblC-MMA	部分缺乏或无维生素B_{12}反应	*MMADHC*
甲基丙二酸-CoA表向异构酶活性不足	MCEE	甲基丙二酸-CoA表向异位酶缺乏	*MCEE*

该病*MUT*基因突变最常见[2]，而*MMACHC*基因突变导致的cblC型是我国最常见的突变类型[3]，位于染色体1p34.1上，编码282个氨基酸的多肽，累及4个外显子区域，主要出现4号外显子突变，复合杂合/纯合错义突变是最典型的突变形式，另外还包括无义突变、剪接位点突变、缺失，插入等突变类型。*MUT*基因是国外报道最常见基因类型[2]，位于染色体6p21，由13个外显子组成，编码甲基丙二酰辅酶A，该基因突变导致部分（mut-）或完全（mut0）酶缺乏症，mut0患者症状重于mut-部分酶缺乏症[2]。

早在1961年Childs B记录了该病的关键特征，包括新生儿死亡率高、感染倾向、肾病、生长不良和复发性代谢不稳定，并注意到甲基丙二酸水平升高与恶性贫血之间的联系。1967年Oberholzer及Stokke等提出了MMA的诊断，1968年Rosenberg报道了该病的钴胺反应形式，确立了维生素B_{12}在该病代谢中的作用。患者出生后即表现出持续性代谢性酸中毒，在其血液及尿液中检测出高水平的甲基丙二酸，并结合患者家族史推测为常染色体隐性遗传有机酸代谢病。之后陆续报道了多例以新生儿期代谢性酸中毒为特点的患者。

MMA现在被认为是遗传上不均匀的先天性代谢障碍，主要是由于甲基丙二酸-CoA变位酶（methylmalonyl-CoA mutase，MMUT）或将维生素B_{12}运输和代谢为活性辅因子的酶（5′-去氧腺钴胺）缺乏而引起。MMUT酶负责甲基丙二酸-CoA转化为琥珀酸-CoA，这是缬氨酸、异亮氨酸、蛋氨酸、苏氨酸、胆固醇和奇数链脂肪酸氧化代谢过程中三羧酸循环中间体。MMUT的上游是丙氨-CoA羟化酶复合体，它将丙氨-CoA转化为甲基丙二酸-CoA。丙酸血症是丙氨-CoA羟化酶成分丙氨-CoA羟化酶α链或丙氨-CoA羟化酶β链缺乏的结果。MMUT酶活性下降不能将甲基丙二酸-CoA转化为琥珀酸-CoA，导致甲基丙二酸-CoA、丙氨-CoA及其衍生代谢物的积累，这些代谢物随后被转化为各自的酸，尤其是甲基丙二酸和丙酮酸，这些酸在受影响个体的组织和体液中大量积累。累积代谢物的直接毒性作用、下游代谢产物的缺乏、甲基化水平受损及氧化应激作用增强等多种机制共同导致多系统受累[4-5]。患者的大脑表现出血管周围脱髓鞘，偶尔出现空泡、少突胶质细胞丧失、含有糖原及髓鞘破坏产物的阳性巨噬细胞、反应性星形胶质细胞相对较少。脊髓出现侧索和后索的空泡变性伴随脊髓萎缩。腓肠神经表现出有髓神经纤维丢失和轴索变性（图10-14）。伴随睾丸萎缩和大泡性肝脂肪变性。

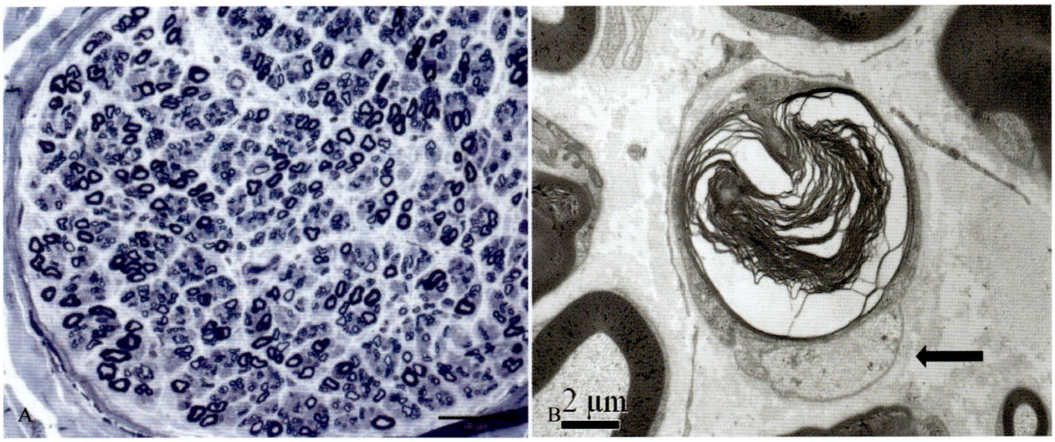

图 10-14 MMA 的腓肠神经病理改变。A，神经纤维密度下降，大有髓神经纤维丢失。B，残存髓鞘呈环状排列，轴突（箭头所示）被施万细胞胞质包围

【临床表现】

MMA 患者多于 1 岁内起病，起病较急，预后较差。晚发型患者较少见，可于任何年龄发病（表 10-12）。临床表现异质性高，以中枢神经系统受累为主，亦可累及周围神经系统[6]。MMA 可由多种因素诱发，包括感染、长期禁食、外伤、大出血、应激状态、剧烈运动、大量蛋白摄入等。

表 10-12　甲基丙二酸血症不同年龄段的临床表现

新生儿	儿童
嗜睡	身材矮小
呕吐	蛋白质厌恶
肌张力减退	张力减退
低温	智力残疾
呼吸窘迫	急性和慢性神经系统症状，包括癫痫发作和异常运动（舞蹈徐动症、肌张力障碍、痉挛）
脑病、昏迷	
败血症样表现	急性和慢性肾病表现（脱水、肾小管酸中毒、急性肾损伤）

1. 神经系统表现

（1）新生儿期及婴儿期：子宫内可能出现生长受限、小头畸形和扩张性心肌病[8]。出生后出现喂养困难，反复呕吐，发育迟缓，同时可伴急性或慢性脑病发作，嗜睡、呼吸暂停、癫痫发作、肌张力减低等，另外可出现脑积水[8-9]、小头症、眼球震颤，高达 50% 的婴儿在视网膜病变或视神经萎缩的基础上出现视力损害[4]。此期患者预后不佳，中位发病年龄为 1 岁的住院患者死亡率为 1.77%，1 岁以下患者的死亡风险高于 1 岁及以上患者[10]。

（2）儿童期：在 1 岁以后发病的儿童、青少年和成人中，急性或慢性行为或精神异常、认知障碍是最常出现的症状，早期发病、高氨血症和癫痫病史与更严重的认知损害相关[12]。脊髓亚急性联合变性、癫痫发作、肢体力弱[4,12-13]、共济失调[14]较为常见，可有周围神经脱髓鞘或 / 伴轴突变性[14]，但常常被严重的中枢神经系统症状掩盖[7,13]。患者眼部症状少见[15-16]。可以出现脑血管病及血栓栓塞事件[4]，症状进展缓慢，临床表型异质性高。

2. 其他系统

在血液系统方面，常有巨幼细胞贫血、全血细胞减少、中性粒细胞减少或血小板减少，在早发型患者中出现较多[4,13]。心肌病、心脏畸形、间质性肺炎、肺动脉高压为心肺系统的常见症状[17-20]，也是早发型患者的常见死因。溶血性尿毒症、肾小管肾病、肾小球肾病及血栓性微血管病均可能发生，其中溶血性尿毒症或肾衰竭是导致患者死亡的原因之一。可以出现糖尿病酮症酸中毒、胃炎、脂肪肝、皮炎、皮肤色素沉着[22]，代谢性酸中毒、高氨血症、体温过低常常是新生儿重症的表现[4]。

【辅助检查】

该病可通过胎盘绒毛取样或羊水穿刺术进行产前基因检测诊断[19]。生化分析对 99.5% 的 MMA 胎儿具有诊断价值。羊水中丙酰肉碱水平、丙酰肉碱与乙酰肉碱比值、甲基丙二酸水平和甲基柠檬酸水平的诊断敏感性分别为 95.1%、100%、100% 和 82.9%，诊断特异性分别为 98.7%、99.3%、97.4% 和 96.7%。对于合并型 MMA，同型半胱氨酸诊断的敏感性为 100%，特异性为 92.05%[19]。患者的临床表现提示该病后，需要通过有机酸代谢检查明确该病，对患者神经系统受累程度进行检查，并评估上述易受累系统，最

后进行基因检测明确诊断。

1. 认知功能检查

所有患者需要进行蒙特利尔认知评估量表及简易精神状态检查量表进行整体认知功能的评估。更详细的认知评估包括记忆力、视空间、执行功能、注意力、语言流畅性等认知领域。焦虑抑郁自评量表、淡漠自评量表等可用于患者精神症状的评估。

2. 实验室检查

MMA 患者可以出现血清碳酸氢盐含量低、甘氨酸水平增高、低血糖、血细胞数量减少、尿酮体阳性等，对于合并型 MMA，血清及尿液总同型半胱氨酸水平显著增高提示该病。血液酯酰肉碱谱检验可以出现游离肉碱降低、丙酰肉碱增高大于 7 μmol/L、丙酰肉碱与乙酰肉碱比值大于 0.2。尿有机酸谱检测中甲基丙二酸和甲基柠檬酸水平增高，尿液中甲基丙二酸不同浓度可以协助鉴别不同 MMA 亚型。酶活性测定可以把 MMA 区分为 cbl- 反应型和 cbl- 无反应型，以及 mut- 和 mut0 [2]。

每天肌内注射 1.0 mg 羟钴胺，持续 3 ~ 5 天，然后连续尿液有机酸分析和（或）测量 MMA、丙氨甲碱和高半乳糖胺的血浆浓度。血浆或尿液平均甲基丙二酸浓度降低 50% 是反应性的指标。

3. 电生理改变

周围神经电生理检查可见感觉及运动神经传导速度下降、波幅降低，表明感觉和运动神经轴突及有髓神经混合病变 [6]。癫痫是 MMA 常见的表现，故对于脑病或癫痫发作的患者进行脑电图检查。

4. 影像学检查

对出现脑病等中枢神经系统受累的患者需要进行 MRI 检查，可以发现大脑半球皮质萎缩、基底节对称受累、脑室扩张、侧脑室旁白质异常、皮质下白质异常、胼胝体纤细、小脑萎缩及脑梗死等 [20]。脊髓 MRI 表现为脊髓萎缩或广泛横贯性脊髓炎样改变，颈椎 X 线检查可以发现脊柱侧弯 [15]。

5. 基因检测

对于首诊高度怀疑 MMA 的患者可进行多基因序列分析。每个基因组所使用的测试灵敏度因实验室而异，会随着时间的推移而变化。基因检测可以明确患者的 MMA 类型。

【诊断】

当患者出现上述神经系统损害的一个或多个临床表现，尤其出现精神及认知障碍，伴心脏、肾脏、肺部、血液系统受累表现，无论是否存在血液或尿液中同型半胱氨酸显著升高，都应考虑到 MMA 的可能性，进一步进行血液及尿液有机酸代谢谱检查，发现甲基丙二酸等有机酸累积，可以诊断 MMA。进行基因检测发现致病突变可以进一步明确其基因类型。

【鉴别诊断】

甲基丙二酸血症 / 尿症存在其他遗传原因。生化发现通常可以将这些疾病与单纯甲基丙二酸血症区分开来。

1. 散发性疾病

（1）维生素 B_{12} 缺乏：维生素 B_{12} 是甲基丙二酰辅酶 A 变位酶和蛋氨酸合成酶的重要辅助因子，缺乏维生素 B_{12} 会导致血及尿液中甲基丙二酸增加 [22]。严重的维生素 B_{12} 缺乏可表现为生长迟缓、肌张力减低、大细胞性贫血、丙酰肉碱和同型半胱氨酸水平升高。脊髓 MRI 可有“反兔耳征”。多有明确的诱发因素，如素食、营养不良、胃内因子缺乏、口服秋水仙碱和对氨基水杨酸等。MMA 患者认知和精神障碍较为突出，以周围神经及感觉障碍起病相对少见。

（2）自身免疫性脑炎：是一类由自身免疫机制介导的脑炎，主要症状包括精神行为异常、认知障碍、记忆力下降、癫痫、运动障碍、不自主运动、意识水平下降及自主神经功能障碍等。脑 MRI 多见单侧或双侧边缘系统 T2 或 FLAIR 高信号，脑脊液淋巴细胞增多，血液及脑脊液抗神经元抗体阳性。

2. 遗传性疾病

（1）丙二酸尿症伴甲基丙二酸尿症：是由丙酰辅酶 A 脱羧酶基因或乙酰辅酶 A 合成酶基因突变所致。导致代谢性酸中毒、发育迟缓、癫痫和心肌病。部分患者与 MMA 有相似的表型，包括发育迟缓、肌张力减退、癫痫、偏头痛、认知障碍、低血糖、酸中毒，颅脑 MRI 可见 T2 高信号，有机酸代谢检查可以鉴别。

（2）遗传性痉挛性截瘫：分为单纯型和复杂型痉挛性截瘫。复杂型痉挛性截瘫在进行性双下肢痉挛性瘫痪、高张力性排尿障碍和轻度深感觉障碍基础上可合并其他神经系统损害，如共济失调、认知障碍、癫痫、周围神经病等 [23]，但没有典型的 MMA 其他系统受累特征。

（3）常染色体隐性遗传脑动脉病伴皮质下梗死及白质脑病：是由 *HTRA1* 基因纯和或复合杂合突变引起的常染色体隐性遗传性脑血管病。常在青年起病，好发于男性，主要临床表现为脑小卒中发作伴随认知功能障碍，大多数患者存在早期脱发、腰痛等症状。脑 MRI 表现为双侧外囊和颞极在内的弥漫脑白质病变，伴多发脑腔隙性梗死[24]。

【治疗】

该病的治疗分为急性期和慢性期治疗，对于合并癫痫等疾病的患者，需给予抗癫痫等对症治疗。对于合并贫血、心肌损伤、肝损伤、肾损伤的患者，需给予维生素 B_{12}、叶酸、铁剂、果糖、保肝药物等治疗。

1. 急性期治疗

以补液，纠正酸中毒、低血糖和电解质紊乱为主，同时限制蛋白质摄入，供给充足的热量。可用左卡尼汀静脉滴注或口服，维生素 B_{12} 肌内注射。若高氨血症和（或）代谢性酸中毒难以控制，需要腹透或血液透析去除毒性代谢物。

（1）饮食控制：单纯型 MMA 患者应适当限制天然蛋白质摄入，以不含异亮氨酸、蛋氨酸、缬氨酸、苏氨酸的特殊配方营养粉喂养，以减少甲基丙二酸的产生。MMA 合并高同型半胱氨酸血症患者一般无须严格限制天然蛋白质。在急性失代偿期，患者可能不耐受肠内饮食，故需静脉滴注含葡萄糖和电解质的溶液，维持水、电解质、酸碱平衡以及给予能量支持。为保证能量需求，可静脉滴注脂肪乳，同时监测血甘油三酯水平，避免引起胰腺炎。

（2）纠正酸中毒：应给予碳酸氢钠纠酸。若患者血［HCO_3^-］＜ 15 mmol/L，首剂按照 5% 碳酸氢钠 3 ~ 5 ml/kg，稀释成 1.4% 碳酸氢钠，半小时静脉输入。第一个 24 小时目标是将［HCO_3^-］补充至 18 ~ 20 mmol/L 以上，第二个 24 小时可改口服碳酸氢钠或联合静脉滴注，在 48 小时内纠正 HCO_3^- 水平。纠正酸中毒时患者易出现低血钾和低血钙，应注意监测，及时补充。

（3）药物治疗：MMA 患者常合并继发性肉碱缺乏。左卡尼汀可与有机酸结合，形成水溶性代谢物，促进有机酸从尿液排泄，因此急性期需静脉滴注左卡尼汀[8]。症状缓解后改口服左卡尼汀 50 ~ 200 mg/（kg · d）。对血氨高于 100 μmol/L 的患者，使用降血氨药物如卡谷氨酸、苯丁酸钠、精氨酸或谷氨酸。

2. 慢性期治疗

长期管理包括服用羟钴胺和甜菜碱等药物，进行医学和生化评估以保持良好的代谢状态，并监测可能出现的并发症[2]。

（1）维生素 B_{12} 反应型 MMA：对所有维生素 B_{12} 治疗有反应的患者，蛋白限制不用于合并型 MMA 患者[8]。静脉注射羟钴胺、甜菜碱、叶酸和左旋肉碱可改善患者的生化异常、非神经体征和死亡率。肌内注射 1 mg/d，羟钴胺优于氰钴胺。合并型 MMA 患者尚需口服甜菜碱 100 ~ 300 mg/（kg · d）降低血同型半胱氨酸浓度，辅以左卡尼汀 50 ~ 100 mg/（kg · d）、叶酸（5 ~ 10 mg/d）和维生素 B_6（10 ~ 30 mg/d）等。

（2）维生素 B_{12} 无反应型 MMA：

1）饮食控制：使用不含异亮氨酸、缬氨酸、苏氨酸和蛋氨酸的特殊配方奶粉或蛋白粉喂养，结合进食少量天然蛋白质：新生儿、婴幼儿的天然蛋白质来源首选母乳，若无母乳，可使用普通婴儿配方奶粉搭配特殊奶粉。

2）药物治疗：长期口服左卡尼汀 50 ~ 200 mg/（kg · d），将血液游离肉碱水平维持在 50 ~ 100 μmol/L。由于长期限制天然蛋白质，患者易发生微量营养素和矿物质缺乏，需注意监测和补充。

【病例摘要】

男，17 岁，抬脚费力，伴双侧小腿麻木感 4 年。

患者 4 年前出现抬脚费力，伴双侧小腿麻木感。症状缓慢进展，3 年前上楼梯时需搀扶，蹲下不能站起，双手不能提重物，伴脚踩棉花感，有便秘。1 年前感冒后出现四肢力弱，伴双下肢麻木。家族成员无类似疾病史。体格检查：身高 173 cm，体重 80 kg。理解力稍差，计算力差。双下肢膝以下触觉及音叉振动觉减退。双上肢肌力 5 级，双下肢近端肌力 5^- 级，远端肌力 5 级。四肢肌张力适中。左上肢腱反射稍高于右侧，双下肢腱反射对称引出。双下肢锥体束征阳性。定位诊断：周围神经及锥体束；定性诊断：代谢性疾病，遗传性可能性大，经有机酸代谢检查和基因检测明确 MMA 的诊断。病例详细资料见二维码数字资源 10-7。

数字资源 10-7

（初旭珺）

【参考文献】

[1] BAUMGARTNER MR，HÖRSTER F，DIONISI-VICI C，et al. Proposed guidelines for the diagnosis and management of methylmalonic and propionic acidemia. Orphanet J Rare Dis，2014，2（9）：130.

[2] KEYFI F，TALEBI S，VARASTEH AR. Methylmalonic acidemia diagnosis by laboratory methods. Reports of Biochemistry & Molecular Biology，2016，5（1）：1.

[3] WANG F，HAN L，YANG Y，et al. Clinical，biochemical，and molecular analysis of combined methylmalonic acidemia and hyperhomocysteinemia（cblC type）in China. Journal of Inherited Metabolic Disease，2010，33（Suppl 3）：S435-432.

[4] HUEMER M，DIODATOD，SCHWAHN B，et al. Guidelines for diagnosis and management of the cobalamin-related remethylation disorders cblC，cblD，cblE，cblF，cblG，cblJ and MTHFR deficiency. J Inherit Metab Dis，2017，40（1）：21-48.

[5] KÖLKER S，SAUER SW，HOFFMANN GF，et al. Pathogenesis of CNS involvement in disorders of amino and organic acid metabolism. J Inherit Metab Dis，2008，31（2）：194-204.

[6] CHU X，MENG L，ZHANG W，et al. Peripheral nervous system involvement in late-onset cobalamin c disease? Frontiers in Neurology，2020，11：594905.

[7] DE BIE I，NIZARD SD，MITCHELL GA. Fetal dilated cardiomyopathy：an unsuspected presentation of methylmalonic aciduria and hyperhomocystinuria，cblC type. Prenat Diagn，2009，29（3）：266-270.

[8] 贺需萱，董慧，张宏武，等. 甲基丙二酸血症合并同型半胱氨酸尿症导致脑积水 76 例诊断和治疗分析. 中华儿科杂志，2021，59（6）：459-465.

[9] MA M，WU M，LI Y，et al. Shunt surgery for early-onset severe hydrocephalus in methylmalonic acidemia：report on two cases and review of the literature. Childs Nerv Syst，2018，34（7）：1417-1421.

[10] JIANG YZ，SHI Y，SHI Y，et al. Factors influencing in-hospital death for pediatric patients with isolated methylmalonic acidemia：a nationwide inpatient database analysis. Orphanet J Rare Dis，2020，15（1）：154.

[11] C，J，O'SHEA，et al. Neurocognitive phenotype of isolated methylmalonic acidemia. Pediatrics，2012，129（6）：e1541.

[12] CARRILLO-CARRASCO N，CHANDLER RJ，VENDITTI CP. Combined methylmalonic acidemia and homocystinuria，cblC type. I. Clinical presentations，diagnosis and management. J Inherit Metab Dis，2012，35（1）：91-102.

[13] WANG SJ，YAN CZ，WEN B，et al. Clinical feature and outcome of late-onset cobalamin c disease patients with neuropsychiatric presentations：a Chinese case series. Neuropsychiatric Disease and Treatment，2019，15：549-555.

[14] 孙云闯，丛玲，李凡，等. 以小脑损害为主要表现的成人甲基丙二酸血症合并高同型半胱氨酸血症一例. 中华神经科杂志，2020，53（3）：210-212.

[15] COLLISON FT，XIE Y，GAMBIN T，et al. Whole exome sequencing identifies an adult-onset case of methylmalonic aciduria and homocystinuria type C（cblC）with non-syndromic bull's eye maculopathy. Ophthalmic Paediatrics& Genetics，2015，36（3）：270-275.

[16] MARTÍNEZ DE COMPAÑÓN Z，POBLET-PUIG M，VALLÈS G，et al. Cobalamin disorder cblC presenting with hemolytic uremic syndrome and pulmonary hypertension. Nefrologia（Engl Ed），2018，38（3）：333-335.

[17] HU S，MEI S，LIU N，et al. Molecular genetic characterization of cblC defects in 126 pedigrees and prenatal genetic diagnosis of pedigrees with combined methylmalonic aciduria and homocystinuria. BMC Med Genet，2018，19（1）：154.

[18] JI X，WANG H，YE J，et al. Prenatal diagnosis of methylmalonic aciduria from amniotic fluid using genetic and biochemical approaches. Prenat Diagn，2019，39（11）：993-997.

[19] CHEN T，LIANG L，ZHANG H，et al. Value of amniotic fluid homocysteine assay in prenatal diagnosis of combined methylmalonic acidemia and homocystinuria，cobalamin C type. Orphanet Journal of Rare Diseases，2021，16（1）：125.

[20] YANG L，GUO B，LI X，et al. Brain MRI features of methylmalonic acidemia in children：the relationship between neuropsychological scores and MRI findings. Scientific Reports，2020，10（1）：13099.

[21] WANG X，SUN W，YANG，et al. A clinical and gene analysis of late-onset combined methylmalonic aciduria and homocystinuria，cblC type，in China. Journal of the Neurological Sciences，2012，318（1-2）：155-159.

[22] AZZINI E，RAGUZZINI A，POLITO A. A brief review on vitamin b deficiency looking at some case study reports in adults. Int J Mol Sci，2021，22（18）：9694.

[23] LALLEMANT-DUDEK P，DARIOS F，DURR A. Recent advances in understanding hereditary spastic paraplegias and emerging therapies，Fac Rev，2021，10（10）：27.

[24] NOZAKI H，SEKINE Y，FUKUTAKE T，et al. Characteristic features and progression of abnormalities on MRI for CARASIL. Neurology，2015，85（5）：459-463.

第十一章 神经轴索营养不良

【概述】

神经轴索营养不良（neuroaxonal dystrophies，NADs）是一组以神经组织出现巨大轴索为主要病理改变特点的常染色体隐性遗传的神经系统退行性疾病。特征性的病理改变为出现巨大的营养不良性轴索，分布于整个中枢神经系统（主要在脑干、脊髓背角、小脑皮质、苍白球和黑质）和周围神经系统[1]。

NADs分为系统性和局限性两种类型，前者又分为婴儿神经轴索营养不良（infantile neuroaxonal dystrophy，INAD）、不典型神经轴索营养不良（atypical neuroaxonal dystrophy，ANAD）、Hallervorden-Spatz病和巨轴索神经病（giant axonal neuropathy，GAN）[2]。其中INAD和ANAD均由*PLA2G6*基因突变所致，又称为非钙依赖型磷脂酶A2相关性神经变性病。Hallervorden-Spatz病由泛酸激酶2（pantothenate kinase 2，PANK2）的基因突变所致，又称为泛酸激酶相关性神经变性病，属于脑组织铁沉积神经变性病的范畴，该病是一组以铁离子异常沉积在基底节和（或）中脑为特征的神经退行性疾病，以锥体外系症状为主要表现，伴随锥体束、周围神经、小脑及视力损害。而GAN由*Gigaxonin*基因突变所致，不具有脑组织铁沉积的特点。

NADs在1922年首先由Hallervorden和Spatz首次描述，表现为精神运动发育迟缓为首发表现的婴儿退行性脑病，被后来的研究者命名为Hallervorden-Spatz病。1963年Cowen和Olmstead证实该病的脑病理改变为弥漫的轴索变性，伴随散在分布的“球样体”，并将疾病命名为INAD。1972年Asbury AK等首先对GAN的临床和病理特点进行了详细描述。2000年Bomont P发现其致病基因为*Gigaxonin*[3]。该基因位于染色体16q24.1，有11个外显子，编码597个氨基酸，其产物为Gigaxonin，参与中间丝蛋白的降解及更新。Gigaxonin功能丧失将导致中间丝逐渐聚集，形成巨大的轴索，进而影响神经元的功能。2001年确定Hallervorden-Spatz病致病基因为编码线粒体*PANK2*基因。该基因定位于染色体20p13，含7个外显子，编码570个氨基酸的泛酸激酶2，是辅酶A生物合成过程中的关键调节酶。*PANK2*基因突变导致辅酶A生成减少，进而影响细胞的能量代谢、脂肪酸合成和降解以及神经递质的代谢障碍[1]。2006年Morgan以及Shareef确定了INAD的致病基因为*PLA2G6*。该基因位于染色体22q13，有17个外显子，编码806个氨基酸，其产物为非钙依赖型磷脂酶A2-β蛋白，参与细胞膜磷脂的转换。*PLA2G6*基因突变导致细胞膜磷酸卵磷脂过多及二级结构异常，细胞内环境的稳定性受到破坏，导致神经轴索变性[4]。

该类疾病的病理改变特点是中枢神经系统以及周围神经系统出现营养不良性的巨大轴索，呈椭圆体样肿胀（图11-1）。不同类型的中枢以及周围神经病理改变存在明显差异（表11-1）。

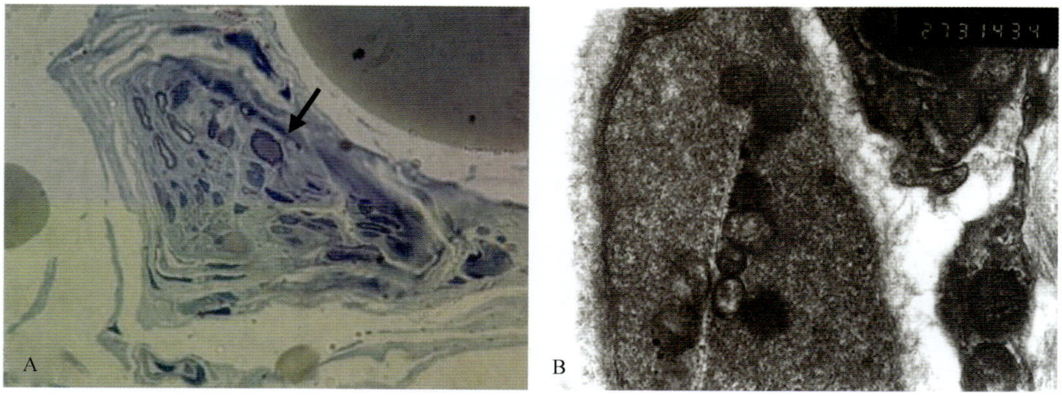

图11-1 A，INAD患者的神经束内有髓神经纤维轴索增粗而致密（箭头，甲苯胺蓝染色）。B，电镜下充满致密物质的发育不良性轴索

表 11-1 不同类型 NADs 神经营养不良的病理改变

类型	病理改变
婴儿神经轴索营养不良	中枢以及周围神经系统出现巨大轴索。巨大轴索内充满致密的颗粒或细丝样物质，或膜样结构[2]
GAN	周围神经出现巨大轴索，伴随有髓神经纤维数量减少及脱髓鞘改变。巨大轴索内出现大量紧密排列的细丝样物质[5]
泛酸激酶相关神经变性	苍白球和黑质网状部呈褐色，尾状核、黑质和被盖缩小，大脑广泛萎缩。神经轴索和髓鞘变性，在苍白球黑质系统和大脑皮质的神经元出现泛素阳性球形体，伴随肿胀的轴索，可见铁沉积[6]

【临床表现】

1. 婴儿神经轴索营养不良

该病发病年龄在 6 个月到 3 岁之间，绝大多数在 1 岁前发病。首发症状多为精神运动发育迟滞或倒退，少数为视力下降、眼球震颤及斜视等，眼部症状在疾病早期很常见。偶尔在发热或呕吐后急性发病[7]。病情进行性加重，逐渐出现肌张力低下、双侧锥体束征、四肢痉挛性瘫痪、失明伴视神经萎缩以及痴呆。部分患者出现腱反射减弱或消失，提示存在周围神经病变，也有部分患者出现体温调节障碍，提示存在自主神经损害[8]。痫性发作偶见。多在 10 岁前死于球麻痹所致的营养不良和肺部感染等并发症。

2. 不典型神经轴索营养不良

该病发病较晚，通常在 1.5 ~ 6.5 岁，平均 4.4 岁，疾病进展相对缓慢。首发症状多为小脑性共济失调导致的步态障碍，或神经精神症状，如注意力不集中、言语迟缓、冲动、自闭症，其他主要表现包括肌张力障碍、构音障碍、癫痫、斜视、眼震等。视神经萎缩、痉挛性四肢瘫、远端轴索性感觉运动神经病见于病程后期，与典型的 INAD 患儿相似[7]。

3. 巨轴索神经病

该病发病年龄在 7 岁之前，周围神经损害表现为运动感觉性周围神经病，中枢神经系统损害导致小脑体征、智力下降及锥体束征。可以伴随出现特征性的致密卷发。20 岁前丧失行走能力，30 岁前因呼吸衰竭死亡。个别患者只有周围神经损害，或在晚期才出现中枢神经系统受累表现，没有卷发，病程更迁延，称为轻型 GAN[5]。有关该病的详细内容可以参考周围神经罕见病的相关章节。

4. 泛酸激酶相关神经变性

典型患者在 10 岁以前发病，大多数发病年龄为 3 ~ 6 岁。首发症状多为足部肌张力障碍导致的步态障碍及姿势异常，少数为精神行为异常或视力障碍。主要症状为锥体外系、锥体束、认知功能及眼部受累的表现，包括四肢肌张力障碍、帕金森样表现、舞蹈症、手足徐动症、扭转痉挛、假性延髓麻痹、痉挛强直、视神经萎缩及视网膜色素变性等，偶有癫痫发作。病程发展分迅速恶化期和相对稳定期，一般发病 10 ~ 15 年后丧失行走能力，晚期患者可出现“角弓反张”的躯干强直姿势[8]。

不典型患者的发病年龄在 10 ~ 30 岁。首发及主要症状为语言障碍、神经精神症状及运动障碍。语言障碍可表现为口吃及口咽部肌张力障碍导致的构音障碍。神经精神症状表现为强迫症、冲动和抑郁症等。运动障碍通常出现在晚期，主要表现为四肢肌张力障碍、帕金森样症状和锥体束征。病情进展较慢，在发病后 15 ~ 40 年内丧失行走能力[8]。

【辅助检查】

患者出现上述临床表现，考虑存在中枢神经系统以及周围神经的损害，需要进行电生理检查以及脑部 MRI 检查，在此基础上需要进行周围神经或皮肤的病理检查和基因检测。

1. 电生理检查

不同类型的病理改变出现部位不同，因此电生理改变存在明显差异。INAD 的神经传导速度检查证实存在轴索性感觉运动神经病，针极肌电图显示慢性失神经改变。脑电图的典型改变为睡眠和清醒状态下出现广泛的高波幅快波（频率 14 ~ 22 Hz），其他常见的改变为背景活动变慢，以及各种局灶性或多灶性的癫痫样活动[7]。大多数患者有视觉诱发电位异常，视网膜电图正常。ANAD 与 INAD 患者的电生理改变特点相似，不同的是脑电图上无弥漫的高波幅快波[7]。GAN 的神经传导速度检查提示运动感觉神经病，轴索损害为主，伴随继发性脱髓鞘损害，脑电图没有明显异常。泛酸激酶相关神经变性的神经传导和肌电图检查未见异常，伴随癫痫发作时脑电图上可见癫痫样放电。

2. 脑影像学

INAD 的早期影像学特征为小脑萎缩，以小脑蚓部及小脑半球受累为主，以及小脑皮质长 T2 信号改变，为胶质增生所致；晚期的影像学特征为梯度回波序列或磁敏感序列显示苍白球低信号，提示异常铁沉积，见于40%～50%的患者。其他常见改变包括视神经萎缩、视交叉和视束发育不全、胼胝体尤其是胼胝体压部萎缩变薄、小脑齿状核高信号（MRI矢状位明显突出的薄束核结节）[7]。ANAD与INAD患者相似，特征性的苍白球低信号出现率更高[7]。

GAN的小脑齿状核及白质出现长T1、长T2信号，轻症型患者仅有小脑白质异常信号。其次为大脑白质病变，自枕叶白质向内囊、侧脑室周围白质及额顶叶白质发展，晚期累及皮质下白质。其他改变包括大脑皮质、小脑或脑干的萎缩，丘脑、苍白球及脑干的异常信号等[9]。

泛酸激酶相关神经变性的特征性影像学改变为脑MRI的T2像上苍白球铁沉积呈低信号，而在苍白球的前内侧显示高信号，形成“虎眼征”（图11-2A）。晚期部分患者随着铁沉积加重T2像上苍白球高信号消失而变成较均一的低信号[8]。黑质网状部及红核也可见T2像低信号（图11-2B），视神经、脑桥、延髓和小脑一般不受累。

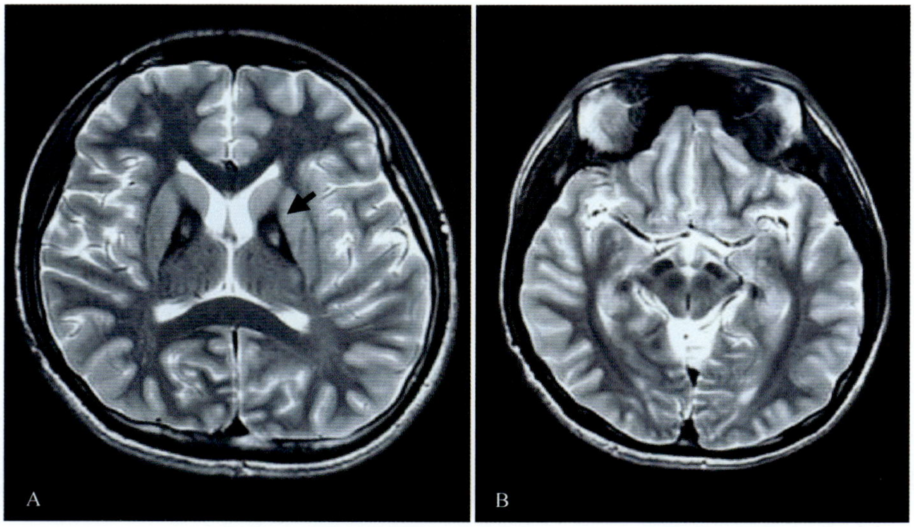

图11-2 泛酸激酶相关神经变性MRI特征。A，T2加权像上可见双侧苍白球低信号，前内侧高信号形成“虎眼征”。B，T2加权像双侧中脑黑质稍低信号

3. 基因检测

用一代或二代测序的方法检测相应基因的致病性突变是确诊该病的主要依据。NADs均为常染色体隐性遗传，故需检测到2个复合杂合突变或者1个纯合突变。

4. 皮肤病理检查

在基因检测不明确的情况下可以进行皮肤或周围神经活检。INAD及ANAD皮肤的小神经纤维改变最明显，是该病脑外组织检查的首选部位。可以发现营养不良性的巨大轴索。GAN主要出现周围神经的巨大轴索，而泛酸激酶相关神经变性一般没有周围神经病理改变。

【诊断】

婴儿、儿童或青少年发病的患者，出现精神运动发育迟滞或倒退，以锥体外系、锥体束及小脑受累为主的中枢神经系统损害，伴随周围神经病变及视力障碍，脑MRI显示基底节铁沉积、白质病变或小脑萎缩时，需考虑NADs的可能，尤其是“虎眼征”对泛酸激酶相关神经变性有特征性的诊断意义。皮肤活检或腓肠神经活检发现充满颗粒样、细丝样或膜样物质的巨大轴索支持INAD、ANAD和GAN诊断。进行基因检测发现致病变异可以明确具体的亚型。

【鉴别诊断】

NADs的临床异质性很强，需要与之鉴别的疾病很多，不同亚型之间也需要彼此鉴别。

1. 与INAD相鉴别的疾病

（1）神经蜡样质脂褐质沉积病：常染色体隐性遗传，主要临床表现为视力丧失、进行性痴呆、难治性癫痫和运动发育倒退，婴儿型及晚期婴儿型的临床表现与INAD相似，但后者癫痫症状少见，且

对药物反应良好。该病脑 MRI 表现为大脑皮质的弥漫性萎缩，无苍白球 T2 像低信号。皮肤活检可见汗腺分泌部上皮细胞内出现颗粒、曲线体或指纹体，不同于 INAD 的巨大轴索[10]。

（2）Schindler 病：是由于 α-N- 乙酰半乳糖氨糖苷酶缺乏导致的一种十分罕见的溶酶体贮积症，婴儿型主要表现为精神运动发育迟滞或倒退、癫痫、视神经萎缩、锥体束损害，脑 MRI 显示弥漫性白质异常。病理检查显示神经末梢内有特征性的“球样体”，没有巨大轴索。检测白细胞中 α-N- 乙酰半乳糖氨糖苷酶的活性及进行该酶的基因突变检测可明确诊断[11]。

（3）巨轴索神经病：典型患者在婴儿或儿童期发病，主要表现为小脑、锥体束及周围神经损害，腓肠神经活检显示有髓纤维内散在巨大轴索，巨轴索神经病临床及病理均类似 INAD。主要的鉴别点为巨轴索神经病患者可见特征性的致密卷发，以及基因检测证实 *Gigaxonin* 基因存在致病性突变。

2. 与 ANAD 相鉴别的疾病

ANAD 的脑 MRI 显示苍白球和黑质存在铁沉积，其与其他儿童 / 青少年脑组织铁沉积神经变性病的表型也有许多重叠，因此需要鉴别。

（1）泛酸激酶相关神经变性：与 ANAD 在发病年龄及临床表型上有许多重叠，鉴别点在于泛酸激酶相关神经变性无小脑性共济失调及周围神经损害，且脑 MRI 上可见特征性的“虎眼征”。

（2）β 螺旋蛋白相关性神经变性病：由 *WDR45* 基因突变导致的 X 连锁显性遗传性疾病。儿童期表现为发育迟缓、动作笨拙和步态宽大，成年后出现以帕金森病样症状、肌张力障碍为主的锥体外系症状，可伴锥体束受累。脑 MRI 上黑质部位的铁沉积较苍白球出现更早、更严重，在 T1 像上可见黑质内高密度环，环绕着中央的低密度区，对诊断有提示意义[1]。

（3）线粒体膜蛋白相关性神经变性病：常染色体隐性遗传。多在儿童期发病，主要表现为锥体束受累所致的痉挛步态、认知障碍、视神经萎缩、帕金森病样症状、肌张力障碍、突出的精神异常及下运动神经元损害[8]，近 25% 的患者脑 MRI 的 T2 加权像上可见苍白球内侧髓板出现条纹，类似“虎眼征”[1]。进行 *c19orf12* 基因突变检测可明确诊断。

（4）脂肪酸羟化酶相关性神经变性病：常染色体隐性遗传。儿童期起病，主要表现为痉挛性截瘫、肌张力障碍、小脑性共济失调、构音障碍、视神经萎缩及认知障碍。脑 MRI 显示苍白球铁沉积和脑白质营养不良，胼胝体、小脑、脑桥及延髓萎缩，发现 *FA2H* 基因的致病性突变可以明确诊断[8]。

（5）脊髓小脑性共济失调：有些亚型可在儿童期起病，以小脑性共济失调为主要表现，可伴随眼球运动障碍、视神经萎缩、锥体外系症状、锥体束征、认知障碍及周围神经病等，脑 MRI 显示脑干及小脑萎缩，与 ANAD 相似。相关基因检测可明确诊断。

3. 与 GAN 相鉴别的疾病

GAN 的临床表现比较有特点，特别是卷发的识别，在进行了周围神经传导测试确定存在周围神经的轴索和髓鞘损害后，鉴别诊断依据临床表现涉及到轻型单纯周围神经病、周围神经联合中枢神经系统损害以及卷发伴随中枢神经系统损害，主要集中在 CMT2 型、婴儿型神经轴索营养不良及 Menkes 综合征。由于多种不同的疾病在病理上均可出现巨大轴索，亦需在病理和基因检查中与之鉴别。

（1）轻型单纯周围神经病：伴巨大轴索的 CMT，CMT2E 为 *NEFL* 基因突变导致[12]，出现运动感觉性周围神经病。腓肠神经活检可见巨大轴索，出现巨大轴索的其他 CMT 亚型还包括 *DCAF8*[13] 及 *TRIM2*[14] 基因突变所致的轴索性 CMT 和 *SH3TC2*[15] 基因突变导致的 CMT4C，以肢体远端无力为主要表现。*BAG3* 基因相关神经肌肉病，临床特点为缓慢进展的四肢近端及中轴肌的无力，少数患者存在肢体远端无力及轴索性神经病，神经活检显示巨大轴索[16]，肌肉活检可见神经源性损害的同时还存在肌原纤维肌病的病理改变特点，这些类型无中枢神经系统受累及卷发表现。

（2）中枢及周围神经系统同时受累的疾病：异染性脑白质营养不良、球形细胞脑白质营养不良都可以伴随周围神经损害，但大脑半球白质的脱髓鞘改变非常突出，周围神经没有轴索内神经丝聚集形成的巨大轴索。

4. 与泛酸激酶相关神经变性相鉴别的疾病

除需要与上述疾病相鉴别外，还需要与其他以锥体外系症状为主要表现的疾病相鉴别。

（1）肝豆状核变性：是由 *ATP7B* 基因突变导致的常染色体隐性遗传性疾病。多于青少年发病，主要表现为帕金森综合征、舞蹈症、手足徐动、步态异常、肌张力障碍等锥体外系症状。该病常伴随肝硬化、肾损害及角膜 KF 环等多系统损害，血铜蓝蛋白水平降低，脑 MRI 显示双侧苍白球及豆状核对称性长 T1、长 T2 信号，双侧丘脑、中脑、脑桥、小脑齿状核对称性异常信号[17]。

（2）亨廷顿病：常染色体显性遗传，以舞蹈样不自主运动、精神症状和进行性痴呆为主要表现，青少年发病者可有明显的肌张力障碍，常伴随癫痫及共济失调[8]。脑 MRI 显示双侧尾状核萎缩，伴侧脑室前角扩大，而无基底节铁沉积表现。

（3）神经棘红细胞增多症：多在 20 ~ 40 岁起病，以口下颌不自主运动及肢体舞蹈样动作为核心症状，伴随构音障碍、癫痫发作、帕金森病样症状、认知改变、精神症状、进行性神经肌肉受累及眼球运动异常[18]，该病的血肌酸激酶升高，外周血棘红细胞 > 3%，且脑 MRI 示双侧尾状核及豆状核萎缩，侧脑室前角增宽，无基底节铁沉积表现。

（4）原发性肌张力障碍：常见的亚型包括多巴反应性肌张力障碍及原发性扭转痉挛等[8]。本病多为儿童或青少年期起病，没有明显的认知障碍、精神症状及视力障碍，影像学检查未见"虎眼征"。

（5）青少年型帕金森病：发病年龄在 40 岁以下，主要表现为肌强直、运动迟缓、动作笨拙及局灶性肌张力障碍。对左旋多巴效果良好，早期出现运动并发症，无明显认知障碍及精神行为异常，病情进展缓慢，脑 MRI 无神经变性病依据[8]。*PLA2G6* 基因突变导致的 PLA2G6 相关性肌张力障碍–帕金森综合征即属于本病范畴，其他的致病基因还有 *Parkin*、*PINK1*、*DJ-1* 基因等。

【治疗】

该类疾病的治疗以对症治疗为主，同时应注重康复治疗、营养支持及预防并发症[19]。

1. 对症治疗

（1）帕金森病样症状：给予左旋多巴治疗，早期容易出现异动症、加重精神症状等并发症。不推荐使用多巴胺受体激动剂，尤其是伴有明显精神症状的患者。

（2）肌张力障碍：局灶性或节段性肌张力障碍可以注射 A 型肉毒毒素，偏侧或全身性肌张力障碍可以口服苯海索、巴氯芬、复方左旋多巴或苯二氮䓬类药物，或者鞘内注射巴氯芬。频繁出现扭转痉挛或肌强直时，可以经肠道或口服水合氯醛或静脉应用苯二氮䓬类药物[8]。

（3）舞蹈样症状：伴随精神症状选用喹硫平，小剂量逐渐滴定，不伴有精神症状可选用氘丁苯那嗪，但该药也会加重锥体外系、抑郁等不良反应，若效果不佳，可考虑替换为二代抗精神病药物[8]。

（4）精神症状：抑郁症状可选用 5- 羟色胺再摄取抑制剂或 5- 羟色胺和去甲肾上腺素再摄取抑制剂，对伴随情感淡漠及强迫症状的患者可首选舍曲林。幻觉、妄想等精神症状首选喹硫平或氯氮平，需要定期监测粒细胞绝对值。躁狂症状可用心境稳定剂，如丙戊酸钠及拉莫三嗪[8]。

2. 其他治疗

积极进行认知行为疗法、语言功能训练及运动康复锻炼，以改善患者认知、语言及运动障碍。对于吞咽困难的患者，应及时给予鼻饲或胃造瘘进行胃肠营养支持。加强护理，注意防跌倒，对于卧床的患者，注意预防坠积性肺炎、褥疮及下肢深静脉血栓等并发症[19-20]。

【病例摘要】

男，3 岁 4 个月，进行性运动和智力运动发育倒退 2 年 1 个月。

患儿 1 岁 3 个月时出现进行性智力运动倒退，逐渐丧失曾经掌握的语言及运动技能。3 岁时丧失行走能力，伴随阵发性强哭、强笑，对外界反应淡漠，声、光刺激反应迟钝，视力下降，饮水呛咳，吞咽困难，双手不自主徐动，无肢体抽搐。体格检查：呆滞面容。对外界声、光、疼痛刺激反应低下。双眼水平眼震，视神经萎缩。咽腭反射存在。双上肢肌力 3 级，双下肢肌力 2 级，四肢肌张力增高，四肢肌萎缩。四肢腱反射活跃，双侧病理征阳性。肌电图提示神经源性损害。脑电图各导有中高幅不规则慢波，全导可见爆发或散在高幅棘波和多棘慢波。脑 MRI 可见小脑萎缩。定位诊断：视神经、大脑皮质、锥体外系、锥体束、小脑及周围神经；定性诊断：中枢神经合并周围神经病，皮肤活检发现神经末梢巨大轴索，基因检测发现 *PLA2G6* 基因突变，诊断为 INAD[20]。病例详细资料见二维码数字资源 11-1。

数字资源 11-1

（赵丹华）

【参考文献】

[1] NARDOCCI N，ZORZI G. Axonal dystrophies. Handb Clin Neurol，2013，113：1919-1924.

[2] 袁云，张巍，王朝霞，等. 新生儿型神经轴索营养不良的皮肤神经和肌肉病理改变. 中华神经科杂志，2005，38（4）：232-234.

[3] BOMONT P，CAVALIER L，BLONDEAU F，et al. The gene encoding gigaxonin，a new member of the cytoskeletal BTB/kelch repeat family，is mutated in giant axonal neuropathy. Nat Genet，2000，26（3）：370-374.

[4] 高志杰，姜玉武，吴晔，等. 婴儿神经轴索营养不良临床与分子遗传学研究. 中国实用儿科杂志，2008，23（5）：371-373.

[5] WANG L，ZHAO D，WANG Z，et al. Heterogeneity of axonal pathology in Chinese patients with giant axonal neuropathy. Muscle Nerve，2014，50（2）：200-205.

[6] MUNSHI MI，YAO SJ，BEN MAMOUN C. Redesigning therapies for pantothenate kinase-associated neurodegeneration. J Biol Chem，2022，298（3）：101577.

[7] IODICE A，SPAGNOLI C，SALERNO GG，et al. Infantile neuroaxonal dystrophy and PLA2G6-associated neurodegeneration：an update for the diagnosis. Brain Dev，2017，39（2）：93-100.

[8] 中华医学会神经病学分会帕金森病及运动障碍学组，中国医师协会神经内科医师分会帕金森病及运动障碍专业组. 脑组织铁沉积神经变性病诊治专家共识. 中华医学杂志，2016，96（27）：2126-2133.

[9] ECHANIZ-LAGUNA A，CUISSET JM，GUYANT-MARECHAL L，et al. Giant axonal neuropathy：a multicenter retrospective study with genotypic spectrum expansion. Neurogenetics，2020，21（1）：29-37.

[10] MOLE SE，ANDERSON G，BAND HA，et al. Clinical challenges and future therapeutic approaches for neuronal ceroid lipofuscinosis. Lancet Neurol，2019，18（1）：107-116.

[11] MOHAMED FE，AL SORKHY M，GHATTAS MA，et al. A novel homozygous missense variant in the NAGA gene with extreme intrafamilial phenotypic heterogeneity. J Mol Neurosci，2020，70（1）：45-55.

[12] FABRIZI GM，CAVALLARO T，ANGIARI C，et al. Charcot-marie-tooth disease type 2E，a disorder of the cytoskeleton. Brain，2007，130（Pt 2）：394-403.

[13] KLEIN CJ，WU Y，VOGEL P，et al. Ubiquitin ligase defect by DCAF8 mutation causes HMSN2 with giant axons. Neurology，2014，82（10）：873-878.

[14] YLIKALLIO E，PÖYHÖNEN R，ZIMON M，et al. Deficiency of the E3 ubiquitin ligase TRIM2 in early-onset axonal neuropathy. Hum Mol Genet，2013，22（15）：2975-2983.

[15] AZZEDINE H，RAVISÉ N，VERNY C，et al. Spine deformities in charcot-marie-tooth 4C caused by SH3TC2 gene mutations. Neurology，2006，67（4）：602-606.

[16] JAFFER F，MURPHY SM，SCOTO M，et al. BAG3 mutations：another cause of giant axonal neuropathy. J PeripherNerv Syst，2012，17（2）：210-216.

[17] BANDMANN O，WEISS KH，KALER SG. Wilson's disease and other neurological copper disorders. Lancet Neurol，2015，14（1）：103-13.

[18] PEIKERT K，DANEK A，HERMANN A. Current state of knowledge in Chorea-Acanthocytosis as core Neuroacanthocytosis syndrome. Eur J Med Genet，2018，61（11）：699-705.

[19] GONG WD，TAO G，ZHAO TT，et al. Diagnosis，treatment and genetic analysis of a child with infantile neuroaxonal dystrophy. Yi Chuan，2023，45（7）：617-623.

[20] DENG X，YUAN L，JANKOVIC J，et al. The role of the PLA2G6 gene in neurodegenerative diseases. Ageing Res Rev，2023，89：101957.

第十二章 神经元蜡样质脂褐质沉积症

【概述】

神经元蜡样质脂褐质沉积症（neuronal ceroid lipofuscinoses，NCL）又名 Batten 病，是以进行性神经细胞变性和脂色素在细胞内堆积为病理特征的一组疾病，属于溶酶体病，是最常见的儿童神经变性病。发病率为（1.3 ~ 7.0）/10 万。目前共发现了 13 个 NCL 致病基因，除了 CLN4 为常染色体显性遗传外，其余均为常染色体隐性遗传。

该病的最早文献记载来自 1826 年的 Otto Christian Stengel，1903 年 Frederick Batten 首次描述其病理改变，1905 年 Spielmeyer 和 Vogt 描述了一组青少年发病的患者，因此青少年型 NCL 经常被称为 Batten-Spielmeyer-Vogt 病。随后 Jansky 和 Bielschowsky 描述了婴儿晚期发病患者，被称为晚期婴儿型 NCL 或 Jansky-Bielschowsky 病。Kufs 描述了具有类似病理表现但缺乏视力丧失的成人发病患者，称为成人型 NCL 或 Kufs 病。随后 Haltia 和 Santavuori 报道了婴儿发病的患者，故婴儿型 NCL 被称为 Haltia-Santavuori 病[1]。

传统分类上，依据患者起病年龄 NCL 分为婴儿型、晚期婴儿型、青少年型和成人型 NCL。4 种类型都具有癫痫、痴呆、运动障碍和视网膜变性（CLN4、CLN12、CLN13 除外）的共同特征，但不同类型在起病年龄、特定神经系统表现、疾病进展速率以及细胞超微病理改变方面存在差异。随着基因检测的广泛应用，2012 年以来采用基因结合临床表型的方法进行分类[2]，CLN1 ~ CLN10 共 9 种基因覆盖了 90% 以上的 NCL，CLN3 的经典青少年型以及 CLN2 的经典晚期婴儿型是最常见的 NCL 类型[3-4]。13 种不同的 NCL 基因根据编码蛋白可分为 4 组（表 12-1）。

由于源于不同的单基因突变，NCL 每种类型可能有独特的影响溶酶体系统的病理生理机制。如在经典的婴儿型 NCL，棕榈酰蛋白硫酯酶 1（palmitoyl-protein thioesterase 1，PPT1）的缺陷导致无法从蛋白结构中去除长链脂肪酸，从而影响了蛋白质的正常分解。CLN4 的致病基因为编码半胱氨酸链蛋白的 *DNAJC5* 基因。CLN7 的致病基因为 *MFSD8*。CLN10 由溶酶体组织蛋白酶 D 基因的突变所致。CLN11 为 *progranulin* 基因突变所致。CLN12 的致病基因为 *ATP13A2*。CLN13 为编码蛋白 cathepsin F 的 *CTSF* 基因突变所致。CLN14 的致病基因为 *KCTD7*。不同类型的 NCL 尽管均存在细胞内自体荧光物质的病理性堆积，但实际上为包含不同成分的复杂混合体[7-8]，后者最终导致细胞自噬调控障碍、进行性的胶质细胞显著活化和神经元死亡。

表 12-1　神经元蜡样质脂褐质沉积症的疾病分类

分组	疾病	编码蛋白
第 1 组	CLN1、CLN2、CLN5、CLN10 和 CLN13	溶酶体可溶性蛋白 / 酶
第 2 组	CLN3、CLN6、CLN7、CLN8 和 CLN12	膜蛋白，其中两个基因（CLN6 和 CLN8）编码内质网膜蛋白
第 3 组	CLN4 和 CLN14	可溶性蛋白
第 4 组	CLN11	分泌途径蛋白

病理上不同类型的 NCL 均出现显著的神经元丢失和细胞内自发荧光物质堆积（图 12-1）。不同类型 NCL 的皮质受累部位存在差异，在 CLN2、CLN3 和 CLN5 主要为大脑皮质第 2 层和第 5 层受累，CLN4 的受累皮质主要为第 2 层和第 3 层，CLN6 受累部位主要为枕叶的第 5 层。海马神经元出现明显丢失，伴随胶质细胞增生。皮质神经元脱失的同时，伴随

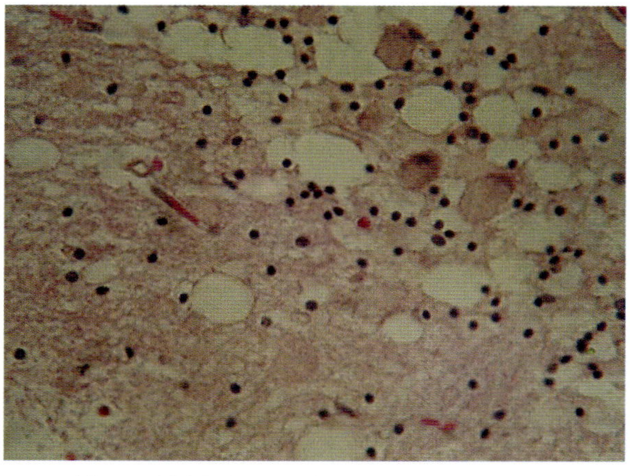

图 12-1　神经元蜡样质脂褐质沉积症大脑皮质神经元丢失，残存神经元肿胀，充满脂质物质（HE×400）。

小脑齿状核以及皮质浦肯野细胞和颗粒细胞丢失，星形胶质细胞增生和白质脱髓鞘，残留的神经元以及轴索内出现大量脂褐质。视网膜出现萎缩、光感受器细胞死亡、周边色素变性和视网膜血管床减少等[5-6]。

电镜检查在皮肤汗腺分泌部上皮细胞内可发现NCL的典型病理改变（图12-2），婴儿型NCL特征性的超微结构改变为颗粒样嗜锇性沉积物，晚期婴儿型NCL为曲线体结构，青少年型NCL为指纹体结构，成人型NCL为直线体结构[1]，这些结构具有疾病特异性。

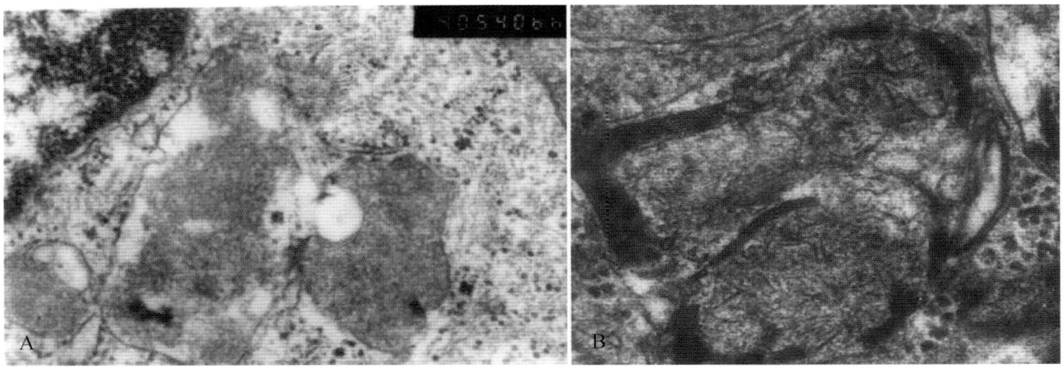

图12-2 NCL的皮肤活检。A，婴儿型NCL的颗粒样嗜锇性沉积物（EM×40 000）。B，青少年型NCL的指纹体嗜锇性沉积物（EM×27 000）

【临床表现】

除罕见先天性NCL（CLN10）外，所有NCL患者在首次症状出现之前都具有正常的神经精神发育。在大多数患者中，该疾病的首发症状出现时间是在儿童时期，在个别患者，可以延迟到60岁或更晚发病。NCL的典型临床表现包括进行性视力丧失、痴呆、精神发育迟缓、发育倒退、行为问题、进行性脑萎缩、癫痫发作和运动技能丧失，不同亚型存在一定的差异（表12-2）。

表12-2 神经元蜡样质脂褐质沉积症的基因和临床特点

疾病	基因	发病年龄	表现
CLN1	*PPT1*	6～18个月	认知和运动功能减退、共济失调、舞蹈症、肌阵挛、癫痫、进行性失明、易怒，10岁内死亡
CLN2	*TPP1*	2～4岁	认知功能减退、运动协调差、共济失调、肌阵挛、痉挛、肌张力障碍、癫痫、视力丧失、行为障碍、青春期死亡
CLN3	溶酶体跨膜蛋白基因	4～10岁	色素视网膜病变、视力丧失、认知衰退、癫痫、行为障碍、痉挛，10岁前死亡
CLN4	半胱氨酸蛋白α基因	＞18岁	认知和运动功能减退、癫痫、肌阵挛、共济失调、震颤、行为障碍。发病后15年死亡
CLN5	可溶性溶酶体蛋白基因	4～17岁	精神运动倒退、共济失调、运动协调差、癫痫、黄斑变性、视力丧失，13～30岁死亡
CLN6	内质网跨膜蛋白基因	1～6岁	运动技能缺失、构音障碍、共济失调、癫痫、视力丧失，20岁前死亡。
CLN7	*MFSD8*	2～6岁	认知和运动功能减退、共济失调、肌阵挛、癫痫、进行性失明、行为障碍、20岁死亡
CLN8	内质网跨膜蛋白基因	2～7岁	认知和运动减退、肌阵挛、共济失调、癫痫、视力丧失、视网膜病、行为障碍、60岁前死亡
CLN10	*CTSD*	宫内	低张力、出生时无反射、呼吸衰竭、癫痫、出生后数小时死亡
CLN11	*PRGN*	20～25岁	快速进行性视网膜营养不良与视力丧失、认知功能下降、癫痫、肌阵挛、共济失调
CLN12	*ATP13A2*	13～16岁	学习障碍、言语障碍、共济失调、肌阵挛、癫痫、痉挛、行为障碍、肌萎缩。无视力障碍
CLN13	*CTSF*	＞18岁	记忆障碍、行为障碍、震颤、运动迟缓、共济失调、构音障碍、癫痫。无视力障碍
CLN14	*KCTD7*	8～24个月	运动减退、癫痫、肌阵挛、共济失调、构音障碍、视神经萎缩、进行性视力丧失、行为障碍

（1）CLN1：主要为婴儿型 NCL。在出生后 6 ~ 18 个月出现精神和认知发育快速倒退，伴随共济失调、癫痫发作和视力下降，最终进展为植物状态伴随严重肢体痉挛。视觉障碍通常出现在 2 岁，表现为视神经萎缩和视网膜病变。一般而言，发病越晚，病程越长。少数变异的晚期婴儿型 CLN1，通常在 2 ~ 4 岁起病，表现为视觉障碍和认知能力下降，随后出现共济失调和肌阵挛。青少年型 CLN1 发病年龄在 5 ~ 10 岁，伴随认知能力下降，随后出现癫痫发作（7 ~ 17 岁）、运动能力下降（7 ~ 15 岁）和视力丧失（10 ~ 14 岁）。其视力丧失较经典的青少年型 NCL（CLN3）发病更晚。

（2）CLN2：主要为晚期婴儿型 NCL。在发病年龄和临床表型方面比 CLN1 更同质。典型的 CLN2 发病年龄在 1 ~ 4 岁，最晚可在 6 岁。通常有发育迟滞、精神运动发育倒退，随后出现难治性癫痫、共济失调、肌阵挛，最终发展为痉挛性四肢瘫。CLN2 可出现视力丧失，视网膜变性以黄斑区最为明显，但没有“樱桃红点”。4 岁以后发病者病情较轻，共济失调明显，癫痫并不突出[1,10]。

（3）CLN3：主要表现为青少年型 NCL，表型异质性较小。典型发病年龄为 4 ~ 7 岁，隐匿起病但有迅速进展的视力丧失。患者可能数月内从视力正常发展为功能性失明，认知能力下降（7 ~ 10 岁），行为异常（8 ~ 10 岁），随后出现癫痫发作（10 ~ 12 岁）。多数患者出现帕金森综合征（11 ~ 13 岁）。女性患者视力下降的发病时间稍晚，但进展比男性快。CLN3 通常 10 岁以后伴有特征性的重度构音障碍[1,11]。

（4）CLN4：最初被划分为成人型 NCL（后证实典型的成人型 NCL 主要为 CLN6），目前被划分为显性遗传性 NCL，也是唯一的常染色体显性遗传性 NCL。大多数患者的起病年龄大于 30 岁，临床特征包括共济失调、进行性痴呆、癫痫和肌阵挛，也有患者以进行性痴呆为主要表现。没有视力丧失。

（5）CLN5：为晚期婴儿型 NCL 的“变异型”。最初在芬兰报道，但并不局限于芬兰。发病年龄从 4 岁到 17 岁不等，临床特征包括精神运动发育倒退、共济失调、肌阵挛性癫痫，有视力丧失。

（6）CLN6：也是晚期婴儿型 NCL 的“变异型”。发病年龄从 18 个月到 8 岁不等，临床表现包括视力丧失、运动发育迟缓、构音障碍、共济失调和癫痫发作。本型病情可迅速恶化，在 5 ~ 12 岁死亡。CLN6 也是常染色体隐性遗传性 Kufs 病的 A 型，即成人型 NCL（以前归入 CLN4）。Kufs 病分为 A 型和 B 型，两种类型的发病年龄均在 30 岁左右，都没有视力障碍。A 型表现为进行性肌阵挛癫痫，随后发展为痴呆和共济失调[12]。

（7）其他类型 NCL（CLN7 ~ CLN14）：CLN7 也是一种晚期婴儿型 NCL 的“变异型”。最初报道于土耳其家系，但并不限于土耳其族裔。CLN8 为晚期婴儿型 NCL，最初报道于土耳其家系，也有其他族裔的报道。另一种表型被称为“北方癫痫”，是进行性肌阵挛性癫痫的变异型。CLN10 的表型是严重先天型 NCL，出现在新生儿期，婴儿仅存活数日。CLN11 的表型为成人型 NCL。CLN12 表型为青少年型 NCL。CLN13 表型为成人型 NCL，又称为 Kufs 病 B 型。CLN14 表型为婴儿型 NCL，2012 年首次报道于一个隐性遗传的墨西哥家系[13-16]。

【辅助检查】

在进行 NCL 诊断之前，首先排除其他导致患者发病的原因。用于诊断 NCL 的测试包括认知功能测试、脑脊液检查、酶测试、神经影像学、视觉诱发电位、脑电图和其他电生理研究。在疑似 NCL 的患有非特异性精神、运动或行为障碍的成年人中，首先进行 PPT1、TTP1、CTSD 和 CTSF 酶检测，当正常时，应进行超微结构检查，以及靶向二代或者全外显子基因测序。

1. 实验室检查

患者没有血生化改变。该病患者的脑脊液没有明显的改变，主要为了鉴别诊断，排除慢性炎性疾病导致的视力下降以及癫痫发作。

2. 脑电图改变

神经电生理学特征可能对此病的诊断具有关键作用。在该病的不同亚型中，脑电图的特征是大脑电活动进行性恶化，背景活动减慢，睡眠中纺锤波消失。一些类型的脑电图改变明显，弥漫性或局灶性，普遍存在于颞区和枕区。超过 90% 的早期 CLN2 患者存在低频光刺激后的特征性后部尖峰波。5 岁以下新发癫痫发作的儿童在光刺激后发现大脑后部尖峰波，应该进行 *CLN2* 基因检测。在 CLN6 的成年人也存在低频刺激的光敏性。在进展迅速的 NCL 中，早期异常随着神经元死亡而消失，导致晚期出现特征性平坦脑电波。

NCL 的光阵发性反应特征是对光刺激的枕叶尖峰波反应。大约一半患者的光阵发性反应会随着时间的推移消失。光阵发性反应随时间的变化反映了神经退行性疾病进展引起的灰质变化，是神经退行性疾病的最早证据之一，在认知和运动退化开始之前就已经存在。

视觉诱发电位可以监测视觉功能的下降程度，随着疾病的进展，出现巨型视觉诱发电位，是皮质过度活跃的标志。约 75% 的 CLN2 患者发现异常视觉诱发电位。大多数患者的视觉诱发电位高幅度模式出现早期逆转，而少数患者则表现出双稳态波型。随着疾病的进一步进展，电位的幅度会降低。而视网膜电信号的无反应反映了视网膜神经变性。

3. 影像学

脑部 MRI 在疾病早期表现正常或非特异性改变，尽管 MRI 对于早期诊断不敏感或缺乏特异性，但它是客观监测大脑变化进展的绝佳工具，可以评估白质改变和萎缩（图 12-3）。疾病晚期的 MRI 可显示皮质灰质萎缩、小脑萎缩。随着疾病的进展，所有类型都表现出弥漫性大脑和小脑萎缩，脑室周围白质、内囊后肢和脑桥腹侧高信号也非常普遍[17-19]。在疾病后期则对 NCL 分型无提示。

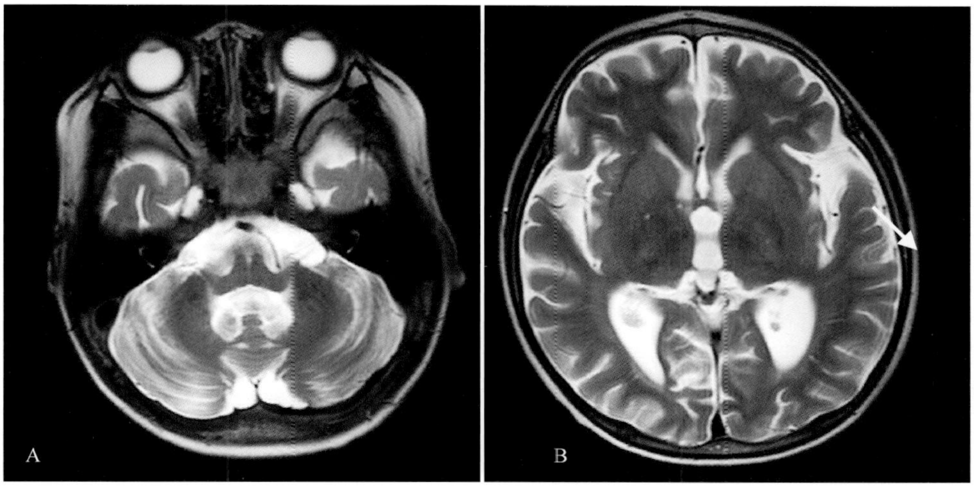

图 12-3　A，小脑萎缩。B，大脑萎缩，双侧丘脑 T2WI 信号减低

4. 皮肤活检

在基因和生化检测无法实现或不能确诊的情况下，可进行皮肤组织超微病理检查。传统上 NCL 的诊断是基于沉积物的超微结构特征，皮肤活检电镜检查不仅可以评估沉积物的堆积程度，也是确诊 NCL 以及分型的依据，但病理不能作为唯一的诊断和分型工具。在儿童期 NCL 中很容易检测到脑外沉积，但在成人型 NCL 中不一定出现。此外，CLN3 患者也可通过外周血涂片寻找淋巴细胞内空泡来诊断[1,3-4,20-21]。

5. 酶学检查

目前基因和酶活性测定是 NCL 的标准诊断方法，检测样本包括成纤维细胞、白细胞、羊水细胞、干血片和绒毛，较病理检查更容易实现和进行产前诊断。通过三种溶酶体酶（PPT1、TPP1 和组织蛋白酶 D）酶活性测定可分别诊断 CLN1、CLN2 和 CLN10。这些测试可以使用从患者获得的唾液、血液样本或干血片进行。

6. 基因检测

该病存在多个基因突变，因此采取的技术方法包括靶向二代或全外显子基因测序以及必要时的全基因组测序。由于发病年龄、临床表现、严重程度和病程的巨大差异，使基因检测成为我们可用的唯一通用工具，灵敏度接近 100%，帮助识别可能导致蛋白功能障碍的特定基因突变，确认 NCL 的亚型[20-21]。

【诊断】

在出生后发育正常（除 CLN10 之外），随后出现不明原因的进行性神经系统功能障碍，包括痴呆、视网膜病、癫痫和精神运动发育倒退的婴儿、儿童、青少年和成人早期患者，在早期 MRI 检查正常，随着病程进展出现大脑和小脑萎缩的患者，均应怀疑 NCL 的可能。在出现上述表现，而初步考虑为先天性、遗传代谢性疾病的患者，例如线粒体病、有机酸血症 / 尿症、遗传性白质脑病 / 脑白质营养不良，各种发作形式的难治性癫痫，均应纳入 NCL 的鉴别诊断。NCL 的分型诊断应当结合发病年龄，病理超微结构形态，但最终取决于分子生物学诊断[22-24]。

【鉴别诊断】

儿童和青少年发生进行性神经系统病变，见于白质脑病、NCL、线粒体病、黏多糖贮积症、神经节苷脂贮积症和过氧化酶体疾病。这些疾病需要进行鉴别。

1. 新生儿疾病

需要考虑从出生到2岁发病的其他进行性神经系统疾病，包括己糖胺酶A缺乏症、脑白质营养不良、Rett综合征、过氧化酶体生物发生疾病、A型和B型尼曼-匹克病和Leigh综合征。虽然其中一些疾病与皮质盲有关，但视网膜受累的情况很少。

2. 婴幼儿疾病

需要考虑在2～4岁发病的其他进行性神经系统疾病。包括癫痫性脑病、其他髓鞘贮积障碍、线粒体病和脑白质营养不良。

3. 青少年疾病

在出现视力丧失的初始阶段，可以考虑视网膜色素变性或视杆营养不良。CLN3疾病的视力丧失通常首先是中心性，并且迅速进展，1～2年内就会发生完全失明。该症状也见于Bardet-Biedl综合征、Joubert综合征和Alstrom综合征，所有这些疾病都可以通过其临床特征与CLN3疾病区分开来。

4. 成年疾病

鉴别诊断包括进行性肌阵挛性癫痫（Lafora进行性肌阵挛性癫痫）、昂弗里奇-伦堡病、线粒体病（如MERRF）、早发性痴呆、克雅病和齿核红核苍白球路易体萎缩症。

【治疗】

NCL临床治疗难度很大，与其他溶酶体病不同，NCL主要累及中枢神经系统，由于血脑屏障的存在增加了药物利用的难度。大多数NCL发病于青少年期或更早，亟须早期启动治疗预防出现不可逆的神经细胞变性和脱失。此外，由于该病罕见，从出现临床表现到基因确诊的时间较长，且尚缺乏治疗监测生物标志物，也限制了疾病的及时治疗[22-24]。

尽管许多CLN蛋白的功能尚未明确，但动物模型的出现已经提高了人们对NCL的病理生理机制和疾病特征的理解，多种疗法已经进入了临床、临床前和临床试验阶段。在疾病修饰治疗中，酶替代疗法可通过静脉、脑室内或者鞘内注射引入重组的酶以纠正酶活性缺陷，已经在经典型CLN2以及非经典型TPP1缺陷患者启动长期酶替代（重组人源TPP1酶300 mg，隔周1次，脑室内注射）治疗。其他3种NCL包括CLN1（PPT1）、CLN10（CTSD）和CLN13（CTSF）也有可能采取该治疗。

AAV介导的基因治疗在几种类型的溶酶体病治疗中都得到了肯定，有可能恢复全身和中枢神经系统的酶活性，针对CLN3和CLN6的基因治疗已进入临床试验阶段。分泌内源性TPP1和PTT1的中枢神经系统来源干细胞移植治疗在CLN1以及CLN2中进行了临床试验。小分子治疗毒性低，可透过血脑屏障和能够模拟缺陷基因的功能，是一个非常有前景的治疗补充。其干预途径包括改善溶酶体和自噬通路，进行神经保护或免疫调节，以及增加转录和富集蛋白表达等几个方面。

在疾病支持方面，应通过多学科团队进行症状控制和多方面管理。所有确诊患者应该转入NCL诊疗中心。患者会诊应当有儿科医生以及对NCL有诊疗经验的罕见病专家、精神心理医生、物理治疗师共同参与。需要对患者及其家庭进行精神方面的支持，提高患者的语言或活动的适应能力，增加沟通，以及对视力丧失者考虑替代沟通方式。此外还应早期使用医疗辅助设施如矫形器、治疗椅、站立和行走支具，以提高患者生活质量。

【病例摘要】

男，3岁10个月。智能和运动发育落后2年10个月，四肢抽动1年余。

患儿1岁时发现智能运动发育落后，表现为反应迟钝，独坐不稳，不会叫人，不会行走，但手能抓物，逗之能笑。头CT显示“额、顶叶轻度脑萎缩，脑室扩大”。1岁4个月时开始能走几步，但不稳。1岁5个月时出现智力运动发育倒退现象，反应迟钝，与人无交流，不认人，手不能抓物，不能行走，同时四肢出现“不自主运动”。2岁起间断出现四肢抽动，表现为双上肢屈曲，双下肢伸直伴点头动作，约数秒即自行缓解。给予丙戊酸钠和氯硝西泮口服治疗，仍时有发作。体格检查：神志清楚，精神好，反应迟钝，查体不合作。不能说简单语句，不能追光和追物，对声音刺激的反应不敏感，痛、温和触觉均对称存在。不能独坐和独走。双侧腹壁反射、提睾反射未引出，足跖反射可对称引出。双侧肱二头肌、肱三头肌腱反射对称引出，双膝腱反射对称活跃，双侧病理征阴性。颈无抵抗，脑膜刺激征阴性。脑电图显示背景慢波化，无枕区优势节律。左额，双侧顶、枕、后颞多量散发中-高波幅尖波、棘波、尖慢波，有时连续出现，左右不同步，左侧多见。定位诊断：大脑皮质。基因检测：*PPT1* 基因第 3 外显子 c.272A ＞ C 纯合变异，父母均携带该位点杂合变异。定性诊断：婴儿型神经元蜡样质脂褐质沉积病。病例详细资料见二维码数字资源 12-1。

数字资源 12-1

（张　巍　袁　云）

【参考文献】

[1] 袁云，秦炯，李明，等. 神经蜡样质脂褐质沉积病. 中华神经科杂志，1999，32（1）：7-9.

[2] 袁云，姜玉武，陈清棠，等. 皮肤活检诊断青少年型神经元腊样质脂褐质沉积病. 中华儿科杂志，2001，39（1），25-27.

[3] MINK JW，AUGUSTINE EF，ADAMS HR，et al. Classification and natural history of the neuronal ceroid lipofuscinoses. J Child Neurol，2013，28（9）：1101-1105.

[4] WILLIAMS RE，MOLE SE. New nomenclature and classification scheme for the neuronal ceroid lipofuscinoses. Neurology，2012，79：183-191.

[5] MUKHERJEE AB，APPU AP，SADHUKHAN T，et al. Emerging new roles of the lysosome and neuronal ceroid lipofuscinoses. Mol Neurodegener，2019，14（1）：4.

[6] MOLE SE，COTMAN SL. Genetics of the neuronal ceroid lipofuscinoses（batten disease）. Biochim Biophys Acta，2015，1852（10 Pt B）：2237-2241.

[7] BEN YOUNES T，KRAOUA I，SNANOUDJ S，et al. Neuronal ceroïd-lipofuscinosis：clinical，electroencephalographic，imaging，and genetic study of a maghrebian series. Clin Genet，2022，102（2）：157-160.

[8] TYYNELA J，COOPER JD，KHAN MN，et al. Hippocampal pathology in the human neuronal ceroid-lipofuscinoses：distinct patterns of storage deposition，neurodegeneration and glial activation. Brain Pathol，2004，14：349-357.

[9] SUN A. Lysosomal storage disease overview. Ann Transl Med，2018，6（24）：476.

[10] NELVAGAL HR，LANGE J，TAKAHASHI K，et al. Pathomechanisms in the neuronal ceroid lipofuscinoses. BiochimBiophys Acta Mol Basis Dis，2020，1866（9）：165570.

[11] DAS A. Biochemical analysis of mutations in palmitoyl-protein thioesterase causing infantile and late-onset forms of neuronal ceroid lipofuscinosis. Hum Mol Genet，2001，10（13）：1431-1439.

[12] STEINFELD R，HEIM P，VON GREGORY H，et al. Late infantile neuronal ceroid lipofuscinosis：quantitative description of the clinical course in patients with CLN2 mutations. Am J Med Genet，2002，112：347-354.

[13] KWON JM，ADAMS H，ROTHBERG PG，et al. Quantifying physical decline in juvenile neuronal ceroid lipofuscinosis（Batten disease）. Neurology，2011，77（20）：1801-1807.

[14] ARSOV T，SMITH KR，DAMIANO J，et al. Kufs disease，the major adult form of neuronal ceroid lipofuscinosis，caused by mutations in CLN6. Am J Hum Genet，2011，88（5）：566-573.

[15] KOUSI M，SIINTOLA E，DVORAKOVA L，et al. Mutations in CLN7/MFSD8 are a common cause of variant late-infantile neuronal ceroid lipofuscinosis. Brain，2009，132（Pt 3）：810-819.

[16] CANAFOGLIA L，MORBIN M，SCAIOLI V，et al. Recurrent generalized seizures，visual loss，and palinopsia as phenotypic features of neuronal ceroid lipofuscinosis due to progranulin gene mutation. Epilepsia，2014，55（6）：e56-59.

[17] SMITH KR，DAHL HH，CANAFOGLIA L，et al. Cathepsin f mutations cause type b kufs disease，an adult-onset neuronal ceroid lipofuscinosis. Hum Mol Genet，2013，22：1417-1423.

[18] STAROPOLI JF，KARAA A，LIM ET，et al. A homozygous mutation in KCTD7 links neuronal ceroid lipofuscinosis to the ubiquitin-proteasome system. Am J Hum Genet，2012，91（1）：202-208.

[19] BISWAS A，KRISHNAN P. Expanding the neuroimaging phenotype of neuronal ceroid lipofuscinoses. AJNR Am J Neuroradiol，2020，41（10）：1930-1936.

[20] KAMATE M，REDDY N，DETROJA M，et al. Neuronal ceroid lipofuscinoses in children. Ann Indian Acad Neurol，2021，24（2）：192-197.

[21] KOHLSCHÜTTER A，SCHULZ A，BARTSCH U，et al. Current and emerging treatment strategies for neuronal ceroid lipofuscinoses. CNS Drugs，2019，33（4）：315-325.

[22] MOLE SE，SCHULZ A，BADOE E，et al. Guidelines on the diagnosis，clinical assessments，treatment and management for CLN2 disease patients. Orphanet J Rare Dis，2021，16（1）：185.

[23] JOHNSON TB，CAIN JT，WHITE KA，et al. Therapeutic landscape for Batten disease：current treatments and future prospects. Nat Rev Neurol，2019，15（3）：161-178.

[24] KAMINIÓW K，KOZAK S，PAPROCKA J. Recent insight into the genetic basis，clinical features，and diagnostic methods for neuronal ceroid lipofuscinosis. Int J Mol Sci，2022，23（10）：5729.

第十三章 肝豆状核变性

【概述】

肝豆状核变性又称 Wilson 病（Wilson's disease，WD），是由 *ATP7B* 基因的纯合或复合杂合突变引起的常染色体隐性遗传性铜代谢性疾病，许多器官（特别是肝脏和大脑）中的病理性铜积聚导致广泛的症状，包括神经精神障碍、肝脏损害、肾脏损害、骨关节病及角膜色素环（Kayser-Fleischer ring，K-F 环）等[1]。该病患病率为 1/（3 万~ 10 万），亚洲和德系犹太人患病率更高[2]，中国南方的患病率为（2.85 ~ 3.69）/10 万[3-4]。

该病在 1912 年由 Samuel Kinnier Wilson 首先报道，通过研究 4 例表现为进行性豆状核变性及肝硬化的患者，指出"该病是进行性豆状核变性，是一种伴肝硬化的家族性神经病变"[5]。1913 年，发现此病和铜代谢异常有关，此后，学者们逐渐发现该病与 18 世纪 90 年代报道的"假性硬化症"为同一疾病[6]，并证实铜排除障碍及其在肝脏、神经组织的沉积是肝豆状核变性的病理生理基础。1932 年，程玉麟等首先报道了中国 WD 患者的临床表现。1956 年，青霉胺开始应用于 WD 的治疗，各种驱铜药物应运而生。1961 年开始使用锌盐治疗，低铜饮食也成为重要的辅助治疗手段[7-10]。1971 年开始采取肝脏移植进行治疗。1994 年，位于染色体 13q14.3 的编码跨膜铜转运 ATP 酶基因 *ATP7B* 被确定为该病的致病基因，基因检测也逐步推广应用于该病的诊断[11-12]。

该 ATP 酶介导铜排泄到胆汁中并输送铜用于铜蓝蛋白的合成。其基因突变时，ATP7B 在细胞内的定位发生改变和功能缺陷，其转运铜能力下降，胆管排铜受阻，出现肝细胞铜超载，并伴有相关的肝脏病变。患者肝脏过量的铜被释放到循环中，血清铜蓝蛋白合成减少，并在其他组织中进行二次病理积累，特别是脑、肾、骨关节、角膜等组织和脏器，脑组织的铜增加到正常的 15 倍，脑铜含量与神经病变严重程度之间存在相关性。铜首先被星形胶质细胞吸收，刺激星形胶质细胞增生和肿胀，上调金属硫蛋白的合成，以增加其对铜的储存能力。长期暴露于高浓度铜最终会导致星形胶质细胞受损、血脑屏障功能障碍以及包括神经元和少突胶质细胞在内的其他细胞损害。病理改变早期以壳核变性为主，镜下表现为神经元和髓鞘显著减少甚至完全消失，胶质细胞增生。逐渐累及苍白球、尾状核、大脑皮质等颅脑其他结构，并伴随萎缩，甚至形成空洞。

【临床表现】

WD 起病年龄主要在 5 ~ 35 岁[1]，起病年龄和性别对 WD 的临床表现存在显著影响[13-14]。肝脏损害为主的患者发病年龄通常为 9 ~ 24 岁，女性、儿童更为常见，而神经系统表现通常较肝脏损害晚 10 年出现，且更常见于男性患者[14-15]。因此，有中枢神经系统症状的患者大多有肝脏受累表现。主要临床表现如下：

1. 神经精神表现

继肝脏表现之后，神经系统症状是 WD 最常见的临床症状。18% ~ 68% 的患者以神经系统表现为首发症状，症状出现时的平均年龄为 20 ~ 30 岁，最年轻的 WD 患者为 6 岁，最年长的为 72 岁[13,15]。神经系统症状的主要临床谱系包括不同的运动障碍，以震颤、肌张力障碍、帕金森病样表现为主要临床形式，表现为构音障碍、步态和姿势障碍、流口水和吞咽困难[14]。

（1）肌张力障碍：发生率为 11% ~ 65%，早期可以是局灶性（涉及一个身体部位，例如一只手）、节段性（涉及一个部位，例如上肢）、多节段性（涉及多个部位，例如面部和腿部），逐渐发展至全身性肌张力障碍和终末期肌张力障碍，疾病后期常并发肢体严重痉挛。其中构音障碍最为常见，发生率为 85% ~ 97%[1,15]，部分患者伴随吞咽困难，是由声带、发音肌肉或吞咽肌肉的局灶性肌张力障碍导致。其他局灶性表现包括眼睑痉挛、颈部肌张力障碍（斜颈）、书写痉挛，以及呈现出夸张笑容的肌张力障碍性面部表情（痉笑面容）[1]。

（2）震颤：是 WD 的一个典型且常见的神经系统症状，出现在 55% 的神经系统 WD 患者[15]。多为姿势性或动作性震颤，最常见的是粗大不规则震颤，也可见振幅较小的细颤，静止性震颤较为少见[1]。最初可能为一侧或双侧震颤，主要涉及远端上肢。随时间推移，腿、头甚至整个身体都可能受到影响，通常是以双侧的方式。严重的姿势性震颤呈“扑翼样震颤”，是一种影响双手的负性肌阵挛，出现在患有肝性脑病症状的肝衰竭患者。

（3）帕金森病样表现，发生在 19% ~ 62% 的患者，表现为对称性运动迟缓、书写困难、写字过小、行走缓慢，伴随僵硬、味觉减退、步态和姿势障碍以及构音障碍、吞咽困难和流涎[1,15]。构音障碍是最常见的神经系统症状，高达 97% 的患者报告了这种症状。症状严重且持续，以至于终生无法进行言语交流。吞咽困难见于高达 50% 的患者，从轻度到重度不等。流涎出现在近 68% 的患者，与吞咽困难或口面肌张力障碍有关。44% ~ 75% 的患者出现步态和姿势障碍，57% 的患者有手写功能受损。

（4）精神行为异常：出现在 10% ~ 20% 的患者，可早于肝脏损害和神经症状[15-16]。主要表现为情感障碍和行为异常，如淡漠、抑郁、欣快、兴奋躁动、动作幼稚或怪异、攻击行为、生活懒散等，少数患者可出现幻觉、偏执妄想、精神分裂症样表现、抑郁状态甚至自杀等。

（5）其他少见的神经症状[15]：共济失调发生在 30% 的患者中，通常不是单独症状，而是与其他运动障碍相结合，表现为协调能力受损。以头面部、躯干或四肢快速、不规则的不自主运动为特征的舞蹈症发生在 6% ~ 16% 的患者。癫痫发生在 6.2% ~ 8.3% 的患者中，可以发生在疾病的每个阶段。嗅觉功能障碍、不宁腿综合征、快速眼动睡眠行为障碍和其他睡眠异常、抽搐、肌阵挛、头痛、锥体束综合征、眼球运动障碍和味觉障碍等均有报道。

2. 肝脏损害

肝脏损害见于 40% ~ 60% 的 WD 患者，是最为常见的表现之一，也可以是首发症状，但并不特异。多见于婴幼儿及儿童患者，出现症状性肝脏损害的平均年龄为 18 岁[15]。患者和家庭成员的肝脏症状和疾病严重程度可能会有所不同。轻的患者可仅有肝脂肪变性等组织学损伤和轻的急性自限性肝炎样疾病表现，也可以反复出现黄疸、肝硬化伴或不伴门静脉高压症，甚至急性肝衰竭。女性比男性更容易出现急性肝衰竭，而成年患者比儿童患者患肝硬化的可能性更高。但肝胆恶性肿瘤的发生率相对较低[17]。

儿童和青少年 WD 患者中的第一个发现是轻度至中度脂肪肝，这些发现与肝脏功能异常和转氨酶轻度升高有关。随着时间的推移，会出现慢性肝脏疾病，包括门静脉高压症、黄疸、肝肾肿大、腹痛、低血清白蛋白和凝血功能障碍，发生胃肠道出血或肝性脑病。WD 患者可以同时出现急性肝衰竭或慢性肝脏疾病。

急性肝衰竭主要发生在年轻女性（女：男约为 4：1），通常与贫血、严重凝血病、脑病以及快速进展性肾衰竭有关。血清中的转氨酶仅轻度增加，碱性磷酸酶的血清浓度正常或降低。肝硬化患者容易受到各种细菌感染，败血症是这些患者死亡的主要原因之一。在肝硬化晚期，可能会出现肝性脑病和肾功能损害（肝肾综合征），死亡率很高。

3. 眼部表现

K-F 环是铜沉着于角膜弹力层而形成的绿褐色或暗棕色环，是 WD 的典型特征之一，通过裂隙灯检查或前节 OCT 更容易确定[18]。出现在 100% 的有神经精神症状的患者、40% ~ 50% 的肝脏疾病患者和 20% ~ 30% 的症状前患者中，是一种重要的诊断特征。K-F 环反映铜在中枢神经系统的蓄积，经驱铜治疗后，可逐渐消散。葵花样白内障是 WD 的另一个眼部表现，为铜沉积于晶状体所致，较为少见，发生率为 1.9% ~ 17%[19]。一般也需裂隙灯检查才能发现，经驱铜治疗后可消失。视网膜和视神经也可能在 WD 中受到影响。

4. 其他表现

WD 还可以引起血液系统、心脏、肾脏、骨关节、内分泌等其他器官组织损害[19]。溶血是由于铜沉积于红细胞膜造成，血小板减少和白细胞减少多见于肝脏受累为主或存在门静脉高压的患者。心脏损伤可以表现为心肌病、心律失常、心房颤动等[20-21]。肾脏损害可以表现为镜下血尿、肾结石、Fanconi 综合征等。骨关节病并不常见，可表现为骨质疏松症、骨软化症、自发性骨折、佝偻病、剥脱性骨软骨炎、髌骨软化症、过早骨质减少，以及膝和手腕的退行性关节炎等。内分泌异常可以表现为女性闭经、流产，男性乳房发育、睾丸萎缩、甲状旁腺功能减退、胰腺炎等，偶见指甲蓝色隆突和黑棘皮病等[22]。

【辅助检查】

临床上考虑到该病后，需要通过头颅磁共振（MRI）检查确定大脑病变的特点，在此基础上进行常规化验及铜代谢相关生化检查（表 13-1），最后进行基因检测明确诊断。

表 13-1　肝豆状核变性的常规检查

测试	典型发现
血清铜蓝蛋白	降低
24 h 尿铜	成人：＞ 100 μg（1.6 μmol）/24 h 儿童：＞ 40 μg（0.64 μmol）/24 h
非铜蓝蛋白结合铜	＞ 200 μg/L（3.2 μmol/L）
肝铜	250 μg/g（4 μmol/g）肝脏干重
Kayser-Fleischer 环	出现

1. 常规化验检查

肝脏损害时血清转氨酶、胆红素升高和（或）白蛋白降低。肝硬化伴脾功能亢进时，出现外周血血小板、白细胞和（或）红细胞减少。可见镜下血尿、微量蛋白尿等。溶血可表现为网织红细胞计数增高伴或不伴血红蛋白下降，胆红素升高且以间接胆红素升高为主。

2. 铜代谢相关生化检查

（1）血清铜蓝蛋白：一般小于 200 mg/L，小于 80 mg/L 是诊断 WD 的强烈证据。血清铜蓝蛋白在神经系统损伤为主的 WD 患者中降低得更为明显。需要注意的是，约 1/3 的患者铜蓝蛋白正常，且铜蓝蛋白降低也可见于肝衰竭、营养不良、肾病综合征等多种疾病[1,22]，急性炎症以及与高雌激素血症相关的状态（如妊娠、补充雌激素和使用某些口服避孕药）会导致血清铜蓝蛋白浓度升高。铜蓝蛋白对肝病 WD 患者诊断的预测价值较差。当怀疑患有 WD 时，可以通过酶促或散射免疫分析来测量血清铜蓝蛋白的水平。

（2）24 h 尿铜：24 h 尿铜排泄量间接反映了血清游离铜水平。WD 患者 24 h 尿铜≥ 100 μg。测量 24 h 尿铜排泄量需要使用塑料容器，或酸浸泡、清洗过的玻璃容器完整地收集 24 h 尿液。尿铜排泄量受 24 h 肌酐清除率影响，合并肾衰竭的患者不建议通过尿铜检测结果进行诊断和评估[1,22]。需要注意在 16% ~ 23% 的 WD 患者中，尤其是儿童和无症状患者中，24 h 基础尿铜排泄量可能＜ 100 μg。由于与其他类型肝脏疾病的结果重叠，解释 24 h 尿铜排泄可能很困难，特别是在各种原因导致的急性肝损伤或衰竭期间。许多实验室将 40 μg/24 h（0.6 μmmol/24 h）作为正常值上限。口服 d- 青霉胺激发后尿铜排泄量增加 5 倍已用于儿童诊断。

（3）血清铜：血清铜为铜蓝蛋白结合铜和非铜蓝蛋白结合铜（或称为“游离铜”）的总和。血清铜通常随循环中铜蓝蛋白的减少而成比例地减少。面对铜蓝蛋白水平下降，血清铜水平正常或升高表明血液中不与铜蓝蛋白结合的铜浓度增加，提示 WD。非铜蓝蛋白结合铜浓度可以通过从总血清铜浓度中减去铜蓝蛋白结合铜来估计。可交换铜是一种确定血浆中生物可利用铜的实验技术，不能可靠地测量非铜蓝蛋白结合铜浓度。

3. 颅脑影像学检查

几乎 100% 的神经型 WD 患者、40% ~ 75% 的肝病型患者和 20% ~ 30% 的无症状患者出现颅脑 MRI 异常[23]，主要表现为壳核、尾状核头部、丘脑、中脑、脑桥及小脑对称性长 T1、长 T2 信号（图 13-1），

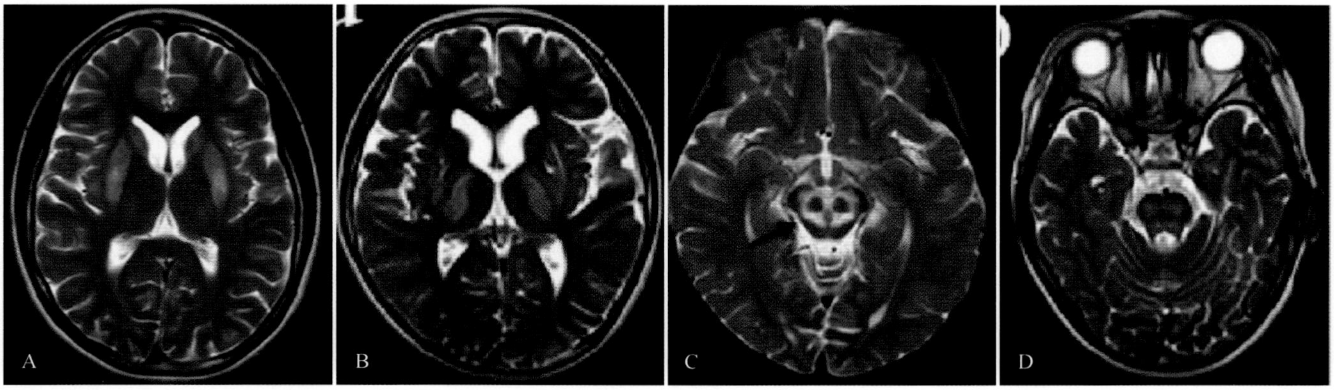

图 13-1　WD 患者颅脑 MRI 表现。A，双侧尾状核头、豆状核对称性 T2 高信号灶。B，双侧丘脑对称性 T2 高信号灶。C，中脑对称性 T2 高信号灶，呈“熊猫眼”征。D，脑桥对称性 T2 高信号灶

中脑的“熊猫眼”征出现在20%的神经性WD患者，而脑桥的对称性T2高信号灶发生频率较低。少数情况下可出现铜离子沉积导致的T2WI低信号或铜离子不均匀沉积造成的顺磁性作用和组织水肿、胶质细胞增生的共同作用造成的高低混杂信号，进展期可出现弥散受限，病变区域无明显强化。可见弥漫性脑萎缩，轻微神经系统症状的患者也存在萎缩，在严重患者更为明显。特别是在伴有肝硬化和门体分流的患者，在苍白球和黑质中可能观察到T1加权图像中的信号增高。极少数患者出现弥漫性白质病变。治疗后神经影像改变可以部分恢复。经颅超声检查可以观察到豆状核中的高回声性，并与MRI的变化相对应。

4. 肝脏影像学检查

通常进行腹部超声、CT和MRI检查。肝脏损害可以表现为弥漫性损害、肝脂质沉积、不规则结节及肝叶萎缩等。不推荐常规肝脏穿刺检查。对于有慢性肝脏疾病证据的患者，尤其是肝硬化患者，应进行门静脉高压（食管静脉高压、脾脏肿大）和肝肾恶性肿瘤的筛查，并根据临床状态定期复查。

5. 基因检测及家系筛查

目前已报道的*ATP7B*基因致病变异已达800余种，包括错义突变、缺失突变、插入突变和重复突变等，以错义突变为主，少数患者仅检测到单一杂合突变位点。我国患者的热点突变为p.R778L、p.P992L、p.A874V、p.R919G、p.V1216M、p.T935M，约占所有致病变异的50%[24]。因此，临床上高度怀疑WD的患者可先筛查*ATP7B*基因的热点突变，目前更多采用二代基因测序，未检出者需进一步检测*ATP7B*基因全长编码区及其侧翼序列。

【诊断】

任何年龄，尤其青少年和青年患者，出现不明原因的神经精神症状和肝病表现，均应考虑WD的可能性。国外指南推荐应用2001年莱比锡第8届WD国际会议的诊断标准Leipzig评分系统（表13-2），国内指南则建议基于以下诊断要点进行诊断[1]：

（1）神经和（或）精神症状。

（2）原因不明的肝脏损害。

（3）血清铜蓝蛋白降低和（或）24 h尿铜升高。

表13-2 肝豆状核变性诊断的Leipzig评分系统

临床症状与体征		其他检查	
K-F环		肝组织铜定量（无胆汁淤积的情况下）	
阳性	2分	正常＜50 ug（0.8 μmol）/g	−1分
阴性	0分	50～249 ug（0.8～4 μmol）/g	1分
存在神经系统症状和（或）脑MRI异常		＞250 ug（＞4 μmol）/g	2分
严重损伤	2分	罗丹宁染色阳性颗粒	1分
轻微损伤	1分	尿铜定量（无急性肝炎的情况下）	
无异常	0分	正常	0分
铜蓝蛋白		1～2×ULN	1分
正常（＞0.2 g/L）	0分	＞2×ULN	2分
0.1～0.2 g/L	1分	正常但青霉胺激发试验＞5×ULN	2分
＜0.1 g/L	2分	基因检测	
Coombs阴性溶血性贫血		两条染色体均检测到突变	4分
有	1分	仅1条染色体检测到突变	1分
无	0分	未检测到突变	0分
总分	评价		
≥4分	诊断成立		
3分	疑似诊断		
≤2分	不诊断		

（4）角膜 K-F 环阳性。

（5）经基因分析确定患者的 2 条染色体均携带 *ATP7B* 基因致病变异。

符合（1 或 2）+（3 和 4）或（1 或 2）+5 时均可确诊 WD；符合 3+4 或 5 但无明显临床症状时则诊断为 WD 症状前状态；符合前 3 条中的任何 2 条，诊断为"可能 WD"，需进一步追踪观察，建议进行 *ATP7B* 基因检测，以明确诊断。*ATP7B* 基因检测也可用作 WD 先证者一级亲属的筛查方法。

【鉴别诊断】

本病神经系统的相关临床表现复杂多样，与其他疾病鉴别困难时，可结合铜代谢生化检查及基因检测辅助鉴别。

1. 遗传性神经系统疾病

（1）早发型帕金森病：早发型帕金森病通常表现为静止性震颤，也常出现心理障碍、性功能障碍、便秘等非运动症状，但不会出现角膜 K-F 环、血清铜的增加以及肝脏损害。黑质超声显示黑质回声异常增强、回声体积大（$> 20\ mm^2$），PET/PET-CT/SPECT 显示基底节区多巴胺转运体的摄取下降，依据 *Parkin*、*GBA*、*LRRK2* 等基因检测结果进行诊断[25]。

（2）肌张力障碍：DYT3（*TAF1* 基因）、DYT5（*GCH1* 基因 /*TH* 基因）、DYT/PARK（*SPR* 基因）、DYT12（*ATP1A3* 基因）、DYT16（*PRKRA* 基因）等类型均可出现帕金森病样表现[26]，其中 *GCH1* 基因相关的多巴反应性肌张力障碍是最常见的类型，常以足部肌张力障碍起病，晨轻暮重，小剂量左旋多巴制剂治疗有戏剧性效果。该病不会出现角膜 K-F 环、血清铜的增加以及肝脏损害。

（3）亨廷顿病：由 *HTT* 基因的 CAG 重复异常扩增所致，舞蹈样不自主运动、精神症状、痴呆是亨廷顿病的特征性表现，可伴有肌张力障碍和帕金森病样表现，MRI 可见尾状核、壳核显著萎缩，不会出现 K-F 环和血清铜的增加以及肝脏损害表现。

（4）脊髓小脑性共济失调：以肢体共济失调为首发症状，伴有构音障碍、眼球震颤、意向性震颤、锥体束征等，其中脊髓小脑性共济失调 2、3、17 等多种亚型也可以出现帕金森病样表现。颅脑 MRI 可见小脑萎缩，基底节大致正常，也不会出现 K-F 环和肝脏损害表现。

2. 铜代谢障碍性疾病

（1）遗传性铜蓝蛋白缺乏症：是由于铜蓝蛋白基因突变引起的铜异常沉积于脑、肝脏等组织所产生的疾病。临床特点为视网膜和基底节神经元进行性变性，常伴糖尿病、贫血[27]。实验室检查特点为血清铜蓝蛋白显著下降，但该病血清铜和尿铜、肝铜含量均正常，可与 WD 鉴别。

（2）先天性糖基化障碍：是由聚糖的合成以及结合到蛋白质及脂质的过程缺陷导致的一种代谢性疾病，多为常染色体隐性遗传。除肝脏和神经系统受累外，常见临床表现还包括面部畸形、生长发育障碍、肌张力减低、低血糖及眼睛、皮肤、胃肠道、凝血异常等。血清铜蓝蛋白下降，24 h 尿铜增加[28]。目前已发现 150 余种类型，最常见为磷酸甘露酸酶 2 缺乏症，基因检测可协助鉴别。

（3）其他罕见的铜代谢性疾病：如 MEDNIK 综合征、Huppke-Brendel 病、Menkes 病等，也出现脑和肝脏的损害，基因检测可协助鉴别。

3. 肝脏及其他系统疾病

当出现肝脏及其他系统疾病表现时，需注意鉴别如暴发性肝炎、慢性肝病和肝硬化、肾炎或肾病综合征、血小板减少性紫癜、溶血性贫血、类风湿关节炎、骨关节病等疾病。这些疾病都不存在 WD 的脑损害特点，也没有眼的 K-F 环可以进行鉴别。

【治疗】

一旦怀疑罹患 WD，应立即开始低铜饮食，低铜饮食联合锌剂单药治疗 WD 症状前个体，可以有效控制铜蓄积对靶器官的损害。部分患者因肢体活动不够灵活、行走步态异常、语言障碍或情绪障碍等各种原因导致社会活动能力下降，应由神经、精神、康复和心理医生组成的多学科团队进行管理和治疗。同时也应做好照料者的心理支持和专病教育。

1. 药物治疗

WD 采取负铜平衡的药物，包括增加尿铜排泄的螯合剂（d- 青霉胺和曲恩汀）和减少消化道铜吸收的锌盐。通过正确和早期的药物治疗，超过 90% 的患者肝功能和转氨酶在 2 ~ 6 个月内得到改善，而 50% ~ 60% 的患者在 1 ~ 3 年或较长时间内观察到神经系统损害的改善[29]。开始药物治疗后应定期检查来评估治疗的有效性、依从性，每年至少进行 2 次监测，并密切观察药物的不良反应。具体项目包括血尿常规、肝肾功能、凝血功能、24 h 尿铜、血清铜及铜蓝蛋白、血清游离铜、肝脏 B 超、颅脑 MRI 等，锌剂治疗患者尚需监测尿锌[1,22]。K-F 环应每年评估。

（1）增加尿铜排泄的药物：

1）D- 青霉胺：目前仍是治疗本病的一线药。适用于各种临床类型的 WD 患者。通过络合细胞内的铜，使之进入血循环，随尿液排出体外，从而减少铜在体内多个脏器的沉积，减轻对脏器的损害。青霉素皮试阴性方可服用。需空腹吃药，同时补充维生素 B_6。10% ~ 50% 的患者用药早期发生短暂的神经症状加重，其中约半数患者加重的神经症状不可逆。用药早期可能出现恶心、纳差、呕吐、皮疹、发热、淋巴结肿大、蛋白尿等，长期服药可诱发系统性红斑狼疮、重症肌无力、多发性肌炎等自身免疫性疾病，以及粒细胞缺乏和再生障碍性贫血等。最严重的不良反应是过敏反应，多在用药后数日内出现高热、皮疹，甚至进展为剥脱性皮炎。

2）二巯丙磺酸钠：适用于具有神经精神症状和轻中度肝脏损害，以及不能耐受 D- 青霉胺或使用 D- 青霉胺出现症状加重的患者。静脉滴注过快可有恶心、心动过速、头晕等反应，减慢滴注速度可减少上述不良反应。部分患者可有皮疹、寒战、发热等过敏反应，应用完本品后立即静脉滴注 2 g 葡萄糖酸钙可减少不良反应。约 10.5% 的患者于治疗早期可发生吞咽困难、步态异常等神经症状短暂加重，可以减量或停药。采取小剂量逐渐加量的治疗方案，可减少神经症状加重的出现。月经期、消化道出血时暂停使用。

3）二巯丁二酸：用于存在不同程度肝损伤或神经精神症状，以及对 D- 青霉胺过敏或不耐受的 WD 患者。其驱铜作用较 D- 青霉胺弱，但具有脂溶性，能进入血脑屏障，有助于改善神经精神症状。不良反应为轻度消化道症状，如恶心、呕吐、腹胀、食欲减退、口臭等，少数可出现皮疹、瘙痒、一过性血小板减少、转氨酶升高等。

4）曲恩汀：用于各型 WD 患者，为治疗 WD 的首选药，特别是有神经精神症状以及对 D- 青霉胺过敏或不耐受的患者。

（2）减少铜吸收的药物：

1）锌剂：为一线药物。主要用于无症状者的初始治疗或有症状者的维持治疗以及妊娠期患者，以及对 D- 青霉胺治疗不耐受者。锌剂可诱导肠黏膜细胞产生金属硫蛋白，金属硫蛋白对铜的亲和力强，易于与肠黏膜细胞内的铜结合。与金属硫蛋白结合的铜不能被吸收，随脱落的肠黏膜细胞排出体外，从而可清除体内储存的铜。吸收的锌也可诱导肝细胞产生金属硫蛋白，减轻铜的毒性。应空腹服用。长期疗效可靠，但其作用缓慢，治疗 1 ~ 3 个月才能起效。不良反应相对少，主要为恶心、上腹部不适等症状。肝脏 WD 患者需要谨慎治疗。在儿童时期诊断的轻度肝脏疾病患者可使用锌单药治疗。

2）四硫代钼酸铵：是强效、速效抗铜剂，目前正在临床试验阶段，是神经型患者初始治疗的理想药物。

2. 肝移植

由于 WD 主要是一种以肝细胞铜缺陷为特征的肝脏疾病，因此肝移植是基因缺陷的表型纠正，并可以恢复铜的稳态。适用于缺乏药物治疗效果的急性肝衰竭或肝硬化患者。在肝移植患者中可能会观察到反常的神经系统退化。

3. 对症治疗

饮食铜限制可能有助于控制某些患者的铜过量。通常应至少在治疗的第 1 年避免食用含铜非常高的食物（贝类、坚果、巧克力、蘑菇和器官肉）。除了特定的抗铜治疗外，症状疗法也很重要，在肝脏疾病的情况下，症状管理可能包括避免因摄入潜在的肝毒性物质而造成进一步的肝损伤。对于肝硬化，症状处理还包括治疗门静脉高压的并发症，即胃食管静脉曲张的预防和治疗，以及治疗乳糜泻、肝性脑病和自发性细菌性腹膜炎和肝肾综合征。

肌张力障碍和震颤可用苯海索、金刚烷胺或复方左旋多巴治疗；以扭转痉挛或痉挛性斜颈为主者，除上述药物外，还可选用巴氯芬或盐酸乙哌立松，必要时还可选用氯硝西泮等。经上述治疗无效的局限性肌张力障碍并造成肢体变形者可试用局部注射 A 型肉毒素。舞蹈样动作和手足徐动症，可选用氯硝西泮或氟哌啶醇。

精神障碍的管理应考虑药物治疗在肝损伤中的局限性以及药物对神经系统体征恶化的潜在影响。应避免使用具有高肝损伤风险的抗抑郁药，例如异丙嗪、苯乙嗪、丙米帕明、阿米替林、度洛西汀、安非他酮或阿格美拉汀。为了治疗躁狂，可以使用情绪稳定剂，避免使用丙戊酸盐。舒必利和氨舒必利不在肝脏中代谢，并且锥体外系症状的风险较低，尤其是在较低剂量下。抗精神病药物的剂量尽可能低，持续时间尽可能短。

4. 孕期管理

反复流产先于 WD 的其他症状出现，并且在有症状的病例中，比一般人群更频繁。患有肝脏疾病的

WD 患者可以安全怀孕，大多数患者可以成功怀孕。怀孕期间抗铜治疗的管理应重点关注预防自然流产、孕产妇疾病控制和最大限度地减少药物诱导的畸形。在成功受孕后必须进行生化和临床基线评估，包括评估肝硬化、门静脉高压以及计划分娩的方式[30]。

在怀孕期间停止抗铜治疗没有道理，会导致严重的肝脏或神经系统症状恶化，减少剂量可以防止过度脱铜，并进行剂量调整以考虑胎儿铜需求的增加。

对于使用螯合剂（d- 青霉胺或曲恩汀）的患者，在妊娠前三个月和中期减少每日剂量。在妊娠晚期开始时进一步减少每日剂量[30]。产后将药物剂量增加到怀孕前水平。没有证据表明在受孕前将药物治疗改为锌可以降低流产或出生缺陷发生的风险。在接受锌治疗的患者中，几乎所有病例在怀孕期间都应保持每日一定剂量的锌。由于所有可用的抗铜药物都会进入母乳并可能导致婴儿铜缺乏症，因此一般不建议母乳喂养。

【病例摘要】

男，16 岁，言语不清 2 年。记忆力下降、饮水呛咳、肢体抖动 1.5 年。

患者 2 年前出现言语不清。1.5 年前出现记忆力下降，偶饮水呛咳，有时右手、右下肢抖动。家族中无类似发病者。体格检查：构音障碍，四肢感觉无异常，四肢肌力 5 级，右上肢肌张力略高，四肢腱反射对称活跃。MMSE：30 分。MoCA：30 分。裂隙灯检查可见角膜 K-F 环。血清铜蓝蛋白 20 mg/L，24 h 尿铜 1067 μg。肝脏 B 超：肝脏弥漫性病变。尿常规：红细胞 85/HP。MRI 示双侧基底节区对称性稍长 T1、长 T2 FLAIR 异常信号，以豆状核尤为明显。定位诊断：多系统病变，累及颅脑双侧基底节区、肝脏、肾脏和眼；定性诊断：肝豆状核变性。*ATP7B* 基因检测提示存在 p.R778L 突变，证实肝豆状核变性的诊断。病例详细资料见二维码数字资源 13-1。

数字资源 13-1

（赵　娟）

【参考文献】

［1］中华医学会神经病学分会神经遗传学组. 中国肝豆状核变性诊治指南 2021. 中华神经科杂志，2021，54（4）：310-319.

［2］WALLACE DF，DOOLEY JS. ATP7B variant penetrance explains differences between genetic and clinical prevalence estimates for wilson disease. Hum Genet，2020，139：1065-1075.

［3］LU Y，GAO Q，REN X，et al. Incidence and prevalence of 121 rare diseases in China：current status and challenges：2022 revision. Intractable Rare Dis Res，2022，11（3）：96-104.

［4］CAI X，GENCHEV GZ，HE P，et al. Demographics，in-hospital analysis，and prevalence of 33 rare diseases with effective treatment in Shanghai. Orphanet J Rare Dis，2021，16（1）：262.

［5］COMPSTON A. Progressive lenticular degeneration：a familial nervous disease associated with cirrhosis of the liver. Brain，2009，132（Pt 8）：1997-2001.

［6］ANONYMOUS. Review of La Degenerescence Hepato-lenticulaire. Maladie de Wilson-Pseudosclerose. Archives of Neurology，1922，7：549-550.

［7］VOGT A. Kupfer und siberaufgespeichert in auge，lebermilz und nierenals symptom der peudoskerlose. KlinMbl Augenheilk，1929，83：417-419.

［8］HAUROWITZ F. Uber eineanamolideskupferstoffwechsels. Hoppe-Seyl Z，1930，190：72-74.

［9］MANDELBROTE BM，STANIER MW，THOMPSON RHS，et al. Studies on copper metabolism in demyelinating diseases. Brain，1948，71：212-228.

［10］CUMINGS JN. Heavy metals and the brain，Oxford：Blackwell Scientific Publications，1959.

［11］TANZI RE，PETRUKHIN K，CHERNOV I，et al. The wilson disease gene is a copper transporting atpase with homology to the Menkes disease gene. Nat Genet，1993，5（4）：344-350.

［12］PETRUKHIN K，LUTSENKO S，CHERNOV I，et al. Characterization of the wilson disease gene encodinga p-type copper transporting atpase：genomic organization，alternative splicing，and structure/function predictions. Hum Molec Genet，1994，3：1647-1656.

［13］FERENCI P，STREMMEL W，CZŁONKOWSKA A，et al. Age and sex but not ATP7B genotype effectively influence the clinical phenotype of wilson disease. Hepatology，2019，69：1464-1476.

［14］CAI L，HUANG X，YE Y，et al. Role of gender and age in features of wilson's disease. Front Neurol，2023，14：1176946.

［15］CZŁONKOWSKA A，LITWIN T，DUSEK P，et al.

Wilson disease. Nat Rev Dis Primers，2018，4：21.
[16] European association for study of liver. EASL Clinical Practice Guidelines：Wilson's disease. J. Hepatol，2012，56，671-685.
[17] PFEIFFENBERGER J，MOGLER C，GOTTHARDT DN，et al. Hepatobiliary malignancies in wilson disease. Liver Int，2015，35（5）：1615-1622.
[18] BRONIEK-KOWALIK K，DZIEŻYC K，LITWIN T，et al. Anterior segment optical coherence tomography（AS-OCT）as a new method of detecting copper deposits forming the kayser-fleischer ring in patients with wilson disease. Acta Ophthalmol，2019，97（5）：e757-e760.
[19] SCHILSKY ML，ROBERTS EA，BRONSTEIN JM，et al. A multidisciplinary approach to the diagnosis and management of wilson disease：executive summary of the 2022 practice guidance on wilson disease from the american association for the study of liver diseases. Hepatology，2023，77（4）：1428-1455.
[20] GRANDIS DJ，NAH G，WHITMAN IR，et al. Wilson's disease and cardiac myopathy. Am J Cardiol，2017，20：2056-2060.
[21] HLUBOCKÁ Z，MAREČEK Z，LINHART A，et al. Cardiac involvement in wilson disease. J Inherit Metab Dis，2002，25：269-277.
[22] 中华医学会肝病学分会遗传代谢性肝病协作组. 肝豆状核变性诊疗指南（2022年版）. 中华肝脏病杂志，2022，30（1）：9-20.
[23] LITWIN T，GROMADZKA G，CZŁONKOWSKA A，et al. The effect of gender on brain MRI pathology in wilson's disease. Metab Brain Dis，2013，28（1）：69-75.
[24] ZHANG S，YANG W，LI X，et al. Clinical and genetic characterization of a large cohort of patients with wilson's disease in China. Transl Neurodegener，2022，11（1）：13.
[25] 中华医学会神经病学分会帕金森病及运动障碍学组，中国医师协会神经内科医师分会帕金森病及运动障碍学组. 早发型帕金森病的诊断与治疗中国专家共识. 中华神经医学杂志，2021，20（2）：109-116.
[26] WEISSBACH A，PAULY MG，HERZOG R，et al. Relationship of genotype，phenotype，and treatment in dopa-responsive dystonia：mdsgene review. Mov Disord，2022，37（2）：237-252.
[27] LOBBES H，REYNAUD Q，MAINBOURG S，et al. Aceruloplasminemia，a rare condition not to be overlooked. Rev Med Interne，2020，41（11）：769-775.
[28] MONTICELLI M，D'ONOFRIO T，JAEKEN J，et al. Congenital disorders of glycosylation：narration of a story through its patents. Orphanet J Rare Dis，2023，18（1）：247.
[29] LITWIN T，DUSEK P，ANTOS A，et al. Tackling the neurological manifestations in wilson's disease-currently available treatment options. Expert Rev Neurother，2023，23（12）：1249-1259.
[30] 白洁，郑素军，段钟平. 妊娠期肝豆状核变性的管理. 中华肝脏病杂志，2022，30（1）：107-109.

第十四章 结节性硬化症

【概述】

结节性硬化症（tuberous sclerosis complex，TSC）又称 Bourneville 病，是由于 *TSC1* 基因或者 *TSC2* 基因发生突变导致的一种罕见的常染色体显性遗传性疾病，家族性病例约占 1/3，散发病例约占 2/3，可累及皮肤、脑、眼、肾、肺、心脏等多器官，主要临床特征为面部皮脂腺瘤、癫痫发作和智能减退。既往报道 TSC 的发病率为 1/（6000 ~ 10 000）。使用最新的诊断标准估计发病率为 1/（6760 ~ 13 520 活产婴儿）。

1862 年德国病理学家 Friedreich Daniel von Recklinghausen 首次发现一名患有心脏肌瘤的婴儿存在硬化性脑。1880 年，法国神经病学家 Désiré-Magloire Bourneville 将其定义为“脑回结节性硬化症”，因此，这种疾病以他的名字命名为“Bourneville 病”。1908 年，另一位德国神经病学家 Heinrich Vogt 提出了 TSC 的 Vogt 三联症，概括该病的临床特点是智力障碍、难治性癫痫和面部血管纤维瘤。1942 年 Sylvan Moolten 首次使用了 TSC 这一术语对该病进行描述。1972 年，美国神经病学家 Manuel Rodriguez Gomez 建立了第一个 TSC 诊断标准。关于诊断、监测和管理 TSC 的临床共识指南经过多次更新，在 2012 年国际 TSC 综合共识小组修订了该病的诊断标准，并将基因检测纳入指南。2018 年 5 月 11 日 TSC 被收录进中国《第一批罕见病目录》。国际 TSC 综合共识小组在 2021 年发表了最新修订的 TSC 诊断标准。

目前已经明确 TSC 是由于 *TSC1* 或 *TSC2* 基因突变导致，家族性患者 *TSC1* 突变较为多见，而散发性患者 *TSC2* 突变较常见。*TSC* 基因是调控 mTOR 通路的肿瘤抑制基因。*TSCl* 位于染色体 9q34.3，编码错构瘤蛋白；*TSC2* 位于染色体 16p13.3，编码茎块蛋白。两种蛋白与 TBC1D7 结合形成错构瘤蛋白/茎块蛋白异二聚体复合物，其作用为负性调节 PI3K/AKT/mTOR 信号通路，抑制哺乳动物雷帕霉素靶蛋白结合 1 抑制基因（mechanistic target of rapamycin complex 1，mTORCl）的活化，对细胞的生长和分化具有重要的调节作用。当 *TSC1* 或 *TSC2* 基因突变后，失去了对 mTORCl 的抑制，使 mTORCl 持续激活、表达增加、细胞繁殖增快、自噬减少，导致身体各部位出现错构瘤。在中枢神经引起 mTORCl 的活性改变、伴随大脑大小改变（小头或大头畸形）、皮质畸形及肿瘤形成。常见的表现包括皮质结节、室管膜下结节、室管膜下巨细胞星形细胞瘤、心脏横纹肌瘤、视网膜错构瘤、肺淋巴管肌瘤病、面部血管纤维瘤、叶状脱色斑、黄绿色斑斓等。

【临床表现】

TSC 影响不同器官系统，临床表现在不同的发病年龄、全身受累和严重程度上存在个体差异，其临床特征会在个体的一生中动态呈现。

1. 皮肤病变

皮肤病变为 TSC 的特征性表现，最常见的为皮肤色素脱失斑和面部血管纤维瘤。色素脱失斑出现在 87% ~ 100% 的患者，面部血管纤维瘤发生率为 75% ~ 90%，甲床纤维腺瘤出现在 20% ~ 88% 的患者，鲨革斑发生率为 50%，斑斓皮损发生率为 3% ~ 58%。色素脱失斑又称叶状脱色斑（图 14-1A 黑色箭头），或 Fitzpatrick 斑，是 TSC 最常见的皮损，也是 TSC 患者最早可见的特征性皮损，出生时或婴儿期即可出现。多为卵圆形、条状叶形或不规则形，直径在 1.0 ~ 12 cm，多分布在下肢前外侧、腹部、后背、臀部。头皮受累可能导致斑片状白发生长，面部很少受累。在组织学上，色素脱失斑中黑色素细胞数量正常，但细胞内的黑色素含量低于正常。此外，TSC 患者的色素脱失斑还有一种特殊的类型，其主要特征是多个 1 ~ 2 mm 大小的白色斑点，常对称分布在四肢，称之为斑斓皮损。斑斓皮损相对罕见，多见于 10 ~ 20 岁和成年患者。血管纤维瘤又称皮脂腺瘤（图 14-1B），多位于鼻唇沟及鼻旁颊部、对称蝶形分布的米粒大小的淡红色或红褐色光亮丘疹，针尖至蚕豆大小，质硬，按之稍褪色。大多在 4 岁前出现，随年龄增长而增大，很少累及上唇。鲨革斑也是 TSC 比较特征性的皮疹（图 14-1A

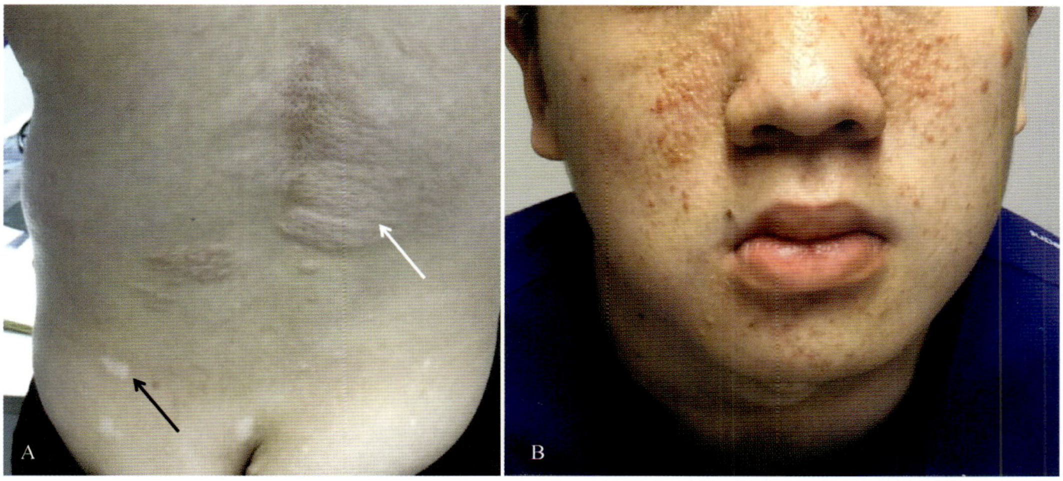

图 14-1　A，患者腰背部的鲨革斑（白色箭头）和叶状脱色斑（黑色箭头）。B，面部的皮脂腺瘤

白色箭头），多分布于背部，特别是腰骶部，略高出正常皮肤，质地粗糙，呈粉色、灰褐色或微棕色斑块，婴儿期少见，一般随着年龄增长而增多、增大。甲床下纤维瘤又称 Koenen 肿瘤，自指（趾）甲沟处长出，趾甲常见，多见于青春期。其中 3 个以上的色素脱失斑和甲床下纤维瘤是本病最特征的皮损。其他皮肤病损还有牛奶咖啡斑、皮肤纤维瘤等。

2. 神经系统病变

TSC 的神经系统损害可广泛发生于大脑皮质、基底节、脑室的室管膜下，少数见于小脑、脑干和脊髓。脑皮质发育不良出现在 80% ~ 90% 的患者，室管膜下结节发生率为 70% ~ 80%、室管膜下巨细胞星形细胞瘤发生率为 5% ~ 20%。脑皮质发育不良根据病变形态分为皮质结节和脑白质放射状迁移束。室管膜下硬化结节若突入脑室内，可形成脑影像学检查时特有的“烛泪”征。当结节阻塞室间孔、第三脑室及中脑导水管可引起脑积水和颅压增高。TSC 患者的脑组织病变是导致儿童患者发病和死亡的主要原因。根据硬结分布的部位、数量、占位效应不同，临床症状主要表现如下：

（1）癫痫发作：是本病的主要神经症状，发病率为 80% ~ 90%。约 85% 的患者在 2 岁前首次发作。发作形式多样，所有癫痫发作类型都可以在该病看到。有的从婴儿痉挛开始，至部分性、局灶性或复杂性、全面性发作。频繁而持续的癫痫发作后可继发精神发育迟滞以及违拗、固执等癫痫性人格障碍。

（2）智能减退和精神障碍：精神发育迟滞的患病率为 40%，其中 30% ~ 40% 为重度。精神发育迟滞和癫痫之间有很强的联系。智能减退者几乎都有癫痫发作，早发癫痫者易出现智能减退。智能减退多进行性加重，伴有情绪不稳、行为幼稚、易冲动和思维紊乱等精神症状。神经精神障碍包括与 TSC 相关的各种神经发育、行为、精神和心理社会障碍。TSC 患者一生中可有不同的神经精神障碍表现，自闭症谱系障碍和注意缺陷多动障碍通常见于婴儿期和儿童期，焦虑和抑郁障碍见于青春期和成年期。精神障碍（包括精神分裂症）的发病率很低，约为 1%，与普通人群发病率接近。

（3）颅内占位：可引起神经系统阳性体征。皮质结节是一种脑畸形，是由于神经发育过程中细胞分化和神经元迁移失败引起。室管膜下结节是主要沿着侧脑室壁和第三脑室壁出现的结构，部分结节转变为室管膜下巨细胞星形细胞瘤，位于 Monro 孔，可能导致阻塞性脑积水和颅压升高，出现单瘫、偏瘫、截瘫、腱反射亢进、颅压增高表现。

3. 口腔病变

牙釉质点状凹陷是 TSC 患者牙齿的特征性病变，发病率为 48% ~ 100%。口腔黏膜可发生纤维瘤，常见于上颌牙龈的前段、颊黏膜和舌黏膜背侧。抗癫痫药物如苯妥英钠引起的牙龈过度增生可能会掩盖口腔纤维瘤，需注意鉴别。

4. 眼部病变

50% 的患者有视网膜胶质瘤，称为晶体瘤。眼底检查在眼球后极视乳头或附近可见多个虫卵样或桑葚样钙化结节，或在视网膜周边有黄白色环状损害。此外尚可出现小眼球、突眼、青光眼、晶状体混浊、白内障、玻璃体出血、色素性视网膜炎、视网膜出血和原发性视神经萎缩。

5. 肾脏病变

肾血管平滑肌脂肪瘤和肾囊肿最常见，表现为无痛性血尿、蛋白尿、高血压或腹部包块等，肾脏破裂可导致大出血。在 TSC 死亡者中因肾脏疾病而夭折者约占 27.5%，是该病死亡的第二大原因，也是成年 TSC 患者的首要死亡原因。与非 TSC 相关的散发性肾血管平滑肌脂肪瘤相比，TSC 的肾血管平滑肌脂肪瘤常为双侧多发，易出现出血、肾功能不全和肾衰竭。需注意少数 TSC 的肾脏病变有可能发展为肾细胞癌。

6. 心脏病变

心脏横纹肌瘤是最早出现的 TSC 特征性病变，MRI 比超声检出更敏感，几乎 100% 的 TSC 胎儿患者都能发现心脏横纹肌瘤。该肿瘤一般在新生儿期最大，随年龄增大而缩小，大多数会在童年时期自发退化，心肌横纹肌瘤直径 3 ~ 25 mm，多位于心室，2/3 不会出现临床并发症，1/3 会出现心动过速、心律失常、心室流出道梗阻、预激综合征和产前胎儿水肿或胎儿宫内死亡，是本病婴儿期最重要的死亡原因。

7. 肺部病变

肺淋巴管肌瘤病常见于育龄女性患者，是结缔组织、平滑肌及血管过度生长所形成的网状结节与多发性小囊性变，可出现气短、咳嗽等肺心病、自发性气胸、乳糜胸的表现。

8. 骨骼病变

骨质硬化、颅骨硬化症最为常见，亦好发于指（趾）骨，为骨小梁增生所致；囊性变，全身骨骼均可受累，X 线可发现脊柱裂和多指（趾）畸形。

9. 其他脏器损害

消化道、甲状腺、甲状旁腺、子宫、膀胱、肾上腺、乳腺、胸腺等均可能受累，目前除骨骼肌、松果体未见受累报道外，TSC 可累及其他所有组织器官。

【辅助检查】

针对该病的临床表现，如出现癫痫表现，需要进行脑电图检查和头部的影像学检查，而后依据头部的影像学改变考虑到该病的可能性，需要观察其他器官的损害，找到更多的依据，再通过基因检测进行验证。

1. 针对不同器官的检查

（1）脑部检查：所有怀疑患有 TSC 的人，都应接受脑部 MRI 检查，以评估是否存在皮质或皮质下结节、其他类型的神经元迁移缺陷、室管膜下结节和室管膜下巨细胞星形细胞瘤。在脑 MRI，室管膜下钙化常常表现为 T1WI 序列上的高信号，而 T2WI 序列为低信号或者等信号的特征。在脑 MRI 皮质结节表现为脑皮质多发 T1WI 低和 T2WI 稍高信号。脑白质放射状迁移束相对少见，在 MRI 表现为由脑室向皮质走行的条带状等 T1WI 和高 T2WI 信号，增强无明显强化。室管膜下巨细胞星形细胞瘤在 MRI 表现为 T1WI 序列等信号和 T2WI 序列不均匀的稍高信号，常常继发脑积水。

如果 MRI 不可用或无法进行，则可以使用 CT 或头部超声。头颅 CT 平扫可见室管膜下脑室边缘及大脑皮质表面多个结节状稍低或等密度病灶，部分结节可显示高密度钙化（图 14-2A），为双侧多发性，增强呈普遍强化。CT 在室管膜下钙化结节的发现方面具有优势，TSC 的钙化结节位于室管膜下，沿着侧脑室壁分布，呈“烛泪征”。

患有 TSC 的患者应接受常规基线脑电图检查，必要时延长时间，以包括清醒和睡眠阶段。如果怀疑存在癫痫发作，脑电图显示非特异性异常，应该进行 8 ~ 24 小时的视频脑电图检查，可能会检测到脑电图癫痫发作或发作间隙癫痫样放电。

（2）肾脏检查：应进行血液检查，测定肌酐和尿蛋白以及肌酐清除率。诊断 TSC 时，每个患者都应进行腹部成像。MRI 是评估血管平滑肌脂肪瘤的首选检查。如果 MRI 不可用，腹部 CT 将是次选检查。静脉注射造影剂可以帮助在腹部 CT 上识别肾脏囊肿和血管平滑肌脂肪瘤。腹部 MRI 还可能显示肝脏的主动脉瘤或肾外错构瘤以及胰腺和其他腹部器官的神经内分泌肿瘤。

（3）肺部检查：患有肺囊肿的患者应进行基线肺功能检查，包括肺容量检查和肺的一氧化碳扩散能力，以及 6 分钟步行试验。对所有 18 岁或以上的女性和有症状的男性进行胸部 CT 的临床评估，可以采用超低剂量 CT。高分辨率 CT 可用于检查胸腔 / 乳糜液或依赖性肺不张。多灶性微结节肺细胞增生是指Ⅱ型肺细胞的良性、结节性增生（图 14-2B），发生在 TSC 男性和女性患者中，表现为多发性、弥漫性分布、离散的实性和毛玻璃结节，直径通常在 2 ~ 14 mm，没有一致的中心 / 周围或顶端 / 底部分布。美国胸科协会联合日本呼吸学会发布的肺淋巴管肌瘤病诊断和管理临床指南提出，具有多发薄壁囊腔弥漫分布的特征性胸部高分辨 CT 改变，同时血清血管内皮生长因子异常升高，可以不必进行肺活

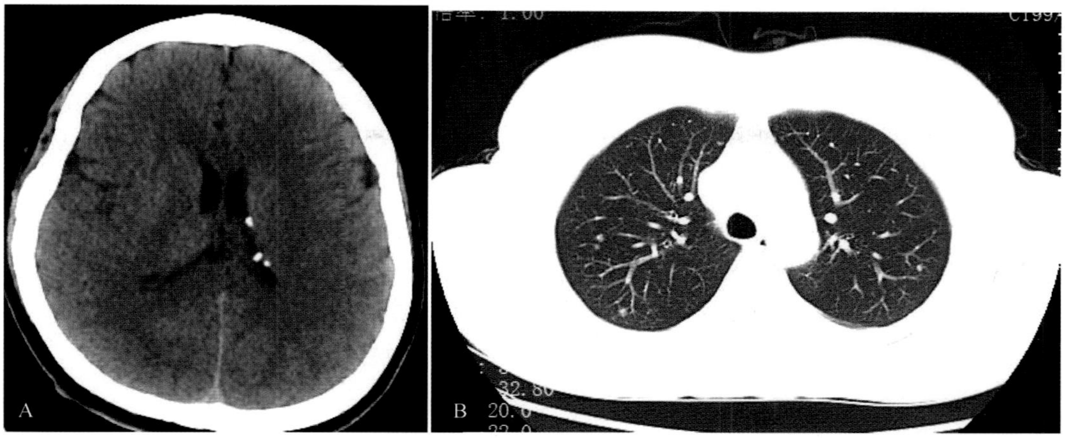

图 14-2 A，左侧侧脑室壁钙化结节。B，多发肺小结节

检即可诊断。

（4）心脏检查：所有人在诊断时都应接受适合年龄的心脏评估，包括超声心动图检查和 12～15 导联心电图检查，分别评估是否有横纹肌瘤和心律失常。对于通过产前超声诊断出患有横纹肌瘤的患者，胎儿超声心动图可能有助于检测产后心力衰竭高风险。在没有心脏症状或有关病史的成年人，可以进行心电图检查，无须进行超声心动图检查。

（5）眼睛检查：所有诊断患有 TSC 的患者进行眼科评估，包括眼底镜评估，以筛查视网膜星状细胞错构瘤和视网膜无色素斑块。

（6）其他检查：尽管动脉瘤、胃肠道息肉、骨囊肿和各种内分泌病可能与 TSC 有关，但没有足够的证据支持诊断时进行常规评估，除非有临床症状或其他值得具体调查的相关病史。

2. 基因检测

临床确诊为 TSC 的患者中 75%～90% 可检测到 *TSC* 基因杂合突变。发现 *TSC1* 或者 *TSC2* 基因致病性突变可以直接确诊，作为独立的诊断标准。致病性突变系指明显降低 TSC1 或 TSC2 蛋白功能（如无义突变）、抑制蛋白合成（如大片段缺失），或经功能检测证实影响蛋白功能的错义突变。在符合临床诊断标准的 TSC 患者中，有 10%～15% 的患者没有通过常规基因测试发现突变。因此，未发现 TSC1 或 TSC2 的致病变异并不排除 TSC 的诊断。内含子剪接位点突变和体细胞嵌合体是常规基因检测阴性的重要原因。这些患者可能会出现 TSC 的任何表现，并有可能生下患有 TSC 的后代[23]。

3. 疾病随访

由于 TSC 症状的多样性和动态变化，即使无症状的患者也应定期监测各脏器的病变。患有 TSC 的儿童应该进行常规的基线脑电图检查，早期识别和控制癫痫发作与改善儿童发育和神经预后高度相关[24]。无症状的 TSC 婴儿应该每 3～24 个月进行常规脑电图检查。所有 TSC 患者间隔 1～3 年进行脑 MRI 扫描监测。无症状直径＜4 cm 的肾血管平滑肌脂肪瘤无须治疗，但每年应行超声检查；若肿瘤直径＞4 cm 或肾动脉瘤直径＞5 mm，则出血风险增加，应每年进行 2 次超声检查以评估其生长情况。

【诊断标准】

TSC 的诊断分为临床诊断和基因诊断，两者都可以独立诊断结节性硬化症。

1. 临床诊断

最新标准是 2021 年国际 TSC 临床共识会修订的 TSC 诊断标准，包括 11 个主要特征和 7 个次要特征（表 14-1）。

2. 基因诊断

发现 *TSC1* 或者 *TSC2* 基因致病性突变可直接确诊。

【鉴别诊断】

当出现典型多系统表现时，TSC 的诊断并不困难。鉴于 TSC 的表型变异性，对于具有单器官轻微改变的患者而言，TSC 的某些表现并不明显，诊断具有挑战性。TSC 的鉴别诊断包括其常见器官损害的鉴别，需要分别从神经系统疾病、皮肤疾病、肾脏疾病、肺脏疾病以及心肌肿瘤方面进行鉴别。

1. 皮肤病变

被诊断患有 TSC 的患者常常出现三种或更多色

表 14-1 TSC 临床共识会诊断标准

主要特征	次要特征
色素脱失斑（≥ 3 处，最小直径≥ 5 mm）	斑斓样皮损
血管纤维瘤（≥ 3 处或头部纤维斑块）	牙釉质点状凹陷（≥ 3 处）
指（趾）甲纤维瘤（≥ 2 处）	口内纤维瘤（≥ 2 处）
鲨鱼皮斑	视网膜脱色斑
多发视网膜错构瘤	多发肾囊肿
多发脑皮质结节和（或）脑白质放射状迁移束	非肾性错构瘤
室管膜下结节（≥ 2 处）	骨硬化病变
室管膜下巨细胞星形细胞瘤	
心脏横纹肌瘤病	
淋巴管肌瘤病	
血管平滑肌脂肪瘤（≥ 2 处）	

确定诊断：2 个主特征或 1 个主特征 + ≥ 2 个次要特征；
可能诊断：1 个主要特征或≥ 2 个次要特征

素减退斑点，包括白癜风、色素痣、海葵痣、花斑病和 Vogt-Koyanagi-Harada 综合征。这些都与 TSC 的皮肤损害不同，患者没有中枢神经系统损害表现。单个甚至 2 个面部血管纤维瘤都不能诊断 TSC。在体格检查中，寻常痤疮、酒渣鼻痤疮或多发性痤疮表皮瘤不要误认为是血管纤维瘤，皮肤活检很容易区分。指甲纤维瘤可能由创伤引起，但通常创伤性指甲纤维瘤是单一病变。需要 2 个或多个指甲纤维瘤作为 TSC 的主要临床诊断标准。甲纤维瘤必须与表皮包容性囊肿、寻常疣和婴儿指纤维瘤病区分开来。

2. 肾脏损害

肾脏囊肿在人群中常见（1% ~ 2%），肾血管肌脂肪瘤是一种罕见的肿瘤，可以单独出现，散发性肾血管肌脂肪瘤可能和 *TSC2* 杂合性基因突变有关，因此也需要通过基因检测确定肾血管肌脂肪瘤或囊肿是否和 TSC 相关。

3. 肺损害

一些患有肺部淋巴管肌瘤病的女性患者可以同时存在肾血管肌脂肪瘤，但没有其他 TSC 发现。没有其他 TSC 特征的淋巴管肌瘤病和肾血管肌脂肪瘤患者不符合 TSC 的临床诊断标准，需要通过基因检测进行确认。

4. 心脏损害

患有心脏横纹肌瘤的婴儿有 75% ~ 80% 的机会受到 TSC 的影响，个别情况下心脏横纹肌瘤可以作为一种孤立的疾病被观察到，需要通过基因检测确定心脏横纹肌瘤是否是散发性 TSC 的单器官损害。

【治疗】

治疗主要分为对症治疗、手术治疗和 mTOR 抑制剂靶向治疗。

1. 癫痫治疗

对症治疗主要是控制癫痫发作。癫痫中 50% 为药物难治性癫痫。TSC 的抗癫痫药物或饮食治疗的选择一般应遵循其他癫痫的治疗方法。氨己烯酸对婴儿痉挛疗效较好，50% 的患儿发作可获得控制，是 TSC 婴儿痉挛的一线用药，但无法改善发育问题。如果 EEG 上的节律模式在 2 周内得到缓解并且婴儿痉挛减轻，则可以添加促肾上腺皮质激素或泼尼松作为二线治疗，丙戊酸钠、托吡酯也有部分效果，也有一些患儿可以手术治疗或者采用生酮治疗。饮食干预，包括生酮饮食[26-0]或低血糖指数治疗可能是对患有顽固性癫痫的 TSC 患者有效的非药物治疗。

2. 手术治疗

室管膜下巨细胞星形细胞瘤患者出现梗阻性脑积水或肿瘤出血的急性恶化，应紧急手术治疗。难以切除的较大的肿瘤可能需要脑脊液分流治疗脑积水，给予 mTOR 抑制剂治疗后肿瘤缩小和减少肿瘤血管而增加手术机会。动脉栓塞是肾血管肌脂瘤出血的一线治疗方法，手术切除治疗为二线方案。面部血管纤维瘤、甲周纤维瘤者可进行激光或美容手术治疗。心脏病变无症状者不需要特殊的临床干预，有明显的血流动力学改变的患儿和青春期肿瘤仍在增长的病例需要行手术治疗。

3. 雷帕霉素

靶蛋白抑制剂主要有两种：雷帕霉素（西罗莫司）和依维莫司。依维莫司是西罗莫司的衍生物，依维莫司目前已被世界上许多国家批准用于治疗巨细胞星形细胞瘤、肾血管肌脂肪瘤、与 TSC 相关的部分发作癫痫。副作用包括口腔炎、皮疹、疲劳、腹泻、感染、周围性水肿、高血脂、高血糖等。西罗莫司的副作用与依维莫司类似，血小板减少发生率高于后者。

国际共识推荐的靶蛋白抑制剂使用指征：持续生长但无症状的巨细胞星形细胞瘤、无症状但持续增大的直径＞3 cm的肾血管肌脂肪瘤、伴有中重度肺病或进展迅速的肺部淋巴管肌瘤病。含靶蛋白抑制剂的凝胶或软膏可外用于面部皮脂腺瘤，也有效果。

【病例摘要】

女，30岁，发作性意识丧失伴四肢抽搐7年。

患者7年前出现发作性肢体抽动，先突然出现全身强直，而后出现肢体抽动。伴随意识丧失，每次发作持续2～3分钟。一个月发作2～3次，多在劳累后出现。曾有一次发作短暂性精神行为异常。服用奥卡西平后仍反复发作。双胞胎妹妹和母亲有面部丘疹。体格检查：口鼻区域多发淡棕色蜡样光泽丘疹。腰骶背部皮肤可见多发鲨革斑。眼底检查视网膜可见白色小结节。认知功能评估正常。四肢感觉无异常，四肢肌力5级，肌张力正常。四肢腱反射正常。头颅CT提示"双侧侧脑室壁多发结节状钙化灶"。胸部CT可见双肺多发结节。胸椎和胸骨、肋骨多发骨硬化表现。MR提示侧脑室室壁结节和皮质病灶。定位诊断：大脑皮质、室管膜、肺、骨以及皮肤；定性诊断：结节性硬化可能性大，经基因检测明确为*TSC1*基因杂合突变，患者妹妹和母亲也携带相同突变。病例详细资料见二维码数字资源14-1。

数字资源 14-1

（周芬莉）

【参考文献】

[1] OSBORNE JP，FRYER A，WEBB D. Epidemiology of tuberous sclerosis. Ann N Y Acad Sci，1991，615：125-127.

[2] EBRAHIMI-FAKHARI D，MANN LL，PORYO M，et al. Incidence of tuberous sclerosis and age at first diagnosis：new data and emerging trends from a national，prospective surveillance study. Orphanet J Rare Dis，2018，13（1）：1-8.

[3] NORTHRUP H，KRUEGER DA，International tuberous sclerosis complex consensus group. Tuberous sclerosis complex diagnostic criteria update：recommendations of the 2012 International Tuberous Sclerosis Complex Consensus Conference. Pediatric Neurology，2013，49（4）：243-254.

[4] NORTHRUP H，ARONOW M E，BEBIN E M，et al. Updated international tuberous sclerosis complex diagnostic criteria and surveillance and management recommendations. Pediatric Neurology，2021，123（1）：50-66.

[5] DIBBLE CC，CANTLEY LC. Regulation of mTORC1 by PI3K signaling. Trends in cell biology，2015，25（9）：545-555.

[6] KIM YC，GUAN KL. mTOR：a pharmacologic target for autophagy regulation. J Clin Invest，2015，125（1）：25-32.

[7] FITZPATRICK TB. History and significance of white macules，earliest visible sign of tuberous sclerosis. Ann N Y Acad Sci，1991，615（1）：26-35.

[8] 赵玉武，孙晓江，郑惠民，等. 结节性硬化症诊断标准中不同临床表现发生率的研究. 临床神经病学杂志，2006，19（3）：170-172.

[9] HOLMES GL，STAFSTROM CE. Tuberous sclerosis study group. Tuberous sclerosis complex and epilepsy：recent developments and future challenges. Epilepsia，2007，48（4）：617-630.

[10] JÓŹWIAK S，SCHWARTZ RA，JANNIGER CK，et al. Usefulness of diagnostic criteria of tuberous sclerosis complex in pediatric patients. J Child Neurol，2000，15（10）：652-659.

[11] DE VRIES P J，WILDEL，DE VRIES M C，et al. A clinical update on tuberous sclerosis complex-associated neuropsychiatric disorders（TAND）. American Journal of Medical Genetics Part C：Seminars in Medical Genetics，2018，178（3）：309-320.

[12] ROACH ES，GOMEZ MR，NORTHRUP H. Tuberous sclerosis complex consensus conference：revised clinical diagnostic criteria. J Child Neurol，1998，13（12）：624-628.

[13] JAIARJ N. Drug-induced gingival overgrowth. Journal of the Massachusetts Dental Society，2003，52（3）：16-20.

[14] GUO J，TRETIAKOVA MS，TROXELL ML，et al. Tuberous sclerosis-associated renal cell carcinoma：a clinicopathologic study of 57 separate carcinomas in 18 patients. The American Journal of Surgical Pathology，2014，38（11）：1457-1467.

[15] KHANNA PC，GODINHO S，PUNGAVKAR SA，et al. Ultrafast MRI in the prenatal diagnosis of bourneville's tuberous sclerosis. Neurology India，2005，53（3）：349-350.

[16] JÓŹWIAK S，KOTULSKA K，KASPRZYK-OBARA J，et al. Clinical and genotype studies of cardiac tumors in 154 patients with tuberous sclerosis complex. Pediatrics，2006，

118（4）：e1146-e1151.

[17] BADER RS，CHITAYAT D，KELLY E，et al. Fetal rhabdomyoma：prenatal diagnosis，clinicaloutcome，and incidence of associated tuberous sclerosis complex. The Journal of Pediatrics，2003，143（5）：620-624.

[18] GUPTA N，FINLAY GA，KOTLOFF RM，et al. Lymphangioleiomyomatosis diagnosis and management：high-resolution chest computed tomography，transbronchial lung biopsy，and pleural disease management. American Journal of Respiratory and Critical Care Medicine，2017，196（10）：1337-1348.

[19] KALANTARI BN，SALAMON N. Neuroimaging of tuberous sclerosis：spectrum of pathologic findings and frontiers in imaging. American Journal of Roentgenology，2008，190（5）：W304-W309.

[20] UMEOKA S，KOYAMA T，MIKI Y，et al. Pictorial review of tuberous sclerosis in various organs. Radiographics，2008，28（7）：e32.

[21] TOURAINE R，HAUET Q，HARZALLAH I，et al. Tuberous sclerosis complex：genetic counselling and perinatal follow-up. Arch Pediatr，2022，29（5S）：5S3-5S7.

[22] TYBURCZY ME，DIES KA，GLASS J，et al. Mosaic and intronic mutations in TSC1/TSC2 explain the majority of TSC patients with no mutation identified by conventional testing. PLoS Genetics，2015，11（11）：e1005637.

[23] LAM H C，NIJMEH J，HENSKE E P. New developments in the genetics and pathogenesis of tumours in tuberous sclerosis complex. The Journal of Pathology，2017，241（2）：219-225.

[24] BOMBARDIERI R，PINCI M，MOAVERO R，et al. Early control of seizures improves long-term outcome in children with tuberous sclerosis complex. European Journal of Paediatric Neurology，2010，14（2）：146-149.

[25] KOTULSKA K，KWIATKOWSKI D J，CURATOLO P，et al. Prevention of epilepsy in infants with tuberous sclerosis complex in the EPISTOP trial. Annals of Neurology，2021，89（2）：304-314.

[26] KOSSOFF EH，THIELE EA，PFEIFER HH，et al. Tuberous sclerosis complex and the ketogenic diet. Epilepsia，2005，46（10）：1684-1686.

[27] PARK S，LEE EJ，EOM S，et al. Ketogenic diet for the management of epilepsy associated with tuberous sclerosis complex in children. Epilepsy Res，2017，7（1）：45-49.

[28] LARSON AM，PFEIFER HH，THIELE EA. Low glycemic index treatment for epilepsy in tuberous sclerosis complex. Epilepsy Res，2012，99：180-182.

[29] JIANG T，DU J，RAYNALD，WANG J，et al. Presurgical administration of mTOR inhibitors in patients with large subependymal giant cell astrocytoma associated with tuberous sclerosis complex. World Neurosurg，2017，107：1053.e1-1053.e6.

第十五章 中枢性共济失调

共济失调是步态和平衡不协调，出现在多种疾病，临床表现谱系很广，从进展相当迅速的副肿瘤综合征（小脑炎）到几十年进展缓慢的不明原因的遗传疾病。临床表现主要为步态不稳和精细动作的不协调。主要发病机制包括病毒感染、免疫异常、毒性 RNA 功能获得、线粒体功能障碍、信号通路病变、自噬和转录失调等。近年来，基因检测有了显著的改进，提高了临床医生识别遗传性共济失调病因的能力。

目前已经有一些治疗共济失调的方法，用于维生素 E 缺乏性共济失调的维生素 E 和用于 Wernicke 脑病的硫胺素，强调了认识到这些形式的共济失调的重要性。针对 Friedreich 共济失调和脊髓小脑性共济失调的临床试验可能会导致针对共济失调形成新的对症和疾病修饰疗法。反义寡核苷酸治疗 CAG 重复扩增相关的脊髓小脑性共济失调可能是一种有前途的治疗策略。

本章重点介绍三种共济失调疾病，分别是共济失调-毛细血管扩张症、脊髓小脑性共济失调和维生素 E 缺乏相关共济失调。脊髓亚急性联合变性将在第二十章介绍，其他获得性共济失调在不同章节进行介绍。

第一节 共济失调-毛细血管扩张症

【概述】

共济失调-毛细血管扩张症（ataxia-telangiectasia，A-T）是一种常染色体隐性遗传多系统受累的神经退行性与免疫缺陷性疾病，由编码丝氨酸 / 苏氨酸蛋白激酶（ataxia-telangiectasia mutated，ATM）的基因突变所致。A-T 的预计发病率为 1/（4 万~10 万），为第二常见的单基因原发性免疫缺陷病。可表现为一组不同的临床表现，包括：进行性小脑性共济失调，眼部表皮性毛细血管扩张，不同程度的免疫缺陷，射线敏感，恶性肿瘤易感，以及代谢性疾病[1-3]。

该病最早的报道见于 1926 年 Syllaba 与 Henner 的法语文献。比利时神经病学家 Louis-Bar 夫人于 1941 年发表了一份病例报告，描述了一名患有进行性小脑脊髓失调和广泛皮肤毛细血管扩张症的 9 岁男孩。1957 年，Boder 与 Sedgwick 对该病进行了进一步描述，概括了其典型特征，提出共济失调、毛细血管扩张症的命名。1964 年 Dunn 等描述了神经病理学改变和甲状腺、肾上腺、脾脏和淋巴组织萎缩，以及支气管扩张和双侧卵巢无性细胞瘤的存在。1984 年，Byrne 等描述了 3 名共济失调患者的姐妹关系，这些患者与肌张力障碍、舞蹈病、痴呆、周围神经病变有关。1995 年 Savitsky 等鉴定了导致 A-T 的 *ATM* 基因突变。此后在 *ATM* 基因发现了几种突变，包括导致 ATM 酶活性完全缺失的截短突变以及导致酶活性降低的错义或拼接位点突变，基因检测成为该病的诊断金标准。

ATM 基因编码 ATM 蛋白，分子量较大（~350 kDa），在 DNA 双链断裂修复、基因组稳定性、细胞周期调控与细胞存活中发挥关键作用。*ATM* 基因含 66 个外显子，目前已报道超过 500 种突变可引起 A-T。该基因编码的 ATM 激酶属于磷脂酰肌醇 3/4- 激酶家族，为细胞核丝氨酸 / 苏氨酸蛋白激酶，在细胞经历 DNA 双链断裂、细胞凋亡以及遗传毒性应激时激活检验点信号通路，因此发挥 DNA 损伤感受器的作用。神经病理学检查显示，小脑浦肯野细胞缺失和齿状核萎缩，脊髓前角细胞萎缩和周围神经脱髓鞘，大脑皮质的血管周围以及大脑白质弥漫性海绵状变性。大脑皮质海绵变性区域血管排列不规则。白质中的血管透明化改变[4-6]。

【临床表现】

A-T 存在多系统损害的特点，临床表现包括神经系统表现、皮肤改变、免疫缺陷等多系统受累的表现。依据临床表现区分为“经典 A-T”表型和“变异 A-T”表型（表 15-1），经典 A-T 症状比较严重，而变异 A-T 症状相对较轻[7-9]。

表 15-1 经典和变异型 A-T 的临床差异

临床表现	经典型	变异型
小脑性共济失调	++	+、±、−
锥体外系运动障碍	++	+、±、−
周围神经病变	+	+、±、−
构音障碍	++	++
吞咽困难 / 营养问题	++	±
眼球运动失用症	++	+、±、−
对恶性肿瘤的易感性	++	++
生长迟缓	++	−
青春期异常	+	±、−
胰岛素抵抗	+	±
毛细血管扩张	+	+、±、−

1. 经典型 A-T

（1）神经系统损害：患者通常在生后 6 ~ 18 个月即表现出轻微的神经系统异常，婴儿坐着或站立时表现出姿势不稳定，儿童在开始坐和行走后观察到的表现是共济失调，行走摇摇晃晃。没有运动发育延迟。在疾病发病后的最初几年，运动异常相对稳定而不进行性加重。儿童期走路时会出现躯干摇摆、步基宽，手臂和手向后摆，伴随猝倒发作。大多数儿童出现肌张力障碍、舞蹈徐动症、肌阵挛性抽搐或多种不同的震颤。8 岁后出现周围神经病变的临床体征，表现为进行性感觉运动神经病，出现腱反射减低或丧失、远端肌肉无力和萎缩以及振动觉受损。由于眼球运动共济失调而导致阅读障碍，同时出现精细运动障碍，包括书写、进食等困难，以及构音障碍。10 岁后丧失行走能力，出现认知缺陷，表现为认知功能、非言语记忆、言语抽象推理和计算以及执行功能缺陷，与小脑认知情感综合征重叠。随着疾病进展，出现吞咽困难和眼球失用症，出现周期交替性眼震、凝视诱发性眼震、斜视、会聚 / 调节反射异常和前庭-眼反射异常。

（2）对恶性肿瘤的易感性增加：由于 A-T 特征的 DNA 修复缺陷，患恶性肿瘤的风险增加，发生率为 10% ~ 25%。IgA 的水平降低可作为淋巴瘤发生风险的生物标志物。肿瘤诊断时的中位年龄为 12.5 岁。20 岁以下患者容易患淋巴瘤（B 细胞非霍奇金淋巴瘤和霍奇金淋巴瘤）和白血病（T 细胞急性淋巴母细胞白血病和 T 细胞前淋巴细胞白血病），以上两种类型占儿童期恶性肿瘤的 85%。成年人了除了血液恶性肿瘤外，还容易患实体肿瘤，包括乳腺癌、卵巢癌、胃癌、肝癌、食道癌、黑色素瘤、子宫内膜癌和肉瘤。除基因组不稳定致肿瘤易感外，EB 病毒感染也参与恶性肿瘤的发生。

（3）免疫缺陷：大约 70% 的患者会出现免疫缺陷，包括体液免疫、细胞免疫或综合免疫缺陷。在大多数人中，免疫缺陷随着时间的推移保持稳定。最常见的体液免疫缺陷是免疫球蛋白水平低，特别是选择性 IgA 缺乏症、低丙种球蛋白血症和 IgG 亚类缺乏症（最常见涉及 IgG 2 和 IgG 4），IgA 与 IgG2 缺乏见于 50% ~ 80% 的患者。大约 10% 的 IgA 和 IgG 缺乏症患者的 IgM 水平正常或升高。细胞免疫最常见的缺陷是淋巴细胞减少症，$CD4^+$ 和 $CD8^+$ 细胞数量减少。甲状腺发育不良导致 T 细胞缺乏症。

（4）感染：大约 80% 的患者会经历不同的感染。严重感染（细菌、病毒和机会性感染）并不常见。轻度鼻窦感染经常发生，并可能加剧肺部疾病。这些复发性上呼吸道感染发生在所有年龄段，而下呼吸道感染在老年人中更常见。病毒是 A-T 儿童出生后头两年呼吸道感染的最常见原因。15 岁以下儿童中，呼吸道感染的细菌原因是流感嗜血杆菌、肺炎链球菌和金黄色葡萄球菌，绿脓杆菌在老年人中更常见。

（5）肺部疾病：肺部疾病出现在 70% 的患者中，并随着年龄增加与神经系统功能退化逐渐增多。呼吸系统疾病是最主要的致残与致死原因，约 50% 的患者在青春期死于呼吸衰竭。肺部疾病可归因于复发性感染、免疫缺陷、误吸、间质性肺病及肺纤维化。青春期反复呼吸道感染导致支气管扩张和胸腔异常，间质性肺病通常表现为频繁咳嗽、呼吸急促、缺氧和呼吸困难。此外，由于恶性肿瘤进行的化疗也会导致肺纤维化风险增加。

（6）内分泌异常：包括生长障碍、性腺功能障碍和胰岛素抵抗。由于潜在的营养问题、复发性感染和血清生长激素水平不佳，生长发育不良很常见，女性比男性更突出。男性出现性腺衰竭和精子发生异常。女性出现卵巢衰竭。胰岛素抵抗存在于一些成年人中，通常表现为高血糖、高胰岛素血症和外周胰岛素抵抗。

（7）毛细血管扩张：毛细血管扩张症是由于血管

腔扩张所致，主要表现为结膜和暴露在阳光下的皮肤发生血管异常扩张（耳、面部、颈部、手）（图 15-1），眼部毛细血管扩张会逐渐明显，但不会影响视力，因此有时会被误诊为慢性结膜炎或过敏性结膜炎。暴露巩膜表面球结膜的毛细血管扩张通常出现于 10 岁前，但部分患者可较晚出现甚至并不出现。随着时间的推移，其他器官也可能发生毛细血管扩张，例如膀胱、胃肠道和大脑。

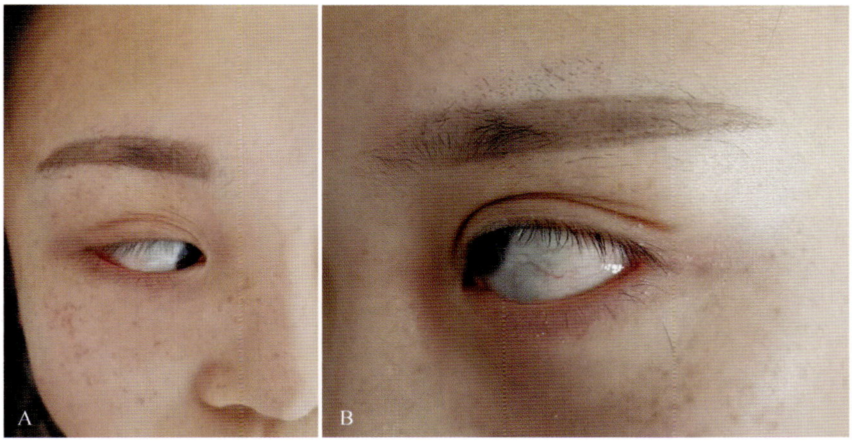

图 15-1　毛细血管扩张症的面部改变。A，面部红疹。B，结膜毛细血管扩张

（8）其他发现：过早衰老表现为头发灰白和皮肤异常，例如色素减退和咖啡斑点。少部分患者可出现表皮非感染性肉芽肿，见于约 10% 的患者中，有时可伴随痛性溃疡与出血。其他皮肤异常包括脂溢性皮炎、皮肤与毛发色素改变。由于 DNA 双链断裂修复受损，A-T 患者对电离辐射（X 射线和 γ 射线）和拟放射药物的敏感性增加。其他可出现的临床表现包括膀胱 / 直肠功能障碍、晨起反复呕吐、睡眠障碍等。

2. 变异型 A-T

（1）神经系统表现：首次表现可能发生在儿童期到成年期。大多数人在 10 岁时首次出现症状。锥体外系运动障碍很常见，其中最主要的是肌张力障碍和肌张力障碍性震颤。出现轴索性感觉运动多发性神经病的体征和症状，也可以出现脊髓前角细胞病。不存在共济失调，舞蹈症和帕金森病很少见。眼球运动正常，很少出现喂养 / 营养问题。

（2）非神经系统表现：对恶性肿瘤的易感性增加，特别是绝经前女性患乳腺癌和血液恶性肿瘤的风险增加。约 55% 的患者存在毛细血管扩张。对电离辐射（X 射线和 γ 射线）和拟放射药物的敏感性增加。血清免疫球蛋白水平以及 T 细胞和 B 细胞计数通常正常。呼吸道感染的发生频率并不高于普通人群。内分泌异常不明显。

【辅助检查】

1. 新生儿严重联合免疫缺陷筛查

新生儿筛查依赖于确定血斑中 T 细胞受体切除环水平降低。患有典型 A-T 的新生儿（仍然无症状且未确诊）的 T 细胞受体切除环水平可能较低，新生儿筛查呈阳性。严重联合免疫缺陷出现在 50% 的经典型 A-T 儿童。变异型 A-T 不存在严重联合免疫缺陷。

2. 有症状患者的血液检查

（1）经典 A-T：甲胎蛋白的血清浓度是经典型 AT 患者最重要的血液生物标志物。在所有经典型 A-T 患者中，血清甲胎蛋白均＞ 10 ng/ml（200 ~ 1000 ng/ml）。免疫球蛋白 IgA、IgG 及 IgG 亚类（特别是 IgG2 和 IgG4）减少。大约 10% 的经典 A-T 患者患有 IgA 和 IgG 缺乏症，且 IgM 浓度正常或升高，即所谓的超 IgM 表型。免疫表型 B 和 T 细胞的数量，特别是幼稚的 $CD4^+$ 和 $CD8^+$ 细胞减少。淋巴细胞功能受损，对抗原的反应受限和异常 B 细胞类别转换。

（2）变异型 A-T：甲胎蛋白的血清浓度水平普遍升高，不像经典 A-T 中观察到的水平那么高。没有提示性的免疫学发现。

3. 脑磁共振成像检查

在幼年期常无特殊发现，随着疾病进展，可表现出逐渐加重的小脑蚓部和半球萎缩。部分患者逐渐出现白质病变，包括含铁血黄素沉积与深部脑区扩张的毛细血管影以及白质中皮质运动通路的退行性改变。部分患者可见肿瘤皮质发育不良及室管膜结节。

4. 肺功能检查

对于评估 A-T 患者早期呼吸衰竭非常有帮助，因此应常规定期检测。

5. 腹部检查

腹部 CT 或超声检查可见肾肿瘤、囊肿及脂肪肝改变。

6. 基因检测

分子遗传检测方法可以包括基因靶向检测和全面基因组检测的组合。基因靶向检测要求临床医生确定可能涉及哪些基因，而全面的基因组检测则相对盲目。

【诊断】

A-T 的诊断需要依靠患者的临床特征和实验室检查结果。大多数经典 A-T 患者都会出现各种异常实验室检查结果，但变异型患者只有部分异常（表 15-2）。A-T 的诊断可以通过从淋巴细胞或皮肤活检建立的培养细胞系中 ATM 蛋白和（或）ATM 酶活性的缺乏进行证实，或 *ATM* 基因存在致病突变。这些检测并不一定在每个患者中都进行，但如果个人的症状不典型，则特别有帮助。

表 15-2　共济失调-毛细血管扩张症的实验室改变

- 2 岁后血清甲胎蛋白水平升高并缓慢增加
- 免疫球蛋白（IgA、IgG、IgG 亚类、IgE）血清水平低和淋巴细胞减少症（特别是影响 T 淋巴细胞）
- 自发和 X 射线诱导培养的淋巴细胞和成纤维细胞的染色体断裂和重排
- 暴露于电离辐射后培养的淋巴细胞和成纤维细胞的存活率降低
- 磁共振检测到小脑萎缩

【鉴别诊断】

在诊断 A-T 时要鉴别其他几种具有类似症状或实验室特征的疾病，与 A-T 混淆的三种最常见的疾病是：脑瘫、先天性眼运动失用症和 Friedreich 共济失调，通过神经系统检查和临床病史可以与 A-T 进行鉴别。

1. 脑瘫

脑瘫是由大脑畸形或早期损伤引起的非进展性运动功能障碍。大多数患者有运动发育延迟，而患有 A-T 的儿童都能按时学会走路。由于大多数患有 A-T 的儿童在出生后的前 4 ~ 5 年内神经系统症状稳定，因此脑瘫的误诊并不罕见。脑瘫中已经实现的“里程碑”和已经发展的神经功能并没有像学前晚期 A-T 儿童中常见的那样恶化。此外，大多数患有脑瘫的儿童都表现出区域性或弥漫性痉挛，这种模式在 A-T 中从未见过。脑瘫引起的共济失调儿童不会表现出与 A-T 相关的实验室异常。

2. 先天性眼运动失用症

这是一种罕见的视觉发育延迟疾病，出现很早，随着时间的推移而改善。而 A-T 的眼球活动障碍会随着时间的推移而恶化，通常是在幼儿时期。

3. Friedreich 共济失调

这是儿童共济失调最常见的遗传原因，也是最常见的常染色体隐性遗传性共济失调，共济失调症状通常出现在 10 ~ 15 岁，没有毛细血管扩张和眼球失用、早期腱反射消失，经常出现脊柱侧弯和心电图异常特征。

4. 其他罕见疾病

有些疾病具有 A-T 相似的临床或实验室特征，可引起儿童共济失调的其他需鉴别的疾病包括：共济失调伴眼球运动失用症 1 型，共济失调伴眼球运动失用症 2 型，共济失调-毛细血管扩张样症 2 型，RIDDLE（放射敏感、免疫缺陷、畸形特征和学习困难；radiosensitivity，immunodeficiency，dysmorphic features and learning difficulties）综合征（RNF168 缺陷），以及脊髓小脑共济失调伴轴索性周围神经病。这些疾病通常可以通过临床特征和实验室检查来区分。在区别不清楚的情况下，可以使用 DNA 测序和（或）蛋白质分析来帮助做出明确的诊断。需鉴别的免疫缺陷病包括：Nijmegen 断裂综合征（伴小鸟样面容与小头畸形）、共济失调-毛细血管扩张样疾病（MRE11 缺陷所致）。血清甲胎蛋白升高也见于眼球运动失调失用症 2 型与 RIDDLE 综合征。上述疾病的主要鉴别要点可参考表 15-3。

【治疗】

A-T 的管理主要是对症和支持治疗。

1. 神经系统症状的治疗

物理、职业和言语治疗以及锻炼有助于维持各种功能，但不会减缓神经退行性病变的进程。抗帕金森病和抗癫痫药物有助于治疗相关症状。常见的处方药包括苯海索、金刚烷胺、巴氯芬和肉毒素注射

表 15-3　与共济失调-毛细血管扩张症鉴别的部分遗传性疾病临床与实验室特征

疾病	基因	共济失调	免疫缺陷	毛细血管扩张	放射线敏感	恶性肿瘤	甲胎蛋白
A-T	*ATM*	+	+	+	+	+	+
ATLD1	*MRE11*	+	−	−	+	−	−
ATLD2	*PCNA*	+	−		−	+	−
AOA1	*APTX*	+	−	−	+	−	−
AOA2	*SETX*	+	−	−	−	−	+
NBS	*NBS1*	−	+	−	+	+	−
RIDDLE	*RNF168*	+	+	+	+	−	+

注：A-T，共济失调-毛细血管扩张症；ATLD1，共济失调-毛细血管扩张样障碍 1；ATLD2，共济失调-毛细血管扩张症 2；AOA1，共济失调伴眼球运动失用症 1 型；AOA2；共济失调伴眼球运动失用症 2 型；NBS，Nijmegen 断裂综合征；RIDDLE，放射敏感、免疫缺陷、畸形特征和学习困难综合征

剂，也可以使用氯硝西泮、加巴喷丁和普瑞巴林。糖皮质激素，特别是地塞米松与倍他米松亦可改善患者的神经系统症状，但亦有增加感染风险的可能。经颅小脑磁刺激可作为共济失调康复手段改善患者症状。

2. 免疫疾病的治疗

抗体缺乏可以通过疫苗接种协助解决，可以进行流感嗜血杆菌、肺炎球菌和流感病毒等常见呼吸道病原体的疫苗接种，可以增强抗体反应，在免疫球蛋白水平较低的患者也可以实施。存在各种感染的患者，可以给予丙种球蛋白治疗。患者的淋巴细胞计数较低，可以使用预防性抗生素来预防机会性感染。

3. 肺部疾病的治疗

胸部物理治疗可以帮助从下部支气管中吸出黏液，对于肺储备下降和咳嗽弱的患者，使用排痰器帮助清除上呼吸道分泌物。当儿童和成人在呼吸道感染疾病后出现长期呼吸道症状时，应考虑使用抗生素，抗生素治疗还可以用于慢性咳嗽儿童、排痰效果不佳的儿童以及鼻窦出现脓性分泌物的儿童。通过支气管镜检查呼吸道分泌物可以指导抗生素的选择，预防支气管扩张的发展。

4. 进食困难的治疗

通过教导患者如何更安全地饮用、咀嚼和吞咽，可以增加口服摄入量。营养师通过调整饮食结构帮助治疗营养问题。胃管或鼻饲管用于患者无法进食足够的食物维持生长或维持体重，或存在误吸问题，或用餐时间过长干扰其他活动。胃造瘘可以降低误吸的风险，提供足够的能量，不会阻碍通过嘴进食。应非常缓慢地重新喂食，以避免因胃食管反流而误吸。

5. 肿瘤治疗

合并恶性肿瘤的患者，可以使用联合化疗的方案，避免使用放射疗法和拟放射药物，因为这些药物对患者具有细胞毒性。监测环磷酰胺的使用，该药可以导致膀胱毛细血管扩张症引起的严重出血。骨髓移植可以治疗淋巴瘤。

6. 其他症状的治疗

眼肌手术可以纠正患者常见的斜视。足部畸形的早期治疗可能会减缓其进展。支撑或手术矫正有时可以提高足踝的稳定性。一些营养补充性抗氧化剂如维生素 E 及 α- 硫辛酸，可改善线粒体功能而推荐用于此类患者。

【病例摘要】

女性，20 岁。步态不稳进行性加重 12 年余。

患者 12 年前走路左右摇晃。9 年前出现言语不清，声音颤抖。5 年前走路不稳，上下楼需扶。体格检查：双侧面部可见红色皮疹。结膜可见毛细血管扩张。吟诗样语言。双眼左右注视均可见持续下跳-旋转眼震，扫视粗测欠射明显。四肢及躯干痛、触觉对称正常。双下肢髂以下音叉振动觉对称缩短。共济失调步态，双上肢伸肘肌力 4 级。双侧指鼻试验、跟膝胫试验不稳，意向性震颤明显，轮替动作缓慢，Romberg 征睁闭眼均（+）。四肢病理征阴性。头 MR 平扫：未见明显异常。左腓浅神经、腓肠神经、双胫后神经 SNAP 未引出。眼动图-眼震电图：自发性眼震（+），持续性下跳右旋眼震。凝视性眼震（+），持续性下跳右旋眼震。扫视：欠射、过射、旋转性眼震叠加，潜伏期延长。平稳跟踪：Ⅲ型曲线伴旋转性眼震叠加。视动性眼震：左转降低，右转正常低限。定位诊断：小脑和周围神经，小血管；定性诊断：共济失调-毛细血管扩张症。*ATM* 基因

检测到 c.7328G > A（p.Arg2443Gln）杂合、母源 c.7983_7985del（p.2664del）杂合、父源复合杂合变异。病例详细资料见二维码数字资源 15-1。

数字资源 15-1

（俞　萌）

【参考文献】

［1］AMIRIFAR P，RANJOURI MR，YAZDANI R，et al. Ataxia-telangiectasia：a review of clinical features and molecular pathology. Pediatr Allergy Immunol，2019，30（3）：277-288.
［2］LEVY A，LANG AE. Ataxia-telangiectasia：a review of movement disorders，clinical features，and genotype correlations. Mov Disord，2018，33（8）：1238-1247.
［3］VAN OS NJH，HAAXMA CA，VAN DER FLIER M，et al. Ataxia-telangiectasia：recommendations for multidisciplinary treatment. Dev Med Child Neurol，2017，59（7）：680-689.
［4］ROTHBLUM-OVIATT C，WRIGHT J，LEFTON-GREIF MA，et al. Ataxia telangiectasia：a review. Orphanet J Rare Dis，2016，11（1）：159.
［5］AMIRIFAR P，RANJOURI MR，LAVIN M，et al. Ataxia-telangiectasia：epidemiology，pathogenesis，clinical phenotype，diagnosis，prognosis and management. Expert Rev Clin Immunol，2020，16（9）：859-871.
［6］CAVONE F，CAPPELLI S，BONUCCELLI A，et al. Ataxia telangiectasia arising as immunodeficiency：the intriguing differential diagnosis. J Clin Med，2023，12（18）：6041.
［7］RASLAN IR，DE ASSIS PEREIRA MATOS PCA，BOARATTICIARLARIELLO V，et al. Beyond typical ataxia telangiectasia：how to identify the ataxia telangiectasia-like disorders. Mov Disord Clin Pract，2020，8（1）：118-125.
［8］JOŃCZYK-POTOCZNA K，POTOCZNY J，SZCZAWIŃSKAPOPŁONYK A. Imaging in children with ataxia-telangiectasia the radiologist's approach. Front Pediatr，2022，10：988645.
［9］SIRAJWALA AA，KHAN S，RATHOD VM，et al. Ataxia-telangiectasia：a case report and a brief review. Cureus，2023，15（5）：e39346.

第二节　脊髓小脑性共济失调

【概述】

脊髓小脑性共济失调（spinocerebellar ataxias，SCAs）是一大类常染色体显性遗传性疾病，主要病理改变为小脑及脑干神经元选择性死亡，以进行性共济失调为核心临床特征[1-2]。SCAs 在人群中的发病率为（1～4）/10 万[3-7]，通常于中青年发病，也可于儿童及老年期发病。随着病情进展，患者的运动功能逐渐丧失，致死、致残率高[8]。

在 SCAs 研究历史中，绝大部分根据提出致病基因定位的时间顺序为各亚型依次命名；在人类孟德尔遗传在线数据库中已经收集到 51 个亚型，其中 41 个 SCAs 致病基因已被克隆，根据致病基因的突变形式可分为三类：动态重复扩增突变、点突变及插入 / 缺失突变[2]。目前已有 14 种动态重复扩增突变所致的 SCAs，包括外显子区 CAG 重复扩增突变（SCA1、2、3、6、7、17 及齿状核红核苍白球路易体萎缩、死亡相关蛋白 11），5′非翻译区 CAG 重复扩增突变（SCA12），内含子区 ATTCT 重复扩增突变（SCA10），内含子区 TGGAA 重复插入突变（SCA31），内含子区 GGCCTG 重复扩增突变（SCA36），内含子区 ATTTC 重复扩增突变（SCA37），3′非翻译区 CTG 重复扩增突变（SCA8）（图 15-2）。这些种类繁多的致病基因和复杂多变的突变形式，共同构成了 SCAs 高度临床和遗传异质性的遗传基础。在世界范围内，SCA1、2、3、6 是最常见的 4 种 SCAs 类型，其中又以 SCA3 最为常见，占 SCAs 的 20%～80%[7,9]。在我国 SCAs 人群中，SCA3 约占 62.64%[10]。

SCAs 致病机制复杂，已发现的可能致病机制包括：毒性片段蛋白聚集、细胞内蛋白稳态失衡、基因转录与表达失调、细胞信号转导异常、非编码区多核苷酸重复与 RNA 毒性、离子通道功能障碍、细胞能量障碍、细胞核完整性破坏等[2]。SCAs 病理具有显著的异质性，可表现为单纯的小脑受累，也可表现为包括大脑皮质、基底节、脑干、脊髓及周围神经等广泛受累。其中 SCA3 的黑质和小脑齿状核病变最严

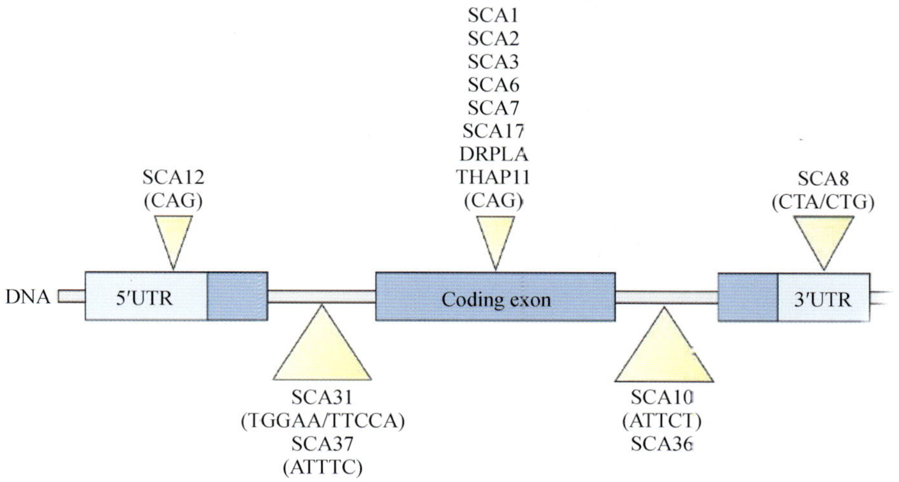

图 15-2 脊髓小脑性共济失调的基因突变

重，脑桥底萎缩伴随出现聚谷氨酸阳性神经元核内包涵体。基底节、视丘、脊髓、背根神经节和周围感觉神经的病理差异较大。在脊髓水平，背根神经节显示卫星细胞的增生、神经元破坏。脊髓显示后角神经元全部或部分丧失、前角细胞萎缩和长束变性。

【临床表现】

SCAs 发病年龄存在较大异质性，大部分患者在 30 ~ 40 岁发病，但也可于儿童及老年起病，发病年龄在不同基因型之间、同一基因型内、同一家系内均存在明显的差异性。在动态突变导致的 SCAs 家系中，常可见到遗传早现现象，即子代较父代发病年龄提前、病情加重。国际帕金森和运动障碍特别工作组提出的 SCA 分类，将其分为单纯或相对单纯的共济失调和复杂共济失调，每个类型 SCA 均存在三个核心症状，包括：①步态共济失调和协调失调，②眼球震颤 / 视觉障碍，③构音障碍。在一些 SCA 亚型可以出现其他症状，包括锥体系征、锥体外系征、眼肌麻痹、周围神经病或认知障碍（表 15-4）。

许多 SCA 患者因小脑功能障碍而出现眼部异常。患者无法识别这些异常，包括眼球追踪运动障碍（平滑追踪破坏）、凝视保持困难（凝视引发的眼球震颤）以及快速眼动不准确（不对称眼跳）；部分患者可有复视。SCA 的临床表现因非共济失调症状的频繁发生而变得复杂（如无力、痉挛和肌萎缩），如运动章碍（如帕金森综合征、肌张力障碍和舞蹈症）、与脑干功能障碍相关的眼球活动异常（如快速眼动减慢或凝视麻痹）、感觉症状、癫痫、肌阵挛、认知功能障碍以及排尿困难。其主要临床表现如下：

表 15-4　脊髓小脑性共济失调不同亚型的临床体征

相关临床特征	基因型
周围神经病	1，2，3，4，18，25，38，43，46
锥体束征	1，3，7，8，10，14，15，17，35，40，43
肌张力障碍	3，14，17，20，35
肌阵挛	14
帕金森综合征	2，3，10，14，17，19/22，21
震颤	12，15，27
舞蹈病	17，27，DRPLA
认知障碍	2，8，13，17，19/22，21，36，44，DRPLA
精神症状	2，17
眼肌麻痹	2，3，28，40
视力障碍	7
脸 / 舌肌束颤	36
石斑鱼样斑块	34
癫痫	10，19/22，ATN1
嗜睡	DNMT1
听力损失	31，36，DNMT1

1. 小脑损害表现

共济运动障碍是各类型 SCAs 最常见的核心症状及首发症状，发病早期多出现于下肢及躯干，表现为步态不稳、醉酒步态、容易跌倒，后逐渐累及上肢及脑干，出现持物不稳、书写困难、动作性及姿势性震颤，几乎所有 SCA 患者会出现构音障碍（爆破样发音、音量强弱不等、时快时慢的吟诗样语言）、饮水呛咳及吞咽困难。SCAs 常伴有明显的眼球运动障碍，包括眼球震颤（水平性、垂直性、旋转性及混合性）、核上性眼肌麻痹、平滑追踪及扫视异常。随着病情继续进展，患者出现起坐不能、吞咽不能直至卧床（表 15-5）。

表 15-5　纯小脑共济失调临床特点

分型	致病基因	其他临床特征
SCA5	*SPTBN2*	面肌颤搐，平滑追踪受损
SCA6	*CACNA1A*	下跳性眼震
SCA10	*ATXN10*	癫痫
SCA11	*TTBK2*	腱反射亢进，进展缓慢
SCA26	*EEF2*	无
SCA30	－/*4q34.3～q35.1*	无
SCA37	*DAB1*	扫视异常，吞咽困难
SCA41	*TRPC3*	无
SCA45	*FAT2*	下跳性眼震

2. 锥体束、锥体外系以及周围神经损害

非共济失调症状在 SCA1、SCA2、SCA3、SCA7、SCA17 和 DRPLA 中尤其突出，尽管每种 SCA 都具有非共济失调症状的特征谱，但不同类型之间存在重叠。非共济失调症状可能发生在共济失调之前，甚至是疾病的主要表现（表 15-6）。

（1）锥体束损害：普遍存在于 SCAs 患者中，常表现为躯干及肢体肌张力增高、痉挛步态、腱反射活跃或亢进、病理征阳性。

（2）锥体外系损害：较为少见，可表现为肌张力障碍、帕金森综合征、舞蹈样动作、手足徐动、扭转痉挛等。

（3）脑干神经核团及脊髓前角损害：部分 SCAs（如 SCA2、3、12 等）患者可出现舌肌萎缩及束颤、肉跳等表现。个别类型出现眼肌麻痹（SCA3、SCA7、SCA28）、视网膜色素变性（SCA7 和 SCA34）、视神经萎缩（SCA9 和 SCA47）、听力丧失（SCA18、SCA25、SCA31）。

（4）周围神经损害：在 SCAs 患者中常见（如 SCA1、2、3 等），可表现为肌力下降、肌肉萎缩，可同时伴有感觉障碍。

（5）自主神经损害：多于疾病中晚期出现，可表现为尿便障碍、性功能障碍、睡眠障碍，且症状容易被忽略。睡眠障碍常见，包括不宁腿综合征、快速眼动睡眠行为障碍、白天睡眠过多、失眠和睡眠呼吸暂停。

表 15-6　脊髓小脑性共济失调伴随锥体束和锥体外系损害

分型	致病基因	临床特征
SCA2	*ATXN2*	慢扫视，感觉症状
SCA3	*ATXN3*	眼肌麻痹，痉挛，锥体外系症状，感觉症状，面及舌束颤
SCA4	－/*16q22.1*	周围神经病，感觉障碍
SCA7	*ATXN7*	视网膜色素变性，眼肌麻痹，痉挛
SCA9	－	视神经萎缩，锥体束征，帕金森综合征
SCA11	*TTBK2*	腱反射亢进，进展缓慢
SCA12	*PPP2R2B*	慢扫视，平滑追踪受损，周围神经病，腱反射亢进
SCA14	*PRKCG*	早发型伴肌阵挛
SCA18	*7q22-q32*	感觉障碍，神经源性肌萎缩，听力丧失
SCA20	－/*11q12*	发音困难，痉挛性咳嗽
SCA25	*PNPT1*	感觉性周围神经病，听力丧失
SCA28	*AFG3L2*	眼肌麻痹，上睑下垂，锥体束征，肌阵挛
SCA31	*BEAN*	听力丧失
SCA34	*ELOVL4*/	红斑鱼鳞病样，周围神经病，视网膜色素变性
SCA35	*TGM6*	锥体束征，感觉障碍，痉挛性斜颈
SCA37	*DAB1*	扫视异常，吞咽困难
SCA38	*ELOVL5*	周围神经病，慢扫视
SCA40	*CCDC88C*	痉挛，锥体束征
SCA42	*CACNA1G*	痉挛，面肌颤搐，振动觉丧失
SCA43	*MME*	周围神经病
SCA44	*GRM1*	过扫视，痉挛
SCA46	*PLD3*	感觉神经病
SCA47	*PUM1*	锥体外系，痉挛，视力丧失，脊柱侧凸，面畸形
SCA49	*SAM9DL*	感觉神经病
THAP11	*THAP11*	锥体束征

3. 大脑皮质受损

部分 SCAs（如 SCA2、SCA17、DRPLA 等）可出现认知功能损害（记忆力、视空间能力、任务执行能力下降）、癫痫、肌阵挛、精神行为异常等。智力障碍不是 SCA 典型临床谱系的一部分，但神经心理学测试揭示执行功能、视空间处理、语言功能和情感调节存在异常。这些症状被命名为小脑认知情感综合征，被认为是由于小脑认知功能障碍造成，主要是通过齿状核和丘脑与额叶皮质相连的小脑Ⅵ叶和ⅦA 叶损害。明显认知能力下降很少见，主要是

SCA17 和点状核红核苍白球路易体萎缩。这些患者除共济失调以及认知障碍之外，还存在其他临床表现（表 15-7）。抑郁症出现在 17% ~ 26% 的 SCA 患者，对患者的生活质量有负面影响。

表 15-7 伴随认知障碍的脊髓小脑性共济失调

分型	致病基因	其他临床特征
SCA1	*ATXN1*	痉挛，锥体外系症状，周围神经病，眼肌麻痹
SCA8	*ATXN8OS*	痉挛，感觉症状
SCA13	*KCNC3*	儿童期早发的共济失调，运动发育迟缓
SCA17	*TBP*	癫痫，锥体外系症状
SCA15/16/29	*ITPR1*	头部震颤，锥体束征
SCA19/22	*KCND3*	肌阵挛，腱反射增高，周围神经病，听力障碍
SCA21	*TMEM240*	儿童期发病，锥体外系症状
SCA23	*PDYN*	震颤，感觉丧失，锥体束征
SCA27	*FGF14*	口面部运动障碍，震颤，精神症状
SCA32	*－/7q32-q33*	男性无精症
SCA36	*NOP56*	肌肉萎缩，面肌束颤，听力丧失
SCA39	*－/11q21-11q22.3*	痉挛，周围神经病，听力丧失，胸、足畸形
SCA48	*STUB1*	锥体外系症状，尿失禁
SCA50	*NPTX1*	震颤，扫视样眼球追踪，眼肌麻痹，肌阵挛
DRPLA	*ATN1*	肌阵挛癫痫，舞蹈症，脊髓病
SLC1A3	*SLC1A3*	癫痫，发作性症状

【辅助检查】

临床上考虑到该病后，需要通过神经影像学、神经电生理、相关临床量表确认患者神经损害的特点，表型优先的方法适用于罕见遗传性疾病的分子诊断，相关生化及免疫检测排除其他获得性共济失调，最后进行基因检测明确诊断。

一线检查包括甲状腺功能、血清 B_{12} 和叶酸、高半乳糖以及乳糜血检查。二线检查依据临床表现进行头颅成像、腰椎穿刺、电生理测试、胸腹部和骨盆的 CT 扫描以及肌肉活检。共济失调的快速进展（几个月内）应促使寻找潜在的恶性肿瘤，包括进行副肿瘤抗体的血清学检测。即使胸部、腹部和骨盆的 CT 扫描正常，也可能需要进行氟去氧葡萄糖正电子发射断层扫描检查。某些形式的克雅病（包括遗传性形式，例如 Gerstmann-Straussler 综合征）可能会表现为进行性共济失调，而恶化的速度可能相对较快。酒精中毒也导致散发性进行性小脑性共济失调。鉴于遗传因素导致进行性共济失调的常见性，病情缓慢发展的患者可以考虑基因检测（即使没有家族史）。

1. 基因检测

SCAs 的基因突变形式包括动态重复扩增突变、点突变及插入 / 缺失突变，其中动态重复扩增突变的 SCAs 亚型在 SCAs 所占比例最大。传统的基因检测策略是首先采用 PCR 和毛细管电泳方法对 SCAs 亚型（如 SCA1、2、3、6、7、17 及齿状核红核苍白球路易体萎缩等）进行致病基因 CAG 重复序列拷贝数检测，而后通过 Southern 印迹杂交进行验证（图 15-3）。上述检查阴性者，再进行全外显子、全基因或三代基因测序检测[15]。目前可以采取基于二代基因测序（短读长测序）数据计算重复序列拷贝数的方法[16]，或直接选用全外显子对已知 SCAs 基因进行检测分析，对所发现的可疑位点再采用 PCR 和毛细管电泳方法验证或一代测序验证，对于上述结果仍为阴性者，再进行全基因测序或三代基因测序检测。对致病基因重复序列拷贝数的解读参照孟德尔遗传疾病的序列变异解析指南及相关变异证据标准[17]。由于新近研究对 SCA35 亚型致病基因 *TGM6* 的致病性存在质疑[18-19]，对该基因的变异解读需谨慎。

对于没有 SCA 家族史的患者，针对性的诊断检查（包括 MRI 和实验室检查）对于评估共济失调的非遗传原因至关重要。如果检查结果呈阴性，则对患者进行 SCA 的分子基因检测。15% ~ 24% 的患者存在 SCA 疾病基因突变，SCA6 是散发性 SCAs 患者最有可能的基因型，因为其发病较晚。

2. 神经影像学检查

脑 CT 及 MRI 可发现小脑和脑干萎缩，因脑 MRI 更有助于评估脑组织萎缩的严重程度及与其他获得性共济失调疾病（如免疫疾病、血管病）进行鉴别，是 SCAs 患者的首选检查；此外，MRI 功能影像学及 SV2A-PET 有助于评估 SCAs 患者的临床前期改变[11]。

3. 神经电生理检查

周围神经传导检查协助判断病变累及的范围，对疾病的定性诊断没有多大帮助。可发现部分 SCAs 患者神经传导速度下降、复合肌肉动作电位及感觉神经动作电位波幅降低；脑电图检查可发现部分 SCAs 患者癫痫波；此外，部分 SCAs 患者还可出现

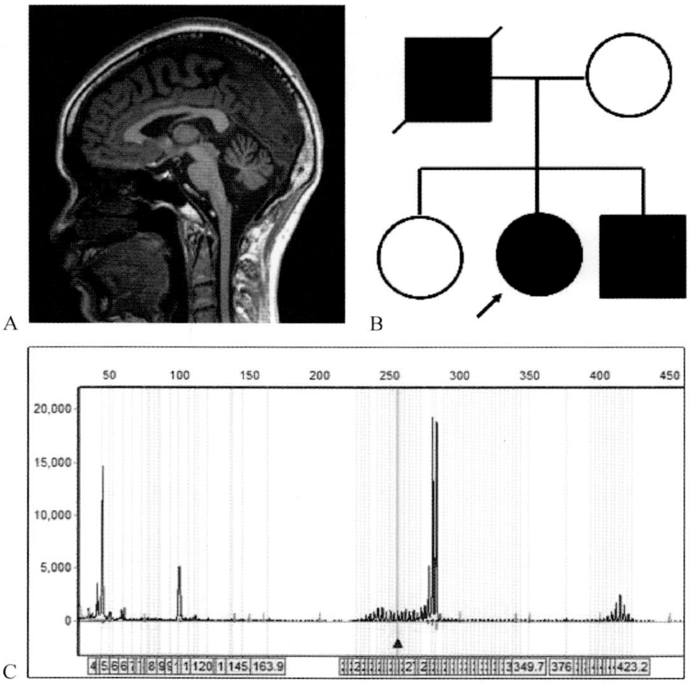

图 15-3 A，头部 MRI-T1 提示小脑萎缩。B，常染色体显性遗传家族史。C，*ATXN3* 基因 PCR 扩增的两条片段：一片段约为 280 bp，另一片段约为 414 bp；经换算后 *ATXN3* 基因 CAG 三核苷酸重复次数为 31/76

视觉诱发电位、脑干听觉诱发电位、体感诱发电位、眼震电图的异常。

4. 临床量表检查

可采用共济失调等级量表、国际共济失调评估量表、非共济失调症状量表等对 SCAs 患者病情进行定量化评估，确定疾病的严重程度。

5. 实验室检查

血液及脑脊液常规、肝肾功能、免疫抗体检查在正常范围，多用于散发 SCAs 患者的鉴别诊断；新近研究发现血清神经丝轻链有望成为监测 SCA1、2、3 亚型疾病进展的生物学标志物[12-14]。

【诊断】

SCAs 患者的诊断依据临床表现为进行性共济失调且没有后天原因的证据、有类似疾病史以及 SCAs 基因型的基因检测呈阳性。由于不同 SCAs 之间的临床特征重叠相当大，对临床特征的了解可以指导分子遗传测试的选择。其他检查如 MRI、神经传导研究以及认知测试，可以帮助识别临床表型并排除其他疾病，但不会为分子遗传测试选择提供信息。

【鉴别诊断】

SCAs 鉴别诊断包括获得性共济失调和其他遗传性中枢神经系统疾病。

1. 散发性共济失调的鉴别诊断（表 15-8）

表 15-8 散发性共济失调的鉴别诊断

病因	鉴别疾病
脑血管病	脑梗死、脑出血
感染性疾病	小脑炎、小脑脓肿、朊蛋白病
免疫性疾病	Miller-Fisher 综合征、多发性硬化、副肿瘤综合征、抗 GAD 抗体相关小脑炎、谷蛋白共济失调
代谢性及中毒性	Wernicke 脑病、维生素 E 缺乏、酒精性小脑变性、亚急性脊髓联合变性、药物过量（如苯巴比妥、苯妥英钠、碳酸锂、甲硝唑、环孢素等）、重金属中毒（如汞、铅等）
颅脑肿瘤	原发性小脑及脑干肿瘤、脑转移瘤
内分泌异常	甲状腺功能减退、甲状旁腺功能减退
发育障碍	Arnold-Chiari 畸形
脑脊液循环障碍	正常颅压脑积水
神经变性疾病	多系统萎缩小脑型、散发性成年起病型共济失调

2. 遗传性共济失调的鉴别诊断

对于合并有家族史的共济失调患者，都要鉴别缺乏维生素 E 的共济失调、伴随辅酶 Q_{10}（或泛醌）缺乏性共济失调、脑腱黄瘤病共济失调、尼曼-匹克 C 型共济失调、低 β 脂蛋白血症、生物素酶缺乏症和丙酮酸脱氢酶缺乏症、葡萄糖转运蛋白 1 缺乏症。其次和遗传性痉挛性截瘫进行鉴别，有赖于基因检测。

（1）辅酶 Q_{10}（或泛醌）缺乏性共济失调：这是一种 ADCK3 突变导致的共济失调，患者骨骼肌中辅酶 Q_{10} 浓度低。有些患者共济失调伴随癫痫发作和轻度智力低下。补充辅酶 Q_{10} 可能会改善共济失调症状。

（2）脑腱黄瘤病：在婴儿期出现慢性腹泻，10 岁左右出现白内障，而后出现共济失调。肌腱有明显的胆固醇沉积导致增粗。脑 MRI 可以发现小脑齿状核高 T2 信号，鹅去氧胆汁酸治疗可以稳定或部分逆转症状。

（3）尼曼-匹克病 C 型：是一种多系统疾病，由大脑和其他器官中胆固醇和神经脂积聚引起。患者可能会出现脾大、肝大以及共济失调。伴随垂直核上性凝视麻痹，有时伴有肌张力障碍、肌阵挛、癫痫和认知能力下降。基因检测可协助诊断。

【治疗】

与许多其他神经退行性疾病一样，除了康复治疗外，此病以对症治疗、支持治疗为主，同时应注重心理治疗和日常护理。治疗策略通常源自具有类似症状的其他神经系统疾病，并且通常效果同样好。例如，治疗痉挛和膀胱症状的方法与治疗多发性硬化症患者的方法相同。这些并发症的评估和管理最好由相关专家参与完成，多学科团队合作可以大大提高患者护理质量。语言治疗在整个患者病程中至关重要，从早期监测吞咽功能和提供避免并发症的提示，到规划经皮胃造瘘喂养。几乎所有这些管理共济失调患者的干预措施都无证据，可能永远不会在高质量的随机对照试验中进行研究，因此个人经验非常重要。这些干预措施可以缓解进行性共济失调的问题并预防可能危及生命的并发症。当共济失调患者接近生命尽头时，应参与专业姑息治疗服务以帮助满足他们的特定需求。

1. 对症药物治疗

对患者可以给予维生素 B_1、维生素 B_{12}、维生素 C、维生素 E、胞磷胆碱、吡拉西坦、辅酶 Q_{10} 等可能有一定的神经保护作用，尚缺乏循证医学证据。对症治疗主要包括针对共济失调症状、锥体系及锥体外系症状、认知障碍及精神异常以及其他症状的治疗。

（1）共济失调症状：

1）利鲁唑：通过调控钾离子通道及抗谷氨酸能效应改善共济失调症状[20]。

2）金刚烷胺：通过促进多巴胺释放、阻断 NMDA 受体，缓解共济失调症状。

3）毒扁豆碱：可能通过抑制乙酰胆碱的分解，缓解共济失调症状。

4）丙戊酸钠：作为一种组蛋白去乙酰化酶抑制剂，一项小型临床试验提示丙戊酸钠可短期改善共济失调症状。

（2）锥体系及锥体外系症状：

1）巴氯芬、替扎尼定、乙哌立松：改善患者肌肉痉挛、肌张力增高症状。

2）左旋多巴：改善肌肉强直、少动等帕金森综合征症状。

3）盐酸苯海索：改善肌强直、少动及震颤症状。

4）氯硝西泮：减少肌阵挛症状。

5）加巴喷丁、普瑞巴林：改善肌肉痉挛及神经痛症状。

6）局部肉毒杆菌毒素注射：改善患者肌张力障碍。

（3）认知障碍及精神异常：加强心理支持、行为干预、情感关怀有助于预防和改善患者认知功能下降及精神异常的风险；5-羟色胺选择性再摄取抑制剂，包括西酞普兰、帕罗西汀、舍曲林等，有助于缓解抑郁、焦虑情绪；丙戊酸钠适用于躁狂发作者；喹硫平可用于伴有幻觉的患者。

（4）其他对症药物：包括抗癫痫药物（卡马西平、奥卡西平、丙戊酸钠、拉莫三嗪）、促甲状腺素释放激素及伐尼克兰可能改善患者运动功能；3,4-二氨基吡啶改善 SCA6、31 患者眼球运动功能等。

2. 非药物治疗

（1）神经调控：经颅磁刺激可能改善 SCAs 患者运动功能[21]，并增加小脑血流量；慢性丘脑刺激可能改善 SCA2 患者的震颤。

（2）理疗及康复锻炼：根据患者不同年龄及病情阶段，开展运动及平衡功能训练、吞咽功能训练、语言功能训练，有助于延缓疾病进展，改善患者生活质量[22]。

【病例摘要】

男，54 岁，步态不稳 20 年，言语不清、饮水呛咳、持筷不稳 15 年。

患者约 20 年前出现步态不稳，走乡间小路时明显，后逐渐加重，15 年前出现言语不清、饮水呛咳、手持筷不稳，10 年前行走需拐杖，5 年前依赖轮椅活动。患者弟弟、女儿有类似病史。体格检查：神志清楚，言语含糊不清，爆破发音，双眼突出，双眼左右侧视时可见粗大水平眼球震颤，舌肌纤颤，四肢肌肉轻度萎缩，四肢肌力 4 级，双下肢肌张力增高，四肢腱反射亢进，双侧 Babinski 征阳性，双侧指鼻试验、轮替试验、跟膝胫试验阳性，浅感觉正常，振动觉减退。共济失调登记量表评分：27.5 分。非共济失调症状量表评分：8 分。头部 MRI 提示小脑及脑干萎缩。定位诊断：小脑和锥体束，下运动神经元。定性诊断：脊髓小脑共济失调，经基因检测诊断为脊髓小脑性共济失调 3 型（SCA3/MJD）。病例详细资料见二维码数字资源 15-2。

数字资源 15-2

（彭　云　洪道俊）

【参考文献】

[1] ASHIZAWA T，OZ G，PAULSON HL. Spinocerebellar ataxias：prospects and challenges for therapy development. Nat Rev Neurol，2018，14（10）：590-605.

[2] KLOCKGETHER T，MARIOTTI C，PAULSON HL. Spinocerebellar ataxia. Nat Rev Dis Primers，2019，5（1）：24.

[3] LENOE M，BOTTACCHI E，D'ALESSANDRO G，et al. Hereditary ataxias and paraplegias in valle d'aosta，Italy：a study of prevalence and disability. Acta Neurol Scand，1995，91（3）：183-187.

[4] SILVA MC，COUTINHO P，PINHEIRO CD，et al. Hereditary ataxias and spastic paraplegias：methodological aspects of a prevalence study in Portugal. J Clin Epidemiol，1997，50（12）：1377-1384.

[5] MÜLLER U. Spinocerebellar ataxias（SCAs）caused by common mutations. Neurogenetics，2021，22（4）：235-250.

[6] ERICHSEN AK，KOAT J，STRAY-PEDERSEN A，et al. Prevalence of hereditary ataxia and spastic paraplegia in southeast norway：a population-based study. Brain，2009，132（Pt 6）：1577-1588.

[7] RUANO L，MELO C，SILVA MC，et al. The global epidemiology of hereditary ataxia and spastic paraplegia：a systematic review of prevalence studies. Neuroepidemiology，2014，42（3）：174-183.

[8] SOONG BW，MORRISON PJ. Spinocerebellar ataxias. Handb Clin Neurol，2018，155：143-174.

[9] COUTELIER M，COARELLI G，MONIN ML，et al. A panel study on patients with dominant cerebellar ataxia highlights the frequency of channelopathies. Brain，2017，140（6）：1579-1594.

[10] CHEN Z，WANG P，WANG C，et al. Updated frequency analysis of spinocerebellar ataxia in China. Brain，2018，141（4）：e22.

[11] REZENDE TJR，DE PAIVA JLR，MARTINEZ ARM，et al. Structural signature of SCA3：from presymptomatic to late disease stages. Ann Neurol，2018，84（3）：401-408.

[12] PENG Y，ZHANG Y，CHEN Z，et al. Association of serum neurofilament light and disease severity in patients with spinocerebellar ataxia type 3. Neurology，2020，95（22）：e2977-e2987.

[13] TEZENAS DU MONTCEL S，PETIT E，OLUBAJO T，et al. Baseline clinical and blood biomarkers in patients with preataxic and early-stage disease spinocerebellar ataxia 1 and 3. Neurology，2023，100（17）：e1836-e1848.

[14] YANG L，SHAO Y R，LI XY，et al. Association of the level of neurofilament light with disease severity in patients with spinocerebellar ataxia type 2. Neurology，2021，97（24）：e2404-e2413.

[15] 中华医学会神经病学分会神经遗传学组. 遗传性共济失调诊断与治疗专家共识. 中华神经科杂志，2015，48（6）：459-463.

[16] TANKARD RM，BENNETT MF，DEGORSKI P，et al. Detecting expansions of tandem repeats in cohorts sequenced with short-read sequencing data. Am J Hum Genet，2018，103（6）：858-873.

[17] RICHARDS S，AZIZ N，BALE S，et al. Standards and guidelines for the interpretation of sequence variants：a joint consensus recommendation of the american college of medical genetics and genomics and the association for molecular pathology. Genet Med，2015，17（5）：405-524.

[18] CHENG HL，DONG HL，LIU DS，et al. TGM6 might not be a specific causative gene for spinocerebellar ataxia resulting from genetic analysis and functional study. Gene，2021，779：145495.

[19] FUNG JLF，TSANG MHY，LEUNG GKC，et al. A significant inflation in TGM6 genetic risk casts doubt in its causation in spinocerebellar ataxia type 35. Parkinsonism Relat Disord，2019，63：42-45.

[20] AYALA IN，AZIZ S，ARGUDO JM，et al. Use of riluzole for the treatment of hereditary ataxias：a systematic review. Brain Sci，2022，12（8）：1040.

[21] SHI Y，ZOU G，CHEN Z，et al. Efficacy of cerebellar transcranial magnetic stimulation in spinocerebellar ataxia type 3：a randomized，single-blinded，controlled trial. J Neurol，2023，270（11）：5372-5379.

[22] SULLIVAN R，YAU WY，O'CONNOR E，et al. Spinocerebellar ataxia：an update. J Neurol，2019，266（2）：533-544.

第三节 维生素 E 缺乏相关共济失调

【概论】

维生素 E 缺乏相关共济失调（ataxia with vitamin E deficiency，AVED）是一种常染色体隐性神经退行性疾病，临床表现主要包括共济失调、感觉神经病、锥体束征、视网膜病变和消化道症状[1]。

维生素 E 于 1922 年被发现，并于 1967 年被证明在早产儿贫血中发挥作用。20 世纪 70 年代研究表明维生素 E 是一种维持正常神经结构和功能所必需的抗氧化剂。维生素 E 由 8 种异构体组成，分为两组成分：生育酚（α-、β-、γ-、δ-）和生育三烯酚（α-、β-、γ-、δ-）。α- 生育酚是唯一被人体吸收后保持不变的异构体，也是最主要的维生素 E 异构体，占人体组织及血浆中维生素 E 含量的 90%[2]。人体可以通过食物或营养补充剂摄入维生素 E。维生素 E 主要在小肠被吸收，有 3 种蛋白参与了生育酚在人体组织的运输，调节 α- 生育酚水平[2]，主要以 α- 和 γ- 生育酚的形式分布在脂肪组织中，其中 α- 生育酚浓缩在高尔基体和溶酶体中。维生素 E 及其异构体主要通过粪便排泄，但也会经历肠肝循环。过量的 α- 生育酚代谢为 α- 羧乙基-羟基色烯，在缺乏 α- 生育酚转运蛋白的患者中，血浆维生素 E 水平极低，尿液中的 α- 羧乙基-羟基色烯水平高于健康个体[2]。维生素 E 能够保护细胞免受自由基氧化剂和自由基催化的脂质过氧化影响，在脂溶性抗氧化剂中扮演着重要角色，可以使细胞膜更紧密地排列，进而增加细胞的稳定性；并调节血小板的聚集功能[3]。

因吸收不良而缺乏维生素 E 的患者通常会出现神经病变[1]。在 AVED 中，α- 生育酚转移蛋白（α-tocopherol transfer protein，TTPA）基因突变导致维生素 E 在极低密度脂蛋白中的整合缺陷以及维生素 E 从肝脏进一步转移到中枢神经系统出现障碍[1,4]。1981 年首次报道了孤立性维生素 E 缺乏症，1995 年 Ouahchi 等发现 *TTPA* 基因突变导致 AVED[5]。在不同的种族群体中描述了不同的突变。组织病理学表现为脑萎缩，小脑 Purkinje 细胞丢失，脊髓感觉神经脱髓鞘伴神经元萎缩、轴突球状体，在大脑皮质第三皮质层、丘脑、外侧膝状体、脊髓前后角和后根神经节神经元脂褐质积聚是最常见的组织病理学表现[1]。

【临床表现】

患者发病通常在 5 ~ 15 岁的儿童期或青少年早期，可以出现神经系统损害以及神经外损害表现[6]。

1. 神经系统损害

其临床特征类似于 Friedreich 共济失调伴脊髓性共济失调。疾病早期常有本体感觉丧失和后索受累，出现腱反射消失、振动觉障碍，伴有 Romberg 征阳性，但轻触觉和温度觉保留。最显著的症状是进行性小脑性共济失调和构音障碍。随着疾病进展，可能出现手活动笨拙、辨距不良、快速轮替运动障碍、头部震颤、共济失调步态。查体还可发现有肌肉痉挛和锥体束征阳性，眼科检查可见视网膜色素变性。其他神经系统体征和症状包括黄斑变性和视力下降、骨骼异常（高弓足、脊柱畸形）、水平眼球震颤和眼球运动功能障碍、耳聋以及肌张力障碍[1,6]。

2. 其他系统损害

维生素 E 缺乏症也可能与贫血有关，由于对自由基诱导的红细胞膜溶解的脆弱性增加，红细胞寿命缩短。维生素 E 缺乏症的儿童更有可能患急性呼吸道感染。个别患者出现心肌受累和糖尿病（表 15-9）。由于维生素 E 缺乏而引起的胃病包括扬脂褐质沉积症，偶尔会出现肠扩张和假性肠梗阻[1,6]。

表 15-9 维生素 E 缺乏性共济失调的临床表现

临床体征和症状	百分比（%）
腱反射消失	94.7
步态异常	93.4
足外展	85.5
脊髓后索受累	67.1
构音障碍	61.8
头部摇摆	40.8
视网膜色素变性	2.3
心肌病	1.5

【辅助检查】

为了确定 AVED 的诊断，需要进行下列辅助检查，包括血液检测、脑部 MRI、脑脊液评估、基因检测、电生理学和组织病理学检查。

1. 血液检测

少数患者可发现贫血改变，成年患者存在血糖异常。血液胆固醇、脂蛋白和甘油三酯水平正常[1]。

血浆维生素 E 正常范围为 7 ~ 15 mg/L，而 AVED 患者的维生素 E 水平在 0.00 ~ 1.62 mg/L（平均值 0.41 mg/L）[7]。由于空气氧化 α- 生育酚可能会使测试结果无效，因此对血液样本应采取预防措施，包括静脉刺穿后立即离心 EDTA 血液，快速分离血浆，随后在液氮中快速冷冻血浆，用惰性气体填充等离子体上方的空间（氦气或氮气）。用铝箔包裹容器，或使用黑色或遮光管，保护样本免受光线照射。将样品在干冰中运输至测试实验室[8]。

2. 影像学检查

脑 MRI 是首选方法，超过半数病例显示小脑萎缩和半球脑室周围及深部白质的 T2 高信号[1,6]。应评估小脑蚓部、旁蚓部以及半球区域的小脑萎缩程度。对运动控制至关重要的小脑区域主要是前叶，该区域的萎缩通常与共济失调有关。小脑后部萎缩可能与小脑的非运动功能障碍有关，例如抑郁和情绪不稳定。蚓部萎缩与躯干和步态共济失调有关，而旁蚓部萎缩可能与肢体共济失调有关。

超声心动图可以了解 AVED 的心脏并发症[9]。

3. 电生理检查

神经传导检查在大多数患者可以发现轻度神经病变，提示纯感觉、纯运动或混合性运动和感觉神经病变。体感诱发电位显示 C1 段和感觉运动皮质（N20）之间的中央传导时间增加，N20（正中神经）和 P40（胫神经）波的潜伏期延长。P40 波可能完全消失[2,4]。心电图检查可以发现是否存在心脏损害。

4. 基因检测

通过检测编码 α-*TTP* 基因的突变，可确定 AVED 的诊断。迄今为止，在 AVED 中发现基因型-表型相关性不强。

【诊断】

AVED 的主要诊断标准是患者出现 Friedreich 共济失调样表现，儿童晚期至成年早期出现的进行性共济失调、本体觉障碍、腱反射减弱或消失等神经系统症状；血清维生素 E 水平显著降低；在没有已知吸收不良原因的情况下，应考虑到本病。基因检测发现 *TTPA* 基因致病性突变可以确诊本病（表 15-10）[9]。

表 15-10　维生素 E 缺乏性共济失调的诊断标准

- Friedreich 共济失调样神经表现
- 血浆维生素 E 水平明显降低
- 脂蛋白谱正常
- 排除导致脂肪吸收不良的其他疾病

【鉴别诊断】

多种原因可以导致隐性遗传性共济失调，特别是 Friedreich 共济失调症以及伴随维生素 E 缺乏的其他疾病。

1. Friedreich 共济失调

二者的发病年龄相似，临床表现有诸多重叠。但 AVED 患者颈部僵硬、视网膜病变和肌张力障碍更为常见，而 Friedreich 共济失调症患者心肌病、葡萄糖耐受不良、脊柱侧弯和足部畸形更为常见。AVED 患者的血浆维生素 E 水平较低。二者的基因检测也有助于鉴别[10]。

2. 尼曼–匹克病 C 型

这是一种神经内脏非典型性髓鞘脂质沉积症，从新生儿快速致命的疾病到成人的慢性神经退行性疾病。通常会出现系统性体征（新生儿胆汁淤积性黄疸，以及婴儿或儿童期的脾脏或肝肾肿大）。最典型的症状是垂直核上凝视麻痹，伴随脊髓性共济失调、构音障碍、吞咽困难和进行性痴呆，癫痫发作和肌张力障碍是其常见特征。皮肤成纤维细胞可见核周小泡[11]。

3. 无 β 脂蛋白血症

这是一种罕见的脂质代谢疾病，胃肠道症状常从生后的最初几个月开始，主要表现为恶心、呕吐、腹泻、脂肪便以及体重增长困难。10 ~ 20 岁出现共济失调和感觉神经病的症状和体征，腱反射消失，下肢感觉减退、共济失调步态、吟诗样语言和运动不协调，也可以出现锥体束征，还可能出现骨骼畸形，如鸡胸、马蹄足和驼背。眼部病变主要包括视网膜色素变性和黄斑变性。还会出现夜间视力丧失。通过 *MTP* 基因测序可以明确诊断[12]。

4. 营养不良 / 维生素 E 摄入减少

该病有时见于饮食极度不均衡的患者，特别是影响远端回肠对脂溶性维生素重吸收的慢性疾病患者中，如胆汁淤积性肝病、短肠综合征、囊性纤维化、克罗恩病等。症状与 AVED 相似。但基因检测不会发现 α-*TTP* 基因的突变。虽然这些患者应该补充口服维生素 E 制剂，但不需要 AVED 治疗所需的高剂量。

【治疗】

AVED 患者可适当摄入富含维生素 E 的食物。如坚果（杏仁、核桃、花生、开心果）、水果（芒果、木瓜、荔枝）、蔬菜（菠菜、萝卜、芦笋、生菜）、鱼、鸡蛋和食物油（小麦胚油、菜籽油、橄榄油）。每天摄入 15 mg 维生素 E 可以满足需求[13]，即血清中的 α-生育酚水平约为 13 μg/ml。但 AVED 患者治疗所需的高剂量维生素 E 摄入量难以单纯通过饮食摄入满足。应避免吸烟，吸烟会导致血浆维生素 E 水平降低，降低血浆总自由基捕获抗氧化参数，该参数被认为是补充维生素 E 期间最好的预后标志物[9]。

1. 高剂量口服维生素 E 补充

AVED 的首选治疗是终生高剂量口服维生素 E。补充维生素 E 的剂量范围通常为每天 800 ~ 1500 mg［儿童 40 mg/（kg · d）］。在疾病过程中早期使用维生素 E 补充有助于逆转一些神经系统症状。尽管疾病的进展可以通过维生素 E 补充而停止，但患者仍可能遗留一些症状，如本体感觉和步态不稳。维生素 E 治疗期间需要定期随访。应定期测量维生素 E 的血浆浓度，通常每 6 个月测量一次，以将维生素 E 水平维持在正常高范围内[1,6,9]。

对有 AVED 家族病史的症状前患者进行维生素 E 治疗可预防患者发病。对于有 AVED 家族病史的患者的治疗效果取决于补充的时间和出现维生素 E 缺乏症状的开始年龄。尽管补充维生素 E 可以阻止疾病的进展，但老年患者通常仍然有运动障碍和步态不稳定[1,10-11]。

2. 妊娠期管理

对于妊娠人群维生素 E 摄入的相关研究提示，当妊娠早期维生素 E 水平低于 7.3 mg/L 时，先兆子痫的风险急剧增加；先兆子痫的发生与氧化应激密切相关，因此维生素 E 的减少与先兆子痫风险的增加密切相关[14]，补充维生素 E 有助于减少妊娠期先兆子痫的发生。此外，BMI ＜ 18.5 kg/m^2 的母亲的维生素 E 缺乏率明显高于 BMI ＞ 18.5 kg/m^2 的母亲，在怀孕期间要及时补充维生素 E[14]。对于 AVED 患者妊娠期间，应该注意监测血维生素 E 水平，必要时调整维生素 E 补充剂量，避免妊娠期间维生素 E 不足。

【病例摘要】

男，14 岁，肢体无力和步态不稳 6 年。

患者 6 年前出现渐进性行走不稳和全身无力，伴随言语含糊不清，3 年前出现蹲起费力，1 年前丧失独立行走能力。体格检查：步态基底宽，明显共济失调步态。认知功能无异常。舌肌束颤、意向震颤。四肢近端肌力 3 级，远端肌力 5 级。四肢腱反射缺失。关节位置觉、振动觉、痛觉正常。血生化检查、心电图检查、超声心动图检查、脑 MRI 检查、视觉诱发电位和听觉诱发电位检查结果均无异常。维生素 E 水平为 0.39 mg/L（正常：6 ~ 10 mg/L）。全血细胞计数、血糖、肝、肾功能、空腹血脂、甲状腺功能检查、铜和铜蓝蛋白水平正常。定位诊断：小脑和周围神经；定性诊断：维生素 E 缺乏性共济失调。*α-TTP* 基因 c.706del 存在纯合致病性移码突变（H236F），证实为遗传性维生素 E 缺乏。口服维生素 E 1800 mg/d。经过几周的维生素 E 补充，临床症状大幅改善。双侧上下肢近端肌力 4 级。走路正常，言语流利。病例详细资料见二维码数字资源 15-3。

数字资源 15-3

（李　凯）

【参考文献】

［1］HENTATI F，EL-EUCH G，BOUHLAL Y，et al. Ataxia with vitamin E deficiency and abetalipoproteinemia. Handb Clin Neurol，2012，103：295-305.

［2］WU JH，CROFT KD. Vitamin E metabolism. Mol Aspects Med，2007，28（5-6）：437-452.

［3］RIZVI S，RAZA ST，AHMED F，et al. The role of vitamin E in human health and some diseases. Sultan Qaboos Univ Med J，2014，14（2）：e157-165.

［4］TRABER MG，ATKINSON J. Vitamin E，antioxidant and nothing more. Free Radical Biology and Medicine，2007，43（1）：4-15.

［5］OUAHCHI K，ARITA M，KAYDEN H，et al. Ataxia with isolated vitamin E deficiency is caused by mutations in the alpha-tocopherol transfer protein. Nat Genet，1995，9（2）：141-145.

[6] STOILOUDIS P，TERZAKIS A-N，SMYRNI N，et al. Vitamin E deficiency：clinical characteristics，diagnosis and management. Archives of Clinical Neurology，2022，31：39-45.

[7] EL EUCH-FAYACHE G，BOUHLAL Y，AMOURI R，et al. Molecular，clinical and peripheral neuropathy study of tunisian patients with ataxia with vitamin E deficiency. Brain，2014，137（Pt 2）：402-410.

[8] GREAVES RF，WOOLLARD GA，HOAD KE，et al. Laboratory medicine best practice guideline：vitamins a，e and the carotenoids in blood. Clin Biochem Rev，2014，35（2）：81-113.

[9] THAPA S，SHAH S，CHAND S，et al. Ataxia due to vitamin E deficiency：a case report and updated review. Clin Case Rep，2022，10（9）：e6303.

[10] BENOMAR A，YAHYAOUI M，MEGGOUH F，et al. Clinical comparison between AVED patients with 744 del a mutation and Friedreich ataxia with GAA expansion in 15 moroccan families. J Neurol Sci，2002，198（1-2）：25-29.

[11] PATTERSON MC，HENDRIKSZ CJ，WALTERFANG M，et al. Recommendations for the diagnosis and management of niemann-pick disease type C：an update. Mol Genet Metab，2012，106（3）：330-344.

[12] LEE J，HEGELE RA. Abetalipoproteinemia and homozygous hypobetalipoproteinemia：a framework for diagnosis and management. J Inherit Metab Dis，2014，37（3）：333-339.

[13] TRABER MG，Vitamin E inadequacy in humans：causes and consequences. Adv Nutr，2014，5（5）：503-514.

[14] WANG S，SHI M，ZHOU L，et al. Correlation of vitamin E level during pregnancy with maternal and neonatal health outcomes：a meta-analysis and systematic review. Am J Transl Res，2023，15（6）：3838-3845.

第四节　Friedreich 共济失调

【概述】

Friedreich 共济失调（Friedreich's ataxia，FA）是一种常染色体隐性遗传性脑脊髓性共济失调。FA 是最常见的遗传性共济失调，约占所有共济失调病例的 50%，约占 25 岁以下患者的 75%。FA 影响 2.5/10 万人。该疾病是由 *FXN* 基因的纯合 GAA（guanine-adenine-adenine）三核苷酸重复序列扩展引起，较短的重复扩展长度与发病年龄和疾病严重程度相关。FA 主要影响中枢和周围神经系统、肌肉骨骼系统、心肌和内分泌腺[1-3]。临床表型很广泛，但主要表现为步态不稳和肢体共济失调、构音障碍以及下肢反射丧失。

自 1863 年 Nicholaus Friedreich 最初描述该病以来，1996 年突变基因的发现促进了该病的研究。FA 是由于位于染色体 9 q（9 q13-21.1）的端粒区域的 *FXN* 基因突变导致，该基因编码 frataxin 蛋白。该蛋白参与铁稳态和调节线粒体产生 ATP，是一种对 ATP 产生至关重要的线粒体蛋白，也有助于调节铁储存和防止氧化磷酸化。该蛋白存在于所有组织中，在神经系统、心脏和胰腺 β 细胞中最多。*FXN* 基因 GAA 的重复扩展是该病的主要原因。正常 *FXN* 基因有 7～34 个重复，但 FA 患者有多达 66～1700 个 GAA 重复。这些重复序列导致 *FXN* 基因的转录减少，从而使其沉默并减少 frataxin 的产生，进一步导致铁在线粒体内积聚，产生氧自由基，同时降低线粒体抗氧化能力，最终导致细胞死亡，特别是神经元、心肌细胞和胰腺 β 细胞的死亡[4]。

FA 最容易受到损害的细胞是产生大量 frataxin 蛋白的细胞，主要包括神经元和心肌细胞。随着脊髓和脊神经根的有髓神经纤维进行性丢失以及继发性胶质细胞增生，出现神经元的逆行性坏死。脊髓后索、皮质脊髓束和腹侧 / 背侧脊髓小脑束出现脱髓鞘和大量有髓神经纤维丢失。失去的神经元被胶质纤维取代，脊髓变细，表现为胸脊髓前后直径和横径的减小。脊髓背根神经节也受到影响。最终，这些区域的神经元丢失，特别是腰骶部和克拉克柱中的神经细胞，皮质脊髓束相对保留，直到颈脊髓连接处的水平。脊髓后柱退行性变与深感觉丧失和感觉共济失调有关。感觉神经节的丢失导致腱反射丧失。其他受影响的区域包括齿状核，有轻度至中度神经元损失，小脑中脚和上脚出现萎缩，小脑上蚓部皮质的浦肯野细胞出现片状丢失，下橄榄核、脑桥核和延髓核的神经元丢失，视束中的神经纤维丢失。小脑共济失调是由外侧和腹侧脊髓束、克拉克柱、蚓部和齿状核细胞丢失导致。脑神经Ⅶ、Ⅹ和Ⅻ也受到影响，出现面部无力、言语不清和吞咽困难。心肌纤维被巨噬细胞和成纤维细胞取代，导致炎症和间质纤维化。受影响的心肌细胞的细胞核固缩、空泡化，细胞质呈颗粒状，含有大量脂褐质沉积。这些变化导致肥大性心肌病。

【临床表现】

经典FA的平均发病年龄在10～16岁，晚发型和极晚发型FA分别在25岁和40岁后发病。步态和肢体共济失调、构音障碍和下肢腱反射丧失以及深感觉丧失是患者的主要症状。

1. 共济失调

共济失调出现在儿童/青少年期。先出现步态共济失调，通常始于站立和跑步困难。患者采用宽基底的步态并不断移动脚步以保持平衡，纠正失衡的尝试通常会导致一些不受控制的肢体运动。由于下肢感觉丧失，足底对地面的感受不均匀，还会出现跨阈步态。随着疾病的进展，共济失调加剧，影响躯干和手臂，坐位和站位时出现躯体的扭动以保持平衡，手臂出现动作性或意向性震颤，甚至舞蹈样的大幅度动作，也可以出现面部和舌震颤。肢体共济失调会影响身体灵活性和协调性，导致日常活动越来越困难，查体可见指鼻不稳、上肢交替运动障碍和跟-膝-胫试验不稳。最终在20～30岁失去行动能力，需要助行器等步行辅助设备，或坐轮椅，最终卧床不起。

2. 构音障碍和吞咽困难

这两个症状都很常见。开始只是讲话缓慢、口齿不清，到疾病晚期阶段讲话发音难以理解。随着负责吞咽的肌肉无力，出现吞咽困难。吞咽不协调可能会导致窒息事件。

3. 周围神经病

下肢反射缺失以及深感觉丧失，提示存在周围神经病。

4. 其他神经系统症状

部分患者存在认知缺陷，包括执行功能、思维速度和注意力、工作记忆和视空间推理障碍。患者中抑郁和焦虑常见，抑郁症与额叶灰质体积损失之间存在相关性。神经心理学测试显示执行功能受损和颞叶功能障碍。眼球出现固定不稳，伴频繁的方波急跳。1/3的患者表现出临床或亚临床视神经病变，视觉敏锐度随着疾病的发展而缓慢下降，甚至少数患者出现快速进行性视力丧失，类似Leber遗传性视神经病。部分患者出现感音神经性耳聋，加剧言语沟通困难。尿急和尿频是常见症状，出现在23%～41%的患者，排便次数增加或大便失禁等肠道症状也很常见。疾病的后期出现下肢疼痛性肌肉痉挛。

5. 其他系统损害

常见的肌肉骨骼异常包括脊柱侧弯、马蹄内翻足。脊柱侧弯通常在疾病早期出现。糖尿病出现在1%～32%的FA患者。较年轻的发病年龄和较长的疾病持续时间会增加患糖尿病的风险，可以有急性酮症酸中毒。β细胞死亡引起的胰岛素缺乏和胰岛素抵抗都会导致葡萄糖耐受不良并最终导致糖尿病。心肌病在该病不少见，疾病晚期出现室上性心律失常，最常见的是心房颤动，导致收缩功能恶化，最终导致心力衰竭，占FA死亡人数的50%以上[5]。最常见的死亡原因是心功能障碍，即充血性心力衰竭或心律失常，平均死亡年龄为36.5岁（范围12～87岁）。

6. 个体间的症状变异

迟发型病例的特征是表型较轻、疾病进展较慢以及体征和症状的更加分散出现。步态和肢体共济失调仍然是最常见的症状，构音障碍出现较晚，可以出现痉挛。非神经系统特征包括脊柱侧弯、高弓足、心肌病和糖尿病在迟发型病例中不太常见。少数患者会在5岁之前出现症状，此类病例被归类为早发性FA，与更大的GAA重复、更严重的表型、更快的疾病进展和更高的心脏并发症发生率有关。

【辅助检查】

FA患者应接受全面的临床评估，包括神经系统评估、眼震电图和MRI、心电图、超声心动图和其他心脏病学评估、眼科检查、血液学检查和内分泌检查。神经系统评估、心脏评估和血液学检查是年度随访计划的一部分。其他专科检查应根据患者的临床状况和疾病进展安排。

1. 血液检查

包括红细胞和白细胞计数以及血红蛋白、葡萄糖和电解质的浓度，可以发现部分患者存在血糖升高。

2. 电生理检查

所有患者均存在神经传导异常，其中87.5%的患者出现脱髓鞘性多发性感觉神经病，12.5%的患者为多发性感觉运动轴索神经病。所有患者均存在体感诱发电位异常，表现为体感诱发反应缺失。少数患者出现视觉诱发电位和听觉诱发电位异常。心电图可能显示心动过速或心房颤动。大多数患者心电图显示复极异常，通常是外侧或下方电极导联的T波倒置或变平，以及 ST 段压低或抬高。

3. 影像学检查

MRI 是评估脑萎缩程度的首选方法，疾病早期出现小脑白质、小脑上脚、丘脑和脑干体积变小，第四脑室体积加大，约 41% 的患者出现小脑萎缩，42% 的患者出现脊髓萎缩[6]。超声心动图通常显示扩张末期室间隔和后壁厚度增加，对称性向心性心室肥大。一些患者表现出不对称的间隔肥大，约 20% 的患者表现出射血分数降低，随着年龄的增长而下降，与较短 GAA 重复序列的大小相关。随着病程延长左心室扩张逐渐增加。

4. 基因检测

基因检测是 FA 患者诊断的基石。*FXN* 基因 34 ~ 100 个 GAA 重复很少会导致疾病。绝大多数 FA 患者的 GAA 扩展突变是纯合突变。只有 4% 的 FA 患者是复合杂合突变。这些患者的一个基因上存在 GAA 重复扩展，另一个基因上存在点突变（错义、无义、内位或外位）。具有错义突变的患者表现出轻度至中度症状，而其余类型均导致严重症状，涉及氨基末端的点突变比影响 *FXN* 基因羰基末端的点突变更有可能导致轻型表现。

【诊断】

该病的诊断主要是在临床表现的基础上进行基因检测。疾病进展通常使用临床量表来衡量，包括 FA 评级量表、国际共济失调评级量表、共济失调评估和评级量表[7-8]。

【鉴别诊断】

依据该病的临床特点，鉴别诊断主要包括其他原因导致的周围神经病、共济失调以及多系统损害。借助二代基因测序使疾病的鉴别诊断变得并不复杂。

1. 周围神经病

（1）Charcot-Marie-Tooth 1 型和 2 型：该类疾病的患者在童年时期表现出动作笨拙、下肢无腱反射和肢体远端肌肉无力。临床表现类似未出现构音障碍或伸肌反应的 FA。但缺少神经系统之外的表现，极少出现共济失调表现。

（2）脑脊髓性共济失调伴轴索神经病：临床特征是共济失调、轴索性感觉运动神经病、远端肌肉萎缩、高弓足和跨台阶步态，类似 FA。也很少出现神经系统之外的表现，特别是心肌病。该病是由 *DPP1* 的双位点致病突变导致。

2. 共济失调

（1）维生素 E 缺乏症：和 *α-TTP* 基因突变有关，也和脂肪吸收不良疾病有关，临床表现类似 FA，但心肌病的患病率很低。测量血液维生素 E 水平进行鉴别。维生素 E 治疗有效。

（2）共济失调伴眼球功能失用症 1 型：与 *APTX* 基因突变有关。特征是儿童期开始缓慢进行性小脑共济失调，随后出现眼球功能失用症和严重的轴索性感觉运动周围神经病。在儿童期（2 ~ 10 岁）出现进行性步态失衡，随后出现周围神经病以及认知障碍。严重感觉运动神经病变、眼球异常和小脑萎缩以及没有病理征，不同于 FA。

（3）共济失调伴眼球功能失用症 2 型：和 *SETX* 基因突变有关。临床特征是在 10 ~ 22 岁发病的共济失调、小脑萎缩、轴索性感觉运动神经病、眼球功能失用症、舞蹈样动作或肌张力障碍。没有心肌病，可见血清甲胎蛋白水平升高。

（4）脊髓小脑性共济失调：其特征为早发性共济失调，部分类型伴随眼肌麻痹、听力丧失、癫痫、眼球失用、舞蹈徐动症、面部和肢体肌张力障碍、感觉运动多发性神经病、脑萎缩和认知障碍。与 FA 的区别在于，很少发生心肌病，影像学可见小脑萎缩的特征性改变。

（5）Charlevoix-Saguenay 常染色体隐性遗传性痉挛性共济失调：由 *SACS* 基因突变导致，其特征是早期痉挛状态、脊髓共济失调和感觉运动性周围神经病三联征。与 FA 的区别在于脑 MRI 显示脑桥萎缩，没有心肌病。

（6）共济失调-毛细血管扩张症：一种由 *ATM* 基因突变引起的常染色体隐性遗传性疾病，其特征为进行性小脑共济失调、眼球运动异常、其他神经系统异常、免疫缺陷和毛细血管扩张症。并发症包括肺部疾病、恶性肿瘤风险增加、辐射敏感和糖尿病。与 FA 的区别在于没有心肌病以及血清甲胎蛋白升高。

（7）Refsum 病：一种由 *PHYH* 基因突变引起的常染色体隐性遗传性疾病，发病年龄从 7 个月大到 50 岁以上。其特征为血液植烷酸水平升高、视网膜色素变性、鱼鳞病、感觉运动多发性神经病、脑性共济失调和感觉神经性听力丧失。与 FA 的区别在于血清植烷酸水平升高以及心肌病出现在晚年。

【治疗】

应多学科合作进行患者的治疗[9]。

1. 神经系统症状的治疗

对于活动不便的患者可以选择助行器、轮椅和物理治疗以保持积极的生活方式，住院康复可以改善身体功能。下肢痉挛的患者可以进行康复治疗，包括使用肢体的牵拉、适用站立架和夹板，也可以给予巴氯芬和肉毒毒素进行药物治疗，当口服给药不成功或副作用过多时，可以进行巴氯芬持续鞘内泵入的方法进行治疗。脊柱侧弯和足部畸形可以进行手术和非手术骨科干预治疗。言语障碍通过语言康复进行治疗。吞咽困难的管理包括饮食调整以及在疾病晚期使用鼻饲或胃造口喂养。存在焦虑抑郁的患者可以给予抗焦虑药物。奥马维洛松（omaveloxolone）以 160 mg/d 的最佳剂量治疗 Friedreich 共济失调患者似乎可以改善神经功能。

2. 其他系统症状的治疗

治疗心脏病以降低死亡率，包括抗心律失常药物、抗心力衰竭药物、抗凝剂和起搏器 / 植入式心律转复除颤器植入。严重心脏病患者在轻度神经系统症状的情况下可以进行心脏移植。膀胱功能障碍可以给予抗痉挛药物或给予肉毒毒素注射，或间歇性或永久性插管。持续气道正压通气治疗睡眠呼吸暂停。通过饮食调节、口服降血糖药或注射胰岛素治疗糖尿病。

3. 孕期管理

FA 不会增加自然流产、先兆子痫或早产的风险。尽管患者出现了感觉障碍，但近 4/5 的分娩是正常阴道分娩。94.4% 的婴儿与母亲一起出院回家。应分析患者的症状对怀孕的影响，确定患者怀孕是否会加重病情或没有影响。应在基线和妊娠三个月时采集心电图，观察是否存在房性心律失常和 ST 段变化，关注左室射血分数以及心房和心室壁厚度随着妊娠月份的增加而发生的改变。脑利钠肽也是检测不良事件的有用标志物。如果出现心力衰竭，应像怀孕期间心力衰竭的任何其他病因一样治疗。房性心律失常可以使用 β 受体阻滞剂或电复律和抗凝治疗。考虑到与全身麻醉相关的风险，分娩期间进行神经镇痛。产后鼓励母乳喂养，服用心脏药物的患者不影响母乳喂养。

【病例摘要】

女，21 岁，步态不稳，伴随胸痛、呼吸困难和心悸 12 年。

患者 12 年前出现步态不稳，此后感到下肢麻木，伴随胸痛、呼吸困难和心悸，其弟弟也有类似临床表现，主要表现为步态不稳。体格检查，可见水平眼震，双眼视力下降。双足感觉减退，下肢远端肌力 4 级，膝腱反射、跟腱反射下降，Romberg 测试呈阳性。心电图提示右侧传导阻滞、J 点抬高、T 波倒置弥漫不对称、ST 段压低弥漫。超声心动图显示左心室扩大，EF 升高（70% ~ 75%）。MRI 显示颈部脊髓萎缩和脊柱侧弯。EMG 显示感觉神经传导速度降低。定位诊断：周围神经，脊髓、视神经。定性诊断：共济失调伴随周围神经病，基因检测提示 *FXN* 基因突变，确定为 FA。病例详细资料见二维码数字资源 15-4。

数字资源 15-4

（俞 萌 袁 云）

【参考文献】

［1］KUO SH. Ataxia. Continuum（MinneapMinn），2019，25（4）：1036-1054.

［2］COOK A，GIUNTI P. Friedreich's ataxia：clinical features，pathogenesis and management. Br Med Bull，2017，124（1）：19-30.

［3］KEITA M，MCINTYRE K，RODDEN LN，et al. Friedreich ataxia：clinical features and new developments. Neurodegener Dis Manag，2022，12（5）：267-283.

［4］STEPANOVA A，MAGRANÉ J. Mitochondrial dysfunction in neurons in friedreich's ataxia. Mol Cell Neurosci，2020，102：103419.

［5］NORRISH G，RANCE T，MONTANES E，et al. Friedreich's ataxia-associated childhood hypertrophic cardiomyopathy：a national cohort study. Arch Dis Child，2022，107（5）：450-455.

［6］MAHALE R，PURUSHOTTAM M，SINGH R，et al. Revisiting friedreich's ataxia：phenotypic and imaging characteristics. Ann Indian Acad Neurol，2024，27（2）：152-157.

［7］SELVADURAI LP，HARDING IH，CORBEN LA，et al. Cerebral abnormalities in friedreich ataxia：a review. Neurosci Biobehav Rev，2018，84：394-406.

［8］MONDA E，LIONCINO M，RUBINO M，et al. Diagnosis and management of cardiovascular involvement in friedreich ataxia. Heart Fail Clin，2022，18（1）：31-37.

［9］TAMAROFF J，DEDIO A，WADE K，et al. Friedreich's ataxia related diabetes：epidemiology and management practices. Diabetes Res Clin Pract，2022，186：109828.

第十六章 脊髓疾病

脊髓病是基于症状的临床诊断。实验室检查和MRI可以提示原因。脊柱退行性疾病引起的压迫性脊髓病是老年人脊髓病最常见的原因，在大多数情况下应首先进行筛查。脊髓病还有许多其他原因，包括感染性、免疫介导性、营养性、血管性和肿瘤性以及遗传性病因。本章重点介绍以脊髓损害为主要表现的罕见病，其他伴随性脊髓损害在其他章节给予介绍。

第一节 遗传性痉挛性截瘫

【概述】

遗传性痉挛性截瘫（hereditary spastic paraplegias，HSPs）是一组神经退行性疾病，涉及皮质脊髓束，并表现为下肢明显的痉挛和无力。HSPs以常染色体显性、常染色体隐性、性连锁隐性和线粒体遗传方式遗传，散发性患者约占HSPs总体人群的13%～40%，目前已定位至少104个与HSPs相关的遗传学位点，已明确的致病基因共计91个。根据发现的先后顺序，依次编号为SPG1、SPG2、SPG3A、SPG4……SPG91等，其中显性遗传性HSPs有20种亚型，隐性遗传性HSPs有57种亚型，兼有显性遗传性和隐性遗传性两种遗传方式者有5种亚型，性连锁遗传性HSPs有5种亚型，线粒体遗传及其他尚未分型者共有17种亚型。该病的总患病率为（0.1～9.6）/10万，显性遗传性HSPs患病率为（0.5～5.5）/10万，隐性遗传性HSPs患病率为（0.3～5.3）/10万，不同人群的发病率差异显著[1]。X连锁和线粒体遗传性HSPs占所有HSPs患者的1%～2%。该类疾病在任何年龄段隐匿发病，根据发病年龄分早发型（＜35岁）和晚发型（≥35岁）。均以进行性加重的双下肢痉挛无力、剪刀步态为核心临床特点，不同亚型在发病年龄、进展速度、致残程度、影像学特点、有无合并其他系统功能障碍等方面存在异质性[2]。

该类疾病在1880年首次由Ernst Adolf von Strumpell报道。1886年进一步描述了HSPs的病理改变特征。1888年Maurice Lorrain发表了对HSPs的全面临床和解剖研究。HSPs也称为Strumpell-Lorrain病[3-4]。1952年Schwarz发表了一篇关于HSPs病理特征的详细评论，最初的病变仅限于脊髓，特别是影响皮质脊髓束和后索，这将HSPs与其他疾病区分开来。1981年Anita Harding发表了纯HSPs家族的调查性研究结果，发现显性遗传性最常见，痉挛状态是导致残疾的主要原因。1983年，Harding将HSPs分为单纯型和复杂型[5]。1998年Casari等发现了第一个常染色体隐性HSPs的基因。

HSPs的主要病理改变是皮质脊髓束的轴索变性，在胸部的严重程度最高[6-7]，而在脊髓颈部的严重程度相对较轻。脊髓薄束的轴索变性在脊髓颈部最明显。脊髓的轴索变性导致颈段和胸段脊髓萎缩，大脑皮质锥体神经元数量减少，导致皮质脊髓束变性从头端延伸到内囊、大脑脚、脑桥和延髓。此外，该病还累及小脑、基底神经节、前角细胞和克拉克柱的神经元。伴随皮质脊髓束弥漫性脱失以及周围神经病变。

【临床表现】

该类疾病可在任何年龄发病，SPG3A是最常见的儿童期起病的亚型，SPG4和SPG7以成年期起病为主[8]，SPG19/25/27/33几乎均为成年期起病。根据临床特点，初步分为单纯型和复杂型（表16-1）。显性遗传性HSPs多表现为单纯型，而隐性遗传性HSPs多表现为复杂型。很多亚型的单纯型和复杂型均有报道。部分复杂型HSPs可表现为独特的临床综合征，SPG1的典型特征可总结为胼胝体发育不良、精神发育迟滞、拇指内收、痉挛性截瘫和脑积水[9]，SPG17和SPG20则以显著远端肌萎缩为特点，分别称为Silver综合征和Troyer综合征[2]；SPG21又称Mast综合征，多于疾病后期出现认知功能障碍[10]；SPG22表现为Allan-Herndon-Dudley综合征[11]。

表16-1 单纯型和复杂型遗传性痉挛性截瘫的临床特点[5,12]

单纯型	复杂型
进行性下肢痉挛无力	下肢痉挛无力
行走困难	共济失调
下肢振动感轻度减弱	癫痫
高张力膀胱障碍、尿急	智力障碍或痴呆
上肢的力量和灵活度正常	锥体外系障碍
不涉及言语、咀嚼或吞咽	周围神经病
不缩短寿命	可能影响寿命

1. 常染色体显性遗传的HSPs

最常见的亚型依次为SPG4、SPG3A、SPG31和SPG10。其中，SPG4的不完全外显率为5%~10%，因此散发者并不少见，该型发病年龄呈双峰分布，即10岁之前和30~50岁发病最为常见[13]。部分患者伴有智力障碍、癫痫发作以及共济失调等症状。SPG3A是儿童HSPs中最常见类型[13]。SPG31起病年龄也类似于SPG4呈现双峰分布的特点，少数患者合并有远端肌萎缩、小脑性共济失调以及痴呆等症状[13]。SPG10最初被认为是婴儿期发病的单纯型HSPs，亦有成年期起病者，但部分病例可以合并周围神经病变、帕金森样症状、Silver综合征以及小脑性共济失调等[13]。

2. 常染色体隐性遗传的HSPs

欧洲人群最常见的三种亚型依次为SPG11、SPG15和SPG5[1]，中国人群以SPG11、SPG35和SPG5最为常见。SPG11和SPG15是合并薄胼胝体HSPs的常见亚型[14]。部分SPG11患者早期就可以出现广泛的认知功能障碍，早于运动症状出现，其他常见合并症状包括构音障碍、共济失调、视神经萎缩、帕金森样症状以及癫痫发作[15]。SPG15可合并色素性黄斑病变，又称Kjellin综合征，此外还可能出现认知功能障碍、震颤麻痹、小脑体征和拇指内收等表现。视力受累的其他亚型包括SPG5/7/11/35等[7]。SPG35患者中构音障碍和智力障碍发生率相对较高[16]。复杂型SPG5多合并共济失调和视神经萎缩[17]。

3. 其他HSPs亚型

SPG3A/7/9/30/72兼有常染色体显性遗传和隐性遗传两种遗传方式的HSPs亚型，绝大多数SPG7患者为晚发型，表型异质性较大，即使在相同家系内的不同患者之间，临床表现也可能不尽相同，较为突出的其他特点包括共济失调，可出现构音障碍、周围神经病变和严重的智力障碍[18]。SPG2为性连锁HSPs，出现下肢痉挛截瘫表现伴随认知障碍、尿失禁或大便失禁、共济失调，伴或不伴运动性震颤。

4. 疾病发展过程

儿童早期起病者，可表现为运动“里程碑”发育迟滞，易被误诊为脑瘫[19]。病程中后期，由于常存在显著的下肢肌肉痉挛、肌力减退、肌张力升高、关节挛缩、足畸形等，患者多需要借助于矫形器、拐杖、轮椅行动[20]。通过生存分析模型预测，处于病程第10年、20年、30年和40年时，在日常生活中依赖轮椅的占比分别为5%、12%、18%和29%[21]。最终，约13%的患者可能完全丧失行动能力而常年卧床[20]。HSPs总体致残率极高。单纯型患者的寿命一般不受影响。

【辅助检查】

临床上考虑到该病后，需要进行头颅和颈胸段MRI检查以及电生理检查，在此基础上进行血液相关指标检查，包括维生素B_{12}、叶酸、同型半胱氨酸水平，自身免疫全套，甲状腺功能检查以及脑脊液检查，排除获得性疾病导致的痉挛性截瘫，最后进行基因检测明确诊断。

1. 电生理检查

大部分患者下肢运动诱发电位消失，波幅降低；2/3的患者体感诱发电位波幅和中枢段传导速度显著下降；1/2的患者有脑干诱发电位异常，以及远端轴突运动神经病和相关骨骼肌神经源性损害，后者包括SPG7、SPG11和SPG15、SPG31以及一些SPG3A、SPG4和SPG5，也可以出现局灶性单神经病，包括腕管综合征特征以及多灶性压迫性神经病，提示存在周围压迫性损害。神经电生理学改变很常见，并不是亚型特有改变。

2. 头和脊髓MRI

头部MRI可见：①薄胼胝体，以压部最为显著，常见于SPG9/11/15/21/32/35等类型[7]，出现在几乎所有SPG11和SP15患者。②“山猫耳”征，常见于SPG11和SPG15患者侧脑室前角白质（小钳区），出现MRI-T2和FLAIR序列的高信号。③其他部位的脑白质病变，常见于SPG5/7/11/15/20/35等亚型[22]。④小脑萎缩，常见于SPG7/15/35/39/49等亚型，其中SPG7主要表现为小脑白质的轻度萎缩，齿状核在T2加权像上通常呈低信号。⑤基底节铁沉积，常见于SPG35和SPG50等亚型[23]。

脊髓MRI可见大多数类型出现脊髓萎缩，特别是SPG4/5/11/39等亚型，以胸段为著，脊髓灰质萎缩程度与SPG4病程长短呈正相关。SPG41脊髓T2加权高信号。

3. 基因检测

由于HSPs亚型众多，分型诊断需进行基因检测。二代测序是目前临床应用最广泛的基因检测技术之一，包括靶向测序、全外显子测序和全基因组测序。靶向测序通过探针杂交技术，将基因组特定区域抓取下来进行测序，覆盖靶向多种已知基因，缺点是不能提示覆盖范围以外其他基因突变的情况，对基因组大片段突变的检出率较低，如染色体结构变异、拷贝数变异。一代测序用于二代测序回报阳性结果后的家系共分离验证。进一步可应用针对性的比较基因组杂交、单核苷酸多态性微阵列分析或多重连接探针扩增法分析，SPG3A/4/11/31等亚型可由相应基因的大片段缺失或重复导致疾病[24]。DNA序列中某些特定多核苷酸串联重复拷贝数变异，即动态突变，可通过Southern blot杂交、重复引物PCR技术、毛细管电泳等方法进行检测。对于上述检测方法均得到阴性结果的病例，可进一步考虑全基因（可覆盖内含子区域）或三代测序（即纳米孔测序）等技术，适用于探索内含子深处或未知基因多核苷酸动态突变等情况。在临床实践中常将几种基因检测技术相互结合、互为补充。

【诊断】

HSPs临床诊断主要依据患者的临床表现、起病年龄、起病方式、既往病史、家族史等，神经系统体格检查提示双下肢腱反射亢进、踝阵挛和髌阵挛阳性、Babinski征阳性。进一步需排除继发因素所致慢性脊髓病变（表16-2）。而后进行基因检测明确哪种类型。但仍然有30%～50%的HSPs患者未能得到明确的分子遗传学诊断[24]。

表16-2　遗传性痉挛性截瘫临床诊断标准[25]

核心临床表现	进行性双下肢痉挛和无力
阳性家族史	有/无
双下肢锥体束征	双下肢腱反射亢进、踝阵挛和髌阵挛、Babinski征阳性
其他疾病	无

【鉴别诊断】

多种获得性、遗传性疾病也可表现为下肢肌张力进行性增高、剪刀步态，而没有脊髓成像异常。导致痉挛型截瘫的其他遗传性中枢神经系统疾病包括甲基丙二酸血症、常染色体隐性遗传性共济失调、痉挛性共济失调、脊髓小脑性共济失调、Krabbe病、Friedreich共济失调、成人葡聚糖体病、精氨酸血症、多巴反应性肌张力障碍以及生物素酶缺乏症等[19]，导致痉挛性截瘫的获得性疾病包括亚急性脊髓联合变性、原发性侧索硬化、HTLV1相关的热带型痉挛性截瘫、干燥综合征等血管炎相关的脊髓病等，需与HSPs进行仔细鉴别（表16-3）。

【治疗】

理想方法是多学科合作治疗患者的僵硬、痉挛和畸形。分为运动症状的治疗、非运动症状的治疗、康复和护理三个部分。

1. 运动症状的治疗

（1）药物治疗：

1）巴氯芬可以抑制γ-氨基丁酸衍生物，通过刺激中枢GABA受体，抑制兴奋性氨基酸谷氨酸和天门冬氨酸释放，抑制脊髓内单突触和多突触反射，从而缓解神经系统疾病所致严重肌肉痉挛、疼痛性痉挛等。鞘内巴氯芬治疗适用于口服巴氯芬不耐受或口服药物带来损害认知的副作用者以及无法控制的严重慢性痉挛、痉挛累及多块肌肉或多个肌群功能、对改善行走和步态有更高需求者。

2）苯二氮䓬、可乐定和丹曲林对痉挛也有一定改善作用。

3）达伐吡啶是一种钾通道阻滞剂，已被用于改善多发性硬化患者的行走能力，该药可能改善HSPs患者的步态功能、执行特定任务时的注意力，有稳定情绪的作用。

4）肌内注射A型肉毒毒素，针对足踝、膝关节

表 16-3　遗传性痉挛性截瘫鉴别诊断

获得性脊髓病	
结构变化	脊髓型颈椎病、Chiari Ⅰ型畸形、环轴半脱位
脱髓鞘疾病	视神经脊髓炎、多发性硬化症
神经传染性疾病	艾滋病毒、巨细胞病毒、HTLV- Ⅰ/Ⅱ、梅毒、血吸虫病
血管疾病	纤维软骨栓、脊髓梗死、动静脉瘘、后部可逆性脑病综合征伴脊髓受累
肿瘤性疾病	星形细胞瘤、B 细胞淋巴瘤、室管膜瘤
营养性疾病	铜缺乏症、钴矿素缺乏症
副肿瘤综合征	抗双叶磷素、抗 CRMP-5/CV 2、抗 Hu、抗 GAD
遗传性代谢性疾病	
高半胱氨酸再甲基化缺陷	钴胺 C 缺乏症、亚甲基四氢叶酸还原酶缺乏症
尿素循环障碍	• 高组胺血症-高氨血症-高谷氨尿症、甘草酸酶缺乏症
多巴胺合成缺陷	GTP- 环化酶缺乏症、四氢生物蝶呤缺乏症、Sepiapterin 还原酶缺乏症
过氧化物酶体病	• 肾上腺脊髓神经病、肾上腺脑白质营养不良、α- 甲氧亚基 -CoA 外链酶缺乏症
溶酶体疾病	• GM 1/GM 2 神经节苷脂病、克拉伯（Krabbe）病、异染性脑白质营养不良、戈谢病、成人发病性葡聚糖体病
其他神经代谢疾病	干燥综合征、生物素缺乏症、苯丙酮尿症、非酮性高甘氨血症、叶酸缺乏综合征、脑腱黄瘤病、高肌肽病
其他退行性疾病	
痉挛性共济失调	ARSACS、SPAX
运动神经元病	青少年家族性肌萎缩性侧索硬化症、原发性侧索硬化症
脊髓小脑共济失调	• SCA 1、SCA 3
遗传性痴呆症	• PSEN 1 相关疾病

和臀部周围特定有问题的肌肉群，可缓解靶肌肉痉挛，降低内收肌张力，提高步态速度并降低肌肉张力，同时保持力量和平衡。

5）对伴有帕金森样症状的患者，可使用左旋多巴。

（2）非药物治疗：由神经物理治疗师监督的锻炼计划是最佳选择，最初侧重于伸展运动，后来侧重于平衡。使用矫形器，可以增加患者的移动能力。

1）双侧腓总神经功能性电刺激：可改善步行摆动阶段足趾间隙和背屈，减少足下垂，显著提高行走速度。

2）水疗法：可提高 HSPs 患者的行走速度和步长，可能与髋关节内旋代偿机制有关。机器人步态训练在改善平衡和行走能力方面疗效可持续 2 个月以上。

3）重复经颅磁刺激：已被证实对改善 HSPs 下肢无力和痉挛有一定作用，尤其对位于皮质较浅运动区支配的下肢近端肌疗效更佳。功能性电刺激可以改善患者的步态障碍，提高行走速度。使用经皮直流脊柱刺激对痉挛状态有积极影响，尽管刺激并不影响步行测试。

4）保暖和热敷：气温骤降或寒冷环境加重肢体僵硬，下肢局部热敷（注意避免烫伤，温度控制在 45℃以下）可缓解肌肉紧张、促进血液循环、提高关节灵活度。

5）固定功率自行车、瑜伽球以及踏步机等，与药物联合治疗，可增强肌肉力量并改善下肢无力。

6）选择性脊神经后根切断术：通过选择性切断脊髓后根中的责任神经，可长期有效消除或减少患者痉挛状态，改善行走功能。

7）脊髓电刺激术：可降低肌张力，对部分患者短期有一定效果。

8）跟腱松解：部分患者由于慢性进行性下肢痉挛导致马蹄内翻足、跟腱挛缩，可通过足畸形矫正术进行跟腱松解，更加有利于进一步康复训练。

2. 非运动症状的治疗

除了运动症状之外，HSPs 患者还可能伴有尿便障碍等非运动症状影响生存质量。

（1）尿潴留：适当控制每日水的摄入量，每天水的摄入量不超过 2000 ml，应均匀摄入，避免短时间内大量饮水，并且晚上 8 点以后尽量不要饮水，以避免夜间膀胱过度充盈。间歇自我清洁导尿，两次导尿间隔 4 ~ 6 小时，每天 4 ~ 6 次，导出尿量控制在 400 ~ 500 ml，导尿前半小时可尝试自行排尿，并记录排出量和导出量。还应定期（每 1 ~ 2 周）行尿常规检查，预防尿道感染。在排除尿路感染并确保排尿后残余尿液量不会显著增加后，奥昔布宁或等效药物可以改善尿路问题。

（2）便秘：和情绪紧张以及自主神经功能紊乱密切有关，因此应尽可能放松心情。有运动能力者，避免久坐，根据自身情况坚持每天适度运动；卧床或依赖轮椅者应被动活动肢体、关节。多摄入纤维含量高的蔬菜如菠菜、芹菜、花菜等。严重时需药物治疗。

（3）大便失禁：饮食宜清淡，避免刺激性食物。取坐位，收缩肌肉向上提肛，保持数秒然后放松，50 ~ 100 次 / 组，每天 2 ~ 3 组；也可选取卧位，仰躺在床上，以头和足跟作为支点，抬高臀部，同时收紧会阴部肌肉，坚持数秒，然后放下臀部，每日可做 20 次。

【病例摘要】

女，34 岁，进行性行走困难 26 年。

患者 8 岁出现行走时双下肢肌肉僵硬、紧绷和肿胀感；行走时双下肢易乏力、抬腿费力，进行性加重。12 岁上楼梯需扶扶手。25 岁平地步行 10 分钟即需要休息，容易摔倒，需要他人搀扶，不能独立行走。病程中上肢运动灵活。家族中母亲有相似行走困难症状。体格检查：神志清晰，定向力、智力正常。脑神经未见明显异常。无四肢肌萎缩。双上肢肌力 5 级，下肢内收肌力 5 级，外展肌力 4 级，双上肢肌张力正常，双下肢肌张力显著升高，双上肢腱反射（++），双下肢腱反射（+++）。双侧 Babinski 征（+），髌阵挛（+），踝阵挛持续（+）。定位诊断：双侧皮质脊髓束；定性诊断：遗传性痉挛性截瘫，基因检测提示 *UBAP1* 基因突变，诊断为 SPG80。病例详细资料见二维码数字资源 16-1。

数字资源 16-1

（田沃土）

【参考文献】

［1］RUANO L，MELO C，SILVA MC，et al. The global epidemiology of hereditary ataxia and spastic paraplegia：a systematic review of prevalence studies. Neuroepidemiology，2014，42（3）：174-183.

［2］FINK JK. Hereditary spastic paraplegia. Curr Neurol Neurosci Rep，2006，6（1）：65-76.

［3］ENGMANN B，WAGNER A，STEINBERG H. Adolf von Strümpell：a key yet neglected protagonist of neurology. J Neurol，2012，259（10）：2211-2220.

［4］FABER I，PEREIRA ER，MARTINEZ ARM，et al. Hereditary spastic paraplegia from 1880 to 2017：an historical review. Arq Neuropsiquiatr，2017，75（11）：813-818.

［5］HARDING AE. Classification of the hereditary ataxias and paraplegias. Lancet，1983，1（8334）：1151-1155.

［6］袁云，张巍，陈清棠，等. 胼胝体、锥体束和周围神经变性一家系报告. 中华神经科杂志，2001，34（4）：228-230.

［7］DE SOUZA PVS，DE REZENDE PINTO WBV，DE REZENDE BATISTELLA GN，et al. Hereditary spastic paraplegia：clinical and genetic hallmarks. Cerebellum，2017，16（2）：525-551.

［8］BLACKSTONE C. Early-onset hereditary spastic paraplegia：the possibility of a genetic diagnosis. Dev Med Child Neurol，2020，62（9）：1011.

［9］LINNEBERG C，TOFT CLF，KJAER-SORENSEN K，et al. L1cam-mediated developmental processes of the nervous system are differentially regulated by proteolytic processing. Sci Rep，2019，9（1）：3716-3729.

［10］SIMPSON MA，CROSS H，PROUKAKIS C，et al. Maspardin is mutated in mast syndrome，a complicated form of hereditary spastic paraplegia associated with dementia. Am J Hum Genet，2003，73（5）：1147-1156.

［11］MARANDUBA CM，FRIESEMA EC，KOK F，et al. Decreased cellular uptake and metabolism in allan-herndon-dudley syndrome（AHDS）due to a novel mutation in the MCT8 thyroid hormone transporter. J Med Genet，2006，43（5）：457-460.

[12] BOUTRY M, MORAIS S, STEVANIN G. Update on the genetics of spastic paraplegias. Curr Neurol Neurosci Rep, 2019, 19 (4): 1-19.

[13] PARODI L, FENU S, BARBIER M, et al. Spastic paraplegia due to SPAST mutations is modified by the underlying mutation and sex. Brain, 2018, 1; 141 (12): 3331-3342.

[14] DONG L, ZHUO X, JIANG Z. Hereditary spastic paraplegia: manifestations and treatment challenges. Asian J Surg, 2024, S1015-9584 (24): 00922-9.

[15] CONCEIÇÃO PEREIRA M, LOUREIRO JL, PINTO-BASTO J, et al. Alu elements mediate large SPG11 gene rearrangements: further spatacsin mutations. Genet Med, 2012, 14 (1): 143-151.

[16] RATTAY TW, LINDIG T, BAETS J, et al. FAHN/SPG35: a narrow phenotypic spectrum across disease classifications. Brain, 2019, 142 (6): 1561-1572.

[17] ARNOLDI A, CRIMELLA C, TENDERINI E, et al. Clinical phenotype variability in patients with hereditary spastic paraplegia type 5 associated with CYP7B1 mutations. Clin Genet, 2012, 81 (2): 150-157.

[18] VAN GASSEN KL, VAN DER HEIJDEN CD, DE BOT ST, et al. Genotype-phenotype correlations in spastic paraplegia type 7: a study in a large dutch cohort. Brain, 2012, 135 (Pt 10): 2994-3004.

[19] SHRIBMAN S, REID E, CROSBY AH, et al. Hereditary spastic paraplegia: from diagnosis to emerging therapeutic approaches. Lancet Neurol, 2019, 18 (12): 1136-1146.

[20] VAN LITH BJH, KERSTENS HCJW, VAN DEN BEMD LAC, et al. Experienced complaints, activity limitations and loss of motor capacities in patients with pure hereditary spastic paraplegia: a web-based survey in the netherlands. Orphanet J Rare Dis, 2020, 15 (1): 1-10.

[21] SCHÜLE R, WIETHOFF S, MARTUS P, et al. Hereditary spastic paraplegia: clinicogenetic lessons from 608 patients. Ann Neurol, 2016, 79 (4): 646-658.

[22] PASCUAL B, DE BOT ST, DANIELS MR, et al. "Ears of the lynx" MRI sign is associated with SPG11 and SPG15 hereditary spastic paraplegia. AJNR Am J Neuroradiol, 2019, 40 (1): 199-203.

[23] ROUBERTIE A, HIEU N, ROUX CJ, et al. AP4 deficiency: a novel form of neurodegeneration with brain iron accumulation? Neurol Genet, 2018, 4 (1): e217.

[24] CAO Y, ZHENG H, ZHU Z, et al. Clinical and genetic spectrum in a large cohort of hereditary spastic paraplegia. Mov Disord, 2024, 39 (4): 651-662.

[25] FINK JK. Hereditary spastic paraplegia: clinical principles and genetic advances. Semin Neurol, 2014, 34 (3): 293-305.

第二节　脊髓空洞症

【概论】

脊髓空洞症（syringomyelia）是一种脊髓内出现异常空洞的疾病，与脊髓的脑脊液循环异常有关[1-3]。患病率估计为4.84/10万，发病率为0.82/10万[4]。主要表现为疼痛和温度不敏感等感觉症状。该病在大多数情况下偶然发现，由于MRI在背痛和颈部疼痛的常规评估中的使用越来越多，脊髓空洞症的发现也越来越常见。脊髓空洞症最常与Chiari畸形相关，但先天性脊髓空洞症可能由创伤性、感染性、退行性和其他病因引起[5-7]，这些病因导致脊髓蛛网膜下腔部分脑脊液流动阻塞[1]。但也可能由脊髓肿瘤导致。空洞是脊髓实质或中央管内的一个充满液体的腔，包括扩张的中央管、孤立的囊形和纺锤形的空洞。按病理改变特点脊髓空洞症分为交通型、非交通型和脊髓实质型（表16-4）。

表16-4　脊髓空洞症病理分类

交通型	与第四脑室连通的中央管扩张，并且总是与脑积水有关。囊腔具有室管膜内衬
非交通型	涉及因Chiari-1畸形、扁平颅底和蛛网膜炎引起的脊髓蛛网膜下腔内的脑脊液动力学改变而导致的中央管扩张，位于脊髓的旁中央到脊髓的后外侧
脊髓实质型	和创伤或卒中有关，空洞壁为神经胶质或纤维胶质组织

【临床表现】

脊髓空洞症在任何年龄都可以发病，以成年人为主，男多于女，个别患者有家族史，最常见的症状包括神经根痛、步态共济失调、感觉障碍、运动无力、痉挛、自主反射障碍和神经性疼痛。临床病程通常会在数月到数年内进展，早期快速恶化，然后逐渐减慢，临床症状通常会保持稳定数年。突然的头部摇晃或长时间的咳嗽可能会引发先前无症状的患者突然出现症状。随着脊髓空洞症的进展，下肢痉挛增加，具有截瘫的特点[5-8]。

1. 空洞的间接表现

（1）眩晕性头痛：咳嗽会导致脑内脑脊液压力突然增加，导致咳嗽后瞬间出现短暂性枕下头痛和颈部疼痛，为 Chiari 头痛。发病突然，其特点是头部沉重、压迫感，偶尔会出现波动性头痛。可以辐射至头顶、眼睛后面、颈部和肩部下方，一般持续时间短暂，仅几秒钟。体力消耗、瓦尔萨尔瓦动作、头姿势突然变化时出现。由于后组脑神经向下牵拉和脑干压迫，导致声音嘶哑、吞咽困难、咳嗽无力。

（2）视觉障碍：眶后压迫感和疼痛，伴随各种视觉症状，包括眼前闪光、视力模糊、恐光和复视。由于涉及脑干前庭-眼连接，体格检查会发现水平、旋转或下跳性眼球震颤。

（3）耳神经症状：出现头晕、耳鸣、耳压、听力下降、恶心、呕吐、步态不稳及眼球震颤。

（4）脑部症状：出现震颤、辨距障碍、共济失调、步态和平衡问题。

（5）睡眠障碍：打鼾、睡眠呼吸暂停，由于脑干受压可以伴随心悸。

（6）神经性关节病：神经功能缺陷会导致关节破坏。轻微的伤害和骨折通常会被忽视，一般出现上肢大关节的无痛性肿大[9-10]。

2. 空洞的直接表现

（1）节段性感觉异常 / 感觉过敏：是最常见的感觉症状，节段性分离感觉丧失涉及疼痛和温度觉丧失，但保留触觉和振动觉，通常表现为上肢"斗篷状"分布[4-6]。缺乏疼痛觉可能会导致手部受伤和慢性皮肤溃疡。三叉神经脊束核损害导致同侧面部痛、温觉障碍，面部分离性感觉丧失具有"洋葱皮样分布"。分离性感觉丧失通常发生在脊髓中央空洞累及脊髓灰质前联合处。

（2）肌肉无力和精细运动功能受损：因颈部脊髓的前角细胞（下运动神经元）受损而发展为手内在肌肉萎缩，导致"爪手"畸形。由于空洞扩张会压迫或损坏邻近的外侧皮质脊髓束，导致下肢痉挛。由支配脊柱旁轴向肌肉组织的前角细胞损伤引起进行性脊柱侧弯。

（3）自主神经功能障碍：霍纳综合征出现在颈部或上胸部空洞患者，和脊髓侧角细胞损害导致的自主神经功能障碍有关，病变损害相应节段的皮肤可有泌汗异常，多汗或少汗症局限于身体的一侧。患者还可能出现自主膀胱功能障碍，疾病晚期出现肠道功能障碍，提示脊髓侧角的第Ⅶ层神经节前自主神经元损害，脊髓的第Ⅷ层和第Ⅸ层损害还导致骨骼肌运动功能发生异常。

【辅助检查】

主要包括影像学检查和神经电生理检查。

1. 磁共振成像

MRI 是首选的检查方法，可以精确描绘相关解剖结构，并在矢状位和横断面准确显示空洞，确定空洞的位置、大小和范围（图 16-1），并评估小脑蚓部脱垂移位的程度[3-6]。患有相关 Chiari-1 畸形的患者普遍存在小脑后脑脊液间隙的受压。MRI 有助于排除囊性病变或脊柱肿瘤、软脑膜炎以及蜘蛛网瘢痕。纵向 MRI 检查还可以随访脊髓空洞进展速度。

2. 高分辨率计算机断层扫描脊髓摄影术

在 MRI 禁忌的情况下，可以使用这种成像方式进行检查。可以看到造影剂渗入囊腔的部位，识别适合手术的脑脊液阻塞的局灶区域[1]。

3. 肌电图检查

对脊髓空洞症缺乏诊断价值，但可以发现神经源性的骨骼肌损害，也有助于排除周围神经病变导致的感觉异常。

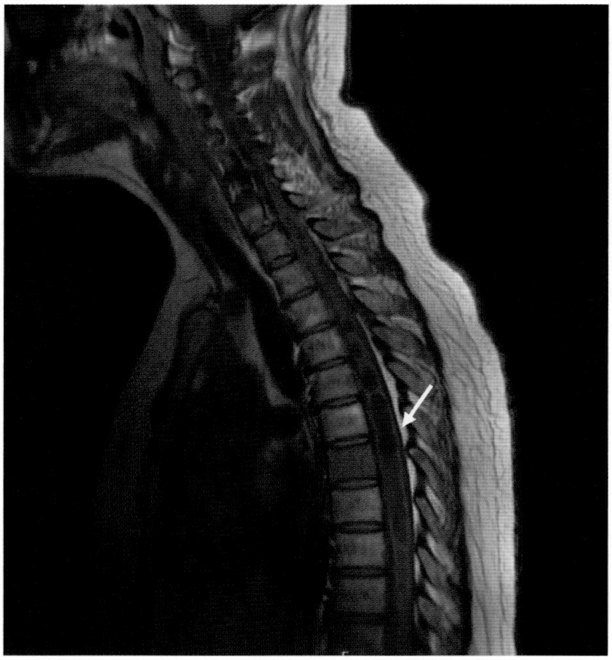

图 16-1 上胸段脊髓空洞（箭头）

【诊断】

根据患者慢性发病、临床出现非对称性节段性分离性感觉障碍，伴随上肢肌肉无力和萎缩，下肢存在锥体束征等，需要考虑到脊髓空洞症的可能性，结合影像学的表现，可进一步明确诊断。明确诊断后需要进一步进行分型（表 16-5）。

表 16-5 脊髓空洞症类型

1 型	由于枕大孔阻塞以及随后由 Chiari-1 畸形、颅底缺陷和其他病变引起的中央管扩张
2 型	在枕大孔处没有任何阻塞，特发性
3 型	直接影响脊髓的病变引起，包括肿瘤、创伤性脊髓病、脊髓蛛网膜炎、肥厚性脑膜炎和脊髓软化症
4 型	纯粹的脊髓中央管扩张

【鉴别诊断】

脊髓肿瘤，例如血管母细胞瘤、室管膜瘤和神经胶质瘤，可能会分泌高蛋白含量的渗出液，导致合并出现脊髓的微囊肿。大多数脊髓内肿瘤在增强 MRI 上增强。

需要进一步和脊髓内囊肿、脊髓软化症、蛛网膜囊肿和神经胶质室管膜囊肿进行鉴别，这些疾病主要导致下肢痉挛，很少出现明显的分离型感觉障碍和自主神经损害表现，MRI 可以协助诊断。

脊髓中央管可能会随着年龄的增长而渐缩，连续的中央管不是异常，不导致脊髓功能障碍。

【治疗】

脊髓空洞症的自发消退在儿童中很常见，成年患者的自发消退也可以在不同情况下发生，例如蛛网膜粘连的自发破裂、空洞引流至脊髓蛛网膜下间隙。大多数患者需要进行治疗，治疗策略包括避免增加静脉压的活动，例如拉紧、弯曲颈部和屏住呼吸。手术干预旨在纠正导致脊髓空洞症的潜在病理生理机制，主要目标是改善脑脊液动力学。手术前症状持续时间越短，效果越好。早期手术治疗对于最大限度地减少神经损伤和改善总体结果至关重要。没有自主神经功能障碍或运动障碍的患者及时接受手术干预，可以防止症状恶化[11]。手术中需要进行超声监测检查，确认扁桃体减压，确保颅颈交界处的脉动性脑脊液流动。手术的方式包括下列几种：

1. 颅颈减压

包括枕下颅骨切除术和颈 1 椎体后弓切除、打开硬脑膜和蛛网膜，以及切除蛛网膜粘连，人为扩大枕大池。主要用于 Chiari-1 畸形患者。

2. 蜘蛛网瘢痕切除

包括蛛网膜瘢痕膜切除术、显微外科手术松解蛛网膜粘连和硬脑膜重建，重建脊髓蛛网膜下脑脊液流动性。主要用于炎症后蛛网膜瘢痕和创伤后脊髓空洞症的患者。

3. 脑脊液分流

对其他治疗没有反应的患者，经皮硬膜下分流术是最常用的分流术[12]。与枕大孔减压相比，硬膜下分流术的结局更好，但并发症发生率和失败率高，并且无法解决脊髓空洞症的根本原因，因此被认为是最后的治疗手段。

4. 其他手术

包括颅后窝硬脑膜减压，去除枕大孔和 Magendie 孔的阻塞。颅骨顺应性较低的患者在枕大孔减压前先进行脑室-腹膜分流术治疗，近 80% 的病例显示脊髓空洞症消退。对于难治性病例和第四脑室脑积水，可以采用第四脑室至脊髓蛛网膜下间隙支架。

【孕期管理】

87% 的患者在分娩前表现出与脊髓空洞症相关的体征和症状。其中 49% 的患者存在 Chiari 畸形相关的脊髓空洞症[13]。大多数女性接受阴道分娩，进行无痛（即硬膜外或脊髓）麻醉下顺利分娩。分娩和麻醉方式都不会影响绝大多数脊髓损伤和（或）脊髓空洞症患者的自然病史。没有发生与麻醉相关的孕产妇或新生儿并发症。个别患者在分娩后出现空洞症症状的自发缓解[14]。

【病例摘要】

男，37 岁，右上肢和右侧胸部麻木 10 年。

患者 10 年前出现右上肢和右前胸壁麻木，伴随右上肢无汗，7 年前出现右侧肘关节肿大，并且有轻微疼痛。体格检查：右侧肘关节肿大，运动受限。颈部短。右上肢和右侧胸部痛觉减退，触觉存在，分布范围在颈 4 到胸 6。四肢肌力正常，没有明显肌肉萎缩，双侧下肢腱反射活跃。肘部 X 线片显示右肱骨头远端关节破坏和广泛骨吸收，肘关节间隙增加。右肘关节周围可见多个关节周围软组织钙化区。脊柱的 MRI 显示 C1 至 T3 椎体水平脊髓空洞。

定位诊断：颈部和上胸部脊髓灰质后角和侧角；定性诊断：脊髓空洞症。病例详细资料见二维码数字资源 16-2。

数字资源 16-2

（袁　云）

【参考文献】

［1］HOLLY LT，BATZDORF U. Chiari malformation and syringomyelia. J Neurosurg Spine，2019，31（5）：619-628.

［2］YOKOTA H，TAMAKI R，SUGIMOTO T，et al. Communicating syringomyelia. World Neurosurg，2020，140：96-100.

［3］DAS S，STONE L，GODZIK J，et al. Spine deformity associated with Chiari I malformation and syringomyelia. Neurosurg Clin N Am，2023，34（1）：151-157.

［4］HOLSTE KG，MURASZKO KM，MAHER CO. Epidemiology of Chiari I malformation and syringomyelia. Neurosurg Clin N Am，2023，34（1）：9-15.

［5］CIARAMITARO P，GARBOSSA D，PERETTA P，et al. Syringomyelia and Chiari syndrome registry：advances in epidemiology，clinical phenotypes and natural history based on a north western italy cohort. Ann Ist Super Sanita，2020，56（1）：48-58.

［6］CHAI J，ZHU J，CHENG L，WU X. Syringomyelia and syringobulbia after brain injury：a case report and literature review. Asian J Surg，2023，46（4）：1881-1883.

［7］HEISS JD. Cerebrospinal fluid hydrodynamics in Chiari I malformation and syringomyelia：modeling pathophysiology. Neurosurg Clin N Am，2023，34（1）：81-90.

［8］SALETTI V，FARINOTTI M，PERETTA P，et al. The management of Chiari malformation type 1 and syringomyelia in children：a review of the literature. Neurol Sci，2021，42（12）：4965-4995.

［9］KOCYIGIT BF，KIZILDAĞ B. Neuropathic arthropathy of the shoulder secondary to operated syringomyelia：a case-based review. Rheumatol Int，2023，43（4）：777-790.

［10］MAHMOUD I，ZARROUK Z，BEN TEKAYA A，et al. Neuropathic arthropathy of the shoulder as a presenting feature of Chiari malformation with syringomyelia：a case report with a systematic literature review. Eur Spine J，2022，31（10）：2733-2752.

［11］ZHENG YC，LIU YT，WEI KC，et al. Outcome predictors and clinical presentation of syringomyelia. Asian J Surg，2023，46（2）：705-711.

［12］ROTHROCK RJ，LU VM，LEVI AD. Syrinx shunts for syringomyelia：a systematic review and meta-analysis of syringosubarachnoid，syringoperitoneal，and syringopleural shunting. J Neurosurg Spine，2021，35（4）：535-545.

［13］BALKI M. Anesthetic and obstetric management of syringomyelia during labor and delivery：a case series and systematic review. Anesth Analg，2017，125（3）：913-924.

［14］KNAFO S，PICARD B，MORAR S，et al. Management of Chiari malformation type I and syringomyelia during pregnancy and delivery. J Gynecol Obstet Hum Reprod，2021，50（3）：101970.

第十七章 中枢神经系统免疫病

中枢神经系统自身免疫性疾病是一大类导致神经元或神经胶质细胞损害的疾病，可以是原发性的损害，也可以是全身性自身免疫性疾病的一部分，也可以发生在各种感染性脑病之后出现抗体相关或非抗体相关的免疫性疾病。特征性MRI改变有助于疾病的诊断和相互间的鉴别。血清（有时是脑脊液）中抗体的检测可以证实患者的诊断。

抗体相关的中枢神经系统免疫病多是各种形式的脑炎，主要包括脑膜脑炎、边缘脑炎、小脑和脊髓炎等，脑脊液存在疾病特异性抗体。如髓鞘少突胶质细胞糖蛋白抗体相关疾病、自身免疫性胶质纤维酸性蛋白星形细胞病和抗N-甲基-D-天冬氨酸受体脑炎以及水通道蛋白4-IgG阳性的视神经脊髓炎谱系病。临床表现在各种抗体相关脑病都具有谱系疾病的特点，从孤立的视神经炎、脑膜炎或脊髓炎到多灶性中枢神经系统脱髓鞘，个别抗体可见于急性播散性脑脊髓炎或脑炎，出现急性或亚急性发病的局灶性神经系统症状，独立或伴随出现精神和认知状态改变。

另一大类中枢神经系统免疫病没有抗体发现，而是和T淋巴细胞或巨噬细胞浸润有关，包括多发性硬化和糖皮质激素反应性慢性淋巴细胞炎伴脑桥血管周围强化，多发性硬化主要是中枢神经系统多发性的脱髓鞘斑块，伴随淋巴细胞浸润；而糖皮质激素反应性慢性淋巴细胞炎伴脑桥血管周围强化在MRI上后脑（尤其是脑桥）有典型的点状和曲线状强化病变（“胡椒面”征象）。在病理分析中观察到血管周围以T淋巴细胞为主的炎性浸润是确诊的先决条件。

疾病急性发作似乎对大剂量糖皮质激素非常敏感，难治性病例可血浆置换，可以考虑使用多种经验性的非类固醇免疫抑制剂。在大约50%的患者中观察到复发过程，也可能进展为淋巴瘤；因此，定期的临床和放射学随访必不可少。

第一节 多发性硬化

【概述】

多发性硬化（multiple sclerosis，MS）是一种以中枢神经系统炎性脱髓鞘为主要特点的免疫介导性疾病，病变主要累及白质[1]。其病因可能与遗传、环境、病毒感染等多种因素相关。MS病理上表现为中枢神经系统多发髓鞘脱失，可伴有神经细胞及其轴索损伤。脑MRI上病灶分布、形态及信号表现具有时间和空间多发的特点。亚洲人群患MS的风险比白人低80%。在中国MS发病率从1986年的0.88例/10万发展到2013年的5.2例/10万，日本观察到的发病率为（8.1～18.6）/10万。白人人口为主的国家的发病率在2015年为115例/10万。

该病在1421年由荷兰的Ludwina首次报道，Jean-Martin Charcot在1868年描述一名女患者出现了眼球震颤、意向性震颤和言语障碍。1906年，Otto Marburg提出视盘苍白、腹壁反射缺失和锥体束征是MS的特征，这是第一次提出空间多发性的特点。直到1931年Sydney Allison进一步对MS进行定性，在威尔士MS研究中提出MS亚型，包括典型MS、可能MS和可疑MS。此后围绕诊断标准进行了不断的探讨。1986年Ormerod等结合MRI检查提出临床孤立综合征的概念，用于描述单次症状的患者。20世纪80年代早期制定的MS诊断标准（Poser标准）考虑了临床特征和一些实验室检查，包括脑脊液分析、诱发电位和神经影像学检查。1993年首次报道疾病修饰疗法能减少复发和残疾进展。2001年制定的McDonald标准，又分别于2005年、2010年和2017年进行了修订。2009年多名研究者提出了“放射孤立综合征”一词用于描述只有影像学改变而没有临床表现的患者。

MS 的病因可能与遗传、环境、病毒感染等多种因素相关[2]。最广为接受的理论是 MS 始于一种由自身反应性淋巴细胞介导的炎性自身免疫性疾病，在疾病后期以小胶质细胞激活和慢性神经变性为主[3]。环境因素似乎在决定 MS 的风险方面起主要作用。这些因素包括病毒感染、地理纬度和出生地、日光暴露、维生素 D 水平等。遗传因素可能促进 MS 发展的风险，尤其是涉及 HLA-DRB1 位点的变异。最近的研究发现通过阻断黏附（那他珠单抗）或将淋巴细胞隔离在初级淋巴器官中（鞘氨醇 -1- 磷酸受体调节剂——芬戈莫德、西尼莫德和奥扎莫德）来抑制淋巴细胞进入中枢神经系统的治疗策略。最初使用抗 CD20 单克隆抗体——利妥昔单抗，随后更成功地开发了奥瑞珠单抗和奥法妥木单抗。抗 CD20 单抗介导的 B 细胞耗竭可减少复发缓解 MS 中的新复发以及延缓原发性进展型 MS 的发展。在过去十年中，MS 病理生理学的概念框架发生了转变，从早期认为 MS 是一种 T 细胞介导的自身免疫性疾病，转变为 B 细胞介导的重要作用。

MS 的典型神经病理学特征是中枢神经系统存在局灶性脱髓鞘斑块，伴有不同程度的炎症和神经胶质细胞增生，且神经轴索相对保存。这些病灶往往位于视神经、脊髓、脑干、小脑和近皮质及脑室周围的白质区域[4]。此外，脱髓鞘病灶也可见于胼胝体和皮质灰质，38% 的活检证实早期 MS 病例中发现了皮质炎性脱髓鞘。轴索损伤是 MS 斑块的一个显著继发性病理学特征[5]。尽管传统上认为 MS 病灶是局灶白质病变，但目前认为 MS 的病理范畴包含更广泛的异常，包括看似正常的白质和看似正常的灰质弥漫性损害，两者均与脑容积进行性减小有关[6]。

【临床表现】

中枢神经系统疾病中，MS 是除创伤外年轻成人永久残疾的最常见病因。MS 好发于青壮年，女性更为多见，男女患病比例为 1∶（1.5 ~ 2）。中枢神经系统各个部位均可受累，临床表现多样。常见表现包括肢体或一侧面部感觉丧失、单侧视力丧失、急性或亚急性运动无力、复视、步态障碍及平衡问题、Lhermitte 征（颈部屈曲时出现沿背部和 / 或肢体向下扩散的电击样感觉）、眩晕、膀胱功能障碍、肢体共济失调、急性横贯性脊髓炎以及疼痛。起病症状和体征可以是单症状性（符合单一病灶），也可以是多症状性（符合一个以上病灶）。起病表现可能源于皮质综合征，如失语或视野障碍，但不常见。这些表现多与大面积炎症有关，因其在临床和影像学上有类似肿瘤的倾向，称为瘤样 MS。MS 临床分型如下：

1. 复发缓解型 MS

绝大多数 MS 患者最初遵循复发-缓解过程，定义为急性加重，通常完全或不完全康复，其间有相对临床稳定的时期。病情加重（也称为复发或发作）定义为“患者的典型症状或体征，在没有发热或感染的情况下持续时间至少 24 小时”。MS 患者 80% ~ 85% 最初病程中表现为该类型。常见的表现包括视神经炎的视力下降、脊髓炎的感觉和（或）运动表现以及核间眼肌麻痹等主要症状。

空间多发是指病变影响至少 2 个通常受 MS 影响的中枢神经系统区域，如有视神经炎病史的患者现出现了脑干综合征，患者有这两个独立病变的客观临床证据。如果只发生一次单一事件，称为“临床孤立综合征”，如果在神经系统检查中发现另一个独立病变的证据，也是空间多发的表现，通过结合患者的 MRI 表现，可能使仅一个临床病灶的患者满足空间多发性。

时间多发是指中枢神经系统病变随着时间的推移而发展。对于患有 2 次临床发作的患者来说，时间多发可以很容易在临床上得到满足，同样需要 2 次发作的客观临床证据或一次发作时另一次发作的历史记录。

发作（也称为复发或加重）的定义为典型的急性中枢神经系统炎症性脱髓鞘事件，发作持续时间至少 24 小时，且无发热和感染。最常见的首次发作是感觉障碍、运动无力和视觉障碍（单眼视力丧失或复视）。

假复发是指在感染或其他导致体温升高的状态、压力或疲劳下出现神经系统异常症状，但查体无新体征、影像学检查无客观病灶的现象。典型假复发症状一般持续＜ 24 小时，但个别情况下（如感染未控制、持续处于高温状态、长时间压力较大和长期睡眠剥夺等），也可持续超过 24 小时。治疗上除消除引起假复发的诱因外，无须其他治疗。

2. 临床孤立综合征

该综合征代表患者最初表现为中枢神经系统脱髓鞘的典型临床症状。当有临床证据表明单次加重并且 MRI 不完全符合复发缓解型 MS 标准时，被归类为临床孤立综合征。单次、单症状发作（如视神经炎、脑干综合征、脊髓综合征），可能是MS的首次发作表现。临床上既可以表现为孤立的视神经炎、脑干脑炎、脊髓炎或某个解剖部位受累后导致的临床事件，亦可以出现多部位同时受累的复合临床表现。其常见的临床表现有视力下降、肢体麻木、肢体无力、尿便障碍等；病变表现为时间上的孤立，并且临床症状持续24小时以上。一半以上的欧美临床孤立综合征患者最终发展为MS。MRI表现具有MS特点的患者，未来很有可能满足复发缓解型MS标准。

3. 原发进展型MS

原发进展型MS定义为从疾病发作时神经功能障碍进行性加重，约10%的MS患者表现为该类型。在临床上最常表现为进行性脊髓病，也可以表现为进行性脊髓综合征或其他进行性症状，要求至少1年的临床疾病进展以及至少以下两项，分别是大脑的疾病证据（至少一个位于脑室旁、皮质下或幕下的T2病变）、脊髓的疾病证据（脊髓至少有2个T2病变）和脑脊液阳性（寡克隆区带的等电聚焦和/或免疫球蛋白G指数升高）。与复发缓解型MS一样，有症状的病变被排除在MRI病变计数之外。

4. 继发进展型MS

复发缓解型MS在首次发病后20年内，高达40%的患者发展至继发进展型。约50%的该型患者在患病10～15年后疾病不再有复发缓解，而呈现典型的神经功能障碍进行性加重，主要涉及复发过程中先前涉及的中枢神经系统区域。向继发进展型MS的过渡点有时很难确定，只有在回顾病史时才能认识到，有时是在轻微的临床症状出现几年后发生。

5. 其他类型

根据MS的发病及预后情况，有以下2种少见临床类型作为补充，其与前面国际通用临床病程分型存在一定交叉[7]。①良性MS：少部分MS患者在发病15年内几乎不留任何神经系统残留症状及体征，日常生活和工作无明显影响；②恶性MS：又名爆发型MS或Marburg变异型MS，疾病呈爆发起病，短时间内迅速达到高峰，神经功能严重受损甚至死亡。

【辅助检查】

MS是临床诊断。诊断要排除其他疾病。所有疑似MS的患者都应进行血清学检查、影像学检查、电生理检查和脑脊液检查，以帮助支持MS的临床诊断，排除MS样疾病的患者。

1. 血清学检查

血清学基本检查包括抗核抗体、维生素B_{12}和甲状腺功能，还包括梅毒和人类免疫缺陷病毒1型血清学检查。根据临床表现，可能需要进行抗水通道蛋白4和抗髓鞘少突胶质细胞糖蛋白抗体筛查。

2. 脑脊液检查

有典型MS症状和脑MRI表现的患者在诊断MS时不需要进行腰椎穿刺，不是诊断MS的必要指标。对于诊断不完全明确的患者，仍然是评估的重要组成部分，为MS提供支持、临床辅助证据，确定患者是否存在其他问题。脑脊液寡克隆带可以作为临床孤立综合征转化为MS的预测因子。

MS脑脊液外观和脑脊液压力基本正常。2/3的患者脑脊液白细胞总数正常，少于5%的患者白细胞计数超过15/μl，而超过50/μl者更为罕见。白细胞分类中以淋巴细胞为主，绝大部分为T细胞。脑脊液蛋白水平一般正常。采用等电聚焦方法定性评估脑脊液中IgG寡克隆区带是确诊MS最重要的诊断性脑脊液检查[8]。相对于脑脊液其他蛋白成分，免疫球蛋白水平升高在MS患者中十分常见，提示存在鞘内合成。95%的临床确诊MS患者中可发现寡克隆区带[8]，8%的非MS患者的脑脊液样本也含有寡克隆区带，大多数由慢性中枢神经系统感染、病毒性综合征所致。寡克隆区带阳性并不等同于MS诊断。

3. 诱发电位检查

诱发电位能够在无症状部位发现亚临床病变以支持MS多发性的诊断。诱发电位也可能有助于对影像学不易观察到的病变进行解剖定位（如视神经和脊髓后索）。最常使用的诱发电位为体感诱发电位、视觉诱发电位和听觉诱发电位。50%～90%的临床确诊MS患者有视觉诱发电位改变。

4. 磁共振成像检查

在考虑MS诊断时，所有患者均应行脑MRI检查。脊髓MRI检查对于所有患者并非必要，但在脊髓受累为首发症状、原发性进展性病程以及在MS少见的人群（老年人或亚洲人群）中考虑MS，或者需要进一步检查增加诊断的可靠性时，应行脊髓MRI检查。

几乎所有临床确诊MS的患者在MRI上都有典型的白质病变，主要位于脑室周围区域、胼胝体、半卵圆中心，较少位于深部白质结构和基底节。病变呈卵圆形，垂直于侧脑室排列。在矢状位表现为Dawson手指征（图17-1）。典型的MS脊髓病变具有下列MRI特征[9]：极少或没有脊髓肿胀；T2加

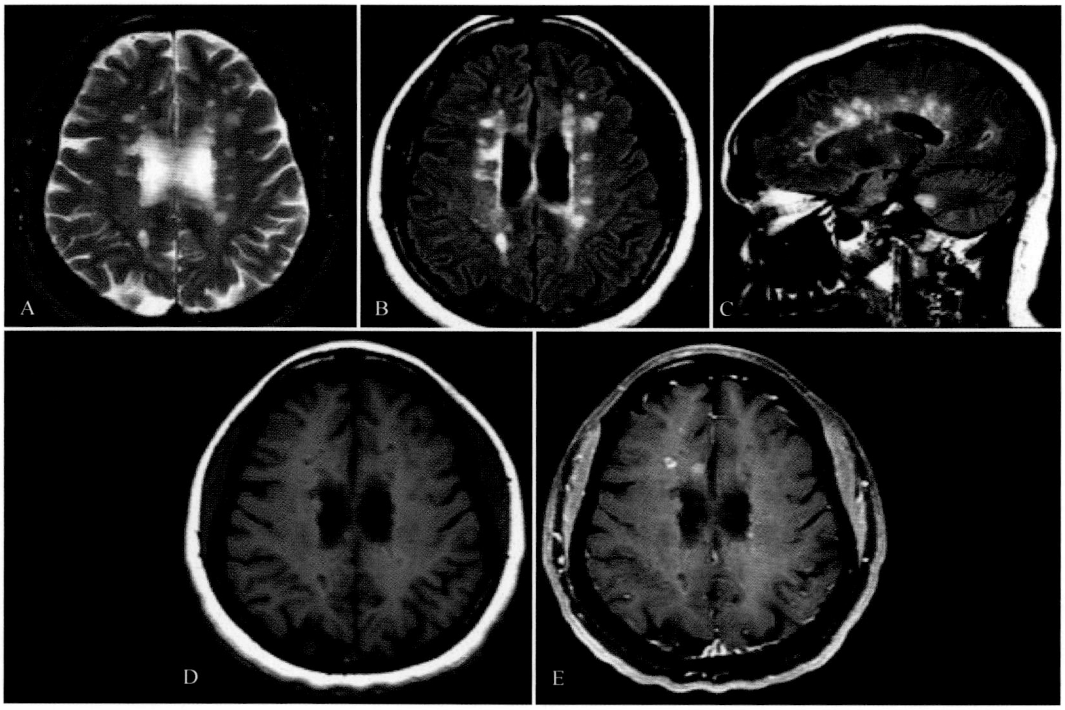

图 17-1 轴位 T2 加权（A）和轴位液体衰减反转恢复（FLAIR）（B）图像显示多个卵形高信号灶（呈 Dawson 手指征样表现）。矢状 FLAIR（C）图像也显示病变在胼胝体呈放射状分布。轴位对比 T1 加权（D）图像显示，这些病变呈“黑洞”样低信号。钆增强轴位 T1 加权（E）图像显示，一些病变呈环状增强，提示疾病活动

权序列中有明确的高信号且在两个层面中可见（如轴位和矢状位）；病灶大小至少为 3 mm 但长度不到 2 个椎体节段；横断面上仅局灶性累及部分脊髓（图 17-2）。钆增强病灶与新发病灶或新近活动性病灶有关[10]，增强信号持续存在提示病情持续活动，是 MS 的一种短暂现象，通常在 30 ~ 40 日后消失，在少数情况可持续 8 周。持久的增强病灶很可能不是 MS。

MRI 空间多发性的诊断标准：4 个中枢神经系统部位中（脑室旁、皮质或者近皮质、幕下、脊髓）至少 2 个部位有至少 1 个符合典型 MS 的 T2 病灶，如果患者患有脑干或脊髓综合征，则有症状的病变可能已经被“计数”，因此不计入空间多发 MRI 标准。

MRI 时间多发性的诊断标准：任何时间同时出现增强和非增强病灶，表明病变是在不同的时间点发展；或者无论与基线 MRI 的时间间隔长短，在随访 MRI 中出现新发 T2 病灶或增强病灶都可以满足时间多发的要求，无论它们之间的时间间隔如何。MRI 病灶无须区分症状性和非症状性；对年龄大于 50 岁或者有脑血管病危险因素的患者，要慎重认定脑室旁病灶。

放射学孤立综合征，病变为卵圆形且边界清晰，不符合血管分布，并且满足 4 个 Barkhof 标准中的 3 个：1 个增强病变或至少 9 个 T2 病变、1 个皮质下病变、1 个幕下病变和 3 个脑室旁病变。这些发现必须是偶然的，必须没有提示脱髓鞘事件的神经系统症状史，并且病变不能解释功能障碍；不能用其他疾病过程解释病变。年龄较小、男性和脊髓病变的存在具有预测价值。一旦发生症状，既往时间和空间多发性的 MRI 证据能够支持 MS 的诊断。大约 1/3 的患者发病后 5 年内能够诊断 MS，通常为缓解复发型 MS[1]。

特殊改变，皮质的病灶分为 4 个类型：1 型为皮质和白质混合型；2 型为皮质内型；3 型为软脑膜皮质混合型；4 型为全皮质，不累及白质。此外可以看到脑白质的阴燃征和中心静脉征。

【诊断】

MS 诊断应以病史和体征为基本依据，结合辅助检查，特别是 MRI 的特征性表现，并排除其他疾病。当上述条件不能满足诊断时，应寻找其他亚临床及免疫学证据。MS 诊断的要点在于其病灶具有如下 3 个特点：①时间多发性；②空间多发性；③排除其他可能。2017 年 McDonald MS 诊断标准见表 17-1。应注意排除与其相似的疾病。

15% ~ 20% 的儿童 MS 疾病首次发作类似于急性脑病或急性播散性脑脊髓炎过程，所有 MS 患儿中

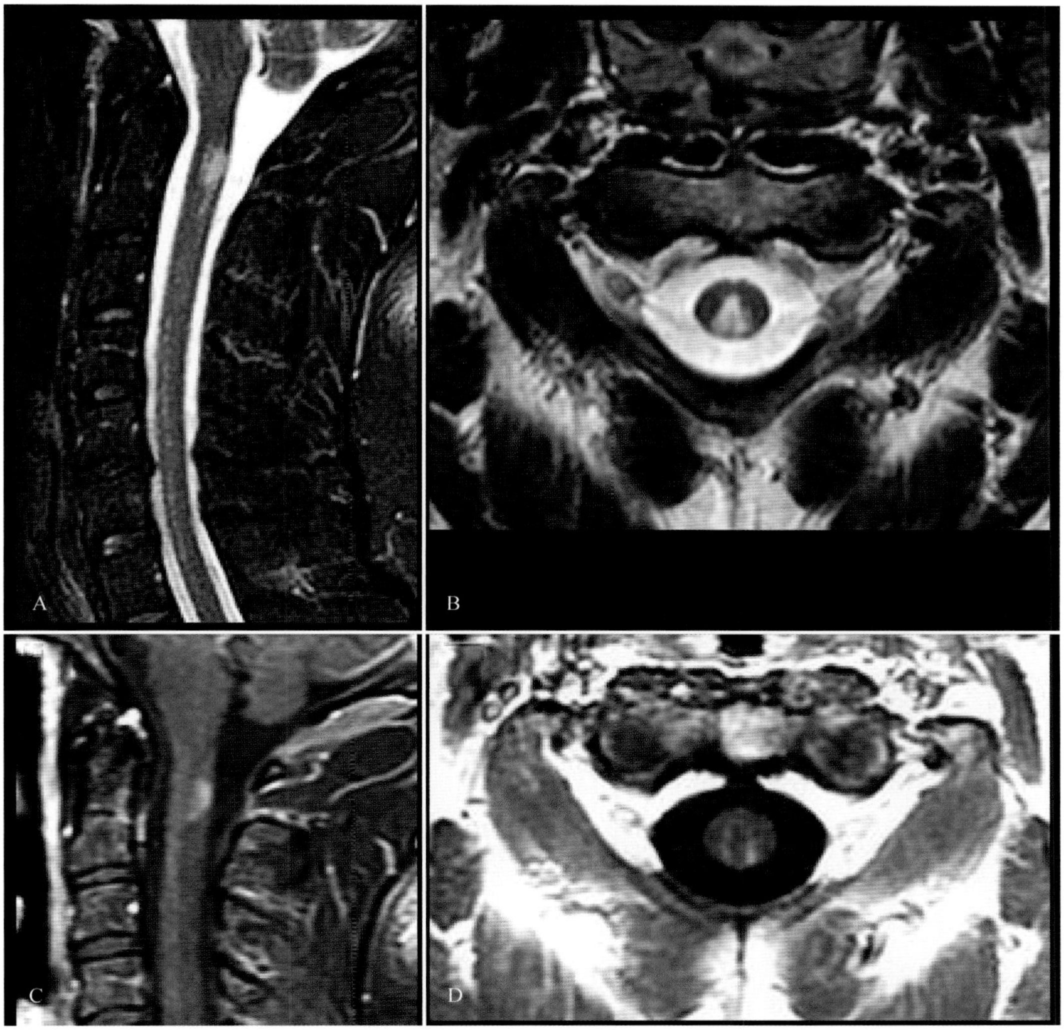

图 17-2 T2 加权矢状位（A）和轴位（B）图像显示 C2 节段颈脊髓后柱高信号灶。钆增强后 T1 加权矢状位（C）和轴位（D）图像显示病灶增强

表 17-1 多发性硬化的诊断标准（2017 年 McDonald 诊断标准）

临床表现	辅助指标
≥ 2 次发作；具有≥ 2 个客观临床证据的病变	无
≥ 2 次发作；具有 1 个客观临床证据的病变（并且有明确的历史证据证明以往的发作涉及特定解剖部位的一个病灶）	无
≥ 2 次发作；具有 1 个客观临床证据的病变	通过不同 CNS 部位的临床发作或 MRI 检查证明空间多发性
1 次发作；具有≥ 2 个客观临床证据的病变	通过额外的临床发作，或 MRI 检查证明时间多发性，或具有脑脊液寡克隆带阳性的证据
1 次发作；具有 1 个客观临床证据的病变	通过不同 CNS 部位的临床发作或 MRI 检查证明空间多发性，并且通过额外的临床发作，或 MRI 检查证明了时间多发性或具有脑脊液寡克隆带阳性的证据
原发进展型 MS	疾病进展 1 年，无临床缓解，同时具有下列 3 项标准的 2 项：①脑部病变的空间多发证据；MS 特征性的病变区域（脑室周围、皮质 / 近皮质或幕下）内≥ 1 个 T2 病变；②脊髓病变的空间多发证据：脊髓≥ 2 个 T2 病变；③脑脊液寡克隆区带阳性

10% ~ 15% 可有长节段脊髓炎的表现，髓鞘少突胶质细胞糖蛋白抗体在儿童 MS 检出率也高于成年患者。动态 MRI 随访观察到新的、非急性播散性脑脊髓炎样发作方可诊断 MS。临床孤立综合征加患者脑脊液寡克隆区带阳性，可升级诊断为 MS。

MS 导致的神经功能障碍在不同患者存在很大差异，包括症状和体征的严重程度、复发频率、恶化速率以及残疾程度。大多数患者起病时为复发缓解型 MS，临床病程随后演变为继发进展型 MS[11]，可以用 Kurtzke 残疾状态量表以及扩展残疾状态量表评价 MS 临床残疾程度[12]。

【鉴别诊断】

典型 MS 的鉴别诊断很少。诊断困难的情况见于表现不典型、单相发作或进行性加重的患者。一种常见的错误是在缺乏与 MS 诊断相符的临床症状时，将 MRI 的多个高信号病灶过度诠释为等同于 MS。一些中枢神经系统炎症性或感染性、遗传性疾病可能引起多灶性病变，伴或不伴复发-缓解病程，包括缺血性脑血管病、系统性红斑狼疮、干燥综合征，Behçet 综合征、血管炎、神经梅毒、伴皮质下梗死和白质脑病的常染色体显性遗传性脑动脉病、Susac 综合征等，这使得 MRI 标准在诊断 50 岁以上患者的 MS 时可靠性下降[8]。对于早期诊断的 MS 患者，尤其应该注意与其他可能的疾病相鉴别，必要时应该进行充分的实验室及其他相关检查。临床及影像学表现为多发病灶及反复病程的常见疾病有以下几类（表 17-2）。

表 17-2　多发性硬化的鉴别诊断

鉴别诊断	相关检查
急性视神经炎	
视神经脊髓炎	AQP4 和 MOG 抗体，极后区或间脑 MRI 病变
Leber 遗传性视神经病	基因检测
中毒和营养性视神经病	维生素 B_{12}、甲基丙二酸和（或）血浆同型半胱氨酸
动脉硬化性缺血	血管病危险因素
动脉缺血性	＞70 岁，自身免疫 /ANA 筛查，ESR
横贯性脊髓炎	
视神经脊髓炎	长节段脊髓病变（涉及脊髓中央并伴有肿胀和增强）。极后区或间脑 MRI 病变，AQP4 和 MOG 抗体
免疫性疾病脊髓炎	ANA 抗体，ESR
脊髓前动脉阻塞	血管病风险因素，MRI 中胸部双侧前方受累
动静脉瘘 / 畸形	MRI 和（或）血管造影看到硬膜静脉扩张和（或）曲折
放射性脊髓病	MRI 显示椎骨变化
维生素 B_{12}/ 叶酸缺乏症	MRI 后索，血清维生素 B_{12}、同型半胱氨酸 / 甲基丙二酸
铜缺乏	MRI 脊髓长节段变化，血清铜水平
脑干病变	
缺血事件	MRI 和脑脊液有助于区分
占位性病变	MRI 帮助区分
偏头痛	MRI 帮助区分
脑干脑炎	MRI 和脑脊液检查帮助区分
CLIPPERS	MRI 改变
多种症状	
缺血事件	MRI 和脑脊液
CADASIL	家族和临床史，MRI，*NOTCH3* 基因
结节病	胸部 CT，脑脊液寡克隆区带阴性

续表

鉴别诊断	相关检查
全身性自身免疫性疾病	ANA 抗体
中枢神经系统血管炎	MRI 缺血性病变
Susac 综合征	视网膜梗死，MRI 胼胝体病变
神经白塞病	静脉窦血栓形成和脑膜炎，与 HLA-B5 相关
急性播散性脑脊髓炎	MRI 显示大面积脱髓鞘，有强化
进行性疾病	
椎间盘、肿瘤、脊髓空洞	MRI
进行性代谢性脊髓病	铜 / 维生素 B_{12} 水平、MRI
遗传痉挛性瘫 / 共济失调	基因检测
脑白质营养不良	极长链脂肪酸（尤其是男性）和白细胞酶检查、基因检测
HTLV 和艾滋病毒	HTLV-1 和 HIV 血清学

注：CLIPPERS：类固醇激素反应性慢性淋巴细胞炎症伴脑桥血管周围强化症；CADASIL：脑常染色体遗传性动脉病伴皮质梗死和白质脑病

【治疗】

对于 MS 应该在遵循循证医学证据的基础上，结合患者的经济条件和意愿，进行早期、合理治疗。合理交代病情及预后，增加患者治疗疾病的信心，提高治疗的依从性。治疗方法包括：①急性期治疗；②缓解期治疗：即疾病修正治疗；③对症治疗；④康复治疗。达到无疾病活动性状态[13]、无疾病活动性证据、残疾持续减轻、无临床复发和无 MRI 活动性（增强病灶、T2 新病灶和病灶扩大）以及无临床进展，阻止脑萎缩和使脑脊液寡克隆阴性[14-15]。

1. 急性期治疗

以减轻症状、缩短病程、改善残疾程度和防治并发症为主要目标。有客观神经缺损证据的功能残疾症状，如视力下降、运动障碍和小脑 / 脑干症状需药物治疗。

（1）糖皮质激素：一线治疗药物，能促进急性发病的 MS 患者神经功能恢复（Ⅰ级推荐）[16]。推荐用药方法：大剂量甲泼尼龙冲击治疗，成人从 1 g/d 开始，共 3 ~ 5 日，如神经功能缺损明显恢复可直接停用，如神经功能缺损恢复不明显，可改为口服醋酸泼尼松或泼尼松龙 60 ~ 80 mg，1 次 / 日，每 2 日减 5 ~ 10 mg，直至减停，总疗程不超过 3 ~ 4 周。若在减量的过程中病情明确再次加重或出现新的 MRI 病变，可再次给予甲泼尼龙冲击治疗或改用二线治疗。儿童 20 ~ 30 mg/（kg · d），1 次 / 日，共 5 日，症状完全缓解者，可直接停用，否则可继续给予口服醋酸泼尼松或泼尼松龙，1 mg/（kg · d），共 14 日，而后每 2 日减 5 mg，直至停用[17]。糖皮质激素减量过程中，若出现新发症状，再次甲泼尼龙冲击治疗或静脉点滴免疫球蛋白治疗[18]。

（2）血浆置换：二线治疗。急性重症或对糖皮质激素治疗无效者可于起病 2 ~ 3 周内应用 5 ~ 7 日的血浆置换[16]。

（3）静脉点滴免疫球蛋白：仅作为一种备选治疗手段，用于妊娠或哺乳期妇女、不能应用糖皮质激素治疗的成人患者或对糖皮质激素治疗无效的儿童患者[18]。推荐用法为：静脉滴注 0.4 g/（kg · d），连续用 5 日。如果无效，停止使用。

2. 缓解期治疗

疾病修正治疗通过抑制或调节免疫功能来改变 MS 的病程，在 MS 的复发阶段发挥抗炎活性，降低复发率，减少 MRI 病变的累积，并稳定、延缓、适度改善残疾状况。疾病修正治疗药物包括口服特立氟胺、芬戈莫德、西尼莫德、富马酸二甲酯，皮下注射重组人干扰素 β、醋酸格拉默、奥法妥木单抗；静脉用单克隆抗体，如那他珠单抗、阿伦单抗、奥瑞珠单抗和非特异性免疫抑制剂米托蒽醌。影像孤立综合征患者进行疾病修饰治疗时考虑脊髓病变的存在、MRI 是否正在变化或病变是否存在强化以表明疾病活动性，和（或）脑脊液中存在寡克隆带。疾病修正治疗策略[19]依据不同的病情确定（表 17-3）。患者在接受正规疾病修正治疗过程中，疾病出现频繁复发或病情恶化（＞ 3 次 / 年），EDSS 评分在

1 年内增加 1 分以上或颅内活动病变数量较前明显增加，界定为治疗无效或失败。评价治疗失败的最短治疗时间为 6 ~ 12 个月。

表 17-3　多发性硬化疾病修正治疗的治疗策略

治疗资质	应在能给患者提供随访、评估、监测药物不良反应及毒性作用和及时妥善处理治疗中问题的临床机构开展
影像孤立综合征	不满足 MS 诊断标准但 MRI 病灶高度提示 MS 的患者
活动性复发缓解 MS	复发或 MRI 检查发现强化病灶、新发 T2 病灶或原 T2 病灶容积增大
继发进展 MS	在充分沟通药物疗效的不确定性、安全性和耐受性后可给予注射用干扰素或米托蒽醌治疗

3. 女性妊娠期管理

因妊娠期有雌激素的保护作用，患者可以妊娠。MS 不是辅助生殖技术的禁忌证。怀孕期间停用一些 MS 治疗药物可能会改变 MS 的自然病程，导致妊娠相关复发和残疾风险增加。许多药物应用优先考虑了胎儿安全，而不是产妇安全。对复发风险较高的孕妇可使用醋酸格列默或干扰素至确认妊娠前，对于计划妊娠但复发风险非常高的孕妇，在整个妊娠期间应用醋酸格列默或干扰素治疗。

4. 对症治疗

对 MS 患者出现的各种临床表现可以采取一些对症治疗方法进行治疗（表 17-4），以改善患者的生活质量。

表 17-4　多发性硬化疾病对症治疗策略

痛性痉挛	卡马西平、替扎尼定、加巴喷汀、巴氯芬
慢性疼痛、感觉异常	阿米替林、普瑞巴林、选择性 5- 羟色胺及去甲肾上腺素再摄取抑制剂及去甲肾上腺素能与特异性 5- 羟色胺能抗抑郁药物
抑郁、焦虑	5- 羟色胺再摄取抑制剂类药物以及心理辅导治疗
乏力、疲劳	莫达非尼、金刚烷胺
震颤	盐酸苯海索、盐酸阿罗洛尔
膀胱障碍	配合药物治疗或借助导尿等处理
性功能障碍	改善性功能药物
认知障碍	胆碱酯酶抑制剂

5. 康复治疗及生活指导

MS 的康复治疗同样重要。对伴有肢体、语言、吞咽等功能障碍的患者，应早期在康复医生的指导下进行相应的功能康复训练。在遗传、婚姻、妊娠、饮食、心理等生活的各个方面提供合理建议，避免预防接种，避免过热的热水澡、强烈阳光下高温暴晒，保持心情愉快，作息规律，适量运动，补充维生素 D 等。

【病例摘要】

女，37 岁，反复走路不稳，二便障碍 4 年。

患者 4 年前出现走路不稳，双下肢力弱，长距离行走时自觉疲劳。同时出现排尿障碍，不能憋尿，偶有小便失禁，便秘。同时出现视物模糊，右视时视物成双，行走距离缩短。2 年前走路不稳加重，脚踩棉花感，双下肢僵硬感，未经治疗自行好转。1 个月前走路不稳加重，双下肢力弱，不能走直线。体格检查：言语流利，高级皮质功能正常。左眼近视力 Jr1，右眼 Jr2，右眼视乳头略苍白。四肢浅深感觉对称正常。双下肢近端肌力 3 级，四肢肌张力正常。双侧指鼻试验稳准，双侧跟膝胫试验稳准。四肢腱反射亢进，可引出踝阵挛。双侧 Babinski 征（+）。脑 MRI 提示双侧脑室旁及皮质下多发长 T1、长 T2 信号，左侧大脑脚、右侧小脑半球长 T1、长 T2 信号。颈髓 MRI：C3-4 长 T1、长 T2 信号。定位诊断：中枢神经系统，多发病变，视神经；定性诊断：复发缓解型多发性硬化。病例详细资料见二维码数字资源 17-1。

数字资源 17-1

（刘　冉）

【参考文献】

［1］THOMPSON AJ，BANWELL BL，BARKHOF F，et al. Diagnosis of multiple sclerosis：2017 revisions of the McDonald criteria. Lancet Neurol，2018，17（2）：162-173.

［2］REICH DS，LUCCHINETTI CF，CALABRESI PA. Multiple sclerosis. N Engl J Med，2018，378（2）：169-180.

［3］DENDROU CA，FUGGER L，FRIESE MA. Immunopathology of multiple sclerosis. Nat Rev Immunol，2015，15：545-558.

[4] GRANBERG T，FAN Q，TREABA CA，et al. In vivo characterization of cortical and white matter neuroaxonal pathology in early multiple sclerosis. Brain，2017，140（11）：2912-2926.

[5] POPESCU BF，LUCCHINETTI CF. Pathology of demyelinating diseases. Annu Rev Pathol，2012，7：185-217.

[6] LUCCHINETTI CF，POPESCU BF，BUNYAN RF，et al. Inflammatory cortical demyelination in early multiple sclerosis. N Engl J Med，2011，365：2188-2197

[7] BENEDICT RHB，AMATO MP，DELUCA J，et al. Cognitive impairment in multiple sclerosis：clinical management，MRI，and therapeutic avenues. Lancet Neurol，2020，19（10）：860-871.

[8] DOBSON R，RAMAGOPALAN S，DAVIS A，et al. Cerebrospinal fluid oligoclonal bands in multiple sclerosis and clinically isolated syndromes：a meta-analysis of prevalence，prognosis and effect of latitude. J Neurol Neurosurg Psychiatry，2013，84：909-914.

[9] KUHLMANN T，MOCCIA M，COETZEE T，et al. Multiple sclerosis progression：time for a new mechanism-driven framework. Lancet Neurol，2023，22（1）：78-88.

[10] KAPPOS L，MOERI D，RADUE EW，et al. Predictive value of gadolinium-enhanced magnetic resonance imaging for relapse rate and changes in disability or impairment in multiple sclerosis：a meta-analysis. Lancet，1999，353（15）：964-969.

[11] KREMENCHUTZKY M，RICE GP，BASKERVILLE J，et al. The natural history of multiple sclerosis：a geographically based study 9：observations on the progressive phase of the disease. Brain，2006，129（3）：584-594.

[12] WARD M，GOLDMAN MD. Epidemiology and pathophysiology of multiple sclerosis. Continuum（Minneap Minn），2022，28（4）：988-1005.

[13] HAVRDOVA E，GALETTA S，HUTCHINSON M，et al. Effect of natalizumab on clinical and radiological disease activity in multiple sclerosis：a retrospective analysis of the natalizumab safety and efficacy in relapsing-remitting multiple sclerosis（AFFIRM）study. Lancet Neurol，2009，8（3）：254-260.

[14] KAPPOS L，DE STEFANO N，FREEDMAN MS，et al. Inclusion of brain volume loss in a revised measure of “no evidence of disease activity”（NEDA-4）in relapsing-remitting multiple sclerosis. Mult Scler，2016，22（10）：1297-1305.

[15] BONNAN M，MARASESCU R，DEMASLES S，et al. No evidence of disease activity（NEDA）in MS should include CSF biology-towards a “disease-free status score”. Mult Scler Relat Disord，2017，11（1）：51-55.

[16] POZZILLI C，PUGLIATTI M，VERMERSCH P，et al. Diagnosis and treatment of progressive multiple sclerosis：a position paper. Eur J Neurol，2023，30（1）：9-21.

[17] WALDMAN AT，GORMAN MP，RENSEL MR，et al. Management of pediatric central nervous system demyelinating disorders：consensus of united states neurologists. J Child Neurol，2011，26：675-682.

[18] DEIVA K. Pediatric onset multiple sclerosis. Rev Neurol（Paris），2020，176（1-2）：30-36.

[19] MONTALBAN X，GOLD R，Thompson AJ，et al. ECTRIMS/EAN guideline on the pharmacological treatment of people with multiple sclerosis. Mult Scler，2018，24（1）：96-120.

第二节　急性播散性脑脊髓炎

【概述】

急性播散性脑脊髓炎（acute disseminated encephalomyelitis，ADEM）是一种免疫介导的急性脱髓鞘中枢神经系统疾病，主要影响儿童，临床上表现为新发多灶神经症状，包括脑病，伴有多灶性脱髓鞘的神经影像学证据。经典的 ADEM 是一种单相疾病，发病率为（0.3 ~ 0.6）/10 万。德国、加拿大和英国对 ADEM 进行的全国调查报告显示发病率为（0.1 ~ 0.3）/10 万儿童。在美国，西北部的发病率比南部高，地理分布类似于多发性硬化，随着距离赤道越远，发病率也增加。疫苗接种后 ADEM 的发病率明显低于感染后 ADEM。近年来发现髓鞘少突胶质细胞糖蛋白抗体（myelin oligodendrocyte glycoprotein，MOG-Ab）与 ADEM 和复发性脱髓鞘相关，例如多相 ADEM 和 ADEM 随后出现复发性视神经炎。MOG-Ab 相关疾病的定义开始挑战关于 ADEM 的传统观点。

首次描述的感染后（尤其是天花和麻疹）ADEM 样疾病可以追溯到 18 世纪。一个多世纪后，ADEM 与疫苗的关联（尤其是狂犬病疫苗）被报道。该病死亡率高（麻疹感染后 ADEM 死亡率高达 30%），神经后遗症常见。随着麻疹、腮腺炎和风疹的计划免疫普及以及灭活疫苗的使用使 ADEM 显著减少。然而，ADEM 仍然是儿童中最常见的脱髓鞘性疾病之一。

ADEM 病理学特征是脱髓鞘伴静脉周围炎性细胞浸润，包括富含髓鞘的巨噬细胞、T 和 B 淋巴细胞、偶尔伴浆细胞和粒细胞。与多发性硬化不同，ADEM 中可以发现多灶性小胶质细胞激活，不伴皮质脱髓鞘，这些病理改变可能是 ADEM 患者意识水平下降的病理基础。

【临床表现】

ADEM 存在多种临床表现，但主要是经典型 ADEM 表现，复发性 ADEM 以及伴随视神经炎和视神经脊髓炎谱系病均相对少见，也属于 ADEM 的疾病谱系。

1. 经典型 ADEM

发病中位年龄为 5 ~ 8 岁，男性居多。70% ~ 80% 的病例出现前驱症状（发热、倦怠、烦躁、嗜睡、头痛、恶心和呕吐）。ADEM 的临床表现以急性或亚急性起病的脑病为特征，伴有多灶性神经系统缺损。疾病通常迅速进展，病情达峰在 2 ~ 5 天。有 15% ~ 25% 的患者病情严重，需要入重症监护室。常见的神经系统体征包括锥体束征、共济失调、偏瘫、视力下降、脑干症状、横贯性脊髓症状、癫痫发作和言语障碍。少见情况下由于脑干受累而导致呼吸衰竭，癫痫发展为癫痫持续状态。与其他急性脱髓鞘病相比，ADEM 中发热和癫痫更为常见，中枢和周围神经脱髓鞘也可以同时发生。患者很少会发生全身受累，包括伴有心肌组织损伤的心脏并发症。

2. 复发性 ADEM

复发性 ADEM 被定义为 ADEM 发作 3 个月后发生第二次 ADEM 事件，第二次脱髓鞘事件通常发生在接下来的 12 个月内，但患者发作的时间间隔和频率差异很大，第二次事件可能需要长达 4 年的时间。这些儿童出现新的临床症状，包括脑病和局灶性神经系统体征，新的 MRI 表现以模糊、大片且双侧广泛的病变为特征。

3. ADEM- 视神经炎

第二个 MOG-Ab 相关的复发性脱髓鞘亚群是 ADEM- 视神经炎。这些患者经常发作一侧视神经炎症，偶尔还会合并进一步的 ADEM 样发作。在复发性视神经炎阶段很少出现新的 MRI 病变。2/3 的儿童除了行为和膀胱问题外，还存在残余临床症状，包括视觉和认知障碍。患者可发现血清 MOG-Ab。

4. ADEM- 视神经脊髓炎谱系病

其特征是同时或更常见地序贯发生长节段横惯性脊髓炎和视神经炎，从而满足水通道蛋白 4 抗体阴性视神经脊髓炎谱系病的诊断标准。患者表现出广泛的 MRI 改变，与水通道蛋白 4 抗体阳性的患者无法区分。血清 MOG-Ab 滴度随着时间的推移持续增高。

【辅助检查】

1. 实验室检查

需要进行脑脊液细胞计数、蛋白、乳酸、IgG 指数和寡克隆 IgG 检查（在脑脊液和血清中），另外还要进行病原菌检查，特别是单纯疱疹病毒、肠病毒、EB 病毒和支原体。血液检查通常包括全血细胞计数、红细胞沉降率、C 反应蛋白、抗核抗体、视神经脊髓炎 IgG。应在怀疑 ADEM 时测定 MOG 抗体。MOG 抗体阳性的儿童患横贯性脊髓炎的可能性较高。

血液检查显示 50% 的 ADEM 儿童白细胞增多或 C 反应蛋白或红细胞沉降率升高。28% ~ 86% 的患者出现脑脊液白细胞增加，白细胞计数超过 100/μl 的情况很少出现。在 23% ~ 66% 的病例中观察到脑脊液蛋白水平升高（可高达 1.1 g/L）。脑脊液寡克隆带的比例不到 10%，与多发性硬化不同。脑脊液培养结果通常为阴性，也没有新近病毒感染的依据。

2. 影像学检查

急性期的脑部 MRI 的 T2 加权像和 FLAIR 像可见

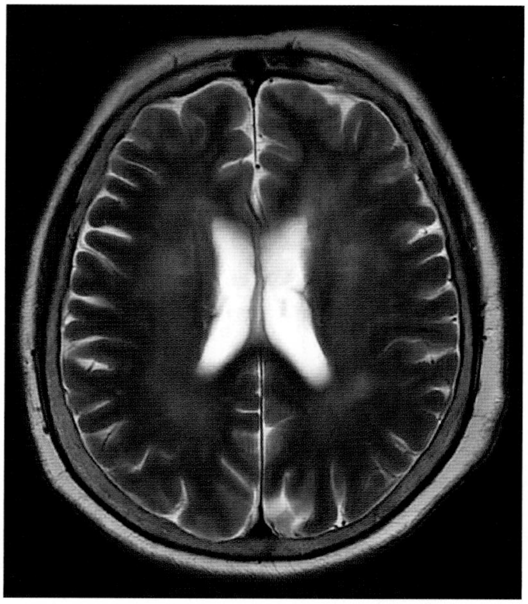

图 17-3 T2 加权像显示大脑白质边界欠清晰的高信号病灶

高信号病变，病变通常是双侧、不对称、较大（> 2 cm）且界限不清（图 17-3）。白质和灰质都可能受到影响，病灶周围伴有水肿。ADEM 病灶通常累及皮质下和中央白质以及灰白质交界、丘脑、基底节、小脑和脑干。脊髓受累可出现在多达 1/3 的患者中，通常表现为长节段病变，伴有脊髓肿胀。30% 的患者可出现钆增强病灶。此外，MRI 在发病最初几天没有明显异常。而在临床恢复期间 MRI 表现仍可能显示继续加重，表明临床症状改变和 MRI 异常之间存在滞后。由于一些 ADEM 患者可能有多相病程，甚至发展为多发性硬化症，建议患者在发病 3 个月左右进行影像学复查（表 17-5）。

表 17-5　急性播散性脑脊髓炎不同临床表现

ADEM	单一时相多灶性临床中枢神经炎性损害，不能用发热解释。MRI 通常显示弥漫性、分界不清、大于 2 cm 的病变，主要涉及大脑白质；T1 低信号白质病变罕见，存在深部灰质病变（视丘或基神经节）。3 个月后没有新的症状、体征或 MRI 发现
多相 ADEM	3 个月后再次出现先前发生的临床表现和 MRI 改变
ADEM-ON	3 个月后至少有一次视神经炎发作，不伴有脑病
ADEM-MS	3 个月后发生非脑病事件，脑部 MRI 上出现新病变，与 MS 一致
ADEM-NMOSD	3 个月后出现视神经炎、脊髓炎或极后区综合征

注：ADEM，急性播散性脑脊髓炎；ON，视神经炎；MS，多发性硬化；NMOSD，视神经脊髓炎谱系疾病

【诊断】

ADEM 的特征是急性多灶性神经功能缺陷。脑病的表现无法用系统性发热性疾病来解释。由于前 3 个月的病情会有波动，即停止或逐渐减量糖皮质激素引起的治疗相关波动、3 个月内任何恶化、复发或新症状仍然归因于一次发病。如果 3 个月后出现第二个事件再次符合 ADEM 的诊断，则诊断为多相 ADEM（表 17-6）。另一种多相表型是先有 ADEM，随后出现视神经炎，诊断为 ADEM- 视神经炎。患有 ADEM 的患者随后经历两次非脑病事件或一次新事件，并出现新的多发性硬化症特异性 MRI 病变，诊断为多发性硬化。

表 17-6　急性播散性脑脊髓炎诊断标准

首发症状	多灶性中枢神经炎症性脱髓鞘病变
脑病	意识或行为改变，不能用发热、全身疾病或发作后症状解释
MRI 特征	发病时（3 个月内）符合脱髓鞘性病变
随访	发病后 3 个月或更长时间内没有新发临床症状或 MRI 新发病灶

【鉴别诊断】

ADEM 的鉴别诊断范围广泛，除了其他获得性脱髓鞘疾病外，还包括其他炎症性疾病以及血管、代谢和遗传性疾病。卒中样事件应指向中枢神经系统血管炎、系统性红斑狼疮、白塞病、抗磷脂抗体综合征或线粒体脑肌病、乳酸性酸中毒和卒中样发作。急性发病的患者在进行了头部 MRI 检查之后主要和其他炎性疾病进行鉴别（表 17-7）。持续性癫痫发作或主要的锥体外系运动障碍（如肌张力障碍和舞蹈病）可能是抗 N- 甲基 -D- 天冬氨酸受体脑炎的症状。这种情况通常显示 MRI 正常。双侧对称病变模式需要排除噬血细胞淋巴组织细胞增多症和（或）遗传性 / 代谢性疾病和脑白质营养不良等疾病。进行性病程是另一个危险信号，表明遗传 / 代谢疾病或肿瘤性疾病，如大脑胶质瘤病或淋巴瘤病。

表 17-7　急性播散性脑脊髓炎的鉴别诊断

病情	MRI/ 临床特点
多发性硬化	皮质下 T2 高密度小病灶，非对称分布，垂直侧脑室
Marburg 病	肿瘤样病变，不完整的环形增强，暴发性发病
同心圆性硬化	不规则同心圆改变
Schilder 病	> 2 cm 的 T2 高信号，常见于半椭圆中心
Susac 综合征	胼胝体“雪球”病变，主要是年轻女性。伴随听力和视力受损以及脑病
儿童急性坏死性脑炎	双侧丘脑高信号

【治疗】

1. 急性期治疗

ADEM 的治疗多基于专家共识和观察性研究。通常需要使用抗病毒药物和抗生素进行治疗，因

为 ADEM 可能与感染表现类似。一旦怀疑诊断为 ADEM，一线急性治疗通常包括静脉注射甲泼尼龙，剂量为 30 mg/（kg · d）（最大 1000 mg/d），连续 3 ~ 5 日，然后口服泼尼松，起始剂量为 1 ~ 2 mg/（kg · d），4 ~ 6 周逐渐减量。提前停药（＜ 3 周）会增加复发风险。糖皮质激素治疗需要密切监测血压、电解质和血糖并给予胃保护药物。静脉注射免疫球蛋白作为复发性、糖皮质激素治疗无反应或糖皮质激素依赖性患者的二线治疗，总剂量为 2 g/kg，持续 2 ~ 5 日。对于难治性病例推荐进行血浆置换，每隔一天进行一次，共 3 ~ 7 次。颅压升高的暴发性重症 ADEM 患者进行低温疗法或去骨板减压术。

2. 复发的治疗

大多数 ADEM 患者为单相病程，而 10% ~ 36% 的患者会出现另一次脱髓鞘事件。采取 B 细胞靶向治疗，特别是静脉注射免疫球蛋白，可降低复发频率。持续口服糖皮质激素治疗也可以降低复发率。在 ADEM 复发后修改诊断为多发性硬化、视神经脊髓炎谱系病或复发性 MOG-Ab 相关疾病，需要采用对应的标准治疗方案。

3. 治疗反应

患者在治疗开始后几天内即可康复，在数周内康复到基线水平。死亡率为 1% ~ 3%。有个别患者遗留长期认知障碍，包括注意力、执行功能、语言处理和行为，以及智商，特别是在 5 岁以下的 ADEM 患儿。

【病例摘要】

女，22 岁。头痛、呕吐、抽搐、意识障碍 5 天。

5 天前患者出现头痛、呕吐、右侧轻瘫、感觉障碍。2 天前右侧肢体发作性抽搐，反复发作后出现意识障碍。既往史：否认系统性结缔组织病的病史。体格检查：Glasgow 评分 6 分。呼之不应，瞳孔双侧等大，直径 3 mm。四肢未见自主运动。四肢腱反射活跃，掌颏反射阳性，双侧 Babinski 征（＋）。脑脊液检查有核细胞 26×10^6/L，80% 为淋巴细胞，蛋白 0.65 g/l，糖 74 mg/dl。脑电图显示弥漫性慢波。胸片、血培养、血常规、血生化、血清病毒抗体均阴性。MRI 检查显示双侧半卵圆中心、放射冠、外囊、脑室周围弥漫片状 T1 等信号、T2 稍高信号，DWI 信号不均匀略增高，增强扫描未见明显强化。定位诊断：双侧大脑半球，白质为主。定性诊断：急性播散性脑脊髓炎。患者进行泼尼松冲击治疗，剂量为每天 1 g，持续 5 天，而后改为鼻饲泼尼松 1 mg/kg，持续 1 周。患者依然处于昏迷状态。增加血浆置换。第二次置换后患者开始出现意识状态改善。第六次血浆置换结束时，右侧肢体可以活动。1 个月后，可以搀扶行走。发病 6 个月后复查大脑 MRI 检查显示大脑病变完全消失。病例详细资料见二维码数字资源 17-2。

数字资源 17-2

（刘　冉）

【参考文献】

[1] KAZZI C，ALPITSIS R，O'BRIEN TJ，et al. Cognitive and psychopathological outcomes in acute disseminated encephalomyelitis. BMJ Neurol Open，2024，6（1）：e000640.

[2] CLARE E. Acute disseminated encephalomyelitis. JAAPA，2022，35（9）：32-35.

[3] PAOLILO RB，DEIVA K，NEUTEBOOM R，et al. Acute disseminated encephalomyelitis：current perspectives. Children（Basel），2020，7（11）：210.

[4] WOLSKA-KRAWCZYK M. akutedisseminierteenzephalomyelitis. Radiologe，2022，62（4）：316-321.

[5] WANG CX. Assessment and management of acute disseminated encephalomyelitis（ADEM）in the pediatric patient. Paediatr Drugs，2021，23（3）：213-221.

[6] POHL D，ALPER G，VAN HAREN K，et al. Acute disseminated encephalomyelitis：updates on an inflammatory CNS syndrome. Neurology，2016，87（9 Suppl 2）：S38-45.

[7] COLE J，EVANS E，MWANGI M，MAR S. Acute Disseminated encephalomyelitis in children：an updated review based on current diagnostic criteria. Pediatr Neurol，2019，100：26-34.

[8] NEEKI MM，AU C，RICHARD A，et al. Acute disseminated encephalomyelitis in an incarcerated adolescent presents as acute psychosis：case report and literature review. Pediatr Emerg Care，2019，35（2）：e22-e25.

第三节 同心圆性硬化

【概述】

Balo 同心圆性硬化（Balo's concentric sclerosis，BCS）是一种罕见的中枢神经脱髓鞘疾病。其病理特征是肉眼可见的髓鞘交替脱失和保留形成的同心环。BCS 的临床表现和病理改变与多发性硬化（multiple sclerosis，MS）相似，可能是 MS 的一种变异型。

1906 年，Marburg 首次将 BCS 描述为“轴周硬化性脑脊髓炎”。1928 年，Balo 报道了一名患有进行性加重的神经系统疾病的患者，在疾病发作后迅速死亡，病理检查发现病灶由正常白质与灰色软化区域交替形成同心圆，组织学检查显示部分保留的髓鞘带与髓鞘丢失区交替存在，轴突相对保留，伴有载脂巨噬细胞、巨大的多核星形胶质细胞和血管周围袖带状的淋巴细胞浸润。Balo 将这种特殊形态命名为“同心圆性轴周性脑炎”[1]。

BCS 的急性病灶是由 T 细胞、B 细胞、巨噬细胞和其他炎症因子引起的Ⅱ型超敏反应的结果[2]。超敏反应可能由自身免疫、感染、遗传和环境相关的因素触发[3]。在 BCS 患者脑脊液 HHV-6 病毒阳性，提示该病毒在疾病的发展中具有潜在的诱发作用[4]，导致病灶中心静脉出现破损，通过缺血缺氧机制诱导局部脱髓鞘，而且逐渐向外扩散，刺激巨噬细胞和活化小胶质细胞，产生脱髓鞘介质，如细胞因子、氧自由基或其他化学因子，进一步损伤微血管、抑制线粒体呼吸链复合体Ⅳ等。随着缺血缺氧性损伤呈放射状发展，缺氧诱导因子（例如缺氧诱导因子 1α 和热休克蛋白 70）对病灶边缘的少突胶质细胞存在神经保护作用，从而出现脱髓鞘带之间保留的髓鞘带[2]。除了缺血缺氧外，细胞间连接蛋白的丢失导致星形胶质细胞-星形胶质细胞和星形胶质细胞-少突胶质细胞间的相互作用破坏，导致脱髓鞘的发生[5]。活化的小胶质细胞在保护髓鞘或促进髓鞘再生中起到一定作用[6]。其他包括氧化应激、趋化刺激、水通道蛋白 4 的丢失也可能是病灶形成的潜在原因[7]。

BCS 病变中脱髓鞘带的常见病理特征包括少突胶质细胞丢失、肥大的星形胶质细胞、轴突保留完好、充满脂质的泡沫巨噬细胞和散在的血管周围炎症浸润[5]。有髓鞘区中的少突胶质细胞和髓鞘蛋白减少，表明髓鞘保留区域也存在髓鞘分解。免疫病理学表型符合Ⅲ型脱髓鞘模式，即远端少突胶质细胞病模式。

【临床表现】

BCS 多见于青壮年，发病中位年龄为 34 岁（发病年龄 3 ~ 62 岁），女性发病率约为男性 2 倍，其中东亚地区多见[3]。病程包括急性自限型、复发缓解型和快速进展型[8]。

根据病灶的位置、数量、大小不同可有不同的临床表现，如局灶性肢体无力、感觉障碍、复视、共济失调[9-11]。也可出现类似颅内占位或卒中样表现，如头痛、轻偏瘫、失语、行为改变、认知障碍、尿失禁、癫痫发作等[9,11-13]。前驱可表现为低热、全身不适、头痛[14]。在极少数情况下，病灶可能不引起症状[3]。

【辅助检查】

该病的辅助检查围绕影像学改变，在此基础上进行脑脊液检查，由于该病的误诊率非常高，必要时进行病理检查。

1. 实验室检查

血常规一般没有明显的异常，也没有血沉加快。脑脊液以单核细胞炎性反应为主，没有中性粒细胞，蛋白升高，偶见寡克隆区带阳性。髓鞘少突胶质细胞糖蛋白和水通道蛋白 4 抗体检查也是阴性。

2. 影像学检查

BCS 在 MRI 上特征性的表现为同心圆样病灶，主要位于幕上白质，避开皮质的 U 形纤维，也可累及视神经、基底节、脑干、小脑和脊髓[15-17]。病灶可为单发或多发，单个病灶大小从直径 1 厘米到几厘米不等。T1 加权序列呈等信号和高信号交替出现，T2 加权序列呈高信号环围绕一个高信号核心[18]，MRI 上同心圆需包含至少 2 个交叠环[19]。T2 加权序列还可以见到其他更为复杂的形态，如马赛克、双杠、康乃馨和玫瑰花结样[20]。在脑 MRI 的 T2 像可见高信号区域，在 T1 像可见低信号病灶，提示微血管受损，出现微出血和静脉扩张[21]。DWI 上病灶边缘多呈高信号，提示病灶外缘存在细胞毒性水肿[22]，一般病灶水肿较小。MRI 钆增强多见于病灶周边，偶见多层增强，对应 T2 加权序列的高信号层（图 17-4）。

急性病灶核心区域的磁化转移率显著降低，周围同心环区域的降低程度较小。脱氧氟葡萄糖-正电子发射断层扫描显示病灶处葡萄糖摄取减低[23]。磁共振波谱发现 N- 乙酰天冬氨酸峰减低，胆碱、乳酸和脂质峰升高[24]。胆碱、脂质峰的升高反映了细胞膜更新、膜脂质释放、炎症和神经胶质增生的增加[11,24]。BCS 急性期脂质峰下降可能表明对治疗有积极反应[25]。

【诊断】

既往 BCS 的诊断是基于尸检结果。随着神经影像学的进步，目前基于临床表现、影像学特征（即 MRI 上白质同心圆样病灶≥ 2 个同心环）可诊断该病，需除外其他类似疾病，确诊依靠脑活检[26]。

【鉴别诊断】

BCS 需与肿瘤（多形性胶质母细胞瘤、原发性中枢神经系统淋巴瘤）以及炎性瘤样脱髓鞘疾病进行鉴别。肿瘤性疾病主要依靠病理检查进行鉴别。而炎性瘤样脱髓鞘疾病主要依靠影像学检查。

1. Schilder 病

Schilder 弥漫性硬化症是一种罕见的炎性脱髓鞘疾病，通常类似于脑部肿瘤或脓肿。出现包括视乳头肿胀和其他颅压升高的迹象。MRI 显示皮质下白质中有较大的病变，不规则增强，没有条纹样改变。特征性病理改变是白质脱髓鞘、淋巴细胞血管周围

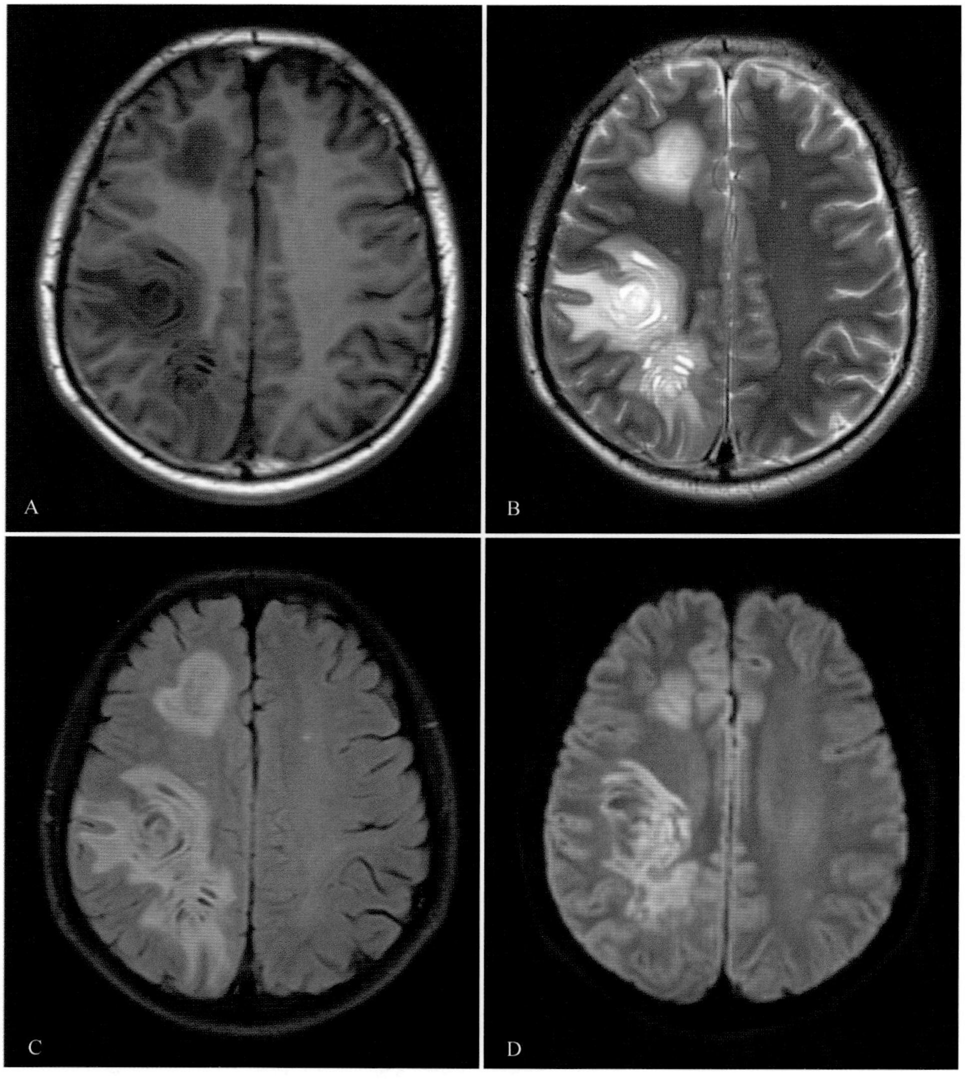

图 17-4 A，T1 轴位像，病灶为低密度改变。B，T2 轴位像，病灶巨大，出现层样改变。C，FLIAR 像，条状低密度改变。D，DWI 像条纹样改变

浸润、小胶质细胞增生。通过糖皮质激素治疗，患者病情好转。

2. Marburg 病

Marburg 病和 BCS 一样都是炎性脱髓鞘疾病，具有严重、快速发展的临床病程，以及异常的神经病理学变化，头部 MRI 检查表现为大的肿瘤样脱髓鞘斑块，不同于 BCS 的脱髓鞘和脱髓鞘保留区带交替分布特点。其治疗非常类似。

【治疗】

1. 急性期治疗

早期治疗可以减轻症状，减缓炎性脱髓鞘的进程。急性期糖皮质激素为一线治疗[3]。甲泼尼龙 500 ~ 2000 mg/d 静脉连续应用 3 ~ 10 天后改为口服，逐渐减量，大部分患者静脉应用糖皮质激素后恢复良好[27]，是否进行维持治疗仍存在争议。如对糖皮质激素反应不佳，也可考虑血浆置换、IVIG、环磷酰胺、免疫吸附治疗等[3]。血浆置换目前仅应用于病情加重或应用糖皮质激素后恢复不佳的患者[28]。血浆置换术对糖皮质激素治疗无反应的严重脱髓鞘疾病患者有效。对抗体和补体介导的组织破坏患者有效，但对其他类型的损伤效果较差。具有环增强病变的患者对血浆置换术的反应更好。利妥昔单抗、环磷酰胺用于病灶继续扩大、症状加重的患者，但疗效较慢[22,29]。应该避免使用芬戈莫德，因为其在给药期间或停药后已报告了 BCS 样病变。那他珠单抗和利妥昔单抗等单克隆抗体可能有效减少 BSC 复发，但阿来珠单抗相对无效。极少数患者因病灶巨大存在脑疝风险，需行去骨瓣减压术。

2. 维持期治疗

该病药物治疗预防复发仍然具有争议，当符合 MS 诊断时需给予维持期治疗。在个案报道中，单克隆抗体可能对预防复发有效。

BCS 过去被认为是一种暴发性脱髓鞘疾病，预后不佳，患者可于数周至数月死亡。近年来报道的病例预后良好，可能获益于影像技术的发展使得这部分患者得以早期诊断和治疗。

【病例摘要】

男，38 岁，左侧肢体麻木 1 个月，加重伴言语不利 1 周。

患者 1 个月前出现左侧肢体麻木，1 周前出现左侧肢体力弱伴言语不利。体格检查：构音障碍，左侧鼻唇沟略浅，伸舌左偏，左侧肢体肌力 4 级，左侧肢体共济失调，左侧肢体腱反射亢进。脑 MRI 显示幕上右顶叶和右额叶白质中有 3 个 T2 FLAIR 高信号、卵圆形带有同心环的病变，伴环周强化，最大的位于右侧额顶叶，直径 40 mm，另一个位于右侧额顶叶放射冠，直径 32 mm。抗核抗体、可提取核抗原抗体、抗双链 DNA 抗体、视神经脊髓炎抗体、血清蛋白凝胶、梅毒酶免疫分析和莱姆抗体均为阴性。腰穿显示脑脊液寡克隆带阴性。进行 5 天的甲泼尼龙 1000 mg 静脉点滴，患者的肢体麻木无力症状消退，视觉也有改善。定位诊断：大脑白质；定性诊断：Balo 同心圆性硬化症。病例详细资料见二维码数字资源 17-3。

数字资源 17-3

（徐秦岚）

【参考文献】

[1] CAPELLO E，MANCARDI GL. Marburg type and Balò's concentric sclerosis：rare and acute variants of multiple sclerosis. Neurological Sciences，2004，25（SUPPL. 4）：S361-363.

[2] STADELMANN C，LUDWIN S，TABIRA T，et al. Tissue preconditioning may explain concentric lesions in Balo's type of multiple sclerosis. Brain，2005，128（Pt 5）：979-987.

[3] HARDY TA，MILLER DH. Baló's concentric sclerosis. The Lancet Neurology，2014，13（7）：740-746.

[4] POHL D，ROSTASY K，KRONE B，HANEFELD F. Baló's concentric sclerosis associated with primary human herpesvirus 6 infection. journal of neurology，neurosurgery and psychiatry，2005，76（12）：1723-1725.

[5] MASAKI K，SUZUKI SO，MATSUSHITA T，et al. Extensive loss of connexins in baló's disease：evidence for an autoantibody-independent astrocytopathy via impaired astrocyte-oligodendrocyte/myelin interaction. Acta Neuropathologica，2012，123（6）：887-900.

[6] HAYASHIDA S，MASAKI K，SUZUKI SO，et al. Distinct microglial and macrophage distribution patterns

in the concentric and lamellar lesions in Baló's disease and neuromyelitis optica spectrum disorders. Brain Pathology（Zurich，Switzerland），2020，30（6）：1144-1157.

[7] TAKAI Y，MISU T，NISHIYAMA S，et al. Hypoxia-like tissue injury and glial response contribute to balo concentric lesion development. Neurology，2016，87（19）：2000-2005.

[8] NADER KAWACHI JA，ANDRADE MAGDALENOMDE L，PEÑAHERRERA CA，et al. Early diagnosis of Balo's concentric sclerosis by diffusion tensor tractography：a case report and literature review. Medwave，2016，16（2）：e6402.

[9] WANG，C. et al. Baló's disease showing benign clinical course and co-existence with multiple sclerosis-like lesions in Chinese. Multiple Sclerosis，2008，14（3）：418-424.

[10] JOLLIFFE EA，GUO Y，HARDY TA，et al. Clinical and radiologic features，pathology，and treatment of baló concentric sclerosis. Neurology，2021，97（4）：e414-422.

[11] KARAARSLAN E，ALTINTAS A，SENOL U，et al. Baló's concentric sclerosis：clinical and radiologic features of five cases. American Journal of Neuroradiology，2001，22（7）：1362-1367.

[12] MOWRY EM，WOO JH，ANCES BM. Baló's concentric sclerosis presenting as a stroke-like syndrome. Nature clinical practice. Neurology，2007，3（6）：349-354.

[13] SHANKAR SK，RAO TV，SRIVASTAV VK，et al. Balo's concentric sclerosis：a variant of multiple sclerosis associated with oligodendroglioma. Neurosurgery，1989，25（6）：982-986.

[14] TABIRA T. Concentric sclerosis（Baló）. Nihon rinsho. Japanese Journal of Clinical Medicine，1994，52（11）：2971-2975.

[15] PUROHIT B，GANEWATTE E，SCHREINER B，et al. Balo's concentric sclerosis with acute presentation and co-existing multiple sclerosis-typical lesions on MRI. Case Reports in Neurology，2015，7（1）：44-50.

[16] KREFT KL，MELLEMA SJ，HINTZEN RQ. Spinal cord involvement in balo's concentric sclerosis. Journal of the Neurological Sciences，2009，279（1-2）：114-117.

[17] SPAANDER FH，VINK T，NATTÉ R，et al. Onion-shaped white matter disease? Clinical Neurology and Neurosurgery，2014，126：123-125.

[18] WANG L. et al. Balo's concentric sclerosis. The Lancet，2010，376（9736）：189.

[19] HARDY TA，BEADNALL HN，SUTTON IJ，et al. Baló's concentric sclerosis and tumefactive demyelination：a shared immunopathogenesis? Journal of the Neurological Sciences，2015，348（1-2）：279-281.

[20] CHARIL A，YOURSY TA，RORARIS M，et al. MRI and the diagnosis of multiple sclerosis：expanding the concept of "no better explanation." Lancet Neurology，2006，5（10）：841-852.

[21] BERGHOFF M，SCHLAMANN MU，MADERWALD S，et al. 7 tesla MRI demonstrates vascular pathology in Baló's concentric sclerosis. Multiple Sclerosis Journal，2013，19（1）：120-122.

[22] AMINIHARANDI A，ESFANDANI A，PAKDAMAN H，et al. Balo's concentric sclerosis：an update and comprehensive literature review. Reviews in the Neurosciences，2018，29（8）：873-882.

[23] BOLCAEN J，ACOU M，MERTENS K，et al. Structural and metabolic features of two different variants of multiple sclerosis：a PET/MRI study. Journal of Neuroimaging，2013，23（3）：431-436.

[24] DARKE M，BAHADOR FM，MILLER DC，et al. Baló's concentric sclerosis：imaging findings and pathological correlation. Journal of Radiology Case Reports，2013，7（6）：1-8.

[25] OTSU S，ISHIBASHI S，OZAKI K，et al. Elevated lipid peaks during the recovery phase of Baló's concentric sclerosis：a case report. eNeurological Sci，2019，15：100191.

[26] TZANETAKOS D，VAKRAKOU AG，TZARTOS JS，et al. Heterogeneity of Baló's concentric sclerosis：a study of eight cases with different therapeutic concepts. BMC Neurology，2020，20（1）：400.

[27] LANCIANO NJ，LYU DS，HOEGERL C，et al. High-dose steroid treatment in a patient with balò disease diagnosed by means of magnetic resonance imaging. Journal of the American Osteopathic Association，2011，111（3）：170-172.

[28] STORK L，ELLENBERGER D，BEIßBARTH T，et al. Differences in the reponses to apheresis therapy of patients with 3 histopathologically classified immunopathological patterns of multiple sclerosis. JAMA Neurology，2018，75（4）：428-435.

[29] HARDY TA，TOBIN WO，LUCCHINETTI CF. Exploring the overlap between multiple sclerosis，tumefactive demyelination and Baló's concentric sclerosis. Multiple Sclerosis，2016，22（8）：986-992.

第四节　视神经脊髓炎谱系病

【概述】

视神经脊髓炎谱系疾病（neuromyelitis optica spectrum disorders，NMOSD）是一组严重的中枢神经系统炎性脱髓鞘疾病，主要累及视神经和脊髓，也会累及中枢神经系统其他部位[1]，平均每年的患病率为（0.5～4）/10万。核心临床特征包括视神经炎、急性脊髓炎、极后区综合征、急性脑干综合征、急性间脑综合征和大脑综合征。辅助检查包括脑、视神经和脊髓磁共振成像，以及水通道蛋白4（aquaporin-4，AQP4）的IgG自身抗体检测。NMOSD治疗包括急性期治疗及序贯治疗。

该病在1894年由法国神经病学家Eugene Devic首次使用"视神经脊髓炎"（NMO）一词，报道了一种以横贯脊髓炎和严重双侧视神经炎为特征的单相疾病[2]。1999年Wingerchuk等将NMO的典型临床表现描述为："一组双侧或重度视神经炎合并纵向长节段横贯性脊髓炎，但未累及其他中枢神经系统的临床综合征"[3]。2004年Lennon VA等在NMOSD患者发现血液中针对AQP4的IgG抗体，从而对该疾病的认识产生了巨大的飞跃[4]，于2006年提出了新的诊断标准[5]。该标准强调了AQP4抗体在诊断过程中的重要性，同时也纳入了除视神经炎及脊髓炎以外的临床表现及其他MRI脑损伤表现。最近多项临床试验证明了针对补体蛋白C5、IL-6受体、CD19细胞等不同单克隆抗体在治疗NMOSD方面的有效性。

该病的发病率存在人种差异，东亚人和黑种人比白种人和其他亚洲种族群体更好发[6]，黑种人和亚裔患者更容易发生脑和脑干病变，因此有更高的严重残疾风险[7]。在一些人群中，人类白细胞抗原已被报道与NMOSD的易感性有关，如在日本和中国人群中人类白细胞抗原-dpb1 *0501等位基因[8]，在高加索、非洲-加勒比和印度患者中人类白细胞抗原-dpb1 *03基因等[9-10]。在中国女性中低体重指数与血清NMOSD发病风险呈正相关[11]。水果和蔬菜摄入量低、体育活动少、吸烟和维生素D水平低可能会增加患病风险。有自身免疫性疾病的患者，如系统性红斑狼疮、重症肌无力和干燥综合征患者，有更高的风险发生NMOSD[12]。

NMOSD的病理改变除了视神经炎及脊髓炎之外，室管膜周围一些AQP4高表达的区域也出现损伤，如极后区及下丘脑的异常也应该包括在这个临床谱系病中。在AQP4血清学阴性的NMOSD患者中有相当一部分存在抗髓鞘少突胶质细胞糖蛋白（myelin oligodendrocyte glycoprotein，MOG）IgG抗体。该抗体已经在其他多种中枢神经系统脱髓鞘疾病中被检测到，包括视神经炎、长节段横贯型脊髓炎、急性播散性脑脊髓炎、脑干脑炎及皮质脑炎等，与AQP4-IgG阳性的NMOSD患者存在区别，是一组独立的疾病实体。星形细胞病变是NMOSD病变演变中的早期主要改变，在脱髓鞘病变周围区域可以看到明显的肥大性星形胶质细胞增生，这些细胞的细胞质空泡化、Rosenthal纤维和应激蛋白高表达，缺乏AQP4的反应性星形胶质细胞出现高水平的AQP4 mRNA，提示该病是一种全脑性星形细胞病。

【临床表现】

NMO/NMOSD可发生在任何年龄，通常在年轻人和中年人好发，平均发病年龄为30～40岁。女性普遍发病率较高，女男比例可高达（9～11）：1，但儿童之间无性别倾向[6]。

1. 视神经炎

视神经炎发生在近40%的NMOSD患者中，序贯性视神经炎或双侧视神经炎累及视神经后部或视交叉被认为是NMOSD的特征表现[13]。与多发性硬化相比，NMOSD患者起病时视力下降更严重，病情易复发，对静脉注射糖皮质激素反应差，恢复不佳，有永久性视力障碍[13]。

2. 脊髓炎

该病最常见的临床表现为双侧对称性的感觉及运动障碍，主要是下肢，并且伴有括约肌功能障碍[14]。此外还可以表现为痛性痉挛、躯干及肢体共济失调、Lhermitte征等。尽管长节段脊髓炎存在于多数NMOSD患者中，但仍有小部分患者仅表现为短节段脊髓受累的局灶性症状或单肢症状。

3. 极后区综合征

有16%～43%的NMOSD患者延髓受累，表现为顽固性恶心、呕吐及呃逆。患者最初可能出现疑似胃肠炎或周期性呕吐综合征。在大约12%的病例中，极后区综合征是NMOSD的最初表现特征。极后区是第四脑室延髓背侧的化学敏感呕吐中心，该部位缺乏血脑屏障，AQP4 高表达，其有孔的毛细血管和松散的星形细胞突起可能促进 IgG 进入中枢神经系统[15]。

4. 脑干病变

此为近一半 NMOSD 患者的首发症状，和极后区重叠，除延髓受累表现为呕吐、呃逆，还包括眼球活动障碍（复视和眼球震颤），其次是其他脑神经麻痹，如听力损失、面瘫、眩晕和三叉神经痛等脑神经受累表现[16]。严重脑干受累患者也可表现为神经源性呼吸衰竭或死亡。

5. 间脑综合征

表现为症状性嗜睡、体温过低、心动过缓和低血压，闭乳泌经综合征、抗利尿激素异常分泌综合征等激素紊乱表现也见于报道[17]。

6. 大脑半球受累

60% 的患者可以看到大脑受累表现，出现癫痫发作、轻瘫、认知精神障碍等脑病症状，少见暴发性脑脱髓鞘、可逆性后部白质脑病。

7. 免疫疾病共病

在 NMOSD 患者中，即使没有临床表现，也经常发现与自身免疫性疾病相关的血清自身抗体。与 NMOSD 相关的最常见自身免疫异常包括甲状腺疾病、系统性红斑狼疮和 Sjögren 综合征[18]。

【辅助检查】

该病的主要辅助检查为脑 MRI、视神经 MRI 以及脊髓 MRI，必要时可行相应部位增强 MRI 检查，发现异常的同时进行血清抗体检查及腰椎穿刺的脑脊液检查。电生理评估，如视觉诱发电位、脑干听觉诱发电位、体感诱发电位等可协助判断相应部位。

1. 外周血检查

进一步的实验室检查可以帮助识别其他疾病和（或）伴随的自身免疫性疾病。除了血液（红细胞分类计数、生化和凝血）的基本检查外，还应包括血清学抗体检查（ANA、ENA、抗 ds-DNA 抗体、c/pANCA、抗心磷脂抗体）。应考虑进一步评估以排除维生素缺乏症、其他代谢性疾病、感染、自身免疫性脑炎以及肿瘤性和副肿瘤性疾病［抗垂体后叶素反应介体蛋白 -5（CRMP 5/CV 2）抗体相关视神经病变和脊髓病或抗 Ma 相关间脑综合征］。

该病可以出现 AQP4 以及 MOG 抗体，抗体检测方法包括酶联免疫吸附法、组织间接免疫荧光法及基于组织底物或细胞底物的试验方法[19]。细胞底物法检测 MOG 抗体的敏感性为 98% ~ 100%，国际上推荐使用该法进行 AQP4 及 MOG 抗体的检验。单相病程的 NMO 患者中血清 AQP4-IgG 呈阴性的比例较高，疾病缓解阶段及免疫抑制治疗后血清抗体滴度相应下降。AQP4 抗体并不能预测疾病长期预后及对免疫治疗的应答。在表现为 NMO 的 AQP4 抗体阴性的患者中，可以测出血清 MOG-IgG 阳性。

2. 脑脊液检查

在 NMOSD 患者中通常没有特异性表现，可以看到细胞轻度增多，以淋巴细胞为主，半数患者脑脊液蛋白轻度升高。约 20% 的患者脑脊液中可检测出寡克隆区带[20]，缺乏寡克隆区带是支持该病的诊断证据。MOG-IgG 相关疾病患者急性发作期超过半数患者脑脊液蛋白都会升高，同时约 90% 患者寡克隆区带阳性，IgG 鞘内合成率及 IgG 指数升高。

3. 影像学表现

（1）MRI 检查：NMOSD 患者存在长节段横贯性脊髓炎。MRI 矢状位显示病灶纵向累及 3 个及以上椎体节段，导水管周围中央灰质常受累，此处为 AQP4 抗原高表达区域。可见到脊髓中央及背侧区域同时受累，病变通常累及下胸髓，高位颈髓病变表现乃至向上延伸至延髓，表现为 T2WI 高信号，T1WI 相应区域的低信号（图 17-5），脊髓炎急性期 T1WI 上可显示脊髓的肿胀及不规则强化，复发期或病程晚期可见脊髓萎缩。缓解期或大剂量糖皮质激素治疗后可能演变为多个较短的病变[21]。

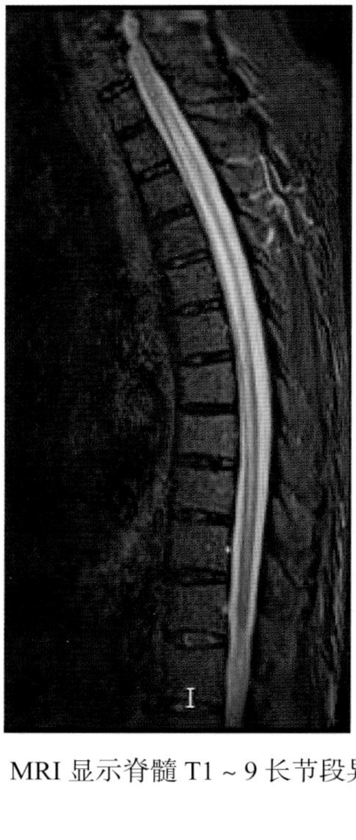

图 17-5 MRI 显示脊髓 T1 ~ 9 长节段异常信号

NMOSD 患者视神经炎受累长度通常超过全长的 1/2，且多位于视交叉及视束后部。急性期视神经炎的典型 MRI 表现为 T1WI 上相应部位低信号，T2WI 上视神经肿胀增粗呈高信号，疾病慢性期可见视神经萎缩。

多数 NMOSD 患者脑部 MRI 会出现异常信号，但通常缺乏特异性。典型的脑病变部位主要位于 AQP4 高表达区域，包括室管膜下区、脑室周围、背侧脑干（特别是延髓后部）、视交叉 / 下丘脑等。经典 MRI 表现为室管膜周围区域 FLAIR/T2WI 融合高信号，沿侧脑室、第三脑室和第四脑室的室管膜，特别靠近中脑导水管部位。脑干受累急性期 FLAIR/T2WI 常可见不均一高信号，表现为大理石状或拱桥状。室管膜周围线性强化，也称为细铅笔样强化。

35% ~ 84% 的患者脑 MRI 可见皮质下或深部白质的 T2WI/FLAIR 上非特异性点状或小斑块状（直径＜3 cm）高信号病变，患者通常无症状。大脑半球广泛融合的白质病变相对少见。9% ~ 36% 的患者可见 T1 加权图像增强，表现为云状增强，呈斑片状、不均匀、边缘模糊的高信号，较少见的情况是软脑膜的结节性强化。闭环和开环增强在 NMOSD 中非常罕见[22]。

（2）光学相干断层成像：测量视网膜乳头周围神经纤维层厚度以及丛状层被证明是诊断评估 NMOSD 视神经炎进展的可靠指标，其改变与视觉功能密切相关[23]。与多发性硬化视神经炎或特发性视神经炎相比，NMOSD 患者神经纤维层厚度变薄更严重，同时视网膜黄斑中心凹更宽、更平坦。与 MOG- 视神经炎和多发性硬化-视神经炎相比，即使黄斑丛状层变薄的严重程度相似，AQP4 阳性 NMOSD 的视神经炎的预后更差。

【诊断】

NMOSD 诊断标准的核心临床特征包括视神经炎、急性脊髓炎、极后区综合征、急性脑干综合征、急性间脑综合征。鉴于外周血 AQP4 抗体在该疾病发生发展中的重要作用，需要将 NMOSD 划分为 AQP4-IgG 阳性的 NMOSD 及 AQP4-IgG 阴性的 NMOSD，分别需要满足对应的诊断标准（表 17-8）[22]。

表 17-8　视神经脊髓炎谱系病国际诊断标准

AQP 4-Abs	至少一个核心临床特征 AQP 4-Abs 阳性 排除其他疾病
无 AQP 4-Abs	1 次或多次发作产生至少 2 个核心临床特征，满足： 视神经炎、LETM、APS 中的至少一种 弥散分布（两种或两种以上不同的核心临床特征） 满足附加 MRI 要求 AQP 4-Abs 呈阴性 排除其他疾病
核心临床特征	视神经炎 急性脊髓炎 APS 脑干综合征 发作性睡病或急性间脑综合征，伴有 NMOSD 典型间脑 MRI 病变 有症状的大脑综合征，伴有 NMOSD 典型的脑部病变
没有 AQP 4-IgG 或未知的 NMOSD 的额外 MRI 要求	急性视神经炎：MRI 正常或仅非特异性白质病变；或视神经 MRI T2 高信号病变或 T1 增强病变延伸超过 1/2 视神经长度或视交叉受累 急性脊髓炎：MRI 脊髓显示相关病变跨越至少 3 个连续椎体节段；或至少 3 个连续节段脊髓萎缩 APS：MRI 延髓背侧 / 极后区病变 急性脑干综合征：第四脑室周围的脑干病变

APS ＝极后区综合征；AQP4-Abs ＝水通道 4 抗体；LETM ＝长节段脊髓炎；NMOSD ＝视神经脊髓炎谱系病。

【鉴别诊断】

疑似 NMOSD 的患者要进行详细的病史询问及体格检查，并以此为基础进行全面的辅助检查以确诊疾病或排除类似疾病。需要进行鉴别的疾病包括：急性播散性脑脊髓炎、MOG 抗体相关疾病、多发性硬化、结节病。此外，影像学上仍需鉴别高血压脑小血管病、神经白塞病、显性遗传性脑动脉病伴皮质下梗死和白质脑病、Susac 综合征、肾上腺脑白质营养不良、糖皮质激素反应性慢性淋巴细胞炎伴脑桥血管周围强化、脊髓损伤的维生素 B_{12} 缺乏和铜缺乏、HTLV 相关的脊髓病、脊髓梗死等[24]。

1. 多发性硬化

多发性硬化和NMOSD都是具有复发过程的中枢神经系统炎症性疾病，有一些共同的表型特征，这两种疾病在流行病学、血清学、病理学、治疗反应和预后方面具有明显的特征。多发性硬化与NMOSD的鉴别诊断至关重要，因为多发性硬化的疾病修正治疗，例如干扰素β、芬戈莫德、那他珠单抗和阿来珠单抗对NMOSD无效或可能加重病情。鉴别依靠NMOSD的病变分布主要出现在脊髓及视神经，以及外周血AQP 4抗体阳性。

2. 急性播散性脑脊髓炎

急性播散性脑脊髓炎与NMOSD的不同之处在于没有AQP 4-Ab，女性较少或没有占主导地位，发病时出现更多的多灶性神经症状，通常是单时相病程，在儿科患者更常见。大多数患者在神经系统恶化开始前4周内存在感染（高达61%）或接种疫苗（高达4%），多见壳核病变，主要症状可以表现为意识改变或行为改变。NMOSD的主要症状是视神经炎或脊髓炎，只有一小部分患者在发病时出现症状性脑部综合征。

3. 特发性急性横贯性脊髓炎

特发性急性横贯性脊髓炎是指一组不均匀的炎症性脊髓疾病，要注意该病向多发性硬化以及NMOSD发展，疼痛性强直性痉挛在NMOSD中比特发性横贯性脊髓炎更常见（分别为25%和2%）。女性性别、复发性病程、急性发作时较高的残疾程度、对糖皮质激素治疗效果不佳与AQP 4-Ab孤立性长节段脊髓炎存在相关，较少出现在特发性横贯性脊髓炎。

4. 特发性视神经炎

视神经炎可能是年轻人单侧视力丧失的最常见原因，孤立性视神经炎可以是特发性，也可以是NMOSD的表现，具有不同的治疗反应和症状，因此特发性视神经炎与NMOSD的视神经炎的区分非常重要。病程复发、双侧同时视神经受累和视觉恢复不佳通常是NMOSD的特征。MRI可以在鉴别诊断中提供有用的线索，特发性视神经炎患者脑部和脊髓没有病灶。

5. 与髓鞘少突胶质细胞糖蛋白抗体相关的炎症性疾病

MOG-Ab的炎症性疾病可以表现为视神经炎、脊髓炎、多灶脱髓鞘和脑炎，具有与多发性硬化和NMOSD-AQP 4不同的放射学、临床特征，在AQP 4-Ab阳性的患者中很少发现MOG-Ab，1/3的MOG-Ab患者也可能出现各种症状的脑干受累，从无症状病例到重症脑白质病，其中一些症状可能类似NMOSD-AQP 4的脑干受累。本病也可以有复发病程，血清中出现MOG-Ab是区分其与其他疾病的关键。

6. 原发性中枢神经系统淋巴瘤

原发性中枢神经系统淋巴瘤有时会被误诊为NMOSD。脑脊液细胞学、免疫球蛋白重链重排检测在一定程度上有助于中枢神经系统淋巴瘤的诊断。甲泼尼龙和血浆置换联合治疗患者继续恶化，在FDG-PET上出现高代谢病变，则应怀疑患有原发性中枢神经系统淋巴瘤，立体定向或导航引导针活检进行组织病理学检查，可以诊断中枢神经系统淋巴瘤。通常在活检前避免接受糖皮质激素治疗，因为这可能会干扰组织病理学结果。

【治疗】

NMOSD的治疗目前主要分为急性发作期治疗及稳定期的序贯治疗（免疫抑制治疗），对症治疗对于改善患者生活质量也很重要。许多用于治疗多发性硬化的疾病修饰药物对NMOSD无效或恶化，应避免使用，例如β干扰素、芬戈莫德和那他珠单抗。

1. 急性发作期

NMOSD患者急性发作期治疗的目的是缓解发作症状，缩短病程，降低残疾程度并预防并发症。常用药物包括糖皮质激素，通常采用静脉注射甲泼尼龙1 g，3～5天，然后继续口服泼尼松1 mg/kg，持续数周，然后在几个月内逐渐减量，最终以小剂量长期口服维持治疗。治疗过程中予以补钾补钙、质子泵抑制剂及预防骨质疏松药物。部分对糖皮质激素治疗效果不佳或不能耐受相应副作用的患者可考虑行血浆置换/免疫吸附治疗，血浆置换5～7次，早期应用可明显改善残疾程度、减少复发等，对视神经炎症状产生明显改善。血浆置换与免疫吸附两者在疗效与安全性上无明显差异。大剂量甲泼尼龙冲击治疗效果较差的急性发作期患者可行丙种球蛋白静脉注射治疗，用量为0.4 g/（kg·d），连续5天为1个疗程。当患者对糖皮质激素反应不佳或无法行血浆置换或丙种球蛋白治疗时可考虑加用免疫抑制剂等。

2. 长期维持治疗

如果不持续治疗，大约 50% 的 NMOSD 患者将丧失行走能力或失明，1/3 的患者将在第一次发作后 5 年内死亡。序贯免疫抑制治疗主要目的是预防复发，减少进行性残疾。伊奈丽珠单抗是一种针对 B 细胞表面 CD19 抗原的人源化单克隆抗体，可去除表达 CD19 的母细胞，减少 AQP4-IgG 的产生。依库珠单抗是一种人源化单克隆抗体，可阻断补体 C5 并防止补体级联激活，能有效降低复发率[25]。萨特立珠单抗是人源化白介素 -6 受体单克隆抗体，可将患者的复发风险降低 62%。利妥昔单抗为一种针对 CD20 B 细胞的人源化单克隆抗体，在 NMOSD 治疗中显著有效及安全，将复发率降低至 88.2%。大部分患者治疗后可维持 B 淋巴细胞低水平 6 个月，可根据外周血 CD19/20 阳性 B 淋巴细胞或 $CD27^+$ 记忆 B 细胞计数监测治疗效果及复发情况，若 B 淋巴细胞再募集可进行再次治疗。利妥昔单抗每月给药一次或根据监测的 B 细胞计数（$CD19^+$ 淋巴细胞）进行治疗。如果 CD19 计数上升到总 B 细胞群的 1% 以上，则重新治疗。一些患者可能会出现症状性继发性低丙球蛋白血症。托珠单抗是一种针对白细胞介素 -6 受体的重组人源化单克隆抗体，与硫唑嘌呤治疗组相比，复发风险显著降低，同时患者中血清 AQP4-IgG 滴度下降。

小剂量泼尼松维持治疗能够预防疾病复发，可联用其他免疫抑制剂。一线治疗药物包括硫唑嘌呤、吗替麦考酚酯，二线治疗药物包括环磷酰胺、他克莫司、米托蒽醌，定期静脉注射丙种球蛋白也可以预防复发。麦考酚酯 2 ~ 3 g/d，硫唑嘌呤 2.5 ~ 3 mg/kg，前者优于后者（复发率分别降低 87.4% 和 72.1%）。硫唑嘌呤通常用于年轻女性患者，因为麦考酚酸酯在怀孕期间禁忌，还具有精子毒性作用。长期口服泼尼松（5 ~ 10 mg/d），组合用药比单独使用免疫抑制剂更具保护作用。硫唑嘌呤起效较慢，使用之前建议完善硫代嘌呤甲基转移酶活性或相关基因检测，避免出现白细胞计数减少、肝功能损伤等严重不良反应。吗替麦考酚酯不良反应相对较少，起效较快，相较于硫唑嘌呤耐受性更好，故推荐用于硫唑嘌呤无效或不耐受患者。

免疫耐受治疗是一种新的治疗方法，使用创新技术恢复免疫耐受宿主抗原和抑制自身免疫过程[26]。包括反向 DNA 疫苗接种、T 细胞疫苗接种、肽偶联策略、耐受性树突状细胞疫苗接种等。这些新技术将为 NMOSD 患者带来更多的益处，有效避免了各种免疫抑制剂的不良反应。

3. 对症治疗

横贯性脊髓炎后的肌肉痉挛通常可以通过低剂量的卡马平有效治疗。神经性疼痛以及中度至重度抑郁症和疲劳很常见。理想情况下，采用多学科方法，定期审查药物治疗的有效性。

【病例摘要】

男，74 岁，下肢麻木无力 10 天，尿便障碍 7 天，胸部以下麻木 5 天。

患者 10 天前息者于上呼吸道感染后出现左下肢麻木，7 天前自觉二便费力。5 天前麻木感上升至肚脐水平，并出现左下肢力弱、走路不稳，行走时左下肢拖曳。3 天前麻木感上升至前胸水平，右下肢出现力弱，不能独自行走。近 7 天未排大便。体格检查：神志清楚，言语流利。脑神经检查未见异常。双侧 T5-T6 以下触觉减退，左下肢外侧及左足痛觉过敏，活动时左下肢放射性疼痛。双下肢关节运动觉、位置觉减退，双髂前上棘以下音叉震动觉减退。双上肢肌力 5 级，右下肢近端肌力 3 级、远端肌力 3 级，左下肢远近端肌力 0 级。双上肢腱反射对称减低，双侧膝腱反射、跟腱反射未引出，病理反射未引出，左侧 Kernig 征（+），左下肢 Lasegue 征（+），肋弓以上排汗增加，脐以下不排汗。血和脑脊液 AQP4 抗体+++。MRI 示脊髓 T1-T9 椎体水平髓内异常信号。视觉诱发电位没有明显异常。定位诊断：脊髓胸段；定性诊断：脊髓炎，NMOSD。病例详细资料见二维码数字资源 17-4。

数字资源 17-4

（刘　冉）

【参考文献】

[1] TENEMBAUM S，YEH EA. Pediatric NMOSD：a

review and position statement on approach to work-up and diagnosis. Frontiers in Pediatrics，2020，8：339.

[2] CREE BA，GOODIN DS，HAUSER SL. Neuromyelitis optica. Seminars in Neurology，2002，22（2）：105-122.

[3] WINGERCHUK DM，HOGANCAMP WF，O'BRIEN PC，et al. The clinical course of neuromyelitis optica. Neurology，1999，53（5）：1107-1114.

[4] LENNON VA，KRYZER TJ，PITTOCK SJ，et al. IgG marker of optic-spinal multiple sclerosis binds to the aquaporin-4 water channel. The Journal of Experimental Medicine，2005，202（4）：473-477.

[5] WINGERCHUK DM，LENNON VA，PITTOCK SJ，et al. Revised diagnostic criteria for neuromyelitis optica. Neurology，2006，66（10）：1485-1489.

[6] HOR JY，ASGARI N，NAKASHIMA I，et al. Epidemiology of neuromyelitis optica spectrum disorder and its prevalence and incidence worldwide. Frontiers in Neurology，2020，11：501.

[7] KIM SH，MEALY MA，LEVY M，et al. Racial differences in neuromyelitis optica spectrum disorder. Neurology，2018，91（22）：e2089-e2099.

[8] WANG H，DAI Y，QIU W，et al. HLA-DPB1 0501 is associated with susceptibility to anti-aquaporin-4 antibodies positive neuromyelitis optica in southern han Chinese. Journal of Neuroimmunology，2011，233（1-2）：181-184.

[9] BLANCO Y，ERCILLA-GONZÁLEZ G，LLUFRIU S，et al. HLA-DRB1 typing in caucasians patients with neuromyelitis optica. Revista De Neurologia，2011，53（3）：146-152.

[10] PANDIT L，MALLI C，D'CUNHA A，MUSTAFA S. Human leukocyte antigen association with neuromyelitis optica in a south indian population. Multiple Sclerosis（Houndmills，Basingstoke，England），2015，21（9）：1217-1218.

[11] BAEK SH，KIM JS，JANG MJ，et al. Low body mass index can be associated with the risk and poor outcomes of neuromyelitis optica with aquaporin-4 immunoglobulin G in women. Journal of Neurology，Neurosurgery，and Psychiatry，2018，89（11）：1228-1230.

[12] SELLNER J，BOGGILD M，CLANET M，et al. EFNS guidelines on diagnosis and management of neuromyelitis optica. European Journal of Neurology，2010，17（8）：1019-1032.

[13] HUDA S，WHITTAM D，BHOJAK M，et al. Neuromyelitis optica spectrum disorders. Clinical Medicine（London，England），2019，19（2）：169-176.

[14] SCHMIDT F，ZIMMERMANN H，MIKOLAJCZAK J，et al. Severe structural and functional visual system damage leads to profound loss of vision-related quality of life in patients with neuromyelitis optica spectrum disorders. Multiple Sclerosis and Related Disorders，2017，11：45-50.

[15] APIWATTANAKUL M，POPESCU BF，MATIELLO M，et al. Intractable vomiting as the initial presentation of neuromyelitis optica. Annals of Neurology，2010，68（5）：757-761.

[16] POPESCU BF，LENNON VA，PARISI JE，et al. Neuromyelitis optica unique area postrema lesions：nausea，vomiting，and pathogenic implications. Neurology，2011，76（14）：1229-1237.

[17] KREMER L，MEALY M，JACOB A，et al. Brainstem manifestations in neuromyelitis optica：a multicenter study of 258 patients. Multiple Sclerosis（Houndmills，Basingstoke，England），2014，20（7）：843-847.

[18] NEWEY CR，BERMEL RA. Fulminant cerebral demyelination in neuromyelitis optica. Neurology，2011，77（2）：193.

[19] PRAIN K，WOODHALL M，VINCENT A，et al. AQP4 antibody assay sensitivity comparison in the era of the 2015 diagnostic criteria for NMOSD. Frontiers in Neurology，2019，10：1028.

[20] JARIUS S，PELLKOFER H，SIEBERT N，et al. Cerebrospinal fluid findings in patients with myelin oligodendrocyte glycoprotein（MOG）antibodies. Part 1：Results from 163 lumbar punctures in 100 adult patients. Journal of Neuroinflammation，2020，17（1）：261.

[21] WEINSHENKER BG，WINGERCHUK DM. Neuromyelitis spectrum disorders. Mayo Clinic Proceedings，2017，92（4）：663-679.

[22] RATCHFORD JN，QUIGG ME，CONGER A，et al. Optical coherence tomography helps differentiate neuromyelitis optica and MS optic neuropathies. Neurology，2009，73（4）：302-308.

[23] WINGERCHUK DM，BANWELL B，BENNETT JL，et al. International consensus diagnostic criteria for neuromyelitis optica spectrum disorders. Neurology，2015，85（2）：177-189.

[24] PAUL S，MONDAL GP，BHATTACHARYYA R，et al. Neuromyelitis optica spectrum disorders. Journal of the Neurological Sciences，2021，420：117225.

[25] PAUL F，MURPHY O，PARDO S，et al. Investigational drugs in development to prevent neuromyelitis optica relapses. Expert Opinion on Investigational Drugs，2018，27（3）：265-71.

[26] STEINMAN L，BAR-OR A，BEHNE JM，et al. Restoring immune tolerance in neuromyelitis optica：Part I. Neurology（R）Neuroimmunology & Neuroinflammation，2016，3（5）：e276.

第五节　自身免疫性脑炎

【概述】

自身免疫性脑炎（autoimmune encephalitis）是非感染性脑炎的重要组成部分，泛指因免疫系统针对中枢神经系统抗原产生免疫反应而导致的疾病，占全部脑炎的 10% ~ 20%[1]。其中抗 NMDA 受体脑炎最常见，约占 80%[2]。

1996 年 Krauss GL 等在 Rasmussen 脑炎患者首次发现神经元 α- 氨基 -3- 羟基 -5- 甲基 -4- 异噁唑丙酸（AMPA）受体 GluA3 亚单位抗体。2000 年在 Hodgkin 病合并小脑共济失调患者的血清孵育小鼠脑片时发现 mGluR1 抗体。2003 年在难治性癫痫持续状态患者体内发现 N- 甲基 -D- 天冬氨酸（NMDA）受体 GluN2B 亚单位抗体。2007 年 Dalmau 用脑片孵育法发现卵巢畸胎瘤合并精神症状和癫痫患者存在 NMDA 受体抗体[3]。2009 年以来，不断发现新的细胞表面突触蛋白特异性抗体，但自身免疫性脑炎的发病机制尚未完全阐明。2010 年国内首例报道自身免疫性脑炎。

自身免疫性脑炎可以从以下维度进行分类：根据病变部位，可以分为边缘叶型、边缘叶以外型、混合型及无显著变化型；根据抗体特异性可以分为特异性和非特异性抗原抗体相关性，其中特异性抗原抗体相关性自身免疫性脑炎还可以根据抗体类型分为细胞表面抗体和神经元抗体[4-7]。细胞表面突触抗原抗体具有直接致病性，可表现为自身免疫性脑炎、重症肌无力，肌无力综合征等。其抗原包含 NMDA 受体等多种神经元或胶质细胞胞质蛋白。细胞内突触抗体是针对氨基丁酸或甘氨酸能突触蛋白产生的特异性抗体，这些蛋白富集于突触，参与细胞胞吞过程，可短暂释放于细胞外。临床表现包括进行性脑脊髓病伴强直阵挛、小脑性共济失调、僵人综合征。其抗原包括 GAD65、GlyR、Amphiphysin[9-10]。细胞内抗原抗体是肿瘤患者体内识别针对神经元胞质或细胞核靶蛋白的小片段肽段，但抗体本身不参与脑炎的致病，清除抗体治疗效果不佳，用抗体免疫动物也不能模拟疾病的发生。这些抗原被呈递给效应 T 细胞发挥神经元损伤和致病的作用。临床表现包括边缘性脑炎、亚急性感觉神经元神经病、亚急性小脑变性、眼震挛–肌阵挛综合征。抗体包括 Hu、Yo、Ri、Ma2 和 CV2[10]。

大脑灰质和白质都存在不同程度的炎症，炎性渗出主要位于血管周围并延伸到脑脊髓实质。没有脱髓鞘改变，星形胶质细胞增生出现在皮质。大多数炎细胞为 $CD8^+$ T 细胞，少数 B 淋巴细胞主要出现在血管周围区域。可见 CD 68 阳性巨噬细胞和明显的小胶质细胞激活。人类白细胞抗原Ⅰ型在脑组织中过度表达，尤其是在白质和血管周围区域，Ⅱ型在小胶质细胞中呈强阳性。

【临床表现】

本节把自身免疫性脑炎分为针对细胞内抗原的抗体和针对细胞表面抗原的抗体二大类[5-8]进行介绍。

1. 抗细胞内抗原抗体脑炎

常见的自身免疫性脑炎具有针对细胞内靶结构的抗体，具有肿瘤背景，例如，神经元抗原在胸腺瘤、小细胞肺癌、卵巢癌或睾丸癌表达。这些针对细胞内靶结构的非直接致病性抗体与负责神经元损伤的细胞毒性 T 细胞反应有关。由于具有细胞内抗原抗体的脑炎对免疫治疗的反应很差，因此早期肿瘤检测对于治疗成功和预后至关重要。检测特定类型的抗体可以大大简化对原发性肿瘤的搜索（表 17-9）[4-5]。

（1）谷氨酸脱羧酶抗体脑炎：尽管是针对细胞内定位的抗原，在大多数情况下与肿瘤无关。在谷氨酸脱羧酶抗体脑炎中，高滴度（＞ 10 000 IU/ml）与边缘性脑炎、僵人综合征、小脑共济失调或难治性癫痫发作有关。谷氨酸脱羧酶脑炎通常具有慢性病程，较低的滴度伴随异质性症状。

（2）胶质纤维酸性蛋白脑膜脑炎：急性或亚急性发病，通常以剧烈的头痛、发热或其他病毒感染的先兆症状开始。经过几天至几周的时间，出现运动障碍（步态障碍、共济失调、震颤、肢体无力和肌阵挛）以及自主神经功能障碍（尿路或肠道功能障碍、勃起功能障碍和血压改变）。也可以出现意识改变或意识混乱（38%）、认知障碍（34%）、视力障碍（28%）、精神症状（23%）以及脑膜炎、脑炎和（或）脊髓灰质炎的其他症状。其中脑膜脑脊髓炎最常见（32%），其次是脑膜脑炎（24%）、脑炎（12%）、脑脊髓炎（12%）、脊髓灰质炎（5%）和脑膜炎（4%）。

2. 抗神经元表面抗原抗体相关脑炎

针对神经元表面结构的抗体，如 NMDA 或 AMPA

表 17-9　抗细胞内抗原抗体相关的自身免疫性脑炎[8]

抗体	相关临床综合征	肿瘤相关性
Amphiphysin	边缘性脑炎、脑脊髓炎、感觉性周围神经病、僵人综合征、小脑变性	＞ 90%，多为乳腺癌或小细胞肺癌
ANNA3	边缘性脑炎、小脑变性、脑脊髓炎、感觉性周围神经病	约 60% 为小细胞肺癌
CV2	边缘性脑炎，运动障碍，癫痫，视神经炎，脑脊髓炎，小脑变性，NMOSD	＞ 90%，小细胞肺癌或胸腺瘤
GADa	僵人综合征，小脑共济失调，边缘性脑炎，难治性癫痫发作，常与肌阵挛综合征和脑脊髓炎相关，也常与其他自身免疫性疾病相关	罕见；胸腺瘤、神经内分泌肿瘤或肺 / 乳腺癌可能
GFAP	脑膜脑炎，脑膜脑脊髓炎（在 10% ~ 20% 可检测到 NMDAR 抗体）	10% ~ 20%，多为卵巢癌
Hu	边缘性脑炎、脑干脑炎、小脑变性、Denny-Brown 综合征、自主神经功能障碍、脊髓炎、运动神经病、孤立性脉络膜炎、Lambert-Eaton 肌无力综合征、肌阵挛综合征	＞ 90%，小细胞肺癌、神经母细胞瘤或前列腺癌
Ma2	边缘性脑炎，小脑综合征，共济失调	＞ 90%，多为睾丸癌或肺癌
Ri	脑干脑炎、癫痫、小脑性共济失调	＞ 90%，乳腺癌、妇科肿瘤或小细胞肺癌
Sox1	Lambert-Eaton 肌无力综合征，小脑性共济失调，多发性神经病	＞ 90%，多为小细胞肺癌
Yo	小脑综合征伴有共济失调，构音困难，眼震，复视，吞咽困难，周围神经病	＞ 90%，乳腺癌、妇科癌症、小细胞肺癌
Zic4	小脑变性、共济失调	＞ 90%，多为小细胞肺癌

受体，表面抗体可以直接致病。这种形式的自身免疫性脑炎对免疫疗法反应较好，很少与肿瘤相关（表 17-10）[3-5]。

（1）抗 NMDA 受体脑炎：为最常见的自身免疫性脑炎之一，常见于青年患者，以女性多见。可有发热、头痛等前驱症状，偶尔可发生于单纯疱疹病毒脑炎等中枢神经病毒感染之后。起病较急，临床表现包括精神行为异常、妄想或情绪症状、认知障碍、近记忆力下降，随着时间的推移，出现其他神经系统症状，包括癫痫发作、言语障碍、运动障碍、不自主运动、意识水平下降及自主神经功能障碍等。多达 40% 的患者是儿童，比成年人更容易患上运动

表 17-10　抗细胞表面抗原抗体相关的自身免疫性脑炎

抗体	症状性 / 相关综合征	肿瘤相关性
NMDA	非特异性前驱症状（约 70% 伴有头痛或发热），随后是行为改变、精神病、情感障碍、记忆障碍、癫痫发作、运动障碍，如口面运动障碍、自主神经不稳定、意识障碍	约 40% 在 12 ~ 45 岁，多为卵巢癌；约 25% 在 45 岁以上
LGI1	面臂肌张力障碍，其次是边缘性脑炎与记忆缺陷，颞叶发作，睡眠障碍和低钠血症	罕见，通常为胸腺瘤
CASP 受体 2	边缘性脑炎，Morvan 综合征，神经肌张力障碍	罕见，胸腺瘤
AMPA	边缘性脑炎，记忆障碍，罕见精神症状，约 30% 检测到其他抗体	约 70%，多为肺癌、乳腺癌或胸腺瘤
GABA-A	难治性癫痫，认知缺陷，定向障碍，记忆障碍，抑郁症，精神病，缄默状态	罕见，小细胞肺癌
GABA-B	边缘性脑炎，伴有频繁的癫痫发作，罕见小脑共济失调或脑干受累	约 70%，多为小细胞肺癌或神经内分泌瘤
mGluR5	边缘性脑炎，Ophelia 综合征，行为变化，记忆缺陷，抑郁症，妄想	常见，霍奇金淋巴瘤
DPPX	脑边缘性脑炎，震颤，肌阵挛，幻觉，定向障碍，癫痫发作，难治性腹泻	无肿瘤相关性
甘氨酸受体	PERM，僵硬综合征，失调，认知缺陷，幻觉，抑郁症，焦虑	＜ 10%，胸腺瘤
IgLON5	睡眠障碍，睡眠呼吸暂停，构音困难，吞咽困难，自主功能障碍，运动障碍，认知缺陷	无肿瘤相关性

障碍和语言障碍，几乎所有患者都表现出严重的记忆障碍以及执行功能的损害。患者可合并肿瘤，女性患者以卵巢畸胎瘤最为常见。

（2）LGI1 脑炎：常见于老年患者，男性多见，起病较为隐袭，表现为局灶性癫痫发作，其中面臂肌张力障碍较为特异，可以高频率发生（100 次 / 天），对免疫疗法反应良好，但对抗惊厥药物反应不佳，是疾病进展到伴有记忆障碍和颞叶癫痫发作的边缘性脑炎的前兆。其他临床特征包括睡眠障碍、低钠血症等。

（3）CASP 受体 2 脑炎：老年患者常见，男性常见。钾通道复合物相关蛋白（接触素相关蛋白 2）在海马、小脑和外周神经中表达，抗体导致周围神经过度兴奋。与肌张力障碍、边缘性脑炎、Morvan 综合征相关。出现行为异常、认知障碍、神经病理性疼痛、痉挛、睡眠障碍、共济失调。Morvan 综合征由神经精神症状（通常伴有明显的睡眠障碍和认知缺陷）、自主神经功能障碍和肌张力障碍综合征组成。

（4）AMPA 受体脑炎：中年患者，AMPA 受体脑炎患者可发展为急性边缘性脑炎，伴有癫痫发作、记忆障碍和精神病；也有孤立的精神病症状，会出现睡眠和运动障碍。约 70% 的病例为副肿瘤性脑炎。

（5）抗 γ- 氨基丁酸受体脑炎：抗 γ- 氨基丁酸受体包括 A 和 B 两种受体。两种抗 γ- 氨基丁酸受体脑炎都有明显的癫痫发作，包括部分性持续性癫痫和难治性癫痫状态。抗 γ- 氨基丁酸 A 受体抗体患者较年轻，并表现出多灶性脑炎，出现精神症状（幻觉、行为改变）和认知缺陷。运动异常多出现在儿童患者，经常影响面部肌肉（口腔运动障碍，抽筋）。抗 γ- 氨基丁酸 B 受体患者年龄较大，大约一半的病例是典型的边缘性脑炎，出现记忆力障碍和精神症状。25% 的抗 γ- 氨基丁酸 A 受体脑炎患者发生肿瘤，主要是小细胞肺癌；50% 的抗 γ- 氨基丁酸 B 受体脑炎患者发生肿瘤，最常见的是甲状腺瘤、小细胞肺癌或神经内分泌肿瘤。

（6）mGlu 受体 5 脑炎：抗体促进谷氨酸受体 5 与多种神经精神综合征相关联，包括抑郁症、伴有幻觉的精神病、人格和行为障碍以及情绪不稳定。部分患者存在癫痫发作、运动障碍、意识障碍和睡眠障碍。有 50% 的患者被诊断为 Ophelia 综合征。

（7）DPPX 脑炎：与抗二肽基肽酶样蛋白 6 抗体相关。中年患者，男女比例接近 2∶1。明显的体重减轻和腹泻通常作为先兆症状。主要临床表现为认知能力下降、神经兴奋过度（癫痫发作、肌阵挛等）、自主兴奋过度（腹泻、睡眠障碍）和精神症状（幻觉、过度惊吓综合征）。个别患者出现严重瘙痒、口颊舌运动障碍、头痛、视力下降、意识障碍。

（8）甘氨酸受体脑炎：成年发病，患者年龄跨度大，男性多见。抗体介导的 GlyR 对脑干核团或脊髓抑制性中间神经元的抑制会导致 α 运动神经元的连续放电和对各种输入冲动的阵发性过度反应，导致进行性脑病伴随眼震和肌阵挛以及僵人综合征（47.6%），其次是癫痫（22.4%）、小脑共济失调、运动障碍和认知功能障碍。高达 10% 的患者会出现胸腺瘤。

（9）IgLON5 脑炎：老年患者，出现睡眠障碍、球部综合征、步态不稳定和认知障碍，部分患者伴随自主神经障碍、眼球运动异常和神经精神症状，87% 的患者至少患有一种类型的运动障碍。少数患者出现周围神经病，出现肢体感觉异常，舌神经痛、周围性面神经麻痹和寒冷不耐受。有些病例表现为运动神经元病，表现出进行性吞咽困难和肢体无力并伴有肌肉萎缩。少数患者出现癫痫、不宁腿综合征或幻觉。一些患者表现出流感样症状，并出现头痛、发热和呕吐。少数患者还患有其他自身免疫性疾病。

【辅助检查】

该病的辅助检查包括脑磁共振、脑脊液检查、脑电图检查和脑炎抗体检查及感染性疾病相关检查。

1. 脑磁共振

脑 MRI 是自身免疫性脑炎的首选检查，用于鉴别诊断。通常无特异性改变[6]。MRI 改变多种多样，大多数 NMDA 受体脑炎（75%）没有明显改变，部分小脑变性患者出现小脑萎缩，边缘性脑炎的患者常见颞叶内侧单侧或双侧 T2/FLAIR 高信号，提示边缘性脑炎。单侧病变的鉴别诊断中应考虑脑胶质瘤，并非所有边缘性脑炎患者都能检测到 T2/FLAIR 高信号，都会逐渐发展为海马萎缩。在 LGI1 脑炎中，这种海马损伤的程度与持续性记忆缺陷的严重程度相关。

2. 脑脊液检查

脑脊液分析是诊断该病的主要方法之一[6-10]。脑脊液白细胞轻度增多，细胞学呈淋巴细胞性反应，有核细胞增多发生在 50% 以上的 GABAB 受体、AMPA 受体、NMDA 受体或 DPPX 抗体的患者，但在 CASP2 受体、GABAA 受体、Glycine 受体、IgLON5、LGI1 和 GAD 抗体阳性患者不明显。在超过 50% 的 GABAB 受体、NMDA 受体和 GAD 抗体患者中检测到寡克隆区带；在抗 AMPA 受体、DPPX、CASP 受体 2、

GABA-A 受体、Glycine 受体、IgLON5 和 LGI1 的抗体的阳性率较低。

3. 脑电图

EEG 变化很常见，但很少有特异性改变；大多数患者表现为局灶性或全脑性慢波，约 10% 的 NMDA 受体脑炎患者检测到 δ 刷，其特征是全脑性 δ 慢波，伴有叠加的 β 活性。

4. 特异性自身免疫性脑炎抗体的检测

脑脊液抗神经元表面抗原抗体检测有两种方法：基于细胞底物的实验（cell based assay，CBA）或基于组织底物的实验（tissue based assay，TBA）。对于所有疑似自身免疫性脑炎的患者，即使 MRI、脑脊液和 EEG 改变均不显著，也应在脑脊液和血清中进行抗体诊断。抗体诊断是副肿瘤综合征的可靠证据。边缘性脑炎或副肿瘤性小脑变性、脑干脑炎或 Morvan 综合征以及中等癌症风险综合征都要进行抗体检查（表 17-10），包括 GABA-B 受体抗体、GABA-A 受体抗体和 AMPA 受体抗体、NMDA 受体抗体、LGI1 抗体、CASP 受体 2 抗体、AMPA 受体抗体和 GABA 受体抗体、Glycine 受体抗体、DPPX 抗体和 GAD 抗体、mGlu 受体 5 抗体（图 17-6）。10% ~ 20% NMDA 受体脑炎只能在脑脊液中检测到抗体。CASP 受体 2 和 GAD 抗体只有在较高滴度时才具有确定的疾病相关性。

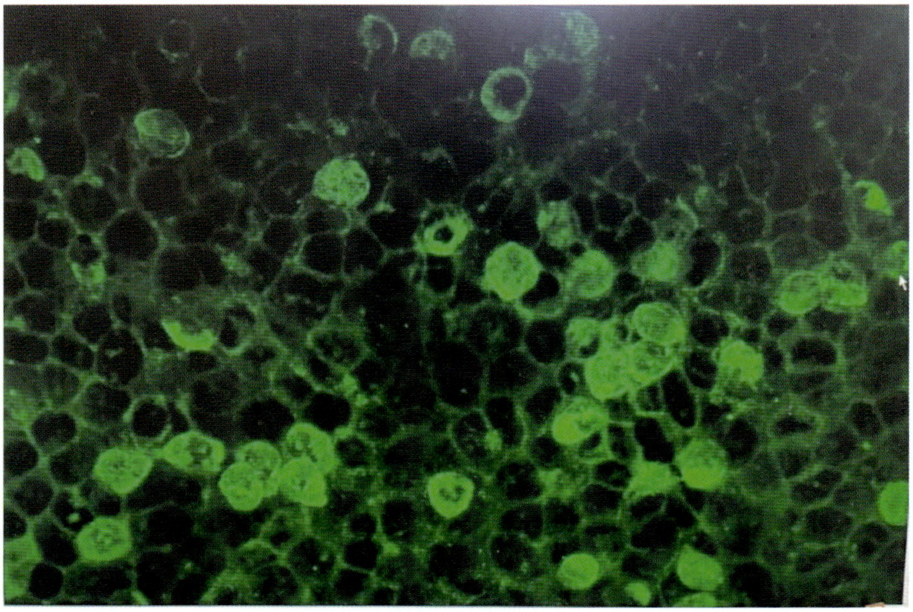

图 17-6 CBA 法显示抗 DPPX 抗体阳性

【诊断】

自身免疫性脑炎的诊断基于病史、临床表现、MRI 改变、脑脊液改变、EEG 和抗体诊断。自身免疫性脑炎的诊断分为可疑、可能和确诊三种（表 17-11）。对于临床表现、辅助检查符合且排除其他诊断，但抗体检测阴性的病例，可诊断为可能的自身免疫性脑炎。对于临床表现、辅助检查排除其他诊断，并且特异性抗体阳性的患者，可诊断为确诊的自身免疫性脑炎。

【鉴别诊断】

自身免疫性脑炎的鉴别诊断首先通过病史排除中毒性脑病（一氧化碳中毒迟发性脑病、放射性脑病以及抗生素、化疗药物或免疫抑制剂等药物性脑病）、代谢性脑病（Wernicke 脑病、肺性脑病、肝性脑病、肾性脑病）；通过 MRI 排除各种肿瘤（胶质瘤、淋巴瘤、转移瘤）。其鉴别诊断的重点是排除其他感染性脑病，其次是排除其他免疫相关的脑病。

1. 感染性疾病

病毒、细菌、真菌、寄生虫感染都可以通过脑脊液检查加以排除。病毒感染可以是各种自身免疫性脑炎的诱发因素。病毒介导的脑组织损伤可能会导致抗原暴露，从而引发抗神经元抗体的产生。疱疹病毒可能会引发对 NMDA 受体、多巴胺 D2 受体、GABA-A 受体和其他尚未被描述的突触蛋白的自身免疫脑炎。在此情况下需要进行抗体检查进一

表 17-11 自身免疫性脑炎的诊断标准

可疑标准	（1）3 个月内亚急性发病：近记忆下降，意识改变或精神症状 （2）至少有下列一项： - 新发病灶 - 不明原因的癫痫发作 - 脑脊液细胞增加（白细胞计数＞ 5×10^6/L） - MRI 结果提示脑炎 （3）排除其他原因（感染、血管疾病、肿瘤、代谢疾病）
可能标准	（1）3 个月内亚急性发作：近记忆下降，意识改变或精神症状 （2）排除其他自身免疫性脑病综合征 （3）血清和脑脊液中不存在其他自身抗体，至少两种情况： - MRI 提示自身免疫性脑炎 - 脑脊液有核细胞增多，寡克隆带和（或）IgG 指数升高 - 脑活检炎性浸润，排除其他原因（例如：肿瘤） （4）排除其他疾病
确诊标准	（1）3 个月内亚急性发作：近记忆下降，意识改变或精神症状 （2）MRI 显示双侧颞叶内侧异常（T2/FLAIR 方向） （3）至少有以下一项： - 脑脊液细胞数增加（白细胞计数＞ 5×10^6/L） - EEG：颞叶癫痫 / 慢波活动 （4）排除其他原因（感染、血管疾病、肿瘤、代谢疾病）

步明确患者的脑炎是否发生了转变。朊蛋白病会作为 LGI1 脑炎的鉴别诊断，但二者临床表现、脑脊液和影像学表现能帮助鉴别。

2. 癫痫后脑损害

癫痫发作后急性期 MRI 表现出皮质下白质的可逆性损害，多数情况下脑脊液检查没有异常发现。需要区分自身免疫性癫痫和自身免疫性脑炎伴随癫痫发作，后者的症状性癫痫发作可能持续数月，但发生癫痫的风险相对较低，通常不需要长期抗惊厥治疗，与自身免疫性癫痫相关的癫痫发作是其持续的核心症状，需要长期抗癫痫药物规律治疗。

3. 其他免疫性脑病

包括桥本脑病和其他类固醇反应性脑病、急性播散性脑脊髓炎、视神经脊髓炎谱系病、中枢神经系统血管炎、神经精神性狼疮和感染发热相关癫痫综合征。桥本脑病：血清学抗体检测能够帮助自身免疫性脑炎与这些疾病的鉴别，如果不能查到抗体，也可以在排除其他疾病后，不妨碍考虑免疫性因素导致的脑病而进行针对性治疗。

【治疗】

考虑到自身免疫性脑炎应尽早开始治疗，包括在抗体检测仍在进行时。该病的治疗包括免疫治疗、对症支持康复治疗和抗肿瘤治疗[7]。

1. 免疫治疗

（1）一线治疗：包括糖皮质激素、丙种球蛋白和血浆置换[8-9]。可采用甲泼尼龙 1000 mg 冲击 3～5 天，而后改为口服序贯减量。重症患者可联合血浆置换或免疫吸附，5～10 次治疗。或静脉注射免疫球蛋白 2 g/kg 体重，持续 3～5 天。轻症患者可直接口服糖皮质激素，总疗程 6 个月左右。糖皮质激素减量过程中需评估脑炎活动性，注意病情波动与复发。

针对细胞内抗原的抗体的副肿瘤自身免疫性脑炎，由于抗体的非直接致病作用，抗体清除效果不佳，及时的肿瘤检测和治疗是首选。已经发生的神经损伤通常是不可逆转。在疾病早期阶段，尝试免疫疗法主要消除细胞毒性 T 细胞（环磷酰胺）或生物制剂。

发现肿瘤应尽快切除。未发现肿瘤且年龄大于 12 岁的女性患者，应在病后 4 年内每 6～12 个月进行一次盆腔超声检查。对于合并恶性肿瘤的自身免疫性脑炎患者，抗肿瘤治疗期间需要一线免疫维持治疗。

（2）二线治疗：包括利妥昔单抗和其他免疫抑制剂，利妥昔单抗或环磷酰胺静脉注射主要用于一线治疗效果不佳的患者，或肿瘤筛查阴性的抗 NMDA 受体脑炎患者，或复发病例。利妥昔单抗 1000 mg，每 14 天重复一次，然后酌情每 6 个月重复一次。环磷酰胺也被推荐作为治疗的延伸，但由于其显著的毒性和可能的长期副作用，其应用受到限制。长期缓解治疗也可以使用糖皮质激素保护性免疫抑制疗法等。也可给予免疫抑制剂长程治疗，包括吗替麦考酚酯、甲氨蝶呤、硫唑嘌呤和蛋白酶抑制剂硼替佐米等[11-13]，目前还没有可靠的研究数据。

2. 对症治疗

抗癫痫药和抗精神病药与免疫疗法结合使用，单独使用抗惊厥药很少能有效控制癫痫发作，癫痫的控制一般采用广谱抗癫痫药物，如苯二氮䓬、丙戊酸钠、左乙拉西坦、拉莫三嗪和托吡酯等。癫痫持续状态的治疗采用苯二氮䓬类静脉注射，二线丙戊酸钠静脉注射，三线丙泊酚或咪达唑仑静脉注射。抗癫痫药物可以在 NMDA 受体或 GABA-A 受体脑炎免疫治疗后停药，但边缘性脑炎存在结构性癫痫，需要长期药物治疗。

精神症状控制采用奥氮平、氯硝西泮、丙戊酸钠、氟哌啶醇、喹硫平等。免疫治疗起效后应及时减停抗精神病药物。

非药物疗法，如物理疗法或神经心理康复，对患者的治疗也有所帮助。

【病例摘要】

男，30岁。发热10天，记忆力下降5天。

患者10天前无明显诱因出现发热，伴头痛、恶心、肌肉酸痛，无咳嗽、咳痰、流涕。服用解热镇痛药体温可降至正常，次日仍发热。5天前体温恢复正常，出现记忆力减退，同时出现腹部及躯干皮肤敏感，左小腿麻木。3天前出现腹部、后背皮肤瘙痒，程度较剧烈，不能穿衣。体格检查：背部可见抓痕。神志清楚，言语流利，记忆力减退，理解力、计算力正常。躯干部痛触觉过敏，余感觉检查未见异常。四肢肌力和肌张力正常，腱反射对称引出，双下肢病理征可疑阳性。腰椎穿刺脑脊液检查：初压155 cmH_2O，常规和生化未见异常。脑脊液DPPX抗体阳性。血清DPPX 1∶40阳性。肿瘤标志物、自身抗体谱、脑脊液微生物二代测序等检查均未见异常。脑MRI提示右侧侧脑室较左侧增宽。PET-CT提示双侧额叶皮质葡萄糖代谢轻度减低。脑电图：双额颞区稍多慢波，左前中颞、蝶骨电极著。定位诊断：大脑皮质，脊髓；定性诊断：自身免疫性脑炎，给予甲泼尼龙1 g静脉点滴3天，逐渐递减，并加用丙种球蛋白0.4 g/kg共5天。患者瘙痒症状明显好转，记忆力完全恢复。病例详细资料见二维码数字资源17-5。

数字资源 17-5

（刘　冉）

【参考文献】

[1] MARK AE, GRETA W, HARRIET DT, et al. Update on the diagnosis and management of autoimmune encephalitis. Clin Med, 2020, 20（4）: 389-392

[2] DALMAU J, TUZUN E, WU HY, et al. Paraneoplastic anti-n-methyl-d-aspartate receptor encephalitis associated with ovarian teratoma. Ann Neurol, 2007, 61: 25-36.

[3] LIU R, ZHANG M, LIU L, et al. Neuronal surface antibody syndrome: a review of the characteristics of the disease and its association with autoantibodies. Neuroimmunomodulation, 2020, 27（1）: 1-8.

[4] CHRISTOPHER EU, SOPHIE B, SAROSH RI. Autoimmune encephalitis: clinical spectrum and management. Pract Neurolo, 2021, 21: 412-423.

[5] 中华医学会神经病学分会. 中国自身免疫性脑炎诊治专家共识. 中华神经科杂志，2017，50（1）：91-98.

[6] KELLEY BP, PATEL SC, MARIN HL, et al. Autoimmune encephalitis: pathophysiology and imaging review of an overlooked diagnosis. AJNR Am J Neuroradiol, 2017, 38: 1070-1078.

[7] ABBOUD H, PROBASCO J, IRANI SR, et al. Autoimmune encephalitis: proposed recommendations for symptomatic and long-term management. J Neurol Neurosurg Psychiatry, 2021, 92（8）: 897-907

[8] UY CE, BINKS S, IRANI SR. Autoimmune encephalitis: clinical spectrum and management. Pract Neurol, 2021, 21（5）: 412-423.

[9] YANG J, LIU X. Immunotherapy for refractory autoimmune encephalitis. Front Immunol, 2021, 12: 790962.

[10] BRACZKOWSKI M, SOSZYŃSKI D, SIERAKOWSKA A, et al. Autoimmune encephalitis with antibodies: Anti-NMDAR, Anti-AMPAR, Anti-GQ1b, Anti-DPPX, Anti-CASPR2, Anti-LGI1, Anti-RI, Anti-Yo, Anti-Hu, Anti-CV2 and Anti-GABAAR, in the course of psychoses, neoplastic diseases, and paraneoplastic syndromes. Diagnostics（Basel）, 2023, 13（15）: 2589.

[11] EATON JE, KLEINHOLZ-OWENS P, SRIRAM S, PAWATE S. Intrathecal methotrexate-another tool for the treatment of refractory autoimmune encephalitis-single institution cohort and literature review. J Neurol Sci, 2021, 431: 120042.

[12] POTORAC A, VARLAS VN, BORŞ RG, et al. The management and diagnosis of Anti-NMDA receptor autoimmune encephalitis in pregnant women: a case report and literature review. Medicina（Kaunas）, 2023, 59（12）: 2110.

[13] ZHENG YM, SUN W, WANG ZX, et al. Leucine-rich glioma inactivated-1 protein antibody associated limbic encephalitis: one case report. Beijing DaXue Xue Bao, 2014, 46（4）: 646-649.

第六节 中枢和周围神经联合脱髓鞘疾病

【概述】

中枢和周围神经联合脱髓鞘疾病（combined central and peripheral demyelination，CCPD）是一种罕见的由自身免疫介导的、同时或相继发生的、累及中枢神经和周围神经的脱髓鞘疾病[1]。中枢神经受累多表现为长节段脊髓炎、视神经炎等；而周围神经受累则以慢性炎症性脱髓鞘性多发性神经病（chronic inflammatory demyelinated polyneuropathy，CIDP）常见[2]。患者病前可有病毒感染或疫苗接种病史，血清中部分患者存在抗神经束蛋白-155抗体[3-4]、髓鞘少突胶质细胞糖蛋白和水通道蛋白-4，临床上既可为单向病程，亦可有缓解复发，症状复杂多样。

1979年Forrester及Lascelles等首次报道了2例多发性硬化（multiple sclerosis，MS）合并多神经炎病例[5-6]，但直到1986年Rami Amit等才提出了CCPD的概念，随后1999年正式将其命名为中枢和周围神经联合脱髓鞘疾病。CCPD包括慢性脱髓鞘性周围神经病合并多灶性中枢神经脱髓鞘、周围神经病合并MS、同时累及周围和中枢神经系统的复发缓解型脱髓鞘，以及CIDP、吉兰巴雷综合征、MillerFisher综合征合并中枢神经系统脱髓鞘等[7]。约30%的CIDP患者可合并有中枢神经系统受累，而28%的MS患者存在周围神经电生理异常[8]，7%抗髓鞘少突胶质细胞糖蛋白抗体患者存在周围神经受累症状[9]。

周围神经和中枢神经系统同时脱髓鞘的潜在机制需要针对共享的二个系统表位的抗体，主要涉及针对郎飞结和结旁蛋白的自身抗体，特别是抗神经束膜素抗体，以及针对中枢神经和周围神经共同的髓鞘抗原，例如髓鞘少突胶质细胞糖蛋白。神经束膜素-155在中枢神经和周围神经的神经胶质细胞（即少突胶质细胞和施万细胞）中表达。针对神经束膜素-155亚型的抗体出现在中枢神经系统脱髓鞘疾病、周围神经脱髓鞘疾病和CCPD。髓鞘少突胶质细胞糖蛋白是一种跨膜糖蛋白，位于施万细胞和少突胶质细胞的朗飞结，也与CCPD病例有关。部分CCPD患者存在前驱感染病史。病原体侵犯神经组织后导致神经特异性抗原释放，启动神经抗原免疫反应可能是其致病的病因[1]。中枢神经与周围神经髓鞘存在上述相同蛋白抗原表位，针对这些蛋白的抗体转入周围或中枢神经系统引起交叉免疫反应，也是CCPD的发病机制之一[6]。

MS合并CIDP患者的周围神经存在节段性脱髓鞘、髓鞘再生及“洋葱球样”改变（图17-7），伴神经束衣内巨噬细胞浸润及血管周围炎细胞浸润[9]。髓鞘少突胶质细胞糖蛋白抗体阳性CCPD存在郎飞结旁脱髓鞘、簇状神经再生及轻微的炎细胞浸润。

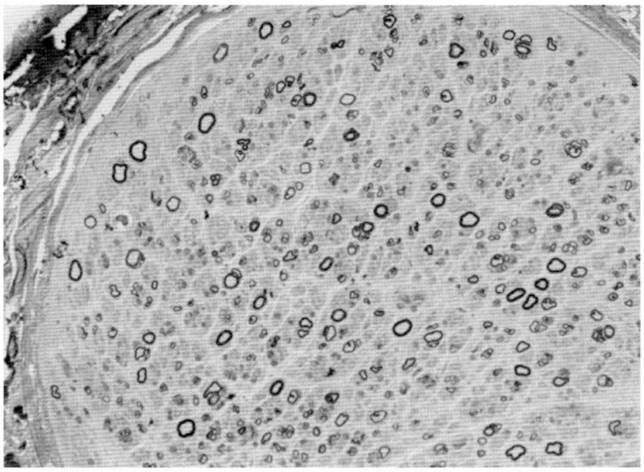

图17-7 神经纤维明显减少，可见较多薄髓鞘的有髓神经纤维（甲苯胺蓝 ×200）

【临床表现】

CCPD为一种罕见的、临床异质性较强的脱髓鞘疾病。不同国家患者的发病年龄存在差异。在各个年龄阶段均可发病。抗神经束膜素-155抗体CCPD在年轻人和女性的患病率较高，而抗髓鞘少突胶质细胞糖蛋白抗体病例中则没有发现这一点，而是男性居多。患者发病年龄为8~68岁[10-12]；其起病形式以亚急性或慢性起病常见，大多数病例显示出进展性或复发缓解病程，很少间歇性病程，最终进入慢性进行性临床病程。中枢神经与周围神经先后受累的患者较二个系统同时受累的患者更容易转换为复发缓解病程[10]。病前有10%~65%的患者存在疫苗接种或感染病史，其中病毒感染是诱发脱髓鞘常见的因素，如水痘-带状疱疹病毒感染[1]、HIV感染[13]、新型冠状病毒感染[14-15]。

大多数CCPD患者以双侧下肢无力、步态障碍、感觉异常合并有尿便功能异常为主要表现，部分患者的脑神经受累较突出，而呼吸障碍、昏迷、精神行为异常及癫痫则少见。依据临床表现，CCPD 可分为周围神经受累为主型及中枢神经受累为主型。周围神经受累为主的患者多出现神经束膜素 -155 抗体，表现为远端获得性脱髓鞘性对称性神经病及共济失调、震颤，其中 15.4% ~ 47.5% 伴有视力异常，亚临床视神经损害（仅有视觉诱发电位异常）的比例则更高[16]。临床表现为典型 Miller Fisher 综合征且合并中枢神经系统脱髓鞘的病例亦有报道[17]。中枢神经受累为主的患者可符合 MS、视神经脊髓炎谱系疾病或髓鞘少突胶质细胞糖蛋白抗体谱系疾病的诊断标准，如出现肢体远端感觉异常、根性疼痛或腱反射消失时需考虑存在周围神经损伤[18-19]。中枢神经与周围神经先后受累患者常出现视觉障碍及感觉异常，而二个系统同时受累的患者则易出现呼吸障碍。

【辅助检查】

CCPD 的辅助检查主要是外周血和脑脊液检查、抗体检查、电生理检查和头部 MRI 检查。

1. 外周血及脑脊液检查

74% ~ 85% 的 CCPD 患者脑脊液检查提示蛋白细胞分离，约 30% 患者脑脊液细胞数轻度升高。少数患者可有脑脊液 IgG 合成指数升高，但寡克隆带阳性率较低，在 10% ~ 30%[8,10-11]。外周血病原微生物检测，如 EB 病毒、单纯疱疹病毒、水痘病毒、支原体等均为阴性。

2. 抗体检查

对患者的抗体筛查包括：水通道蛋白 -4、髓鞘少突胶质细胞糖蛋白、抗神经束膜素 -155 抗体、抗神经束膜素 -186 抗体、接触蛋白 -1、接触蛋白 -2、接触蛋白相关蛋白 -1、接触蛋白相关蛋白 -2、神经元细胞黏附分子。45.5% 的 CCPD 患者外周血神经束膜素 -155 抗体阳性，少数患者存在水通道蛋白 -4 抗体、髓鞘少突胶质细胞糖蛋白抗体及抗催产素反应介体蛋白 -5 抗体[20]。抗体检测对于治疗策略的选择及预后判断有一定帮助，如抗神经束膜素 -155 抗体阳性患者 IVIG 反应欠佳，治疗药物可考虑选择糖皮质激素或利妥昔单抗；副肿瘤综合征抗体阳性患者长期预后差，发生肿瘤风险高。

3. 电生理检查

神经传导检测提示 CCPD 患者出现运动神经传导速度下降最为常见，74% 的患者符合周围神经脱髓鞘神经病的电诊断标准，其中腓神经、胫神经及正中神经受累较为明显，近端重于远端[8,10-11]。周围神经 H 反射潜伏期延长、F 波延长和远端潜伏期延长。以周围神经受累为主的患者可符合 CIDP 电生理诊断标准[8]，其上肢运动神经传导潜伏期延长较中枢神经受累为主患者更明显[11]。27% ~ 42% 的患者可出现传导阻滞及波形弥散；而 F 波及 H 反射消失、潜伏期延长等在亚洲患者中更常见[10-11]。感觉神经传导速度减慢及波幅下降亦可出现。26% 的患者以轴突神经病变为特征，往往代表疾病的后期阶段，而轴突变性是其之前脱髓鞘的继发现象。视觉诱发电位、体感诱发电位及脑干听觉诱发电位异常有助于发现亚临床中枢病变，33.3% 的人检测到异常视觉诱发电位，而只有 16.6% 的人报告视神经炎症状[18]。

4. 影像学检查

CCPD 磁共振提示大脑半球、小脑、脑干、脊髓均可有脱髓鞘病灶（图 17-8），但视神经异常比例

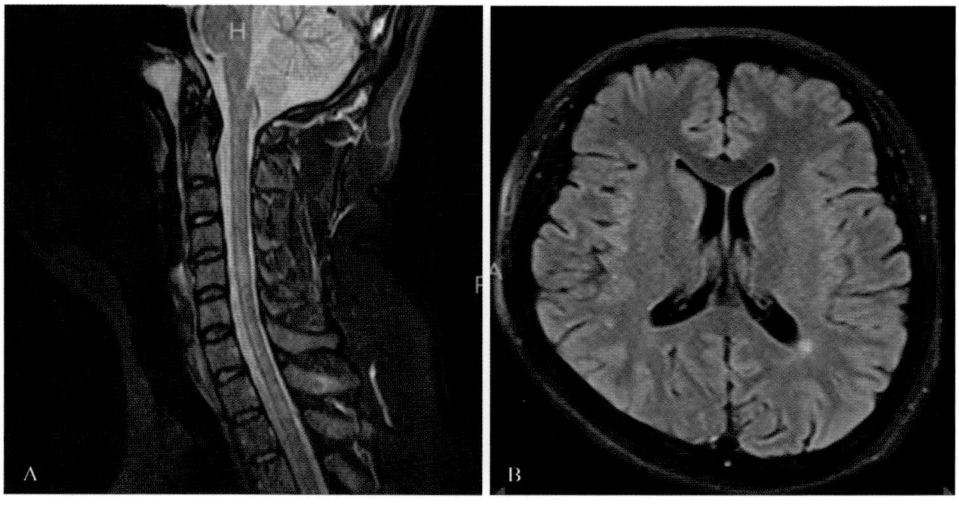

图 17-8 A，颅内病灶位于侧脑室旁。B，脊髓 T2 像可见 C4-T1 髓内长节段病灶

相对较小。大脑半球病变主要分布在皮质、近皮质及侧脑室，其形态呈 MS 样改变[8,10-11]。以中枢神经受累为主的 CCPD 患者脑部病灶明显较多，侧脑室旁病灶常在 3 个以上[11]。脊髓病灶多位于颈髓、胸髓，少部分位于腰骶髓[18-19]。中枢神经与周围神经同时受累患者脑部更容易出现弥漫性脱髓鞘病灶（病灶直径＞ 3 cm）及长节段脊髓损害（＞ 3 个椎体节段），其比例分别为 62.5% 及 37.5%；而二个系统分别受累则容易出现周围神经损害叠加孤立脊髓病变。由于长节段脊髓病变在 CCPD 患者发生率较高（37.5% ~ 60%），需将其列为以长节段脊髓病变为主要影像表现疾病的重要鉴别诊断之一[10]。CCPD 出现强化病灶比例较低，但个别患者可在脑膜、脊髓神经根及圆锥等特殊部位出现强化。

【诊断】

CCPD 是一种相当混杂的疾病，不应被视为 MS 和 CIDP 的简单共存。诊断基于满足中枢神经和周围神经系统受累标准，同时排除继发性脱髓鞘疾病。CCPD 诊断标准：①中枢神经系统受累：脑部、脊髓、视神经损害的临床表现，MRI 可见长 T2 异常信号或视觉诱发电位检查存在异常；②周围神经系统受累：脑神经和脊神经损害的表现，神经传导检查提示传导速度延迟、传导阻滞、波形弥散或 F 波异常等脱髓鞘改变，且在正中神经、尺神经或胫神经中至少 2 条以上神经存在异常。

【鉴别诊断】

排除其他疾病，如感染性疾病（包括人类 T 细胞病毒感染、HIV 感染）、自身免疫性疾病（如结节病、白塞病、干燥综合征、血管炎等）、血液系统疾病、代谢 / 中毒性疾病都可以导致中枢神经和周围神经联合损害[6,8,22]。这些疾病出现的周围神经损害多为轴索性损害。

一些遗传性的疾病也可以出现中枢神经和周围神经联合脱髓鞘性疾病，如 Krabbe 病（球状细胞白质营养不良）、肾上腺脑白质营养不良、性连锁运动感觉神经病 1A、神经元核内包涵体病、线粒体病。脑白质营养不良合并周围神经损害一般发展缓慢，神经元核内包涵体病和性连锁运动感觉神经病 1A 可以发病比较急。线粒体病伴随的周围神经损害，其脑脊液检查正常。抗体检查及基因检测有助于这些疾病的鉴别。

【治疗】

由于 CCPD 为免疫介导性脱髓鞘疾病，因此治疗多选择糖皮质激素、血浆置换、静脉输注丙种球蛋白（intravenous immunoglobulin，IVIG）等。其中糖皮质激素和 IVIG 为一线药物，所有抗髓鞘少突胶质细胞糖蛋白抗体患者都使用糖皮质激素，糖皮质激素联合 IVIG 治疗的疗效优于单独使用糖皮质激素或 IVIG，单向病程的患者预后更佳[11]。糖皮质激素、IVIG 或血浆置换有效率为 61.9%，由于 80% 的抗神经束膜素 -155 抗体阳性 CIDP 患者对 IVIG 反应较差，因此该抗体阳性 CCPD 也可能无效。

在糖皮质激素减量过程中易出现复发，19% 的复发患者再次使用糖皮质激素或 IVIG 无效，71% 的患者出现明显神经功能损害[8]。需要增加二线药物，包括利妥昔单抗、奥瑞珠单抗，或传统免疫抑制剂硫唑嘌呤、环磷酰胺、甲氨蝶呤、吗替麦考酚酸酯[6,8-10,23-25]。每日口服糖皮质激素和（或）免疫抑制剂进行长期免疫抑制治疗比重复 IVIG 给药更有效地持续改善临床症状。利妥昔单抗在传统免疫治疗无效的 IgG4 抗神经束膜素 -155 抗体阳性患者中具有实质性益处。但那他珠单抗、β 干扰素则被报道无效或使病情加重。

【病例摘要】

女，36 岁，左眼视力下降 10 年，四肢麻木无力 1 年半。

患者 10 年前出现左眼视力下降，1 年半前出现四肢麻木，9 个月前出现右眼视力下降伴有左下肢无力。既往有甲状腺功能亢进病史 10 余年。体格检查：右眼视力 0.6，双眼向右侧凝视可见水平眼震。左下肢远端痛温觉过敏、音叉震动觉减退。左侧下肢肌力 5^- 级，肌张力正常，双侧跟腱反射未引出，病理反射未引出。脑脊液检查提示蛋白明显增加，细胞数正常。血液周围神经抗体检查抗神经束膜素 -155 阳性。周围神经传导速度减慢，伴随传导阻滞。头部 MRI 提示半球白质多个长 T2 信号，垂直于侧脑室，直径在 30 mm。颈部脊髓长 T2 信号病灶。定位诊断：右侧视神经、大脑半球、脊髓侧索及后索、周围神经；定性诊断：免疫性中枢神经和周围神经联合脱髓鞘病。病例详细资料见二维码数字资源 17-6。

数字资源 17-6

（陈涓涓）

【参考文献】

[1] 张丽丽，胡梦含，王敏，等. 水痘带状疱疹病毒感染后中枢和周围神经联合脱髓鞘疾病 1 例. 中华神经科杂志，2023，4（56）：434-437.

[2] COELHO P，PAULA A，MARTINS IV，et al. Combined central and peripheral demyelination after COVID-19 vaccination. J Neurol，2022，269（9）：4618-4622.

[3] VERGHESE A，KRISHNAN D，CHIAYK，HIEW FL. Optic nerve demyelination in IgG4 anti-neurofascin155 antibody positive combined central and peripheral demyelination syndrom. J Cent Nerv Syst Dis，2021，13：11795735211039913.

[4] XIEC，WANG Z，ZHAO N，et al. From PNS to CNS：characteristics of anti-neurofascin 186 neuropathy in 16 cases. Neurol Sci，2021，42（11）：4673-4681.

[5] BUTZKUEVEN H，O'BRIEN TJ，SEDAL L. Combined peripheral nerve and central nervous system demyelination in a patient with chronic inflammatory demyelinating polyneuropathy. J Clin Neurosci，1999，6（4）：358-360.

[6] 王芳，姚源蓉. 中枢和周围神经系统联合脱髓鞘疾病的研究进展. 中华神经医学杂志，2017，16（19）：966-969.

[7] FORRESTER C，LASCELLES RG. Association between polyneuritis and multiple sclerosis. J Neurol Neurosurg Psychiat，1979，42：864-866.

[8] CORTESE A，FRANCIOTTA D，ALFONSI E，et al. Combined central and peripheral demyelination：clinical features，diagnostic findings，and treatment. J Neurol Sci，2016，363：182-187.

[9] LISNIC V，GAVRILIUC M，ODAINIC O，et al. Peripheral neuropathy in multiple sclerosis：a clinical and electrophysiologic study. Med Cour，2009，309（3）：4-7.

[10] OGATAH，MATSUSE D，YAMASAKI R，et al. A nationwide survey of combined central and peripheral demyelination in Japan. J Neurol Neurosurg Psychiat，2016，87（1）：29-36.

[11] WANG YQ，CHEN HZ，WP，LI HL. The clinical features of combined central and peripheral demyelination in Chinese patients. J Neuroimmunol，2018，15（317）：32-36.

[12] KAMM C. New clinical insights into combined central and peripheral demyelination（CCPD）. J Neurol Sci，2016，364：27-28.

[13] MOODLEY K，VBPATEL，MOODLEY AA，et al. Nodal-paranodal antibodies in HIV-immune mediated radiculoneuropathies：clinical phenotypes and relevance. J PeripherNerv Syst，2023，28（4）：578-585.

[14] COELHO P，PAULA A，MARTINS IV，et al. Combined central and peripheral demyelination after COVID-19 vaccination. J Neurol，2022，269（9）：4618-4622.

[15] ALLEN CM，RAMSAMY S，TARR AW，et al. Guillain-Barré syndrome variant occurring after SARS-CoV-2 vaccination. Ann Neurol，2021，90（2）：315-318.

[16] VERGHESE A，KRISHNAN D，CHIA YK，et al. Optic nerve demyelination in IgG4 anti-neurofascin 155 antibody-positive combined central and peripheral demyelination syndrome. J Cent Nerv Syst Dis，2021，13：11795735211039913.

[17] ALSHAMRANI F，ALYAMI R，ALGHANIMI I，et al. A New Report of combined central and peripheral demyelination：a case report. Front Neurol，2021，12：730129.

[18] RINALDI S，DAVIES A，FEHMI J，et al. Australian and New Zealand MOG study group. Overlapping central and peripheral nervous system syndromes in MOG antibody-associated disorders. Neurol Neuroimmunol Neuroinflamm，2020，8（1）：e924.

[19] SUANPRASERT N，TAYLOR BV，KLEIN CJ，et al. Polyneuropathies and chronic inflammatory demyelinating polyradiculoneuropathy in multiple sclerosis. Mult Scler Relat Dis，2019，30：284-290.

[20] LIU B，ZHOU L，ZHENG YH，et al. Paraneoplastic syndrome presenting combined central and peripheral demyelination associated with Anti-CV2/CRMP5 and Anti-NF186 Antibodies：A Case Report. Brain Sci，2023，13（3）：374.

[21] DINOTO A，LICCIARDI NM，REINDL M，et al. Peripheral neuropathy and MOG-IgG：a clinical and neuropathological retrospective study. Mult Scler Relat Dis，2022，68：104214.

[22] LEBOYAN A，ESSELIN F，BASCOU AL，et al. Immune-mediated diseases involving central and peripheral nervous systems. Eur J Neurol，2023，30（2）：490-500.

[23] MAKKAWI S，YONBAWI F，QARI Y，et al. Combined central and peripheral demyelinating disease with good response to b-cell depleting therapy. Cureus，2021，13（4）：e14690.

[24] PAPADOPOULOU M，TZANETAKOS D，MOSCHOVOS C，et al. Combined central and peripheral demyelination（CCPD）associated with MOG antibodies：report of four new cases and narrative review of the literature. J Clin Med，2024，13（12）：3604.

[25] SOKMEN O，DEMIRCI M，TAN E. A case with neurofascin-155 IgG antibody-associated combined central and peripheral demyelination：Successfully treated with anti-CD20 monoclonal antibody. Clin Neurol Neurosurg，2021，210：106961.

第七节 糖皮质激素反应性慢性淋巴细胞炎伴脑桥血管周围强化

【概述】

糖皮质激素反应性慢性淋巴细胞炎伴脑桥血管周围强化（chronic lymphocytic inflammation with pontine perivascular enhancement responsive to steroids，CLIPPERS）是一类主要累及脑桥的免疫性疾病。男性略多于女性，多见于青中年，偶可见儿童发病[1-3]。临床特征包括复发缓解型复视、步态共济失调、构音障碍和面部感觉异常，以及特征性的影像学表现，即MRI上散布于整个脑桥的点状、曲线状钆增强病灶且伴不同程度的延髓、脑桥臂、小脑、中脑和脊髓受累。脑干和小脑病灶的神经病理结果显示白质内血管周围T淋巴细胞浸润，脑脊液中可出现寡克隆区带阳性。

该病于2010年由Pittock等首次报道[1]，8例CLIPPERS患者表现为亚急性发病的步态共济失调、复视和构音障碍，其中5例存在面部或头皮的感觉异常或刺痛感。其他症状包括非特异性头晕、恶心、味觉障碍、假球麻痹、耳鸣、肢体震颤、眼球震颤、下肢轻瘫、感觉丧失和痉挛。在2017年Tobin提出了CLIPPERS的诊断标准。临床症状包括亚急性桥脑损伤，对糖皮质激素治疗敏感，临床表现不能被其他疾病解释。增强扫描中MRI上可见几个均匀强化结节，病变小于3 mm，散布在脑桥内，不出现环形强化或肿块效应，糖皮质激素治疗后增强的结节显著改善。在2018年Taieb等认为CLIPPERS仅是明确疾病的一种临床既存表现，如自身免疫性神经胶质增生、中枢神经系统原发性血管炎、系统性和局限性中枢神经淋巴瘤，以及可能的其他疾病，认为该病可能是一种淋巴瘤前状态，也可能对应于一种未知的炎症性疾病。

该病的脑病理表现为白质、小动脉和小静脉周围有明显的 $CD3^{+}$ T和 $CD4^{+}$ T淋巴细胞的片状浸润（图17-9），也有激活的小胶质细胞、$CD68^{+}$巨噬细胞以及少量伴有 $CD20^{+}$ B淋巴细胞[1]，没有局部脱髓鞘。缺乏单克隆或非典型淋巴细胞群和坏死性肉芽肿或肿瘤性疾病、组织细胞增多症、血管炎、淋巴瘤样肉芽肿、病毒感染、分枝杆菌感染、Whipple病等疾病特征以及组织学特征。这些特征对于鉴别诊断很重要[7]。

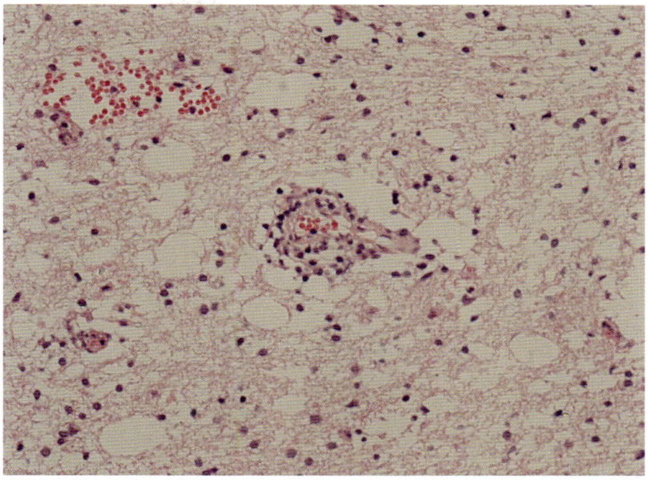

图17-9 活动性病变表现为明显的淋巴细胞炎症，以血管周围为主，实质弥漫性浸润

【临床表现】

CLIPPERS是一种以脑干为主的脑脊髓炎，平均发病年龄为50岁（13～86岁），男性占多数，性别比为3∶1。具有复发缓解病程。主要表现在脑桥和小脑，最常见的临床特征是亚急性发病的进行性共济失调和复视，可以伴随出现头痛、构音障碍、颜面感觉改变等脑干缺损症状、脊髓病和认知障碍[4]。

1. 常见表现

步态共济失调、构音障碍、复视和感觉异常是CLIPPERS的主要临床表现。这些症状通常组合出现，很少作为单一症状出现（例如步态异常、吞咽困难、眼动障碍、面部麻木等）。共济失调和复视是大多数CLIPPERS患者的首发症状，单侧和双侧都会出现。旋转测试、指鼻测试睁眼阳性提示小脑损害。Babinski征阳性表明锥体束受损。小脑共济失调通常伴有眼球震颤、肌张力障碍和构音障碍。脑干损害导致复视。双侧皮质延髓束损害导致咽喉肌以及声带的无力（假球麻痹），小脑蚓部以及脑干连接小脑的通路损害导致共济失调性构音障碍。大脑皮质脑干束损害导致构音障碍。单侧面部麻木常见于同侧三叉神经脊束核或对侧脊髓丘脑束和丘脑皮质束损害。

2. 少见症状

包括眩晕、水平眼动障碍、耳鸣、听力丧失、认知功能障碍、味觉异常、动作性震颤、三叉神经痛、痉挛性轻瘫、吞咽困难和癫痫。个别患者出现卒中样症状或极后区综合征。

【辅助检查】

临床上考虑到本病后，应首先进行神经心理学评估和脑 MRI 检查明确颅内病灶特点，在此基础上进行认知和生活能力评估，最后行脑活检明确诊断。

1. 神经心理学评估

考虑到临床表现中的认知和精神障碍，所有患者需要进行蒙特利尔认知评估量表及简易精神状态检查量表检查，可用作患者整体认知功能的评估。更详细的认知评估包括记忆力、执行功能、视空间、注意力、语言流畅性等认知领域检查。需要进行焦虑抑郁自评量表、淡漠自评量表等可用于患者精神症状的评估。日常生活自理能力和残疾程度评估可使用改良 Rankin 评分、Bathel 指数等对日常生活自理能力和残疾程度进行评估。

2. 脑磁共振成像检查

CLIPPERS 综合征的影像学诊断主要使用增强 MRI 脑部扫描。影像学表现为脑桥、小脑多发病变，呈薄曲线高信号强化影，呈“胡椒盐样”强化（图 17-10）。其余可出现典型强化病灶的部位包括中脑、延髓、脊髓、皮质下白质和大脑半球[5]，类似强化病灶也可能存在各种自身免疫性疾病（例如自身免疫性脑炎、Bickerstaff 脑干炎和中枢神经系统血管炎）和炎症性脱髓鞘疾病（例如 ADEM、MS 和 NMO），甚至可以出现类似 CLIPPERS 综合征的中枢神经系统感染和副肿瘤综合征。因此，遵循 Taieb 等提出的诊断标准，如果患者符合所有临床、放射学和病理学标准，方可使用“明确 CLIPPERS”一词。虽然对疑似 CLIPPERS 进行神经病理检查是理想的，但考虑到脑干受累为主部位的特殊性，在大量病例中是不可行的。因此，对于符合临床和放射学标准但未经神经病理学检查的患者，建议使用“疑似 CLIPPERS”一词。

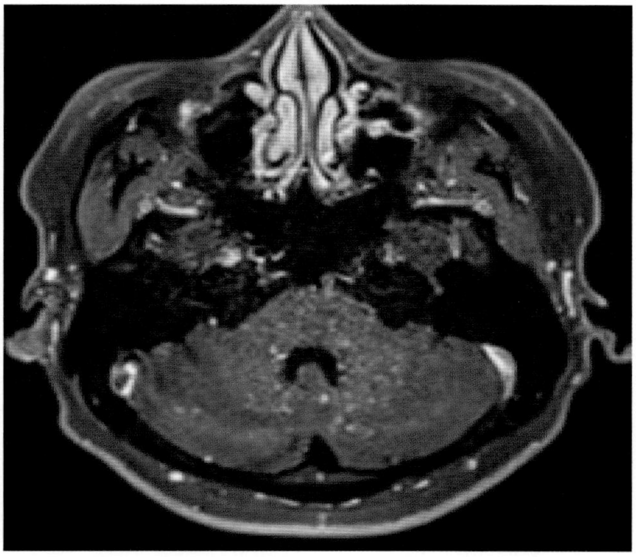

图 17-10　MRI 显示 CLIPPERS 患者脑桥呈“胡椒盐样”强化

3. 脑脊液检查

脑脊液可出现有核细胞增多及轻度蛋白增高，提示存在炎症性改变，IL-6 水平升高可能是 CLIPPERS 的活动性标志物。20% ~ 37.5% 的 CLIPPERS 患者的脑脊液中检测到寡克隆带。脑脊液和血液学检查主要用于排除感染、血管炎、副肿瘤综合征、淋巴瘤、结节病和其他自身免疫性疾病。

4. 病理检查

如果不能明确 Clippers 诊断，需要进行脑活检。CLIPPERS 的神经病理学特征包括与巨噬细胞相关的血管周围淋巴细胞、小胶质细胞以及罕见的浆细胞或中性粒细胞浸润。不存在脱髓鞘。与 $CD8^+$ T 淋巴细胞或 $CD20^+$ B 细胞相比，$CD4^+$ T 细胞更常见。

【诊断】

该病的诊断主要依靠临床特征和神经影像学改变（表 17-12），即与脑干相关的体征和症状，通常是共济失调、构音障碍和复视，使用糖皮质激素治疗能够改善；MRI 显示类似于“胡椒盐样”的点状强化病灶，主要位于脑桥。当临床表现或影像不典型或患者对糖皮质激素治疗效果欠佳时，需要进行脑活检。

表 17-12　糖皮质激素反应性慢性淋巴细胞炎伴脑桥血管周围强化诊断标准

临床症状	a. 亚急性脑桥小脑功能障碍，伴或不伴其他中枢神经系统症状，如认知功能障碍和脊髓病； b. 中枢神经系统症状对糖皮质激素治疗有反应； c. 无周围神经病； d. 对以上临床表现缺乏其他更好的解释。
MRI	a. 脑桥和小脑均匀性性钆强化结节，直径＜3 mm，无环形强化或质量效应； b. 糖皮质激素治疗后钆增强现象明显改善； c. 均匀性 T2 信号异常，T2 的强化范围不明显超过钆强化的面积； d. 与上述 T2 和钆增强病变类似的脊髓病变。

续表

神经病理	a. 白质或灰质出现淋巴细胞炎伴血管周围及实质弥漫性浸润 b. 炎症以 T 细胞为主（CD4 ＞ CD8），可有不同程度的巨噬细胞成分； c. 局灶性继发性髓鞘丢失； d. 对病理表现缺乏更好的解释。
确诊：符合所有临床、影像学、神经病理学标准。	
可能：满足所有临床和影像学标准，缺乏神经病理学证据。	

【鉴别诊断】

有些疾病的 MRI 结果可能与 CLIPPERS 相似，例如多发性硬化、淋巴瘤样肉芽肿、中枢神经系统血管炎、原发中枢神经淋巴瘤、脑动静脉瘘、视神经脊髓炎、同心圆样硬化、临床孤立综合征、副肿瘤性神经综合征等。除了以神经系统体征和脑桥病变为代表的临床和影像学“危险信号”外，大剂量糖皮质激素无法改善 CLIPPERS 类似疾病患者首次或复发症状也是一个强有力的诊断特征。还要和中枢神经系统其他疾病进行鉴别，包括脑桥梗死、感染和变性病等。

1. CLIPPERS 类似疾病

（1）多发性硬化症：是一种自身免疫性疾病，其特征为中枢神经系统白质炎症性脱髓鞘病变。复发和缓解以及时间和空间的多发症状是多发性硬化症的独特特征。多发性硬化和 CLIPPERS 均可出现脑脊液中寡克隆区带阳性，MRI 显示垂直双侧侧脑室对称分布多发脱髓鞘病变为其特点。

（2）淋巴瘤样肉芽肿病：是一种罕见的血管炎和肉芽肿反应。该疾病的特征是血管破坏性病变和肉芽肿反应，伴有广泛的非典型淋巴组织增生性渗出。该病在老年人中更常见。临床特点通常是多系统受累、预后差、生存期短，主要影响肺部，也影响其他组织（主要是肺结节和皮肤红斑）。当涉及到脑干和脊髓时，增强的 MRI 扫描还可能表现出“胡椒盐样”增强。该病主要影响脑膜和脑实质的中小动脉，出现结节样改变。

（3）原发中枢神经系统淋巴瘤：典型表现包括头痛、认知能力下降、局部神经功能缺陷。患者常存在免疫缺陷。MRI 显示多处边界不明确的病变，增强均匀，有“卫星灶”和“缝隙征”，通常分布在脑实质的中线部位。该病对糖皮质激素的敏感性较低。

（4）中枢神经系统炎性脱髓鞘疾病：视神经脊髓炎的主要表现为同时或连续发生视神经炎、急性横贯性或弥漫性脊髓炎，典型的 MRI 发现是脊髓的长节段性炎症脱髓鞘病变。同心圆性硬化主要表现为额叶、顶叶、枕叶和颞叶白质的洋葱皮样或树环样变化。临床孤立综合征的特征为孤立性视神经炎、脑干脑炎、脊髓炎等，病变的特征是随时间推移出现的小的弥漫性病变或 1 个或多个病灶融合形成的较大病变。这些病变在脑桥都是较大病灶。

（5）副肿瘤性神经综合征：是癌症对神经系统的远隔影响，而不是癌细胞直接侵入并转移到神经和肌肉组织的一组综合征。副肿瘤性神经综合征在消化道肿瘤、乳腺癌、小细胞肺癌、妇科癌症和其他恶性肿瘤中更为常见。通常具有与 CLIPPERS 相似的临床表现：行走、吞咽困难、肌肉无力、运动不协调、言语不清、记忆丧失、视力问题、睡眠障碍痴呆、癫痫发作、上肢和下肢感觉丧失和头晕，可通过增强的 MRI 和肿瘤标志物来识别。

2. 其他中枢神经系统疾病

（1）中枢神经系统退行性疾病：如多系统萎缩，具有慢性发作和渐进性进展特点，临床表现为共济失调，但其特征性 MRI 表现是橄榄脑桥小脑萎缩，没有 CLIPPERS 相似脑桥影像学改变，而是出现十字征和桥臂异常信号。

（2）脑桥毛细胞星形胶质瘤：进行性加重的下肢无力和共济失调，MRI 显示脑桥明显增粗，可见肿块效应和环形增强。糖皮质激素治疗效果不佳或首次略改善，停药后病情进展加快，病理检查可见胶质瘤的肿瘤细胞浸润。

（3）病毒性或免疫性脑炎：包括病毒性脑炎和自身免疫性脑炎，都是急性发病，临床表现与 CLIPPERS 相似，大多数患者表现为发热、头晕、恶心、共济失调，甚至意识障碍。脑脊液检查可见细胞数明显增加或脑炎抗体增加。但增强 MRI 显示脑桥无强化是主要区别点，很少显示以脑桥为中心的“胡椒盐样”的强化特点。

（4）脑桥梗死：因为供应脑桥的动脉会产生硬化并形成血栓，导致血液供应不足或血液循环障碍。主要症状有眼动障碍、共济失调、对侧身体感觉障碍、肢体无力、嗜睡。MRI 可见梗死灶和发病特点是主要的区别点。

（5）神经结节病：亚急性发病，该系统性免疫疾病表现出不同器官累及的症状。病变累及大脑半球、小脑和脑干，出现局灶性体征或癫痫发作。肺

CT 中常见肺门结节性改变，增强成像中可见脑部结节性或环形强化。当无创检查仍有疑问时，可长期随访和进行病理检查。

【治疗】

临床使用基于类固醇的免疫抑制疗法治疗 CLIPPERS。包括静脉输注大剂量地塞米松、甲泼尼龙或口服大剂量泼尼松脉冲疗法。经大剂量糖皮质激素脉冲治疗后，临床症状和影像学表现均得到不同程度的改善。

1. 早期治疗（诊断后 1 周内）

在 CLIPPERS 治疗早期，使用大剂量糖皮质激素脉冲疗法几乎没有争议。与大剂量静脉注射糖皮质激素相比，使用泼尼松［1 mg/（kg·d）］或使用 6 个疗程的环磷酰胺和硫唑嘌呤或免疫球蛋白对改善临床症状更有效。单独静脉点滴免疫球蛋白的效果不肯定。发病时及时静脉注射甲泼尼龙（每日 1 g，连续 5 天），可明显改善步态共济失调、复视、感觉异常，强化灶的数量和大小均有所减轻。给予甲泼尼龙（500 mg/7 d、250 mg/7 d、120 mg/7 d）后，眼球活动障碍、头晕、步态不稳等症状可明显缓解。急性期应尽快开始短期大剂量糖皮质激素休克治疗（500 mg 或 1 g，3 天或 5 天）。如果临床效果不明显，静脉注射甲泼尼龙可延长 10 天。

2. 症状缓解期（糖皮质激素脉冲击治疗后）

经过大剂量糖皮质激素冲击治疗后，临床症状和影像学变化明显改善，没有临床研究表明该病可以治愈，需要长期糖皮质激素维持治疗以防止疾病复发，在糖皮质激素治疗每天超过 20 mg 的情况下，复发的频率不会太高或根本不会发生。但长期使用糖皮质激素的副作用（如高血压、高脂血症、糖尿病、骨质疏松等）也不容忽视，减量过程中先开始口服剂量 1 mg/（kg·d），连续 4～8 周，然后每 2 周减量 10～20 mg/d，然后每 4 周减量 2.5～10 mg/d，最后每 4 周减量 1～5 mg/d。连续使用糖皮质激素期间应观察身体指标，并应每 3 个月进行一次脑 MRI 检查，因为影像学进展通常先于临床发现。糖皮质激素最终减少到 5 mg/d。口服糖皮质激素＞ 20 mg/d 甚至＞ 30 mg/d 可以确保低复发率。

应用羟氯喹、甲氨蝶呤、氟米特可以减少糖皮质激素的剂量、延缓疾病进展、防止 CLIPPERS 复发，治疗的患者必须缓解超过 24 个月，才能将药物标记为“可能有效”。考虑到糖皮质激素在维持治疗的效益风险比，甲氨蝶呤和羟氯喹是合适的选择，不仅可以快速缓解临床表现，而且可以有效预防复发，不良反应更少。来氟米特抑制二氢乳清酸脱氢酶，影响核苷酸代谢，调节 T 细胞，每周口服来氟米特（100 mg）可以预防复发。干扰素 β1α 作为一种保留糖皮质激素的治疗方法，可以显著降低复发率，减少神经系统后遗症，并可以将糖皮质激素改为低剂量口服（30 mg/2 d）。此外，生物靶向制剂，如 CD 20 单克隆抗体（利妥昔单抗）、IL-6 抗体（托珠单抗）对预防复发也可能有效。

【病例摘要】

男，32 岁，头晕、球部症状、复视、站立不稳、迈步困难 5 个月。

患者 5 个月前出现头晕、复视、站立不稳、迈步困难，伴随饮水呛咳和讲话不清楚。体格检查：双侧水平眼震，右侧鼻唇沟稍浅。双下肢音叉振动觉减退。不能独自站立。四肢肌力 5 级，双下肢肌张力对称增高。四肢腱反射亢进，病理征阳性。MRI 示脑桥、颈髓、胸髓多发 T2 高信号、钆增强点状异常信号，糖皮质激素治疗有效。脑脊液淋巴细胞增加，蛋白正常。定位诊断：脑桥、小脑、大脑半球、脊髓；定性诊断：CLIPPERS。病例详细资料见二维码数字资源 17-7。

数字资源 17-7

（全海强）

【参考文献】

［1］PITTOCK S J，DEBRUYNE J，KRECKE K N，et al. Chronic lymphocytic inflammation with pontine perivascular enhancement responsive to steroids（CLIPPERS）. Brain，2010，133（9）：2626-2634.

［2］DUDESEK A，RIMMELE F，TESAR S，et al. CLIPPERS：chronic lymphocytic inflammation with pontine perivascular enhancement responsive to steroids. Review of an increasingly recognized entity within the spectrum of inflammatory central nervous system disorders. Clin Exp

Immunol，2014，175（3）：385-396.

[3] VEERAPANDIYAN A，CHAUDHARI A，DEO P，et al. Chronic lymphocytic inflammation with pontine perivascular enhancement responsive to steroids（CLIPPERS）：a pediatric case report with six year follow-up. Mult Scler Relat Disord，2017，17：95-98.

[4] TAIEB G，DUFLOS C，RENARD D，et al. Long-term outcomes of CLIPPERS（chronic lymphocytic inflammation with pontine perivascular enhancement responsive to steroids）in a consecutive series of 12 patients. Arch Neurol，2012，69（7）：847-855.

[5] TOBIN W O，GUO Y，KRECKE K N，et al. Diagnostic criteria for chronic lymphocytic inflammation with pontine perivascular enhancement responsive to steroids（CLIPPERS）. Brain，2017，140（9）：2415-2425.

[6] ZALEWSKI N L，TOBIN W O. Clippers. Curr Neurol Neurosci Rep，2017，17（9）：65.

[7] KASTRUP O，VAN DE NES J，GASSER T，et al. Three cases of CLIPPERS：a serial clinical，laboratory and MRI follow-up study. J Neurol，2011，258（12）：2140-2146.

[8] ZALEWSKI NL，TOBIN WO. Clippers. Curr Neurol Neurosci Rep，2017，17（9）：65.

[9] AL-CHALABI M，DELCIMMUTO NR，BERAN A，et al. Clinical characteristics，management，and outcomes of CLIPPERS：a comprehensive systematic review of 140 patients from 100 studies. Mult Scler Relat Disord，2022，68：104112.

[10] AXELERAD AD，STROE AZ，MIHAI C，et al. CLIPPERS，chronic lymphocytic inflammation with pontine perivascular enhancement responsive to steroids：A challenge in neurological practice，clinical landmarks（Review）. Exp Ther Med，2021，22（4）：1191.

[11] CAO L，LIU M，GUO L，et al. The pathogenesis hypothesis and research progress of CLIPPERS：a literature review. Medicine（Baltimore），2023，102（11）：e33211.

[12] TAIEB G，ALLOU T，LABAUGE P. Therapeutic approaches in CLIPPERS. Curr Treat Options Neurol，2017，19（5）：17.

[13] SHRESTHA NM，ACHARYA N，DESAR R. Chronic lymphocytic inflammation with pontine perivascular enhancement responsive to steroids（CLIPPERS syndrome）：a case report and literature review. Case Rep Neurol Med，2023，2023：5811243.

[14] LI EC，LAI QL，CAI MT，et al. Chronic lymphocytic inflammation with pontine perivascular enhancement responsive to steroids（CLIPPERS）：contemporary advances and current controversies. J Neurol，2024，271（4）：1747-1766.

第八节　肥厚性硬膜炎

【概述】

肥厚性硬膜炎（hypertrophic craniocervical pachymeningitis，HCP）是一种少见的以硬脑膜和（或）硬脊膜局限性或弥漫性增厚为特征的慢性炎性纤维增生性疾病，主要临床表现为慢性头痛、多组脑神经麻痹、局灶性脑损害[1]。HCP 在全世界的大多数民族中均有报道，主要集中于日本和欧洲国家，发病率约为 0.949/10 万[1]。我国对 HCP 的认识始于 1995 年，毛文萍等通过脑膜活检确诊了一例特发性 HCP 病例[2]，此后该病在我国不同地区被报道。

该病首先在 1869 年由 Charcot 和 Joffroy 等报道，此后该病也被称为 Charcot-Joffroy 综合征、Spiller 综合征、硬膜外上升性脊髓麻痹综合征[3]。1949 年，Naffziger 等报道了首例经过全面细致的影像学和生化等检查、最终仍无法明确病因的 HCP，称之为特发性 HCP[4]。1995 年，Kawano Y 等发现该病和 HTLV-I 感染有关，提出感染导致硬脑膜的免疫性损害[5]。1999 年，Sugiyama Y 等发现日本患者中存在抗中性粒细胞胞浆抗体（perinuclear antineutrophil cytoplasmic antibody，p-ANCA），此后多个团队在该病患者中检测出了 p-ANCA，因此提出 ANCA 相关 HCP 的分类[6]。后来也逐渐发现了类风湿因子阳性的 HCP 患者。2009 年，Chan 等首次报道在以硬脊髓膜炎为表现的患者中检测到 IgG4 抗体，指出 IgG4 相关硬化性脑脊膜炎是 IgG4 相关性硬化性疾病累及中枢神经系统的表现形式之一[7]。近年来，一些较大的流行病学调查发现，HCP 患者中 8% ~ 29% 与 IgG4 水平升高相关，因此提出了 IgG4 相关 HCP 的分类[1,8]，也发现该病可以与多种免疫性疾病共存或与不同抗体存在相关性。

硬脑膜是最外层和最厚的脑膜，由外脑膜层和内脑膜层两层弹力纤维膜构成，其中内层是真正的硬脑膜，由与颅骨内板密切相连的致密结缔组织形成，仅有散在的成纤维细胞。在感染、肿瘤、自身免疫性因素等各种因子的刺激下，激活的T辅助细胞和T调节细胞产生白细胞介素进而激活嗜酸性粒细胞、巨噬细胞和成纤维细胞，其中硬脑膜的成纤维细胞会产生大量纤维组织，致使硬脑膜增厚。肉眼可见硬脑膜明显增厚，呈粉红-灰色。增厚的硬脑膜从5 mm至15 mm不等，平均为6.9 mm。镜下可见增厚的硬脑膜由多层纤维结缔组织组成，主要的病理变化为纤维化和炎性细胞浸润，部分可见慢性非特异性肉芽肿、淋巴滤泡、透明样变性、干酪样坏死、上皮样细胞和朗格汉斯细胞。由于硬脑膜包裹着脑神经的近端、延续形成海绵窦壁和视神经鞘，故增厚的硬脑膜可损伤这些结构，出现相应的神经功能缺损。在部分ANCA相关HCP患者中观察到典型的肉芽肿和动脉炎改变。

IgG4相关性HCP的特征性的病理表现为IgG4阳性浆细胞浸润、纤维化和闭塞性静脉炎。ANCA相关性HCP患者的脑膜活检，可见肉芽肿性炎症、组织坏死和坏死性血管炎等表现[9]。感染及肿瘤因素所致者可找到相应病原菌表现及肿瘤细胞。

【临床表现】

HCP发病年龄为（58.3±15.8）岁，男女之间发病率无明显差异[1]。临床表现取决于硬脑膜炎症反应的位置以及硬脑膜增厚对邻近血管和神经的压迫程度，其主要临床表现如下：

1. 头痛

头痛见于35.2%的HCP初诊患者，是最常见的首发症状。随病程进展，出现在100%的患者，是HCP最常见的临床表现之一[1,7]。急性至亚急性发病，呈局限性或弥漫性持续性头痛，也可以表现为持续多年的慢性头痛。由炎症刺激、肥厚硬脑膜压迫颅内痛敏结构或压迫静脉窦影响静脉回流或脑脊液生成增多导致的颅压增高引起。特发性HCP最常见的头痛模式是慢性每日头痛或慢性偏头痛[10]。颈强直仅见于4.4%的患者[1]。

2. 脑神经麻痹

脑神经麻痹是HCP另一最常见的临床表现，出现在73%的患者，由肥厚硬脑膜直接压迫、增高的颅压压迫脑神经及其滋养动脉或引流静脉而致。所有脑神经均可受累，Ⅱ~Ⅷ脑神经更常受累，其中视神经是最常受累的神经，其次是展神经（30%）。视神经、动眼神经、展神经导致的视觉障碍和眼外肌麻痹是HCP相对常见的首发症状，分别见于13.2%和12.6%的患者。Ⅸ~Ⅻ脑神经受累相对少见。59.6%的患者出现多脑神经麻痹[1]。

3. 神经根痛和脊髓压迫症状

单纯肥厚性硬脊膜炎见于8.8%的患者，硬脊膜和硬脑膜同时受累见于4.4%的患者，是导致脊髓受压的极为罕见的原因[11]。可累及整个脊柱，颈、胸椎椎管内的腹侧硬脊膜受累最常见，从脊柱延伸至颅后窝的硬膜肥厚亦有报道[12]。乏力最常见，其他表现为脊髓压迫症状和神经根刺激症状，如感觉障碍、运动障碍、括约肌功能障碍、背部或颈部疼痛。随着病程进展，部分患者经历神经根痛、肌无力、痉挛性截瘫三个临床阶段。

4. 其他神经系统症状

一小部分患者存在癫痫发作和局灶性神经功能缺陷，如偏瘫、四肢轻瘫。小脑幕硬脑膜增生肥厚压迫小脑及桥小脑角等部位，导致小脑性共济失调、意向性震颤。脑实质受累出现癫痫发作、运动感觉障碍、认知障碍和局部脑水肿等表现，部分患者伴发脑梗死[13-14]。

5. 系统性症状

全身系统性表现通常对于病因具有提示意义。伴有多血管炎和感染性硬脑膜炎的患者出现发热、体重减轻、咳嗽。上呼吸道、肺和肾等脏器受累提示可能为ANCA抗体相关性HCP。出现甲状腺、唾液腺及泪腺、眼眶、肺等多器官受累，应考虑IgG4相关性HCP。乏力、发热、咳嗽、呼吸困难，皮肤受累和双侧肺门纵隔淋巴结肿大和（或）典型的双侧肺内弥漫性侵犯，则需考虑结节病。其他炎症性疾病如类风湿性关节炎、干燥综合征、系统性红斑狼疮、巨细胞动脉炎等疾病也可引起HCP，故需注意询问关节痛、眼干、口干等系统性症状。

【辅助检查】

临床上考虑到该病后，需要通过脑MRI检查确定硬脑膜及脑实质病变的范围，在此基础上进行感染、自身免疫、肿瘤等继发性病因的相关检查，最后进行硬膜活检明确诊断。

1. 血清学检查

非特异性炎症标志物增高见于50%~75%的患者[1]，如白细胞升高、血沉增快（73%）、C反应蛋白升高。27.7%和12.6%的患者分别检测到MPO-ANCA抗体、PR3-ANCA抗体，25.9%的患者血清IgG4升高。部分患者可见类风湿因子、抗核抗体、抗双链DNA抗体、抗SSA/SSB抗体等阳性。

血清学检测亦能为病因诊断提供帮助。结核分枝杆菌γ-干扰素释放试验、真菌1-3-β-D葡聚糖检测、曲霉菌半乳甘露聚糖检测、HIV血清学及性病实验室检查有助于确定感染性病因。肿瘤性HCP患者可出现肿瘤标志物阳性。血管紧张素转换酶水平升高提示结节病，ANCA抗体阳性多见于ANCA相关HCP，c-ANCA抗体阳性的HCP通常神经系统损害严重、疾病活动性高、较易发展为全身系统性血管炎[16]。血清IgG4浓度升高需考虑IgG4-HCP。约30%经组织病理学确诊IgG4-相关疾病的患者血清IgG4浓度正常，因此血清IgG4阴性仍不能除外IgG4-HCP[17]。

2. 脑脊液检查

与其他中枢神经系统感染性疾病类似，感染性HCP的脑脊液表现与病原体的种类有关。若脑脊液检查发现肿瘤细胞，则对于肿瘤性HCP具有确定性诊断意义。通常其他病因的HCP无特异性脑脊液异常改变，颅压轻度增高或正常，脑脊液细胞数正常或轻度增高，以淋巴细胞为主，大部分患者脑脊液（60%）蛋白质水平出现不同程度的增加。部分IgG4-HCP患者脑脊液中IgG4水平升高[17]，脑脊液血管紧张素转换酶升高提示神经结节病的可能。

3. 影像学检查

MRI平扫及增强扫描是诊断HCP的首选成像方式。典型表现为增厚的硬脑膜在T1、T2加权像呈低或等信号，增强后明显强化[1]。增生的硬脑膜多呈条带状均匀强化，团块样或结节样强化相对少见（图17-11）。HCP常见受累部位为颅底、眶尖、小脑幕、大脑镰、大脑凸面及视神经鞘膜，而肥厚性硬脊膜炎以颈、胸椎椎管内的腹侧硬脊膜受累多见。大脑镰和小脑幕强化时呈现的“奔驰征”和“埃菲尔铁塔征”是HCP特征性征象。也可见硬脑膜外周边缘轨道样强化、中心无强化而呈现出的“轨道征”。

分析病变位置和强化模式有助于区分HCP的潜在病因。结核性HCP最常累及颅后窝硬脑膜，一般表现为结节性硬化。特发性、ANCA相关性HCP和病毒性HCP多表现为“弥漫性”增强[18]。神经结节病通

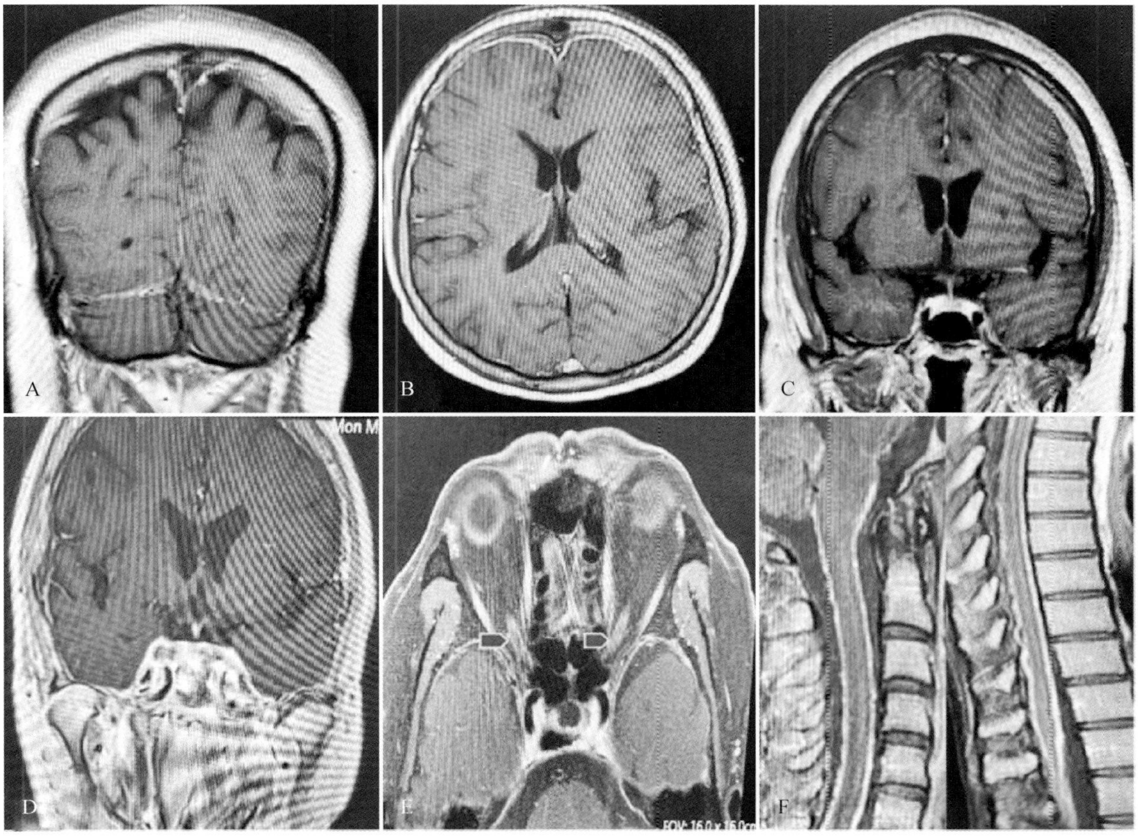

图17-11　A，大脑镰、小脑幕均匀线样增厚强化，即“奔驰征”。B，双侧大脑凸面硬脑膜线样增厚强化。C，左侧大脑凸面硬脑膜条带样增厚强化。D，双侧海绵窦区及邻近颅底硬脑膜线样增厚强化。E，双侧视神经增厚强化，呈“双轨征”。F，颈段、胸腰段硬脊膜均匀增厚强化

常表现为局灶性、结节样强化，软脑膜也可受累[19]。IgG4-HCP 多表现为均匀性、条带样或结节样硬脑膜强化，可累及垂体、颅骨、眼眶、鼻咽部等[17]。

部分患者头 CT 可见乳突炎、中耳炎、鼻窦炎，对病因诊断有一定提示作用。胸部 CT、腹部 CT 等检查对于合并多脏器受累或疑诊肿瘤的 HCP 具有重要意义。PET-CT 可评估受累硬膜及外周器官的炎症活跃程度。

4. 硬膜活检

对免疫抑制药物没有反应、临床上病情恶化、多次复发以及怀疑真菌感染指数高的患者需要进行硬膜活检。硬膜活检是 HCP 确诊的依据。病理检查能为病因诊断提供线索，如 CD20 阳性弥漫性大 B 细胞淋巴瘤、曲菌病、毛霉菌病以及结核病和结节病的诊断。

【诊断】

肥厚性硬膜炎的诊断是一个病理诊断，当患者出现头痛、多脑神经麻痹，脑 MRI 发现硬脑膜和（或）硬脊膜增厚、强化时，可以诊断 HCP。导致 HCP 的病因要通过血清学、脑脊液检查、常规胸腹 CT 及 PET-CT 等检查明确感染、自身免疫、肿瘤等继发性因素（表 17-13），当不能明确时进行硬膜活检可以明确诊断。

表 17-13　不同类型肥厚性硬膜炎的诊断

类型	临床特点
ANCA 相关性	是 HCP 相对常见的病因之一[1]。患者多为中老年人，发热、消瘦、乏力等非特异表现非常突出，存在皮肤、肾、肺、耳鼻喉等多器官受累表现。伴随血沉加快、C 反应蛋白和类风湿因子水平升高。MPO-ANCA 或 PR3-ANCA 阳性
IgG4 相关性	是 HCP 相对常见的病因之一[1]。慢性起病，出现甲状腺、唾液腺及泪腺、眼眶、肺等多器官受累。影像学通常可见条带样或结节样硬脑膜均匀强化。血清和（或）脑脊液 IgG4 水平升高，病理表现为 IgG4 阳性浆细胞浸润、纤维化和闭塞性静脉炎[8,17]
感染性	结核杆菌、梅毒螺旋体、真菌等病原体感染，出现乳突炎、中耳炎及鼻窦炎等继发硬脑膜炎，除压迫症状外，会出现发热、癫痫甚至意识障碍，症状快速进展。脑脊液细胞数、蛋白明显升高，脑脊液病原体检测可协助明确病因
肿瘤性	硬脑膜转移来自肿瘤颅骨转移的直接扩展或血液转移，常合并软脑膜受累[20]。多呈急性或亚急性起病，以头痛、恶心、呕吐等颅压增高和脑膜刺激征为主要表现，可以合并脑实质、脑神经和脊神经根受累，病理检查确定诊断

【鉴别诊断】

HCP 的临床鉴别诊断包括不同病因 HCP 和类似 HCP 的不同疾病的鉴别，需依靠详细的病史及体格检查、血清学、影像学及病理检查。

1. 自发性低颅压综合征

该病核心症状为头痛，脑 MRI 可见弥漫性硬脑膜增厚、强化，故与 HCP 易于混淆。该病头痛与体位相关，硬脑膜病变在 T2 加权像呈稍高信号[21]，幕上、幕下同时出现弥漫、均匀性强化，和水肿有关，腰穿提示脑脊液压力＜ 60 mmH_2O 可辅助鉴别，提高颅压治疗后硬膜很快恢复正常。

2. 脑膜瘤

该病是成年人最常见的脑外非胶质原发肿瘤，一般 40 ~ 70 岁发病，好发于大脑凸面、颅底、大脑镰上矢状窦旁，邻近脑膜强化形成“脑膜尾”征，需与结节病 -HCP 鉴别。但该病脑 MRI 检查表现为弥漫均匀强化的脑外实质性肿块，边界清楚，T1、T2 加权像均为等信号，可与 HCP 鉴别。

3. 转移瘤

4% ~ 15% 的颅内转移瘤表现为脑膜受累[15]，出现硬脑膜肥厚，若患者出现体重减轻并发现其他部位肿块则需警惕肿瘤性 HCP。

【治疗】

对于 HCP，应针对不同病因采取相应治疗。感染性 HCP，应明确病原体进而采取相应治疗措施，具体可参照中枢神经系统感染诊治方案。免疫性 HCP 治疗分为两个阶段：诱导期治疗和维持期治疗[22]。

1. 诱导期治疗

糖皮质激素是一线治疗方法。对于出现严重神经系统缺损症状者，可以采用激素冲击治疗，逐渐减量后口服维持治疗。而同时使用免疫抑制剂是达到病情缓解的理想策略。

2. 维持期治疗

研究发现，HCP 复发率为 16%[23]。对于复发者，糖皮质激素联合免疫抑制剂治疗，效果较好。未证实单独使用免疫抑制剂的疗效。常用的免疫抑制剂有环磷酰胺、甲氨蝶呤、硫唑嘌呤、吗替麦考酚酯及利妥昔单抗等。对于 IgG4-HCP 利妥昔单抗可能是减少血清 IgG4 滴度，同时也能改善临床症状最具前景的免疫抑制剂[24-26]。利妥昔单抗是治疗难治性 ANCA 相关 HCP 的有用药物。

对于药物治疗无反应及神经功能缺损症状进展者，需行外科手术治疗[27-28]，术后辅以糖皮质激素和免疫抑制剂治疗，多数患者临床及影像学表现可改善，但临床症状完全恢复较困难，遗留神经障碍的程度与治疗前的病程呈正相关。

【病例摘要】

男，69 岁，鼻塞、头痛、呕吐 2 个月，双眼视力下降、反应迟钝 20 天。

患者 2 月余前出现鼻塞、头痛、呕吐，20 余天前出现双眼视力下降、反应迟钝。既往高血压 8 年，患梅毒 5 年。体格检查：定向力、计算力下降。视力：R 0.1，L 无光感，双侧视乳头界清色红。双眼内收外展露白 1 mm。无颈抵抗。四肢感觉无异常。四肢肌力 5 级，肌张力正常，四肢腱反射活跃。脑 MRI 显示左侧额叶深部脑白质及基底节区斑点状 T2 FLAIR 高信号影，DWI 呈明显高信号，ADC 值减低，双侧额、颞部、大脑镰脑膜明显增厚、强化，鼻窦炎、中耳炎。MPO-ANCA 升高，PR3-ANCA 阴性，血沉、C 反应蛋白升高，肝肾功能正常。脑脊液压力 195 mmH_2O，白细胞 $20\times10^6/L$，单核 18%，多核 2%，蛋白 96.2 mg/dl，糖及氯化物正常，IgG 鞘内合成率 197 mg/d，寡克隆区带阳性。简易智力状态检查量表评分 23 分。行鼻窦活检，提示慢性炎症，中性粒细胞浸润，小血管扩张。定位诊断：硬脑膜，大脑皮质，视神经，眼球运动神经；定性诊断：ANCA 相关性肥厚性硬膜炎。糖皮质激素冲击治疗及环磷酰胺静脉滴注，头痛、呕吐、反应迟钝明显好转，眼外肌麻痹有所改善，左眼视力由无光感恢复至眼前手动，右眼视力由 0.1 恢复至 0.5。病例详细资料见二维码数字资源 17-8。

数字资源 17-8

（刘欣欣 赵 娟）

【参考文献】

[1] YONEKAWA T，MURAI H，UTSUKI S，et al. A nationwide survey of hypertrophic pachymeningitis in Japan. Journal of Neurology，Neurosurgery，and Psychiatry，2014，85（7）：732-739.

[2] 毛文萍，陈峰，邓红，等. 特发性肥厚性硬脑膜炎一例. 中华放射学杂志，1995，29（10）：727-729.

[3] CHARCOT JM，JOFFROY A. Deux casd'atrophiemusculaire progressive avec lesions de la substance grise et des faisceauxanterolateraux de la moelleepiniere. Arch Physiol Norm Pathol，1869，2：354-367.

[4] NAFFZIGER HC，STERN WE. Chronic pachymeningitis：report of a case and review of the literature. Arch Neurol Psychiatry，1949，62（4）：383-411.

[5] KAWANO Y，KIRA J. Chronic hypertrophic cranial pachymeningitis associated with HTLV-I infection. J Neurol Neurosurg Psychiatry，1995，59（4）：435-437.

[6] SUGIYAMA Y，SHIMIZU M，HOSHI A，et al. An old man presenting with fluctuating bilateral multiple cranial nerve palsies and positive test for perinuclear antineutrophil cytoplasmic antibody. No To Shinkei，1999，51（9）：825-832.

[7] CHAN SK，CHEUK W，CHAN KT，CHAN JK. IgG4-related sclerosing pachymeningitis：a previously unrecognized form of central nervous system involvement in IgG4-related sclerosing disease. Am J Surg Pathol，2009，33（8）：1249-1252.

[8] LINDSTROM KM，COUSAR JB，LOPES MB. IgG4-related meningeal disease：clinico-pathological features and proposal for diagnostic criteria. Acta Neuropathol，2010，120（6）：765-776.

[9] NAGASHIMA T，MAGUCHI S，TERAYAMA Y，et al. P-ANCA-positive wegener's granulomatosis presenting with hypertrophic pachymeningitis and multiple cranial neuropathies：case report and review of literature. Neuropathology，2000，20（1）：23-30.

[10] CHARLESTON L 4TH，COOPER W. An update on idiopathic hypertrophic cranial pachymeningitis for the headache practitioner. Curr Pain Headache Rep，2020，24

（10）：57.

[11] YANG F，LIU Z，ZHANG Y，et al. Case report：clinical highlights and radiological classification of IgG4-related spinal pachymeningitis：a rare case series and updated review of the literature. Front Oncol，2023，12：1035056.

[12] YANGUE Y，GAMBARACCI G，FLORIDI P，et al. IgG4-related cranio-spinal hypertrophic pachymeningitis involving the internal auditory canal. J Biol RegulHomeost Agents，2016，30（3）：915-919.

[13] YU H，LU C，DUAN W，et al. A selected case series of idiopathic hypertrophic pachymeningitis in a single center：Pathological characteristics and case-oriented review. J Neuroimmunol，2023，383：578191.

[14] 刘欣欣，朱静，王佳伟，等. 以视功能损害为主要表现的髓过氧化物酶中性粒细胞胞质抗体相关性肥厚性硬脑膜炎临床分析. 中华神经科杂志，2020，53（8）：603-610.

[15] ARAGON-CHING JB，ZUJEWSKI JA. CNS metastasis：an old problem in a new guise. Clin Cancer Res，2007，13（6）：1644-1647.

[16] ZHENG Y，ZHANG Y，CAI M，et al. Central nervous system involvement in ANCA-associated vasculitis：what neurologists need to know. Front Neurol，2019，9：1166.

[17] LU LX，DELLA-TORRE E，STONE JH，et al. IgG4-related hypertrophic pachymeningitis：clinical features，diagnostic criteria，and treatment. JAMA Neurol，2014，71（6）：785-793.

[18] XIAO X，FU D，FENG L. Hypertrophic pachymeningitis in a southern Chinese population：a retrospective study. Front Neurol，2020，11：565088.

[19] HAHN LD，FULBRIGHT R，BAEHRING JM. Hypertrophic pachymeningitis. J Neurol Sci，2016，367：278-283.

[20] 中华医学会神经病学分会感染性疾病与脑脊液细胞学学组. 脑膜癌病诊断专家共识. 中华医学杂志，2021，101（11）：755-758.

[21] 孙厚亮，李众，江汉秋，等. 自发性低颅压综合征和肥厚性硬脑膜炎的临床及影像特征比较. 中国神经免疫学和神经病学杂志，2010，17（6）：427-430.

[22] SENDA M，UEDA A，ITO M，et al. Long-term response to immunotherapy in patients with hypertrophic pachymeningitis. Fujita Med J，2023，9（1）：35-40.

[23] 罗伟刚，尹园园，任慧玲. 肥厚性硬脑膜炎的临床诊疗思路与研究进展 . 临床神经病学杂志，2023，36（1）：72-76.

[24] KHOSROSHAHI A，CARRUTHERS MN，DESHPANDE V，et al. Rituximab for the treatment of IgG4-related disease：lessons from 10 consecutive patients. Medicine（Baltimore），2012，91（1）：57-66.

[25] ABRANTES FF，MORAES MPM，REZENDE FILHO FM，et al. A clinical approach to hypertrophic pachymeningitis. Arquivos De Neuro-psiquiatria，2020，78（12），797-804.

[26] JANG Y，LEE ST，JUNG KH，et al. Rituximab treatment for idiopathic hypertrophic pachymeningitis. Journal of Clinical Neurology，2017，13（2）：155-161.

[27] QIU Y，ZHANG X，HU J，ZHANG K. Surgical treatment of hypertrophic spinal pachymeningitis：a case report and review of experience. Asian J Surg，2023，46（5）：2048-2050.

[28] SHARMA R，KAUR K，SASIDHARAN A，et al. IgG4-related disease in intradural extramedullary location-detailed case illustration and literature review with special emphasis on role of surgery in its management. Neurol India，2021，69（5）：1176-1183.

第十八章 中枢神经系统感染

中枢神经系统感染由细菌、病毒、真菌、原虫和寄生虫等病原体感染导致，可危及生命。迅速识别和治疗中枢神经系统感染对患者的生存至关重要，因为这些感染具有很高的致残率和死亡率。目前采取的检查方法主要是脑脊液检查和脑 MRI 检查。

中枢神经系统感染包括脑膜炎、脑炎和脑脓肿。病毒性脑膜炎是一种典型的良性自限性急性疾病，以发热和头痛为主。病毒性脑炎急性发病后多伴随意识障碍，人类单纯疱疹病毒性脑炎是脑炎最常见的类型，需要及时静脉注射阿昔洛韦进行治疗，其中少数患者可能转为自身免疫性脑炎而更改治疗方案。急性细菌性脑膜炎的致命性很强，必须及早发现并进行抗生素治疗。而脑型疟疾以及广州管圆线虫病也是急性发病。慢性脑膜炎定义为症状持续 4 周以上，最常由结核分枝杆菌和真菌感染引起。由于对结核性脑膜炎的诊断检测不敏感，而细菌培养通常需要数周时间才能完成，因此当诊断可疑时，治疗通常是凭经验开始。

第一节 广州管圆线虫病

【概述】

广州管圆线虫病（angiostrongyliasis cantonensis）是一种较为罕见的人畜共患的寄生虫病，因侵犯神经系统又称为神经管圆线虫病（neuroangiostrongyliasis，NAS）。病原体为广州管圆线虫的幼虫或早期成虫[1]。目前世界范围内报道病例数在 3000 例以上，但实际感染病例更多。本病在东南亚及整个太平洋岛国报告病例较多，尤以泰国与中国多见，且多为 NAS 病例。其他地区如非洲、南美洲、澳大利亚、古巴、波多黎各、美国等沿海地区均有病例报道。NAS 病例症状严重，尤以脑膜、脑、脊膜和脊髓受累为主，临床表现为脑脊髓膜炎的特点，包括发热、头痛、呕吐、抽搐甚至昏迷等，病理特点为嗜酸性粒细胞增多性脑脊髓膜炎，脑脊液可见大量嗜酸性粒细胞。

1933 年陈心陶教授在广东家鼠及褐家鼠中首次发现管圆线虫，命名为广州肺线虫。1944 年中国台湾发现人类 NAS 病例。直到 1946 年 Dougherty 教授才正式将其命名为广州管圆线虫。广州管圆线虫侵犯人体后可导致多系统受累，神经系统、心血管系统、呼吸系统及消化系统等均可累及。我国广州管圆线虫的重要中间宿主是淡水螺。吃了生或不熟的含有广州管圆线虫幼虫的淡水螺肉（主要是福寿螺）或软体动物可导致感染。人感染广州管圆线虫后的潜伏期最短为 1 天，最长可达 6 周，大多数为 1 ~ 3 周。感染第 3 期幼虫后，虫体在体内移行钻入胃肠壁的血管或淋巴管内随血流播散至全身，引起肺、脑、肝、脾、肾等各组织器官损伤和炎症反应，导致 NAS 以及肠道梗阻及出血、肝肿大、咳嗽等症候[2-3]。由于人类是广州管圆线虫的非正常宿主，广州管圆线虫在人体内不能完成其生命周期，不会发育为成虫，因此脑与眼即成为广州管圆线虫的“终点”器官。NAS 患者脑膜增厚突出，脑膜组织学检查炎症明显，富含嗜酸性粒细胞，可延伸到血管周围间隙。大脑水肿明显，可见寄生虫侵犯实质后形成的凿空样隧道腔，腔内可见寄生虫的虫体。

【临床表现】

1. 潜伏期症状

广州管圆线虫病潜伏期症状不明显，少数患者有腹痛、腹泻或便秘，症状较轻，消失较快；部分患者可有肝肿大及肝功能异常；皮疹、肌痛和关节痛也可出现[4-7]。

2. 发病症状

表现为以中枢神经系统受累为主的多系统损害症状。多急性发病，早期出现发热及头痛，后出现感觉异常、面部和肢体麻痹、嗜睡、癫痫、躁动、精神行为异常等症状。

（1）发热：潜伏期后多急性起病，出现发热，体温可达 38 ~ 39℃，多在数天后降至正常，少数患者可持续数周[8]。

（2）神经症状：受累部位包括大脑、脑膜、小脑、脑干、脊髓、脊膜及周围神经等，多表现为嗜酸性粒细胞增多性脑脊髓膜炎。发热、颅压增高症候（剧烈头痛、颈抵抗、恶心呕吐）为常见表现。周围神经受累出现面瘫、四肢麻木、针刺感等，游走性感觉异常，并伴有肌痛，常累及颈部和肩部；严重者出现嗜睡、癫痫、膀胱功能障碍、精神行为异常及昏迷等。

（3）眼部症状：广州管圆线虫移行至眼眶后会造成视力障碍，严重时会导致失明。少数患者表现为畏光、复视、视物模糊等。

（4）肺部症状：广州管圆线虫无法在成人肺部血管内发育至成虫，婴幼儿患者肺部有时会发现成虫的情况。肺部感染可出现咳嗽、胸痛等。

（5）消化道症状：腹痛、腹泻及便秘常见，其他如肝肿大、肠梗阻及出血也可出现。

【辅助检查】

NAS 的检查包括血液检查、脑脊液检查、头部 MRI 检查以及实时 PCR 检测确定病因。

1. 脑脊液检查

脑脊液检查是该病的首选检查，NAS 中典型的脑脊液改变是出现颅内压力升高和白细胞增加，特别是嗜酸性粒细胞，脑脊液中嗜酸性粒细胞 > 10/μl 或脑脊液白细胞总数中至少存在 10% 的嗜酸性粒细胞，提示嗜酸性粒细胞性脑膜炎。嗜酸性粒细胞在疾病早期可能很少甚至不存在。如果临床高度怀疑 NAS，需要在初次检测阴性后复查腰穿，几乎所有患者都会在病程中出现脑脊液嗜酸性粒细胞增多。此外还应进行常规脑脊液检查，以排除脑膜炎的其他原因。记录脑脊液压力非常重要，颅压过高会导致 NAS 患者出现脑神经损伤，需要放出部分脑脊液（成人可以放出 20 ~ 40 ml）。如果有明确的接触史和确切的临床症候，即使不符合严格的嗜酸性细胞增多标准，也可以开始治疗。

2. 实时 PCR

如脑脊液中未识别出幼虫，可使用 PCR 检测脑脊液中的广州管圆线虫的 DNA 明确诊断。PCR 在疾病早期可能呈阴性，但随后变为阳性。如果临床上高度怀疑 NAS，但初始实时 PCR 呈阴性，则应在 5 ~ 10 天后重复脑脊液检查。

3. 血液检查

应进行全血细胞分类计数，并计算嗜酸性粒细胞绝对值，以确定是否存在明显的嗜酸性粒细胞增多症。疾病过程中可伴 / 不伴外周血嗜酸性粒细胞增多症。

4. 影像学检查

在患病的最初几周内，脑 MRI 可能正常，但大多数患者的脑 MRI 可见脑、脊髓内多发长条状或不规则异常信号，占位效应明显，增强扫描可见到结节状强化病灶及软脑膜强化，白质中出现结节性、线性或曲棍球棒样病灶。累及肺部者 CT 可见肺部病变，部分患者表现为较典型的嗜酸性粒细胞肺部浸润的影像特点，也可表现为长条形或结节状的阴影。

【诊断】

NAS 的诊断可以依据特征性症状和体征、居住或前往流行地区的疾病接触史，嗜酸性脑膜炎的脑脊液检查结果（表 18-1）。在脑脊液和眼中很难看到幼虫。PCR 检测患者血和脑脊液中的广州管圆线虫 DNA 有助于早期诊断。符合上述标准即可开始治疗。

表 18-1　广州管圆线虫病诊断标准

可疑诊断	1. 血常规发现嗜酸粒细胞增多； 2. 脑脊液检查发现脑脊液压力增高、嗜酸粒细胞增多； 3. 免疫学检查特异性广州管圆线虫抗体滴度增加。
确定诊断	1. 脑脊液检查发现广州管圆线虫幼虫（检出率约为 10%）。 2. 眼部检查若发现疑似虫体，标本镜下发现广州管圆线虫虫体。 3. 患者病变组织镜下观察发现广州管圆线虫。

【鉴别诊断】

鉴别诊断主要是其他伴随嗜酸性细胞增加的传染病，其中许多传染病受到地理限制，但在有接触史时应考虑，包括脑颚口线虫病、神经球孢子菌病、脑囊虫病、脑血吸虫病、西氏贝蛔虫病、内脏弓形虫病、脑型肺吸虫病和神经旋毛虫病。鉴别的关键是流行病史和病原学检查。

鉴别诊断还包括伴随嗜酸性细胞增多的非感染性原因，如淋巴瘤、药物（如布洛芬、环丙氟沙星）和鞘内造影剂使用，这些疾病或临床问题没有 NAS

的临床症状和影像学改变特点。

【治疗】

高度怀疑 NAS 就应开始驱虫治疗和对症治疗，无须等待病原学结果。

1. 驱虫治疗

苯达唑类驱虫药物已广泛用于治疗该病，其中阿苯达唑效果最佳[9-11]。该药物可以穿过血脑屏障，并富集在脑脊液中，如果与脂肪餐一起服用，吸收率可提高 5 倍。阿苯达唑剂量为 15 mg/（kg · d），每天 2 次 ×14 天。阿苯达唑耐受性良好，罕见的不良反应包括肝衰竭和全血细胞减少。该药有致畸性，孕妇应谨慎使用，尤其是在妊娠前 3 个月。

2. 疼痛管理

腰穿放液减压（成人 20 ~ 40 ml）可有效缓解与该病相关的高颅压头痛。泼尼松 60 mg/d（成人）、1 ~ 1.5 mg/d（儿童）或地塞米松 10 ~ 20 mg/d（成人）可改善患者的头痛症状，通常给药 2 周，之后逐渐减量。阿片类药物及非甾体抗炎药应慎用。

该病可能会发生慢性神经病理性疼痛，可选择性使用加巴喷丁、普瑞巴林、双环抗抑郁药、选择性 5- 羟色胺再摄取抑制剂、5- 羟色胺和去甲肾上腺素再摄取抑制剂及氯胺酮。

【病例摘要】

男，16 岁，关节痛 4 天，盗汗和全身性肌痛 2 天。

患者 4 天前出现下肢大关节痛，2 天前大量盗汗和全身性肌痛，涉及躯干和四肢。血白细胞为 17.5×10^9/L，嗜酸性粒细胞绝对计数为 2.1×10^9/L。否认近期创伤史或毒物、软体动物或啮齿类动物接触史。发病前两周到南方一城市旅游，同行 5 人中有 2 人出现类似表现。体格检查：神清，血压 142/72 mmHg，脉搏 97 次 / 分，呼吸 17 次 / 分，体温 37.8° C，血氧饱和度为 98%。颈抵抗，余查体无异常。实验室检查示：白细胞 1.37×10^9/L、嗜酸性粒细胞 34%、血沉 26 mm/h，电解质、肝肾功均在正常范围。脑 MRI 未见异常。腰穿脑脊液压力 210 mmH_2O，脑脊液白细胞 528×10^6/L，单核细胞 36%，嗜酸性粒细胞 62%，中性粒细胞 2%，蛋白质 85 mg/ml，葡萄糖 41 mg/ml；细菌、真菌、隐球菌均阴性。定位诊断：脑脊髓膜；定性诊断：嗜酸性粒细胞性脑脊髓膜炎。PCR 检查示广州管圆线虫 DNA 阳性。病例详细资料见二维码数字资源 18-1。

数字资源 18-1

（闫雨萌　安　利　姚　生）

【参考文献】

[1] WANG QP，LAI DH，ZHU XQ，et al. Human angiostrongyliasis. Lancet Infect Dis，2008，8（10）：621-630.

[2] COWIE RH，ANSDELL V，PANOSIAN DUNAVAN C，et al. Neuroangiostrongyliasis：global spread of an emerging tropical disease. Am J Trop Med Hyg，2022，107（6）：1166-1172.

[3] CHAUDHARI JP，SHENOY AS，GOEL NA. Eosinophilic meningitis due to a. Cantonensis revealed at autopsy. Indian J Pathol Microbiol，2022，65（2）：420-421.

[4] GRAEFF-TEIXEIRA C，SAWANYAWISUTH K，LV S，et al. International network on angiostrongyliasis-ina. neuroangiostrongyliasis：updated provisional guidelines for diagnosis and case definitions. Pathogens，2023，12（4）：624.

[5] TURCK HC，FOX MT，COWIE RH. Paratenic hosts of angiostrongyluscantonensis and their relation to human neuroangiostrongyliasis globally. One Health，2022，15：100426.

[6] KWON E，FERGUSON TM，PARK SY，et al. A severe case of angiostrongylus eosinophilic meningitis with encephalitis and neurologic sequelae in Hawaii. Hawaii J Med Public Health，2013，72（6 Suppl 2）：41-45.

[7] MEYER BC. Chronic neuroangiostrongyliasis：case study of chronic presentations in hawaii. Parasitology，2021，148（2）：221-226.

[8] SOLORZANO-SCOTT T，AGUILAR-VARGAS F，CORDERO-SALAS M，et al. Case report：first documented case of cerebral angiostrongyliasis caused byAngiostrongyluscostaricensisin a free-ranging opossum. Front Vet Sci，2024，11：1294484.

[9] JACOB J，STEEL A，LIN Z，et al. Clinical efficacy and safety of albendazole and other benzimidazole anthelmintics for rat lungworm disease（neuroangiostrongyliasis）：a systematic analysis of clinical reports and animal studies. Clin Infect Dis，2022，74（7）：1293-1302.

[10] PROCIV P，TURNER M. Neuroangiostrongyliasis：the “subarachnoid phase” and its implications for anthelminthic therapy. Am J Trop Med Hyg，2018，98（2）：353-359.

[11] CHIONG F，LLOYD AR，POST JJ. Severe eosinophilic meningoencephalitis secondary to suspected neuroangiostrongyliasis with a good clinical outcome. Case Rep Infect Dis，2019，2019：4037196.

第二节　中枢神经系统念珠菌病

【概述】

念珠菌病（candidiasis）是由各种致病性念珠菌引起的局部或全身感染性疾病。好发于免疫功能低下患者，通过入侵血液而引起念珠菌血症，导致全身不同器官（包括中枢神经系统、肺、消化道、泌尿系统以及骨骼和关节）感染。这些疾病统称为侵袭性念珠菌病。近年来，随着肿瘤化疗、器官移植的日渐增多，糖皮质激素、免疫抑制剂及广谱抗菌药物的广泛应用，侵袭性念珠菌病发病率呈明显上升趋势[1]。早期尸体解剖研究结果显示，在侵袭性念珠菌病死亡的患者中，半数累及中枢神经系统。中枢神经系统念珠菌病最常累及脑膜，导致脑膜炎，也可以出现颅内脓肿，也可以二者同时存在[2-3]。

念珠菌脑膜炎绝大多数的病原菌都是白色念珠菌，少数情况下也可以有平滑念珠菌、热带念珠菌及光滑念珠菌。念珠菌脑膜炎在神经外科术后、早产新生儿及免疫力低下的患者中较为常见。凝集素受体蛋白分子 Caspase 募集结构域家族成员 9（Caspase recruitment domain family member 9，CARD 9）具有募集中性粒细胞的功能，对于人类抵御念珠菌感染具有重要作用，*CARD9* 基因突变的个体感染该疾病的风险会升高[4]。其次是自身免疫调节因子，信号转导因子，转录激活因子 1、3，白细胞介素 17 F 缺陷也导致感染风险加大。

本病病理改变特点是脑膜和脑实质出现巨噬细胞和淋巴细胞浸润以及血管周围的袖套样炎细胞浸润。在 CARD9 缺乏的患者可以看到血管内血栓形成以及大的梗死，梗死周围出现中性粒细胞和巨噬细胞浸润，可以看到念珠菌侵入坏死组织和血管。免疫组织化学染色可见假菌丝和稀疏分支的薄隔膜菌丝结构。

【临床表现】

念珠菌脑膜炎的临床表现分为急性和慢性两个类型，大多数存在免疫力下降的危险因素。

1. 急性念珠菌脑膜炎

患者急性起病，表现为发热、头痛、癫痫、神志改变、颈强直，类似于急性细菌性脑膜炎的表现。血行播散的患者也可以出现多系统受累，包括心内膜、眼、皮肤及肾脏受累。

新生儿念珠菌脑膜炎在早产儿中的发病率较高，可以表现为体温不稳定、易激惹、喂养困难或呕吐、呼吸窘迫以及呼吸暂停。念珠菌性脑膜炎发生率占所有系统性念珠菌病的 22%，占所有重症监护室患儿的 0.4%。该组患儿中位胎龄是 26.2 周，中位出生体重是 820 g，患病的中位年龄是 8 天[5]。

念珠菌脑膜炎常出现在神经外科术后，特别是置入引流装置等因素是念珠菌脑膜炎重要的危险因素。多数患者近期接受过抗生素治疗，一半的患者此前曾患有细菌性脑膜炎[6]。

急性念珠菌脑膜炎较常出现在免疫抑制状态下的患者。在合并 HIV 感染的急性念珠菌脑膜炎患者中，71% 存在其他至少一项感染的高危因素（如静脉输液、脑室分流），中位 $CD4^+$ T 细胞计数是 135/mm^3，头痛和发热是最常见的临床表现[7]。

2. 慢性念珠菌脑膜炎

临床上类似于结核性脑膜炎或者隐球菌性脑膜炎。起病较为隐袭，早期症状不特异，可能感染数周或者数月才诊断。主要症状是头痛、发热和颈强直，也可以出现人格改变、精神行为异常、昏迷、脑神经受累等，72% 的患者存在感染的高危因素[8]。

【辅助检查】

该病的辅助检查包括脑脊液检查、MRI 检查、真菌检查。

1. 脑脊液检查

脑脊液检查中细胞计数轻度增多，以中性粒细胞或淋巴细胞为主，氯和糖含量正常或偏低，蛋白含量明显升高。

2. 真菌检查

确诊有赖于脑组织或脑脊液标本中找到真菌（图 18-1），但脑脊液检查早期不易发现真菌，需多次脑脊液真菌涂片和培养，脑脊液的真菌 G 试验检测有一定的参考价值。对于诊断疑难患者，可酌情留取脑脊液或脑组织送检病原微生物宏基因组测序，以及排除自身免疫性脑炎等非感染性疾病[1]。真菌培养阳性仍然是诊断真菌感染的金标准，总体阳性率为 21% ~ 71%，需要较长时间（2 ~ 5 天）培养。

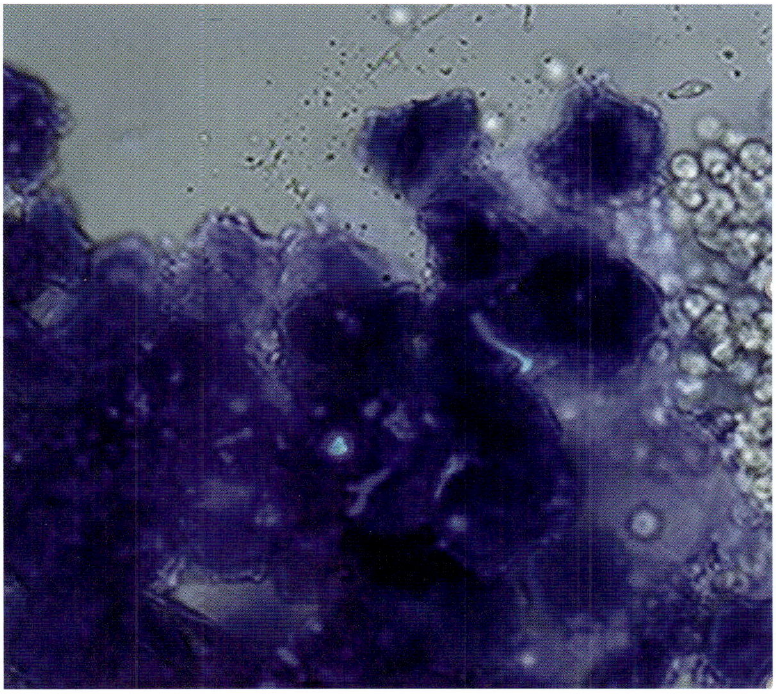

图 18-1 脑脊液涂片发现念珠菌菌丝，培养证实为白色念珠菌

并且结果受多种因素的影响，例如抗真菌药物、样本采集部位和时间，用于培养的样本量小或样本中病原体含量低也可以导致假阴性。

3. 头颅影像学

临床上考虑到中枢神经系统念珠菌病后，应当进行头颅影像学评估，脑 MRI 评估效果优于头颅 CT，可以出现多种类型的表现，包括脑膜强化、肉芽肿、脑积水、脑室管膜炎、硬膜下渗出、颅内动脉狭窄、脑萎缩、脑出血、静脉窦血栓、脑脓肿、脑梗死等[9]。

【诊断】

主要根据患者的临床特征（发热、头痛、脑膜刺激征等）、高危因素（神经外科手术、激素应用等）及病原学检查结果（真菌涂片、培养、真菌 G 试验、组织病理学以及基因检测等）进行诊断。

【鉴别诊断】

该病的影像学结果往往具有非特异性，经常被误认为是结核性脑膜炎、脑脓肿、细菌性脑膜炎或脑肿瘤。念珠菌脑膜炎需要与这些疾病进行鉴别。

1. 细菌性脑膜炎

急性起病的念珠菌脑膜炎与细菌性脑膜炎表现类似，细菌性脑膜炎脑脊液表现细胞数增多更加明显，特别是中性粒细胞。脑脊液病原学检查可以发现细菌感染的证据。

2. 结核性脑膜炎

慢性念珠菌脑膜炎和结核性脑膜炎具有类似的临床表现、脑脊液常规及生化特点。结核性脑膜炎容易合并其他部位结核感染，临床上出现脑神经受累较为常见，可以合并脑积水、低钠血症等并发症，如果诊断及治疗不及时，容易出现疾病恶化。最终确诊需要通过脑脊液检查发现结核感染的病原学证据。

3. 脑膜癌病

脑膜癌病也可以表现为与慢性念珠菌脑膜炎类似的临床特点。脑膜癌病一般存在原发恶性肿瘤的证据，脑脊液检查不仅可以发现淋巴细胞增加，也可以发现肿瘤细胞。

【治疗】

1. 药物治疗

对于治疗中枢神经系统念珠菌感染，可以两性霉素 B 或两性霉素 B 脂质体单用或联合氟胞嘧啶。两性霉素 B 是一种多烯抗真菌药物，通过影响细胞膜渗透性来抑制真菌生长，对所有念珠菌属都有活性，可以静脉点滴 0.5 ~ 0.7 mg/（kg · d）。两性霉素 B 具有较大的毒性，其中肾毒性最常见。氟胞嘧啶可选择口服制剂，肾功能正常的患者每次 25 mg/kg，一日 4 次。

氟康唑 400 ~ 800 mg/d［6 ~ 12 mg/（kg · d）］单用或联合氟胞嘧啶作为次选方案，适用于两性霉素 B 不能耐受或病情相对较轻的患者。两性霉素 B 与氟康唑联合可用于补救治疗，氟康唑治疗失败者可加用两性霉素 B 治疗；或两性霉素 B 治疗过程中出现显著不良反应时，可减少两性霉素 B 的剂量，加用氟康唑治疗[1]。

2. 手术治疗

除积极抗真菌治疗外，部分患者还需外科手术干预。诊断不明患者，需做脑实质或脑膜活检。急性或慢性颅压升高者，需行脑室引流（或分流）术。脑脓肿或肉芽肿者可以考虑手术切除。如果念珠菌脑膜炎系脑脊液置管引流术所致，建议在有效抗真菌治疗的同时，拔除或置换引流管[1]。

【病例摘要】

男，56 岁，发热 2 个月，头痛 1 月余。

患者 2 个月前出现发热，最高 39℃，1 个月前出现头痛伴乏力，前额部及后颈部胀痛为主，伴后颈部发僵。1 天前患者突发意识模糊，四肢强直，家属诉患者瞳孔放大，呼之不应，持续 5 分钟左右好转，患者无法回忆大部分发作过程。既往无特殊。体格检查：双眼外展露白约 3 mm，颈略抵抗，余神经科查体阴性。腰穿脑脊液检查，压力 250 mmH_2O，有核细胞 $343/mm^3$，单核 85%，蛋白 1.52 g/L，糖 1.39 mmol/L，氯正常。定位诊断：脑膜和大脑皮质；定性诊断：中枢神经系统感染可能性大。抗结核治疗及激素治疗后，病情无好转。复查腰穿脑脊液涂片及培养发现白色念珠菌。最终诊断为白色念珠菌脑膜炎。经过两性霉素 B 及氟康唑治疗后好转。病例详细资料见二维码数字资源 18-2。

数字资源 18-2

（孟令超）

【参考文献】

［1］中国成人念珠菌病诊断与治疗专家共识组. 中国成人念珠菌病诊断与治疗专家共识. 中华传染病杂志，2020，38（1）：29-43.

［2］MATTIUZZI G，GILES FJ. Management of intracranial fungal infections in patients with haematological malignancies. Br J Haematol，2005，131（3）：287.

［3］FENNELLY AM，SLENKER AK，MURPHY LC，et al. Candida cerebral abscesses：a case report and review of the literature. Med Mycol，2013，51（7）：779-784.

［4］DRUMMOND RA，LIONAKIS MS. Candidiasis of the central nervous system in neonates and children with primary immunodeficiencies. Curr Fungal Infect Rep，2018，12（2）：92-97.

［5］FERNANDEZ M，MOYLETT EH，NOYOLA DE，et al. Candidal meningitis in neonates：a 10-year review. Clin Infect Dis，2000，31：458-463.

［6］NGUYEN MH，YU VL. Meningitis caused by candida species：an emerging problem in neurosurgical patients. Clin Infect Dis，1995，21：323-327.

［7］CASADO JL，QUEREDA C，OLIVA J，et al. Candidal meningitis in HIV-infected patients：analysis of 14 cases. Clin Infect Dis，1997，25（3）：673-676.

［8］VOICE RA，BRADLEY SF，SANGEORZAN JA，et al. Chronic candidal meningitis：an uncommon manifestation of candidiasis. Clin Infect Dis，1994，19：60-66.

［9］XIAO H，MIAO Y，LIU L，et al. Clinical characteristics of central nervous system candidiasis due to candida albicans in children：a single-center experience. BMC Infect Dis，2022，22（1）：945.

［10］GÓRALSKA K，BLASZKOWSKA J，DZIKOWIEC M. Neuroinfections caused by fungi. Infection，2018，46（4）：443-459.

［11］CHEN H，CONG W，XIE D，et al. Candida central nervous system infection after neurosurgery：a single-institution case series and literature review. Ann Palliat Med，2021，10（11）：11362-11369.

［12］FIORITI S，BRESCINI L，PALLOTTA F，et al. Antifungal combinations against candida species：from bench to bedside. J Fungi（Basel），2022，8（10）：1077.

［13］KELLY L，WALSH J，SKALLY M，et al. Candidameningitis/ventriculitis over a decade. Increased morbidity and length of stay a concern. Br J Neurosurg，2023，37（2）：227-230.

［14］ZHOU LH，QIU WJ，QUE CX，et al. A novel inherited CARD9 deficiency in an otherwise healthy woman with CNS candidiasis. Clin Immunol，2024，265：110293.

第三节　中枢神经系统李斯特菌感染

【概述】

李斯特菌（*Listeria monocytogenes*）是一种革兰阳性芽孢杆菌，属于在细胞内外适宜环境中均可生存的兼性厌氧细胞内寄生菌。该病原体是1926年由英国的南非裔科学家Murray在病死的兔子体内首次发现，为纪念近代消毒手术之父、英国生理学家Joseph Lister，1940年在第三届国际微生物学大会上被命名为李斯特菌[1-2]。李斯特菌病的全球发病率每年为（3～6）/100万，多见于孕妇或年老体弱者及存在T细胞免疫缺陷的人群，特别是恶性肿瘤或接受免疫抑制治疗的患者，如基础肿瘤性疾病（尤其是淋巴瘤）的患者、器官移植接受者和使用糖皮质激素者。最常见的感染形式包括神经系统李斯特菌感染、菌血症和母婴感染，是细菌性脑膜炎最常见的原因，也是老年人细菌性脑膜炎的第三大常见病因[3]。神经系统受累的致死率高达30%，是食源性感染致死的主要病因[7]。

李斯特菌属于革兰阳性短杆菌，在自然环境中主要分布于土壤和腐烂的植物中，通常以单个细菌或短链的形式存在。李斯特菌在冷藏温度（4～10℃）中生长良好，这也是冰箱中的食物容易被污染的重要原因[4]。绝大多数李斯特菌病例散发出现，也会出现暴发性感染疫情。通过食用受污染的食物，如肉类（香肠、肉酱、火腿和鸡肉）、蔬菜、即食海鲜（如熏鱼或贻贝）、生海鲜、未经巴氏消毒的牛奶、冰淇淋和奶酪等发生传播[5]。李斯特菌经口摄入进入体内，依赖细菌蛋白与宿主细胞上的E-钙黏着蛋白或者分选酶A锚定的表面蛋白结合[6]，通过表面肌动蛋白的聚合作用和彗尾的形成，破坏基于肌动蛋白的细胞收缩机制，在不暴露于细胞外环境的同时在宿主的细胞间传播[7]。

溶血素O是李斯特菌的主要毒力因子，可通过促进T细胞受体信号通路负调控子的表达而降低其反应性，抑制抗原诱导的T细胞活化，还会损害宿主细胞蛋白的翻译后修饰，干扰宿主的免疫应答[8]。人体对李斯特菌的免疫反应主要依靠T细胞淋巴因子激活的巨噬细胞，后者将其从血液中清除[9]。白细胞介素-18通过刺激巨噬细胞分泌肿瘤坏死因子和一氧化氮清除李斯特菌。抑制巨噬细胞生长及功能的因素会增加机体对李斯特菌感染的易感性[10]，特别是干扰素及其受体的增加[12]。

【临床表现】

该病在夏季更常见，3～5月只有零星病例。通常发生在摄入含有大量李斯特菌的污染食物后，大部分患者存在前驱胃肠炎及菌血症。败血症是最常见的表现（49%），其次是中枢神经系统感染（25%），包括脑膜脑炎、菱脑炎和脑脓肿[11]。总体病死率为18%，新生儿患者的病死率为73%。其他病例的中位发病年龄为36岁（0～102岁），其中男性为52%。

1. 胃肠炎期

李斯特菌感染早期表现为发热性胃肠炎，出现在50%～100%的患者，胃肠炎的潜伏期平均为24小时（6小时到10天）[11]。常见症状包括发热、水样泻、恶心、呕吐、头痛以及关节和肌肉疼痛，这些症状持续时间≤2天，通常可完全康复[20]，在健康人很少引起侵袭性感染，而免疫功能受损者、孕妇和老年患者出现侵袭性感染的风险最高[12]。

2. 菌血症期

发生侵袭性李斯特菌感染的平均潜伏期为11天，90%的患者在28天内发病。通常表现为发热和寒战等流感样症状，只有1/4的患者存在上述的腹泻病史，发生脓毒性休克相对少见[13]。感染播散至中枢神经系统可引起脑膜脑炎或脑炎[14]。

（1）脑膜脑炎：是李斯特菌感染最常见的中枢神经系统受累表现。其中87%表现出脑炎相关症状，大多数表现为脑膜脑炎[15]，单纯脑膜炎仅出现在13%的患者。临床表现可轻可重，轻者通常为发热和神志改变，严重者呈暴发性病程伴昏迷[16]。中枢神经系统广泛受累的症状和体征与一般的细菌性脑膜炎类似，发热、头痛、颈项强直和精神症状是该病的典型症状，见于43%的患者[17]。37%的患者存在局灶性神经功能障碍，患者在病程的较晚阶段出现脑神经麻痹、共济失调、意向性震颤、偏瘫和耳聋，部分患者还可以出现癫痫发作。单纯脑炎的患者不累及脑膜，只出现发热、头痛和局灶性神经系统体征，而无脑膜刺激征[18]。

李斯特菌是导致脑积水的第二常见病原体，高达 14% 的李斯特菌脑膜炎成人患者会出现脑积水。几乎所有患者都患有交通性脑积水，严重感染导致脑脊液无法通过蛛蛛网颗粒吸收。

（2）菱脑炎：脑干受累的菱脑炎仅见于 17% 患者，是李斯特菌脑膜脑炎中一种特殊的临床表现，常出现在疾病暴发时，具有双相病程，开始时出现头痛、发热、恶心和呕吐，数日后出现脑神经麻痹、共济失调、意向性震颤和其他小脑体征，伴随意识水平下降，还可能出现癫痫发作和轻偏瘫。近半数患者可继发呼吸衰竭[19]。

（3）脑脓肿：脑脓肿是李斯特菌感染的罕见表现，见于心脏移植患者，平均年龄 54.3 岁。感染的最初症状是非特异性的，表现为相应大脑区域局灶性神经系统症状及体征[20]。死亡率为 23.0%。

【辅助检查】

临床疑似中枢神经系统李斯特菌感染的患者都应进行腰椎穿刺及脑脊液分析、培养和 PCR 或宏基因组二代测序。还应该同时完善血培养。

1. 脑脊液检查

中枢神经系统李斯特菌感染者的脑脊液仅有轻微异常[33]，通常可见有核细胞增多，从多核细胞为主到单核细胞为主皆有可能。在未给予抗生素治疗的情况下脑脊液出现较多淋巴细胞。脑脊液蛋白明显升高（平均为 1.68 g/L），39% 的患者可出现脑脊液葡萄糖浓度降低[21]。脑脓肿患者的脑脊液检查通常没有明显异常，这可能与脓肿囊的形成有关。

2. 病原学检查

脑脊液涂片敏感性较低，革兰染色通常无异常发现，仅有约 1/3 的患者可发现革兰阳性杆菌，但脑脊液培养敏感性相对较高，当脑脊液检查仅有轻微异常或以淋巴细胞为主时李斯特菌培养即可为阳性[22]。偶尔在脑脊液培养为阴性时血培养可呈阳性，血培养的阳性率高于脑脊液培养（61% *vs.* 41%）[23]，个别研究可达 71%。如果初始脑脊液微生物学检查和血培养呈阴性，但根据临床或影像学表现仍然怀疑为李斯特菌感染，则需要复查脑脊液和血培养[39]或进行基因检测。

针对脑膜炎 / 脑炎的多重 PCR 检测可以快速明确诊断，*hly* 基因（编码李斯特菌溶血素 O）实时 PCR 检测可用于检测脑脊液中的李斯特菌，特异性较高且比培养更敏感。脑脊液宏基因组二代测序敏感性高，大大提高了中枢神经系统李斯特菌感染诊断效率[24]。

3. 神经影像学检查

该病患者颅脑 CT 或 MRI 检查的异常率为 87%，可见脑膜强化（35%）、脓肿或脑实质结节样强化（14%）、出血（15%）、脑积水（10%）。脑萎缩（48%）（图 18-2）。只有 10% 患者存在脑干异常信号[25]。出现脑积水或脑膜强化、脓肿或脑实质结节样强化的患者 3 个月内生存率较低。脓肿影像学发现与其

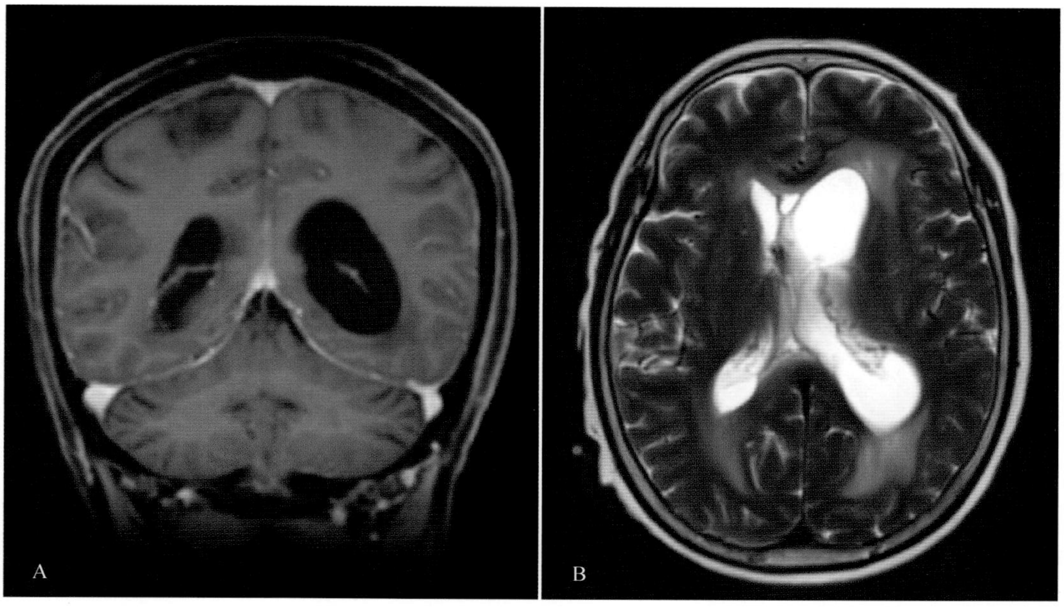

图 18-2 A，左侧侧脑室扩大，小脑幕、硬脑膜及软脑膜均有强化。B，T2 序列左侧侧脑室扩大伴脑白质间质性脑水肿改变

他脑脓肿相似：CT 扫描显示等密度或低密度肿块，伴低密度灶周肿胀；MRI 显示为 T1 低信号和 T2 高信号，被膜具有 T1 等信号和 T2 低信号，以及周围的水肿区。

【诊断】

存在中枢神经系统急性炎性损害表现的患者，若脑脊液培养、PCR 或宏基因组二代测序显示李斯特菌呈阳性，则可以确诊中枢神经系统李斯特菌感染。如果脑脊液培养和 PCR 或宏基因组二代测序结果为阴性但血培养呈阳性，且患者存在中枢神经系统受累的症状或体征，也可以诊断为中枢神经系统李斯特菌感染（表 18-2）。

表 18-2 中枢神经系统李斯特菌感染的诊断标准

发病形式	急性发作，大多数患者免疫功能低下，有前驱感染史
临床表现	发热、头痛、脑膜刺激征和局灶性神经功能障碍
MRI 改变	T2 和 DWI 脑膜或脑实质局灶高信号，灶周肿胀和局部肿块效应
脑脊液	提示炎性改变，白细胞升高，中性粒细胞或淋巴细胞为主
病原检查	血液或脑脊髓液中培养出李斯特菌，基因检测发现该菌的 DNA

【鉴别诊断】

该病的鉴别诊断依据临床和影像学特点分为脑膜脑炎或脑膜炎的鉴别诊断、脑炎或脑脓肿的鉴别诊断以及脑干炎的鉴别诊断。

1. 脑膜炎和脑膜脑炎

（1）细菌性脑膜炎：对于出现脑脊液多核细胞增多的患者，主要考虑其他原因引起的典型细菌性脑膜炎。其他细菌感染导致的化脓性脑膜炎脑脊液白细胞计数较李斯特菌感染明显增多，通常＞500/mm^3 [20]。可以结合脑脊液培养、PCR 或宏基因组二代测序进行病因鉴别，但病原学检查结果有时会受到腰椎穿刺前经验性使用抗生素治疗的影响。

（2）病毒性脑膜炎或脑炎：对于革兰染色阴性但存在急性脑膜炎临床表现的免疫抑制状态、基础慢性病或老年患者等高危人群，在推定诊断为病毒性脑膜炎之前，建议先除外李斯特菌感染。病毒性脑膜炎具有典型脑膜炎特征，仅表现为发热、头痛，部分病例呈自限性，脑脊液淋巴细胞轻度升高，蛋白可正常或轻度升高，脑 MRI 检查可以正常，脑脊液的病原学检查可以鉴别。

暴发性病毒性脑炎，可出现精神行为异常或意识障碍或癫痫发作，脑脊液白细胞计数水平在（100～500）/mm^3，蛋白含量明显升高，脑 MRI 可见大脑皮质或深部灰质核团病灶。

（3）新型隐球菌性脑膜炎：大部分起病呈亚急性特点，通常以颅压增高为主要表现，部分侵袭性真菌病会累及脑实质，出现局灶性神经系统症状和体征，脑 MRI 可见脑膜强化或脑实质的局部病灶。脑脊液墨汁染色、血隐球菌抗原凝集试验及宏基因组二代测序等检查有助于明确病因。

（4）结核性脑膜炎：可以亚急性起病或急性起病，部分患者存在低热、纳差、乏力、盗汗等前驱结核中毒症状，部分患者仅表现为神志或精神状态改变，可以伴随全身其他器官累及，特别是肺结核。脑脊液可见淋巴细胞增加，伴随糖及氯化物降低，分子诊断的应用可提高中枢神经系统结核感染的敏感性。

2. 菱脑炎

（1）感染性疾病：累及脑干和（或）小脑的脑炎的其他感染性病因包括单纯疱疹病毒、螺旋体（莱姆病）、EB 病毒和布鲁氏杆菌、结核分枝杆菌。对于免疫功能受损者，其他考虑包括弓形虫病、隐球菌病和 JC 病毒再激活 [25]。这些感染性疾病大多以大脑损害为主，伴随脑干和小脑损害表现，通常根据脑脊液培养或分子检测做出区分。

（2）免疫性疾病：多发性硬化是最常见的病因，但通常无发热、意识水平下降及脑膜刺激征等李斯特菌感染常见临床表现，影像学常见侧脑室旁典型的垂直侧脑室长轴的白质脱髓鞘病变 [44]。其他可导致脑干和（或）小脑病变的非感染性疾病包括结节病、Behçet 综合征、系统性红斑狼疮和副肿瘤综合征 [26]。系统性疾病通常会伴随皮肤黏膜及骨关节改变，辅助检查提示存在活动性系统性自身免疫病，如果已排除或认为不太可能是感染性病因，在不能确定病因的情况下应考虑进行病理检查。

【治疗】

李斯特菌脑膜炎的死亡率约为 20%，在诊断和治疗延误的患者以及有严重合并症的患者中，死亡率更高。在等待微生物病原学结果的同时，早期启动经验性治疗对于降低死亡率有重要意义。存在脓肿的患者需要进行手术治疗。

1. 药物治疗

多种抗生素已被证明对中枢神经李斯特菌感染有效，青霉素、阿莫西林和氨苄西林在临床上使用率最高。氨苄西林是目前治疗李斯特菌病的首选药物。复方新诺明因为有很好的血脑屏障通透性可作为一种替代治疗方法。利奈唑胺在脑膜炎的经验性治疗中具有许多优势。针对李斯特菌脑膜炎或菌血症患者的治疗，一线治疗方案推荐联合治疗，在氨苄西林或青霉素的基础上加用庆大霉素以达到协同作用，可以提高青霉素对李斯特菌的杀菌活性，达到完全杀死病原体和降低死亡率的目的[27]。

发生中枢神经系统李斯特菌感染时，对免疫功能正常的患者治疗至少 3 ~ 4 周，而对免疫功能受损患者治疗至少 4 ~ 8 周[28]。有脑炎或脑脓肿的患者需要延长治疗至 6 ~ 8 周。如果最初脑部影像学检查结果异常，应在该检查结果有明显改善后才能停止治疗。氨苄西林或青霉素治疗期间，可能无须全程持续使用庆大霉素，尤其是肾和（或）前庭毒性风险较高的患者（老年人、肾功能受损或同时使用其他肾毒性药物）。庆大霉素治疗一般应持续到患者病情改善（通常为 7 ~ 14 日），疗效欠佳的患者，只要没有肾或耳毒性，应持续最长 3 周[29]。李斯特菌对头霉素具有耐药性。糖皮质激素治疗对于李斯特菌脑膜炎无效且增加死亡率，任何使用糖皮质激素的患者，一旦诊断李斯特菌感染则应立即停用。

2. 手术治疗

李斯特菌引起的脑脓肿治疗与其他病原体引起的脑脓肿治疗一致，包括手术切除病变和根据药敏测试使用适当的抗生素。接受手术治疗的患者比未接受手术治疗的患者生存率更高（74% *vs.* 63%）[30]。手术治疗的同时配合药物治疗，阿莫西林因其具有穿透血脑屏障的能力和罕见耐药性而成为脑脓肿患者的首选药物。与磺胺甲异噁唑、美罗培南联合使用。

【病例摘要】

女，62 岁，发热 2 天，意识障碍 1 天。

患者 2 天前出现高热，最高体温 39.5℃，1 天前出现意识障碍。既往有间质性肺部病史，长期口服糖皮质激素，平素消瘦纳差，体重 40 kg，有经常食用冰箱里加热不充分的剩饭习惯。体格检查：昏睡，压眶可睁眼，不能应答，双眼向左凝视，左侧瞳孔直径约 2.5 mm，对光反射迟钝，右侧瞳孔直径约 2 mm，对光反射灵敏。左侧肢体疼痛刺激自主活动较右侧多，右下肢外旋位，四肢伸肌张力增高，右侧著，双侧 Babinski 征（+），颈抵抗。头颅 CT 提示急性脑积水。定位诊断：脑膜，锥体束及脑干网状结构上行激活系统；定性诊断：中枢神经系统感染，继发急性脑积水。经血培养、腰椎穿刺脑脊液培养及脑脊液宏基因组二代测序，诊断为李斯特菌脑脊膜炎继发性急性脑积水。病例详细资料见二维码数字资源 18-3。

数字资源 18-3

（李　凡　刚　蔷）

【参考文献】

[1] LORBER B. Listeria monocytogenes. In：Principles and Practice of Infectious Diseases，7th ed，Mandell GL，Bennett JE，Dolin R（Eds），Churchill Livingstone，Philadelphia，2010：2707.

[2] GILLESPIE IA，MOOK P，LITTLE CL，et al. Human listeriosis in England，2001—2007：association with neighbourhood deprivation. Euro Surveill，2010，15（27）：7-16.

[3] HELMY KY，KATSCHKE KJ JR，GORGANI NN，et al. CRIg：a macrophage complement receptor required for phagocytosis of circulating pathogens. Cell，2006，124（5）：915-927.

[4] JOSEPH SB，BRADLEY MN，CASTRILLO A，et al. LXR-dependent gene expression is important for macrophage survival and the innate immune response. Cell，2004，119（2）：299-309.

[5] O'CONNELL RM，SAHA SK，VAIDYA SA，et al. Type I interferon production enhances susceptibility to listeria monocytogenes infection. J Exp Med，2004，200（4）：437-445.

[6] DALTON CB，AUSTIN CC，SOBEL J，et al. An outbreak of gastroenteritis and fever due to Listeria monocytogenes in

milk. N Engl J Med, 1997, 336 (2): 100-105.

[7] COMMITTEE OPINION NO. 614: Management of pregnant women with presumptive exposure to listeria monocytogenes. Obstet Gynecol, 2014, 124 (6): 1241-1244.

[8] ANGELO KM, JACKSON KA, WONG KK, et al. Assessment of the incubation period for invasive listeriosis. Clin Infect Dis, 2016, 63 (11): 1487-1489.

[9] POHL AM, POUILLOT R, BAZACO MC, et al. Differences among incidence rates of invasive listeriosis in the U.S. foodnet population by age, sex, race/ethnicity, and pregnancy status, 2008—2016. Foodborne Pathog Dis, 2019, 16 (4): 290-297.

[10] DEWEY-MATTIA D, MANIKONDA K, HALL AJ, et al. Surveillance for foodborne disease outbreaks-united states, 2009—2015. MMWR Surveill Summ, 2018, 67 (10): 1-11.

[11] CHARLIER C, PERRODEAU É, LECLERCQ A, et al. Clinical features and prognostic factors of listeriosis: the MONALISA national prospective cohort study. Lancet Infect Dis, 2017, 17 (5): 510-519.

[12] PARAS ML, KHURSHID S, FOLDYNA B, et al. Case 13-2022: a 56-year-old man with myalgias, fever, and bradycardia. N Engl J Med, 2022, 386 (17): 1647-1657.

[13] MYLONAKIS E, HOHMANN EL, CALDERWOOD SB. Central nervous system infection with Listeria monocytogenes. 33 years' experience at a general hospital and review of 776 episodes from the literature. Medicine (Baltimore), 1998, 77 (5): 313-316.

[14] BROUWER MC, VAN DE BEEK D, HECKENBERG SG, et al. Community-acquired listeria monocytogenes meningitis in adults. Clin Infect Dis, 2006, 43 (10): 1233-1238.

[15] GODSHALL CE, SUH G, LORBER B. Cutaneous listeriosis. J Clin Microbiol, 2013, 51 (11): 3591-3596.

[16] LE MONNIER A, ABACHIN E, BERETTI JL, et al. Diagnosis of listeria monocytogenes meningoencephalitis by real-time PCR for the hly gene. J Clin Microbiol, 2011, 49 (11): 3917-3923.

[17] LEBER AL, EVERHART K, BALADA-LLASAT JM, et al. Multicenter evaluation of biofire filmarray meningitis/encephalitis panel for detection of bacteria, viruses, and yeast in cerebrospinal fluid specimens. J Clin Microbiol, 2016, 54 (9): 2251-2261.

[18] CHARLIER C, POIRÉE S, DELAVAUD C, et al. Imaging of human neurolisteriosis: a prospective study of 71 cases. Clin Infect Dis, 2018, 67 (9): 1419-1426.

[19] JOHNSON JE, MYLONAKIS E. Listeria monocytogenes. In: Principles and Practice of Infectious Diseases, 9th ed, Bennett JE, Dolin R, Blaser MJ (Eds), Elsevier, 2019: 2543.

[20] BLOT M, DISSON O, LECLERCQ A, et al. Listeria-associated lymphadenitis: a series of 11 consecutive cases and review of the literature. Open Forum Infect Dis, 2022, 9 (1): ofab598.

[21] FOULEX A, COEN M, CHERKAOUI A, et al. Listeria monocytogenes infectious periaortitis: a case report from the infectious disease standpoint. BMC Infect Dis, 2019, 19 (1): 326.

[22] CRAIG AM, DOTTERS-KATZ S, KULLER JA, et al. Listeriosis in pregnancy: a review. Obstet Gynecol Surv, 2019, 74 (6): 362-368.

[23] CHARLIER C, KERMORVANT-DUCHEMIN E, PERRODEAU E, et al. Neonatal listeriosis presentation and outcome: a prospective study of 189 cases. Clin Infect Dis, 2022, 74 (1): 8-16.

[24] XU X, SHAN Y, CEN Y, et al. Clinical characteristics and treatment of listeria monocytogenes infections in the central nervous system. Infect Drug Resist, 2023, 16 (1): 5899-5909.

[25] HWANG JH, LEE JS, OH HM, et al. Evaluation of viral infection as an etiology of ME/CFS: a systematic review and meta-analysis. Transl Med, 2023, 28 (21): 763

[26] GIULIANO S, FLAMMINI S, ZANUS-FORTES A, et al. Pragmatic overview on acute bacterial and fungal infections of the central nervous system: a holistic update from diagnosis to treatment. New Microbiol, 2023, 46 (2): 95-119.

[27] YANG H, LI A, ZHANG Y, et al. The value of gene xpert MTB/RIF, ADA, TB-DNA in the early diagnosis of TB meningitis. Cell Mol Biol, 2023, 69 (6): 141-145.

[28] CAO L, LIN Y, JIANG H, et al. Listeria monocytogenessevere invasive rhombencephalitis mimicking facial neuritis in a healthy middle-aged man: a case report and literature review. J Int Med Res, 2021, 49 (1): 1-8.

[29] TECELLIOGLU M, KAMISLI O, KAMISLI S, et al. Listeria monocytogenes rhombencephalitis in a patient with multiple sclerosis during fingolimod therapy. Mult Scler Relat Disord, 2019, 27: 409-411

[30] FERNÁNDEZ GUERRERO ML, TORRES R, MANCEBO B, et al. Antimicrobial treatment of invasive non-perinatal human listeriosis and the impact of the underlying disease on prognosis. Clin Microbiol Infect, 2012, 18 (7): 690-695.

第四节 梅毒性血管炎

【概述】

神经梅毒（neurosyphilis）是由梅毒螺旋体感染神经系统而导致的一种炎性疾病。感染途径包括性传播、血液传播和垂直传播。近年来梅毒已成为我国发病率最高的性传播疾病[1]，2020 年中国梅毒发病率为 33.0831/10 万。未经治疗的梅毒患者可造成中枢神经系统感染，约 20% 发展为无症状神经梅毒[2]，其中 10% 可累及脑脊膜以及血管系统，进展为有症状的神经梅毒。梅毒性血管炎在 1946 年被 Turner JW 进行了报道。随着青霉素的使用，神经梅毒的临床类型以脑膜炎、血管型梅毒为主[3]。

特定梅毒螺旋体菌株更易引起神经梅毒[4]，感染后可导致蛛网膜粘连，从而引起脑神经受累或脑脊液循环受阻发生梗阻性脑积水。而增生性动脉内膜炎可导致血管腔闭塞，出现脑缺血软化。在此过程中细胞免疫对控制梅毒十分重要，潜伏期较长是大多数类型晚期梅毒的特征性表现，提示免疫机制可能参与晚期梅毒的发病。人体的免疫力会随着年龄增长而逐渐减弱，促成了隔离部位中存活的少量密螺旋体再燃。梅毒性血管炎可累及脑的小、中血管以及脊髓、蛛网膜下腔内的任何血管。Heubner 动脉炎[5]累及中等血管，表现为内膜成纤维细胞增生、中膜变薄、外膜炎症（淋巴细胞及浆细胞浸润）及纤维化，可形成新月形闭塞性动脉内膜炎[3]，从而导致血管狭窄或形成动脉瘤[6]。而 Nissl-Alzheimer 动脉炎[5]作为变异型，多影响小血管，表现为内皮细胞及外膜细胞增生，使外膜及内膜增厚，导致血管闭塞以及继发性缺血梗死，也可以表现为椎-基底动脉系统节段性跨壁坏死[7]。

【临床表现】

大约 25% 的未经治疗的梅毒患者会患上二期梅毒，并伴有多种全身体征和症状。脑膜血管梅毒似乎是神经梅毒的主要表现（10% ~ 35%），可以是二期和三期梅毒的表现。

在脑膜血管梅毒中，有两种类型的梅毒性血管炎：Heubner 动脉炎是指大中动脉的阻塞性动脉内膜炎[8]，而 Nissl-Alzheimer 动脉炎影响小血管，导致内膜和外膜变厚[9]。这两种变体大多表现为急性卒中。前循环最常受到影响[14]，但卒中也可能发生在后循环[8-10]。

1. 脑膜炎症状

许多患者在脑血管事件发病前有持续数日或数周的前驱症状，如间断头痛、眩晕、感觉异常、失眠、人格障碍、癫痫发作、记忆减退等。这些症状归因于同时出现的脑脊膜炎。

2. 脑血管病症状

多表现为缺血性卒中，在青年人中多见，为急性、亚急性或慢性起病，神经功能障碍可反映受累血管的分布，大脑中动脉及其分支最常受累。梗死也可见于脑叶、放射冠、脑干、基底节 / 丘脑、小脑、胼胝体、扣带回。部分未治疗患者短期内可出现反复卒中，有复发-缓解现象，常被误诊为多发性硬化；且发病时可能已有颅内多发血管病变。但部分患者也可表现为脑出血[8]，出血以大脑中动脉多见，正规驱梅治疗后再出血率低于一般高血压脑出血。

若梅毒性血管炎累及脊髓血管，多累及脊髓前动脉，可导致脊髓梗死，出现横贯性脊髓病变，出现神经根痛、运动及感觉障碍、尿便障碍。

【辅助检查】

神经梅毒的检查包括脑脊液和血清学检查以及脑的 MRI 检查和血管相关检查。

1. 血清学试验

梅毒螺旋体血清学试验包括梅毒非特异性抗体试验及梅毒特异性抗体试验。梅毒非特异性抗体试验包括性病研究实验室实验（venereal disease research laboratory test，VDRL）、快速血浆反应素试验（rapid plasma reagin test，RPR）、甲苯胺红不加热血清试验（toluidine red unheated serum test，TRUST），主要诊断现症感染患者，其滴度随治疗会逐渐下降，可作为疗效及是否再感染的监测指标，但敏感性及特异性较低。梅毒特异性抗体试验包括荧光梅毒螺旋体抗体吸附试验（fluorescence treponemal antibody absorption test，FTA-ABS）、梅毒螺旋体颗粒凝集试验（treponemal pallidum particle agglutination，TPPA）、梅毒螺旋体血凝试验（treponema pallidum haemagglutination assay，TPHA）、梅毒螺旋体微血凝试验（microhemagglutination assay for antibodies to treponema palldum，MHA-TP）、酶联免疫吸附试验和化学发光免疫分析等。梅毒特异性抗体在多数患者体内终身存在，敏感性及特异性均较高，可作为梅毒确诊的标准。

2. 脑脊液检查

神经梅毒最先侵袭脑膜，导致脑脊液中白细胞增多、蛋白含量升高（白细胞计数≥ 5×10^6/L，蛋白含量＞ 500 mg/L），提示血脑屏障破坏，颅内存在炎性反应。大约 1/4 未经治疗的早期梅毒患者脑脊液中可检出此病原体。神经梅毒的脑脊液结果需符合以下两条：①白细胞计数≥ 5×10^6/L（合并 HIV 感染者白细胞计数常＞ 20×10^6/L），蛋白＞ 500 mg/L，且排除其他原因引起的异常；② VDRL/RPR/TRUST 或 FTA-ABS/TPPA/TPHA 阳性。

3. 影像学检查

梅毒性血管炎所致脑梗死，CT、MR 影像上病灶多变、呈游走性，常见多发性不对称性大脑半球（包括白质和灰质）梗死灶，主要位于皮质下和深部脑白质，包括胼胝体、内囊。头颅 CTA、MRA 检查可见受累的多条动脉呈节段性狭窄，常为双侧不对称性，近段更明显，大脑中动脉最易受累（图 18-3）。全脑动脉造影表现为局部血管的不规则狭窄、动脉节段性扩张或呈腊肠样改变、串珠样改变、小动脉瘤等[9-12]，经规范驱梅治疗后，狭窄趋于静止或可逆。

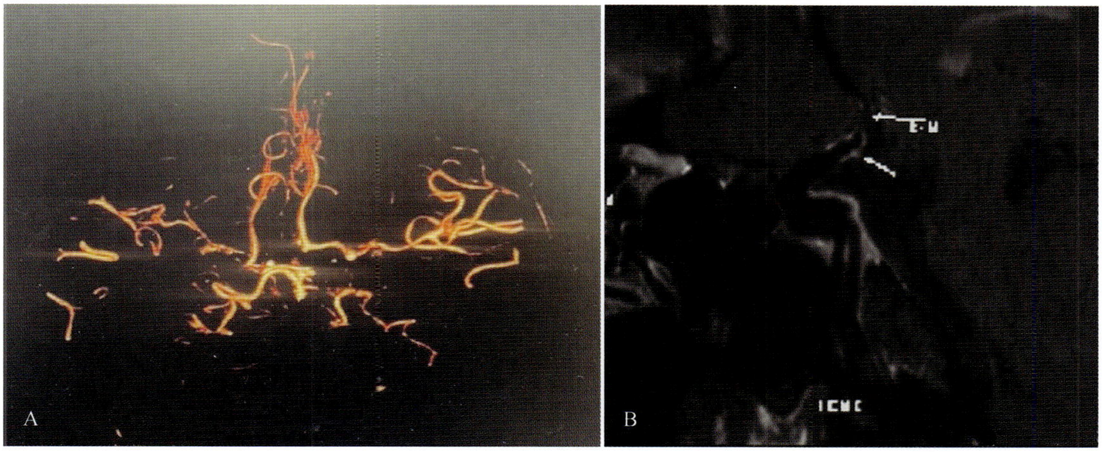

图 18-3 A，头颈 CTA 显示右椎动脉起始部偏心性狭窄，管腔轻－中度狭窄；右颈内动脉管腔不均匀中度狭窄，海绵窦段远端至交通段闭塞。B，左侧大脑中动脉狭窄

【诊断】

神经梅毒的诊断依赖于对血清学试验、脑脊液试验、神经症状和体征进行综合分析[13-14]（表 18-3）。无论患者是否有神经系统症状，脑脊液 VDRL/RPR 阳性可诊断神经梅毒，TPHA/MHA-TP/TPPA 阴性则排除神经梅毒[15]。在没有条件做 FTA-ABS 和 VDRL 的情况下，可以用 TPPA 和 RPR/TRUST 替代。

表 18-3　神经梅毒诊断标准

血非梅毒螺旋体血清学试验	阳性：极少数晚期患者可阴性
血梅毒螺旋体血清学试验	阳性
脑脊液检查	白细胞计数≥ 5×10^6/L（合并 HIV 者，白细胞计数常＞ 20×10^6/L），蛋白＞ 500 mg/L FTA-ABS 和（或）VDRL 阳性

【鉴别诊断】

梅毒性血管炎可以影响不同直径的血管，需要与其他血管疾病及炎性脱髓鞘疾病进行鉴别。

1. 动脉粥样硬化性脑梗死

此类患者多在中老年发病，多合并动脉粥样硬化危险因素，出现脑部局灶性症状和体征。可通过影像学检查评估血管情况而进一步明确，但需警惕部分患者可能在梅毒性血管炎基础上同时合并有动脉粥样硬化，但梅毒性血管炎常常合并脑膜炎，脑脊液淋巴细胞增加以及相关梅毒检查阳性可以区分。

2. 其他中枢神经系统血管炎

（1）感染性血管炎：不同感染性血管炎的影像学改变非常类似，但临床表现对鉴别诊断更有价值。细菌感染引起的血管炎发生在脑膜炎的急性期或开始治疗和脑脊髓液正常化后的几天至几周。结核性脑膜炎的血管并发症在慢性期比急性结核性脑膜炎更常见。豆纹动脉和丘脑穿支动脉是最常见的受影响血管，高达 75% 的结核病相关梗死位于基底神经节和丘脑。HIV 会伴随小血管炎，通常影响多个脑血管。毛霉菌通过鼻窦侵入颅骨累及血管。海绵窦受累可导致多发性大静脉坏死性血管炎和血栓性静脉炎。这些感染性血管炎存在其他相关的临床表现，脑脊液和病原学检查不同于梅毒性血管炎的改变特点。

（2）中枢神经原发性血管炎：包括结节性动脉炎、肉芽肿动脉炎、淋巴细胞性动脉炎、过敏性动脉炎以及颞动脉炎，这些血管炎的全身系统性表现相对少一些。继发性血管炎为系统性或全身疾病所引起，如系统性红斑性狼疮、Takayasu 综合征、Wegner 肉芽肿、风湿性关节炎、硬皮病、皮肌炎、重叠性胶原病和干燥综合征。不能分类的血管炎，如血栓闭塞性血管炎、MoyaMoya 综合征、Sneddon 综合征、Cogan 综合征、孤立的中枢神经系统血管炎和 Susac 综合征，都可以类似梅毒性血管炎。脑脊液出现白细胞增加，梅毒血液检测呈阳性具有鉴别诊断价值。

3. 多发性硬化

部分梅毒性血管炎患者的临床表现，类似多发性硬化，出现自发缓解及复发，可伴有视神经病变和脑干病变，脑脊液寡克隆区带阳性，但癫痫、严重头痛等常出现在梅毒性血管炎，很少出现在多发性硬化中。多发性脑梗死伴随弥漫性白质损害的影像学改变可以出现在血管炎中，不出现在多发性硬化。

【治疗】

目前可用于神经梅毒治疗的抗生素主要包括 β-内酰胺类及四环素类抗生素。神经梅毒治疗能否成功取决于抗生素在脑脊液中的有效浓度及维持的时间，杀灭梅毒螺旋体所需脑脊液青霉素浓度应大于 0.018 mg/L。治疗原则为早发现、早诊断、早治疗。对于梅毒性血管炎所致缺血性脑血管病的患者，绝大多数患者进行了抗血小板或抗凝治疗，目前尚无明确研究表明，对于无动脉硬化危险因素的患者抗血小板治疗是否有效，只是经验性治疗。

1. 推荐方案

青霉素 1800 万~ 2400 万 U/d，即 300 万~ 400 万 U/4 h，静脉滴注或持续静脉滴注，连续 10 ~ 14 天，继以苄星青霉素 240 万 U 肌内注射，1 次 / 周，共 3 次。普鲁卡因青霉素 240 万 U，1 次 / 天，肌内注射，同时丙磺舒 500 mg，4 次 / 天，口服，连续 10 ~ 14 天，继以苄星青霉素 240 万 U，1 次 / 周，肌内注射，共 3 次。

2. 替代方案

头孢曲松钠 2 g，1 次 / 天，肌内注射或静脉滴注，连续 10 ~ 14 天。盐酸多西环素 200 mg，每 12 小时一次，口服，连服 30 天。神经梅毒合并 HIV 感染、梅毒相关眼病、耳梅毒治疗方案同神经梅毒。

3. 延续治疗

神经梅毒治疗成功与否的判断依据是临床异常情况的缓解或稳定以及脑脊液异常的正常化。治疗后 3 ~ 6 个月应进行 1 次神经系统检查和腰椎穿刺，此后每 6 个月进行 1 次，直至脑脊液白细胞计数正常且 VDRL 呈阴性。

若治疗后 6 个月脑脊液白细胞计数未下降，或者治疗后 1 年时脑脊液 VDRL 滴度未降至原来的 1/4（若初始滴度＜1：2，此时 VDRL 结果未能呈阴性），则需再治疗。脑脊液白细胞计数应在成功治疗后 6 个月内下降，所有脑脊液异常应在治疗后 2 年内正常。如未达到这些标准，则应再治疗。如果任何随访脑脊液样本显示脑脊液白细胞计数增多或 VDRL 滴度增加至 4 倍，也需进行再治疗。

【病例摘要】

男，33 岁，发现梅毒 4 年，突发右侧肢体活动不利 1 年。

患者 4 年前体检时发现血清梅毒抗体阳性，滴度为 1：128，苄星青霉素治疗 2 个疗程后复查血滴度为 1：8，后滴度升至 1：16。3 年前腰穿确诊神经梅毒，给予青霉素驱梅治疗 3 个疗程。1 年前活动中突发右侧肢体活动不利，持续 5 分钟左右，此后再次出现 1 次类似发作，持续 10 分钟。颅脑血管造影检查显示右侧颈内动脉闭塞，左侧大脑中动脉 M1 段中度狭窄。3 个月前复查腰穿脑脊液 TRUST 阴性，TPPA 阳性，脑脊液蛋白 59.2 mg/dl，血清 TRUST 阳性（1：4），TPPA 阳性。高分辨 MRI 提示左侧大脑中动脉狭窄，炎性病变可能性大；右侧颈内动脉闭塞。体格检查：神经系统查体未见阳性体征。双侧颈动脉及锁骨下动脉听诊未闻及血管杂音。入院后给予青霉素 400 万 U q4h 驱梅治疗。复查头颈 CTA 提示右椎动脉起始部偏心性狭窄，管腔轻-中度狭窄；右颈内动脉管腔不均匀中度狭窄，海绵窦段远端至交通段闭塞。定位诊断：颅内血管，多部位；定性诊断：梅毒性血管炎。病例详细资料见二维码数字资源 18-4。

数字资源 18-4

（马小扬）

【参考文献】

[1] CHEN XS. Challenges in responses to syphilis epidemic. Lancet Infect Dis，2017，17（8）：793-794.

[2] GHANEM KG. Neurosyphilis：a historical perspective and review. CNS Neurosci Ther，2010，16（5）：e157-e168.

[3] ASDAGHI N，MUAYQIL T，SCOZZAFAVA J，etal. The reemergence in Canada of meningovascular syphilis：2 patients with headache and stroke. CMAJ，2007，176（12）：1699-1700.

[4] MARRA C，SAHI S，TANTALO L，et al. Enhanced molecular typing of treponema pallidum：geographical distribution of strain types and association with neurosyphilis. J Infect Dis，2010，202（9）：1380-1388.

[5] NELSON JS. Principles and practice of neuropathology. 2nd ed. Oxford；New York（NY）：Oxford University Press，2003：593.

[6] VISONA DE FIGUEIREDO NS，MORAES ANGST DB，MENDES LS，et al. Basier artery aneurysm in a woman with syphilis. JAMA Neurol，2015，72（6）：720-721.

[7] FENG W，CAPLAN M，MATHEUS MG，et al. Meningovascular syphilis with fatal vertebrobasilar occlusion. Am J Med Sci，2009，338（2）：169-171.

[8] AHBEDDOU N，EL ALAOUITAOUSSI K，IBRAHIMI A，et al. Stroke and syphilis：a retrospective study of 53 patients. Rev Neurol（Paris），2018，174（5）：313-318.

[9] KUMA A，TADESSE SA，GIRMA A. Meningovascular syphilis presenting as acute ischemic stroke in an HIV＋ young adult：a case report and a brief literature review. Int Med Case Rep J，2024，17：581-586.

[10] NARVAEZ EO，RAMOS MC，FARIA DO AMARAL LL，REIS F. Neurosyphilis and high-resolution vessel wall imaging：a powerful tool to detect vasculitis and neuritis. Neurol India，2022，70（1）：160-161.

[11] 张冬子，贾卓鹏，金林. 以脑出血为表现的梅毒性血管炎的临床分析. 陕西医学杂志，2013，42（8）：1030-1031.

[12] KUKER W. Imaging of cerebral vasculitis. Int J Stroke，2007，2（3）：184-190.

[13] 中国疾病预防控制中心性病控制中心，中华医学会皮肤性病学分会性病学组，中国医师协会皮肤科医师分会性病亚专业委员会. 梅毒、淋病和生殖道沙眼衣原体感染诊疗指南（2020 年）. 中华皮肤科杂志，2020，53（3）：168-179.

[14] WORKOWSKI KA，BOLAN GA. Sexually transmitted diseases treatment guidelines，2015. MMWR Recomm Rep，2015，64（RR-03）：1-137.

[15] JANIER M，HEGYI V，DUPIN N，et al. 2014 european guideline on the management of syphilis. J Eur Acad Dermatol Venereol，2014，28（12）：1581-1593.

第五节　脑弓形体病

【概述】

弓形虫病（toxoplasraosis）是弓形虫所引起的一种人畜共患疾病，通常是由于免疫力低下的患者大脑中潜伏感染的弓形虫重新激活所致，是发达国家和欠发达国家艾滋病患者最常见的机会性疾病，表现为脑炎或脑脓肿[1]。受弓形虫病患病率的影响，各国脑弓形体病的发病率有所不同。艾滋病主动抗逆转录病毒疗法的引入大大降低了脑弓形体病的发病率，但仍然是 HIV 感染患者死亡的主要原因。自抗逆转录病毒疗法引入以来，艾滋病患者的生存率已显著改善。目前的治疗可以控制侵袭性和高增殖性速殖子引发的感染，但不能消除弓形虫感染。

弓形虫是刚地弓形虫的简称，由法国学者 Nicolle 和 Manceaux 于 1908 年在北非突尼斯的一种啮齿类动物刚地梳趾鼠的肝脾单核细胞中发现并命名。与大多数其他球虫的宿主特异性不同，弓形虫似乎能够感染任何温血动物的任何有核细胞，猫科动物是其终宿主和重要的传染源，中间宿主为哺乳类动物（包括人）[2]。

弓形虫在自然界有三种存在形式[2]：①卵囊，只在猫科动物的小肠中产生，并在其粪便中释放，从而污染水资源和土壤；②组织囊，包含并可以释放缓殖子，后者可逃避宿主的免疫反应，引起长期潜伏感染，而不引起明显的疾病；③速殖子，可以快速分裂增殖并向不同组织传播，导致急性感染或潜伏感染的重新激活。人类摄入组织囊（食用感染动物的肉）或被弓形虫卵囊污染的水或食物是导致感染的主要原因，也可通过输血、器官/组织移植以及通过胎盘感染。组织囊或卵囊进入人体后外壁破裂，导致缓殖子和孢子释放到肠腔中，随后侵入肠道上皮细胞并迅速繁殖成速殖子，后者再感染各种免疫细胞，并随这些细胞迁移到大脑。在免疫反应良好的个体中，绝大多数弓形虫感染并无症状或出现轻微的流感样症状，最终潜伏在宿主的组织中，包括中枢神经系统[1-2]。在免疫功能下降后，如晚期 HIV 感染、器官移植、肿瘤疾病或接受免疫抑制治疗等，潜伏状态弓形虫可以重新激活形成脑弓形体病，表现为一个或多个脑脓肿或弥漫性脑炎[3-4]。

【临床表现】

弓形虫病从胎儿到老年期均可以发病，依据临床表现分为先天性弓形虫病和后天弓形虫病以及眼弓形虫病。

1. 先天性弓形虫病

妊娠期间子宫传播率各不相同，妊娠前 3 个月传播率较低（5%~25%），到妊娠结束时增加至 90%。当孕产妇在怀孕早期感染弓形虫，导致自然流产或严重的神经系统影响时，胎儿受累最严重。妊娠晚期的感染通常是无症状，先天性传播几乎仅发生在怀孕期间出现急性感染的血清阴性女性中，而在怀孕前血清阳性的女性中则未发现这种情况。患有免疫抑制且潜伏 T 细胞重新激活的女性会出现先天性传播[5-6]。

先天性弓形虫病的典型三重症状是视网膜炎、脑积水和脑内钙化。全身表现包括发热、肝肾肿大、黄疸、淋巴结病、贫血和脑脊液异常。其他神经系统表现包括癫痫发作、前庭功能下降，以及婴儿期或晚年出现严重的神经系统后遗症，例如智力低下、失明和癫痫。先天性感染的婴儿通常在出生时无症状，随后在儿童时期患上视网膜疾病[5]。

2. 脑弓形体病

弓形虫病可出现与中枢神经系统病变受累部位和范围相对应的临床表现。这些病变通常表现为单灶性或多灶性脓肿样病变，很少表现为弥漫性病变，临床表现取决于病变的位置和数量。患者通常出现头痛、精神症状、意识水平改变、发热、癫痫和局灶性神经症状、共济失调和视觉改变等。脑膜刺激征和弥漫性脑炎的表现不太常见[7]。其他症状包括认知功能障碍、高颅压和不自主运动。慢性弓形虫感染与精神分裂症有关，在精神分裂症的发展中发挥了重要作用，弓形虫也可能是患抑郁症和其他精神疾病的风险因素。弓形虫感染可改变人类行为和人格特征[8]。

3. 眼弓形虫病

眼弓形虫病可以是先天性感染，也可以是产后获得性感染，或是免疫功能低下和怀孕个体感染再激活的结果。这种感染通常会导致脉络膜视网膜炎，可发生在急性感染后数年。这些复发性脉络膜视网膜炎通常发生在眼的后极，随着时间的推移，会导致视物模糊、中心视力丧失和失明。在发展中国家，弓形虫脉络膜视网膜炎是幼儿感染性失明和视力下降的最常见原因。活动性病变表现为灰白色视网膜坏死灶，伴有邻近的脉络膜炎、血管炎、出血和玻璃体炎，并形成视网膜瘢痕。儿童最常见的眼部并发症包括脉络膜新生血管形成、白内障、青光眼、视神经萎缩和视网膜脱离。视网膜脉络膜瘢痕是最常见的表现[9]。

【辅助检查】

辅助检查包括血液和脑脊液检查、头部影像学检查、病原学检查以及必要的病理检查。

1. 病原学检测

外周血、脑脊液或羊水等离心涂片后光镜下观察到弓形虫速殖子可诊断。

2. 血清学检查

目前最常用于检测弓形虫特异性 IgG 和 IgM 抗体的方法是酶联免疫吸附试验。IgG 滴度在感染后 1~2 个月内达到峰值，并终生保持较高的水平。因弓形虫脑炎总是发生在潜伏感染的基础上，IgG 抗体的存在是 HIV 感染者发生弓形虫脑炎的风险因素。阴性的 IgM 结果加上阳性的 IgG 结果通常表明感染至少持续 6 个月。IgM 在感染后可持续长达 18 个月，并且可能是非特异性改变，并不一定表明是近期发生的感染，从而产生假阳性反应。但 IgM 阴性可排除最近感染的可能性。

孕妇弓形虫病的诊断取决于血清学检测，感染的前 2 周内，IgG 和 IgM 抗体水平上升。弓形虫特异性 IgG 抗体的升高表明感染已经发生，但并不区分最近和过去的感染。亲和性测试及 IgA、IgE 和差异凝聚测试用于确定感染何时发生，也了解怀孕期间的阳性 IgM 测试是否与先天性感染传播风险相关。一旦孕妇诊断出急性弓形虫感染，就可以通过羊水中的聚合酶链反应检测诊断胎儿在子宫内感染情况。母亲通常在诊断出急性感染后开始使用螺旋霉素治疗，同时进行进一步的诊断测试以确定是否有先天性感染。

3. 基因检测

使用脑脊液或外周血样本的PCR检测对弓形虫脑炎的诊断具有特异性，分子学方法特别适合艾滋病患者，因为这些方法不受免疫状态的影响，并且快速、敏感和特异。但各个研究的结果显示其诊断的敏感性不同，脑脊液PCR方法具有96% ~ 100%的特异性。常规PCR、巢式PCR和定量实时PCR方法均已用于检测弓形虫。最常见的靶点包括B1基因和529个碱基重复元件。脑脊液二代测序技术作为中枢神经系统感染的辅助诊断技术，能快速灵敏地检测到病原体，临床上可作为检测脑脊液弓形虫DNA的有效手段。

4. 脑脊液检查

弓形虫脑炎患者脑脊液分析显示轻度白细胞增多或蛋白水平升高。检测脑脊液中弓形虫特异性IgG和IgM抗体的实用性不优于试验性治疗。采用PCR检测脑脊液中弓形虫DNA对弓形虫脑炎的诊断具有特异性，但敏感性低，即阴性结果不能排除诊断。

5. 影像学检查

弓形虫脑炎的平扫CT检查通常表现为单个或多个低、等密度病灶，病灶周围水肿和占位效应常见。病灶主要位于基底节、皮髓质交界处、白质和脑室周围等区域，治疗后病灶内可有钙化或脑积水[10]。

MRI检查比CT检查的敏感性更高，可检测到灰白质交界处、深部白质或基底节等部位更多的病灶，病变T1WI低信号、T2WI高信号，可呈环状、结节状或片状均匀一致的强化，病变周围水肿呈低信号。偏心靶征是弓形虫病典型的MR表现，最内层可见偏心强化核心，中间层为低信号区，最外层为强化环（图18-4）。在HIV感染中，弓形虫脑炎的神经

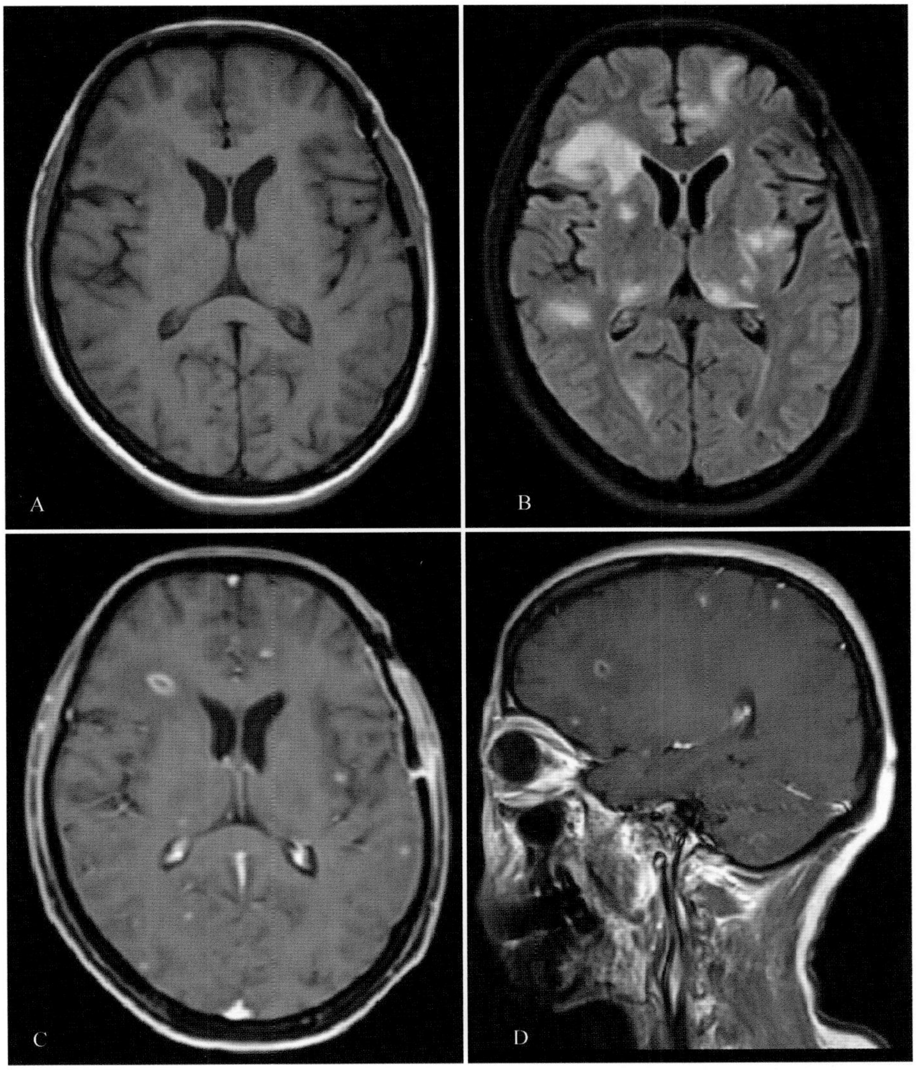

图18-4 A，脑MRI T1像可见略低信号病灶。B，T2 FLAIR相可见病灶为高信号。C和D，脑白质和靠近皮质的病灶呈点状或环状强化

影像学特征和原发性中枢神经系统淋巴瘤难以区分，SPECT的检查可用于两者鉴别[1,11]。

6. 病理学检查

脑组织活检是明确弓形虫脑炎的金标准，但脑组织分离到弓形虫阳性率不高。脑活检病理显示为坏死性脓肿，伴有炎细胞浸润、泡沫细胞、血管增生[12]。

【诊断】

脑弓形体病的诊断取决于对临床、血清学和放射学信息的综合分析（表18-4）。抗弓形虫抗体血清阳性、血液$CD4^+$ T细胞计数＜200/μl且未接受弓形虫病预防治疗的人患弓形虫病的可能性很高，初步诊断通常通过抗弓形虫治疗的积极反应得到证实，弓形虫病药物治疗进一步使诊断可能性增加至90%以上，弓形虫病经验性治疗10～14天后的临床和放射学改善用于确定诊断。尽管脑活检是诊断的金标准，但它只适用于弓形虫病可能性较低的患者（例如血清阴性的患者）以及对治疗无效的个人。确诊需要通过直接证据表明颅内存在弓形虫，如脑组织活检发现弓形虫或脑脊液病原体PCR阳性[13]。利用PCR进行分子诊断可以确定弓形虫感染。

表18-4 脑弓形体病诊断标准

初步诊断	临床表现 弓形虫抗体阳性 MRI改变
确定诊断	临床表现 MRI改变 脑组织或脑脊液弓形虫检查阳性或脑脊液有弓形虫基因

对于未感染HIV的患者，包括接受过骨髓干细胞或实体器官移植的患者，以及接受过免疫调节疗法的患者，准确识别弓形虫病具有挑战性，存在多种细菌和真菌病原体感染的可能性。脑部病变类似于多发性硬化症，并促使加强多发性硬化症治疗，也应当考虑到血清学检测弓形虫，有助于确定是否合并弓形虫脑炎。

【鉴别诊断】

鉴别诊断包括中枢神经系统的原发性淋巴瘤，这是发达国家最常见的脑弓形虫病鉴别诊断，除了这些神经系统并发症外，HIV感染患者脑部病变的鉴别诊断还包括隐球菌病、曲菌病、微孢子虫病和克氏锥虫感染或弥漫性淋巴瘤和胶质母细胞瘤。

多发病灶为主的弓形虫脑炎影像上需要和原发性中枢神经系统淋巴瘤、结核瘤、脑脓肿、转移瘤、脑囊虫病和进行性多灶性白质脑病等鉴别，以免延误诊治。需综合分析患者脑MRI、病原学检查、弓形虫抗体、脑脊液化验和基因检测等进行鉴别诊断[7]。

【治疗】

脑弓形体病的治疗分为两个阶段，初始治疗阶段和维持治疗阶段，持续到患者免疫恢复[1]。

1. 初始治疗阶段

主要治疗药物包括乙胺嘧啶加磺胺嘧啶。对于这些药物不耐受的患者，可以联合使用克林霉素或阿托伐醌与甲基苯丙胺。补充叶酸主要用于抵消乙胺嘧啶引起的骨髓抑制，而不影响治疗的效果。需要注意的是补充叶酸可以抵消抗弓形虫治疗的疗效，应避免使用。若没有乙胺嘧啶，可以替代使用甲氧氨苄-磺胺甲噁唑。初始治疗阶段一般维持至少6周。

对抗逆转录病毒疗法反应良好的患者（定义为3个月后$CD4^+$ T细胞计数高于200/μl）可以停止弓形虫病的初级治疗。

2. 维持治疗阶段

该阶段减量应用上述药物。如果效果不佳，则使用乙胺嘧啶/磺胺甲噁唑或美沙酮/磺胺嗪进行维持治疗。磺胺异甲黄酮可用于主要治疗，替代乙胺嘧啶加磺胺嘧啶，具有良好的结果。

应在开始治疗后2周进行神经成像，以评估治疗的功效。如果患者对治疗没有反应，则需要对病变进行活检以寻找其他原因。当接受抗逆转录病毒疗法的HIV感染患者在接受脑弓形虫病药物治疗约6个月后$CD4^+$ T细胞计数持续增加超过$200/mm^3$时，可以停止维持治疗。在停止治疗前可进行脑MRI检查明确弓形虫脑炎是否处于静止状态。

【病例摘要】

女，41岁，头痛、低热、视物重影和双下肢力弱3个月。

患者 3 个月前开始出现头痛、低热，体温最高 37.5℃，伴有恶心、呕吐、视物成双、双下肢力弱。1 个月前脑 MRI 检查提示左侧颞部占位，手术切除的病理检查提示坏死性炎症，给予阿米卡星、利奈唑胺、亚胺培南西司他丁、替加环素等治疗，头痛未见明显缓解。其爱人为 HIV 感染者，12 年前也发现患者本人 HIV 阳性。体格检查：恶病质状态，表情痛苦，精神不振。四肢肌力 4^- 级，肌张力正常，双侧 Babinski 征阴性。颈软，Kernig 征阴性。CD4$^+$ T 淋巴细胞计数 48/μl，HIV RNA 25 983 copies/ml。G 试验及 GM 试验正常。ADA 21 U/L，血 HSV-I IgG 阳性，HSV-I IgM 阴性。血 TOX IgM 阴性，TOX IgG 阳性。T-SPOT.TB 检查：混合淋巴细胞培养＋干扰素 A 2SFCs/2.5×10^5 PBMC，混合淋巴细胞培养＋干扰素 B 2SFCs/2.5×10^5 PBMC。EBV DNA 1.65×10^4 copies/ml，脑脊液蛋白质 90.4 mg/dl，糖 2.67 mmol/L，氯 127.8 mmol/L；白细胞计数 9/μl，单核 100%。脑脊液宏基因测序提示刚地弓形虫。头颅增强 MRI 显示颅内多发病变，形态不规则，皮质下分布为主，T2WI 呈高信号，增强扫描病变内部结节样强化，病灶周围水肿。定位诊断：脑实质多发，脑膜；定性诊断：弓形虫脑膜脑炎。病例详细资料见二维码数字资源 18-5。

数字资源 18-5

（李务荣）

【参考文献】

[1] MARRA CM. Central nervous system infection with toxoplasma gondii. Handb Clin Neurol，2018，152：117-122.

[2] ELSHEIKHA HM，MARRA CM，ZHU XQ. Epidemiology，pathophysiology，diagnosis，and management of cerebral toxoplasmosis. Clin Microbiol Rev，2021，34（1）：e00115-119.

[3] SAADATNIA G，GOLKAR M. A review on human toxoplasmosis. Scand J Infect Dis，2012，44（11）：805-814.

[4] DURIEUX MF，LOPEZ JG，BANJARI M，et al. Toxoplasmosis in patients with an autoimmune disease and immunosuppressive agents：a multicenter study and literature review. PLoS Negl Trop Dis，2022，16（8）：e0010691.

[5] BOLLANI L，AURITI C，ACHILLE C，et al. Congenital toxoplasmosis：the state of the art. Front Pediatr，2022，10：894573.

[6] KHAN K，KHAN W. Congenital toxoplasmosis：an overview of the neurological and ocular manifestations. Parasitol Int，2018，67（6）：715-721.

[7] ABBASI FARD S，KHAJEH A，KHOSRAVI A，et al. Fulminant and diffuse cerebral toxoplasmosis as the first manifestation of HIV infection：a case presentation and review of the literature. Am J Case Rep，2020，21：e919624.

[8] DESMETTRE T. Toxoplasmosis and behavioural changes. J Fr Ophtalmol，2020，43（3）：e89-e93.

[9] KALOGEROPOULOS D，SAKKAS H，MOHAMMED B，et al. Ocular toxoplasmosis：a review of the current diagnostic and therapeutic approaches. Int Ophthalmol，2022，42（1）：295-321.

[10] PORTER SB，SANDE MA. Toxoplasmosis of the central nervous system in the acquired immunodeficiency syndrome. N Engl J Med，1992，327（23）：1643-1648.

[11] ZAWADZKI R，MODZELEWSKI S，NAUMOWICZ M，et al. Evaluation of imaging methods in cerebral toxoplasmosis. Pol J Radiol，2023，88：e389-e398.

[12] NAVIA BA，PETITO CK，GOLD JW，et al. Cerebral toxoplasmosis complicating the acquired immune deficiency syndrome：clinical and neuropathological findings in 27 patients. Ann Neurol，1986，19（3）：224-238.

[13] 中华医学会放射学分会传染病学组，中国医师协会放射医师分会感染影像专业委员会. 获得性免疫缺陷综合征相关脑弓形虫病的影像诊断专家共识. 中华放射学杂志，2021，55（4）：347-351.

第六节　HIV 相关认知障碍

【概述】

HIV 感染者面临认知障碍的风险。1996 年随着抗逆转录病毒疗法（antiretroviral therapy，ART）的上市，显著降低了人类 HIV 感染者中枢神经系统机会性感染的风险，HIV 感染者的寿命基本上接近未感染者，但与年龄相关的并发症也逐渐增多，HIV 相关认知障碍（HIV-associated neurocognitive disorders，HAND）便是其中严重的并发症之一。拉丁美洲、加勒比地区艾滋病患者的 HAND 患病率较高。有 30% ~ 60% 的成年患者存在 HIV 相关的认知障碍，其中 23.5% 为无症状认知障碍，13.3% 为轻度认知障碍[1-2]。最近的研究发现 HIV 相关痴呆的发生率为 2.1%，HAND、HIV 相关无症状认知障碍和 HIV 相关轻度认知障碍的估计患病率为 44.9%、26.2% 和 8.5%。HIV 相关无症状认知障碍患病率随着年龄的增长而增加。总体而言，HAND 的患病率并不因接受联合 ART 患者的百分比、当前 CD4 细胞计数或丙型肝炎病毒合并感染的患者比例而变化，而较轻的非痴呆性 HAND 占了大多数病例[3-4]。我国 HIV 感染者中 HIV 相关认知障碍患病率为 12% ~ 46%，这一比例与 ART 发明前类似。HAND 不仅影响患者寿命及生活质量，还影响其日常生活能力，目前临床过程不同于 ART 疗法广泛使用之前，主要临床特征为皮质下痴呆（注意力和记忆功能缺损），步态障碍和手的灵活性受损等运动体征已变得不那么突出[5]。

HAND 患者发病机制包括两个方面：

（1）HIV 直接引起的神经损伤。HIV 感染早期通过“特洛伊木马”机制穿过血脑屏障，感染淋巴细胞及单核细胞进入脑实质。小胶质细胞和淋巴细胞携带及复制 HIV。虽然 HIV 复制和生产在星形胶质细胞内部不会发生，但其抗感染产生的蛋白具有神经毒性。HIV 结构蛋白的直接神经毒性可引起神经元损伤，包括病毒表面糖蛋白 gp120 和调控蛋白 Tat 和 Nef。Tat 和 gp120 可与神经元的 NMDA 受体结合，导致胆碱酯酶和 N- 甲基 -D- 天门冬氨酸门控阳离子通道过度开放，钙离子过度内流，从而引起神经元损伤。Nef 的细胞内表达可引起神经元的轴突变性。

（2）免疫介导的炎症反应引起的间接损伤，即“旁观者效应”。巨噬细胞、小胶质细胞及星形胶质细胞释放炎性介质，如 IL-1β、趋化因子（CCL2、CXCL12）和自由基，诱导神经元凋亡，并吸引更多的单核细胞及巨噬细胞从而加重炎症级联反应。巨噬细胞、小胶质细胞及星形胶质细胞还可释放神经毒性物质，包括喹啉酸、肿瘤坏死因子、一氧化氮，会导致树突的突触破坏以及神经元丢失。

HAND 经典病理改变是脑实质的血管周围出现巨噬细胞浸润和小胶质结节形成，大脑中观察到弥漫性斑块，出现在包括海马在内的颞叶和额叶。在 ART 后减少，出现非特异性组织学改变，包括梗死和缺血区域、出血和大血管动脉粥样硬化。HIV 感染患者的 ART 持续时间越长，淀粉样蛋白染色就会增加，大多数淀粉样蛋白出现在细胞内，细胞外斑块最常出现在血管周围区域。

【临床表现】

HAND 的特点是发病隐匿，进展缓慢。如果认知障碍发病时间小于 4 周，则需要排除其他疾病。

1. 早期表现

在疾病早期 HAND 主要表现为注意力、记忆力和执行功能受损。症状首先发生在皮质下区域，因此较少出现失语、失写、失读等皮质受累症状。运动障碍比皮质性痴呆更为突出。步态不稳、笨拙，包括帕金森症、震颤、舞蹈病、运动障碍等可发生在 HIV 相关痴呆或轻度认知紊乱，患者笔迹会变得更乱，字体可能变得更小，更容易掉东西或者撞到物体[6]。

神经系统检查在较轻的 HAND 患者中通常正常，认知测试通常也正常。可出现眼球扫视运动受损、肢体震颤和额叶释放症状（如抓握反射、觅食反射、撅嘴反射及眉心反射）。精细的手指运动减慢，腱反射通常正常。有 11% 的患者出现痫性发作，表现为无明显致痫灶的全身性发作。

2. 进展期表现

经典型 HIV 相关痴呆主要发生于未经治疗的晚期 HIV 感染者，通常为亚急性起病，许多患者在疾病的最后几个月出现了严重的神经系统表现，以运动和认知障碍为特征的进行性皮质下痴呆。主要特征是皮质下认知障碍，表现为注意力障碍、抑郁症状，以及思维速度和精准度受损。症状随时间推移时轻时重。

运动迟缓和思维迟缓是 HIV 相关痴呆最突出的特征之一，运动减慢是 HAND 的早期临床特征。运动减慢可以表现为步态速度下降、手指敲击和手动灵活性受损。认知和运动减慢因处理需求而加剧。神经系统检查可能会发现下肢张力过高、颤抖和额叶释放迹象。严重的运动障碍，包括帕金森综合征、震颤、舞蹈病、肌阵挛、肌张力障碍和阵发性运动障碍，也会出现在 HAND 患者中，晚期患者存在痉挛性截瘫。随着疾病的发展，患者会伴随出现情感障碍（如抑郁、易怒），当完全进展为 HIV 相关痴呆后，还会出现伴有缄默和失禁的木僵状态[7]。

【辅助检查】

每个艾滋病患者都需要进行认知相关检查和头部 MRI 检查以及脑脊液检查，确定是否伴随中枢神经其他损害，特别是肿瘤和其他感染。心理测试是诊断 HAND 的必备检查。

1. 神经心理测试

HIV 痴呆量表筛查 HIV 相关痴呆的敏感度为 80%，特异度为 91%，但不适用于无症状性认知障碍。MOCA 的敏感度及特异度均较低，敏感度为 74%，特异度为 68%[8]。各种量表检查可以发现核心缺陷包括精神迟钝、注意力和记忆缺陷以及执行功能障碍[9]。常见的认知异常是信息处理速度下降。注意力和工作记忆也会受到影响，出现情景记忆障碍，并且与精神思维减慢一起是 HAND 最敏感的观察指标。在疾病晚期，情景记忆障碍为中度至重度。学习新信息和前瞻性情景记忆缺陷也存在，患者执行后续意图或“记住”的能力受到损害。执行功能受到影响，推理、规划、解决问题和任务之间的转换能力较差。语言流畅性受损，也可能源于智力迟钝或执行功能障碍。也可以表现出感知觉功能受损。在周围环境中检测、理解、操纵和整合视觉刺激的能力出现障碍。

2. 脑脊液检查

通常为排除 HIV 机会性感染或淋巴瘤引起的认知障碍。在 HAND 患者中，脑脊液单核细胞可增多至 20/ul，发生在未经治疗的 HIV 感染者中，并且其脑脊液通常有更高的 HIV 病毒载荷。ART 开始治疗后脑脊液出现细胞增多可能意味着免疫重建，如果这一情况发生在血浆病毒抑制的情况下，通常意味着中枢神经存在病毒逃逸或合并其他疾病。

3. 影像学检查

HAND 患者的基底神经节、大脑后部皮质和白质体积明显减少。在 ART 治疗的 HIV 感染者也存在皮质下和皮质萎缩，与认知障碍的程度和病毒载荷相关。较差的神经认知表现与较小的大脑体积和较大的病毒载荷有关。$CD4^+$ T 淋巴细胞计数下降程度与更严重的脑萎缩有关[10-11]。

FDG-PET 显示 HIV 感染者早期脑葡萄糖消耗存在低代谢率。HIV 感染相关的葡萄糖异常有两种代谢特征，第一种是高代谢状态，特别是在纹状体中；第二种出现在慢性阶段，其特征是皮质和皮质下区域的普遍代谢减退。这些变化与年龄、脑萎缩和认知状态相关。皮质下区域（例如基底神经节）从高代谢状态到低代谢状态的转变与功能缺陷的变化和进展为痴呆有关[12]。

【诊断】

HIV 感染者如果通过病史和体格检查发现认知障碍或经神经心理测验检测到认知障碍，且在全面评估后不能用其他疾病或已存在的病因解释，则可诊断为 HAND（表 18-5）。HIV 感染者会比未感染者更早出现年龄相关的认知功能减退。即使是无症状性认知障碍也会严重影响患者治疗的依从性，从而降低其生活质量及增加死亡风险。无症状性认知障碍与临床表现相关，可以转变为更为严重的 HAND 类型。

表 18-5　HIV 相关认知障碍的 Frascati 标准

分型	内容
无症状认知障碍	标准化神经心理测验中至少有 2 个认知领域的得分低于均值 1 个标准差，且没有症状或可观察到的功能障碍
轻度认知紊乱	标准化神经心理测验中至少有 2 个认知领域的得分低于均值 1 个标准差，对日常工作生活有轻微影响
HIV 相关痴呆	标准化神经心理测验中至少有 2 个认知领域的得分低于均值 2 个标准差，且日常生活活动受损

【鉴别诊断】

鉴于艾滋病患者的寿命延长，各种认知障碍也可能会出现。区分 HIV 所致的认知障碍和其他原因导致的认知障碍非常必要（表 18-6）。鉴别诊断首先排除精神症状，特别是重型抑郁症，该症状可以加速痴呆发展。HIV 感染者中严重抑郁症的患病率较高。其他需要鉴别诊断的疾病包括中毒和戒断、代谢障碍、机会性感染（中枢神经系统弓形虫病、隐球菌脑膜炎）、脑肿瘤，甚至还有依法韦仑等抗逆转录病毒药物的不良反应。

表 18-6　HIV 相关认知障碍的鉴别诊断

中枢神经疾病	淋巴瘤 转移瘤 弓形虫病 血管炎 隐球菌性脑膜炎 巨细胞病毒脑炎 神经梅毒 进行性多灶性白质脑病 结核性脑膜炎 阿尔茨海默病
药物戒断或中毒	酒精 大麻和阿片
代谢及内分泌疾病	Adison 病 维生素 B_{12} 缺乏 甲状腺疾病
精神疾病	谵妄 情绪障碍（重度抑郁、心境恶劣）

1. 中枢神经感染

对于艾滋病患者，可引起认知障碍的其他中枢神经感染包括弓形虫病和进行性多灶性白质脑病，这两种疾病通常都表现为局灶性神经系统症状或体征，大多数合并弓形虫的艾滋病患者脑 MRI 有多发环形增强的病变，常伴水肿。后者常累及皮质下 U 形纤维，而 HAND 通常不累及。巨细胞病毒脑炎也可发生于这些患者，通过脑脊液巨细胞病毒 PCR 检测进行诊断。对于任何 CD4 水平的艾滋病患者，神经梅毒也是一个重要的鉴别，可通过脑脊液梅毒螺旋体检查进行鉴别。

2. 中枢神经淋巴瘤

原发性中枢神经淋巴瘤表现为各种局灶性或非局灶性神经系统症状和体征。几乎所有 HIV 相关原发性中枢神经系统淋巴瘤脑 MRI 均有显著增强，增强通常不规则且不均匀，位于中线附近，影像学检查发现通常可将其与 HIV 相关痴呆相鉴别，后者主要是出现脑萎缩改变。脑脊液检查可以发现单克隆淋巴细胞，病理检查是诊断淋巴瘤的金标准。

3. 阿尔茨海默病

随着生存期延长，经 ART 充分控制的艾滋病患者可出现阿尔茨海默病。阿尔茨海默病可出现皮质受累体征，如失语和失用症，而 HAND 存在更明显的锥体束和锥体外系损害导致的运动障碍。阿尔茨海默病的脑脊液生物标志物（总 Tau 蛋白和磷酸化 Tau 蛋白增加，以及 Aβ42 水平降低）或淀粉样蛋白 PET 扫描可用于阿尔茨海默病诊断。HAND 的特征是基底神经节、丘脑、小脑和皮质运动区出现明显的萎缩，皮质厚度减少，而阿尔茨海默病的早期皮质萎缩会影响内侧颞叶（即内嗅皮质和海马体），并沿着颞顶额轨迹延伸到皮质的其余部分，而运动区域可以保留到疾病晚期[13]。

【治疗】

由于目前没有足够的数据来确定最佳治疗方法，ART 显然不足以预防或逆转 HAND，因此在探索治疗和替代治疗的同时，这些药物穿过血脑屏障并在脑脊髓液中达到高浓度的能力对于降低病毒载荷至关重要。目前最广泛使用的 ART 药物的中枢神经渗透率评分，可反映 ART 药物渗透中枢神经系统的能力。数字排名来自药理学数据，特别是药物的药代动力学、化学和药效学（表 18-7），较低的中枢神经渗透率药物抑制病毒的效果较弱，较高的中枢神经渗透率与较低的脑脊髓液和血浆中的病毒载荷有关。也要注意具有高渗透性的 ART 药物也可能具有神经毒性。当 ART 未观察到认知改善时，可能是药物的神经毒性。此外，避免在 HAND 患者中使用有神经毒性的药物。

表 18-7　抗逆转录病毒药物的中枢神经渗透率评分

评分	4	3	2	1
核苷类逆转录酶抑制剂	齐多夫定	阿巴卡韦 恩曲他滨	地达诺兴 拉米夫定 司他夫定	替诺福韦
非核苷类逆转录酶抑制剂	奈韦拉平	地拉夫定 依非韦伦	依他韦林	
蛋白酶抑制剂	茚地那韦	达鲁那韦 福沙那韦 洛匹那韦	阿扎那韦	奈非那韦 沙奎那韦 替恩那韦
融合酶抑制剂		马拉韦罗		
整合酶抑制剂	度鲁特韦	雷特格韦	埃替拉韦	

1. 抗逆转录病毒疗法

既往未开始 ART 治疗的 HAND 患者，ART 可以降低脑实质及脑脊液中的 HIV 载荷从而改善认知功能。48 周时超过 41% 的受试者认知功能得到了改善，认知状况改善最明显出现在开始 ART 后第 4 ~ 8 个月。病情越严重的患者开始治疗后认知改善越明显[14]。也要注意 ART 药物的神经毒性，规律使用 ART 治疗的患者，如果怀疑 ART 神经毒性引起认知功能受损，调整 ART 药物更为合理。

2. 认知障碍的治疗

治疗 HIV 伴随疾病可以有积极的临床效果，如 HCV 感染伴肝功能障碍、重度抑郁症、心血管和代谢危险因素，以及提高对 ART 的依从性。帕罗西汀可以提高神经心理测验的一些分数。米诺环素可以减弱小胶质细胞的活性并减少淋巴细胞进入中枢神经系统，可能起到神经系统保护作用。抑郁患者可以选择 5- 羟色胺再摄取抑制剂、三环类抗抑郁药和肾上腺素-去甲肾上腺素再摄取抑制剂，精神兴奋剂也可用于治疗疲劳和淡漠[15]。

富马酸二甲酯是一种抗氧化剂，可以减少 HIV 复制和巨噬细胞介导的神经毒性。其可以通过防止氧化应激和增强溶酶体功能来减少巨噬细胞释放的组织蛋白酶 B。但目前需临床试验进一步验证其对 HIV 相关认知障碍的治疗效果。芬戈莫德是一种 1- 磷酸鞘氨醇拮抗剂，可以抑制 HIV 进入 CD4 细胞及单核细胞，并阻止星形胶质细胞的活化和一氧化氮的产生。该药治疗 HAND 还处在动物实验阶段。二甲胺四环素、美金刚、司来吉兰、丙戊酸钠、来昔帕泛、尼莫地平、卡巴拉汀都没有显著的临床改善效果。

【病例摘要】

男，21 岁，记忆力下降伴随走路不稳 4 个月。

患者在 4 个月前出现进行性健忘和步态失衡。有时突然出现发作性的凝视、自动症和手颤抖，伴随意识丧失。3 个月前出现视力下降，下肢感觉异常。既往患者为 HIV 阳性，接受二线联合抗逆转录病毒治疗，最近 CD4 细胞计数为 835/μl。多次出现细菌性脑膜炎。体格检查：视力下降，认知功能障碍，意识清楚，定向正常，脑神经正常，下肢运动能力为 $4^-/5$，膝腱反射亢进。步态不稳，躯干弯曲。国际艾滋病痴呆量表评分为 6 分。轻度认知功能障碍，能够独立完成日常生活活动。脑 MRI 显示皮质和白质 T2 和 FLAIR 弥漫高信号病变。胸部 MRI 显示脊髓异常 T2 信号延长，从胸中部延伸到圆锥。脑电图显示严重的全脑性减慢。定位诊断：大脑皮质和皮质下白质；定性诊断：HAND，符合 HIV 相关轻度认知障碍。病例详细资料见二维码数字资源 18-6。

数字资源 18-6

（苗　冉）

【参考文献】

[1] PADOLE PS，PADHIYAR RN，YADAV DS，et al. Neurocognitive disorders in HIV-positive patients. J Assoc Physicians India，2023，71（6）：11-12.

[2] TRONCOSO FT，CONTERNO LDE O. Prevalence of neurocognitive disorders and depression in a brazilian HIV population. Rev Soc Bras Med Trop，2015，48（4）：390-398.

[3] BISWAS B，SPITZNAGEL E，COLLIER AC，et al. Characterizing HIV medication adherence for virologic success among individuals living with HIV/AIDS：experience with the CNS HIV antiretroviral therapy effects research（CHARTER）cohort. J HIV AIDS Soc Serv，2014，13（1）：8-25.

[4] BOBROW K，XIA F，HOANG T，et al. HIV and risk of dementia in older veterans. AIDS，2020，34（11）：1673-1679.

[5] SAYLOR D，DICKENS AM，SACKTOR N，et al. HIV-associated neurocognitive disorder--pathogenesis and prospects for treatment. Nat Rev Neurol，2016，12（4）：234-248.

[6] SMAIL RC，BREW BJ. HIV-associated neurocognitive disorder. Handb Clin Neurol，2018，152：75-97.

[7] EGGERS C，ARENDT G，HAHN K，et al. HIV-1-associated neurocognitive disorder：epidemiology，pathogenesis，diagnosis，and treatment. J Neurol，2017，264（8）：1715-1727.

[8] AITA SL，KAEWPOOWAT Q，YASRI S，et al. Psychometric utility of the international HIV dementia scale and montreal cognitive assessment in HIV-associated asymptomatic neurocognitive impairment. J Neurovirol，2021，27（4）：

568-578.

[9] GUL O, GUNDUZ A, SEVGI DY, et al. Cognitive assessment of young adults before and after initiation of combination antiretroviral therapy. Infect Dis Clin Microbiol, 2022, 4 (3): 163-171.

[10] YOSHINO Y, KOGA I, KITAZAWA T, et al. Magnetic resonance imaging changes in asian people living with HIV. Infect Dis (Lond), 2021, 53 (2): 89-93.

[11] FERREIRA CMS, SUNADA NMO, CASSEB J. T-lymphocyte activation markers in patients with HIV-1-associated neurocognitive disorder. J Neurovirol, 2022, 28 (3): 404-409.

[12] ISRAEL SM, HASSANZADEH-BEHBAHANI S, TURKELTAUB PE, et al. Different roles of frontal versus striatal atrophy in HIV-associated neurocognitive disorders. Hum Brain Mapp, 2019, 40 (10): 3010-3026.

[13] MILANINI B, VALCOUR V. Differentiating HIV-associated neurocognitive disorders from Alzheimer's disease: an emerging issue in geriatric neuroHIV. Curr HIV/AIDS Rep, 2017, 14 (4): 123-132.

[14] CYSIQUE LA, VAIDA F, LETENDRE S, et al. Dynamics of cognitive change in impaired HIV-positive patients initiating antiretroviral therapy. Neurology, 2009, 73 (5): 342-348.

[15] ELENDU C, AGUOCHA CM, OKEKE CV, et al. HIV-related neurocognitive disorders: diagnosis, treatment, and mental health implications: a review. Medicine (Baltimore), 2023, 102 (43): e35652.

第七节　中枢神经系统立克次体病

【概述】

立克次体病（Rickettsioses）是常见的蜱虫、跳蚤或螨虫传播的细菌性疾病。立克次体是寄生于细胞内的革兰阴性原核生物，是专性细胞内寄生虫，属于立克次体目、立克次体科、立克次体属的斑点热群[1]。立克次体病是一种人畜共患的疾病，分布在全球，呈零星且通常是季节性爆发。在人类中，立克次体病原体可以通过蜱虫或螨虫叮咬，或者在受感染的跳蚤或虱子粪便黏附在皮肤上后通过抓挠皮肤而感染，扩散到血液中，繁殖并破坏小动脉、静脉和微血管的内皮细胞以及血管平滑肌细胞，对每个器官的微循环造成损害[2-3]。这种解剖分布决定了立克次体病的病理学（血管炎）和病理生理学（血管容量增加）改变[2,4]。其临床表现从轻微的发热性疾病到可能危及生命的并发症。立克次体感染可以影响许多器官，包括中枢神经系统。最常见的神经系统表现包括脑膜炎、脑炎和急性播散性脑脊髓炎[5-8]，也可以导致面神经麻痹[9]、脑梗死或视力丧失[10-12]。

立克次体的神经侵袭发生在疾病的全身阶段，通常在立克次体传播到血液之后，到达血脑屏障与血液-脉络膜屏障，破坏血管内皮细胞。病原体进入中枢神经系统的的途径包括细胞间（细胞之间通过）、跨细胞（细胞内模式）或受感染吞噬细胞携带（“特洛伊木马”机制）[2,11]。在免疫功能低下的人体中枢神经系统中持续存在并在相对长时间后重新出现，导致严重的神经元形态改变和细胞内 ATP 减少，伴随神经炎症[11]。大脑肿胀，存在微小的点状出血。特征性病理改变是由细长小神经胶质细胞、淋巴细胞和内皮细胞组成的小圆结节，散布在大脑中，与小血管密切相关[11,13]。病变中心的血管出现严重变性。内皮细胞肿胀，管腔堵塞。由于小动脉血栓形成，局灶性坏死区域很常见。在脑膜和脑实质中都可以看到一定程度的血管周围淋巴细胞浸润[11]。

【临床表现】

立克次体感染人类所致的疾病状态与患者免疫功能密切相关。好发于中青年，多为急性病程，感染潜伏期 8 ~ 16 天，病程 8 ~ 16 天，常见的临床表现包括发热（体温＞ 38℃）、斑丘疹、皮肤焦痂、头痛和肌痛、咳嗽、全身性淋巴结病、腹痛以及各种神经系统症状[1-2,11,14]。80% 的患者产生皮疹，15% 产生焦痂。如果不治疗或采取不当措施，可以导致肝肿大、心肌炎、急性呼吸窘迫综合征，导致预后不良甚至死亡[5,15-16]。神经系统损害表现如下：

1. 常见神经系统表现

最常见的神经系统表现是脑膜炎、脑炎或脑膜脑炎。脑膜炎表现为急性发热，出现在所有患者，伴随颈部僵硬、其他脑膜刺激征或很轻的意识改变，呕吐很常见，发生在 60% 的患者。37% ~ 48% 的患者发生急性脑炎综合征，表现为发热并伴有精神状态改变、认知或意识障碍或癫痫发作、感觉改变、痉挛性构音障碍和肢体共济失调。33% 的立克次体感染出现癫痫发作，明显高于其他细菌感染。

2. 罕见神经系统表现

除了眼部异常和感音神经性听力丧失外[17-18]，罕见的急性神经系统损害分为大脑、脑膜或脊髓损伤。脑部损害可表现出小脑功能障碍、侧向凝视麻痹、嗜睡和言语不清[19]。个别患者出现局部脑损害，表现为共济失调和言语不清，也可以表现为水平凝视眼球震颤、躯干性共济失调、言语不清、癫痫发作[20]。个别患者出现脊髓炎表现，患者突然出现尿滞留、双侧脚踝感觉异常、下肢轻瘫和腱反射丧失[21-22]。个别患者表现为视神经炎、眼肌麻痹[23-26]。

【辅助检查】

立克次体感染的辅助检查包括血清学检查、基因检测、影像学检查、皮肤病理检查，通过血清学、基因检测可以证实疾病的诊断。

1. 血液检查

可以发现白细胞增加、血沉加快等感染性疾病常见的血液学改变。诊断立克次体感染最普遍的方法是血清学方法，即间接免疫荧光实验。人类血清样本中斑点热立克次体和斑疹伤寒立克次体的抗体之间存在较强的交叉反应，故早期通过血清学方法，无法区分患者感染的立克次体类型。此方法虽然敏感性和特异性较低，但仍然被广泛用于诊断立克次体感染，此方法快速、易操作。

2. 基因检测

立克次体诊断中也采用 PCR 技术进行辅助诊断，巢式 PCR 和实时荧光定量 PCR 提高了 PCR 反应的特异性。宏基因二代测序直接针对标本中核酸无偏倚检测病原微生物序列，无需特异性扩增，具有高通量、灵敏度强和特异度高的特点，尤其适用于危急重症、疑难感染性疾病和新发突发传染病患者[26]。

3. 脑脊液检查

立克次体感染中枢神经系统时脑脊液常规和生化检查结果通常无特异性。大多数患者脑脊液白细胞数轻度增加，蛋白定量一般正常或轻度升高，与其他病毒感染无明显差异[27-28]。与结核性脑膜炎更相似，嗜中性粒细胞与淋巴细胞比例增加。神经胶质纤维酸性蛋白、S100 蛋白、总 Tau 蛋白增加，提示患者的血脑屏障渗透性增加[28]。

4. 脑电图检查

发生脑炎或脑膜脑炎的患者可以出现弥漫性慢波，与常见的病毒或寄生虫相关脑炎感染无法区分，癫痫患者可以出现癫痫波的发放。

5. 影像学检查

脑 MRI 检查可见伤寒结节，显示边缘增强，具有血管炎的迹象，分布在皮质及皮质下白质，是该病的特征；治疗后多数患者病灶可消失[2-3]。其他改变包括白质和脑室周围的微梗死（FLAIR 和 T2 加权图像上的高信号）、脑肿胀、脑膜强化和突出的血管周间隙。脑室周围和深部白质受累也与该疾病对小血管的“偏爱”相符[2]。个别严重患者出现脑部出血、蛛网膜下腔出血，也可以表现为脑局部肿胀。脊髓炎患者在 T2 像脊髓出现高信号和肿胀[21]。个别患者存在海绵窦内结节性病变和弥漫性脑膜增厚。

【诊断】

中枢神经系统立克次体病的诊断很困难，并且由于疾病的非特异性临床表现而经常被延误。首先在许多急性神经系统疾病的鉴别诊断中注意有立克次体感染的可能性，特别是查体注意患者是否存在典型皮疹，而后选择血清学检查及 PCR 检查进行诊断。

【鉴别诊断】

该病主要的鉴别诊断是常见的脑膜炎或脑膜脑炎与弥漫性脑膜炎球菌感染（脑膜炎球菌血症）的鉴别，这些炎性疾病也存在皮疹，其皮疹是弥散性血管内凝血的表现，因此在患者就诊的早期阶段很难区分脑膜炎球菌和立克次体病。需要 PCR 技术进行辅助诊断。

其次是与病毒性脑炎、自身免疫性脑炎、脊髓炎、视神经炎以及其他脑神经炎进行鉴别，这些疾病和立克次体脑膜脑炎导致的局部神经损害非常类似，在鉴别中主要依靠体格检查发现皮疹，这些疾病不存在立克次体感染典型的斑丘疹、皮肤焦痂及猫狗接触的流行病学史。需要 PCR 技术进行辅助诊断。

【治疗】

目前认为治疗立克次体感染最有效的抗菌药物是四环素衍生物，强力霉素是治疗立克次体感染的首选药物，一旦怀疑诊断就应立即开始治疗，每 12 小时服用 100 mg 强力霉素，通常口服[11]。治疗持续 7 天或直至发热消失后 2 天。在严重的患者，可以静脉注射强力霉素，联合给予静脉点滴丙种球蛋白，抑制感染后的免疫反应[5]。在发病后5天内接受治疗的患者死亡率明显低于随后接受强力霉素治疗的患者。

氯霉素、大环内酯类抗菌药物（如阿奇霉素、克拉霉素和罗红霉素）、喹诺酮类抗生素（左氧氟沙星、莫西沙星、环丙沙星）也可治疗立克次体感染。

【病例摘要】

女性，52岁。头痛、发热7天。

患者10天前出现咳嗽、呕吐、头痛和发热。8天前全身出现弥漫性、不发痒的皮疹。体格检查：颈部抵抗，躯干、上肢、下肢和面部出现弥漫性斑丘疹，手掌、足底受累部位呈紫红色，手臂内侧表面存在黑色焦痂。血红蛋白正常，白细胞计数 13.6×10^9/L，中性粒细胞为主，血小板计数 121×10^9。C反应蛋白 215 mg/L。肝肾功能检查正常。脑脊液白细胞计数和蛋白质水平增加。MRI显示双侧额顶深层白质、白质-灰质连接处和室周区域多个T2点状高信号。二代基因测序提示立克次体DNA阳性。定位诊断：脑膜、脑实质和皮肤。定性诊断：中枢神经和皮肤立克次体感染。病例详细资料见二维码数字资源18-7。

数字资源 18-7

（李务荣）

【参考文献】

［1］HUN L，TROYO A. An update on the detection and treatment of rickettsia felis. Res Rep Trop Med，2012，3：47-55.

［2］NABIH OO，BOUARDI NE，CHAHDI HO，et al. Case report：infectious cerebral vasculitis due to rickettsiosis. Radiol Case Rep，2024，19（6）：2376-2380.

［3］AKGOZ A，MUKUNDAN S，LEE TC. Imaging of rickettsial，spirochetal，and parasitic infections. Neuroimaging Clin N Am，2012，22（4）：633-657.

［4］WALKER DH，MATTERN WD. Rickettsial vasculitis. Am Heart J，1980，100（6 Pt 1）：896-906.

［5］张丽丽，张俊湖，胡铭，等. 感染猫立克次体导致重症脑炎1例报告. 中华危重病急救医学，2021，33（4）：491-493.

［6］李文娟，赵原，曹彬彬，等. 儿童猫立克次体脑炎（附1例报告及文献复习）. 中国临床神经科学，2023，31（2）：204-208.

［7］ELDIN C，PAROLA P. Rickettsioses as causes of CNS infection in southeast asia. Lancet Glob Health，2015，3（2）：e67-68.

［8］ZENG Z，WANG C，LIU C，et al. Follow-up of a rickettsia felis encephalitis：some new insights into clinical and imaging features. Int J Infect Dis，2021，104：300-302.

［9］KULARATNE S，FERNANDO R，SELVARATNAM S，et al. Intra-aural tick bite causing unilateral facial nerve palsy in 29 cases over 16 years in kandy，sri lanka：is rickettsial aetiology possible? BMC Infect Dis，2018，18（1）：418.

［10］BOULAHRI T，TAOUS A，BERRI MA，et al. Rickettsiosis associated with cerebral infarction：a new case study. Pan Afr Med J，2017，26：80.

［11］SEKEYOVÁ Z，DANCHENKO M，FILIPČÍK P，et al. Rickettsial infections of the central nervous system. PLoS Negl Trop Dis，2019，13（8）：e0007469.

［12］KAHLOUN R，GARGOURI S，ABROUG N，et al. Visual loss associated with rickettsial disease. Ocul Immunol Inflamm，2014，22（5）：373-378.

［13］PAI H，SOHN S，SEONG Y，et al. Central nervous system involvement in patients with scrub typhus. Clin Infect Dis，1997，24（3）：436-440.

［14］PAROLA P. Rickettsia felis：from a rare disease in the USA to a common cause of fever in sub-Saharan Africa. Clin Microbiol Infect，2011，17（7）：996-1000.

［15］MAWUNTU A，JOHAR E，ANGGRAENI R，et al. Rickettsia felis identified in two fatal cases of acute meningoencephalitis. PLoS Negl Trop Dis，2020，14（2）：e0007893.

［16］YANG WH，HSU MS，SHU PY，et al. Neglected human rickettsia felis infection in taiwan：a retrospective seroepidemiological survey of patients with suspected rickettsioses. PLoS Negl Trop Dis，2021，15（4）：e0009355.

［17］LEHNER L，THURAU S，PUSL K，et al. Meningoencephalitis and retinal vasculitis due to rickettsial infection. J Neurol，2024，271（3）：1469-1472.

［18］TSIACHRIS D，DEUTSCH M，VASSILOPOULOS D，et al. Sensorineural hearing loss complicating severe rickettsial diseases：report of two cases. J Infect，2008，56（1）：74-76.

［19］BERNABEU-WITTEL M，PACHÓN J，ALARCÓN A，et al. Murine typhus as a common cause of fever of intermediate duration：a 17-year study in the south of spain. Arch Intern

Med，1999，159（8）：872-876.

[20] STEPHENS BE，THI M，ALKHATEB R，et al. Case report：fulminant murine typhus presenting with status epilepticus and multi-organ failure：an autopsy case and a review of the neurologic presentations of murine typhus. Am J Trop Med Hyg，2018，99（2）：306-309.

[21] RYU HS，MOON BJ，PARK JY，et al. Acute transverse myelitis following scrub typhus：a case report and review of the literature. J Spinal Cord Med，2020，43（4）：548-551.

[22] WANG J，ZHOU H，DONG Z，et al. Diagnosis of two meningitis cases caused by rickettsia felis in China，with metagenomic next-generation sequencing：a case report. Infect Drug Resist，2023，16：7239-7245.

[23] SIMON NG，CREMER PD，GRAVES SR. Murine typhus returns to new south wales：a case of isolated meningoencephalitis with raised intracranial pressure. Med J Aust，2011，194（12）：652-654.

[24] MOY WL，OOI ST. Abducens nerve palsy and meningitis by rickettsia typhi. Am J Trop Med Hyg，2015，92（3）：620-624.

[25] KHAIRALLAH M，BEN YAHIA S，TOUMI A，et al. Ocular manifestations associated with murine typhus. Br J Ophthalmol，2009，93（7）：938-942.

[26] 郭凌云，李勤静，刘钢. 宏基因组测序技术在中枢神经系统感染病原体检测中的应用现状 . 中华传染病杂志，2019，37（5）：314-317.

[27] 王娜，翁诗雯，邵晓秋，等. 神经梅毒合并猫立克次体感染一例并文献复习 . 中国现代神经疾病杂志，2023，23（4）：368-374.

[28] DITTRICH S，RATTANAVONG S，LEE SJ，et al. Orientia，rickettsia，and leptospira pathogens as causes of CNS infections in laos：a prospective study. Lancet Glob Health，2015，3（2）：e104-112.

第十九章 朊蛋白病

朊蛋白病（prion diseases）是一组神经退行性疾病。致病物质是朊蛋白（prion protein，PrP），通常在神经系统中产生，以异常形式聚集。这种异常蛋白质能够自我繁殖，促进正常 PrP 的错误折叠，导致一批不同临床表现的疾病，可分为散发性（85%）、遗传性（10%~15%）和获得性（＜1%）。获得性朊蛋白病包括库鲁病、克雅病（Creutzfeldt-Jakob disease，CJD）。遗传性朊蛋白病的三种主要表型是遗传性克雅病、致死家族性失眠症和格斯特曼-施特劳斯勒-舍恩克（Gerstmann-Straussler-Scheinker）综合征。发病年龄通常为 50~60 岁。朊蛋白病病程范围从遗传型 CJD 和致死家族性失眠症的几个月到格斯特曼-施特劳斯勒-舍恩克综合征的几年。临床特点是认知困难、共济失调和肌阵挛。病理特征是大脑出现海绵状神经元变性和错误折叠的 PrP 沉积。

世界各地都有散发性和遗传性的朊蛋白病，其中遗传性与朊蛋白基因的突变有关。散发性可以通过食用受 PrP 污染的肉类或医源性接触而传染。朊蛋白病的特点是潜伏期长，临床病程短，对降解剂具有极强的抵抗力。其诊断具有挑战性，脑组织的神经病理学检查是诊断的金标准。临床诊断工具包括脑成像和脑脊液测试。用于检测异常折叠 PrP 的聚集分析方法可以通过体液诊断这种疾病，使用高度敏感和特异的 MRI 和基因实时震动诱导蛋白扩增试验有助于诊断，现已用于常规临床实践。在处理中枢神经系统组织时，必须遵循特殊的传染性疾病指南，但对 Pron 病患者的常规临床护理只需要标准的预防措施。目前没有任何治疗方法能显著改善朊蛋白病的病程，早期诊断对于患者护理决策、感染控制和遗传咨询至关重要。

第一节 克雅病

【概述】

克雅病（Creutzfeldt-Jakob disease，CJD），既往又称为亚急性海绵状脑病或皮质-纹状体-脊髓变性，是一种罕见的致死性中枢神经系统退行性疾病，分为散发性 CJD、遗传性 CJD、获得性 CJD（包括医源性 CJD 及变异性 CJD）[1]。其中散发性 CJD 最为常见，占 85%~90%，遗传性 CJD 占 5%~15%，在同系血缘亲属中具有聚集发病现象，其确诊依赖朊蛋白基因检测出特定致病位点突变。CJD 的发病率为（1.5~2）/100 万，我国 CJD 每年发病预测为 1400~2800 例[2]。表现为快速进展性痴呆、小脑共济失调和肌阵挛。脑脊液出现 14-3-3 蛋白以及总 Tau 增加对诊断具有提示意义。脑 MRI 的液体衰减反转恢复和（或）扩散加权序列上皮质花边样高信号为其特征改变。明确诊断需要神经病理学的证实。

遗传性 CJD 的病因可能是 20 号染色体的短臂上编码朊蛋白的体细胞突变或正常朊蛋白（cellular prion protein，PrP^{C}）自发错误折叠成瘙痒病朊蛋白（scrapie prion protein，PrP^{Sc}）。朊蛋白基因（prion protein gene，PRNP）密码子 129 处的甲醇 / 缬氨酸多态性以及 PrP^{Sc} 的分子量改变和疾病的发病有关。从 PrP^{C} 到 PrP^{Sc} 的转变完全由蛋白的聚集状态决定，PrP^{Sc} 具有自繁殖性，可以像“种子”一样，诱导 PrP^{C} 重新折叠、整合至 PrP^{Sc} 多聚体中。遗传性 CJD 是由于朊蛋白特定致病位点突变所致的常染色体显性遗传病[3]。脑组织镜下可见神经元丢失、星形胶质细胞增生、海绵状变性或 PrP^{Sc} 阳性的淀粉样斑块沉积。

【临床症状】

CJD 可见于成人各年龄段（18~87 岁），中位发病年龄在 60 岁左右，好发于 50~70 岁，无性别倾向，男女发病比例相近[4]。患者多呈亚急性起病，也可以急性起病，疾病快速进展（表 19-1）。一般无明显诱发因素，其典型临床症状为快速进展性痴呆和难治性肌阵挛癫痫，同时伴有共济失调、锥体系及锥体外系损害、视觉障碍等一系列症候群[5]。该病的临床表现分为常见和少见二大类[6]。

表 19-1 克雅病不同原因的临床表现

散发性 CJD	平均发病年龄为 70 岁。表现为视觉症状、共济失调、快速进行性认知衰退、锥体束和锥体外系体征以及肌阵挛。伴随失眠和行为变化。80 岁以上的患者平均生存期为 3 个月，50 岁左右的患者平均生存期为 7 个月
遗传性 CJD	快速进展、致死的神经退行性疾病，存在 PRNP 突变
医源性 CJD	年轻人群，症状开始于移植手术后 2 ~ 18 年。出现快速进展性痴呆、肌阵挛和共济失调

1. 常见症状

（1）皮质受累症状：

1）认知障碍：是 CJD 患者最常见的临床表现。患者早期常表现为记忆力减退，随疾病进展多数患者在数月内进展为痴呆。快速进展性痴呆是该病最常见的特征性症状。至疾病晚期，患者表现为无动性缄默、去皮质强直等。

2）痫性发作：常见的发作形式包括肌阵挛癫痫、局灶性运动性发作和全面性发作，肌阵挛是 CJD 的另一个临床特征性表现，尤其是声光或皮肤触碰诱发的肌阵挛，但在疾病早期或晚期如痴呆症状较为明显时，可无肌阵挛。也有极少部分患者以持续性部分性癫痫或非惊厥癫痫持续状态为主要症状。

3）精神症状：发病初期可有轻微的精神异常，如情感淡漠或兴趣下降，但仍保持相对正常的社会功能。随着疾病的进展，患者迅速出现抑郁、焦虑、易激惹、人格改变、脱抑制、幻觉、妄想等精神症状。

4）视觉障碍：表现为视力下降或视物模糊、视野缺损、视物变形等。部分患者在疾病早期仅表现为孤立性视觉症状，在随后的几周至几个月内出现其他症状。

（2）小脑受累症状：患者常表现为步态不稳、共济失调和眼球震颤。少部分患者可表现为孤立性共济失调，至疾病晚期才出现认知障碍及其他症状。

（3）锥体外系症状：患者可表现为动作迟缓、肢体震颤和肌强直。以肌强直最常见，其他依次为运动迟缓、肢体震颤。

（4）锥体系症状：大多数患者会出现皮质脊髓束受累的征象，包括腱反射亢进、病理征阳性和痉挛等表现。

2. 少见症状

约 30% 的患者以非典型临床症状为首发症状。CJD 的非典型症状包括言语障碍、头晕、头痛、睡眠障碍、肢体麻木或无力、自主神经功能障碍、肌萎缩、假性延髓麻痹、脑神经病变、周围神经病变、肌张力障碍等。部分 CJD 可类似其他中枢神经系统退行性改变，如阿尔茨海默病、亨廷顿病、帕金森综合征等[7]，但发展很快。

3. 典型 CJD 临床过程

（1）第 1 阶段：50 ~ 60 岁年龄段的患者发病率较高，最初症状表现为头晕、疲劳、活动减少、记忆障碍、视觉障碍以及抑郁和焦虑。

（2）第 2 阶段：认知功能障碍迅速恶化。随着肌阵挛的出现，沟通困难、进展性步态障碍和行走困难，导致患者卧床不起。还会出现失用、失语、感觉障碍、运动瘫痪、脊髓共济失调、肌张力障碍、受惊反应、肌肉僵硬和病理反射等神经精神症状。

（3）第 3 阶段：出现四肢瘫痪或弯曲时姿势异常僵硬并出现挛缩，伴运动不能状态。随后，患者因感染、呼吸衰竭、吸入性肺炎或全身衰竭而死亡。

【辅助检查】

该病的辅助检查包括血和脑脊液常规检查、脑电图检查和 MRI 检查以及基因检测。

1. 实验室检查

一般抽血化验检查对于 CJD 的诊断价值有限，但脑脊液检查对于 CJD 诊断和鉴别诊断具有重要意义。脑脊液常规和生化检查基本正常，约 40% 的患者脑脊液蛋白可有轻微升高。该特征有助于与感染性和自身免疫性脑病相鉴别。脑脊液 14-3-3 蛋白是诊断 CJD 常用的生物标志物之一，但缺乏特异性，在其他神经退行性疾病、中枢神经系统感染、脑血管病、淋巴瘤等疾病中均可呈阳性结果。脑脊液 14-3-3 蛋白诊断 CJD 的敏感度和特异度分别为 92% 和 80%[8]。

2. 实时震动诱导蛋白扩增

实时震动诱导蛋白扩增（real-time quaking-induced conversion，RT-QuIC）是一种通过蛋白扩增来检测

样本中极微量蛋白的临床检验方法。脑脊液、皮肤 PrP^{Sc}-RT-QuIC 阳性对 CJD 的诊断和鉴别诊断具有十分重要的意义，其敏感度和特异度分别为 73% ~ 96% 和 99% ~ 100%，诊断证据级别仅次于病理检查[9]。皮肤样本进行 RT-QuIC 检测对于该疾病的诊断也具有重要的意义，且可能具有更高的敏感度。对于脑脊液 RT-QuIC 阴性或存在腰椎穿刺禁忌证时，可考虑进行皮肤活检的 RT-QuIC 检查。活检部位可选择耳后、手臂内侧、大腿内侧、下背部或腹部皮肤等部位，取样深度应达到皮肤真皮质[10]。

3. 脑电图检查

在疾病初期脑电图常表现为弥漫性减慢和额叶节律性 δ 活动等非特异性改变，疾病第二阶段出现每秒 3 次的周期性棘慢复合波（图 19-1），发生在约 2/3 的散发性 CJD 患者中，这种波形的特征是每个综合波持续 100 ~ 600 ms，短周期（期间间隔 0.5 ~ 2.0 s，约 1 秒 1 次），且至少有 5 个重复的综合波（每个综合波时程差别需＜ 500 ms），该改变的敏感度和特异度分别约为 64% 和 91%[11]。进入第三阶段典型脑电图波形消失，可见活跃性昏迷痕迹甚至阿尔法昏迷。

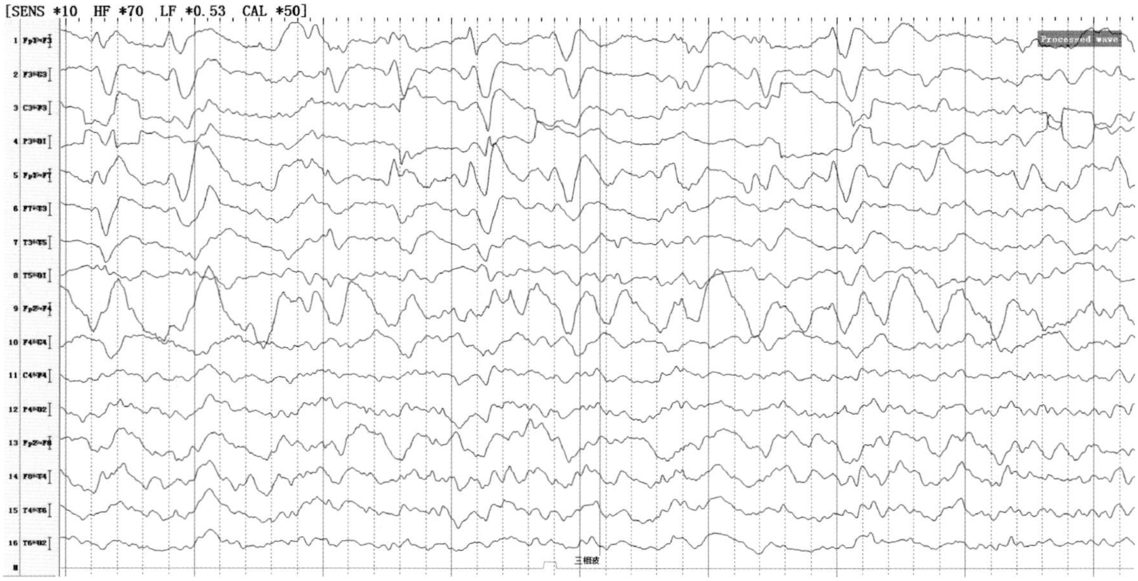

图 19-1　中度异常脑电图。左侧导联三相波，左额区频繁癫痫样放电，左额颞区阵发性慢波活动

4. 脑 MRI 检查

这是诊断 CJD 的重要手段之一，比 14-3-3 蛋白更敏感和更特异。绝大多数 CJD 患者可观察到特征性改变，在疾病第一阶段大脑皮质和纹状体在扩散加权 MRI 中表现为高信号，即 DWI 上出现至少 2 个皮质区域的花边征和（或）基底节区高信号曲棍球杆征。DWI 或 FLAIR 上高信号的发生率为 83.3% ~ 96%，皮质高信号更常见（图 19-2）。多数患者在首诊时，脑 MRI 已出现异常高信号且这种异常高信号可先于首发症状数个月出现。SPECT 或 18F-FDG PET 检查也可以协助诊断[12]。

5. 基因检测

所有的 CJD 患者均建议进行 PRNP 基因检测。PRNP 第 129 位密码子上的蛋氨酸-缬氨酸多态性及第 219 位密码子上谷氨酸-赖氨酸多态性不仅影响遗传性 CJD 患者的疾病表型，也影响散发性 CJD 的疾病易患性及临床特征[13-15]。

【诊断】

CJD 的临床表现只有在排除代谢性和中毒性（例如重金属毒性或 Wernicke 脑病）、肿瘤性、副肿瘤性和自身免疫性疾病后才能初步考虑散发性 CJD。如果病理检查发现大脑组织存在 PrP^{Sc}，可以明确诊断。脑电图发现每秒 3 次的周期性棘慢复合波、MRI 检测到皮质花边征和脑脊液的 14-3-3 蛋白，也可以帮助诊断，但这些指标不能单独用于诊断。

需要注意多种疾病合并存在的可能性，经病理证实的散发性 CJD 患者符合路易体痴呆症（29%）和阿尔茨海默病（45%）的“可能”标准。46% 的散发性 CJD 患者符合可能的路易体痴呆症标准，40% 的路易体痴呆症患者符合可能的 CJD 标准。

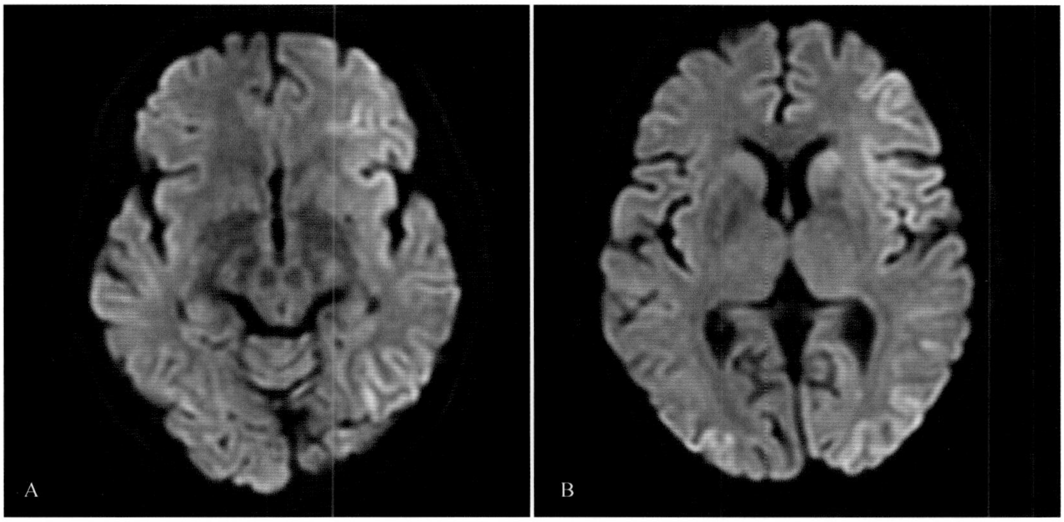

图 19-2 脑 MRI 提示双侧顶叶、枕叶脑皮质 DWI 高信号，左侧明显

【鉴别诊断】

CJD 的临床表现通常与多种其他疾病相混淆（表 19-2），常见的误诊疾病是神经退行性、自身免疫性 / 副肿瘤性、传染性和中毒性 / 代谢性疾病，因为这些都是快速进展性痴呆的常见形式。其中最常见的误诊疾病是病毒性脑炎，每个患者在 CJD 明确诊断之前一般经历 4 次其他诊断，病程已经过了 2/3。误诊原因是散发性 CJD 的诊断标准对该病早期症状不敏感。

表 19-2　克雅病的鉴别诊断

遗传变性	CSF1R 突变相关的白质脑病伴球样轴索和色素胶质细胞、路易体痴呆、阿尔茨海默病、额颞叶痴呆、神经元核内包涵体病、遗传性共济失调、亨廷顿病、Pick 病、进行性核上性麻痹
自身免疫性	桥本脑病、多发性硬化、自身免疫性脑病、中枢神经系统狼疮、急性播散性脑脊髓炎
医源性	药物毒性（锂、甲氨蝶呤、化疗）、非法药物使用
传染性	病毒性脑炎（单纯疱疹病毒）、艾滋病痴呆、进行性多灶性白质脑病
转移 / 肿瘤相关性	副肿瘤性疾病-边缘脑病、中枢神经系统转移、原发性中枢神经系统淋巴瘤
系统性 / 癫痫	结节病、癫痫、非惊厥性癫痫持续状态
毒物 / 代谢性	重金属、电解质紊乱（钠、钙、镁、磷）、内分泌异常（甲状腺、甲状旁腺、肾上腺）、桥外髓鞘溶解症
血管 / 缺血性	多发性梗死、丘脑或胼胝体梗死、脑淀粉样血管病

对于任何患有快速进展性痴呆的患者都必须考虑到散发性 CJD 的可能性。病毒性脑炎、副肿瘤性疾病、自身免疫性脑炎、代谢性脑病、路易体痴呆、阿尔茨海默病、神经元核内包涵体病、脑小血管病、中枢神经系统血管炎或桥本脑病都可以导致快速发展的痴呆，如果缺乏这些疾病的诊断证据，应该分析 MRI、脑脊液 14-3-3 蛋白，进行 CJD 的诊断。同样，这些非 CJD 患者被诊断为 CJD 同样有害，许多非 CJD 快速进展性痴呆可以治疗或治愈。32% 的临床疑似 CJD 最后诊断为非 CJD。

其他类型朊蛋白病如吉斯特曼-施特劳斯-舍恩克综合征、致死性家族性失眠症均由 *PRNP* 基因致病性位点突变所致，也存在快速发展的痴呆。CJD 的特征性辅助检查结果在这两种疾病中少见。

1. 致死性家族性失眠症

发病年龄中位数在 50 ~ 60 岁，中位生存期为 16 个月。疾病早期常存在明显自主神经障碍、多汗、体重减轻和睡眠障碍。多导睡眠图显示生理性脑电睡眠模式完全破坏。出现进行性痴呆、共济失调、肌肉僵硬和不自主运动。在疾病的末期，临床表现与其他遗传性朊蛋白病表型相似。多导睡眠监测有助于 CJD 与致死性家族性失眠症的鉴别。

2. 格斯特曼–施特劳斯勒–舍恩克综合征

本病发病年龄比其他遗传性朊蛋白病早，典型患者的疾病持续时间通常长达 4 年，临床表现是一种快速进展的脑病综合征，发病时出现共济失调，随后在几周内（或最多几个月内）出现认知能力下降和其他神经系统体征。该综合征也可以始于反射功能丧失和感觉异常，后来出现共济失调和痴呆。纯粹痴呆型患者早发（35 岁），主要表现为痴呆和晚发共济失调。

【治疗】

CJD 无特效治疗方法。在病程早期口服强力霉素（100 ~ 200 mg/d）可以减缓疾病进展。目前仍以支持疗法及对症治疗为主，防治并发症，维持生活质量，由包括神经科医生、精神科医生、物理治疗师、职业治疗师、言语和语言治疗师以及社会工作者在内的多学科专家团队提供支持性护理[16]。

症状治疗可能包括以下内容：对于抑郁症或精神病等精神症状进行抗抑郁药或抗精神病药物治疗，肌阵挛性癫痫对氯硝西泮反应良好。肌肉僵硬可能需要多巴胺或多巴胺能药物。痉挛可能对定期的止痉挛药物有反应。物理治疗防止关节挛缩。家庭适应疗法改善日常生活的质量。营养学家解决居家的喂养问题。

【病例摘要】

女，61 岁，记忆力下降、走路不稳 2 个月。

患者 2 个月前出现反应迟钝，记忆力下降，丢三落四，无法完成简单的计算，外出后找不到回家的路，生活不能自理，伴味、嗅觉逐渐丧失及步态不稳。体格检查示记忆力下降，反应迟钝，计算力、定向力、理解力、判断力下降，直线行走不能。颅脑 MRI 提示双侧顶叶、枕叶脑皮质 DWI 高信号。脑电图提示三相波。定位诊断：大脑皮质、顶叶和枕叶皮质为主。定性诊断：CJD。脑脊液检查提示 14-3-3 蛋白阳性。明确 CJD 的诊断，病例详细资料见二维码数字资源 19-1。

数字资源 19-1

（罗　丝　洪道俊）

【参考文献】

[1] MADDOX RA，PERSON MK，BLEVINS JE，et al. Prion disease incidence in the United States：2003—2015. Neurology，2020，94（2）：e153-e157.

[2] GAO C，SHI Q，TIAN C，et al. The epidemiological，clinical，and laboratory features of sporadic Creutzfeldt-Jakob disease patients in China：surveillance data from 2006 to 2010. PLoS One，2011，6（8）：e24231.

[3] KISHIDA H，UEDA N，TANAKA F. The advances in the early and accurate diagnosis of Creutzfeldt-Jakob disease and other prion diseases：where are we today? Expert Rev Neurother，2023，23（9）：803-817.

[4] YANG J，KUANG H，WANG Q，et al. Analysis of Chinese patients with sporadic Creutzfeldt-Jakob disease. Prion，2020，14（1）：137-142.

[5] 肖康，周伟，王园，等. 2018 年中国克雅病监测网络病例特征分析. 疾病监测，2021，36（2）：131-136.

[6] 中华医学会神经病学分会神经感染性疾病与脑脊液细胞学组 . 克雅病中国诊断指南 2021，中华神经科杂志，2022，55（11）：1215-1224.

[7] MOORE RC，XIANG F，MONAGHAN J，et al. Huntington disease phenocopy is a familial prion disease. Am J Hum Genet，2001，69（6）：1385-1388.

[8] HSICH G，KENNEY K，GIBBS CJ，et al. The 14-3-3 brain protein in cerebrospinal fluid as a marker for transmissible spongiform encephalopathies. New Engl J Med，1996，335（13）：924-930.

[9] HERMANN P，APPLEBY B，BRANDEL JP，et al. Biomarkers and diagnostic guidelines for sporadic Creutzfeldt-Jakob disease. Lancet Neurol，2021，20（3）：235-246.

[10] MAMMANA A，BAIARDI S，ROSSI M，et al. Detection of prions in skin punch biopsies of Creutzfeldt-Jakob disease patients. Ann Clin Transl Neurol，2020，7（4）：559-564.

[11] FIGGIE MP JR，APPLEBY BS. Clinical Use of improved diagnostic testing for detection of prion disease. Viruses，2021，13（5）：789.

[12] BIZZI A，PASCUZZO R，BLEVINS J，et al. Evaluation of a new criterion for detecting prion disease with diffusion magnetic resonance imaging. JAMA Neurol，2020，77（9）：1141-1149.

[13] KOBAYASHI A，TERUYA K，MATSUURA Y，et al. The influence of PRNP polymorphisms on human prion disease susceptibility：an update. Acta Neuropathol，2015，130（2）：159-170.

[14] 赵娜，岳伟. 朊蛋白病百年历史回顾. 中华神经医学杂志，2022，21（10）：1060-1066.

[15] SHI Q，ZHOU W，CHEN C，et al. The features of genetic prion diseases based on Chinese surveillance program. PLoS One，2015，10（10）：e0139552.

[16] PIÑAR-MORALES R，BARRERO-HERNÁNDEZ F，ALIAGA-MARTÍNEZ L. Human prion diseases：an overview. Med Clin（Barc），2023，160（12）：554-560.

第二节 致死性家族性失眠症

【概述】

致死性家族性失眠症（fatal familial insomnia，FFI）是一种罕见且致死性常染色体显性遗传性朊蛋白病。致病基因为位于20号染色体的朊蛋白基因（prion protein gene，PRNP）。其主要临床表现为中年发病的进行性药物无法控制的失眠、自主神经功能紊乱、认知障碍和内分泌异常等。该病中位生存时间仅为10个月左右。脑MRI和脑电图没有特征性改变，放射性核素检查提示丘脑代谢减低。目前缺乏有效的治疗手段[1-2]。

1939年Stern等首先报道了1例严重丘脑萎缩导致失眠的患者，并将其作为一种独特的临床和病理实体[3]。1968年Kirschbaum等在对克雅病（CJD）进行综述中将这类疾病归为丘脑亚组[4]。1975年和1983年Martin等根据这类患者丘脑神经元大量丢失、神经胶质细胞增生和大脑皮质中的海绵状变性，认为该病属于可传播的海绵状脑病或朊蛋白病[5]。1986年Lugaresi等详细报道了一名53岁的男性患者，在数月内出现夜间睡眠逐渐减少、性功能障碍伴有发热、多汗、括约肌功能障碍、昏迷，在发病9个月后死亡。脑电图和多导睡眠图研究表明，觉醒与电活动不同步周期交替，具有异常快速眼动特征，缺乏睡眠的生理脑电图模式和CJD患者特有的脑电图周期性尖慢复合波。尸检提示丘脑前核和内侧背核的大神经元丢失80%~96%，伴有反应性星形胶质细胞增生，将其命名为致死性家族性失眠[6]。Lugaresi等在1992年证明FFI与PRNP基因的D178N突变有关，将FFI确立为人类家族性朊蛋白疾病的新表型[7]。我国于2005年报道第1例经基因确诊的家系[8]，此后在全国各地陆续报道30多个家系[9-10]。

FFI病理特点是丘脑腹前核、背内侧核和下橄榄核明显萎缩，镜下可见神经元消失和星形胶质细胞明显增生。随着疾病发展，神经元丢失会扩展到丘脑腹外侧核和枕核、小脑等，大脑皮质和其他脑组织存在海绵状变性和神经胶质增生，最终影响所有脑叶[1-2,4,10-11]。

【临床表现】

FFI患者发病年龄在20~61岁，平均年龄为50岁，平均病程为15.6±2.2个月（8~72个月），纯合子（129MM）比杂合子（129MV）突变患者持续时间短[4]。临床过程可以分为4个阶段（表19-3），临床症状表现为睡眠障碍、自主神经症状、精神症状和其他少见症状。

表19-3 致死性家族性失眠症

时间	主要临床表现
第1阶段	亚急性的失眠在数月内恶化并引起精神症状，如恐惧症、偏执狂和惊恐发作
第2阶段	精神症状持续恶化，并出现幻觉、交感神经高兴奋性为主的自主神经功能障碍
第3阶段	持续3个月，通常以完全失眠和睡眠-觉醒周期的完全中断为主
第4阶段	持续6个月或更长，认知能力快速下降和痴呆，随后昏迷并最终死亡

1. 睡眠障碍

睡眠障碍是FFI最早且最突出的症状，患者最初表现为入睡困难、睡眠中断、易醒，治疗失眠药物无效，在有限的睡眠时间出现生动的梦境。严重和持续的失眠与运动过度激活和交感神经系统激活有关。随着失眠进行性加重，40%~60%的患者存在睡眠结构破坏、周期性腿部运动频率增加和中枢性睡眠呼吸暂停。患者常伴有睡眠中的不自主运动，即肢体不自主运动增多和频繁的体位改变，多数患者还伴有睡眠相关呼吸障碍和高调喉部喘鸣音。数月后疾病的进展扰乱昼夜睡眠-觉醒周期，导致清醒期间的混乱状态，完全丧失夜间睡眠，进入特殊"梦幻状态"，患者可从清醒状态突然进入梦活动并伴随与梦境相关的肢体动作，当被唤醒时能够回忆梦境内容[1-2,4,8-10]。

2. 自主神经功能障碍

自主神经症状也是FFI的典型表现，包括呼吸急促、高血压、心动过速、流泪和出汗增加、性功能障碍和体温变化、便秘和瞳孔改变。疾病晚期出现大小便失禁[4,10]。

3. 精神障碍

超过一半的患者出现幻觉，随着失眠的恶化，患者变得抑郁或淡漠，伴随焦虑或攻击行为。患者的认知障碍不同于其他朊蛋白病中常见的经典痴呆，存在警觉性和警惕性的改变，还有注意力下降，工作记忆损害，事件的时间顺序受损以及上述梦样状态，这些特征在其他皮质或皮质下痴呆中不常见[1,4]。

4. 其他神经系统损伤

多个脑神经受到影响。在疾病早期出现复视、吞咽困难和凝视异常。疾病中期出现锥体外系体征，此后出现时间和空间方向感的丧失。在疾病后期出现构音障碍、共济失调、肌阵挛、运动障碍、步态困难和锥体束征。步态障碍的进展可能反映了神经元变性从丘脑扩散到参与步态控制的其他大脑区域。眼球运动及自主神经症状和体征在病程后期更加明显，疾病晚期出现幻觉。大脑皮质损害导致思维处理减慢、注意力障碍和短期记忆丧失。随着疾病的进展，会出现谵妄症状[1-2,4,8-10]。

【辅助检查】

对于出现难治性失眠伴随自主神经功能障碍、精神异常以及其他神经系统表现的患者需要进行内分泌检查、脑脊液检查、多导睡眠监测和脑电图检查、影像学检查和基因检测。脑活检不在于诊断FFI，而是为了排除其他疾病。

1. 实验室检查

全血细胞计数、红细胞沉降率、血清生化指标、血氨水平和血培养都没有明显异常。甲状腺功能、维生素 B_{12} 和叶酸水平，以及神经梅毒和人类免疫缺陷病毒等传染病相关检查也正常。可出现其他内分泌激素水平异常，如促肾上腺皮质激素水平降低，皮质醇和儿茶酚胺水平增高，生长激素、催乳素和褪黑激素的 24 h 节律异常。尤其是在疾病的后期[1,4,10]

2. 脑脊液检查

脑脊液常规正常，蛋白正常或轻度升高。脑脊液 14-3-3 蛋白对 FFI 的诊断价值有限，且国内 FFI 患者的检测阳性率低于 40%[10]。通过 PrP^{Sc} 实时震动诱导蛋白扩增（realtime quaking induced conversion，RTQuIC）可以检测致病型朊蛋白（scrapie prion protein，PrP^{Sc}），且特异性高，PrP^{Sc}RTQuIC 在 FFI 患者中的敏感度从 15.8% 到 83.3% 不等，阳性支持朊蛋白病诊断[4,10]。

3. 多导睡眠监测和脑电图检查

即使没有明显的失眠，多导睡眠图对早期诊断也有帮助，可以显示总睡眠时间的减少和睡眠阶段之间的功能性转变，通常表现出睡眠结构逐渐恶化，包括睡眠纺锤波，K 复合波和总睡眠时间的减少。表现出快速眼动睡眠减少、睡眠效率降低和慢波睡眠（图 19-3）。慢波睡眠通常首先受到影响，其次是快速眼球运动睡眠的减少[4]。

脑电图一般显示轻-中度异常，表现为非特异性

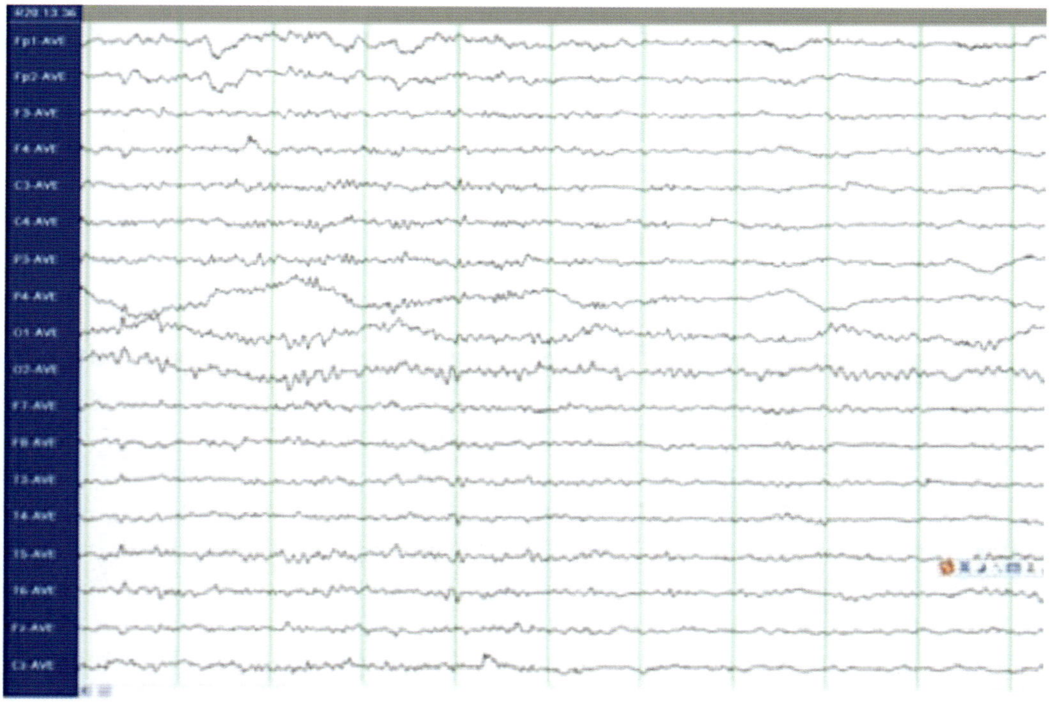

图 19-3 长程脑电监测未见睡眠图，全导散在快波

慢波增多。脑电图周期性尖慢复合波可以提示朊蛋白病，但只有一小部分患有遗传性朊蛋白病患者可以见到这种情况，具有明显海绵状变性和CJD样临床表现的患者更容易出现该脑电图改变[4,10]，这种情况一般不会出现在FFI中。

4. 影像学检查

脑MRI多为正常或伴有轻度大脑皮质萎缩和脑室扩大，偶有全脑轻度萎缩。一般不会出现CJD的DWI皮质高信号（图19-4）。计算机体层成像和MRI在诊断FFI方面的价值有限，主要在于排除其他神经系统病变[1-2,4,10]。单光子发射计算机体层摄影提示选择性丘脑灌注减少，18F氟代脱氧葡萄糖正电子发射体层摄影提示丘脑和扣带回皮质葡萄糖代谢减低，二者是FFI的早期特征性改变，即使在没有典型症状的FFI患者中也可以出现，随着疾病的进展，低代谢区扩散到其他大脑区域[1-2,4,10]。

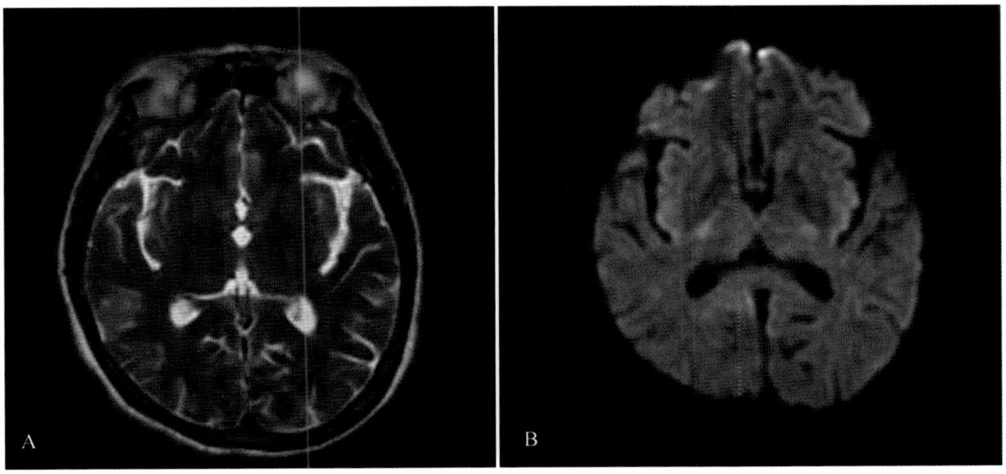

图19-4 A，脑MRI的T2像未见明显异常。B，DWI未见皮质高信号

5. 基因检测

基因检测是诊断FFI的金标准。疑似患者应进行*PRNP*基因检测，针对性地分析*PRNP*的致病变异。*PRNP*基因存在位点c.532G＞A的突变，导致其编码的178位蛋白由天冬氨酸变为天冬酰胺（D178N），同时突变等位基因上第129位密码子为M基因型，即D178N-129M的单倍体有助于FFI确诊[1-2,4,10]。

表19-4 致死性家族性失眠症诊断标准

1. 常染色体显性遗传，成年发病，病程持续6～32个月；
2. 无法治疗的失眠，自主神经功能障碍和认知障碍，共济运动异常或/肌阵挛，锥体束受损或/和锥体外系体征；
3. 睡眠相关的脑电生理减少或消失；
4. 18F FDG PET检查提示丘脑低代谢；
5. 影像学提示丘脑萎缩；
6. 脑脊液 PrP^{Sc} RTQuIC阳性
7. 存在*PRNP*基因D178N-129M的单倍体突变
符合1～6标准为可能诊断，7标准与前6个标准的任意组合为确诊。

【诊断】

FFI诊断主要根据临床表现，所以详细的病史和神经系统检查至关重要。一般在中年后出现无法治疗的睡眠障碍，伴随自主神经功能能障碍和认知障碍，高度提示本病。通过脑脊液 PrP^{Sc} 的检测明确诊断（表19-4），较为方便供临床医生诊断使用[10-11]。脑电图、脑MRI等检查更多的意义在于鉴别和排除其他病因导致的睡眠障碍。

【鉴别诊断】

FFI需要和导致睡眠障碍、自主神经功能障碍和认知障碍的其他疾病进行鉴别。此外，FFI患者表现出的焦虑抑郁等，也需要和抑郁症等鉴别。由于症状重叠，首先考虑和其他朊蛋白疾病相鉴别：

1. 克雅病

克雅病和FFI在临床和病理上相似，两者都主要表现为快速进展性痴呆伴有意识水平的改变，其次都会有肌阵挛和共济失调。但CJD病程更短，且失眠和自主神经症状不突出，头颅磁共振DWI的花边征象明显，结合脑电图，鉴别并不难[12]。

2. 格斯特曼–施特劳斯勒–舍恩克综合征

该病成年发病，主要表现为小脑功能障碍和锥体外系症状，睡眠障碍轻微或没有，且认知功能障碍轻微，出现在疾病后期。中位生存期 5 年，脑 MRI 显示小脑萎缩或全脑萎缩。

3. 其他伴随痴呆和失眠的疾病

锂中毒、家族性肌阵挛性痴呆、路易体病、慢性脑膜炎、痴呆为主的副肿瘤综合征、运动神经元病伴随痴呆、病毒性脑炎、桥本脑病、自身免疫性脑炎在各年龄段均可发病，急性或亚急性起病，但临床表现和 FFI 存在严重睡眠障碍以及自主神经损害不同，脑 MRI 以及血液和脑脊液检查可以有相关疾病的特征改变。病程也与 FFI 明显不同。

【治疗】

目前治疗对于失眠的改善仍无有效药物，主要集中在症状缓解和姑息治疗。停止可能加剧混乱、记忆和失眠的药物。失眠可以使用巴比妥类药物或苯二氮䓬类药物，这些药物对 FFI 患者的脑电没有影响。吞咽困难可以进行鼻饲饮食。一些针对特定靶点的小分子治疗仅在动物模型上显示延长存活时间，但尚未应用于 FFI 患者。对患者和家属需要加强心理疏导和遗传咨询，晚期患者安宁护理也是有益的[13-14]。

【病例摘要】

女，57 岁，睡眠障碍 6 个月，认知功能下降 3 个月。

患者 6 个月前出现睡眠障碍，表现为入睡困难，上床后反复坐起，凌晨 3 点后方可入睡数小时，睡眠后有双手摸索现象。白天则表现为思睡状态，甚至在吃饭时入睡，伴言语减少。口服地西泮类及抗抑郁药物，失眠无改善。5 个月前患者出现视物成双，3 个月前出现反应迟钝和记忆力减退，有时出现胡言乱语、幻觉、将身边亲人误认其他人，伴有午后低热、多汗，在睡眠中出现吸气性喉鸣。2 个月前出现独立行走困难、张口受限、吞咽困难和大便干结。体重下降约 10 kg。患者母亲 50 岁时死亡，病因不详。体格检查：血压 120/80 mmHg，心率 80 次 / 分。表情淡漠，自发语言减少，轻度构音障碍，定向力、计算力轻度下降，近记忆力明显减退，逻辑思维能力下降，双眼向左侧水平侧视有复视。四肢肌力 5 级，肌张力略高，双侧腱反射活跃，双侧 Babinski 征（+）。双侧深浅感觉大致对称。双侧指鼻试验及跟膝胫试验欠稳准，脑膜刺激征阴性。脑 MRI 检查示双侧脑室前角和放射冠多发片状脱髓鞘改变。长程脑电监测未见睡眠图，全导散在快波。定位诊断：大脑皮质、脑干、小脑；定性诊断，中枢神经系统变性病，FFI。PRNP 检测提示 532 位点存在 G → A 的突变（D178N），证实为 FFI。病例详细资料见二维码数字资源 19-2。

数字资源 19-2

（陈　彬）

【参考文献】

[1] LLORENS F，ZARRANZ JJ，FISCHER A，et al. Fatal familial insomnia：clinical aspects and molecular alterations. Curr Neurol Neurosci Rep，2017，17（4）：30.

[2] MONTAGNA P，GAMBETTI P，CORTELLI P，et al. Familial and sporadic fatal insomnia. Lancet Neurol，2003，2（3）：167-176.

[3] STERN K. Severe dementia associated with bilateral symmetrical degeneration of the thalamus. Brain，1993，62：157-171.

[4] CRACCO L，APPLEBY BS，GAMBETTI P. Fatal familial insomnia and sporadic fatal insomnia. Handb Clin Neurol，2018，153：271-299.

[5] PETERSEN RB，TABATON M，BERG L，et al. Analysis of the prion protein gene in thalamic dementia. Neurology，1992，42（10）：1859-1863.

[6] LUGARESI E，MEDORI R，MONTAGNA P，et al. Fatal familial insomnia and dysautonomia with selective degeneration of thalamic nuclei. N Engl J Med，1986，315（16）：997-1003.

[7] MEDORI R，MONTAGNA P，TRITSCHLER HJ，et al. Fatal familial insomnia：a second kindred with mutation of prion protein gene at codon 178. Neurology，1992，42（3 Pt 1）：669-670.

[8] 张敏，梅元武，魏桂荣，等. 致死性家族性失眠症一例临床及基因特征. 中华神经科杂志，2005，38（10）：628-631.

[9] 陈彬，曹京波，魏娜，等. 致死性家族性失眠症患者一例报告并文献复习. 中国神经免疫学和神经病学杂志，2013，20（1）：24-26，29.
[10] 中华医学会神经病学分会神经感染性疾病与脑脊液细胞学学组，中华医学会神经病学分会睡眠障碍学组. 致死性家族性失眠症中国诊断标准共识 2021. 中华神经科杂志，2022，55（11）：1236-1244.
[11] GAMBETTI P，PETERSEN R，MONARI L，et al. Fatal familial insomnia and the widening spectrum of prion diseases. Br Med Bull，1993，49（4）：980-994.
[12] NAFE R，ARENDT CT，HATTINGEN E. Human prion diseases and the prion protein-what is the current state of knowledge？ Transl Neurosci，2023，14（1）：20220315.
[13] CHEN Z，CHU M，ZHANG J，et al. Clinical profiles and ethnic heterogeneity of sporadic fatal insomnia. Eur J Neurol，2023，30（4）：813-822.
[14] GOLDMAN JS，VALLABH SM. Genetic counseling for prion disease：updates and best practices. Genet Med，2022，24（10）：1993-2003.

第二十章 脑脊液循环障碍

脑脊液的产生来自脑室系统的室管膜和脉络膜，涉及脑室纤毛 FoxJ1 通路、脉络丛 Na^+-K^+-$2Cl^-$ 转运蛋白 1 功能。产生的脑脊液通过第四脑室下端的侧孔和中央孔进入脑表面的蛛网膜下腔，再通过上矢状窦的蛛网膜颗粒进入上矢状窦完成脑脊液循环。当脑脊液循环障碍时，会导致高颅压、脑室扩大和周围脑组织的压缩，也可以导致低颅压和脑体积减小。

结构和功能神经成像技术在了解脑脊液流动力学和了解影响脑室和脑脊液循环的病理过程中发挥着至关重要的作用，包括不同类型的脑积水和与异常颅压相关的疾病。根据脑室系统脑脊液循环异常的特点，脑积水可分为“梗阻性和非梗阻性”或“交通性和非交通性”。结合不同的 MRI 序列，提供高分辨率的解剖信息和脑脊液流动信息，在大多数情况下可以准确诊断脑脊液循环障碍的类型及其发病机制，这是选择最合适治疗方案的基本信息。不同的神经成像技术在诊断不同类型的脑脊液循环疾病，如特发性高颅压以及低颅压检测脑脊液渗漏的存在和位置方面也发挥着重要作用。本章将介绍不同类型的脑积水和其他脑脊液循环疾病的诊断和治疗。

第一节 自发性低颅压

【概述】

自发性低颅压（spontaneous intracranial hypotension，SIH）是一组以直立性头痛为主要表现的临床综合征，其发病率为每年（3.8～5）/10 万[1]。SIH 的诊断标准是腰穿时的低脑脊液压力（＜ 60 mmH_2O），或出现脑脊液泄漏的成像特征。临床表现特点为体位相关的头痛，其他相关症状包括头晕、恶心、颈部不适和前庭症状。更严重的并发症包括脑静脉窦血栓形成、双臂肌萎缩和脑表面铁沉积症。少数患者出现行为变异性额颞叶痴呆样综合征。

脑脊液的众多作用之一是提供浮力，其中 2/3 在仰卧体位来自椎管部分脊髓蛛网膜下腔。仰卧时沿脊髓的脑脊液压力相等，直立时由于脑脊液下移到脊髓，颅内的压力降低，由于脊髓的柔度，这种改变非常小，脑内压保持在生理范围内，不会出现直立性症状，而脑脊液渗漏可打破这种平衡，出现低颅压症状。

脑脊液渗漏存在三种原因[2]（表 20-1）：1 型，椎间盘突出或骨疣形成导致硬膜撕裂造成的脊髓蛛网膜下腔腹侧渗漏，见于 26.6% 的患者；2 型，出现脊膜瘘管，见于 42.3% 的患者；3 型，出现脑脊液静脉瘘管，见于 2.5% 的患者。退行性椎间盘病变所致的脊髓腹侧硬脑膜撕裂是腹侧硬脑膜外脑脊液聚集的主要原因。脑脊液静脉瘘管是脑脊液与邻近硬膜外静脉（或静脉网络）之间的异常连接，导致脑脊液过度且不受调节的引流。2 型渗漏通常与神经根袖憩室有关，见于 82% 的患者。29% 的患者没有发现脑脊液渗漏的原因，50% 的患者在连续成像中没有证据表明硬膜外脑脊液聚集或其他脊髓异常，这些没有明显原因导致脑脊液渗漏的患者中很大一部分是脑脊液静脉瘘管形成。只有 20% 患有 2 型脑脊液渗漏的患者在脊髓成像上有明显的脑脊液渗漏。

表 20-1 自发性低颅压分类[2]

类型	特点
硬脊膜管腔型	1a 型：漏点在脊髓腹侧，由骨赘、椎间盘突出引起； 1b 型：漏点在脊髓侧边
神经根憩室型	2a 型：和脊膜憩室相关（＞ 8 mm） 2b 型：和复杂憩室有关，硬脊膜扩张
脑脊液-静脉瘘型	脑脊液与邻近硬膜外静脉异常连接

部分脊髓成像完全正常的 SIH 患者，发病和脊

髓柔度改变有关，这些患者可能存在弥漫性脑膜瘘管，通过硬脑膜撕裂导致的蛛网膜下垂，和（或）硬脑膜异常高的张力导致脊髓柔度病理性加大，由此产生大量脑脊液在颅和脊髓蛛网膜下腔之间的流动，导致没有脑脊液渗漏的情况下出现SIH。诱发因素可能是总脑脊液容量低，也可能是颅内的脑脊液容量低，或者脑脊液流出阻力低，由于吸收增加而导致脑脊液低容量。

Ehlers-Danlos综合征和Marfan综合征等结缔组织疾病出现自发性低颅压，可能与脊髓柔度增加以及硬脑膜结构完整性受损有关。减重手术也可以导致自发性低颅压，肥胖与颅压升高有关，导致特发性高颅压，手术前长期高压会导致硬脑膜减弱，从而发生脑脊液泄漏。脑脊液静脉瘘形成的主要原因可能是蜘蛛网颗粒破裂进入邻近静脉，导致脑脊液的引流不受调节。大脑的蛛网膜颗粒参与脑脊液排入硬脑膜静脉窦的过程，沿着脊神经根也存在蛛网膜颗粒，特别是胸腰段脊髓，在脊髓的脑脊液吸收中发挥主要作用。脑脊液静脉瘘最常见于胸段脊髓。

脑脊液泄漏导致脑脊液低容量和基线压力降低。直立后，脑脊液向椎管段的脊髓蛛网膜下腔移动，导致颅压显著下降。浮力的丧失导致对重力的阻力减弱，大脑下垂以及在SIH出现相应的临床症状。头痛与硬脑膜中痛敏感神经纤维的牵拉有关，对脑干结构的压迫导致一些其他症状，包括前庭听神经损害表现，颅压的变化会导致耳蜗外淋巴压的平行变化。脑内压的病理性降低可以诱发耳蜗内淋巴积水。硬膜下血肿是通过向下牵引导致桥静脉剪切断裂导致。增大的垂体和垂体静脉丛，也可诱发高泌乳素血症、泌乳增加；间脑和海绵窦的静脉充盈及机械牵拉导致下丘脑体温调节受损，可以出现发热。深部脑结构受压迫出现震颤[3]、帕金森病症状、舞蹈症[4]，甚至脊髓空洞症状的双臂肌萎缩[5]等。也可以出现脑表面铁质沉积以及变异性额颞叶痴呆样综合征。

【临床表现】

虽然任何年龄段都可发病，但35～55岁的女性是SIH的好发人群，男女发病比例约为1∶2，就诊时的平均年龄约为42岁。我国SIH患者的男女比例约为4∶5，中位年龄39岁，病程中位数40天[6]。

1. 直立性头痛

大部分SIH患者会出现典型的尖锐性直立性头痛，头痛在直立的时候加重，平躺的时候缓解，时间间隔通常是体位改变后的1分钟到数分钟，个别患者在起床数小时后才突发闪电样剧烈头痛，或者延迟到午后才出现头痛，为咳嗽相关头痛。随着时间的推移，直立性头痛会缓解，持续时间较长的SIH患者有超过1/3的人无直立性头痛或相关表现，也可以出现平躺时加重。通常是全头痛或后枕部疼痛，有时也可以偏侧搏动样头痛。脑脊液静脉瘘引发的SIH，咳嗽、喷嚏、排便等Valsalva动作可诱发头痛加重[7]。

2. 其他神经系统临床表现

和直立性头痛伴随出现，或在头痛发作后数日或数周或头痛缓解后出现。听觉相关的症状包括耳闷胀感、搏动性耳鸣、听力减退、听力过敏，也可以伴随后颈部疼痛僵硬、恶心呕吐、畏光畏声等。其他少见临床表现包括面部压迫感、面部感觉异常、复视、震颤、乏力、注意力不集中、找词困难。

3. 昏迷和颅内静脉窦血栓

有少数SIH患者在起病数周或数月后出现昏迷或颅内静脉窦血栓[8-9]，昏迷是因为脑干、中脑的极度下沉导致，采取头低脚高位可以改善患者的意识状态。

4. 脑表面铁沉积和双臂肌萎缩症

含铁血黄素沉积在脑和脊髓表面[10]和双臂肌萎缩症[11]是SIH的长期并发症，常见于脊髓慢性脑脊液腹侧漏患者，影响60%的SIH患考[12]。

5. 认知障碍

SIH患者如出现额叶、颞叶的下沉，可出现类似行为变异型额颞叶痴呆（人格改变、行为异常、执行力下降）[13]，发病数月或数年后出现。

【辅助检查】

辅助检查包括腰穿脑脊液检查、磁共振成像、磁共振脊髓造影、数字减影脊髓造影、计算机断层扫描脊髓造影、颅底CT、放射性核素脑池造影。即使进行详细全面检查，大多数SIH患者脑脊液渗漏的原因仍无法明确。

1. 腰穿和脑脊液检查

诊断SIH并非必须要有脑脊液低颅压的证据[14]，对于神经影像水平较高、辅助检查手段较多的发达地区，不推荐腰椎穿刺检查。SIH患者腰穿难度较大、失败率高，反复穿刺会产生医源性损害导致病情恶化。对于症状不典型、需要紧急排除颅内感染等疾病以及神经影像等辅助检查手段不足，需要腰穿压力来明确诊断。大多数SIH患者腰穿压力小于60 mmH_2O

（67%～84.3%）[14-15]，少部分人高于 200 mmH$_2$O（3%）[16]。颅压正常并不能排除 SIH，其致病核心是脑脊液渗漏导致脑脊液减少，随着症状持续时间的延长，颅压可因静脉代偿性扩张等方式逐渐恢复。脑脊液颜色多清亮，也有部分患者因损伤出现红细胞增高，白细胞数多正常，淋巴细胞为主，蛋白多正常或轻度升高，葡萄糖多正常。

2. 神经影像

神经影像在 SIH 诊断和病情监测中有至关重要的作用。颅脑 MRI 增强扫描初步佐证诊断，高度怀疑 SIH 患者需要行全脊髓静态 MRI 扫描明确有无脑脊液外漏，保守治疗或硬膜外血补片治疗效果不好的患者必要时行脊髓动态造影，寻找渗漏口。

（1）经眼眶彩色多普勒血流显像：所有患者均可见高流速的扩张眼上静脉，双侧眼上静脉直径超过上限，并且最大流速显著高于正常范围。该检查简单无创，可快速鉴别 SIH 头痛和其他类型的头痛[17]。

（2）脑 MRI 增强扫描：脑 MRI 增强扫描是最常用的首选检查方法，在脑 MRI 增强扫描上典型 SIH 有五联征[18-19]（图 20-1），同时可进行评分（表 20-2），评分总分≥ 5 分提示 SIH，诊断特异性 81.8%，敏感性 88.9%。有 20% 的 SIH 患者 MRI 检查未见异常[20]。

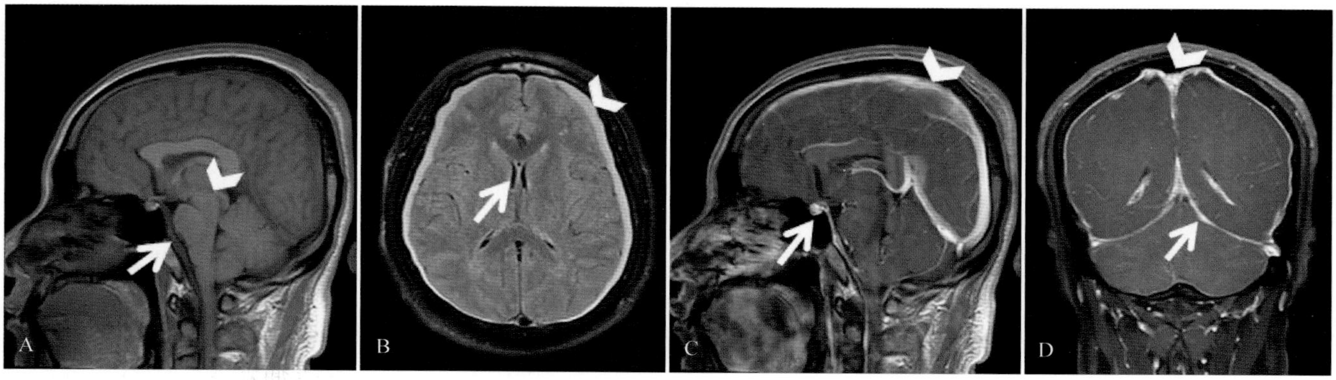

图 20-1 SIH 颅脑 MRI 平扫增强：A，桥前池消失（箭头），大脑下坠，中脑弯曲（燕尾）。B，侧脑室压缩减小（箭头），硬膜下积液（燕尾）。C，垂体饱满（箭头）、静脉扩张（燕尾）。D，双侧大脑半球幕上、幕下硬脑膜增厚、强化，“奔驰征”（箭头），静脉窦扩张（燕尾）

表 20-2 颅脑 MRI 增强扫描的自发性低颅压评分[21]

三主征（每条评 2 分）	1. 硬脑膜强化 2. 静脉窦扩张 3. 鞍上池消失（≤ 4 mm）
三次征（每条评 1 分）	1. 硬膜下积液 2. 桥前池消失（≤ 5 mm） 3. 乳头体-脑桥距离减小（≤ 6.5 mm）

表 20-3 影像学自发性低颅压类似征象

Ⅰ型 Chiari 畸形	小脑扁桃体下疝，中脑无下垂
肥厚性硬膜炎	IgG4 相关疾病、结节病、结核或梅毒感染，局灶或弥漫性硬膜病变，可累及软脑膜
硬膜下积液	单侧为主

脑脊液渗漏后脑脊液总量减少导致颅压降低和浮力降低，脑静脉及静脉窦充血扩张，出现硬脑膜强化和垂体充血肿大；脑下垂导致视交叉前池和桥前池消失、小脑扁桃体或视交叉下移、脑桥扁平、中脑导水管下降等；脑下垂导致板障静脉因牵拉而断裂，导致硬膜下出血及积液。这些表现要注意和Ⅰ型 Chiari 畸形、肥厚性硬膜炎以及特发性硬膜下积液进行鉴别（表 20-3）。

（3）脊髓 MRI：全脊髓 MRI 需包含 T2、压脂、高分辨、3D 序列成像，在硬脊膜中寻找是否有长节段纵向延伸的硬膜外积液[22]。在 SIH 可以发现硬脊膜外积液、硬膜外静脉丛扩张（T2WI 上的流空信号）、硬脊膜增强、脊膜前凸或沿神经根套分布的脊膜憩室（图 20-2）。胸椎、颈胸交界处是 SIH 好发部位，特别是中胸段脊柱最易发现硬脊膜外积液[24]。通过细致全面的筛查，约一半的 SIH 患者能检测到脑脊液的硬膜外渗漏[23]。鞘内注射钆增强磁共振脊髓造影可发现不同程度的脑脊液漏和不同程度的硬脊膜缺陷。

（4）脊髓动态造影：静态 MRI 难以精准定位漏点，硬膜外血补片治疗时需依赖动态成像。脊髓 MR 成像或 CT 脊髓造影可评估硬膜外积液的存在。如果

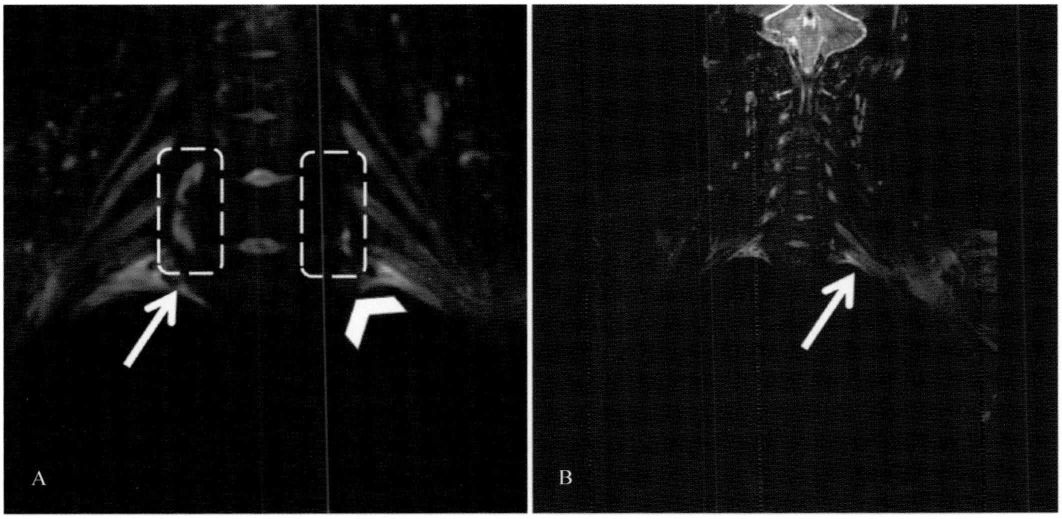

图 20-2　SIH 的磁共振脊髓造影：A，右侧 C7 神经根袖长 T2 信号，右侧有信号（箭头），左侧无信号（燕尾）。B，左侧 C8 神经根袖条状长 T2 信号（箭头）

发现这样的积液，则怀疑是“快速”渗漏，通常可使用动态脊髓造影来定位漏口。磁共振脊髓水成像检查脑脊液漏的阳性率最高，高达 90.7%，可作为漏点定位及治疗后效果评价和复查的首选[24-25]。数字减影脊髓造影分辨率最高，用于快速泄漏口的寻找，也有助于发现脑脊液静脉瘘。动态 CT 脊髓造影是脑脊液漏的最常用检查方式，对于高流量及低流量渗漏都有一定的价值。如果常规 CT 脊髓造影检查为阴性或怀疑有快速性渗漏，可使用动态 CT 脊髓造影。

（5）放射性核素脑池显像：当临床表现或影像学特征不典型，但高度怀疑有脑脊液漏，脊髓造影未发现脑脊液渗漏时，可通过放射性核素脑池显像寻找脑脊液漏的位置，此法阳性率仅有 60%，并且有创，有放射线暴露。

【诊断】

患者出现 SIH 典型的临床表现，结合头颅增强 MRI、脑脊液渗漏的脊髓成像、脑脊液压力检查结果，在排除其他疾病后可以明确诊断（表 20-4），如神经影像条件欠佳，可直接测脑脊液压力协助确诊。

表 20-4　自发性低颅压的诊断标准

1. 头痛：早期表现为直立性头痛
2. 低颅压和脑脊液渗漏：神经影像或腰穿测脑脊液压力检查
3. 头痛与脑脊液渗漏或低颅压有关：时间上相关，或因头痛发现低颅压
4. 无法用任何其他疾病或现象解释

【鉴别诊断】

SIH 诊断延迟和误诊很常见。在 45% 的患者初次就诊没有明确诊断，从出现症状到诊断的中位时间为 2 个月。只有 1/3 的患者在看神经科医生后 12 周内接受了治疗。直立性头痛是 SIH 患者典型临床表现，但二者并不等同，其他的疾病也可以出现直立性头痛。

1. 偏头痛

偏头痛患者通常也可表现为类似于直立性头痛，发病期间患者通常喜欢在黑暗的房间中平躺，卧床休息后症状可缓解，酷似直立性头痛。但既往有头痛发作史以及头部 MRI 没有低颅压表现而不同于 SIH。

2. 直立性心动过速综合征

该病也容易被误认为直立性头痛，但该病伴随心悸、胸闷、呼吸困难、晕厥前状态，没有脑脊液渗漏的证据。慢性 SIH 由于长期的卧床休息，在首诊或监测治疗效果时，也易出现直立性心动过速综合征，但卧立位试验没有异常。

3. 医源性低颅压头痛

腰椎穿刺术、椎管麻醉、创伤等都可以导致脑脊液渗漏而出现低颅压头痛，这些有明确诱发因素的直立性头痛不符合 SIH 的定义，无须进行脑脊液渗漏的相关检查，诱发因素的分析有助于鉴别诊断。

【治疗】

SIH 的治疗选择取决于症状的严重程度。如果头痛是急性，轻度到中度的程度，可以进行保守治疗。保守治疗旨在减少脑脊液泄漏，方法包括严格卧床休息、喝咖啡或茶、避免直立坐姿以及添加止痛药。大量摄入盐、口服或静脉补液有助于恢复脑脊液的体积，从而减轻症状。保守治疗可以使 28% 的患者获益[14]。对于效果不佳的患者采取下列治疗措施。

1. 硬膜外血补片

如果经过 1 ~ 2 周的保守治疗后症状仍然持续存在，或者头痛与无力特征相关，则一线治疗将是硬膜外血补片。该方法也适用于结缔组织疾病患者，或者诊断时症状存在超过 2 周的患者。注射自体血或纤维蛋白原到硬膜外腔是 SIH 的常规标准治疗。自体血凝固后短期内可堵住脑脊液渗漏，或通过增加硬膜外的压力来抑制蛛网膜下腔脑脊液的渗出[23]，也可以导致渗漏周围形成瘢痕组织达到长期治疗效果。总共注射 20 ~ 100 ml 血液，高的注射量与好的治疗结果相关。30% ~ 70% 的 SIH 患者表现出显著改善，只有不到 10% 的患者能够永久治愈 1 型和 2 型渗漏，对脑脊液静脉瘘的 SIH 患者效果欠佳[25]。

硬膜外血补片治疗失败且未确定脑脊液渗漏点的患者，将接受连续硬膜外输注右旋糖胺或生理盐水治疗。有助于补充脑脊液容量，从而减轻症状。同时考虑手术治疗。

2. 手术治疗

采取硬膜外血补片效果欠佳的患者，如果脊髓脑脊液渗漏已被明确定位，则需要硬膜外纤维蛋白胶和手术纠正渗漏，对近 1/3 未经硬膜外血补片治疗的患者有效。需要识别发生脑脊液渗漏的部位。脊髓硬膜腹侧渗漏（1 型）需要经过硬脊膜前进行手术。脊髓侧方渗漏通过后方入路来达到脑脊液渗漏位置。可以通过简单的缝合器或在硬脊膜上贴黏合剂，通过显微外科手术闭合渗漏。脑脊液静脉瘘管可以用缝线或金属夹结扎脑膜瘘管，也可以通过手术结扎神经根憩室或将液体栓注射到根静脉中，这可以通过股静脉、上腔静脉、奇静脉 / 半奇静脉途径插管达到根静脉。大约 1/5 接受硬膜外血补片或手术治疗的患者出现反跳性高颅压症状，需要使用乙酰唑胺治疗几周。

【病例摘要】

女，33 岁，头痛 11 天。

患者 11 天前出现头痛，以枕部隐痛为主，逐渐累及后颈部，站立数分钟可诱发并逐渐加重，平躺后可缓解，既往无特殊病史。体格检查：强迫卧床位，脑神经没有明显异常，四肢感觉正常，四肢肌力 5 级，腱反射低。颅脑 MRI 增强扫描提示双侧枕叶表面静脉迂曲、扩张，幕上、幕下硬脑膜增厚强化。MRM 提示颈枕肌间隙渗出，于左侧枕髁下与硬膜囊关系密切，腰椎穿刺术测脑脊液压力 30 mmH_2O。定位诊断：脑脊液循环系统；定性诊断：特发性低颅压。病例详细资料见二维码数字资源 20-1。

数字资源 20-1

（钟志刚　胡　俊）

【参考文献】

[1] LUETZEN N，DOVI-AKUE P，FUNG C，et al. Spontaneous intracranial hypotension：diagnostic and therapeutic workup. Neuroradiology，2021，63（11）：1765-1772.
[2] SCHIEVINK WI. Spontaneous intracranial hypotension. N Engl J Med，2021，385（23）：2173-2178.
[3] IYER RS，WATTAMWAR P，THOMAS B. WATTAMWAR，et al. Reversible holmes' tremor due to spontaneous intracranial hypotension. BMJ Case Rep，2017，27：bcr2017220348.
[4] MOKRI B. Movement disorders associated with spontaneous CSF leaks：a case series. Cephalalgia，2014，34（14）：1134-1141.
[5] MOKRI B. Spontaneous intracranial hypotension. Continuum（Minneap Minn），2015，21（4）：1086-1108.
[6] 王震，夏田芯瑜，叶红，等. 自发性低颅压患者 118 例临床特点分析. 中华神经科杂志，2023，56（9）：1001-1008.
[7] DUVALL JR，ROBERTSON CE，CUTSFORTH-GREGORY JK，et al. Headache due to spontaneous spinal cerebrospinal fluid leak secondary to cerebrospinal fluid-venous fistula：case series. Cephalalgia，2019，39（14）：1847-1854.
[8] SCHIEVINK WI，MAYA MM，MOSER FG，et al. Coma：a serious complication of spontaneous intracranial hypotension. Neurology，2018，90（19）：e1638-e1645.
[9] FERRANTE E，TRIMBOLI M，PETRECCA G，et al. Cerebral venous thrombosis in spontaneous intracranial hypotension：a report of 8 cases and review of the literature. J Neurol Sci，2021，425：117467.
[10] KUMAR BV，SEKAR S，NANDANA J，et al. Spontaneous

intracranial hypotension and lumbosacral spondylolisthesis-case report of a rare association. Clin Neurol Neurosurg，2021，202：106511.

[11] MORISHIMA R，TAKAI K，ANDO T，et al. Brachial multisegmental amyotrophy caused by cervical anterior horn cell disorder associated with a spinal CSF leak：a report of five cases. J Neurol，2019，266（11）：2679-2684.

[12] CHIEVINK WI，MAYA M，MOSER F，et al. Long-term risks of persistent ventral spinal CSF leaks in SIH：superficial siderosis and bibrachial amyotrophy. Neurology，2021，97（19）：e1964-e1970.

[13] SCHIEVINK WI，MAYA MM，BARNARD ZR，et al. Behavioral variant frontotemporal dementia as a serious complication of spontaneous intracranial hypotension. OperNeurosurg（Hagerstown），2018，15（5）：505-515.

[14] D'ANTONA L，JAIME MERCHAN MA，VASSILIOU A，et al. Clinical presentation，investigation findings，and treatment outcomes of spontaneous intracranial hypotension syndrome：a systematic review and meta-analysis. JAMA Neurol，2021，78（3）：329-337.

[15] 王志文，郑雪梅，张庆坤，等. 自发性低颅压综合征 75 例临床分析. 中华临床医师杂志，2023，17（4）：398-401.

[16] KRANZ PG，GRAY L，MALINZAK MD，et al. Spontaneous intracranial hypotension：pathogenesis，diagnosis，and treatment. Neuroimaging Clin N Am，2019，29（4）：581-594.

[17] CHEN CC，LUO CL，WANG SJ，et al. Colour doppler imaging for diagnosis of intracranial hypotension. Lancet，1999，354（9181）：826-829.

[18] COLLANGE O，WOLFF V，CEBULA H，et al. Spontaneous intracranial hypotension：an etiology for consciousness disorder and coma. A A Case Rep，2016，7（10）：207-211.

[19] SCHIEVINK WI. Spontaneous spinal cerebrospinal fluid leaks and intracranial hypotension. JAMA，2006，295（19）：2286-2296.

[20] SCHIEVINK WI，MAYA M，PRASAD RS，et al. Spontaneous spinal cerebrospinal fluid-venous fistulas in patients with orthostatic headaches and normal conventional brain and spine imaging. Headache，2021，61（2）：387-391.

[21] DOBROCKY，T.，et al.，Brain spontaneous intracranial hypotension score for treatment monitoring after surgical closure of the underlying spinal dural leak. Clin Neuroradiol，2022，32（1）：231-238.

[22] DOBROCKY T，NICHOLSON P，HÄNI L，et al. Spontaneous intracranial hypotension：searching for the CSF leak. Lancet Neurol，2022，21（4）：369-380.

[23] SCHIEVINK WI，MAYA MM，JEAN-PIERRE S，et al. A classification system of spontaneous spinal CSF leaks. Neurology，2016，87（7）：673-679.

[24] PATTICHIS AA AND SLEE M. CSF hypotension：a review of its manifestations，investigation and management. J Clin Neurosci，2016，34：39-43.

[25] MURPHY D，CHANDNA A，LAING A，et al. Spontaneous intracranial hypotension and single entry multi-site epidural blood patch. Asian J Neurosurg，2015，10（3）：262-264.

第二节　正常压力脑积水

【概述】

正常压力脑积水（normal pressure hydrocephalus，NPH）是脑室扩大伴随正常颅压的疾病，也被定义为交通性脑积水，颅内压力正常，脑室扩张与皮质萎缩程度不成比例[1]。该病最早于 1964 年由哥伦比亚神经外科医生 Hakim 报道，并于 1965 年由 Hakim 和美国神经外科医生 Adams 共同进行了更加详细的总结分析。该病在 65 岁以上人群中的患病率估计为 1.1% ~ 1.30%[2]，随年龄增长而显著增加，在 80 岁以上人群中的患病率为 5.9%[3]。在认知能力下降的患者中患病率为 3.5% ~ 10%，占三级医院痴呆患者的 5.38%。19% 的帕金森病疑似病例是 NPH 造成的。该病分为继发性 NPH 和特发性 NPH。主要的临床表现包括步态不稳、认知功能下降和尿失禁[4-5]。当及时正确诊断时，相关比例的患者会通过脑室分流对神经系统状态和生活质量产生显著益处。

继发性 NPH 通常与蛛网膜下腔出血、脑膜炎、脑肿瘤、创伤性脑损伤以及脑脊液重吸收不良的其他可能原因有关。这些情况会导致蛛网膜颗粒的炎症过程，导致脑脊液重吸收减少和脑脊液流动动力学改变，引起脑室扩张。特发性 NPH 可见脑膜和蛛网膜变薄和纤维化、蛛网膜颗粒炎症、血管改变、阿尔茨海默症病理改变、室管膜破裂和室管膜下神经胶质增生。少数患者（10% ~ 20%）表现出头围增加，可能是先天性脑积水。其他罕见病因包括影响颅骨底部的佩吉特骨病、脑膜淀粉样变性和软骨发育不全。这些因素会导致中脑导水管中脑脊液流量的变异性和脉动性增加，而颈部区域脉动性减少。

尽管腰穿没有颅压升高，但该病对室周白质仍存在局部压力效应，该效应与室周的神经纤维损伤以及室周白质区域、丘脑和基底神经节的灌流不足具有相关性。除了由局部压力直接施加的变化之外，还存在颅内动脉压增加，由于末端动脉血管的参与而导致脑顺应性和血管供应减少，存在亚临界缺血。这些改变导致大脑功能障碍，主要是皮质下功能障碍。尸检脑组织中经常观察到动脉粥样硬化和高血压微血管疾病，包括动脉硬化和小动脉硬化以及脑实质的缺血性变化，在患者大脑皮质存在 Aβ 蛋白沉积和磷酸化 Tau 蛋白阳性神经纤维缠结。具有 Aβ 蛋白阳性病理学的患者明显比具有阴性病理学的患者更有可能表现出分流治疗无反应。具有阿尔茨海默病相关皮质病理改变的特发性正常压力脑积水患者在脑脊髓液分流后可能面临更高的治疗风险，面临不利的结果。

【临床表现】

NPH 患者在确诊时大多在 65 岁以上，通常呈进展性病程，病程发展因人而异，大多数未经治疗的患者在初次评估后数月出现病情恶化[6]。Hakim 三联征，即步态不稳、认知功能下降和尿失禁，是 NPH 最典型的临床表现，大多数患者在 3 个月内最先出现步态不稳，随后出现认知功能下降，再出现尿失禁。此外也可出现其他临床表现。

1. 步态障碍

步态障碍是 NPH 最常见的症状，在大多数情况下也是最早的症状。表现为非正常步态或磁性黏滞步态，患者的移动速度慢，步伐小，基底宽，改变方向需要几步完成，存在躯干前倾的姿势，爬楼梯和过渡运动（例如坐着和站起来）困难。患者在坐姿或仰卧位很轻松模仿各种动作，处于直立姿势时无法执行这一操作。姿势不稳定在这些患者中很常见，并可能导致频繁跌倒，有一些与帕金森病步态相似的特征。下肢无力和疲劳也常出现，严重者出现下肢痉挛、腱反射亢进。步态障碍是对治疗最有反应的症状，也是手术前测试中最容易评估的症状。

2. 认知能力下降

认知能力下降是继发性额叶-皮质下功能障碍，导致信息处理速度减慢和执行功能障碍，出现认知障碍，持续注意力、抽象思维、规划、决策和解决问题的困难[4-5]。其中定向力下降非常突出，时间定向力的损害更为明显，患者叙述病史时会存在困难。记忆在初始阶段相对保留，后期也常出现下降。行为变化表现为意志丧失和淡漠，情绪波动和抑郁情绪普遍存在。个别患者可出现幻觉和躁狂。

3. 尿路症状

尿路症状表现为未受抑制的神经源性膀胱，具有紧迫性、频率增加、夜尿增多，早期有或无失禁。尿失禁在 60 岁以上女性人群非常普遍。

4. 其他皮质症状

除以上表现外，患者还可出现姿势性震颤，以凝结、轴肌和四肢肌肉僵硬为特征的无运动强直综合征，以及睡眠时间延长，性功能障碍，假性延髓综合征等。部分患者出现语言改变、失用症、失认症和视觉空间能力丧失，这些表现提示其他诊断或合并症。快速进展的过程并不常见。

【辅助检查】

临床上考虑到 NPH 后，需要通过头颅影像学检查确定脑室存在扩张，在此基础上进行步态、认知和排尿功能评估，最后通过脑脊液的放液试验或腰大池持续引流明确诊断。

1. 头颅影像学检查

包括 CT 和 MRI，用于确定脑室扩张以及排除其他疾病[7]。NPH 患者特征性表现为脑室系统进展性扩大而无梗阻因素存在，包括侧脑室额角增大、颞角增大、第三脑室变圆等（图 20-3）。Evans 指数为横断面图像上两侧侧脑室前角间最大距离与同一层面最大颅腔横径之比，≥ 0.3 时提示脑室扩大。双侧尾状核指数，即横断面图像上两侧尾状核间距离与同一连线上颅腔横径之比，≥ 0.2 时也提示脑室扩大。此外还有额枕角指数、双额指数等用于脑室扩大的评估。

可以观察到凸面的皮质沟变平。冠状面的 Callal 角缩小。由于室管膜脑脊液渗出，T2 加权或 FLAIR 序列上侧脑室边缘高信号。断层扫描和 PET-CT 分别显示室周和额叶区域的代谢减退。脑室大并不意味着 NPH，1% 的老年人在 MRI 上发现与 NPH 相符，但没有任何症状。其中 25% 的病例在随访期间出现 NPH。

2. 认知和步态评估

认知和步态评估是重要的手术前评估，其中敲击测试具有很高的阳性预测价值，通常高于 90%，阴性预测值低于 20%，总体准确率为 62%。腰穿按常规方法进行，放出 30 ~ 50 ml 脑脊液，而后患者将接受认知和步态的评估。评估时间在腰穿后 30 分钟

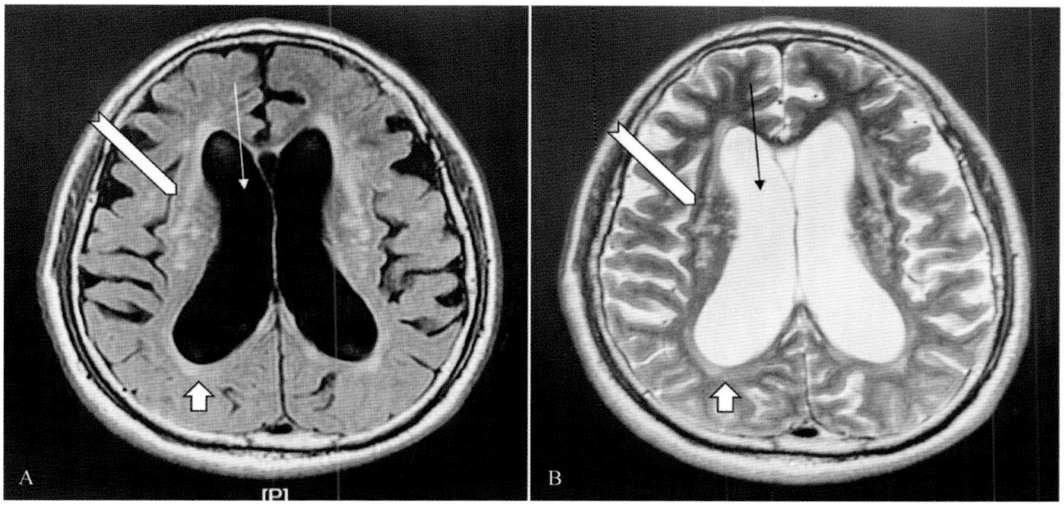

图 20-3 NPH 患者 MRI 改变。A，脑室扩大（细箭头），脑室旁间质性脑水肿（短箭头），白质高信号（双尾箭头）及脑萎缩（T2-FLAIR 序列）。B，脑室扩大（细箭头），脑室旁间质性脑水肿（短箭头），白质高信号（双尾箭头）及脑萎缩（T2-WI 序列）

到 4 小时之间，步态是最早反应的症状，通过节奏、速度、步距和方向变化来评估。认知评估可以使用简易精神状态检查量表、时钟绘图测试、敲击测试以及音素和语义言语流利度测试。

3. 脑脊液放液试验

在脑脊液放液试验中，患者通过腰椎穿刺连接到带有阀门和收集袋的引流系统从腰蛛网膜下腔放出 30 ~ 50 ml 脑脊液，由于该手术的目的是预测患者对分流的反应，因此引流率与带有中压阀（10 ml/h）的脑室腹腔分流的引流率相似。引流装置保留 3 ~ 5 天，评估患者的步态和认知，而后确定是否进行后续手术治疗，其阳性预测值在 73% ~ 100%，敏感性在 26% ~ 62%，特异性在 33% ~ 100%[8]。在腰大池持续引流试验中患者平卧，持续引流脑脊液 5 ~ 10 ml/h，起床时关闭引流，保持引流 3 ~ 5 天。该试验的阳性预测值在 80% ~ 100%，敏感性在 50% ~ 100%，特异性在 60% ~ 100%[8]。

【诊断】

诊断 NHP 主要依靠病史和体格检查。当患者出现 Hakim 三联征中的至少一项临床表现，结合影像学上典型的脑积水表现，脑脊液压力在正常范围内，排除其他疾病，可诊断为 NPH[8]。脑脊液放液试验或腰大池持续引流试验阳性更加支持诊断。

【鉴别诊断】

NPH 的诊断很少是孤立进行，需要进行广泛的调查来排除其他疾病。老年患者可能患有多种导致 NPH 主要症状的疾病。颈部或腰骶骨病、大关节骨关节炎、周围神经病、前庭功能障碍、肌肉量减少甚至视觉障碍都可以导致步态障碍。尿失禁的神经和非神经原因包括尿路感染、前列腺肥大、脊髓病、盆腔器官脱垂、膀胱出口阻塞和药物副作用。这些疾病都可以通过病史和查体以及简单的辅助检查进行鉴别。鉴别诊断的重点是一些导致 NPH 误诊的神经退行性疾病，特别是当认知障碍是一个突出症状时（表 20-5）。

表 20-5 正常压力脑积水鉴别诊断

疾病	表现特点
路易体病	认知能力下降、视空间和执行功能障碍、复杂的幻视、帕金森病表现和意识波动。对安定药不耐受
帕金森病	在早期阶段出现静止震颤、齿轮样肌张力高、运动迟缓和慌张步态伴姿势不稳定，症状明显不对称，对左旋多巴治疗有反应
血管性痴呆	不对称、局灶性缺陷、早期锥体束征、急性发病和逐步演变或疾病得到控制时的认知稳定性
进行性核上性麻痹	早期步态障碍、频繁跌倒，轴性僵硬、眼球运动障碍、颈部和面部肌张力障碍，特征性的惊愕表情
阿尔茨海默病	明显记忆变化和提示皮质功能障碍缺陷，视知觉和视空间功能丧失、语言改变和失用症。步态改变在早期阶段并不常见

【治疗】

由于外科手术治疗效果明显，可改善 NPH 患者预后，而保守观察的患者症状可能逐渐加重，症状自行缓解的情况少见，因此近年来保守治疗方案已不再被推荐[12]。虽然目前的药物治疗方法无法降低后续手术的可能，但是对于临床症状进行性加重、影像学上提示间质性水肿的患者，药物可延缓 NPH 进展，有助于进行手术准备。常用的治疗药物包括抑制脑脊液分泌的乙酰唑胺，降低颅压的渗透性脱水剂甘露醇和甘油果糖、利尿剂呋塞米等。脑室分流术是 NPH 的首选治疗方法，其次是脑室底造瘘术[11]。

1. 脑脊液分流术

无症状脑室扩大的患者不应进行分流。分流可以进行到腹腔（脑室-腹腔）或心房（脑室-心房），两者之间的预后没有差异[9-10]。对于有脑室分流禁忌证的患者，可以进行腰腹腔分流。手术要使用不同类型的阀门，可调节瓣膜的相关并发症较少，对脑室分流的快速反应良好[12]。手术后 6 个月和 12 个月内，分别有 90% 和 80% 的患者获得明显的临床益处。常见并发症包括感染、分流管阻塞、过度引流等[13-17]。

2. 第三脑室底造瘘术

该治疗可避免分流相关的感染风险，无须后期调整分流阀压力，引流过度和硬膜下血肿的风险低，对于并发症高发的老年人群具有优势。但存在出血和丘脑损伤的危险。该治疗成功率为 69.1%[14]。

【病例摘要】

男，71 岁，近记忆力下降 2 年，走路双足岔开 8 个月。

患者 2 年前出现近记忆力下降，8 个月前出现走路双足岔开，行走速度逐渐变慢，4 个月前自觉记忆力减退加重伴头晕，3 个月前出现一过性记忆力减退加重，伴尿急、尿频、尿失禁，MRI 示幕上脑积水并室旁间质性脑水肿。既往史高血压病 10 余年，糖尿病 10 余年，腰椎间盘突出 4 个月。家族中无类似发病者。查体：记忆力减退。Romberg 征睁眼稳，闭眼不稳。直线行走不稳。双侧掌颏反射阳性。MMSE：23 分。MoCA：18 分。定位诊断：脑脊液循环系统，颞叶、海马及其联络纤维，运动皮质及其传导束，大脑排尿中枢；定性诊断：正常压力脑积水，经脑脊液放液试验明确正常压力脑积水的诊断。病例详细资料见二维码数字资源 20-2。

数字资源 20-2

（戴昱旭）

【参考文献】

［1］HAKIM S，ADAMS RD. The special clinical problem of symptomatic hydrocephalus with normal cerebrospinal fluid pressure. Observations on cerebrospinal fluid hydrodynamics. J Neurol Sci，1965，2（4）：307-327.

［2］MARTÍN-LÁEZ R，CABALLERO-ARZAPALO H，LÓPEZ-MENÉNDEZ LÁ，et al. Epidemiology of idiopathic normal pressure hydrocephalus：a systematic review of the literature. World Neurosurg，2015，84（6）：2002-2009.

［3］RABIEI K，JARAJ D，MARLOW T，et al. Prevalence and symptoms of intracranial arachnoid cysts：a population-based study. J Neurol，2016，263（4）：689-694.

［4］沈红健，顾诗渊，杨月嫦，等. 特发性正常压力脑积水患者的认知功能损害. 中华神经科杂志，2013，46（6）：400-404.

［5］TIPTON PW，ELDER BD，COGSWELL PM，et al. Normal pressure hydrocephalus，or hakim syndrome：review and update. Neurol Neurochir Pol，2024，58（1）：8-20.

［6］TOMA AK，STAPLETON S，PAPADOPOULOS MC，et al. Natural history of idiopathic normal-pressure hydrocephalus. Neurosurg Rev，2011，34（4）：433-439.

［7］LEHNERT BE，RAHBAR H，RELYEA-CHEW A，et al. Detection of ventricular shunt malfunction in the ED：relative utility of radiography，CT，and nuclear imaging. Emerg Radiol，2011，18（4）：299-305.

［8］MARMAROU A，YOUNG HF，AYGOK GA，et al. Diagnosis and management of idiopathic normal-pressure hydrocephalus：a prospective study in 151 patients. J Neurosurg，2005，102（6）：987-997.

［9］THAVARAJASINGAM SG，EL-KHATIB M，REA M，et al. Clinical predictors of shunt response in the diagnosis and treatment of idiopathic normal pressure hydrocephalus：a systematic review and meta-analysis. Acta Neurochir（Wien），2021，163（10）：2641-2672.

[10] KRZASTEK SC, ROBINSON SP, YOUNG HF, KLAUSNER AP. Improvement in lower urinary tract symptoms across multiple domains following ventriculoperitoneal shunting for idiopathic normal pressure hydrocephalus. Neurourol Urodyn, 2017, 36 (8): 2056-2063.

[11] 王新生. 特发性正常压力脑积水的外科治疗. 中华神经外科杂志, 2019, 35 (2): 3.

[12] PINTO FC, SAAD F, OLIVEIRA MF, et al. Role of endoscopic third ventriculostomy and ventriculoperitoneal shunt in idiopathic normal pressure hydrocephalus: preliminary results of a randomized clinical trial. Neurosurgery, 2013, 72 (5): 845-854.

[13] O'KANE MC, RICHARDS H, WINFIELD P, PICKARD JD. The united kingdom shunt registry. Eur J Pediatr Surg, 1997, 7 (Suppl 1): 56.

[14] GANGEMI M, MAIURI F, NADDEO M, et al. Endoscopic third ventriculostomy in idiopathic normal pressure hydrocephalus: an Italian multicenter study. Neurosurgery, 2008, 63 (1): 62-69.

[15] PASSARETTI M, MARANZANO A, BLUETT B, et al. Gait analysis in idiopathic normal pressure hydrocephalus: a meta-analysis. Mov Disord Clin Pract, 2023, 10 (11): 1574-1584.

[16] OLIVEIRA LM, NITRINI R, ROMÁN GC. Normal-pressure hydrocephalus: a critical review. Dement Neuropsychol, 2019, 13 (2): 133-143.

[17] NAKAJIMA M, YAMADA S, MIYAJIMA M, et l. Guidelines for management of idiopathic normal pressure hydrocephalus (third edition): endorsed by the japanese society of normal pressure hydrocephalus. Neurol Med Chir (Tokyo), 2021, 61 (2): 63-97.

第三节　特发性颅内高压

【概述】

特发性颅内高压（idiopathic intracranial hypertension，IIH）是一种原因未明的颅压升高综合征，又称假性脑瘤或良性颅内高压。发达国家 IIH 的年发病率为（1～3）/10 万[1]，在 20～44 岁超过标准体质量 20% 的肥胖女性中，IIH 年发病率为 19.3/10 万[2]。发病机制可能和脑脊液过度分泌、流出障碍、静脉窦压力升高、淋巴途径功能障碍以及激素水平改变有关。两个最突出的症状是慢性头痛以及由视盘水肿引起的进行性视觉退化，在部分患者还存在脑神经麻痹、认知缺陷、耳鸣和嗅觉功能障碍等。

该病在 1893 年由 Quincke 首次描述，在一组头痛、视盘水肿患者的腰椎穿刺检查发现颅压升高而脑脊液成分正常，将其命名为“浆液性脑膜炎”。Nonne 等在 1904 年认为这组临床综合征的主要表现之一是颅压升高，与脑肿瘤相似却有别于肿瘤，因此提出了“假性脑瘤”的概念。1955 年 Foley 指出“假性脑瘤”一词令人误解，建议采用“良性颅内高压”一词。1969 年 Buchheit 等提出“良性颅内高压”并不良性，如不及时治疗可以造成不可逆性视觉丧失，基于颅内高压的病因仍不明确，首次提出了“特发性颅内高压”这一概念。目前该定义已被广泛接受。2002 年 Higgins 等开展了颅内静脉窦支架置入术，同年李宝民等也在国内采用支架置入术治疗脑静脉窦狭窄合并颅内高压患者，并取得较好的疗效。

目前 IIH 的发病可能和脑脊液分泌增多、吸收减少以及颅内静脉压升高有关。导致脑脊液分泌增多、吸收减少的因素包括肥胖[3-4]、维生素 A 代谢异常、使用四环素、应用生长激素、甲状腺功能紊乱、糖皮质激素撤停、Addison 病、阻塞性睡眠呼吸暂停综合征、缺铁性贫血等[5-6]。而颅内静脉压升高可能与脑血流自动调节受损、C 型脑钠肽水平升高、炎性因子异常有关[7]，家族性 IIH 的出现提示还和遗传性因素有关[8]。90% 以上的 IIH 患者存在横窦-乙状窦狭窄，解除静脉窦狭窄后大部分患者可获得显著的临床疗效[9-10]。1/3 的人群存在单侧横窦狭窄或发育不全，双侧横窦狭窄的比例为 5%[11]。颅内静脉窦狭窄分为两类：其一为内生型，主要指静脉窦壁解剖变异（如蛛网膜颗粒、瘢痕组织或分隔等）；其二为外压型，多见于脑脊液压力升高或颅内占位挤压静脉窦，导致颅压升高。无论始于何种原因，升高的颅压可以压迫静脉窦壁，继发静脉窦狭窄又影响了脑脊液吸收，从而加重颅内高压，造成恶性循环。这种“正反馈”的机制，是目前血管内治疗静脉窦狭窄的主要理论基础。

【临床表现】

IIH 的发病高峰年龄为 20 ~ 40 岁，好发于育龄期肥胖女性，非典型病例亦可见于男性、儿童。典型临床症状是头痛、视觉障碍、搏动性耳鸣，可伴有畏光、恶心、呕吐，除了可能出现的展神经麻痹以外，往往无局灶性神经功能缺损，亦罕见癫痫、意识障碍等症状。查体可见视盘水肿，一般无脑膜刺激征。10% ~ 30% 的患者因慢性视盘水肿而发展成永久性视力丧失[12]。本病复发率可达 18%~20%[13]，尤其见于儿童 IIH。

1. 头痛

慢性头痛是 IIH 的一个关键症状，发生率 86%[14]，多隐匿起病，缓慢进展，可为持续性或间断性，多累及多个部位，表现为类似偏头痛、紧张性头痛、神经性头痛等，30% ~ 40% 的患者合并恶心或呕吐。部分患者因长期服用镇痛药物，可能合并药物过度使用性头痛。

2. 视觉障碍

IIH 视觉障碍发生率可高达 80%[15]，起病多为隐匿性和进行性，也可呈爆发样起病。表现为视觉模糊、一过性黑矇、复视及视野缺损。短暂性视觉障碍是指一只或两只眼睛持续一分钟或更短的视力丧失或不清晰，出现在 68% 的患者，与视神经压力升高导致视神经短暂性缺血有关，该症状是颅压升高的有用临床指标。持续性视力丧失表现为视野丧失或视力下降，扩大的盲点是高颅压常见的早期视野缺陷，出现在 80% 的患者，视力丧失是疾病晚期的一个特征，在相对轻微的疾病中，视力也会受到影响。

几乎所有 IIH 患者都会遇到视盘水肿，这是患者的一个关键体征，出现在 94.3% 的患者，视盘肿胀为双侧，但存在不对称，7% 的患者两只眼睛之间的视盘肿胀分级差异为 2 级或以上。复发性 IIH 可能不存在视盘水肿，不应仅依靠有无视盘水肿评估 IIH 是否复发[13]。如果不加治疗，视盘肿胀会导致视神经萎缩。

复视是 IIH 的另一个症状，出现在 18% ~ 38% 患者，展神经麻痹是 IIH 患者出现复视的最常见原因。展神经有较长的路线，包括与岩尖的解剖关系以及其在脑桥和斜坡之间进入多雷洛氏管的上升路线，容易被压缩和拉伸。查体可见眼球向内偏斜，单侧或双侧均可受累。第三和第四脑神经麻痹罕见。

3. 自发性颅底脑脊液泄漏

本症多发生在颅骨薄弱的部位，通常出现在前颅凹底部，特别是筛骨的筛板和蝶窦侧凹槽，由于存在大量嗅神经通过的孔，筛板在解剖学上容易受到高颅压的影响，而高颅压容易导致骨质侵蚀。患者表现为鼻漏、头痛和复发性脑膜炎，是一种与 IIH 密切相关的不寻常表现，出现在较大年龄的 IIH 患者。

4. 其他症状

包括头晕、脉动性耳鸣和认知障碍以及癫痫。也可以伴随其他脑神经损害表现，包括面神经麻痹、三叉神经痛等。颞叶癫痫是 IIH 的一种不寻常表现，颞叶囊肿与 IIH 之间存在联系。

【辅助检查】

出现上述临床表现的患者需要考虑到 IIH 的可能性，需进行腰穿和脑脊液检查、脑结构性检查、脑静脉系统检查及眼科评估。

1. 血液学检查

对临床疑诊的 IIH 患者，除进行血常规、血生化等常规化验，还应完善内分泌相关化验（包括甲状腺功能、肾上腺功能、性激素、生长激素等），出于鉴别诊断的需要，进行必要的感染、风湿免疫、肿瘤筛查，尤其是血液高凝指标，如凝血功能＋D 二聚体测定、易栓症筛查。

2. 腰椎穿刺

所有疑似的 IIH 患者都需要进行腰椎穿刺测压。IIH 患者的脑脊液常规、生化多正常，脑脊液病原学检查阴性。部分患者脑脊液蛋白可轻度升高，考虑为颅高压继发性反应[16]。腰穿后可以出现头痛的短暂改善，伴随的恶心、恐音等症状在腰穿后也往往会改善，在其他慢性头痛中也有类似特点。腰穿引起的头痛和伴随症状的短暂改善并不能区分 IIH 相关头痛和其他原因导致的慢性头痛。

3. 光学相干断层扫描

通过测量视网膜神经纤维层厚度、视网膜总厚度和视盘体积，具有较高的敏感性，可以发现早期视盘病变。

4. 影像学检查

当临床症状及体征提示疑似 IIH，应进行颅脑 MRI 平扫＋增强扫描、颅脑 MRV（钆增强）检查，必要时行眼眶 MRI 检查。MRI 显示视神经鞘扩张、静脉窦狭窄。一半以上 IIH 患者存在空蝶鞍征象，视神经弯曲以及视盘向眼球突起、巩膜变平等 IIH 表现[17]。

MRV 是目前最常用的颅内静脉疾病检查手段，使用钆对比剂的增强 MRV 检查可判断颅内静脉窦的优势侧、狭窄位置及大体程度。CTV 在显示静脉窦充盈缺损方面敏感性和特异性与钆增强 MRV 无明显差异。全脑血管造影目前已成为诊断脑静脉狭窄的金标准，对临床疑诊 IIH 且 MRV 提示静脉窦狭窄的患者行 DSA 检查并行静脉窦测压，常规在上矢状窦、横窦远端及近端、乙状窦远端及近端、颈静脉球进行测量，需重点排查硬脑膜动静脉瘘、测量跨狭窄近远端压力。静脉血管内超声评估管壁周围解剖，联合静脉窦内测压，可提高 IIH 的诊断率[18]。

【诊断】

IIH 最常见和“经典”的表现是头痛和视盘水肿。视盘水肿是 IIH 的客观表现和关键诊断标准，通过脑部成像排除导致颅压升高继发性原因。诊断可以参考下列标准（表 20-6）[19]。

表 20-6　特发性颅内高压的诊断标准

眼底检查	视盘水肿
神经系统检查	除脑神经异常外无其他局灶性异常
MRI	脑实质和脑膜正常
腰椎穿刺	成人脑脊液初压 ≥ 250 mmH_2O，儿童 ≥ 280 mmH_2O（服用镇静剂且肥胖）。脑脊液成分正常
患者符合所有标准，则诊断为 IIH。如果脑脊液压力低于标准，则为可能诊断。 没有视盘水肿，符合其他标准，有展神经麻痹，诊断为 IIH。 没有视盘水肿和展神经麻痹，符合其他标准，至少满足以下神经影像学标准中的 3 项，诊断为 IIH：①空泡蝶鞍；②眼球后部变平；③视神经周围间隙扩张；④横窦狭窄	

【鉴别诊断】

根据 Freidman 等发布的 2013 年更新的 IIH 诊断标准，该病的特征是脑实质正常，但没有脑室扩大、肿块病变、潜在感染或恶性肿瘤，也没有颅内静脉窦血栓形成。在进行了影像学和脑脊液检查之后均可以排除这些疾病。主要鉴别继发性颅内高压的相关疾病（表 20-7）。

表 20-7　继发性颅压升高

脑静脉异常	脑静脉窦血栓形成 双侧颈静脉血栓形成或手术结扎 耳膜或乳突感染 右心压力升高 上腔静脉综合征 动静脉瘘 脑内感染或蛛网膜下腔出血引起的脑脊液吸收减少 高凝状态
药物	抗生素：四环素、米诺环素、强力霉素、磺胺类药物 维生素类：维生素 A 过多症 激素：人生长激素、甲状腺素、黄体酮、合成类固醇 锂 十氯酮 胺碘酮 阿糖胞苷 环孢素
系统性疾病	艾迪生病 甲状腺功能减退 高碳酸血症：阻塞性睡眠呼吸暂停、匹克威克综合征 贫血 肾衰竭 莱姆病 结节病 系统性红斑狼疮 白塞病 抗磷脂抗体综合征 人类免疫缺陷病毒 特纳综合征 唐氏综合征

【治疗】

IIH 治疗的主要目的是降低颅压，改善头痛症状，保护视力。治疗基础疾病的基石是减肥，减肥能够缓解肥胖 IIH 患者的症状，随着体重的减轻，视盘水肿可以消退。成人至少减重 6% 才有助于改善 IIH 的体征和临床表现[20]。对 IIH 合并匹克威克综合征、阻塞性睡眠呼吸暂停的肥胖患者，减重手术同样有效。应积极控制可能引起 IIH 的其他危险因素，如贫血、甲状腺功能异常、艾迪生病等。避免使用导致颅压升高的药物。对合并抑郁-焦虑及睡眠障碍的患者，应积极抗抑郁-焦虑治疗，应避免使用容易增加体重的药物，如阿米替林、米氮平等。

1. 药物治疗

（1）碳酸酐酶抑制剂：乙酰唑胺是最常用的碳酸酐酶抑制剂，能够减少脉络膜丛分泌脑脊液，并且有降低颅压的作用，是治疗 IIH 经验最多的药物。乙酰唑胺 250 mg，每天 2 次，根据益处和耐受性进行调整，每天最多 4 g。其副作用为感觉异常、味觉异常、嗜睡、抑郁以及泌尿系结石、磺胺类交叉过敏等，影响了患者长期用药依从性。醋甲唑胺同为碳酸酐酶抑制剂，每天 1000 ~ 1500 mg。该药易透过血脑屏障，不良反应更小。

（2）托吡酯：作为抗偏头痛药物一线推荐，托吡酯同时具有减轻体重及轻度碳酸酐酶抑制剂的作用，常作为 IIH 的对症用药，从每日一次 25 mg 开始，每隔几周增加 25 mg，每天 100 ~ 150 mg 维持剂量，分二次口服。托吡酯可能会引起认知障碍和抑郁症，这是 IIH 中两种常见的合并症，应谨慎考虑使用。

（3）糖皮质激素：有减轻脑组织水肿的作用，但可导致体重增加、水钠潴留，且长期使用糖皮质激素患者撤药过程中可能诱发 IIH。目前多使用静脉剂型来减缓急剧进展的视盘水肿或术前短期使用。

（4）脱水药物：甘露醇可有效降低颅压，但不能长期持续使用，只是在应急时使用，病情稳定后可改为口服呋塞米（速尿）和螺内酯。使用脱水药应注意维持水、电解质平衡。速尿和螺内酯可与乙酰唑胺联合使用，但需警惕低钾血症、代谢性酸中毒的发生。

2. 手术治疗

当视觉功能迅速或进行性下降时，需要对 IIH 进行手术治疗。手术治疗包括视神经鞘减压术、脑脊液分流术（包括脑室腹腔、腰腹腔、脑室颈静脉和脑室心房分流术）、静脉窦支架植入术。

（1）视神经鞘减压术：降低视神经后板层的周围脑脊液压力，主要适用于因视盘水肿致视力下降且药物无效的 IIH 患者。该手术使 59% 的患者视力有所改善，80% 患者的视盘水肿得到改善。对缓解头痛、耳鸣效果欠佳[21]。主要并发症发生率为 1.5%，包括视网膜动脉阻塞、球后出血、创伤性视神经病变和斜视。轻微并发症的发生率为 16.4%，包括短暂复视、瞳孔不等大、结膜问题 / 囊肿和视神经出血。失败率为 14.9%，需二次视神经鞘减压术或脑脊液分流术。

（2）脑脊液分流术：主要是腰大池-腹腔分流术和脑室-腹腔分流术，两者是将脑脊液从脑室或蛛网膜下腔分流到腹腔的方法。顽固性头痛伴或不伴有视力下降的颅内高压是脑脊液分流术的适应证[22]。70% 患者的视盘肿胀改善，54% 的患者在分流后视力改善。80% 的患者头痛有所改善，43% 的患者需要一次以上的外科手术。重大并发症发生率为 7.6%，包括分流管感染、硬膜下血肿和脑脊液瘘管，而轻微并发症发生率为 32.9%，包括腹痛、分流管断开、瓣膜功能障碍和低压头痛。在没有视觉影响的情况下脑脊液改道手术不是治疗头痛的推荐方法。

（3）静脉窦支架植入术：是治疗 IIH 合并静脉窦狭窄的首选方案[23-25]。适应证为静脉窦狭窄程度 ＞ 50%，跨狭窄压力梯度 ＞ 8 mmH_2O 的 IIH 患者，内生型静脉窦狭窄支架植入手术效果更佳，支架长度应覆盖狭窄前后超过 10 mm 以减少再狭窄发生率，术后压力差最好不高于 5 mmH_2O[26]。术前双联抗血小板治疗至少 3 天，术后继续 3 ~ 6 个月停用或维持单一抗血小板药物治疗至少 1 年[27]。

静脉窦支架植入术可以使 97% 的患者视盘肿胀得到改善、83% 的患者头痛改善。治疗效果优于视神经鞘开窗术、脑脊液分流术和单纯球囊扩张术。7.4% 的患者出现并发症，主要并发症包括血管穿孔颅内出血和急性硬膜下出血和蛛网膜下腔出血、支架再狭窄、支架迁移和血栓形成；次要并发症包括一过性听力丧失、股动脉假性动脉瘤、腹膜后血肿、泌尿系感染以及晕厥。10.3% 的患者需要在原治疗部位或附近重新放置支架以治疗再狭窄。

3. 孕妇的管理

怀孕期间血容量和心输出量的增加，加上水和钠滞留的增加，促进脑血流量的渐进性增加，会导致脑肿胀。上述其他药物可以使用，但托吡酯除了降低避孕药的有效性外，还会致畸，在怀孕期间应避免使用。一般情况下在第一产程和第二产程期间颅内压力可能分别上升至 39 mmH_2O 和 71 mmH_2O。尽管如此，IIH 不是选择性剖宫产的适应证。

剖宫产麻醉过程中的腰麻会增加蛛网膜下腔的液体量，而硬膜外麻醉会压缩硬脑膜囊，改变脊髓蛛网膜下腔的顺应性，可以用于 IIH 患者剖宫产。使用小体积的局部麻醉剂和阿片类药物避免颅压急性升高，由于硬膜外容量增加将传输到蛛网膜下腔，从而暂时增加了颅压，因此可以谨慎使用硬膜外导管。注射速度应尽可能慢。缓慢增加剂量似乎比大容量剂量耐受性更好。手术后的几个小时内应延长神经、心血管和呼吸监测时间。

怀孕期间的全身麻醉与多种风险相关，应避免全身麻醉，因为喉镜检查、插管、麻醉深度不足和拔管与颅压升高有关。如果需要全身麻醉，可以使用异丙酚，该药具有减少脑血流量、保护脑组织的优势。插管时应避免使用琥珀胆碱，该药可能会暂时升高颅压。

【病例摘要】

女，41 岁，头痛伴左眼视力下降 2 周。

患者半月前无明显诱因出现持续性头部胀痛，阵发加重，无恶心呕吐，伴阵发性双侧耳鸣和左眼视力持续性下降。既往史无特殊。体格检查：体重 70 kg，BMI 27.3 kg/m^2，视力右 0.8、左 0.6，双侧视盘水肿（左侧著），双眼各个方向活动充分，双耳听力无异常。四肢感觉无异常，四肢肌力 5 级，四肢腱反射对称，没有锥体束征。颈无抵抗。腰椎穿刺检查，压力＞ 330 mmH$_2$O，脑脊液常规、生化正常，病原学检查阴性。颅脑 MRI 平扫可见空泡蝶鞍，余未见脑结构异常；CE-MRV 提示左侧横窦纤细（考虑发育不良），右侧横窦及乙状窦交界处狭窄。定位诊断：脑脊液循环通路，双侧横窦；定性诊断：特发性颅内高压，静脉回流障碍。DSA 检查证实右侧横窦优势侧，右侧横窦-乙状窦交界重度狭窄，跨狭窄两端压力差为 22 mmH$_2$O，左侧横窦及乙状窦纤细且微导管到位困难。进一步行右侧横窦及乙状窦支架植入，术后复查腰穿压力恢复正常，临床症状消失。病例详细资料见二维码数字资源 20-3。

数字资源 20-3

（张国高　林志坚）

【参考文献】

[1] LUECK C，MCILWAINE G. Interventions for idiopathic intracranial hypertension. Cochrane Database Syst Rev，2005（3）：CD003434.

[2] FRIEDMAN DI. The pseudotumor cerebri syndrome. Neurol Clin，2014，32（2）：363-396.

[3] RAOOF N，SHARRACK B，PEPPER IM，et al. The incidence and prevalence of idiopathic intracranial hypertension in Sheffield，UK. Eur J Neurol，2011，18（10）：1266-1268.

[4] BIOUSSE V，BRUCE BB，NEWMAN NJ. Update on the pathophysiology and management of idiopathic intracranial hypertension. J Neu rol Neurosurg Psychiatry，2012，83（5）：488-494.

[5] PORTELLI M，PAPAGEORGIOU PN. An update on idiopathic intracranial hypertension. Acta Neurochir（Wien），2017，159（3）：491-499.

[6] TABASSI A，SALMASI AH，JALALI M. Serum and CSF vitamin a concentrations in idiopathic intracranial hypertension. Neurology，2005，64（11）：1893-1896.

[7] BAYKAN B，EKIZOGLU E，ALTIOKKA UG. An update on the pathophysiology of idiopathic intracranial hypertension alias pseudomotor cerebri. Agri，2015，27（2）：63-72.

[8] BABIKAN P，CORBETT J，BELL W. Idiopathic intracranial hypertension in children：the Iowa experience. J Child Neurol，1994，9（6）：144-149.

[9] LEISHANGTHEM L，SIRDESHPANDE P，DUA D，et al. Dural venous sinus stenting for idiopathic intracranial hypertension：an updated review. J Neuroradiol，2019，46（2）：148-154.

[10] HIGGINS JN，GILLARD JH，OWLER BK，et al. MR venography in idiopathic intracranial hypertension：unappreciated and misunderstood. J NeuroI Neumsurg Psychiatry，2004，75（4）：621-625.

[11] DURST CR，ORNAN DA. Prevalence of dural venous sinus stenosis and hypoplasia in a generalized population. J Neurointerv Surg，2016，8（11）：1173-1177.

[12] WANG MTM，BHATTI MT，DANESH-MEYER HV. Idiopathic intracranial hypertension：pathophysiology，diagnosis and management. J Clin Neurosci，2022，95：172-179.

[13] BARMHERZIG R，SZPERKA CL. Pseudotumor cerebri syndrome in children. Curr Pain Headache Rep，2019，23（8）：58.

[14] MARKEY KA，MOLLAN SP，JENSEN RH，et al. Understanding idiopathic intracranial hypertension：mechanisms，management，and future directions. Lancet Neurol，2016，15（1）：78-91.

[15] VINENT GINSEFLI，et al：Symyzoms and disease association in ldiopathic intracranial hypentention. Neurol，1991，41（2）：239-244.

[16] 倪俊，李舜伟. 良性颅内压增高病因分析（附 25 例报

告）. 北京医学，2002（6）：369-371.
[17] 王智清，陶芳旭，鄢克坤，等. 特发性高颅压 MRI 征象分析. 中国医学影像技术，2018，34（12）：1792-1795.
[18] MOKIN M，KAN P，ABLA AA，et al. Intravascular ultrasound in the evaluation and management of cerebral venous disease. World Neurosurg，2013，80（5）：655. e7-13.
[19] RAOOF N，HOFFMANN J. Diagnosis and treatment of idiopathic intracranial hypertension. Cephalalgia，2021，41（4）：472-478.
[20] JOHNSON LN，KROHEL GB，MADSEN RW，et al. The role of weight loss and acetazolamide in the treatment of idiopathic intracranial hypertension（pseudotumor cerebri）. Ophthalmology，1998，105（12）：23137.
[21] INAM ME，MARTINEZ-GUTIERREZ JC，KOLE MJ，et al. Venous sinus stenting for low pressure gradient stenoses in idiopathic intracranial hypertension. Neurosurgery，2022，91（5）：734-740.
[22] SPITZE A，MALIK A，LEE AG. Surgical and endovascular interventions in idiopathic intracranial hypertension. Curr Opin Neurol，2014，27（1）：69-74.
[23] SATTI SR，LEISHANGTHEM L，CHAUDRY MI. Meta-analysis of CSF diversion procedures and dural venous sinus stenting in the setting of medically refractory idiopathic intracranial hypertension. AJNR Am J Neuroradiol，2015，36（10）：1899-1904.
[24] LEISHANGTHEM L，SIRDESHPANDE P，DUA D，et al. Dural venous sinus stenting for idiopathic intracranial hypertension：an updated review. J Neuroradiol，2019，46（2）：148-154.
[25] 佟旭，王素洁，王伊龙，等. 支架置入与球囊扩张治疗特发性颅内高压伴静脉窦狭窄的疗效比较. 中国卒中杂志，2019，14（10）：968-974.
[26] XU K，YU T，YUAN Y，et al. Current status of the application on intracranial venous sinus stenting. Int J Med Sci，2015，12（10）：780-789.
[27] AL-MUFTI F，DODSON V，AMULURU K，et al. Neuroendovascular cerebral sinus stenting in idiopathic intracranial hypertension. Interv Neurol，2020，8（2-6）：164-171.

第二十一章 中枢神经系统营养缺乏

神经系统损害可能是某些营养缺乏的主要或唯一表现。常出现认知障碍或中枢神经系统的其他损害表现，如视神经和脊髓损害表现，并可能伴随营养性周围神经病。在大多数患者中，营养缺乏可能只有一个主要原因，但在某些情况下，多种原因可能共存。减重手术比例的上升和减重手术后营养缺乏的发生率升高使这一问题成为神经科医生特别关注的话题。在高危情况下，营养缺乏引起的神经病可以通过适当补充营养素来预防。早期识别和及时治疗是确保最佳预后和最大限度减少神经系统并发症的关键。

第一节 亚急性联合变性

【概述】

亚急性联合变性（subacute combined degeneration，SCD）是一种神经系统脱髓鞘和变性疾病，其发病机制与维生素 B_{12} 缺乏有关，多累及脊髓后索、侧索及周围神经，在一般人群中发病率约为 0.1%[1]。在老年人中发病率最高，这可能是由于膳食中长期缺乏维生素 B_{12}。并非所有维生素 B_{12} 缺乏的患者都表现为 SCD，维生素 B_{12} 缺乏患者的 SCD 发生率约为 14.8%[2-3]。主要的临床表现包括本体感觉和精细触觉等感觉障碍，伴随感觉性共济失调；以及肌无力、痉挛性瘫痪、自主神经功能障碍、智力或行为异常等[4-6]。

1887 年 Lichtheim 等首次提出 SCD 的概念，1890 年 Russell 等首次对该疾病进行详细的描述并命名。1948 年 Spies 等发现维生素 B_{12} 可以治疗 SCD。维生素 B_{12} 又称钴胺素，是一种水溶性维生素，主要来源于肉类、蛋类和乳制品等动物制品，是正常红细胞生成、核酸及核糖体合成与髓鞘形成等生化代谢中不可或缺的辅酶。缺乏维生素 B_{12} 通常会导致髓鞘合成障碍，进而导致神经病变[7-9]。食物中的维生素 B_{12} 吸收不良是维生素 B_{12} 缺乏最常见的原因，如对于行胃大部切除、回肠切除及过量饮酒、质子泵抑制剂或抑酸剂等引起的萎缩性胃炎的患者，这些因素导致胃壁产生的内因子减少，维生素 B_{12} 无法转运。而慢性胃炎的抗内因子抗体和抗壁细胞抗体导致内因子减少，也影响维生素 B_{12} 转运。此外，长期素食导致维生素 B_{12} 摄入不足也是原因之一，多见于老年人。使用二甲双胍和一氧化二氮干扰维生素 B_{12} 的代谢等也是 SCD 的病因。总之，在维生素 B_{12} 的摄取、吸收和运输过程中，任何环节的异常都可能导致维生素 B_{12} 缺乏。

SCD 的病理改变为多灶性、弥漫性脱髓鞘、轴索变性和脊髓海绵状空泡形成。这些脱髓鞘改变主要出现在脊髓白质，影响脊髓后索的薄束和楔束、侧索的皮质脊髓束，有时也会影响侧索的脊髓丘脑束，严重时大脑白质、视神经、周围神经也可受累。显微镜观察可见大直径的有髓神经纤维首先表现为肿胀，随后进展为髓鞘破坏和脱失，髓内空泡形成（白质空泡化），髓鞘周围巨噬细胞和淋巴细胞聚集，偶见不同程度胶质细胞增生[7-8]。

【临床表现】

SCD 患者多在中年后发病，起病隐袭，呈慢性或亚急性进行性加重，无性别差异。主要表现为胃肠道、血液、神经及精神系统的异常。神经系统症状主要为脊髓后索、侧索和周围神经损害表现，也可有视神经损害，少数可出现脑部症状。

1. 中枢神经损害

大脑损害表现为头晕、记忆力下降、认知功能障碍等[9-11]。还存在幻觉、妄想、易激惹、抑郁、谵妄、情感淡漠、多疑、情绪不稳、注意力不集中、定向力障碍等精神症状。精神症状可能是由心理和器质性因素共同导致，其中神经症状的恶化和生活条件的变化加速患者的精神症状发展[12]。部分患者可能继而出现智能减退甚至痴呆[13-14]。部分患者在病程晚期可合并视神经受累，表现为暗点、视力减退或失明。

脊髓损害表现为痉挛性瘫痪、Romberg 征阳性、深感觉减退、两点辨别觉减退、共济失调步态，这些变化与皮质脊髓侧束和薄束、楔束的脱髓鞘有关，与下肢的周围神经病的体征和症状共存。此外，部分患者可出现 Lhermitte 征。

2. 周围神经病

SCD 患者通常表现为肢体远端感觉异常和运动障碍，具体表现为四肢远端或双下肢对称性麻木、刺痛、烧灼样感觉异常，踩棉花感，步态不稳，后逐渐发展成手套、袜套样感觉减退，向近端发展，感觉障碍先于运动障碍，随着疾病进展，患者可出现四肢痉挛性轻瘫和广泛的感觉减退[4,6,15]。自主神经系统受累时可出现大小便障碍、直立性低血压、勃起功能障碍等。

3. 大细胞贫血

大多数贫血患者都会出现疲劳、面色苍白和全身不适的症状，与潜在的巨幼细胞贫血有关，是由于脱氧核糖核酸即 DNA 的合成障碍所引起的一种贫血。体检可以发现面色苍白和黄疸。部分患者出现舌炎，表现为舌侧面小疱形成，继而溃烂，溃疡面痛感强烈，会影响正常说话和进食；也可见舌面初为苍白，继之红绛光滑，舌乳头萎缩，呈镜面舌。

4. 其他损害

晚期 SCD 患者可出现支气管痉挛、心律失常等其他系统表现[16]。

【辅助检查】

辅助检查应涵盖血常规检查、维生素 B_{12} 和叶酸测定、血清甲基丙二酸和同型半胱氨酸检测、脑和脊髓影像学检查、胃镜检查，有自身免疫性疾病史的患者需要进行包括抗内因子抗体的评估。

1. 血常规及骨髓涂片

对于有 SCD 症状和贫血的患者，初步评估应包括全血细胞计数、外周血涂片。SCD 患者血常规及骨髓涂片可表现为不同程度的巨幼细胞贫血（平均红细胞体积＞ 100 fl），多形性增多，中性粒细胞减少，血小板减少或全血细胞减少等[1]。在没有贫血的情况下也可以发生巨红细胞增多。平均红细胞体积＞ 115 fl 被认为对维生素 B_{12} 缺乏症更有特异性，并有助于将其与其他大红细胞增多症原因区分开来。外周血涂片中存在超分叶中性粒细胞。一些维生素 B_{12} 缺乏患者并没有明显的血液学异常，骨髓涂片仅用于临床及实验室检查不明确的情况[17-18]。

2. 血清维生素 B_{12} 和叶酸检测

血清维生素 B_{12} 检测是判定维生素 B_{12} 缺乏最直接的方法。对于临床上高度怀疑 SCD 的病例，应检查维生素 B_{12} 水平。但血清维生素 B_{12} 水平测定正常者并不能完全排除 SCD 的诊断。国内推荐的参考值为＜ 148 pmol/l（200 ng/L），可诊断 97% 的维生素 B_{12} 缺乏病例[19-21]。由于维生素 B_{12} 和叶酸的生化途径密切交织，且两种元素缺乏的患者表现出相似的临床特征，因此通常同时对叶酸水平进行评估。当维生素 B_{12} 缺乏时，血清叶酸水平往往正常或升高；当叶酸缺乏时，血清维生素 B_{12} 水平也会降低[22]。

3. 血清甲基丙二酸和同型半胱氨酸检测

血清甲基丙二酸（methylmalonic acid，MMA）和同型半胱氨酸（plasma homocysteine，HCY）的检测是间接判定维生素 B_{12} 缺乏的方法。虽然 HCY 在缺乏维生素 B_{12} 时会升高，但 MMA 仅在缺乏维生素 B_{12} 时升高，是比 HCY 或维生素 B_{12} 水平更准确的缺乏标志物。MMA 和 HCY 同时升高表明维生素 B_{12} 缺乏。MMA 正常而 HCY 升高表明缺乏叶酸。二者都不高将排除维生素 B_{12} 缺乏症的诊断。如果维生素 B_{12} 水平正常，但 MMA 较高，则必须认真考虑是否使用了一氧化二氮。如果维生素 B_{12} 和 MMA 水平正常，患者出现 SCD 的体征和症状，则检查血清铜、铜蓝蛋白和锌的水平，以排除铜缺乏导致的脊髓病[23-25]。

4. 免疫学检查

可以进行内因子抗体、抗壁细胞抗体、胃蛋白酶原及胃泌素测定等帮助明确维生素 B_{12} 缺乏的病因。也需要检查水通道蛋白 4 抗体，排除其他免疫性脊髓病。

5. 影像学检查

SCD 患者脊髓 MRI 呈脱髓鞘改变（图 21-1），表现为颈、胸段脊髓后索对称性 T2WI 高信号，矢状位可见垂直方向长节段异常信号，表现为“条索状”或“斑片状”信号，轴位可见特征性的“反兔耳征”“倒 V 征”和“8 字征”[26-28]。脊髓侧索的受累虽然在临床上存在，但在 MRI 上很少出现。胃镜检查用于确定慢性胃炎的存在。

6. 治疗性试验

治疗性试验是临床工作中最早采用的一种诊断方法，在不具备开展上述各种检查的条件时，可采

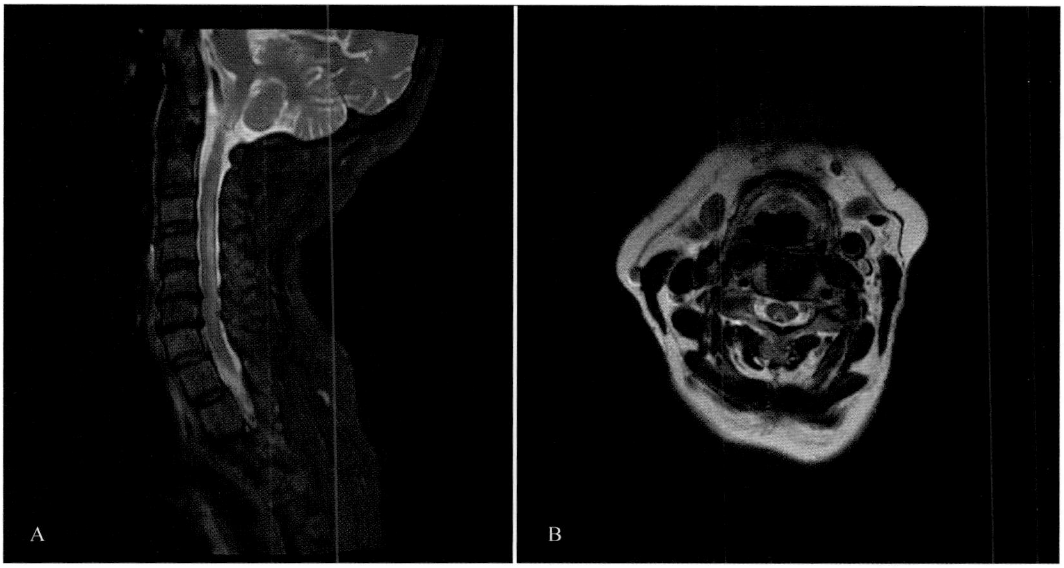

图 21-1 A，脊髓长节段的 T2 高信号。B，脊髓后索 T2 高信号

用此法：予以补充维生素 B_{12} 治疗后，观察到患者的临床症状、体征缓解，血常规提示网织红细胞上升，提示维生素 B_{12} 缺乏。

【诊断】

在获取慢性腹泻病史、药物使用、自身免疫性疾病病史和患者饮食详细信息的同时，应调查特定的 SCD 危险因素。应询问患者是否长期服用质子泵抑制剂等药物。应询问外科手术，尤其是胃肠道手术史。详细的饮食史应包括素食和纯素饮食，以及补充剂的摄入量，尤其是锌和铜。必须仔细了解一氧化二氮的使用史，尤其是年轻患者。1 型糖尿病、甲状腺疾病和白癜风等全身性器官特异性疾病的存在提示恶性贫血的潜在原因。

当患者出现上述 SCD 的一个或多个临床表现，结合患者的临床病程、血常规提示巨幼细胞贫血、血清维生素 B_{12} 水平降低和特征性的脊髓 MRI 表现，首先考虑到 SCD 的临床诊断。内因子抗体、抗壁细胞抗体、胃蛋白酶原及胃泌素测定有助于明确维生素 B_{12} 缺乏的病因。

【鉴别诊断】

SCD 的鉴别诊断广泛且高度依赖于患者的危险因素和临床表现。本病需要与多种累及脊髓后索和侧索的髓内病变相鉴别，包括非恶性贫血合并系统变性、铜缺乏性或锌中毒性脊髓病、脊髓压迫症、横贯性脊髓炎、多发性硬化、家族性痉挛性截瘫、获得性免疫缺陷综合征所致空泡样脊髓病、肾上腺脑白质营养不良女性携带者等。

1. 铜缺乏症

铜缺乏症可以出现在接受减重手术的患者以及使用螯合剂过度治疗肝豆状核变性的患者。铜缺乏症也可能是锌摄入过多引起。铜缺乏症患者出现后索受累，表现为深感觉丧失、痉挛性轻瘫和周围神经病，与 SCD 相似，如果单独补充维生素 B_{12} 没有反应，则诊断即可成立。这些缺陷可能在接受减重手术的患者中共存。对于任何患有临床 SCD 但维生素 B_{12} 和 MMA 水平正常的患者来说，检查血清铜和锌都至关重要，也可以通过铜和铜蓝蛋白水平低来证明。

2. 甲基丙二酸血症

本病中位发病年龄为 13 岁，表现为步态痉挛、慢性情绪异常、认知障碍、痉挛性排尿困难、性格改变和抑郁、共济失调、癫痫发作、肢体麻木。当患者被诊断时，平均血清 HCY 水平、尿液中 MMA 水平、血清丙二酸水平均明显升高。除了轻微的脑萎缩外，脑和脊髓 MRI 没有明显改变。基因检测可见 *MMACHC* 基因复合杂合突变。肌内注射维生素 B_{12}、口服甜菜碱和叶酸后临床表现可以改善。

3. 一氧化二氮中毒

N_2O 的使用在青少年和年轻人中变得越来越普遍，长期大量使用可能会导致严重的精神、神经和血液系统障碍。N_2O 会导致维生素 B_{12} 逐渐缺乏，并通过其钴核的不可逆氧化使维生素 B_{12} 失活。在 N_2O

诱导的脊髓SCD中维生素B_{12}水平并不低，只有46%的N_2O诱导的有神经系统症状患者的维生素B_{12}水平较低，但MMA和HCY的血清水平升高。

4. 遗传性痉挛性截瘫

这是一组神经退行性疾病，以常染色体显性、常染色体隐性、性连锁隐性和线粒体遗传方式遗传，主要损害皮质脊髓束，表现为下肢明显的痉挛和无力，后索损害比较少，因此没有下肢的深感觉障碍。周围神经损害少见，伴随大脑损害者存在皮质症状，MRI一般只发现脊髓萎缩表现，血液维生素B_{12}一般没有明显异常。

5. 其他疾病

脊髓损害还出现在横贯性脊髓炎、多发性硬化、维生素E缺乏和甲氨蝶呤脊髓病、硬膜外肿瘤或脊髓型颈椎病。这些疾病的临床表现与SCD相似。不同原因诱发的维生素E缺乏和甲氨蝶呤药物诱导的脊髓病也会出现与SCD类似的症状，可依据病史及用药史进行鉴别。硬膜外肿瘤或脊髓型颈椎病可以发现脊髓压迫表现，其他脊髓病需要结合脑脊液检查进行鉴别。

（1）横贯性脊髓炎：通常影响1个或2个脊髓节段，出现下肢的无力，在躯干出现感觉障碍平面，伴随大小便障碍。脊髓MRI显示1个或多个脊髓节段的T2高信号病灶，病灶不限于脊髓的后索或侧索。脑脊液淋巴细胞增多和蛋白增多，血液维生素B_{12}、MMA、HCY水平正常。

（2）多发性硬化：好发于青中年。多亚急性起病，主要累及大脑和脊髓，脊髓为不对称受累，并且可能涉及多个脊髓节段。随着时间的推移还可以在大脑半球或脊髓出现新的病灶以及相关神经系统症状，包括肠道和膀胱受累以及脑膜受累的症状，这些症状并不出现在典型SCD。脑MRI显示脑白质为主的多发圆形或椭圆形T1WI低信号、T2高信号病灶[29]，累及的脊髓节段较少。脑脊液检查也可以发现炎性改变特点。

（3）梅毒脊髓痨：这种疾病也主要影响脊髓后索，出现感觉性共济失调和四肢疼痛。其诊断通过梅毒病史以及相关检查可以明确诊断。如果认为有必要，梅毒的实验室检测可以作为检查的一部分。

（4）空泡脊髓病：HIV感染可以导致空泡脊髓病，出现下肢的无力和感觉障碍，MRI显示后外侧索对称受累。血液CD4淋巴细胞计数较低以及HIV阳性可以明确诊断。

【治疗】

SCD的治疗方法是口服或胃肠外补充维生素B_{12}。维生素B_{12}缺乏症的原因决定了具体的治疗途径和持续时间。对于患有可能耗尽维生素B_{12}的慢性疾病（如乳糜泻、恶性贫血和肠道切除术后）的患者，可以无限期补充维生素B_{12}。维生素B_{12}的剂量、给药途径和治疗持续时间取决于出现的症状、治疗的紧迫性、潜在病因和患者的偏好。治疗的目标是及时改善维生素B_{12}缺乏所致的症状与体征，明确缺乏的原因并治疗原发病。具体措施包括：维生素B_{12}的补充治疗、针对维生素B_{12}缺乏的病因治疗等。还需加强患者营养支持，维持瘫痪肢体的功能锻炼，如针灸、理疗及康复治疗。

1. 维生素B_{12}的补充治疗

如果维生素B_{12}膳食缺乏被确定为病因，可口服给药。肠外给药是症状性贫血或严重神经功能障碍的首选途径。SCD患者需要更积极、更快速的治疗，以防止不可逆转的神经功能缺陷。此类患者最好通过肠外治疗，在缺陷得到纠正后可以过渡到口服治疗。大多数维生素B_{12}缺乏的个体先通过肌内注射维生素B_{12}进行治疗。肌内注射维生素B_{12}有氰钴胺和羟钴胺，肌内注射推荐的初始剂量为1000 μg/d，连续4周或病情不再进展之后可调整为每次1000 μg，每周2～3次，2～3个月后，每月1000 μg维持或改为口服治疗[24,30]。对于有神经系统症状的患者，可以每隔一天1000 μg，持续2周，然后每月服用一次。在每隔一天的治疗计划中，通过肠外补充维生素B_{12}，SCD的症状和MRI改变通常会在几天到几周内出现改善。

如果确定吸收不良是病因，例如乳糜泻或恶性贫血，也可以继续进行肠外给药，如果口服剂量足够高也可以产生有利的反应，初始剂量为1000～2000 μg/d，4周后改为50～150 μg/d[30]。口服维生素B_{12}治疗与肌内注射途径一样，可以提高血清中维生素B_{12}水平。维生素B_{12}补充治疗持续时间取决于维生素B_{12}的缺乏原因，内因子抗体和（或）抗胃壁细胞抗体阳性者需要长期大量肌内注射维生素B_{12}治疗；若病因不可逆转，应终身治疗。

2. 其他治疗

针对胃液中缺乏游离胃酸者，可服用胃蛋白酶合剂或饭前服用稀盐酸合剂10 ml。贫血患者可用硫酸亚铁0.3～0.6 g口服、3次/天或枸橼酸铁胺溶液 10 ml 口服、3 次 / 天。针对合并恶性贫血的患者，应积极排查胃部肿瘤性病变，叶酸 5 ~ 10 mg 与维生素 B_{12} 联合应用，3 次 / 天，不予单独使用叶酸，因其可能会加重精神症状[22]。

【病例摘要】

女，74 岁，肢体麻木无力和步态不稳 1 个月。

患者 1 个月前无明显诱因下出现步态不稳和麻木，双下肢略有乏力，伴有头晕，无头痛。平素营养均衡，饮食尚可。体格检查：脑神经未见异常，四肢肌力 5 级，双侧髂前上棘以下振动觉消失，关节运动觉减退。双侧膝反射亢进，双侧巴宾斯基征阳性。叶酸 > 20 μg/L（↑），维生素 B_{12} 54.90 ng/L（↓）。抗胃壁细胞抗体 IgG ++（1：32）；抗内因子抗体 IgG ++。颈椎 MRI 示颈髓内长条状异常信号，位于后索。定位诊断：颈髓后索和侧索；定性诊断：亚急性联合变性。肌内注射维生素 B_{12}、口服叶酸等，1 个月后症状好转。病例详细资料见二维码数字资源 21-1。

数字资源 21-1

（栾兴华）

【参考文献】

[1] ANDRES E，SERRAJ K. Optimal management of pernicious anemia. J Blood Med，2012，3：97-103.

[2] JAIN KK，MALHOTRA HS，GARG RK，et al. Prevalence of MR imaging abnormalities in vitamin B_{12} deficiency patients presenting with clinical features of subacute combined degeneration of the spinal cord. J Neurol Sci，2014，342（1-2）：162-166.

[3] BURLOCK B，WILLIAMS JP. Recognizing subacute combined degeneration in patients with normal vitamin B_{12} levels. Cureus，2021，13（6）：e15429.

[4] LINAZI G，ABUDUREYIMU S，ZHANG J，et al. Clinical features of different stage subacute combined degeneration of the spinal cord. Medicine（Baltimore），2022，101（37）：e30420.

[5] QUDSIYA Z，DE JESUS O. Subacute combined degeneration of the spinal cord. StatPearls. Treasure Island（FL）Ineligible Companies，2024.

[6] CAO J，SU ZY，XU SB，et al. Subacute combined degeneration：a retrospective study of 68 cases with short-term follow-up. Eur Neurol，2018，79（5-6）：247-255.

[7] TIMMS SR，CURE JK，KURENT JE. Subacute combined degeneration of the spinal cord：MR findings. AJNR Am J Neuroradiol，1993，14（5）：1224-1227.

[8] SCALABRINO G. Cobalamin（Vitamin B_{12}）in subacute combined degeneration and beyond：traditional interpretations and novel theories. Exp Neurol，2005，192（2）：463-479.

[9] LIM CC. Neuroimaging in postinfectious demyelination and nutritional disorders of the central nervous system. Neuroimaging Clin N Am，2011，21（4）：843-858.

[10] LI X，LIN H，XIANG X. Abnormal brain changes in a patient with vegetarian diet-induced subacute combined degeneration：a case report. Exp Ther Med，2023，26（4）：491.

[11] CHEN H，LI H，LI Y，et al. Clinical and imaging characteristics of subacute combined degeneration complicated with white matter lesions in the brain：a report of five cases. Somatosens Mot Res，2018，35（2）：119-123.

[12] ZHANG Y，LUO H，WANG X，et al. Psychiatric symptoms in a female with subacute combined degeneration of the spinal cord（SCD）：a case report. BMC Psychiatry，2023，23（1）：129.

[13] QUADROS EV. Advances in the understanding of cobalamin assimilation and metabolism. Br J Haematol，2010，148（2）：195-204.

[14] GROBER U，KISTERS K，SCHMIDT J. Neuroenhancement with vitamin B_{12}-underestimated neurological significance. Nutrients，2013，5（12）：5031-5045.

[15] VASCONCELOS OM，POEHM EH，MCCARTER RJ，et al. Potential outcome factors in subacute combined degeneration：review of observational studies. J Gen Intern Med，2006，21（10）：1063-1068.

[16] BRIANI C，DALLA TORRE C，CITTON V，et al. Cobalamin deficiency：clinical picture and radiological findings. Nutrients，2013，5（11）：4521-4539.

[17] HASBAOUI BE，MEBROUK N，SAGHIR S，et al. Vitamin B_{12} deficiency：case report and review of literature. Pan Afr Med J，2021，38：237.

[18] BI Z，CAO J，SHANG K，et al. Correlation between anemia and clinical severity in subacute combined degeneration patients. J Clin Neurosci，2020，80（10）：11-15.

[19] HERRMANN W，OBEID R. Cobalamin deficiency. Subcell Biochem，2012，56：301-322.

[20] DEVALIA V，HAMILTON MS，MOLLOY AM，et al. Guidelines for the diagnosis and treatment of cobalamin and folate disorders. Br J Haematol，2014，166（4）：496-513.

[21] 黄旭升，蒲传强，崔丽英，等，中国亚急性联合变性诊治共识. 中华神经科杂志，2020，53（4）：269-273.
[22] ALRUWAILI M，BASRI R，ALRUWAILI R，et al. Neurological implications of Vitamin B_{12} deficiency in diet：a systematic review and meta-analysis. Healthcare（Basel），2023，11（7）：958.
[23] ALHUJAILI NA. Catatonia and vitamin B_{12} deficiency-a hidden cause？A review article. Eur Rev Med Pharmacol Sci，2023，27（8）：3294-3299.
[24] ABUYAMAN O，ABDELFATTAH A，SHEHADEH-TOUT F，et al. Vitamin B_{12} insufficiency and deficiency：a review of nondisease risk factors. Scand J Clin Lab Invest，2023，83（8）：533-539.
[25] FENG C，BAI X，XU Y，et al. Hyperhomocysteinemia associates with small vessel disease more closely than large vessel disease. Int J Med Sci，2013，10（4）：408-412.
[26] NARRA R，MANDAPALLI A，JUKURI N，et al. "Inverted V sign" in sub-acute combined degeneration of cord. J Clin Diagn Res，2015，9（5）：TJ01.
[27] WEIDAUER S，WAGNER M，NICHTWEIß M. Magnetic resonance imaging and clinical features in acute and subacute myelopathies. Clin Neuroradiol，2017，27（4）：417-433.
[28] SUN HY，LEE JW，PARK KS，et al. Spine MR imaging features of subacute combined degeneration patients. Eur Spine J，2014，23（5）：1052-1058.
[29] DOBSON R，GIOVANNONI G. Multiple sclerosis-a review. Eur J Neurol，2019，26（1）：27-40.
[30] WANG H，LI L，QIN LL，et al. Oral Vitamin B_{12} versus intramuscular vitamin B（12）for Vitamin B_{12} deficiency. Cochrane Database Syst Rev，2018，3（3）：CD004655.

第二节　Wernicke 脑病

【概述】

Wernicke 脑病（Wernicke's encephalopathy，WE）是维生素 B_1（硫胺素）缺乏导致的一种急性或亚急性的中枢神经系统营养障碍性疾病，在一般人群中的患病率为 0.4% ~ 2.8%。大约 50% 的 WE 患者与严重的酒精使用障碍有关，长期饮酒会减少肠道中的硫胺素吸收。WE 在酒精相关性死亡的病例中检出率达到 29% ~ 59%。遗传易感性、不良饮食和肝脏储存硫胺素的能力下降是导致硫胺素缺乏的其他原因，见于长期肠外营养、严重营养不良、肝脏疾病、妊娠剧吐、恶性肿瘤、免疫缺陷综合征、严重神经性厌食症和甲状腺功能减退症。急性和慢性感染以及长期摄入碳水化合物或葡萄糖是 WE 的触发因素（表 21-1）。

表 21-1　硫胺素缺乏症的原因和机制

原因	可能的机制
酒精依赖	减少硫胺素摄入、吸收，并损害细胞内利用
高代谢状况	甲状腺功能减退、炎症增加了硫胺素消耗、减少吸收
胃肠道手术 / 饥饿	硫胺素缺乏
遗传疾病	*SLC19A3* 基因突变导致硫胺素转运蛋白减少
药物	呕吐和食欲不振减少硫胺素的摄入
低镁	与碳水化合物代谢改变和恶病质有关

WE 主要的临床表现包括意识改变、眼球运动障碍、共济失调等。当 WE 被发现较晚或没有及时有效治疗时，会发生永久性脑损伤，甚至死亡[1-3]。

该病是 1881 年由 Carl Wernicke 首次报道的一种急性脑病，其特征为意识模糊、眼肌麻痹及步态共济失调，相关尸检表现为第三和第四脑室及导水管周围存在点状出血。数年后，俄罗斯精神病学家 Sergei Korsakoff 描述了一种慢性遗忘综合征：患者记忆受损的程度远超过其他认知领域。虽然两项观察报道的病例都有慢性酒精中毒的背景，但 Wernicke 和 Korsakoff 最初均未意识到二者之间的关系，直至后来才被其他研究者发现。

硫胺素是一种水溶性维生素，在葡萄糖的代谢途径中至关重要，硫胺素是维持细胞膜完整性和跨细胞膜渗透梯度的关键维生素，主要以二磷酸硫胺素的形式储存在身体组织中，作为三羧酸循环和磷酸戊糖途径中多种酶的必要辅助因子参与能量产生。三羧酸循环涉及线粒体中发生的一系列化学反应，最后产生三磷酸腺苷。磷酸戊糖途径是一种胞质过程，产生戊糖，后者是核酸合成和烟酰胺腺嘌呤二核苷酸磷酸的还原形式。硫胺素缺乏导致三羧酸循环和磷酸戊糖途径的活性降低，细胞能量消耗并且烟酰胺腺嘌呤二核苷酸磷酸的合成减少，导致对氧化应激的耐受性下降。毒性中间代谢产物如乳酸、丙氨酸和谷氨酸积累，细胞内 pH 降低，细胞电解质稳态中断，导致细胞毒性水肿。

WE 的脑细胞肿胀损伤是由于血脑屏障细胞毒性机制造成的。当星形胶质细胞因三磷酸腺苷消耗、氧化应激、pH 降低和谷氨酸浓度过多的继发性兴奋毒性而受损时，就会发生血脑屏障功能障碍，从而导致血管源性水肿。血清蛋白从血管渗漏而引起细胞外液积聚。细胞毒性肿胀的特征是由于细胞内液体积聚而导致细胞肿胀，两种改变导致 WE 的脑损伤。

WE 病变在第三脑室、中脑导水管和第四脑室周围出现对称分布的血管充血、小胶质细胞增生和点状出血。几乎所有患者均存在乳头体受累，丘脑背内侧、蓝斑、导水管周围灰质、动眼神经核、前庭神经核及小脑常常受累。病灶较少累及上下丘、穹窿、隔区、海马和大脑皮质，慢性病例可见脱髓鞘、胶质细胞增生和神经纤维丢失，神经元相对保存完好。在慢性 WE 患者乳头体萎缩，小脑矢状切面可见小脑蚓部上部顶端的浦肯野细胞选择性丢失。

【临床表现】

在维生素 B_1 缺乏 4 ~ 6 周后出现神经系统损害症状，16% ~ 33% 的患者出现些典型 WE“三联征”，包括：脑病、眼球运动障碍、步态共济失调。当酗酒者出现该典型三联征时，临床上可直接识别 WE。然而只有约 1/3 的患者可见典型三联征的所有表现，大多数患者仅有临床三联征中的 1 个或 2 个特征[1,10]。精神状态异常的发生率较高（82%），共济失调（23%）、眼球运动异常（29%）及多神经病（11%）的发生率要低得多。体温过低或体温过高、耳聋和癫痫发作罕见。与酒精性 WE 患者相比，非酒精性 WE 患者更容易出现眼球运动异常而较少出现小脑体征。非酒精性 WE 患者通常表现为精神状态改变，没有其他症状[4]。

1. 脑病

精神状态变化出现在 34% ~ 82% 的 WE 患者，包括意识模糊、无法集中注意力、头晕、空间定向障碍、记忆障碍、淡漠。出现严重工作记忆障碍，并表现为虚构、严重的顺向和逆行记忆缺陷，应当考虑为 WE 重叠 Korsakoff 综合征。如果这些症状不是很严重，进行认知测试可以看见明显的记忆和学习能力受损。有的患者同时存在酒精戒断相关的激越性谵妄，意识水平降低在发病之初并不常见，但未经治疗的患者可从昏睡或昏迷进展为死亡。

2. 眼球运动障碍

完全或部分眼球运动受限主要是由于动眼神经麻痹引起，完全性眼肌麻痹很少发生，但水平眼震是最常见的眼部异常。脑桥被盖病变表现为复视、双侧展神经麻痹和眼球凝视运动异常并不罕见。

3. 步态共济失调

WE 中的前庭功能障碍和小脑损伤会导致步态共济失调，范围从无法站立到极轻微的步态异常。严重时患者不能行走。病情相对较轻的患者行走时呈宽基步态，步伐慢而小。小脑病变通常局限于小脑蚓部的前部和上部；出现下肢或上肢的共济失调、构音障碍或言语断续的情况并不常见。

4. 周围神经病

周围神经病较常见，通常仅累及下肢。患者诉下肢远端逐渐出现无力、感觉异常和疼痛。体格检查中可见踝反射减弱或消失以及远端感觉缺失。部分患者存在自主神经病，导致皮肤干燥、瞳孔无反应以及肢体的低体温。

5. 非神经系统表现

可以看到湿性脚气病（充血性心力衰竭）和胃肠脚气病（腹痛、呕吐和乳酸酸中毒）。高输出量充血性心力衰竭表现为心动过速、呼吸困难。

【辅助检查】

WE 没有具体的确诊标志物，需要实验室检查和脑部成像来支持 WE 的临床诊断。

1. 血液检查

识别硫胺素缺乏最可靠的方法是在给予硫胺素之前和之后检测红细胞硫胺素转酮醇酶活性。如果红细胞硫胺素转酮醇酶活性水平低且在硫胺素刺激后增加大于 25%，可诊断硫胺素缺乏。血清硫胺素或者血清或全血中的焦磷酸硫胺素水平也可通过高效液相色谱测定。血液硫胺素水平可能不能准确反映脑硫胺素水平。血液硫胺素水平正常不能排除 WE 的可能。此外，测量血浆乳酸和丙酮酸水平也很重要，因为硫胺素是丙酮酸脱氢酶的辅因子，其抑制会导致乳酸和丙酮酸水平升高。

2. 脑脊液检查

WE 患者还需接受针对其他引起谵妄的免疫、中毒和代谢性疾病的检查。若有发热或其他关于中枢神经系统感染的怀疑，则需行腰椎穿刺。WE 患者的脑脊液检查结果可能正常，或显示轻度蛋白升高。

脑脊液细胞增多或蛋白＞ 100 mg/dl 提示其他诊断。

3. 脑电图检查

如果怀疑非惊厥性癫痫发作，可安排脑电图检查。仅约一半的 WE 患者可见脑电图异常，通常为轻至中度弥漫性慢波活动[16]。

4. 影像学检查

MRI 在检测急性脑病方面比 CT 更敏感。CT 可显示间脑、中脑和脑室周围区域的对称性低密度异常，注射对比剂后可见增强。MRI 是确诊 WE 或 Korsakoff 综合征最有价值的方法，MRI 的典型表现包括丘脑、下丘脑、乳头体、导水管周围区和第四脑室底部 T2 高信号对称病灶（图 21-2）[6-18]。病变也可以出现在小脑、脑神经核、齿状核、尾状核、红核、胼胝体压部和大脑皮质。慢性 WE 的乳头体萎缩是一种特异性改变，存在于 80% 的典型 WE 病史的酒精滥用患者中。在 WE 发病 1 周内可检出乳头体萎缩。磁敏感加权成像可显示标准 T2 加权像上未见的点状出血[5-7]。

【诊断】

WE 的诊断主要为临床诊断。尽管详尽的临床和既往史至关重要，但必须进行详细的体检。当考虑到 WE 时，第一个重要步骤就是立即开始硫胺素治疗，而不是等待其他实验室测试的结果。无论是否存在慢性酒精滥用，在进行治疗的同时进行 MRI 检查，发现典型影像学改变支持诊断该病（表 21-2），室周病变是常见的发现，但并不一定都出现[6-10]。

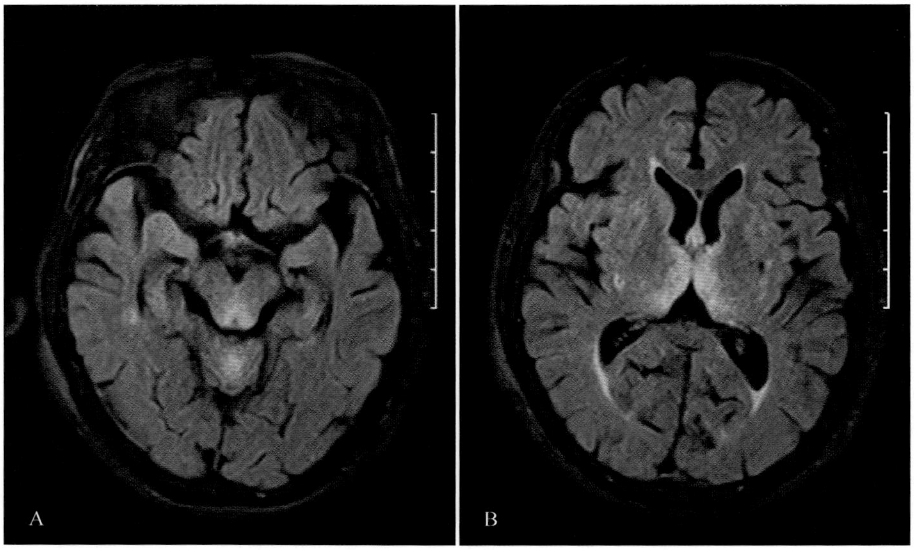

图 21-2 A，中脑导水管周围区高信号。B，双侧丘脑内侧高信号（T2 FLAIR 图像）

表 21-2 Wernicke 脑病诊断标准

维生素缺乏饮食	饮食摄入不良、体重指数低、血清维生素 B_1 水平低
眼球运动	眼肌麻痹、眼球运动障碍、眼球震颤（主要是水平）
小脑功能	指鼻试验、跟膝胫试验差，共济失调步态、运动障碍
认知和精神	意识混乱或昏迷，认知状态异常，神经心理测试受损
MRI	丘脑、下丘脑、乳头体、导水管周围和第四脑室底部 T2 高信号对称病灶

【鉴别诊断】

在诊断 WE 之前，有必要排除可能出现类似神经精神症状的其他疾病，包括肝性脑病、特发性高颅压、酒精戒断综合征、基底动脉尖综合征、单纯疱疹性脑炎、成年 Leigh 病和各种原因的慢性缺氧及第三脑室肿瘤（表 21-3）。了解既往的用药史和疾病史，进行脑 MRI 和脑脊液检查有助于确认 WE 的临床诊断并排除脑炎、脑卒中或肿瘤等其他疾病。

表 21-3 Wernicke 脑病鉴别诊断

原因	疾病或状态
药物过量	阿片（海洛因）、镇静催眠药、抗精神病药、锂剂、肌肉松弛药、抗硫胺素、苯二氮䓬类药物
毒物中毒	乙二醇、甲醇、一氧化碳、氯化物和硫化氢
代谢异常	高碳酸血症，血氧不足，甲状旁腺、甲状腺、垂体和肾上腺功能低下或过度，威尔逊病，肝性脑病
感染发热	败血症、发热相关谵妄、中暑
营养缺乏	维生素 B_{12} 缺乏、叶酸缺乏、维生素 E 缺乏
器官衰竭	肝、心、肾衰竭，红细胞增多症，嗜酸性粒细胞增多症，白血病脑转移，血小板增多症
脑部疾病	脑炎、基底动脉尖综合征、高血压脑病、Leigh 病、精神疾病、特发性高颅压、第三脑室肿瘤
其他	体温过低或过高，创伤

【治疗】

正常情况下人体每使用 1000 kcal 能量所需的维生素 B_1 为 0.5 mg，相当于健康成人每天约需 1.4 mg。饮酒限制了硫胺素的摄入。硫胺素主要存在于糙米、酵母、豆类和全谷物制成的食物中，在小肠中通过主动转运和被动扩散被吸收，人体的硫胺素储存量为 30 ~ 50 mg，足够使用 3 ~ 4 周，相当于每天仅消耗 2 mg 左右。尽管硫胺素的每日膳食需求量仅为 1 ~ 2 mg，但某些患者的基因决定其需要更大量的硫胺素。在患者完成胃肠外治疗后及出院后，应继续每日口服 100 mg 硫胺素。对于进行减重手术的患者，需要进行 6 个月的血浆维生素水平随访并补充足够的维生素。在维生素 B_1 缺乏状态下，在开始高碳水化合物饮食之前首先给予维生素 B_1，增加硫胺素代谢酶的活性并改善神经系统症状[23]。

1. 硫胺素治疗

WE 是一种可逆的医疗紧急情况，有急性或慢性形式。其治疗的主要目标是通过快速有效地纠正维生素减少来避免脑损伤[17-24]。一旦做出 WE 的临床诊断，WE 的治疗就是肠外硫胺素给药，特别是对于怀疑饮食性维生素缺乏症的人。应在不等待硫胺素水平结果的情况下开始硫胺素治疗。快速静脉输注硫胺素可以防止 WE 进展为不可逆的缺陷，包括 Korsakoff 综合征。硫胺素 200 mg 用 100 ml 生理盐水或 5% 葡萄糖稀释，给药超过 30 分钟，治疗 3 ~ 7 天，然后改口服。如果在大剂量胃肠外硫胺素治疗 WE 后，Korsakoff 失忆状态或其他精神异常未稳定，并且急性症状在 7 天后没有改善，则每 8 小时静脉注射 200 mg 硫胺素，直至患者的 Korsakoff 症状消失。对于 WE 昏迷患者静脉注射硫胺素也需要延长使用时间。不建议将口服硫胺素作为急性和亚急性 WE 的一线治疗，因为慢性酗酒者和营养不良患者的硫胺素吸收通常受到限制。一旦患者对硫胺素产生稳定反应，急性期后就可以口服维生素 B_1（50 ~ 100 mg/d），特别是对于患有酒精依赖和接受过减重手术的患者。

大多数患者通过即时胃肠外注射维生素 B_1 可以快速改善神经系统症状，尤其是在高度营养不良的患者中。可在数小时至数日内改善眼部表现，意识模糊在数日或数周好转。治疗后第 2 周前庭功能和步态共济失调开始改善。随着临床症状改善，MRI 的异常信号消失。但完全恢复正常很困难，60% 的患者永久性存在水平性眼球震颤，仅约 40% 的患者共济失调恢复正常，残留缺陷从完全不能行走至宽步基底缓慢拖曳步态不等。只有约 20% 的患者记忆完全或显著恢复，其余患者存在永久性遗忘综合征。

2. 其他药物

WE 患者镁缺乏很常见，尤其是在慢性 WE 中，在无须等待血清中镁水平的实验室结果的情况下开始补充镁，对于 WE 的恢复至关重要，尤其是对于酒精依赖患者。WE 患者还应补充其他维生素或营养物质。在硫胺素转运体基因突变的 WE 患者中，除硫胺素外的生物素治疗有助于改善患者的症状。在持续性认知障碍中（如 Korsakoff 综合征）给予认知促进剂（胆碱酯酶抑制剂）和美金刚有帮助。

3. 疾病管理

WE 管理需要多学科的协作努力。医疗重症监护和神经病学团队为主要参与者，严重的 WE 病例在重症监护室接受治疗。其他专业（尤其是精神科团队）也需要适当参与。社会工作者、护士、营养师和药剂师在治疗中也至关重要。

为了降低 WE 复发率，鼓励戒酒和确保患者依从性至关重要。向 WE 患者提供足量的维生素补充剂，特别是那些接受过胃切除术等减肥干预的患者。应与这些患者及其家人讨论有关预后和进行患者教育。

4. 女性孕期管理

剧吐会迅速耗尽体内的维生素储备，而维生素储备无法满足怀孕期间增加的维生素需求。缺乏维生素的饮食是非酒精性 WE 的主要原因[3]，主食中使用精米和精小麦粉是导致选择性维生素缺乏的原因。妊娠期 WE 与妊娠剧吐有关，导致孕妇出现 WE 的症状，胎儿脑 MRI 显示脑室周区域出现信号改变。应对所有因长期呕吐而入院的孕妇补充维生素。对于有出现 WE 风险的患者，需要立即胃肠外给予硫胺素。由于葡萄糖输注会加重 WE，因此在维生素缺乏的情况下，在葡萄糖输液之前给予维生素。每天静脉注射葡萄糖时，应给予高剂量（100 mg）的肠外硫胺素以预防 WE。WE 治疗每日 3 次注射 200 ~ 500 mg 硫胺素，直至症状消退。静脉内给药优于肌内给药，可以消除母亲和胎儿的脑磁共振检查异常，胎儿出生后发育正常。

【病例摘要】

男，51 岁。视物重影伴行走不稳 5 年，再发 10 天。

患者 5 年前感冒后出现视物重影、行走不稳，外院诊断“脑干脑炎”，激素治疗后好转，出院 3 个月后再次低热、咽痛，随后出现视物重影、行走不稳加重，补充 B 族维生素后明显改善，10 天前再次出现视物重影、头晕、行走不稳。体格检查：神清语明，高级皮质功能正常，双眼外展、内收均不到边（不稳定，留白 3 ~ 6 mm），双眼可见细小震颤，双侧额纹、鼻唇沟对称，伸舌居中，四肢肌张力正常，四肢肌力 5 级，四肢腱反射对称、活跃，双侧指鼻试验轻度意向性震颤，双侧轮替试验及跟膝胫试验正常，双侧 Hoffmann 征及 Babinski 征阳性。脑 MRI 显示：第四脑室周围、中脑导水管周围、双侧海马 T2/FLAIR 稍高信号病变。住院期间，患者的一般临床状况有所改善，出院时神经系统症状和体征改善。病例详细资料见二维码数字资源 21-2。

数字资源 21-2

（陈旭辉　胡　俊）

【参考文献】

[1] VICTOR M，ADAMS RA，COLLINS GH. The Wernicke-Korsakoff syndrome and related disorders due to alcoholism and malnutrition. FA Davis，Philadelphia，1989.

[2] HABAS E，FARFAR K，ERRAYES N，et al. Wernicke encephalopathy：an updated narrative review. Saudi J Med Med Sci，2023，11（3）：193-200.

[3] RANE MA，BOORUGU HK，RAVISHANKAR U，et al. Wernicke's encephalopathy in women with hyperemesis gravidarum-case series and literature review. Trop Doct，2022，52（1）：98-100.

[4] CHAMORRO AJ，ROSÓN-HERNÁNDEZ B，MEDINA-GARCÍA JA，et al. Differences between alcoholic and nonalcoholic patients with wernicke encephalopathy：a multicenter observational study. Mayo Clin Proc，2017，92（6）：899-907.

[5] FEI GQ，ZHONG C，JIN L，et al. Clinical characteristics and MR imaging features of nonalcoholic wernicke encephalopathy. AJNR Am J Neuroradiol，2008，29（1）：164-169.

[6] CANTU-WEINSTEIN A，BRANNING R，ALAMIR M，et al. Diagnosis and treatment of wernicke's encephalopathy：a systematic literature review. Gen Hosp Psychiatry，2024，87（1）：48-59.

[7] ZILIOLI A，MISIROCCHI F，MUTTI C，et al. Non-alcoholic Wernicke's encephalopathy mimicking neuromyelitis optica spectrum disorder in a young woman：a case report and literature review. Acta Biomed，2023，94（S1）：e2023111.

[8] MANZO G，DE GENNARO A，COZZOLINO A，et al. MR imaging findings in alcoholic and nonalcoholic acute Wernicke's encephalopathy：a review. Biomed Res Int，2014，ID：503596.

[9] WANG Z，ZHANG L，DENG X，et al. Wernicke's encephalopathy after acute pancreatitis with upper gastrointestinal obstruction：a case report and literature review. Front Neurol，2023，14（2）：1108434.

[10] HARPER C. Wernicke's encephalopathy：a more common disease than realised. A neuropathological study of 51 cases. J Neurol Neurosurg Psychiatry，1979，42（3）：226-231.

[11] KITAGUCHI T，OTA Y，LIAO E，et al. The role of MRI in the prognosis of Wernicke's encephalopathy. J Neuroimaging，2023，33（6）：917-925.

[12] SINHA S，KATARIA A，KOLLA BP，et al. Wernicke encephalopathy-clinical pearls. Mayo Clin Proc，2019，94（6）：1065-1072.

[13] DAVIES SB，JOSHUA FF，ZAGAMI AS. Wernicke's encephalopathy in a non-alcoholic patient with a normal

blood thiamine level. Med J Aust，2011，194（9）：483-484.

［14］HATTINGEN E，BEYLE A，MÜLLER A，et al. Wernicke encephalopathy：SWI detects petechial hemorrhages in mammillary bodies in vivo. Neurology，2016，87（18）：1956-1957.

［15］SECHI G，SERRA A. Wernicke's encephalopathy：new clinical settings and recent advances in diagnosis and management. Lancet Neurol，2007，6（5）：442-455.

［16］MENGI T，BECKMANN Y. Wernicke encephalopathy with epileptic seizures during pregnancy. Neurocase，2022，28（2）：185-187.

［17］LOVE JE，MCCARTHY J，DATTA M，et al. Wernicke encephalopathy in pregnancy. Intern Med J，2023，53（4）：651-653.

［18］GREEN A，PARKER R，WILLIAMS TM，et al. A novel scoring system to guide risk assessment of Wernicke's encephalopathy. Alcoholism：Clinical and Experimental Research，2013，37（5）：885-889.

［19］OUDMAN E，WIJNIA JW，OEY MJ，et al. Wernicke's encephalopathy in crohn's disease and ulcerative colitis. Nutrition，2021，86：111182.

［20］OTA Y，CAPIZZANO AA，MORITANI T，et al. Comprehensive review of Wernicke encephalopathy：pathophysiology，clinical symptoms and imaging findings. Jpn J Radiol，2020，38（9）：809-820.

［21］SHARMA M，THAKKAR UJ，PADODARA T，et al. Suspecting Wernicke's encephalopathy in pregnancy. Neurol India，2022，70（3）：1304-1305.

［22］RENOU P，DUCREUX D，BATOUCHE F，et al. Pure and acute Korsakoff syndrome due to a bilateral anterior fornix infarction：a diffusion tensor tractography study. Arch Neurol，2008，65（9）：1252-1253.

［23］LATT N，DORE G. Thiamine in the treatment of Wernicke encephalopathy in patients with alcohol use disorders. Intern Med J，2014，44（9）：911-915.

［24］YAMADA K，MIURA K，HARA K，et al. A wide spectrum of clinical and brain MRI findings in patients with SLC19A3 mutations. BMC Med Genet，2010，11：171.

第三节 渗透性脱髓鞘综合征

【概述】

渗透性脱髓鞘综合征（osmotic demyelination syndrome，ODS）是一种细胞渗透压改变导致的中枢神经脱髓鞘性疾病，包括脑桥中央髓鞘溶解症（central pontine myelinolysis，CPM）和脑桥外髓鞘溶解症（extrapontine myelinolysis，EPM）。其特征是在快速纠正低钠血症等代谢紊乱后，大脑区域（最常见的是脑桥白质束）对称性脱髓鞘。重症监护室患者渗透性脱髓鞘综合征的发生率为2.5%[1]，快速钠纠正后，25%的严重低钠血症患者出现神经系统并发症[2]。在所有患者中电解质平衡紊乱及快速纠正低钠血症史者占54.0%，诱发因素包括酒精依赖（26.3%）、垂体危象（9.7%）、放疗（4.1%）、糖尿病（4.1%）、白血病（2.8%）、垂体瘤术后（2.8%）。肝移植术后、产后出血伴垂体功能不全、席汉综合征伴低钾、肾透析后、脑外伤后、神经性厌食、急性卟啉病、锂中毒等均有报道[3]。慢性低钠血症在48小时内纠正速度太快的患者更易于出现神经系统症状。

该病于1950年由Lampl和Yazdi[4]首次报道，1例酒精依赖患者出现急性四肢瘫痪和假性延髓麻痹，尸检显示大部分脑桥基底部脱髓鞘损害。1959年Adams对4名四肢瘫痪伴随假性球麻痹患者进行了研究，这些患者存在髓鞘损害而神经元相对保留，不伴炎症反应，与多发性硬化的脱髓鞘改变不同，提出了CPM的诊断，提示是一种中毒性或代谢性疾病[5]。1976年Thomson描述了2例没有酒精依赖或营养不良的中年妇女，因低钠血症进行快速钠纠正治疗，治疗过程中出现了意识丧失、四肢瘫和吞咽困难。20世纪70年代的研究发现许多患者都存在低血钠的快速钠纠正病史，临床症状在低钠血症快速纠正后几天内出现。严重烧伤、肝移植、神经性厌食症和妊娠剧吐以及高血糖状态的患者也可以出现CPM，部分患者在脑桥外其他部位也发现类似的髓鞘溶解，为EPM。

低钠血症定义为血清钠低于136 mmol/L，持续时间超过48小时为慢性低钠血症。低钠时血清渗透压降低，细胞外水将通过渗透过程转移到渗透压较高的细胞内，使细胞内外的渗透压梯度正常化，从而引起细胞的肿胀。大脑能够通过几种机制适应血清渗透压的降低。一种保护机制是将水从细胞转移到脑脊液中；另一种机制是通过离子通道去除细胞内的离子和水，以减少脑细胞肿胀并使脑体积正常化；其他机制是有机分子（谷氨酸、牛磺酸和甘氨酸）与水的流出，也会减少细胞肿胀，特别是慢性低钠血症患者。而血管内皮细胞发生渗透性病变，导致血管源性水肿和髓磷脂毒性因子释放，最终导致神经髓鞘脱失[6]。病理检查可见脑桥中央、对称性非炎症性脱髓鞘，其中10%的患者会发生脑桥外区域脱髓鞘，包括小脑白质、丘脑、基底节。这些部位髓鞘重度破坏而轴突及神经元相对完好，出现脱髓鞘伴星形细胞增生以及淋巴细胞和巨噬细胞的浸润。

【临床表现】

该病好发年龄为30～50岁，也见于儿童，51.8%～77.0%的患者是男性，40%～56%的病例为CPM，13%～35%的病例为单纯EPM，23%～31%的病例为混合型。易感人群包括营养不良、酗酒、慢性肝脏疾病、妊娠剧吐患者，都存在慢性低钠血症（＞48小时）或严重低钠血症（钠＜120 mmol/L）以及快速纠正低血钠的病史（每小时超过0.5～1.0 mmol/L）。症状通常在电解质纠正后1～14天出现。

1. 脑桥中央髓鞘溶解

临床特征反映了上运动神经元损伤特点，通常呈双相病程，患者先出现急性脑病和癫痫发作，通常会在钠水平恢复正常后消退，但3～5天后临床再次恶化，出现吞咽困难、构音障碍、痉挛性四肢轻瘫、假性延髓麻痹、共济失调、嗜睡、震颤、头晕，也可以伴随膀胱直肠括约肌功能障碍、自主神经功能紊乱（低血压、呼吸抑制）、精神症状（躁动、谵妄、缄默症和木僵症）、短期记忆下降，严重者也可以出现闭锁综合征或昏迷[7-8]。

2. 脑桥外髓鞘溶解

EPM可出现在无CPM的情况下，病变多为对称性，不同部位的病变病期相同。和CPM一样的发展过程，不同的只是累及部位和临床表现。累及的部位依次为小脑、外侧膝状体、外囊、极外囊、海马、壳核、大脑皮质或皮质下、丘脑和尾状核。少于10%的部位包括屏状核、内囊、中脑、内髓板和乳头体。主要表现为缄默症、帕金森综合征、肌张力障碍和紧张症。患者一般先出现紧张症，持续几天后出现帕金森综合征，而后发展为痉挛性四肢瘫，持续数周后自发缓解，被随之出现的紧张症代替。痉挛性四肢瘫伴有位置性肢体震颤和肌阵挛可进展为帕金森综合征伴有指（趾）痉挛征，最终成为永久性的帕金森综合征伴肌张力障碍。帕金森综合征伴锥体束征患者一般在4个月后缓解，替代为发作性颈后仰和口下颌肌张力障碍，以及永久性的上肢局限性运动障碍伴痉挛性发音异常。

3. 神经行为障碍

表现为与渗透性脱髓鞘综合征相关的认知缺陷，可以出现皮质或灰质和白质过渡区域病变。认知症状包括额叶功能（解决问题、计划做什么、驾驶、冲动控制和情绪控制）障碍、注意力集中障碍和精神障碍（抑郁或躁狂综合征、情绪不稳定、紧张症和缄默症）。还有患者（12%～24%）出现癫痫发作，其持续时间比低钠血症急性期癫痫发作更长。

【辅助检查】

基于上述临床表现考虑为ODS，应通过适当的实验室检查协助诊断，包括血液检查、电生理检查和头部影像学检查。

1. 血液检查

实验室参数包括血清钠和钾，评估低血钠的程度，检查血清维生素B_{12}、甲基丙二酸、叶酸和磷酸盐水平，用于评估营养状况。

2. 电生理检查

部分患者的脑干听觉诱发电位表现为Ⅰ～Ⅴ波或Ⅲ～Ⅴ波潜伏期的异常延长，提示存在脑桥损害，支持CPM的诊断，但阳性率不高。

3. 影像学检查

脑桥损害的患者头CT显示脑桥中央和脑桥外对称性低密度区。脑MRI在急性期T1加权像为低信号，而亚急性期T2加权像为高信号。弥散加权像（DWI）对早期的脱髓鞘病变更为敏感，在CPM及EPM中，DWI在双侧脑桥、中脑、胼胝体膝部显示高信号（图21-3）。MRI往往在临床表现1～2周后才显示病变。如临床怀疑CPM，可以在临床症状出现10～14天后重做MRI检查。有时临床症状缓解而影像学异常可持续数月或更长时间。MRI早期出现的异常信号是由于可逆性脑桥水肿所致，之后则是由于不可逆的脱髓鞘引起。

基于18 F-FDG-PET扫描的代谢分析，显示疾病早期存在局灶性代谢增高，在整个疾病过程中显示出向代谢减退转变[9]。使用99mTc-TROSTAT-1和123 I-IBZR断层扫描，可以观察到双侧纹状体中代谢物的吸收减少。

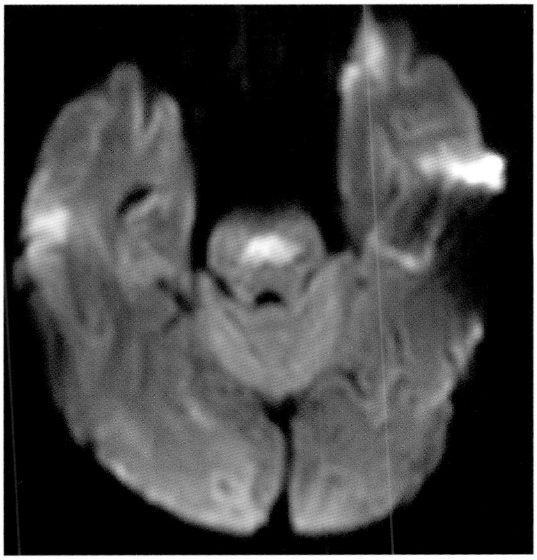

图 21-3 脑桥 DWI“蝙蝠翼”样高信号

【诊断】

ODS 的初步诊断首先基于临床表现。当患者出现双相临床病程、血电解质失衡以及 1 ~ 14 天后出现脑桥或锥体外系症状，提示 ODS 的临床诊断。不支持疑似诊断为 ODS 的指标包括电解质失衡阶段的症状发作和和偏侧症状。在发病 2 周后 MRI 可显示脑桥或脑桥外的异常信号。如果早期影像学检查结果为阴性，而临床仍然怀疑 CPM，应在 2 周内复查 MRI[10]。

【鉴别诊断】

ODS 的鉴别诊断包括高血压脑病、多发性硬化、脑干梗死、脑桥肿瘤、中枢神经系统淋巴瘤、进行性多灶性白质脑病、自身免疫性或感染性脑炎、线粒体脑病和中枢神经系统血管炎。

1. 脑干肿瘤

亚急性或慢性起病，常有脑干相应症状体征及进行性头痛。脑干胶质瘤常位于脑干中部，MRI 检查可见脑干肿胀，有占位效应。CPM 无占位效应，病灶对称性分布，并且随着病情的好转，T1、T2 值也逐渐改善甚至恢复正常，不同于肿瘤。

2. 脑干脑炎

脑干脑炎常有发热等前驱感染史或疱疹等表现，急性、亚急性起病，出现相应神经系统受损表现、脑脊液压力增高、细胞数增多、蛋白增高等异常。脑脊液及外周血可检测到致病抗体如 GQ1b 等脑炎抗体。MRI 检查示脑干、脑桥臂片状异常信号。通过抗感染、免疫治疗，病情缓解。

3. 类固醇激素反应性慢性淋巴细胞性炎症伴脑桥血管周围强化症

这是一类主要累及脑桥的脑脊髓炎。男性略多于女性，多见于青中年，偶可见儿童发病。临床特征包括复视、步态共济失调、构音障碍和面部感觉异常，以及特征性的影像学表现，即 MRI 上散布于整个脑桥的点状、曲线状钆增强病灶且伴不同程度的延髓、脑桥臂、小脑、中脑和脊髓受累。脑脊液中有寡克隆区带阳性。糖皮质激素治疗有效。

4. 其他脱髓鞘病变

如多发性硬化，临床特点为症状、体征的空间多发性和病程的时间多发性，最常累及部位为脑室周围白质、视神经、脊髓、脑干、小脑，出现相应临床表现。病理特点示中枢神经系统白质内脱髓鞘病灶伴炎症反应。脑脊液示 IgG 鞘内合成、寡克隆区带，MRI 检查示脑室周围、脑干、小脑、脊髓内脱髓鞘非对称病灶有助于诊断。

【治疗】

对症支持治疗，审慎矫正低血钠是主要原则，纠正低钠血症不宜超过每天 10 mmol/L。

1. 预防治疗

脑桥中央髓鞘溶解症的治疗主要在预防。每 24 小时纠正钠含量不超过 8 ~ 12 mmol/L。对于持续 48 小时或持续时间未知的低钠血症患者，血清钠纠正每 24 小时 6 ~ 8 mmol/L。如果出现严重低钠血症（钠 < 120 mmol/L）并伴有神经系统症状，应给予 3% 生理盐水高渗溶液。如果不存在神经系统症状，则主要通过静脉注射液缓慢纠钠，以达到每 24 小时不超过 8 ~ 12 mmol/L。在输液过程中，每 4 ~ 6 小时监测一次血清钠水平至关重要。如果钠含量严重失调，可以每小时监测一次钠含量。

2. 药物治疗

去氨加压素在预防和逆转低钠血症的过度纠正方面安全有效，与高渗盐水一起给药的治疗策略可以降低钠过度矫正的发生率。通常，每 6 ~ 8 小时静脉或皮下注射 1 ~ 2 μg 去氨加压素，持续 24 小时。患者同时静脉注射高渗盐水，速度为 15 ~ 30 ml/h。

可以使用 5% 葡萄糖和去氨加压素，以重新引入低钠血症，以确保钠纠正率为 8 ~ 12 mmol/L。去氨加压素与肾集合管的 V_2 受体结合，从而将水通道蛋白转移到集合管的顶端腔并增加水的重吸收，可以静脉或皮下注射 2 ~ 4 μg 的剂量。5% 葡萄糖以 6 ml/kg 体重输注，可在 1 ~ 2 小时内输注，血清钠应降低 2 mmol/L。继续输注直至达到目标血清钠。

糖皮质激素会影响血脑屏障的通透性，经甲泼尼龙、血浆置换和免疫球蛋白治疗后效果明显[11]。血浆置换也被研究用于改善 CPM 的神经系统后遗症。少数严重低钠血症患者经血浆置换治疗后，随访 10 天至 1 年，其神经系统损伤得以缓解。虽然患者临床上有所改善，但 MRI 影像变化不明显[12]。上述治疗方案，可能与髓鞘毒性物质的清除有关，静脉应用免疫球蛋白可以减少髓鞘毒性物质及抗髓鞘抗体，并促进髓鞘再生。脑桥外髓鞘溶解，如患者出现明显的运动障碍，可以给予多巴胺能药物进行治疗。

CPM 存活率达 94%，其中 25% ~ 40% 的患者可以完全康复，25% ~ 30% 会丧失日常活动能力[13]。患者的临床症状与影像学改变与预后无显著相关性，关键是早期识别易发生 CPM 的高风险患者，避免快速过度纠正血钠，并及时诊断。避免 CPM 相关的并发症，如吸入性肺炎、尿路感染或深静脉血栓形成等[14]。

3. 孕期处理

妊娠与脑桥中央髓鞘溶解症发病有关，通常是在应激后突然发生。孕晚期最后几个月和产后，可能立即出现或呈逐渐发展的 ODS 的临床特征。妊娠应被视为具有该疾病的风险因素，尤其是怀孕和产后 CPM 患者。妊娠期 CPM 的临床特征具有更渐进的症状发展形式。其治疗和其他患者一样，左旋多巴治疗可以改善锥体外系症状。

【病例摘要】

女，56 岁，恶心呕吐、乏力 20 天，反应迟钝 5 天。

患者 20 天前感染新冠病毒后频繁出现恶心、呕吐、几乎无法进食，10 天前出现头晕乏力。血钾 2.2 mmol/L，血钠 99 mmol/L，血氯 58 mmol/L。头部 MRI 未见异常；急诊静脉补钾和补钠后，头晕和乏力症状缓解，独立行走。3 天前突然出现反应迟钝、嗜睡、不能走路和有效对答，再次出现恶心呕吐，进食差。体格检查：神志淡漠，无言语，查体欠配合。四肢肌张力正常，可见自主活动，四肢腱反射＋＋，双侧锥体束征阴性。再次 MRI 检查未见异常；钠 129 mmol/L，氯 89 mmol/L。腰椎穿刺：脑脊液寡克隆区带和自身免疫性脑炎相关抗体阴性。予纠正电解质紊乱、糖皮质激素及抗病毒治疗，症状无改善。定位诊断：大脑皮质、脑干；定性诊断：渗透性脱髓鞘综合征，CPM。缓慢纠钠治疗以及给予糖皮质激素治疗后症状改善，住院 2 周后复查 MRI 显示脑桥中央片状长 T2 信号。病例详细资料见二维码数字资源 21-3。

数字资源 21-3

（栾兴华）

【参考文献】

[1] RAO PB，AZIM A，SINGH N，et al. Osmotic demyelination syndrome in intensive care unit. Indian J Crit Care Med，2015，19（3）：166-169.

[2] QU HL，SUN XY，DAI YJ. Central pontine myelinolysis：a rare finding in hyperosmolar hyperglycemia. Front Neurol，2023，14（8）：1216328.

[3] 郭筱华，赵忠新. 脑桥中央髓鞘溶解症的流行病学、发病机制和临床特点. 中华神经科杂志，2006，39（4）：275-277.

[4] RACITI L，PIZZURRO R，OCCHIPINTI F，et al. A multidisciplinary advanced approach in central pontine myelinolysis recovery：considerations about a case report. Disabil Rehabil Assist Technol，2023，18（3）：350-356.

[5] ADAMS RD，VICTOR M，MANCALL EL. Central pontine myelinolysis：ahitherto undescribed disease occurring in alcoholic and malnourishedpatients. AMA Arch Neurol Paychiatry，1959，81（2）：154-172.

[6] ERKALAYCI C，RAMAZANOĞLU L，GÖZKE E. Symptomatic and asymptomatic pontine hyperintensities：are they central pontine myelinolysis? Case series. Ir J Med Sci，2024，193（2）：993-997.

[7] LAMOTTE G. Central pontine myelinolysis secondary to rapid correction of hyponatremia historical perspective with doctor robert laureno. Neurol Sci，2021，42（8）：3479-3483.

[8] BAKER S，OSTER J，LIU A. Central pontine myelinolysis

in a patient with methamphetamine abuse. Brain BehavImmun Health，2020，10：100166.

[9] VVA，NARAYANAN S，BHASI R，KG R. Central pontine myelinolysis and hypokalemic paralysis as presenting manifestations of sjogren's syndrome. Cureus，2023，15（9）：e45233.

[10] DE SOUZA A. Movement disorders and the osmotic demyelination syndrome. Parkinsonism Relat Disord，2013，19（8）：709-716.

[11] SEETHAPATHY H，ZHAO S，OUYANG T，et al. Severe hyponatremia correction，mortality，and central pontine myelinolysis. NEJM Evid，2023，2（10）：EVIDoa2300107.

[12] GRIMALDI D，CAVALLERI F，VALLONE S，MILANTI G，CORTELLI P. Plasmapheresis improves the outcome of central pontine myelinolysis. J Neurol，2005，252（6）：734-735.

[13] KALLAKATTA RN，RADHAKRISHNAN A，FAYAZ RK，et al. Clinical and functional outcome and factors predicting prognosis in osmotic demyelination syndrome（central pontine and/or extrapontine myelinolysis）in 25 patients. J Neurol Neurosurg Psychiatry，2011，82（3）：326-331.

[14] KHAN SU，SAEED MS，MISBAH D，et al. Central pontine myelinolysis in pregnancy：a case of rare occurrence. Cureus，2021，13（12）：e20281.

第二十二章 中枢神经增生疾病

肉芽肿性炎症通常以形成不同的肉芽肿病理改变为特征。肉芽肿由上皮样组织细胞聚集组成，周围有淋巴细胞和浆细胞，偶尔也有坏死中心。光镜下，激活的组织细胞表现为上皮样细胞，细胞核圆形至椭圆形，通常轮廓不规则，胞质内有丰富的颗粒状嗜酸性细胞质，细胞边界不清。上皮样组织细胞的起源始于骨髓，随着髓系前体成熟为单核细胞，单核细胞增生并进入外周循环。当被募集到组织中时，成熟的单核细胞被重新命名为组织细胞。

“肉芽肿性炎症”一词涵盖了一系列的疾病，从结构良好的肉芽肿到组织细胞与其他炎症细胞混合的松散集合，形成混合性淋巴组织细胞炎症，伴有水肿、新生血管和早期的纤维化。这种松散形式的炎症是一种非特异性病理改变，而明确的肉芽肿提示潜在的诊断病因，包括异物巨细胞肉芽肿和免疫性肉芽肿。异物巨细胞是组织细胞对其他惰性物质的反应，异物周围有一群组织细胞。免疫性肉芽肿是多种病因的结果。每种病因都有可识别的病理学特征，表现为坏死性或非坏死性两大类。术语“干酪性”是指一种坏死性肉芽肿，其中心坏死物具有“奶酪样”的外观。显微镜下，坏死性肉芽肿的中央出现坏死，周围伴有栅栏状淋巴组织细胞反应和慢性炎症改变。

中枢神经系统肉芽肿的诊断具有挑战性。病原学可能是传染性，也可能是非传染性。传染性的原因多数为分枝杆菌、真菌、寄生虫，很少是细菌。非传染性疾病包括自身免疫性疾病和病因不明的疾病，如结节病以及与肿瘤或修复过程有关的疾病。对坏死型、非坏死型、纤维性 / 钙化型或异物型肉芽肿进行组织病理检查、微生物培养或分子基因检测，结合中枢神经受累部位（软脑膜 / 硬脑膜、脑 / 脊髓）可解决许多肉芽肿患者的诊断问题。

第一节 神经系统结节病

【概述】

结节病（sarcoidosis）是一种罕见的、多系统受累的炎症性疾病，以上皮样肉芽肿为病理特征。结节病主要发生在肺部，约 30% 的患者有肺外表现，如淋巴结、眼和皮肤等。肺外受累部位因性别、年龄和种族不同而存在差异。结节病的发病在非裔美国人和北欧人群最高，我国是该病的低发病率区域。有 5% ~ 10% 的结节病患者存在神经系统受累，称为神经结节病（neurosarcoidosis）。最常见的表现是脑神经病变，如周围性面神经麻痹[1]。无菌性脑膜炎、脑积水、精神症状、痴呆、脑病和周围神经病也有报道。10% ~ 17% 的中枢神经结节病患者存在孤立的神经系统受累[2]。约 50% 神经结节病患者以神经系统症状为首发表现[3]。神经结节病虽然发病率低，但预后差，可以反复发作，据统计约 1/3 的患者病程中可有反复。

结节病的首次临床描述可追溯到 1869 年，英国的 Hutchinson J 首次描述该病的皮肤损害，1889 年法国皮肤科医生 Ernest Besnier 用“冻疮样狼疮”一词来描述该病的皮肤损害。10 年后，挪威皮肤科医生 Caeser Boeck 报道为皮肤多发性良性肉瘤样损害，使用了“肉瘤样”一词，后来的研究者把该病命名为 Boeck 病或 Boeck 结节。此后，丹麦眼科医生 Christian Frederick Heerfordt 描述了该病的多系统损害，定义为以皮肤病变、葡萄膜炎、腮腺和下颌下唾液腺肿大以及脑神经麻痹为特征的综合征，并首次发现该病累及神经系统。1941 年，挪威皮肤科医生 Ansgar Kveim 发现皮内注射肉芽样组织的粗提物在患有结节病患者产生含有表皮样细胞的丘疹，Kveim 皮试是后来诊断结节病的主要方法。在 1946 年，瑞典医生 Sven Löfgren 描述了一种由发热、双侧肺门淋巴结肿大、多关节炎和结节性红斑组成的综合征，提出肺门淋巴结肿大的疾病特点。在1957年由Fitzpatrick首次进行糖皮质激素治疗，该治疗至今依然是一线治疗。

结节病的肉芽肿是组织中出现炎细胞浸润簇，其内由T淋巴细胞、巨噬细胞、多核巨细胞和上皮样细胞组成，周围被正常的组织包围。沿脑血管周围间隙的炎症浸润可导致血管周围炎（图22-1）[4]。神经系统的活检常常比较困难且风险较大，对其他系统的部位，如皮肤、淋巴结或肺进行活检更安全可行，这些是更容易接近的区域，有助于确定肉芽肿的存在[5]。

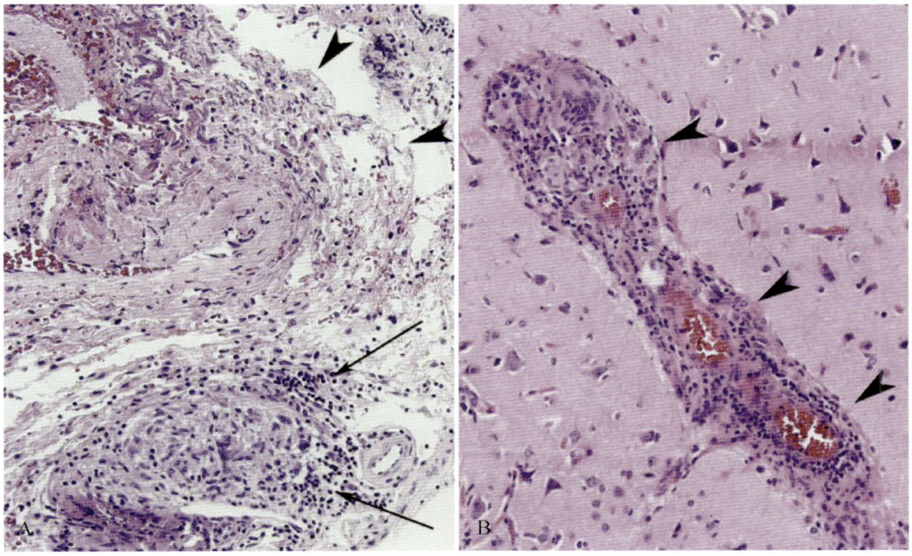

图22-1 A，软脑膜炎症（短箭头）和肉芽肿形成（长箭头）。B，脑血管周围炎细胞浸润（短箭头）

【临床表现】

神经结节病的临床表现多种多样，主要取决于受累部位。可以伴随各种皮疹，包括结节性红斑和结节性皮疹。大约50%的神经结节病患者在全身受累之前出现神经系统症状。其主要临床表现如下：

1. 脑神经病

神经结节病可能通过直接压迫、脑膜刺激或颅骨底部炎症引起脑神经病。其中面神经受累最为常见，约占70%，临床可表现为面瘫。起病时常为单侧受累，偶可见双侧受累[6]。当发生面神经麻痹并伴有一侧喉咙或颈部疼痛和肿胀时，应考虑腮腺炎。其次是视神经和位听神经受累，可表现为无痛性视力障碍以及听力下降。动眼、滑车、外展、三叉神经的受累较少，可引起复视、三叉神经感觉障碍、疼痛等症状[7]。结节病还可引起眼眶炎症。引起海绵窦综合征是多发性脑神经病的常见原因。

2. 脑炎

神经结节病的脑实质受累可能是脑膜结节病扩散的结果，多灶性病变比孤立性病变更常见。大约15%的病例会出现脑实质内肿块样病变，并可能导致癫痫发作和局灶性缺陷。60%～66%的患者存在抑郁，高达20%的患者出现其他神经精神表现，包括精神病。

下丘脑受累通常出现内分泌症状，特别是多饮症。大多数垂体受累的患者表现为逐渐进展的广泛垂体功能低下。内分泌检查通常显示促性腺激素和促甲状腺激素缺乏、尿崩症和肾上腺皮质功能不全[8]。约2/3的患者表现为间脑功能障碍和脑积水，而1/3的患者表现为脑干受累。

3. 脑脊膜炎

神经结节病最常影响软脑膜，包括软脑膜和蛛网膜，好发于颅底部脑膜，并可延伸到脊髓膜或整个大脑凸面[9]。表现为亚急性脑膜炎综合征，并持续发展为慢性脑膜炎。头痛在软脑膜炎症很常见，但很少出现发热和颈项强直等提示临床脑膜炎的症状。在脑干部位的脑膜结节病可以压迫脑神经导致相应损害表现。头痛伴随认知障碍以及视力下降提示伴随阻塞性脑积水。

硬脑膜炎症可发生在中枢神经系统的任何部位，在颅底区和大脑凸面均可发生。约50%伴有局灶性神经系统症状。其余为多灶性、斑块样的表现，但累及范围较广泛。肥厚性硬脑膜炎患者会出现癫痫发作、进行性听力下降、头痛或认知功能障碍[10]。

4. 脑血管受累

脑血管受累相对少见，包括小、中或大血管的血管炎或小静脉炎，由肿胀性炎症或肿块性病变引起的血管压迫或静脉窦血栓形成。在脑血管受累的患者中，缺血性病变较常见，穿支动脉是最常见的受累血管之一。大多数脑梗死无症状，但往往是多发性和复发性。与常见卒中患者相比，结节病缺血性卒中的患者更年轻。仅少数患者发生脑出血（0.6%），且大多是幕上[11]。此外，烟雾样血管病变也有报道。

5. 脊髓病

结节病可以通过多种机制影响脊髓，包括脊髓实质、软脊膜、硬脊膜外间隙或脊髓外组织的浸润并压迫脊髓，19%～26%的神经结节病患者存在脊髓病，可导致严重的残疾[12]，表现为下肢无力和感觉异常，常同时伴有大脑受累。部分患者可合并视神经脊髓炎谱系病，严重者可出现超过3个椎体节段的脊髓病变，出现广泛性横贯性脊髓炎。

6. 周围神经病

15%～20%的神经结节病患者存在周围神经病，包括大纤维和小纤维多神经病或具有纯粹运动、感觉或混合性感觉运动特征的多神经根神经病，也包括吉兰-巴雷综合征。周围神经血管炎可引起具有轴索特征的多发性单神经炎。对称性慢性感觉运动神经病是最常见的脊神经周围神经病。

【辅助检查】

临床上考虑到神经结节病后，需要通过血液、脑脊液检查及影像学检查确定中枢神经系统病变的特点，最后进行活检明确诊断。

1. 血清学标志物

没有任何血清标志物可以特异性地鉴别结节病与其他疾病。血清血管紧张素转换酶（angiotensin converting enzyme，ACE）是结节病的标志物，但缺乏足够的敏感性和特异性[3]。血清可溶性IL-2受体是T细胞活化的标志物，可能是一种很有前途的结节病的生物标志物，其敏感性为88%，特异性为85%。诊断神经结节病最有价值的血清学检测是排除其他疾病的检测，如分枝杆菌和真菌培养、细胞学检测，以及其他针对感染和自身免疫性疾病的检测。

2. 脑脊液检查

目前还没有诊断神经结节病的特异性脑脊液标志物。神经结节病患者的脑脊液检测可显示淋巴细胞增多，蛋白升高和糖降低。最近的研究表明，$CD8^+$ T细胞可能是脑脊液中的主要T细胞亚群[13]。其他检测，包括IgG指数、寡克隆区带和脑脊液ACE水平在40%～60%的患者中升高。然而，这些改变对神经结节病并不具有特异性，也不敏感[14]。新的潜在脑脊液生物标志物正在研究中，包括可溶性IL-2受体、CD4/CD8 T细胞比值[15]。

3. 影像学检查

神经结节病最常见的系统部位是呼吸系统、淋巴结、眼和皮肤。影像学检查是评估结节病的重要工具。所有患者都应进行胸部CT检查，以寻找双侧肺门/纵隔淋巴结病或间质性肺病。增强MRI是神经结节病的首选影像学检查方式。T1增强序列可见软脑膜受累、脑积水、脊髓炎病变，表现为点状强化改变（图22-2），5%～12%的病例可见脑积水，硬脑膜的增厚和对比剂强化提示存在硬膜炎。T2/FLAIR序列有助于识别慢性病变和评估炎症损伤。非增强的T1序列，可区分软脑膜中导致T1高信号的其他原因，如大脑表面铁沉积或转移性黑色素瘤。神经根受累可用于区分神经结节病和其他中枢神经

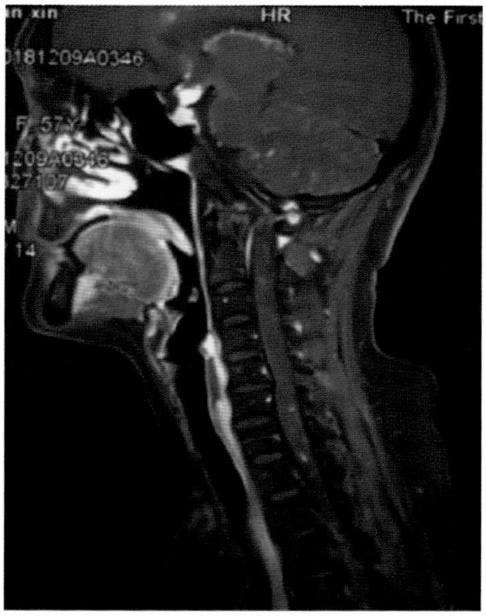

图22-2 鞍区及鞍上、胼胝体、双侧大脑半球、小脑、脑干、颈胸髓表面多发点状高信号

系统疾病，其他神经根炎性损害也可以看到类似表现[16-17]。结节性血管炎是一种变异性血管炎（类似于白塞病），与大多数血管炎一样，在影像学上可见血管狭窄[17]。

4. 病理检查

神经结节病依赖活检来获得“可能”或“确诊”的诊断。典型的结节病的病理表现为非干酪性肉芽肿，而不是在结核病和其他感染中看到的干酪性肉芽肿。周围神经活检也可以证实结节病神经病，应在可行的情况下对肌肉和神经进行联合活检，以提高诊断率，大多数患者存在亚临床肌肉受累。

【诊断】

对于疑似神经结节病的患者，需要仔细评估全身表现，因为神经结节病的诊断并不仅仅基于神经病学的临床表现。根据病理和临床特征将患者分为明确、可能和可疑的神经结节病（表 22-1），明确诊断基于病理检查[18]。

表 22-1　神经结节病的诊断标准

1	临床、MRI 和脑脊液表现符合神经结节病
2	非神经系统病理学符合结节病
3	神经系统病理学符合结节病
符合 1，诊断为：可能神经结节病	
符合 1＋2，诊断为：很可能神经结节病	
符合 1＋3，诊断为：确诊神经结节病	

【鉴别诊断】

神经结节病的临床鉴别诊断包括神经系统的感染性疾病、肿瘤性疾病及免疫性疾病。表 22-2 总结了神经结节病的鉴别诊断，结节病基本上是一种病理诊断，对受影响组织进行活检以支持最终诊断。即使病理检查出现了结节病的病理改变，也需要进行组织学鉴别诊断，一些普通变异型免疫缺陷患者的临床表现和病理改变与结节病非常相似，严格的临床放射学表型和随访仍然至关重要。患者对免疫抑制治疗效果不佳，也需要重新考虑诊断。

表 22-2　结节病的鉴别诊断

疾病	中枢表现	系统性表现	特殊检查
结核病	颅底部	肺疾病、淋巴结病、眼部炎症、关节病、全身症状	脑脊液涂片、培养和 PCR
隐球菌感染	软脑膜增强	肺疾病、淋巴结病、眼部炎症、全身症状	血清隐球菌抗原，脑脊液墨汁染色
PACNS	脑神经病	无	血管造影或脑活检
GPA	硬脑膜肿块	肺疾病、淋巴结病、眼部炎症、鼻窦炎、关节病、全身症状	脑活检，ANCA
IgG4 相关疾病	类固醇最初有反应	淋巴结病、有或无眼部炎症、鼻窦炎、全身症状	脑或其他全身器官活检
PCNSL	病灶增强	无	脑活检

注：PACNS，原发性中枢神经系统血管炎；GPA，肉芽肿伴多血管炎；PCNSL，原发性中枢神经淋巴瘤。

1. 感染性疾病

所有的肉芽肿性感染在累及中枢神经系统时都类似中枢神经结节病。包括非典型细菌感染（分枝杆菌感染、梅毒、惠普尔病、布鲁菌病、诺卡菌病、放线菌病）、真菌感染（曲霉菌病、隐球菌病和地方性真菌病）和寄生虫感染（弓形虫病、血吸虫病、神经囊尾蚴病）。尽管罕见，需要在开始糖皮质激素和（或）免疫抑制治疗开始之前加以排除。可疑的病原接触史和针对性的病原学检查对鉴别诊断非常必要。

（1）结核菌感染：临床表现类似于肺部和全身性结节病。中枢神经结核可表现为脑神经病变、脑膜炎、横贯性脊髓炎、脊髓或脑部肿块[18]。两种疾病都倾向于损害颅底的脑膜。但中枢神经结节病通常脑膜炎的影像学和临床表现更突出。脑脊液出现淋巴细胞增多和蛋白升高，极少出现低糖[19]，中枢神经结节病的结核菌素皮肤试验通常为阴性。应进行脑脊液抗酸杆菌培养、脑脊液涂片和聚合酶链反应检测，但这些检测手段都缺乏足够的敏感性，需要重复检测。结核病患者活检更有可能显示结核病中的干酪样肉芽肿，而不是结节病中的非干酪样肉芽肿，结核菌培养仍然是诊断的金标准。

（2）真菌感染：真菌感染可引起肉芽肿性炎症，类似结节病。免疫功能良好的人群很少发生中枢神经系统真菌感染。对于没有明显的免疫缺陷的人群（特别是在血糖控制不佳的糖尿病患者中），应考虑的感染包括隐球菌病、曲霉菌病、毛霉病和地方性真菌病，如球孢子菌病[20]。隐球菌感染常表现为脑神经病变和脑积水。增强磁共振检查表现为脑神经和软脑膜增强、非强化肿块病变和血管异常。血清隐球菌抗原检测对隐球菌脑膜炎的诊断有较高的敏感性和特异性[21]。脑脊液培养是金标准。脑脊液墨汁染色可以帮助诊断。

2. 淋巴瘤

中枢神经系统淋巴瘤分为原发性和继发性。典型的症状包括局灶性神经损伤、非特异性的神经精神症状或认知改变，以及颅压升高的表现，后两种在神经结节病中并不常见。原发性中枢神经系统淋巴瘤通常位于幕上，常累及视神经束和基底神经节。而在中枢神经结节病，肿块样病变通常位于颅底。继发性中枢神经系统淋巴瘤的患者可能有淋巴结或脾肿大。脑脊液细胞学和生化检查对淋巴瘤诊断的敏感性较差，需要进行病理检查来区分淋巴瘤和结节病[22]。

3. 自身免疫性疾病

（1）原发性中枢神经系统血管炎：和中枢神经结节病具有类似的神经影像学特征，共同的实验室和脑脊液检查结果，甚至在活检中都表现为肉芽肿[23]。与中枢神经结节病类似，血管炎也可表现为白质病变、软脑膜炎、肥厚性硬脑膜炎，但缺乏系统性的表现[24]。而脊髓、颅底脑膜或脑神经受累倾向于诊断神经结节病。ANCA 相关血管炎中的局限性肉芽肿伴多血管炎可表现为肥厚性脑膜炎，但该病常常伴有肾损害，且血清 ANCA 阳性，可作为二者的鉴别点。

（2）IgG4 相关疾病：是一种全身性纤维化伴炎症性疾病，几乎可累及任何系统器官。中枢神经系统受累的 IgG4 相关疾病患者可表现为肥厚性硬脑膜炎或垂体炎，确诊通常需要进行脑膜活检，并对 IgG4＋浆细胞进行免疫组织化学染色。IgG4 相关疾病及中枢神经结节病均可出现淋巴结受累、眼眶炎症和鼻窦受累，但 IgG4 相关疾病更容易累及胰腺、唾液腺和泪腺[25]，病理表现中很少出现肉芽肿，其典型的病理表现为大量淋巴细胞与浆细胞的浸润、席纹状纤维化，以及闭塞性静脉炎[26]。

【治疗】

治疗的目标是减少或预防炎症对器官的损害。轻微损害可以不进行免疫抑制治疗，症状严重的患者应尽早进行免疫抑制治疗，权衡风险与受益，同时还需要考虑其他系统器官病变的治疗。总体而言，口服糖皮质激素是标准的一线治疗。对于病情严重的患者，可考虑静脉点滴糖皮质激素甚至糖皮质激素冲击治疗，之后几个月逐渐减量糖皮质激素，根据疾病严重程度、药物副作用、耐受性、临床和影像学改善情况调整维持的时间和减量速度。对于病情较轻的患者，在密切监测下可以给予适度、较短的糖皮质激素疗程。鉴于对与糖皮质激素暴露相关的安全性和毒性的担忧，应考虑早期使用甲氨蝶呤、硫唑嘌呤、吗替麦考酚酯等免疫抑制剂以减少糖皮质激素的使用时间及总剂量。免疫抑制剂一般需要几个月的时间才能达到稳定的疗效。如对糖皮质激素的反应不完全，或者基于对糖皮质激素毒副作用的考虑，可以早期使用肿瘤坏死因子抑制剂。

1. 急性期治疗

糖皮质激素为一线治疗药物，并且对大多数患者起效迅速。病情严重的患者可能需要糖皮质激素冲击治疗，每天 1 g，持续 3 ~ 5 天，而后序贯口服大剂量糖皮质激素。对于病情较轻的患者，可给予泼尼松 0.5 ~ 1 mg/（kg · d）或等效剂量的其他糖皮质激素。对于轻度或中度症状的患者，可以单药治疗。当临床和影像学反应充分时，在几个月内逐渐减量，减量过程中应谨慎考虑和评估复发或恶化风险。71% 的患者使用糖皮质激素后结局良好。其他患者对糖皮质激素无效，或在逐渐减量时出现疾病活动性复发。

2. 免疫抑制剂

包括硫唑嘌呤、甲氨蝶呤、麦考酚酸酯、羟氯喹、环磷酰胺等。可根据患者的临床表现、合并症和耐受情况选择上述药物。甲氨蝶呤或环磷酰胺治疗的患者复发风险较低，硫唑嘌呤、甲氨蝶呤、麦考酚酸酯可能需要几个月的时间才能在临床上达到稳定的疗效，在此期间继续口服糖皮质激素可能会有所帮助。

3. TNF-α 抑制剂

英夫利昔单抗是一种针对 TNF-α 的单克隆抗体，能够抑制结节病中肉芽肿的形成，并通过补体和抗体依赖的细胞毒作用诱导细胞死亡。77% 的患者临床反应良好，82% 的患者影像学反应良好。56% 在达到缓解后停止治疗的患者出现疾病复发，副作用是白细胞减少症、肝酶升高、输注相关反应、感染（包括带状疱疹、潜伏性结核病和乙型肝炎的再激活以及真菌的感染等）、超敏反应、恶性肿瘤、中枢神经系统炎症性脱髓鞘，和罕见的进行性多灶性白质脑病。

4. 新兴靶向方法

JAK 抑制剂托法替布对于难治性皮肤结节病及结节病的系统损害有效，巴瑞替尼对多器官系统结节病有效。IL-6 受体拮抗剂托珠单抗用于治疗肺、鼻窦或皮肤受累的难治性结节病。此类药物可以在神经结节病中发挥作用。

【病例摘要】

女，57 岁，乏力、头痛、头晕 5 个月，恶心、呕吐、意识混乱 5 天。

患者 5 个月前出现乏力、烦躁不安、情绪低落、头痛、头晕。曾经诊断为抑郁症、焦虑症，予相应治疗后烦躁不安、情绪低落较前好转，头痛、头晕逐渐加重。脑 MRI：多发腔隙性脑梗死，脑白质脱髓鞘。2 月余前出现恶心、非喷射性呕吐，伴随发作性意识混乱、语言逻辑不清，无法正常对答，5 小时后神志自行恢复正常，调整抗焦虑、抑郁药物方案，效果不佳。体格检查：表情忧虑，语速慢，视野正常，四肢肌力 5 级，四肢感觉无异常，双侧膝腱反射对称偏低。双侧 Babinski 征（－），双下肢 Chaddock 征（＋）。头颅＋颈椎 MRI 示鞍区及鞍上、胼胝体、双侧大脑半球、小脑、脑干、颈胸髓表面多发异常信号。超声检查示腋下淋巴结肿大。脑脊液检查提示细胞数和蛋白均明显升高。定位诊断：双侧半球、小脑和脊髓；定性诊断：中枢神经系统炎性疾病。经淋巴结病理检查诊断为结节病，累及中枢神经系统。病例详细资料见二维码数字资源 22-1。

数字资源 22-1

（宋志博　赵　娟）

【参考文献】

[1] WINTER Y，GROPPA S，UPHAUS T，et al. Cerebral vasculitis as a clinical manifestation of neurosarcoidosis：a scoping review. Autoimmun Rev，2024，23（4）：103528.

[2] TAVEE JO，STERN BJ. Neurosarcoidosis continuum（MinneapMinn），2014，20（3）：545-559.

[3] FRITZ D，VAN DE BEEK D，BROUWER MC. Clinical features，treatment and outcome in neurosarcoidosis：systematic review and meta-analysis. BMC Neurol，2016，16（1）：220

[4] GOSSELIN J，ROY-HEWITSON C，BULLIS SS，et al. Neurosarcoidosis：phenotypes，approach to diagnosis and treatment. Curr. Rheumatol. Rep，2022，24（12）：371-382.

[5] BATHLA G，SINGH AK，POLICENI B，et al. Imaging of neurosarcoidosis：common，uncommon，and rare. Clin Radiol，2016，71（1）：96-106.

[6] KIDD，D.P. Sarcoidosis of the central nervous system：clinical features，imaging and CSF results. J. Neurol，2018，265（8）：1906-1915.

[7] YATES WB，MCCLUSKEY PJ，FRASER CL. Neuro-ophthalmological manifestations of sarcoidosis. J Neuroimmunol，2022，15（367）：577851.

[8] LANGRAND C，BIHAN H，RAVEROT，G，et al. Hypothalamo-pituitary sarcoidosis：a multicenter study of 24 patients. QJM，2012，105（10）：981-995.

[9] RAMOS-CASALS M，PÉREZ-ALVAREZ R，KOSTOV B，et al. Clinical characterization and outcomes of 85 patients with neurosarcoidosis. Sci Rep，2021，11（1）：13735.

[10] KIDD DP. Sarcoidosis of the central nervous system：clinical features，imaging，and CSF results. J Neurol，2018，265（8）：1906-1915.

[11] O'DWYER JP，AL-MOYEED BA，FARRELL MA，et al. Neurosarcoidosis-related intracranial haemorrhage：three new cases and a systematic review of the literature. Eur J Neurol，2013，20（1）：71-78.

[12] PARK BJ，RAY E，BATHLA G，et al. Single center experience with isolated spinal cord neurosarcoidosis. World Neurosurg，2021，156：e398-407.

[13] PALEY MA，BAKER BJ，DUNHAM SR，et al. The CSF in neurosarcoidosis contains consistent clonal expansion of CD8 T cells，but not CD4 T cells. J Neuroimmunol，2022，367：577860.

[14] BRIDEL C，COURVOISIER DS，VUILLEUMIER N，et al. Cerebrospinal fuid angiotensin-converting enzyme for diagnosis of neurosarcoidosis. J Neuroimmunol，2015，285：1-3.

[15] FUJISAWA M，KOGA M，SATO R，et al. Spinal cord sarcoidosis in Japan：utility of cerebrospinal fuid examination and nerve conduction study for diagnosis and prognosis

prediction. J Neurol，2022，269（9）：4783-4790.
[16] DENG P，KRASNOZHEN-RATUSH O，WILLIAM C，et al. Concurrent LETM and nerve root enhancement in spinal neurosarcoid：a case series. MultScler，2018，24（14）：1913-1916.
[17] ZALEWSKI NL，KRECKE KN，WEINSHENKER BG，et al. Central canal enhancement and the trident sign in spinal cord sarcoidosis. Neurology，2016，87（7）：743-744.
[18] DIAN S，GANIEM AR，VAN LAARHOVEN A. Central nervous system tuberculosis. CurrOpin Neurol，2021，34（3）：396-402.
[19] ARUN T，PATTISON L，PALACE J. Distinguishing neurosarcoidosis from multiple sclerosis based on CSF analysis：a retrospective study. Neurology，2020，94（24）：e2545-2554.
[20] LANG R，STOKES W，LEMAIRE J，et al. A case report of coccidioides posadasii meningoencephalitis in an immunocompetent host. BMC Infect Dis，2019，19（1）：722.
[21] RAJASINGHAM R，WAKE RM，BEYENE T，et al. Cryptococcal meningitis diagnostics and screening in the era of point-of-care laboratory testing. J Clin Microbiol，2019，57（1）：e01238-18.
[22] SCOTT BJ，DOUGLAS VC，TIHAN T，et al. A systematic approach to the diagnosis of suspected central nervous system lymphoma. JAMA Neurol，2013，70（3）：311-319.
[23] BAJAJ BK，PANDEY S，RAMANUJAM B，et al. Primary angiitis of central nervous system：the story of a great masquerader. J Neurosci Rural Pract，2015，6（3）：399-401.
[24] BOULOUIS G，DE BOYSSON H. Primary angiitis of the central nervous system：magnetic resonance imaging spectrum of parenchymal，meningeal，and vascular lesions at baseline. Stroke，2017，48（5）：1248-1255.
[25] BAPTISTA B，CASIAN A，GUNAWARDENA H，et al. Neurological manifestations of IgG4-related disease. Curr Treat Options Neurol，2017，19（4）：14.
[26] WALLACE ZS，NADEN RP，CHARI S，et al. The 2019 american college of rheumatology/european league against rheumatism classifcation criteria for IgG4-related disease. Ann Rheum Dis，2020，79（1）：77-87.

第二节　朗格汉斯细胞组织细胞增多症

【概述】

朗格汉斯细胞组织细胞增多症（Langerhans cell histiocytosis，LCH）是一类罕见的以组织细胞增生为特征的疾病。

1865 年 Smith 首先描述并报道了该病。LCH 早期曾被称为“Letter-Siwe 病”“Hand-Schuuer-Christian 病”“嗜酸性肉芽肿”“组织细胞增生症 X”等。1961 年 Birbeck 等通过电镜观察发现组织细胞增生症 X 和 Langerhans 细胞都存在相同的网球拍样颗粒。1979 年 Kepes 等基于患者尸检病理结果，发现可以通过邻近病变的骨组织、脑膜侵犯到中枢神经系统，导致弥漫或局限性的脑实质损伤。1987 年国际组织细胞协会将该类疾病命名为 LCH。2001 年 WHO 又提出了 LCH 的恶性类型（Langerhans 细胞肉瘤）。2008 年 WHO 在淋巴造血组织肿瘤分类中将这一类肿瘤命名为“起源于 Langerhans 细胞的肿瘤”。

LCH 单系统和多系统均可累及，既可表现为单系统单病灶或多病灶，也可表现为多系统多病灶。LCH 最常见的累及部位是骨骼系统，颅骨受累在骨骼系统中最常见，其次是四肢骨、脊柱、肋骨、骨盆等。LCH 也可发生在皮肤、淋巴结、肝脏、脾脏、骨髓、肺、生殖器、肾脏及胸腺等。中枢神经系统也可累及，多以单系统为主，累及部位主要位于下丘脑垂体区，其他部位如松果体、脉络丛、脑膜、小脑、脑干、基底节、侧脑室周围白质等也可累及。病理上可表现为增殖性、非增殖性病变。

LCH 是一种 Langerhans 细胞的克隆及肿瘤性增生性疾病，伴有以嗜酸性粒细胞为主的一些非肿瘤性成分[1]。瘤细胞核形态缺乏异型性，可见到核分裂象，但病理性核分裂象少见。Langerin 是 Langerhans 细胞特异性凝聚素，是由 Ca^{2+}依赖性Ⅱ型跨膜糖蛋白介导的Ⅱ型膜分子。Langerin 蛋白是相对分子质量为 40 000 ~ 42 000 的糖蛋白，等电点 5.2 ~ 5.5，位于细胞表面，结合甘露糖，通过非经典途径捕捉和内吞抗原，致细胞膜皱褶和内陷，并迅速进入 Birbeck 颗粒内，因而 Langerin 与 Birbeck 颗粒的形成密切相关。Langerin 蛋白与 $CD8^{+}$ T 淋巴细胞和神经炎性细胞因子 / 炎性趋化因子相关，是一种副肿瘤性继发树突状细胞抗原呈递导致的自身免疫反应[2]。

尽管 LCH 可累及不同的器官和系统，但其组织学形态基本一致。病理上 Langerhans 细胞呈不同数量的异常增生，多呈簇状、片状或散在分布，背景也可见到数量不等的嗜酸性粒细胞、淋巴细胞、浆细胞、中性粒细胞及多核巨细胞。Langerhans 细胞呈圆形或类圆形，中等偏大，胞浆中等、均质粉染，胞核呈圆形、椭圆形或不规则形，可见到明显核沟和核折叠，形似咖啡豆样、肾形或麦粒状。核染色质细腻，核膜薄，核仁不明显或偶见。组织细胞 Langerin（+）/CDla（+），S-100 胞核和胞质（+）。Sholl 等认为病变区需高倍视野＞30 个 Langerin（+）/CD1a（+）的细胞即可诊断 LCH。电镜下可见 Birbeck 小体。

在中枢神经系统存在 3 种病理类型（图 22-3）。①限局性肉芽肿：与周围组织的 LCH 肉芽肿类似，存在 CD1a（+）组织细胞，大量的 $CD8^+$ T 淋巴细胞浸润，易侵犯脑室周围组织，如垂体柄；②小脑和脑干神经变性损伤：未见到 CD1a（+）组织细胞，可见到明显的炎性过程及大量的 $CD8^+$ T 淋巴细胞浸润，伴神经元和神经轴索变性以及继发性髓鞘脱失，最后导致小脑皮质和白质萎缩；③神经漏斗部的瘤样肉芽肿：可以扩散侵犯至下丘脑，脑实质周围可见到弥漫 CD1a（+）组织细胞浸润，以及邻近组织的神经变性。

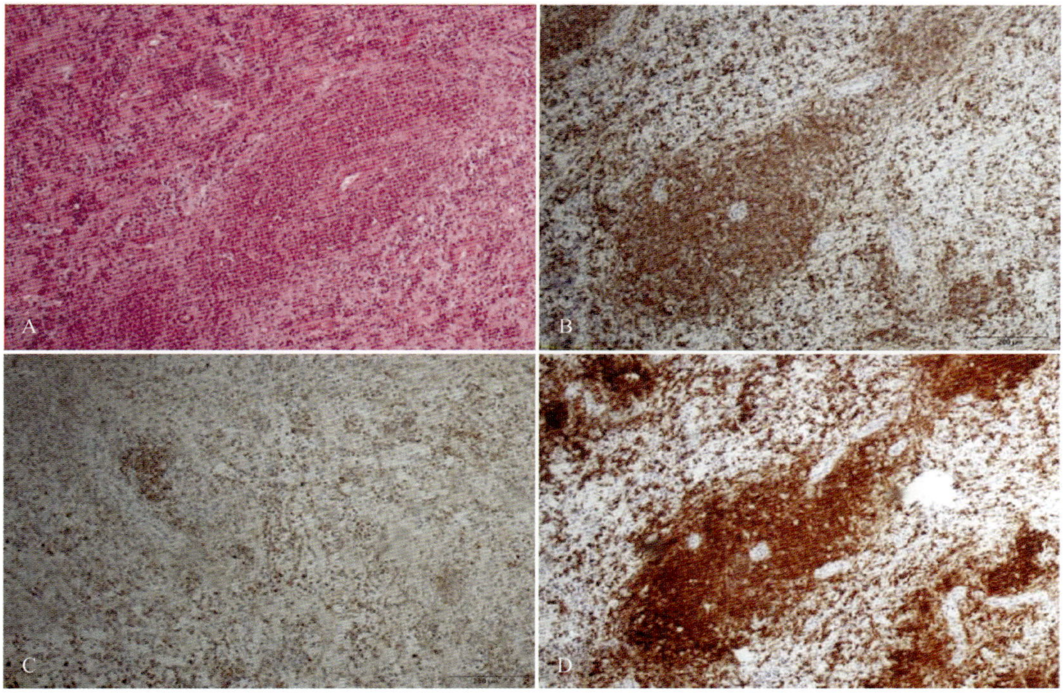

图 22-3 A，大量的组织细胞和炎性细胞（HE×100）。B，Langerin（+）。C，巨噬细胞 CD68 阳性。D，S-100 胞核和胞质（+）

【临床特点】

LCH 任何年龄均可发病，婴幼儿或青少年多见，而成人相对少见。临床特点与中枢神经系统受累的部位和类型相关[3-5]。

1. 内分泌异常

由于下丘脑垂体区域最易受累，尿崩症是中枢神经系统受累 LCH 最常见的症候，在 LCH 患者中出现率为 25%，而在多系统累及的患者中出现率为 50%。其次为生长激素缺乏，约占 10%，垂体前叶激素缺乏包括生长激素缺乏、继发性甲状腺功能减退、性腺功能减退、高催乳素血症。由于许多疾病以中枢性尿崩起病，特别是生殖细胞瘤，所以孤立的中枢性尿崩症难以明确病因。

2. 中枢神经损害

约 25% 的患者出现临床症候，包括构音障碍、吞咽困难、震颤、腱反射异常、步态障碍、认知障碍、精神行为异常等。观察发现中枢神经系统 LCH 患者随着病情进展其影像学表现也逐渐加重。

【辅助检查】

临床上考虑到 LCH 后，主要通过脑脊液检查、影像学检查及病理检查明确诊断。

1. 脑脊液

常规脑脊液检查多正常。与其他脑部疾病患者相比，有研究发现骨桥蛋白是中枢神经系统 LCH 患者唯一持续升高的脑脊液蛋白。在 10% 的 LCH 患者的脑脊液中可以检测到 *BRAF* 基因 V600E 突变。

2. 影像学

LCH 累及神经系统的影像学改变可表现为三方面，即肿瘤性或肉芽肿性损害、非肿瘤性或非肉芽肿性损害、脑萎缩[6-8]。最常见部位是下丘脑垂体区，其他部位包括松果体、脉络丛、脑膜、小脑、基底节、侧脑室周围白质等。

（1）肿瘤性或肉芽肿性损害的区域包括颅骨、下丘脑垂体区、松果体、脉络丛、脑膜等。在下丘脑垂体区域，可见垂体柄增粗及潜在进展的占位性病变，并向垂体和下丘脑延伸。松果体异常包括囊实性病变。其他部位如脑膜、脉络丛及脑实质很少发生占位性病变。鉴别诊断包括颅咽管瘤、生殖细胞瘤、结节病以及其他组织细胞疾病，如 Erdheim-Chester 病、Rosai-Dorfman 病等。

（2）非肿瘤性或非肉芽肿性损害区域包括齿状核、小脑白质、基底节、脑干、脑桥、幕上白质（图 22-4）。非肿瘤性损害常累及小脑、基底节和（或）脑桥，在小脑灰质 T2WI 可见到对称性的高信号，而 T1WI 示对称性高或低信号，且向白质周围扩展，或表现为小脑萎缩，脑桥 T2WI 呈高信号，底节区呈 T1WI 低信号及 T2WI 高信号的变化。苍白球也常累及，而脑干和前额叶受累较少。脑实质损害可见到血管周围间隙扩大，而脑白质病变相对少见。高磁场 MR 上几乎所有患者均可见到血管周围间隙。在小脑白质、脑桥以及脑室周围白质区域可见到对称性的斑片状 T2WI 高信号及 T1WI 低信号，但这种脑白质病变并不符合血管分布。

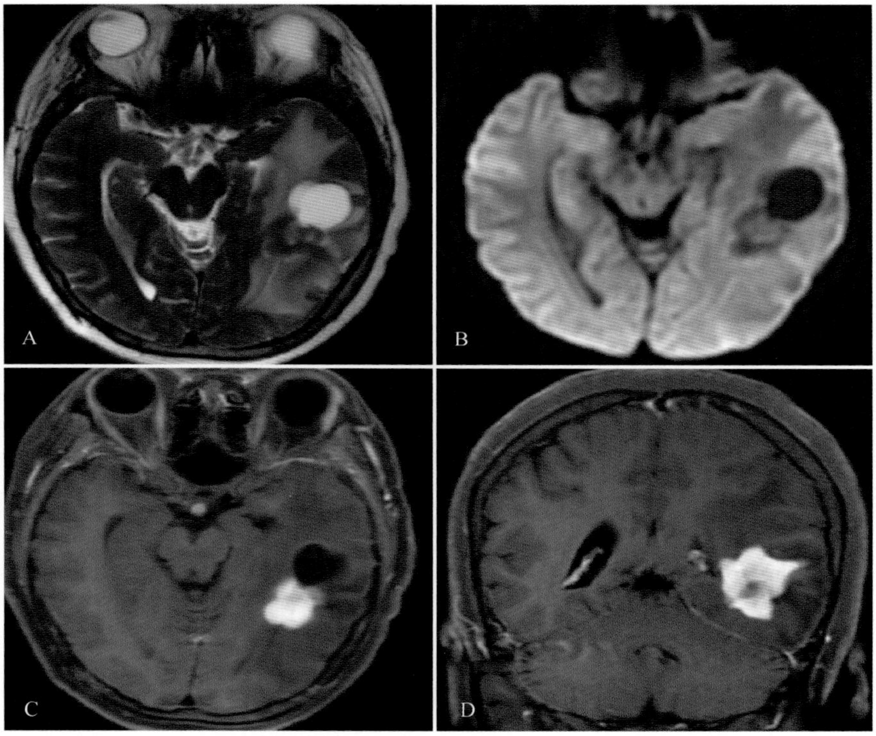

图 22-4 A，T2WI 示左侧颞叶囊长 T2 信号，周围水肿。B，DWI 示左侧颞叶囊内低信号。C 和 D，增强扫描示左侧颞叶均匀高信号

（3）脑萎缩：脑萎缩并不常见，可以表现为小脑半球局部萎缩，也可全脑萎缩。

FDG-PET 示占位性病变部位氟脱氧葡萄糖摄取增加，而在中枢神经变性区如小脑摄取减低。黑质纹状体的 SPECT 研究未发现异常。在中枢神经变性区的 MRS 分析中幕下的 NAA 峰降低，提示这些部位的神经元损伤。

3. 病理检查

病理活检可见各种炎细胞浸润，其内可见多核巨细胞及 Langerhans 细胞。

【诊断】

LCH 的诊断主要依靠病变组织病理学检查，这是确诊 LCH 的金标准。而临床症候及影像学检查对

于 LCH 的诊断具有重要的提示意义。

【鉴别诊断】

在鉴别诊断中，LCH 需与 Erdheim-Chester 病、Rosai-Dorfman 病、脑膜瘤、淋巴瘤及生殖细胞瘤等鉴别。而 LCH、Erdheim-Chester 病、Rosai-Dorfman 病三者之间在累及的组织以及影像学方面具有较多相似之处。三者的病理特点既有相同点又有各自的特异之处。①相同点：背景染色均为混合性的炎性细胞组合；②不同点：组织细胞具有特异性（表 22-3）。

表 22-3　朗格汉斯细胞组织细胞增多症的病理特点鉴别

	背景染色	特异性染色及特点
LCH	混合性细胞组合	Langerin（＋）/CDla（＋），CD68 和 CD163（＋），S100 蛋白部分（＋）
ECD	混合性细胞组合	组织细胞 CD1a（－）/CD68（＋），泡沫样的组织细胞呈黄瘤样浸润，可见到多核巨细胞或 Touton 巨细胞
RDD	混合性细胞组合	①组织细胞 CD1a（－）； ②“伸入”现象：部分组织细胞内可见数量不等、形态完整的急慢性炎细胞或红细胞； ③明暗相间排列：光镜下视野呈明暗相间排列，明区主要为组织细胞区，组织细胞体积大、胞质丰富不规则，核大靠边，间质内可见显著胶原纤维化；暗区为大量炎细胞浸润，有 Touton 巨细胞

注：ECD，Erdheim-Chester 病；RDD，Rosai-Dorfman 病

【治疗】

不同临床分型的 LCH 患者治疗和预后有所不同，单系统单病灶患者只需要局部治疗或观察即可，预后较好。而局灶性治疗无效、单系统病变广泛或多系统受累的患者预后欠佳。同时伴有器官衰竭的患者死亡率可达 20%，此类患者需要辅助全身化疗，目前常用的一线治疗包括泼尼松、长春新碱等。二线治疗通常为核苷酸类似物如克拉屈滨、阿糖胞苷等，其他药物如 6- 巯基嘌呤、羟基脲和低剂量甲氨蝶呤。上述药物被证明可降低患者复发率[9-10]。

随着对 LCH 发病机制认识的深入，目前认为 LCH 患者 MAPK 通路普遍被激活，为 BRAF 或 MEK 抑制剂治疗提供了依据，约 80% 的 LCH 患者对此类药物有良好的反应，并可对有风险器官（造血系统、肝、脾）受累的 LCH 患者起到相应作用，全面改善预后，但停药后复发风险较高。尽管 LCH 的治疗取得了进展，但疾病复发率仍高达 30%。除此之外，需要留意患者后遗症的问题，包括智力下降、神经系统症状、内分泌异常等。

【病例摘要】

女，50 岁。多饮、多尿 15 年，渐进性头痛 1 年余。

患者 15 年前出现多饮、多尿，诊断为“垂体腺瘤”，长期注射鞣酸去氨加压素控制症状。1 年前出现发作性左颞枕部针刺样疼痛，平卧及吵闹时加重，站立有所缓解，伴有睡眠增多，记忆力下降，语言表达困难，症状渐重。10 个月前出现双眼视力下降，视物模糊。体格检查：选词困难，近记忆力下降。脑神经（－）。四肢肌力、肌张力正常，双上肢腱反射对称存在，双侧膝、跟腱反射对称减弱，双侧指鼻试验、跟膝胫试验稳准。双侧深、浅感觉未见明显异常。脑脊液无色透明，初压：320 mmH_2O，红细胞：276×10^6/L，白细胞：3×10^6/L，蛋白：918 mg/L，糖：6.3 mmol/L，氯：113 mmol/L。脑 MRI 示左颞叶圆形囊性占位，病灶强化明显；囊壁无强化。定位诊断：脑垂体，左侧颞叶，脑脊液循环系统；定性诊断：脑内占位病变。脑活检显示病变区脑组织结构疏松，脑膜及脑实质内血管周围可见套状淋巴细胞浸润。免疫组化：Langerin/CD1a（+++），S-100（++），CD68（+），CD163（+），P53（+），Ki-67 标记指数 30%，淋巴细胞 LCA（+），CD3（+），CD20（+）。病理诊断：朗格汉斯细胞组织细胞增生症。病例详细资料见二维码数字资源 22-2。

数字资源 22-2

（姚玉鑫　安　利　姚　生）

【参考文献】

[1] WILLMAN CL，BUSQUE L，GRIFFITH BB，et al. Langerhans'-cell histiocytosis（histiocytosis X）-a clonal proliferative disease. N Engl J Med，1994，331（3）:

154-160.

[2] BADAL JAN-VERY G, VERGILIO JA, DEGAR BA, et a1. Recent advances in the understanding of langerhans cell histioeytosis. Br J Haematol, 2012, t56 (2): 163-172.

[3] PYUN JM, PARK H, MOON KC, JEON B. Late-onset langerhans cell histiocytosis with cerebellar ataxia as an initial symptom. Case Rep Neurol, 2016, 8 (3): 218-223.

[4] RODRIGUEZ-GALINDO C. Clinical features and treatment of langerhans cell histiocytosis. Acta Paediatr, 2021, 110 (11): 2892-2902.

[5] COHEN AUBART F, IDBAIH A. Histiocytosis and the nervous system: from diagnosis to targeted therapies. Neuro Oncol, 2021, 23 (9): 1433-1446.

[6] KIM JH, JANG WY, JUNG TY, et al. Magnetic resonance imaging features in solitary cerebral langerhans cell histiocytosis: case report and review of literature. World Neurosurg, 2018, 116: 333-336.

[7] GRANATA F, MORABITO R, GRASSO G, et al. A rare case of solitary brain Langerhans cell histiocytosis with intratumoral hemorrhage in a patient affected by Turner syndrome. Surg Neurol Int, 2016, 7: 31.

[8] YAVROPOULOU MP, TSOLI M, KALTSAS G. Neuroendocrine manifestations of langerhans cell histiocytosis. Handb Clin Neurol, 2021, 181: 127-135.

[9] NAKASHIMA K, KOGA Y, SAKAI Y, et al. Radiotherapy for Langerhans cell histiocytosis with paraplegia: a rare oncologic emergency case report in infancy and literature review. Brain Dev, 2018, 40 (10): 952-955.

[10] XIE J, LI Z, TANG Y. Successful management of multiple-systemic langerhans cell histiocytosis involving endocrine organs in an adult: a case report and review of literature. Medicine (Baltimore), 2018, 97 (26): e11215.

第三节　Rosai-Dorfman 病

【概述】

Rosai-Dorfman 病（Rosai-Dorfman disease，RDD）是一种良性的非朗格汉斯细胞组织细胞增生性疾病，主要累及淋巴结，其中以颈部淋巴结最常见。43% 的 RDD 累及结旁窦、眼眶、脊柱、皮肤和上呼吸道。神经系统受累概率＜ 5%，病变多位于脑内，该病极少累及脊髓，同时累及脑和脊髓者更罕见[1-3]。

该病在 1965 年由 Destombes 首次进行描述，1969 年 Rosai 和 Dorfman 再次对该病资料进行整理，并将其命名为组织细胞增生伴巨大淋巴结病。1987 年该病被归类为非朗格汉斯细胞组织细胞增生症。随着报道增多，人们逐渐用 RDD 来命名。根据该病的病理、遗传和分子特征分为家族性 RDD、散发性 RDD 和其他各种非皮肤、非朗格汉斯细胞组织细胞增生症。2018 年 Fatobene 等利用 PCR 技术，首次报道了 RDD 患者中存在 BRAF V600E 突变。2019 年 Mastropolo 等证实了 RDD 与朗格汉斯组织细胞增生症（LCH）叠加患者中 BRAF V600E 基因突变[4]。

RDD 的发病机制涉及感染、免疫缺陷和肿瘤等。最初认为病毒感染是 RDD 发病的潜在机制之一，克雷伯杆菌、人类疱疹病毒 6 型、细小病毒 B19 和 EB 病毒均有报道，但没有发现确切证据表明病毒与 RDD 存在明确相关性。自身免疫性淋巴细胞增生综合征与 RDD 具有相似的病理学表现，二者均可出现淋巴结病变，并且可与其他自身免疫性疾病共病，细胞培养研究证实 RDD 中的组织细胞是经单核集落刺激因子刺激巨噬细胞而产生的一类免疫功能缺陷的巨噬细胞群。部分 RDD 病例可能与 IgG4 相关疾病为同一疾病谱系。基因研究提示 RDD 可能与 Erdheim-Chester 病以及 LCH 存在相似的发病机制，还与 *NRAS*、*KRAS*、*PIK3CA* 基因突变及 RAF、MEK、ERK 信号通路相关。*SLC29A3* 基因突变也与 RDD 的发病密切相关。

【临床特点】

RDD 多发生于男性，男女比例为 1.8∶1。依据 RDD 发病部位及累及范围的不同，临床上将其大致分为结内型（淋巴结型）、结外型和结内结外混合型 3 种亚型（表 22-4）[5-9]。

表 22-4　Rosai-Dorfman 病临床分型

部位	累及区域
结内	颈部、锁骨上、腋窝、腹股沟、肺门及纵隔淋巴结
结外	不同部位组织细胞增生，包括皮肤软组织、鼻腔和鼻旁窦、眼睛和眼眶及眼附属器、骨、唾液腺、中枢神经系统、口腔、肾及泌尿生殖道、呼吸道、肝脏、扁桃体、乳腺、胃肠道、心脏等
结内＋结外	出现上述二个部位的损害。骨髓检查通常正常

1. 经典 RDD

这是最常见的形式，好发于青年人，平均发病年龄为 20.6 岁，男女比例为（1.4 ~ 3.1）：1。临床主要表现为双侧颈部淋巴结无痛性肿大，并伴有发热、体重减轻和盗汗。最常累及颈部淋巴结（87%），其次为腹股沟（26%）、腋窝（24%）和纵隔（15%）淋巴结。

2. 结外 RDD

此型中位发病年龄为 40 ~ 50 岁，较结内型和混合型偏大。43% 的 RDD 患者累及结外部位；最常见的是鼻窦、唾液腺、皮肤、上呼吸道、骨骼、球后组织、中枢神经系统，较少见的是单个器官。脾受累罕见。中枢神经系统受累者约占 7%。累及中枢神经系统的 RDD 常以“头痛”起病，与颅压增高相关。而不同区域的颅内占位病变可导致相应的神经功能缺损症状和体征。播散性 RDD 的病例很少被报道[10]。

3. 家族性 RDD

家族性 RDD 包括 *SLC29A3* 突变相关的疾病（H 综合征、Faisalabad 组织细胞增生症（呈常染色体隐性遗传）和 *TNFRSF6* 突变相关的疾病（自身免疫性淋巴增生综合征）。临床可出现色素沉着过多、血脂增高、肝肾肿大、听力丧失、心脏异常、性腺功能减退、身材矮小、高血糖和趾畸形。

4. 肿瘤相关 RDD

RDD 与淋巴瘤、白血病和其他组织细胞病（包括 LCH 和 Erdheim-Chester 病）相关。

5. 免疫相关 RDD

RDD 与系统性红斑性狼疮、特发性青少年关节炎、自身免疫性溶血性贫血和人类免疫缺陷病毒感染相关。可能与 IgG4＋浆细胞增加相关，但不存在 IgG4 相关疾病的其他特征。

【辅助检查】

中枢神经 RDD 影像学缺乏特异性，因其常累及硬脑膜，故临床上易误诊为脑膜瘤，加之中枢神经系统 RDD 缺乏特异性的临床表现，故组织病理学及免疫组织化学染色显得尤为重要。

1. 实验室检查

RDD 患者可出现白细胞增多，血沉加快，部分患者出现高丙球蛋白血症和自身免疫性贫血。实验室评估应包括代谢检查、血常规、血沉、C 反应蛋白和免疫球蛋白定量等。需进行人类免疫缺陷病毒感染、乙型 / 丙型肝炎的血清学检查排除传染性疾病，检测抗核抗体、类风湿因子排除系统性红斑性狼疮或特发性幼年关节炎。对不明原因的血细胞减少症或外周血细胞异常的患者建议进行骨髓活检。

2. 影像学检查

RDD 可累及多系统，淋巴结病变最为常见，表现为多发淋巴结肿大、融合，边界可不清晰，部分病变 CT 呈高密度，FDG PET-CT 呈现高代谢，结内 RDD 可孤立、播散或合并淋巴结外受累。鼻窦是 RDD 最常受累的结外部位，以上颌窦及筛窦多见，MRI 可见均匀强化。其次是皮肤受累，但多合并其他部位病变，可在 FDG PET-CT 检查时偶然发现。5% ~ 10% 的病例可出现骨骼受累，X 射线显示溶解性病变，边缘清晰。颅内 RDD 多位于幕上，单发多见，多累及鞍区 / 鞍上区、硬脑膜、矢状窦旁，MRI 示 T1WI 等信号、T2WI 等或低信号，并伴有不同程度的水肿及均匀强化。累及脑实质和脊髓的 RDD 罕见，部分患者可出现“脑膜鼠尾征”，易误诊为脑膜瘤（图 22-5）。RDD 也可累及脉络丛。强化的硬脑膜病变与脉络丛占位同时出现，对诊断 RDD 及鉴别其他脉络丛病变具有一定的提示意义[6, 11]。

3. 病理检查

病理检查可见结内病变表现为淋巴结窦内充满吞噬性组织细胞，可吞噬淋巴细胞、浆细胞、红细胞、中性粒细胞及核碎片，被吞噬的淋巴细胞有时呈束团或花冠状排列，即为“伸入现象”，对诊断 RDD 具有一定的特异性[5]。低倍镜下的背景病变包括深蓝染区域与淡粉染区域相间，并有纤维分割，称为“明暗相间”。明区由片状组织细胞及部分浆细胞组成，组织细胞体积大、胞质丰富，淡粉染或透明泡沫样，细胞核大，核仁明显，轻度异型性；暗区由致密浸润的大量淋巴细胞及部分浆细胞组成，有时伴淋巴滤泡形成，部分病例间质内还可见中性粒细胞浸润和微脓肿形成。结外 RDD 还可见明显的胶原纤维化，部分发生于真皮的组织细胞呈梭形，似编织状和席纹状。部分结外 RDD 组织细胞可侵入到血管内。细胞免疫组织化学染色可见 CD68 和 CD163（＋）、CD1a（－）、Langerin（－）、S-100 强阳性，对诊断 RDD 具有显著意义（图 22-6）。

【诊断】

由于 RDD 的临床表现及影像学缺乏特异性，临床及影像对 RDD 的诊断仅具有提示意义，而组织病理学特点是 RDD 确诊的金标准。

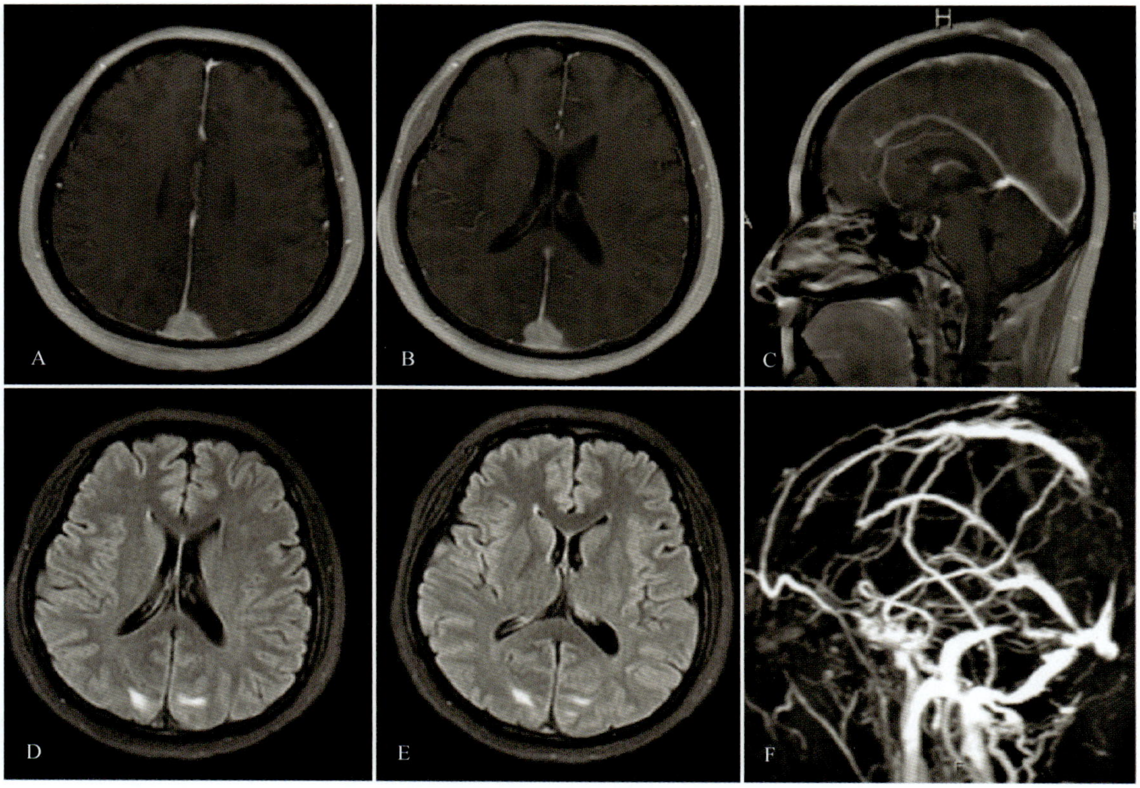

图 22-5 A、B、C，脑 MRI 示大脑镰及上矢状窦旁局部脑膜异常强化（A 和 B 轴位，C 矢状位）。D 和 E，双侧枕叶对称性异常信号。F，头 MRV 示上矢状窦后端闭塞

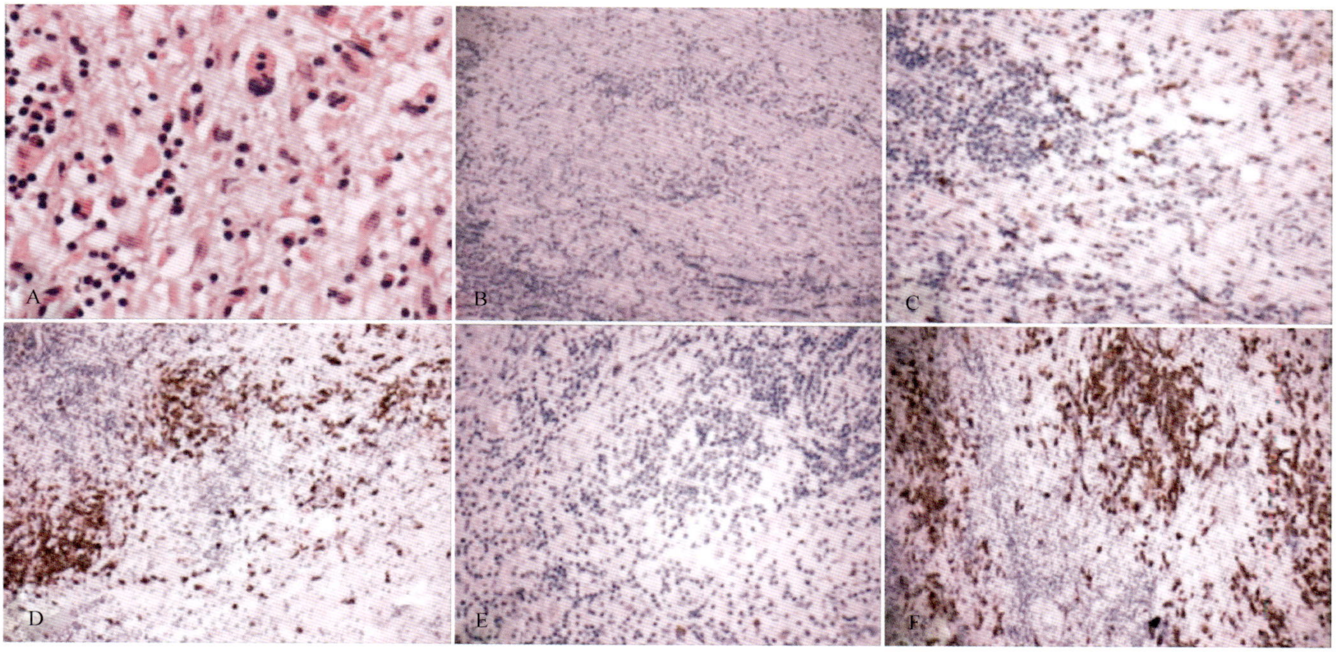

图 22-6 A，大量组织细胞和组织细胞的“伸入现象”。B，CD1a（－）。C，CD68（散在阳性）。D，S-100（++）。E，IgG4（－）。F，CD138（+）

【鉴别诊断】

RDD 的鉴别诊断基本思路是基于病理改变的鉴别，其次是结合临床表现进行鉴别。

1. 病理改变的鉴别

RDD 最重要的鉴别疾病是上一节介绍的 LCH，二者均存在 S100 阳性。但 RDD 不存在 LCH 的细长凹槽核特征以及突出的浆细胞成分，免疫组化 CD1a 或 CD207 染色阴性。

结外 RDD 需要排除鼻窦组织细胞增生症、间变性大细胞淋巴瘤、转移癌和恶性黑色素瘤。鼻窦组织细胞增生症缺乏典型 RDD 组织细胞的特征，且 S100 阴性。转移癌和黑色素瘤通常不会表现 RDD 的病理特征。黑色素瘤 S100 阳性，但 HMB45、Melan-A 和 SOX10 阳性。间变性大细胞淋巴瘤将表现出更多的异型核，具有 CD30 阳性的典型标志性细胞。在头部和颈部区域内，可能会考虑淋巴结硬肿、伴多血管炎的结节性淋巴瘤和结外自然杀伤 /T 细胞淋巴瘤，S100 阳性的组织细胞在 HE 染色的细胞形态有助于鉴别。典型的霍奇金淋巴瘤通常会表现出更典型的 Reed-Sternberg 细胞或霍奇金细胞，该细胞具有大囊胚、S100 阴性、CD30 和 CD15 阳性特点。

皮肤 RDD 需与幼年黄色肉芽肿鉴别。后者的病理特征是巨噬细胞和梭形细胞比较突出，伴有散在分布的 Touton 多核巨细胞，S100 阴性，缺乏 RDD 的病理特征。

2. 临床病理鉴别

（1）IgG4 相关肥厚性硬脑膜炎：IgG4 相关肥厚性硬脑膜炎以局限性或弥漫性硬脑膜增厚为特征，血清学和（或）脑脊液检查可见 IgG4 含量增高，脑 MRI 示硬脑膜强化，大脑镰及小脑幕可表现为“轨道样”强化，当硬脑膜肥厚不均匀时，可表现为结节样强化。RDD 与 IgG4 相关疾病具有部分相似的组织形态学特征，例如席纹状纤维化和丰富的浆细胞浸润（甚至可有较多 IgG4 阳性的浆细胞）。但与 IgG4 相关疾病相比，RDD 的 IgG4＋浆细胞数量较低，IgG4/IgG 比例较低（＜ 40%）。诊断 IgG4 相关疾病的组织学标准是出现席纹状纤维化、闭塞性静脉炎和丰富的浆细胞浸润，缺乏 RDD 典型的“伸入现象”及 S-100 阳性的组织细胞。

（2）Erdheim-Chester 病：属于非朗格汉斯细胞组织细胞增生症的一种，其特征为多系统受累的脂质肉芽肿性改变，具有部分特征性临床表现如“涂层主动脉”“毛状肾”等，和 RDD 一样出现骨质受累，不同点为 RDD 多为溶骨性骨质破坏，镜下伴有骨小梁的破坏，而 Erdheim-Chester 病主要表现为大量反应性骨质硬化性增生。病理见纤维化背景下存在大量泡沫样组织细胞浸润，可伴有炎细胞及多核巨细胞（Touton 细胞）浸润，免疫组化示 CD68（＋）、CD163（＋）、CD1a（－）、CD207（－），约 20% 的患者 S-100（＋），38% ~ 100% 的患者存在 BRAF V600E 突变。

（3）脑膜瘤：RDD 影像学表现酷似脑膜瘤，并可伴有“脑膜鼠尾征”。脑膜瘤属于颅内良性肿瘤，生长慢、病程长，多为膨胀性生长，常以头痛和癫痫为首发症状，因肿瘤生长缓慢，所以颅内肿瘤很大时，临床症状可以不严重，部分患者可在行脑 MRI 及 CT 检查时偶然发现，无系统性改变。

【治疗】

RDD 确诊后可暂不用药，仅随访观察，因为散发性 RDD 通常具有自限性，高达 50% 的病例自发缓解。大多数涉及中枢神经系统的 RDD 病例可通过手术切除进行治疗。对于不能完全切除的患者，可进行全身治疗，包括糖皮质激素、化疗、放疗和免疫调节治疗[12-14]。

1. 手术

手术适用于单灶性或有症状的患者，是对脑部 RDD 患者的有效治疗方法。手术切除的意义不仅能减轻重要器官的压迫，还能为病理诊断提供足够的标本。对于上呼吸道阻塞或导致终末器官损害的较大病变，可选择减瘤手术。皮肤 RDD 首选手术切除。鼻内窥镜切除鼻窦 RDD 可以实现症状控制和功能恢复。

2. 糖皮质激素

糖皮质激素有助于控制临床症状、缩小淋巴结体积。对于累及眼眶、中枢神经系统、骨骼和自身免疫性贫血相关疾病的病例，成人 RDD 泼尼松龙 40 ~ 70 mg/d 疗效确切。对于累及中枢神经系统、肺门淋巴结病的病例，使用泼尼松＞ 0.5 mg/（kg · d）或地塞米松 8 ~ 20 mg/d，疗效满意后缓慢减量。糖皮质激素对患有眼眶和视神经压迫的成年 RDD 治疗效果好，而对气管、肾脏或软组织 RDD 无效。

糖皮质激素和化疗是复发或残留病变病例有效且安全的术后治疗用药。RDD 病变有时会在短时间复发，单独使用糖皮质激素对结旁病变患者效果短暂。

3. 化疗药物

雷帕霉素的靶点是控制免疫细胞增生和细胞因子产生，联合泼尼松龙在80%的患者中诱导疾病稳定，对耐药RDD和复发性自身免疫性细胞减少症的儿童有益。

其他化疗方案常用于难治性或复发性病例，但有时也作为弥漫性或危及生命病例的初始治疗。长春新碱、甲氨蝶呤、硫唑嘌呤、泼尼松联合用药可有效阻止成人脑部或眼眶RDD的疾病发展。术后使用CHOP方案维持治疗后，脑部RDD可长期缓解。长春新碱或低剂量甲氨蝶呤可有效治疗难治性皮肤RDD。硫唑嘌呤和INF-α可诱导RDD患者的长期缓解。上述药物也可用于治疗糖皮质激素无效的复发病例。

4. 核苷类似物

克拉屈滨是一种嘌呤核苷类似物，在临床实践中，克拉屈滨常与其他药物（如阿糖胞苷）联合使用，用于治疗无法完全手术切除或对其他治疗反应不佳的RDD患者。氯法拉滨是一种第二代嘌呤核苷类似物，虽然主要用于治疗急性白血病等血液系统恶性肿瘤，但在一些难治性组织细胞增生症（如RDD）中也显示出一定的疗效。氯法拉滨在RDD患者治疗的应用目前仍处于探索阶段，多用于对传统治疗反应不佳的患者。克拉屈滨方案：每疗程2.1～5 mg/（m^2·d）×5 d，1疗程/月×6个月；氯法拉滨方案：每疗程25 mg/（m^2·d）日×5 d，1疗程/月×6个月。对于复发性或难治全身性RDD病例，克拉屈滨方案可延长缓解时间，氯法拉滨方案可作为挽救性治疗方案。

5. 免疫调节疗法

TNF-α抑制剂沙利度胺和来那度胺为RDD的治疗带来新希望。低剂量沙利度胺（100 mg/d）对难治性皮肤RDD有效；来那度胺在难治性RDD和骨RDD的成年患者中有效。利妥昔单抗对自身免疫相关RDD病例有效。

6. 放射疗法

放射疗法可用于视觉损害的难治性软组织和眶内病例、顽固性气道阻塞病例、孤立病灶切除后症状持续或复发病例、不适合手术和（或）其他治疗禁忌病例。对于病灶次全切除的患者，低剂量放疗有效。

【病例摘要】

女，45岁。间断头痛2年，伴双眼视物模糊1年余。

患者2年前出现持续性头痛，枕部为主。1年前头痛加重，伴双眼视物模糊。曾诊断“干燥综合征伴静脉窦血栓”，治疗好转，后症状反复发作。3个月前腰穿测颅压达330 mmH_2O，脑脊液正常，血类风湿因子偏高。脑MRI＋MRV提示上矢状窦后段血栓，予以低分子肝素＋甘露醇＋前列地尔治疗。头痛缓解，视物不清较前减轻。体格检查：粗测左侧视力减退。四肢肌力5级，肌张力正常，四肢腱反射正常引出，双侧病理征阴性。脑MRI平扫＋增强提示上矢状窦后段血栓，上矢状窦旁局部脑膜异常强化，双侧顶枕叶局部缺血改变。定位诊断：脑脊液循环系统，脑膜上矢状窦。定性诊断：脑膜炎性病变。手术病理：增厚的硬膜及其下方见增生硬膜组织，伴淋巴细胞、粒细胞浸润。增生的组织细胞CD68、S-100和BRAF V600E阳 性，CD1a和Langerin阴性；间质内大量浸润的浆细胞表达IgG（15%）。符合Rosai-Dorfman病的诊断。病例详细资料见二维码数字资源22-3。

数字资源 22-3

（安 利 韩晓琛 姚 生）

【参考文献】

[1] HAROCHE J，ABLA O. Uncommon histiocytic disorders：rosai-dorfman，juvenile xanthogranuloma，and Erdheim-Chester disease. Hematology Am Soc Hematol Educ Program，2015，2015：571-578.

[2] WANG Y，CAMELO-PIRAGUA S，ABDULLAH A，et al. Neuroimaging features of CNS histiocytosis syndromes. Clin Imaging，2020，60（1）：131-140.

[3] BRUCE-BRAND C，SCHNEIDER JW，SCHUBERT P. Rosai-dorfman disease：an overview. J Clin Pathol，2020，73（11）：697-705.

[4] FATOBENE G，HAROCHE J，HÉLIAS-RODZWICZ Z，et al. BRAF V600E mutation detected in a case of rosai-dorfman disease. Haematologica，2018，103（8）：e377-e379.

[5] AZARI-YAAM A，ABDOLSALEHI MR，VASEI M，et

al. Rosai-dorfman disease：a rare clinicopathological presentation and review of the literature. Head Neck Pathol，2021，15（1）：352-360.

［6］VAIDYA T，MAHAJAN A，RANE S. Multimodality imaging manifestations of rosai-dorfman disease. Acta Radiol Open，2020，9（8）：2058460120946719.

［7］ELBAZ YOUNES I，SOKOL L，ZHANG L. Rosai-dorfman disease between proliferation and neoplasia. Cancers（Basel），2022，14（21）：5271.

［8］RAO X，KANG Z，CHEN J，et al. Cervical spine rosai-dorfman disease：a case report and literature review. Medicine（Baltimore），2023，102（43）：e35654.

［9］NASANY RA，REINER AS，FRANCIS JH，et al. Rosai-dorfman-destombes disease of the nervous system：a systematic literature review. Orphanet J Rare Dis，2022，17（1）：92.

［10］DEEN IU，CHITTAL A，BADRO N，et al. Extranodalrosai-dorfman disease-a review of diagnostic testing and management. J Community Hosp Intern Med Perspect，2022，12（2）：18-22.

［11］ABLA O，JACOBSEN E，PICARSIC J，et al. Consensus recommendations for the diagnosis and clinical management of rosai-dorfman-destombes disease. Blood，2018，131（26）：2877-2890.

［12］VARRASSI M，CORRIDORE A，TOMMASINO E，et al. MR imaging of cerebral involvement of rosai-dorfman disease：a single-centre experience with review of the literature. Radiol Med，2021，126（1）：89-98.

［13］QIN G，YE J，LAN S，et al. Rosai-dorfman disease with spinal and multiple intracranial involvement：a case report and literature review. Br J Neurosurg，2023，37（4）：692-696.

［14］AKTANSUZGUN M，EVEREST E，et al. Erdheim-chester disease of brain parenchyma without any systemic involvement：a case report and review of literature. Neuropathology，2024，44（1）：59-67.

第四节　Erdheim-Chester 病

【概述】

Erdheim-Chester 病（Erdheim-Chester disease，ECD）是非朗格汉斯细胞组织细胞增生症中较为罕见的一种，其特征为多系统受累的黄色肉芽肿性病变。1930 年奥地利病理学家 Jakob Erdheim 和美国病理学家 William Chester 将其描述为脂质性肉芽肿病。1972 年 Henry Jaffe 首次将其命名为 ECD。30% ~ 40% 的 ECD 患者发生神经系统受累，通常影响下丘脑垂体轴、脑膜和脑实质。迄今为止，全球已有超过 1500 例 ECD 的报道[1-3]。

遗传、感染与免疫因素在 ECD 的发展过程中起着关键作用。细胞增殖和炎症反应是导致 ECD 患者器官损害的主要因素。炎性因子和趋化因子共同参与病变中组织细胞的激活和募集，其中 INF-α、IL-1/IL1-RA、IL-6、IL-12、MCP-1 表达水平异常升高，提示存在免疫紊乱[4-6]。患者血清和病变组织中趋化因子 CCL18 显著升高与病变发生纤维化相关。在遗传因素方面，38% ~ 100% 的患者存在 *BRAF V600E* 突变，该突变在组织细胞增生症中以 ECD 和朗格汉斯细胞组织细胞增生症（LCH）多见。*BRAF V600E* 基因突变介导 RAS-RAF-MEK-ERK 信号级联通路的异常激活对 ECD 的演变发挥着至关重要的作用。其中被广泛激活的有丝分裂原活化蛋白激酶通路，负责传导细胞信号，参与多种细胞功能及调控细胞的增殖、凋亡、血管生成、迁移和存活。由于该基因在其他类型组织细胞增生症中相对较少，因此，对诊断 ECD 具有重要的提示意义。其他如 *MAP2K1*、*ARAF*、*NRAS* 和 *KRAS* 等基因突变，以及 *BRAF*、*ALK*、*NTRK1* 等基因异位也可激活 MAPK 通路。约 11% 的 ECD 患者中还发现 *PIK3CA* 基因突变介导的 PI3K-AKT 通路激活，该通路激活也可通过 MAPK 通路诱导。ECD 中 miRNA 表达的减少可能导致参与炎症和细胞存活信号传导的靶基因（*Ras* 和 *MAPK/ERK*）上调，促进疾病发展。*BRAF V600E* 基因突变与癌基因诱导衰老存在一定关联，衰老细胞聚集会分泌一系列细胞因子、生长因子和蛋白酶，引发局部炎症且对机体造成伤害。部分 *BRAF V600E* 基因突变的 ECD 患者衰老细胞标志物 P16Ink4a 也阳性表达[7-10]。

ECD 典型的病理表现为在纤维化背景下存在大量泡沫样组织细胞浸润[10]，可伴有炎细胞及多核巨细胞（Touton 巨细胞）浸润，免疫组化示 CD68（+）、CD163（+）、FⅧa（+）、CD1a（-）、CD207（-），约 20% 的患者 S-100（+）（图 22-7）。

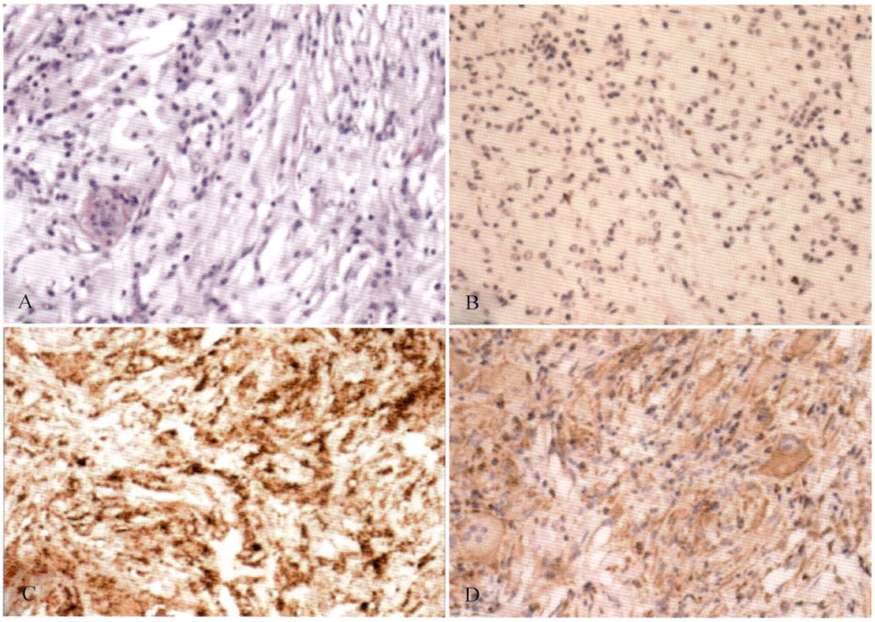

图 22-7 A，典型的泡沫状巨噬细胞和 Touton 巨细胞。B，细胞在 CD207 染色为阴性。C，细胞在 BRAF V600E 染色强阳性。D，细胞在 CD6 显示阳性

【临床表现】

ECD 多发于青中年，平均发病年龄为 46 岁，男女比为 3∶1。ECD 患者临床表现多样，80% ~ 95% 的患者出现骨骼系统受累，其次是鼻窦（59%）、大血管（40% ~ 59%）、腹膜后（33% ~ 59%）、神经系统（40% ~ 50%）、心脏（49% ~ 57%）、肺（30% ~ 50%）、眼眶（22% ~ 25%）、皮肤（22% ~ 27%）及其他少见部位。首发症状分别表现为骨痛、尿崩症、眼球突出、共济失调、鼻窦炎等[6-7]。

1. 内分泌系统损害

下丘脑垂体轴受累可导致各种神经内分泌疾病。尿崩症为首发症状的 ECD 患者较多（约占 25%）。

2. 中枢神经损害

垂体浸润可以压迫视交叉导致视觉障碍。脑膜肥厚类似结节性脑膜瘤或硬脑膜弥漫性硬化。这些病变可能无症状或出现相应脑神经、脊髓或脑实质受压症状，小脑和锥体束受累常见，出现共济失调和其他如癫痫发作、头痛、感觉障碍、精神症状、认知障碍、脑神经麻痹等症状。

3. 其他系统损害

ECD 最常见的其他系统损害表现是长骨骨硬化，出现在 80% ~ 95% 的患者中，其中 38% 的患者出现轻微的下肢骨痛。胸主动脉及腹主动脉表层纤维化形成“涂层主动脉”，对诊断具有提示意义。23% 的患者出现冠状动脉狭窄和心肌梗死。心包疾病见于 29% 的患者，表现为心包炎、心包积液或心包填塞。1/3 的 ECD 患者出现腹膜后纤维化，或并发双侧肾积水（27%）。

【辅助检查】

对出现上述临床表现的患者需要进行血液检查、脑脊液检查、基因检测、影像学检查以及病理检查。

1. 血液和脑脊液检查

ECD 患者常可出现全身炎症反应，80% 患者的血清 CRP 升高，INF-α、IL-1、IL-6、IL-8、IL-12 和 MCP-1 水平较高，提示系统性免疫激活。患者活检碎片中单核细胞刺激后会产生 TNF-α，而 IL-6 和 IL-8 则自发分泌。与纤维化的诱导和进展有关的趋化因子配体 CCL18 的水平比对照组高出 3 ~ 4 倍。该病的脑脊液蛋白和细胞数一般都在正常范围。

2. 基因检测

BRAF V600E 基因突变在其他类型组织细胞增生症中相对较少，该基因突变对诊断 ECD 具有提示意义[8]。

3. 影像学检查

影像学检查对诊断 ECD 具有重要辅助作用。以骨痛或骨骼病变为首发症状的患者，X 线片可发现骨干及干骺端双侧对称性骨皮质硬化表现，放射性核

素骨扫描及PET-CT均较为敏感，有助于检测患者全身受累程度（图22-8）。胸、腹部CT对发现特征性肺部改变、“涂层主动脉”及“毛状肾”具有一定价值，伴有心包积液及“右心室假瘤”的患者可行心脏MRI检查。MRI对诊断中枢神经ECD具有重要作用，可以发现三种类型改变：广泛浸润性病变、结节样或颅内占位样病变、脑膜病变（硬脑膜增厚或脑膜瘤样病变），约19%的ECD患者可出现上述不同病变类型的叠加。幕下占位样病灶多见，病灶为等T1、等T2信号，增强可见不均匀强化。中轴病变以下丘脑-垂体轴最常受累，T1WI常表现为垂体后叶正常信号消失。脑外病变以硬脑膜占位或弥漫性硬脑膜增厚多见。还有部分病变出现于脑室周围，形态类似于脱髓鞘疾病[11-12]（图22-9）。

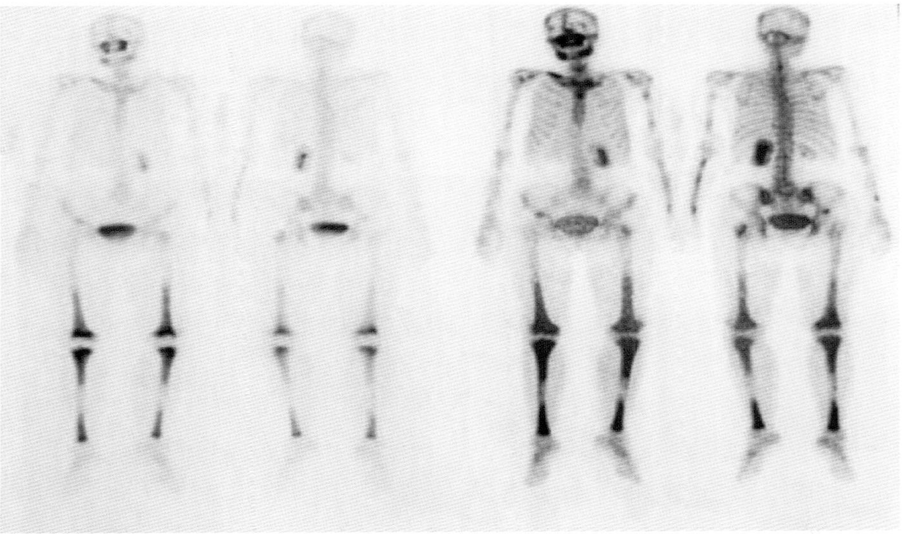

图22-8 PET-CT示颅骨环形放射性分布增高影，上颌骨、下颌骨、右侧锁骨、双侧股骨下段、胫骨上段均可见放射性分布异常浓聚影。全身多发骨密度异常改变，伴骨盐代谢异常增高

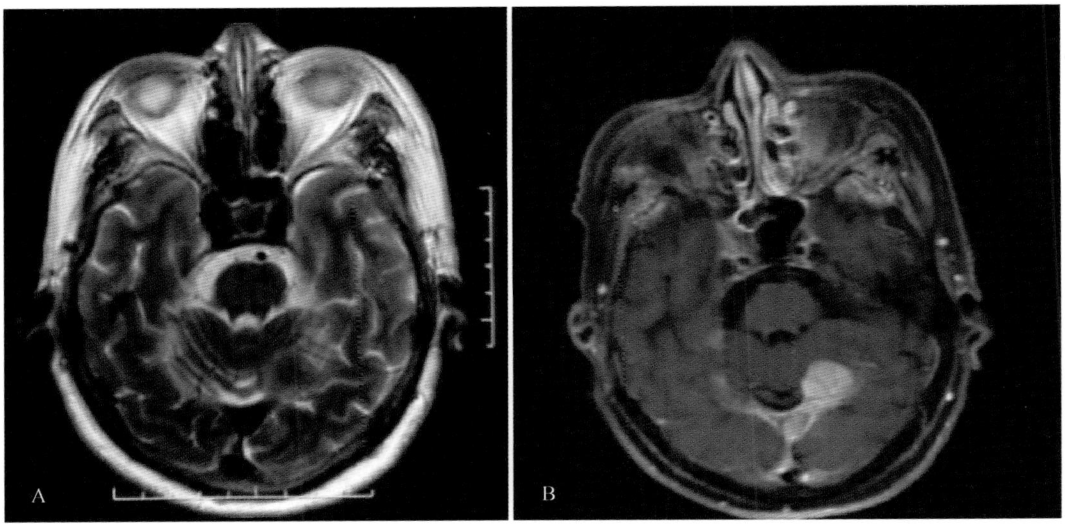

图22-9 A，脑MRI见小脑幕等T2信号。B，脑MRI T1增强见病灶显著强化

4. 病理检查

镜下见纤维化背景下大量泡沫样组织细胞浸润，同时可见炎细胞及多核巨细胞，免疫组化示组织细胞特异性染色CD68（+）、CD1a（−），部分患者S-100（+），BRAF V600E（+）。

【诊断】

ECD的诊断依靠典型的临床特征和影像学表现，如患者以“尿崩症”或“骨痛”等首发症状起病，同时影像学出现特征性的“对称性长骨硬化”“主动脉涂层”“毛状肾”等，对临床诊断ECD具有重要的提示意义。组织病理学及特殊染色仍是诊断ECD的“金标准”。发现特异性基因突变如BRAF V600E、MAP2K1等激活MAPK途径对ECD的诊断有重要的参考价值。

【鉴别诊断】

该病的诊断主要是病理诊断，因此其鉴别诊断也是在病理检查基础上进行，包括朗格汉斯组织细胞增生症、幼年性黄色肉芽肿、神经结节病及其他罕见疾病等。

1. 朗格汉斯细胞组织细胞增生症

该病是一种朗格汉斯细胞的克隆及肿瘤性增生性疾病，镜下可见卵圆形组织细胞胞核，可见核沟，染色质淡染，核仁不明显，核膜薄，间质内多伴有嗜酸性粒细胞浸润，可见多核巨细胞反应，免疫组化染色可见CD1a、Langerin阳性，电镜下可见特异性Birbeck颗粒。在组织细胞增生性疾病中，ECD可重叠LCH，均可伴有相同的基因突变（如BRAF V600E、MAP2K1等），提示两者之间可能有某些相关性[12-14]。

2. 幼年性黄色肉芽肿

此病是较为常见的非朗格汉斯组织细胞增生症，常表现为皮肤单个或多个丘疹及结节样病变，儿童多见，预后较好，与ECD不同，此病很少累及长骨。颅内病变罕见，占幼年性黄色肉芽肿病例的1%~2%，临床常表现为癫痫发作、颅压升高、尿崩症、发育迟缓等。部分患者MRI可见软脑膜受累，颅内单个或多个结节样病变，并可累及脊髓。镜下病变与ECD类似，但缺乏泡沫状巨噬细胞，免疫组化染色可见Langerin、CD1a阴性，部分患者S-100可呈阳性，FⅫa、CD68和CD163阳性。

3. 神经结节病

神经结节病是一种非干酪样坏死性上皮细胞肉芽肿炎症性疾病，与ECD相似，可累及脑实质、垂体、眶周组织、心脏和皮肤，然而，结节病不存在ECD典型临床表现，且该病多不伴有长骨受累。血清学检验（如血管紧张素转换酶升高）有助于与ECD相互鉴别。

4. 类固醇激素反应性慢性淋巴细胞炎症伴脑桥血管周围强化症

此病是一种比较罕见的以淋巴细胞浸润为主、类固醇激素治疗有效的中枢神经系统慢性炎性疾病，多累及脑桥[15]。增强MRI显示脑桥上出现的特异性点状或线样强化。ECD浸润脑桥也可出现构音障碍、步态不稳、锥体束损害等症状，影像学表现两者相似，国外有将ECD误诊为此病的报道，但ECD对激素治疗效果不明显，最终仍需活检证实。

【治疗】

ECD中的治疗选择包括抗肿瘤药物（INF-α和聚乙二醇化INF-α、克拉屈滨）、抗炎药物（阿那白滞素、西罗莫司、英夫利昔单抗和托珠单抗），以及靶向BRAF或MEK的疗法（维罗菲尼、达拉菲尼、考比替尼、曲美替尼）。神经系统ECD比非神经系统ECD需要更强的治疗。

第一种确定的ECD治疗是INF-α，每周（3~6）$\times 10^6$ U为起始剂量，每周1×10^6 U维持治疗，大多数患者临床症状可获得缓解，且副作用也可耐受。

维罗菲尼在系统性和神经系统ECD治疗方面取得了稳定且持久的缓解，包括患有严重且危及生命的神经系统疾病患者。达拉菲尼也观察到了类似的效果。国外已批准维罗菲尼用于治疗BRAF V600 E突变的ECD，但75%的患者在停用维罗菲尼后复发。MEK抑制剂（考比替尼和曲美替尼）在BRAF V600野生型ECD中表现出良好效果。BRAF和（或）MEK抑制剂有望成为肿瘤实质疾病和神经退行性ECD病例的一线治疗药物。BRAF V600E突变患者可以接受BRAF抑制剂单药治疗，或与MEK抑制剂联合治疗。有神经系统受累的BRAF野生型患者以及突变状态未知的神经系统ECD患者，都应该接受MEK抑制剂单药治疗。在一项对30名伴有神经系统ECD患者的回顾性研究中发现，靶向（BRAF、MEK或ALK抑制）治疗使89%的患者脑内病灶部分或完全消失。

ECD预后与多系统受累部位有关。起病年龄>60岁、中枢神经系统及消化系统和骨骼受累、CRP≥30 mg/L是预后不良的主要因素。疾病的进展与活动可通过CRP和PET-CT评估。ECD的预后比其他非LCH差，成人的5年生存率约为68%。

【病例摘要】

女，62岁。运动时四肢抖动，进行性行走困难5年。

患者5年前出现全身乏力，四肢运动时抖动，脑MRI未见异常。3年前出现言语变慢，声音嘶哑，行走需搀扶。1年前下肢无力进一步加重，轮椅助行，劳累后下肢水肿、气短、喘憋。体格检查：双肺呼吸音粗、可闻及干啰音，心音遥远，双足部水肿。意识清楚，吟诗样语言，双眼左向水平眼震。四肢肌力5^-级，四肢肌张力减低，四肢腱反射亢进，双上肢意向性震颤，指鼻试验不稳（左侧重于右侧）。右侧Hoffmann、Rossolimo征阳性，双侧Babinski征阳性。血红蛋白109 g/L，C反应蛋白52.9 mg/L，血沉88 mm/h，D-D1941 ng/ml，血白蛋白34 g/L。脑脊液常规、生化、细胞学均正常。血＋脑脊液：副肿瘤抗体（－）。肺CT：双肺散在间质炎症，双肺散在片状磨玻璃影，双肺多发泡性气肿，双侧胸腔少量积液。心脏超声：心包积液（少量）。脑MRI：左侧小脑幕下可见类圆形等T1、等T2异常信号；增强MRI：小脑幕、鞍区可见结节样显著强化，双侧上颌窦、蝶窦受累。定位诊断：小脑和锥体束，心脏和肺；定性诊断：肉芽肿性炎。脑活检可见占位病变纤维化的背景下存在大量泡沫样组织细胞浸润，可见Touton多核巨细胞。病理基因检测：BRAF V600E基因突变，证实为Erdheim-Chester病。病例详细资料见二维码数字资源22-4。

数字资源22-4

（李欣囡　孙辰婧　刘建国　姚　生）

【参考文献】

[1] HAROCHE J, ARNAUD L, COHEN-AUBART F, et al. Erdheim-Chester disease. Rheum Dis Clin North Am, 2013, 39 (2): 299-311.

[2] COHEN AUBART F, IDBAIH A, EMILE JF, et al. Histiocytosis and the nervous system: from diagnosis to targeted therapies. Neuro Oncol, 2021, 23 (9): 1433-1446.

[3] HAROCHE J, COHEN-AUBART F, AMOURA Z. Erdheim-Chester disease. Blood, 2020, 135 (16): 1311-1318.

[4] STOPPACCIARO A, FERRARINI M, SALMAGGI C, et al. Immunohistochemical evidence of a cytokine and chemokine network in three patients with Erdheim-Chester disease: implications for pathogenesis. Arthritis Rheum, 2006, 54 (12): 4018-4022.

[5] ARNAUD L, GOROCHOV G, CHARLOTTE F, et al. Systemic perturbation of cytokine and chemokine networks in Erdheim-Chester disease: a single-center series of 37 patients. Blood, 2011, 117 (10): 2783-2790.

[6] PACINI G, CAVALLI G, TOMELLERI A, et al. The fibrogenic chemokine CCL18 is associated with disease severity in Erdheim-Chester disease. Oncoimmunology, 2018, 7 (7): e1440929.

[7] PAPO M, EMILE JF, MACIEL TT, et al. Erdheim-Chester disease: a concise review. CurrRheumatol Rep, 2019, 21 (12): 66.

[8] CANGI MG, BIAVASCO R, CAVALLI G, et al. BRAFV600E-mutation is invariably present and associated to oncogene-induced senescence in Erdheim-Chester disease. Ann Rheum Dis, 2015, 74 (8): 1596-1602.

[9] TOYA T, OGURA M, TOYAMA K, et al. Prognostic factors of Erdheim-Chester disease: a nationwide survey in Japan. Haematologica, 2018, 103 (11): 1815-1824.

[10] OZKAYA N, ROSENBLUM MK, DURHAM BH, et al. The histopathology of Erdheim-Chester disease: a comprehensive review of a molecularly characterized cohort. Mod Pathol, 2018, 31 (4): 581-597.

[11] GARG N, LAVI ES. Clinical and neuroimaging manifestations of Erdheim-Chester disease: a review. J Neuroimaging, 2021, 31 (1): 35-44.

[12] AKTANSUZGUN M, EVEREST E, KUCUKYURT S, et al. Erdheim-Chester disease of brain parenchyma without any systemic involvement: a case report and review of literature. Neuropathology, 2024, 44 (1): 59-67.

[13] FENG FX, FARSI N, DAI M, et al. Histiocytic disorder mimicking a brain tumor: a report of 2 rare cases. Am J Case Rep, 2022, 23: e935885.

[14] GOPINATH S, PATEL AJ. Intracranial Erdheim-Chester disease mimicking parafalcine meningioma: report of two cases and review of the literature. World Neurosurg, 2018, 110: 365-370.

[15] BA, AULINO JM. Misdiagnosis: CNS Erdheim-Chester disease mimicking CLIPPERS. Neuroradiol J, 2018, 31 (4): 399-402.

第二十三章 中枢神经系统淋巴瘤

中枢神经系统淋巴瘤按照起源分为原发性和继发性两种类型。中枢神经系统起源为原发性中枢神经系统淋巴瘤，脑外淋巴瘤转移所致为继发性中枢神经系统淋巴瘤（表 23-1）。原发性中枢神经系统淋巴瘤主要是指弥漫大 B 细胞淋巴瘤，偶尔可见 T 细胞淋巴瘤或血管内 B 细胞淋巴瘤，完全局限于中枢神经系统或眼的玻璃体或视网膜。继发性中枢神经系统淋巴瘤是系统性淋巴瘤累及中枢神经系统，系统性弥漫大 B 细胞淋巴瘤患者中枢神经系统受累的风险约为 5%，可以是系统性淋巴瘤的首发症状，也可以在系统性淋巴瘤发生后出现，通常发生在淋巴瘤首次诊断的几个月内，也常在治疗后的复发情况下出现，可以孤立或伴随其他器官累及。

表 23-1 WHO 中枢神经系统淋巴瘤分类

神经系统淋巴瘤	形态和免疫组化特征
原发性弥漫大 B 细胞淋巴瘤	血管中心性肿瘤细胞。B 细胞标志物 CD19、CD20 和 CD79a 阳性
免疫缺陷相关淋巴瘤	肿瘤细胞 B 细胞标志物 CD19、CD20 和 CD79a 以及 EB 相关蛋白 EBNA1-6、LMP1 和 EB 编码的小 RNA 1 和 2 阳性
淋巴瘤样肉芽肿	多形淋巴样渗出和 EB^+、$CD20^+$、$CD30^{+/-}$、$CD15^-$大 B 细胞肿瘤
血管内大 B 细胞淋巴瘤	大的非典型 B 细胞 $CD20^+$，仅限于血管腔
硬脑膜 MALT 淋巴瘤	硬脑膜肿瘤边缘区 B 细胞（$CD20^+$、$CD79a^+$、$CD21^+$、$CD23^+$、$CD35^+$）
其他低级别 B 细胞淋巴瘤	结外边缘区淋巴瘤
间变性大细胞淋巴瘤（ALK＋/ALK－）	大的肿瘤淋巴细胞 $CD30^+$，B 细胞标志物阴性
T 细胞和 NK/T 细胞淋巴瘤	T 细胞：T 细胞标志物（CD2、CD3、CD4、CD8、CD5、CD7）阳性 NK 细胞：CD3、CD2、CD5、CD7、CD56 阳性

中枢神经系统淋巴瘤的临床症状包括与发病部位相关的局灶性神经功能障碍、认知能力下降和颅压升高。诊断主要依靠 MRI 检查及脑和脊髓活检的病理结果。考虑到不同的临床表现，准确的诊断对于适当的治疗至关重要，其中组织病理学检查、脑脊液细胞学分析和分子检测在确定诊断和指导治疗决策方面发挥更重要的作用。

原发性中枢神经系统淋巴瘤的标准治疗包括以甲氨蝶呤为基础的多种化疗方案，在此基础上可结合发病年龄给予自体干细胞移植，对于不适合这种治疗的患者，则采用全脑放射治疗或单一药物维持治疗。大部分患者对含甲氨蝶呤的初始化疗方案有效，但 15% ~ 25% 的患者对该化疗方案没有反应，25% ~ 50% 的患者在最初有效后出现复发，其中老年患者的复发率更高，复发或难治性患者预后较差。继发性中枢神经系统淋巴瘤需要同时治疗全身其他器官的损害和中枢神经系统损害，也是首选大剂量甲氨蝶呤的强化化疗方案和造血干细胞移植，但治疗效果较差，中位总生存期约为 6 个月，特别是那些在治疗后出现脑转移的患者。最近发展的靶向药物，如酪氨酸激酶抑制剂和免疫调节策略，在治疗中枢神经系统淋巴瘤方面显示有很好的前景。

第一节　原发性中枢神经系统淋巴瘤

【概述】

原发性中枢神经系统淋巴瘤（primary central nervous system lymphoma，PCNSL）是一种罕见的结外侵袭性非霍奇金淋巴瘤，病变原发于脑实质、软脑膜、眼部或脊髓。PCNSL 发病率约占非霍奇金淋巴瘤的 1%，占所有结外淋巴瘤的 4%～6%，占原发颅内肿瘤的 2%～5%。PCNSL 发病率约为 0.47/10 万，且随着年龄的增大而增加，70 岁以上的人群高达 4/10 万。该病分多种类型，其中大部分患者为弥漫大 B 细胞淋巴瘤（90%），其他依次为 Burkitt 淋巴瘤（5%）、淋巴母细胞淋巴瘤（5%）及 T 细胞淋巴瘤（2%～3%）。

PCNSL 的发病与遗传性或获得性免疫缺陷有关。

（1）遗传性因素：PCNSL 在遗传上属于 MCD/C5 亚型。患者的 MYD88 L265P 突变率达 40%～100%，CD79B 突变率在 30% 以上，携带导致 NF-κB 通路激活的突变包括 MYD88、CDKN2A、TNFAIP3 和 CD79B 突变等，表明 NF-κB 通路的激活是 PCNSL 淋巴管生成的关键驱动因素。其他常见基因组和转录特征还包括许多 BCR 及 TLR 通路相关基因突变、染色体易位、异常体细胞超突变等。PCNSL 肿瘤组织中存在 ATM、TP53、PTEN、PIK3CA、JAK3、PTPN11、KRAS 等基因突变。

（2）获得性因素：该病多见于 HIV 感染者、EB 病毒感染者、移植后患者、长期使用免疫抑制剂者及患有自身免疫性疾病者。免疫功能低下及免疫功能正常的人群均可发生。PCNSL 可能源于外周淋巴细胞的恶性转化，免疫逃逸机制也参与该病的发病，由于免疫细胞不能通过血脑屏障进入中枢神经系统，使得颅内环境成为肿瘤逃逸的“庇护所”。

PCNSL 病灶幕上多见，包括大脑半球深部白质（38%）、胼胝体（14%）、丘脑 / 基底节区（16%）、脑室周围（12%），少见于颅后窝、软脑膜、脑干和脊髓。病灶可单发或多发，单发病灶约占 60%，多发病灶占 40%。约 90% 的 PCNSL 肿瘤为弥漫大 B 细胞淋巴瘤（图 23-1），非生发中心型淋巴瘤约占 80%，生发中心型淋巴瘤占 20%。按照受累部位分为脑实质浸润性肿块、多发室管膜下病灶和原发性软脑膜淋巴瘤。最常见的类型是脑实质浸润性肿块，其次为多发室管膜下病灶。原发性软脑膜淋巴瘤比较少见，是一种原发于脑膜的中枢神经系统淋巴瘤的罕见形式，约占 PCNSL 的 7%，多无脑实质及系统播散。细胞通常高度增殖，弥漫性浸润脑膜并表现出血管中心性生长模式，表型表达 B 细胞标记（CD20，CD19，CD22，CD79a）。

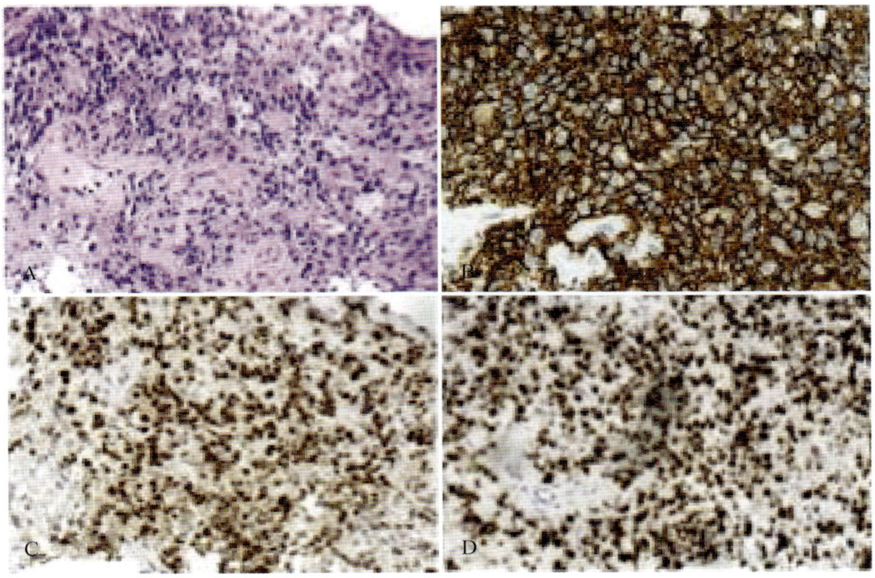

图 23-1　A，可见到弥漫浸润的肿瘤细胞（HE×200）。B，CD20 示弥漫浸润的 B 淋巴肿瘤细胞（×200）。C，PAX5 染色大部分肿瘤细胞阳性表达（×200）。D，KI67 示肿瘤细胞增殖指数约为 80%（×200）

PCNSL典型病理改变表现为细胞高密度、分布无序，具有大面积的坏死区域和血管中心性生长模式，主要出现在肿瘤的周围区域。在肿瘤周围组织可以看到单核细胞弥漫性浸润。肿瘤细胞是大的多形细胞，具有圆形至椭圆形的泡状核，染色质细，核仁突出，胞质很少，类似免疫母细胞形态。常见有丝分裂活动和细胞凋亡体。伴随反应性星形胶质细胞增生和反应性炎细胞浸润，包括巨噬细胞、B细胞和细胞毒性T淋巴细胞以及激活的小胶质细胞（CD45、CD68^{+}、HLA-DR^{+}）。可见反应性血管周围T细胞浸润[1-3]。

【临床表现】

PCNSL可发生于任何年龄，平均发病年龄约为60岁，男女无差异，临床呈多样化表现，特异性差，与肿瘤侵犯的部位和病灶多少有关。其中脑部症状最为常见，其次是眼部、脑膜及脊髓。大部分PCNSL患者（50%～70%）可出现局灶性神经功能缺损表现。脑实质受累者，超过60%出现认知障碍、意识障碍、头痛、运动障碍、语言障碍等症状，30%伴有视觉异常或惊厥发作。少数患者仅有脑膜及神经根病变（软脑膜型）。血液系统恶性肿瘤中常见的症状如发热、盗汗和体重减轻在PCNSL中少见。该病的预后较差，中位生存期约为26个月，5年和10年生存率分别为35.2%和27.5%[4-6]。

1. 脑实质内淋巴瘤

PCNSL最常见的部位是脑实质，其中最常见的临床表现是局灶性神经功能缺损，随后是认知及精神状态改变。患者出现非特异性认知功能障碍或精神行为异常（40%～50%），而癫痫发生率较低（10%）。颅压升高的体征如头痛、恶心或呕吐、视盘水肿约占33%。精神行为异常或非特异性表现通常导致诊断延迟。65%的患者观察到孤立性脑部病变，35%的患者观察到多发性病变。PCNSL中的大多数脑部病变位于幕上，通常位于额叶。脑部病变的位置通常与特定的临床表现相关，性格变化和运动缺陷更常见且与额叶病变相关，失语症与额叶或颞叶病变相关，视觉缺陷与枕叶病变相关，而共济失调与额叶病变相关。

2. 软脑膜淋巴瘤

PCNSL的软脑膜受累或脑脊液传播发生在0%～50%的患者中。孤立性脑脊液淋巴瘤或软脑膜淋巴瘤极其罕见。大多数软脑膜淋巴瘤患者都存在多灶性症状。脑部和脊髓MRI增强扫描可见到弥漫性软脑膜强化。

3. 眼淋巴瘤

眼淋巴瘤优先涉及眼后部的结构，特别是玻璃体和视网膜，而眼前部很少累及。这种表现被称为玻璃体视网膜淋巴瘤，15%～25%的PCNSL患者发生这种情况。玻璃体视网膜淋巴瘤通常是双侧的，有时为疾病的初始和唯一部位。眼部症状通常包括飞蚊症、视物模糊或视力减退；但许多患者并没有视觉症状，眼部受累仅在裂隙灯下才会发现。对于孤立性玻璃体视网膜间隙的淋巴瘤，最初的临床表现仅限于轻微视力异常，通常类似于葡萄膜炎。在极少数情况下，眼内结构可能是初级玻璃体视网膜淋巴瘤的唯一受累部位，随后可能会累及大脑或中枢神经系统其他部位，单、双侧均可。15%的患者存在脑膜播散。31%的PCNSL患者眼部症状先于其他中枢神经系统受累，高达69%的玻璃体视网膜淋巴瘤患者在病程中出现中枢神经系统其他区域淋巴瘤性病变。玻璃体视网膜受累可能是PCNSL复发的迹象。

4. 脊髓淋巴瘤

初级脊髓淋巴瘤很少见，在所有PCNSL中不足1%。系统性淋巴瘤患者可能会出现软脊膜播散或硬膜外病变，从而导致脊髓或马尾受压。

【辅助检查】

患者影像学检查考虑到PCNSL，需要通过脑脊液和立体定向活检明确诊断。

1. 脑脊液

所有疑似或确诊的患者都需要进行脑脊液检查。对于并发脑肿块和（或）广泛肿瘤周围肿胀的患者，要注意腰穿可能会导致脑疝和脑出血的风险。患者脑脊液细胞数和蛋白增加，葡萄糖和氯浓度正常。流式细胞学检测到的B细胞克隆对诊断具有提示意义。通过评估MYD88L265P突变等分子标志物和定量脑脊液的IL-10水平可以进一步提高诊断的敏感性和特异性。

2. 影像学

MRI是PCNSL的首选影像学检查方法。典型病灶在T1WI呈低信号或等信号，T2WI为等信号至高信号，T2 FLAIR高信号，增强扫描强化均匀（图23-2），多位于中线附近。少部分无强化病灶的肿瘤，周围水肿往往较轻。艾滋病相关的PCNSL病变在T1WI呈

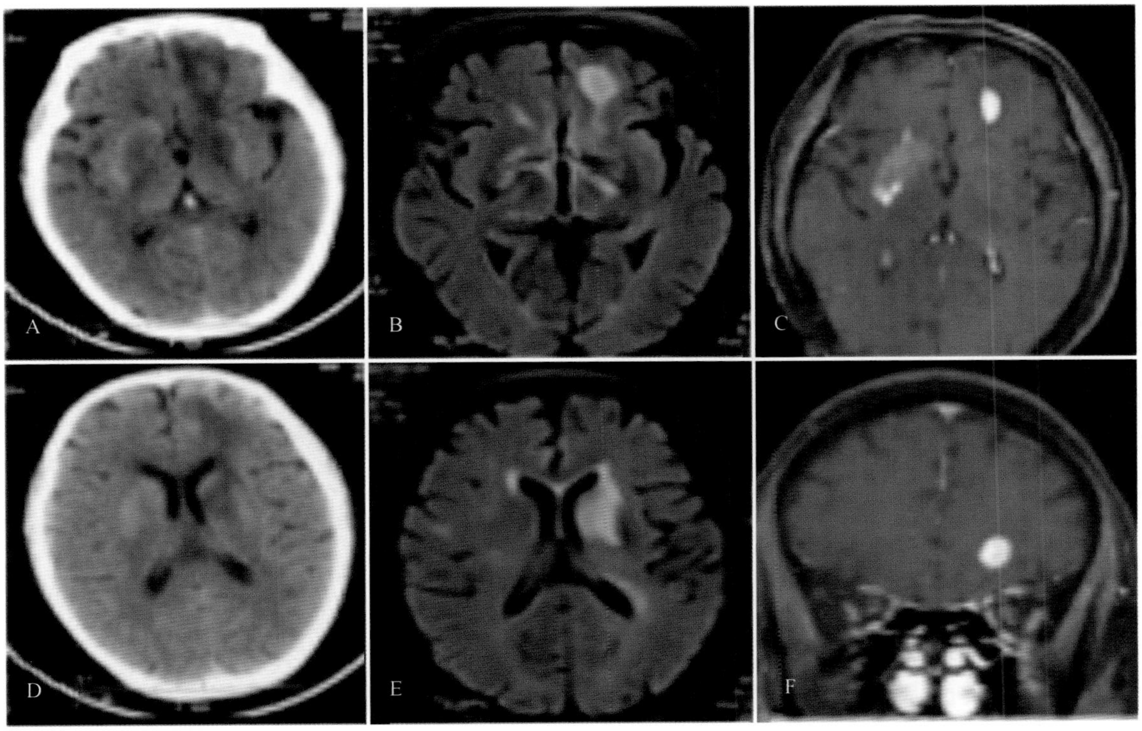

图 23-2　A、D，头 CT 检查双侧基底节区示高密度病灶；B、E，左侧额叶及左侧基底节区 T2 FLAIR 高信号；C、F，左侧额叶及右侧基底节区强化明显

环形强化，ADC 中为相应的低信号。MRS 检查部分患者可以出现明显的乳酸峰。CT 平扫 90% 病灶为等或高密度，周围中度水肿，少数为低密度（图 23-2）；增强 CT 可见病灶中心强化。PET-CT 在 PCNSL 都显示较高的摄取量。

3. 脑和脊髓活检

当考虑 PCNSL 的诊断时，糖皮质激素的使用应在脑和脊髓活检后进行。糖皮质激素会导致 PCNSL 病灶完全消退，可能会延迟疾病的诊断和治疗。因此，糖皮质激素仅在危及生命的情况下使用。如果需要糖皮质激素治疗，应在首次给药后 24 ~ 48 小时内进行脑和脊髓活检，避免病理假阴性的出现。

PCNSL 立体定向脑和脊髓活检通常优于手术完全切除。特别是对于有躯体并发症、日常活动困难、年龄＞ 55 岁及有深部或多发性病变的高危患者，应首选脑和脊髓活检确诊。由于 PCNSL 具有高度的化疗和放射敏感性，药物治疗可以导致快速而显著的神经功能恢复，也许可以避免手术切除，因此，更支持保守的治疗方法。

尽管脊髓活检发生后遗症的风险较高，有必要对单一脊髓累及的罕见病例进行病理诊断。对于同时累及脑和脊髓实质的多灶性病例，应优先选择脑和脊髓活检病理检查。

【诊断】

脑和脊髓活检是确诊 PCNSL 的金标准，脑脊液检查或玻璃体切除术可能具有诊断意义。多达 20% 的 PCNSL 患者在诊断时可能有软脑膜受累。通过脑脊液细胞计数、分类、葡萄糖和蛋白水平、细胞学检查和流式细胞术检查等指标的评估有助于 PCNSL 的诊断。条件允许可进行脑脊液免疫球蛋白重链基因重排检测，可能支持细胞学和流式细胞术检查结果。裂隙灯有助于评估玻璃体或视网膜的累及，为进一步活检部位选择提供帮助。需要注意的是在等待其他检查结果时不应延迟脑和脊髓活检检查，因为 PCNSL 症状有时进展迅速，如果延迟治疗，可能会导致急性临床恶化。

【鉴别诊断】

鉴别诊断包括脱髓鞘疾病、自身免疫性脑炎和转移性肿瘤以及神经胶质瘤病。这些疾病可能涉及与 PCNSL 类似的大脑区域，但多发性硬化等脱髓鞘疾病往往聚集在侧脑室周围，并且可能在活动期出现开环样强化；自身免疫性脑炎可能优先累及颞叶等边缘系统；而神经胶质瘤病肿块更为常见。最终，通过活检可以明确诊断。

【治疗】

PCNSL 有多种化学免疫疗法组合以及不同的巩固和维持策略。建议将疑似或确诊的 PCNSL 患者转至淋巴瘤治疗中心，避免延误治疗。在选择最佳治疗方法时应考虑到以下因素，如年龄、器官功能、合并症、体质状态、神经毒性风险和患者的优先事项。考虑到患者在加强治疗期间可能会出现严重并发症，如严重感染、深静脉血栓形成、血糖升高和其他代谢疾病等，患者治疗前的评估结果至关重要。初次诊断为 PCNSL 患者可分为：适合加强治疗（特别是大剂量化疗和自体干细胞移植患者）、不适合大剂量化疗和自体干细胞移植患者以及不适合接受化疗的患者。由于肿瘤生长广泛且弥漫，手术在 PCNSL 中的作用通常仅限于立体定向活检。手术切除会增加深层结构损伤导致的永久性神经功能缺陷的风险。目前没有足够的证据建议对 PCNSL 采取积极的手术方法。

1. 适合加强治疗患者

采用含有大剂量甲氨蝶呤的多药化学免疫治疗方案进行强化诱导，随后采用巩固策略（大剂量化疗和自体干细胞移植、放疗和 / 或非清髓化疗），对于 PCNSL 治疗具有最高的疗效。巩固策略用于消除残余病变、最大限度地延长反应持续时间并提高生活质量[7-10]。

（1）药物治疗：

①化疗药物：主要根据血脑屏障穿透力进行划分：低通透性药物，如长春新碱、环磷酰胺；中通透性药物，如甲氨蝶呤、阿糖胞苷；高通透性药物，如糖皮质激素和烷化剂。大剂量甲氨蝶呤为基础的化疗是目前 PCNSL 的标准治疗方案，大剂量阿糖胞苷为最常用的联合药物。

②免疫靶向治疗：利妥昔单抗是一种抗 CD20 单克隆抗体。研究显示利妥昔单抗的应用显著提高了临床疗效。

③ CAR-T 治疗：靶向 CD19 嵌合抗原受体 T 细胞治疗已被确定为治疗 B 细胞淋巴瘤的重要细胞疗法。

（2）自体干细胞移植：该方法不单独使用，而是联合大剂量化疗进行治疗，目前越来越多地被使用。

（3）放射治疗：化疗诱导后的巩固全脑放疗是降低复发风险的标准治疗[10]。接受大剂量甲氨蝶呤化疗后的患者首先选择自体干细胞移植。全脑放疗仍然是自体干细胞移植效果差、诱导化疗后出现显著毒性或拒绝大剂量甲氨蝶呤-自体干细胞移植患者的替代巩固方法[5]。巩固全脑放疗与迟发性神经毒性、记忆力减退、性格改变、步态障碍和尿失禁有关，特别是对于 60 岁以上的患者。

近期研究发现，通过减低全脑外放疗与增强立体定向内放疗联合使用，患者的耐受性较好，并具有更持久的疾病稳定，2 年无进展率为 78%（单独放疗组的无进展率为 54%），且不良反应少见。

2. 不适合加强治疗患者

采用全脑放疗或单药维持治疗及巩固治疗。对于身体不适、虚弱的患者，应考虑个体化治疗。

【病例摘要】

女，60 岁。视物模糊 2 年余，反应迟钝、步态不稳半年。

患者 2 年前右眼视物模糊，予泼尼松 60 mg qd，视力逐渐恢复。1 年前左眼视物模糊，再次予以泼尼松 60 mg qd，症状无改善。9 个月前突发步态不稳，伴头晕，反应变慢，答非所问，予免疫抑制剂、糖皮质激素等治疗，症状部分缓解，认知障碍及视力仍未明显改善。2 个月前视物模糊加重，出现反应迟钝，步态不稳加重，继续口服糖皮质激素及免疫抑制治疗，视物模糊、反应迟钝和步态不稳进行性加重。体格检查：神清语利，计算力差，记忆力稍差，理解力可。粗测左眼视力减退，眼动可，无眼震，双侧对光反射正常且对称。下颌反射（＋），四肢肌力 5^- 级，肌张力正常；双手可见震颤，双侧指鼻试验、跟膝胫试验稳准，闭目难立征（＋）。双侧 Hoffmann 征、Rossolimo 征（＋）。MOCA 评分：12 分；MMSE 评分：24 分；SAS 焦虑量表：轻度焦虑；血管炎疾病检测组套等：免疫球蛋白 IgG 3.89 g/L。血生化：乳酸脱氢酶 213 U/L（109 ~ 245 U/L）。脑脊液压力和细胞数目、蛋白及糖正常。脑 MRI 提示：左侧小脑半球、脑干、左侧额叶及双侧基底节区、侧脑室旁可见多发条片异常信号，增强扫描部分病灶强化显著，呈斑片样强化，左侧额叶强化明显。定位诊断：双侧视觉通路、锥体束、大脑皮质、小脑。定性诊断：中枢神经系统炎症或增殖性疾病。脑和脊髓活检证实弥漫大 B 细胞淋巴瘤。病例详细资料见二维码数字资源 23-1。

数字资源 23-1

（安 利 苗秀玲 姚 生）

【参考文献】

［1］YANG H，XUN Y，KE C，TATEISHI K，YOU H. Extranodal lymphoma：pathogenesis，diagnosis and treatment. Mol Biomed，2023，4（1）：29.

［2］HOANG-XUAN K，BESSELL E，BROMBERG J，et al. European association for neuro-oncology task force on primary CNS lymphoma. Diagnosis and treatment of primary CNS lymphoma in immunocompetent patients：guidelines from the European Association for Neuro-Oncology. Lancet Oncol，2015，16（7）：e322-332.

［3］FERRERI AJM，CALIMERI T，CWYNARSKI K，et al. Primary central nervous system lymphoma. Nat Rev Dis Primers，2023，9（1）：29.

［4］SEIDEL S，KAULEN L，VON BAUMGARTEN L. Neue the rapie strategien beim primären lymphom des zentral nerven systems. Nerven arzt，2024，95（2）：117-124.

［5］FOREMAN BE，MULLIKIN TC，FLOYD SR，et al. Long-term outcomes with reduced-dose whole-brain radiotherapy and a stereotactic radiosurgery boost for primary central nervous system lymphoma. Neurooncol Adv，2023，5（1）：vdad097.

［6］SCHAFF LR，GROMMES C. Primary central nervous system lymphoma. Blood，2022，140（9）：971-979.

［7］GROMMES C，DEANGELIS LM. Primary CNS lymphoma. J Clin Oncol，2017，35（21）：2410-2418.

［8］DE KONING ME，HOF JJ，JANSEN C，et al. Primary central nervous system lymphoma. J Neurol，2024，271（5）：2906-2913.

［9］SINICROPE K，BATCHELOR T. Primary central nervous system lymphoma. Neurol Clin，2018，36（3）：517-532.

［10］HAN CH，BATCHELOR TT. Primary central nervous system lymphoma. Continuum（MinneapMinn），2017，23（6，Neuro-oncology）：1601-1618.

第二节 中枢神经系统血管内淋巴瘤病

【概述】

血管内淋巴瘤病（intravascular lymphoma，IVL）是一类罕见的血管内恶性肿瘤，年发病率约 0.5/10 万，分为系统性 IVL 和中枢神经系统原发性 IVL。以中枢神经系统症状首发的或单纯表现为中枢神经系统症状的 IVL 较少见，首次就诊即有神经系统症状的 IVL 患者仅占 25%，仅有神经系统单一症状的患者比例为 13%。系统性 IVL 可以累及全身各个器官，但以脑损害最明显，该病的诊断主要依靠影像学和病理检查[1]。

文献报道 IVL 各脏器的累及率分别为：脑 92%～100%，皮肤 40%，肾 17%～100%，肾上腺 33%～79%，肺 33%～100%，心脏 17%～64%，脾 17%～50%，淋巴结 17%～46%，肝 33%～64%，胃肠道 25%～62%，泌尿生殖系统 17%～80%。

1959 年德国的 Pfleger 和 Tappeiner 首先以“皮肤系统性血管内皮瘤病”报道此病，其主要病理特征为淋巴瘤细胞在中、小血管及毛细血管管腔内弥漫性增殖，堵塞小血管导致缺血性改变。1987 年 Willemze 首次提出了 IVL 的诊断，同年 Daniel SE 等发现该病累及中枢神经系统。1990 年 Sakai M 等通过尸体解剖证实存在原发性中枢神经系统 IVL。之后的免疫组化研究证实血管内肿瘤细胞来源于 B 淋巴细胞。1999 年 WHO 将其归类于弥漫大 B 淋巴细胞性淋巴瘤血管内型。因绝大多数 IVL 具有 B 细胞淋巴瘤的免疫表型，所以 IVL 又称为“血管内大 B 细胞淋巴瘤”，将该病归类为成熟 B 细胞肿瘤。虽然该病在形态学和表型上有 88% 与弥漫大 B 细胞淋巴瘤相似，但血管内大 B 细胞淋巴瘤具有独特的生长方式，表现为肿瘤细胞在小血管腔内选择性生长，不浸润血管周围组织，淋巴结内没有淋巴瘤细胞，且没有肿瘤结节的形成，小血管内皮细胞显著增生（图 23-3）。由于血管腔阻塞导致脑白质内多发缺血性改变。因肿瘤细胞一般不向血管外生长，故脑脊液中较难发现肿瘤细胞。缺乏黏附分子 CD29 和 CD54 表达，可能是肿瘤细胞无法迁移出血管的基础。只有个别 IVL 肿瘤细胞为 T 细胞表型。

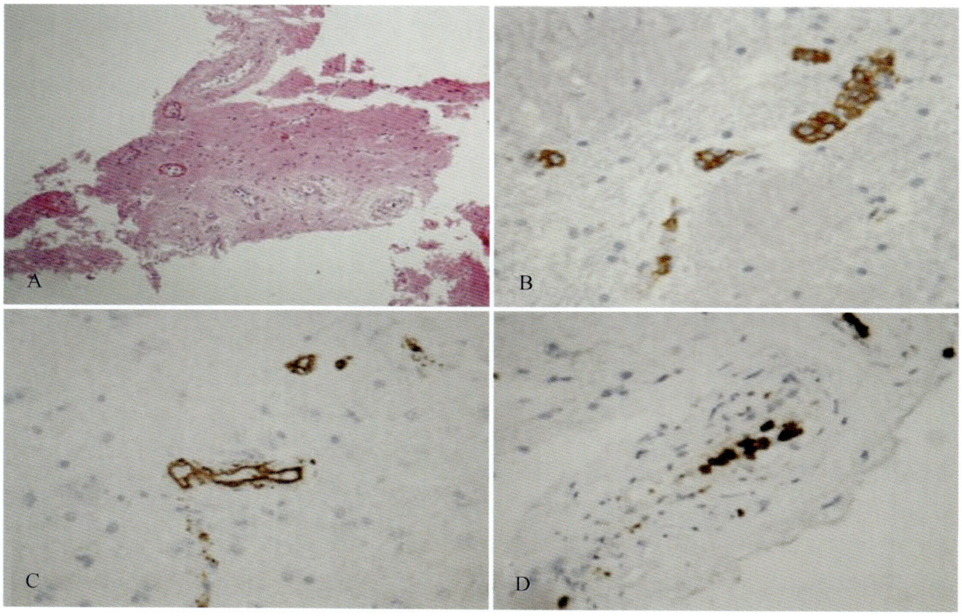

图 23-3 患者脑组织穿刺活检结果。A，部分小血管增生，小血管壁纤维素样坏死，血管腔内可见少量淋巴瘤细胞（HE×100）。B，血管腔内可见呈 CD20 阳性表达的细胞（CD20×400）。C，可见血管内皮细胞呈 CD34 阳性表达（CD34×400）。D，血管腔内 Ki-67 增殖指数较高（Ki-67×400）

【临床表现】

IVL 好发于 34 ~ 90 岁，平均发病年龄为 70 岁，男性患者略多于女性。IVL 临床表现多样，与肿瘤累及的部位相关。临床表现中 IVL 最常累及皮肤和中枢神经系统[2-6]。

1. 经典型

临床特点呈多样化表现，从单症状 / 少症状到多器官累及的组合，例如不明原因的发热、疼痛及器官特异性症状。全身状态快速恶化非常常见，不明原因的发热是迄今为止最常见的系统症状，约一半的病例会出现此现象，而 10% 的患者会出现体重减轻。40% 的患者在诊断时可能存在皮肤受累，并且表现出广泛的不均匀性病变，出现痛性硬结性皮疹、边界不清的紫罗兰色斑块、蜂窝织炎、大的孤立斑块、痛性结节、溃疡性结节以及出血性脱屑斑。女性通常位于乳房下区域和乳房，以及四肢和下腹。30% 的患者皮肤病变是孤立的，另外 1/3 的病例与多器官受累有关，出现消化道症状、肾病综合征、血液异常（贫血、血小板减少、弥散性血管内凝血等），在 15% 的患者中 IVL 与不同的良性非血液肿瘤有关，包括表皮肿瘤、软组织肿瘤、血管肿瘤。3 年总生存率 22%±10%。

中枢神经系统 IVL 多具有急性、亚急性脑病的特点，表现为进展性认知功能障碍、意识障碍以及局灶性的神经功能缺失。部分患者还可以出现全面性癫痫发作、肌阵挛，部分患者表现为多灶性脑血管病，出现感觉异常、味觉减退、失语、构音障碍、轻瘫、短暂性视力丧失、眩晕和意识障碍等。少数患者肿瘤可累及脊髓及周围神经，出现脊髓病变及周围神经病的相关症状。

2. 皮肤亚型

临床特征和预后特征与经典型 IVL 不同。几乎所有患者均为女性，年轻患者的中位年龄为 59 岁，且临床疾病进展缓慢。约 30% 的病例存在全身症状。生存时间明显比经典型患者长，3 年总生存率为 56%±16%。

3. 噬血细胞综合征

主要出现在亚洲患者，表现为典型的噬血细胞综合征，73% ~ 100% 的病例中有骨髓受累、发热、肝肾肿大和血小板减少症。这些独特的临床特征通常伴随着外周血或骨髓涂片中的非肿瘤性噬血性组织细胞，表现出快速的侵袭性发病和进展，中位生存时间为 2 ~ 8 个月。

【辅助检查】

1. 实验室检查

血液检查可见贫血（63%）、血小板减少症（29%）和白细胞减少症（24%），如果没有贫血，白细胞减少症或血小板减少症通常不会发生。血小板减少症通常与骨髓浸润和肝肾受累有关。43% 的患者 ESR 升高，18% 的患者存在低白蛋白血症，14% 的患者存在单克隆血清成分。在超过 80% 的患者中观察到血清 LDH 和 β-2 微球蛋白水平升高。15% 的病例显示肝、肾或甲状腺功能异常。虽然在脑脊髓液中很少检测到恶性淋巴细胞，但脑脊髓液蛋白水平升高很常见。严重 IVL 涉及内分泌器官（主要是垂体、甲状腺和肾上腺）并导致多种内分泌功能不全。

2. 影像学

头颅影像学检查可见多发脑梗死或血管炎改变。脑 MRI 可见多发的、不同时相的、皮质或皮质下长 T1WI、长 T2WI 异常信号，T2 FLAIR 呈高信号，增强扫描可见强化，多无明显占位效应，考虑为血管内淋巴瘤细胞导致血管腔反复阻塞，从而出现新旧不一的缺血性病灶（图 23-4）。由于其影像改变多表现为病灶新旧不一，可将其影像学改变分为 3 个时期：①早期：单一长 T1WI、长 T2WI 信号，无明显占位效应，可有病灶周围水肿；②中期：在原病灶基础上出现多发皮质下出血灶；③晚期：可见病灶增大，出现大面积梗死病灶。脊髓同样可以受累，表现为长 T2WI 异常信号（图 23-5）。需要注意的是，PET-CT 阴性也不能排除 IVL[4-6]。

当出现肺部受累时，影像通常呈毛玻璃外观和结节。PET-CT 扫描有助于发现病变。

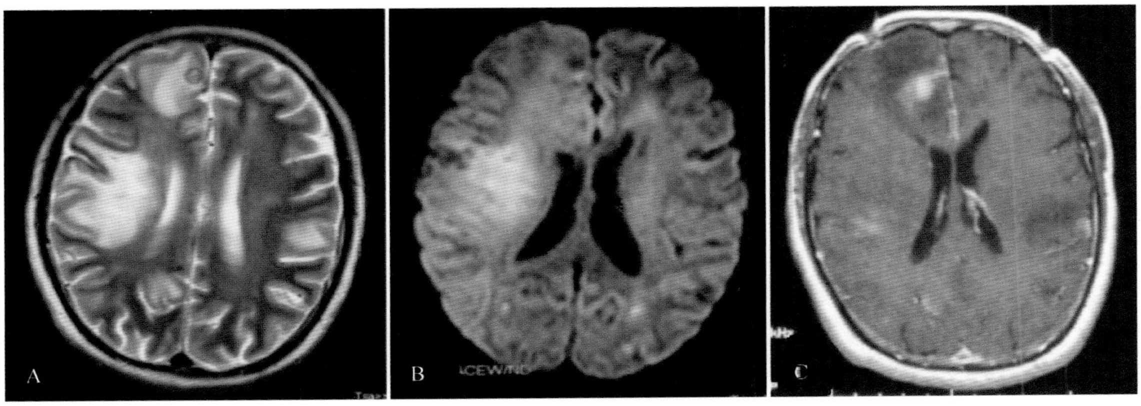

图 23-4 A，见以双侧额叶、顶叶、枕叶皮质下及侧脑室旁多发长 T2WI 异常信号。B，长 T2WI 信号在 DWI 上呈稍高信号。C，双侧额叶、顶叶、枕叶皮质及皮质下可见点、片状 T1WI 强化灶

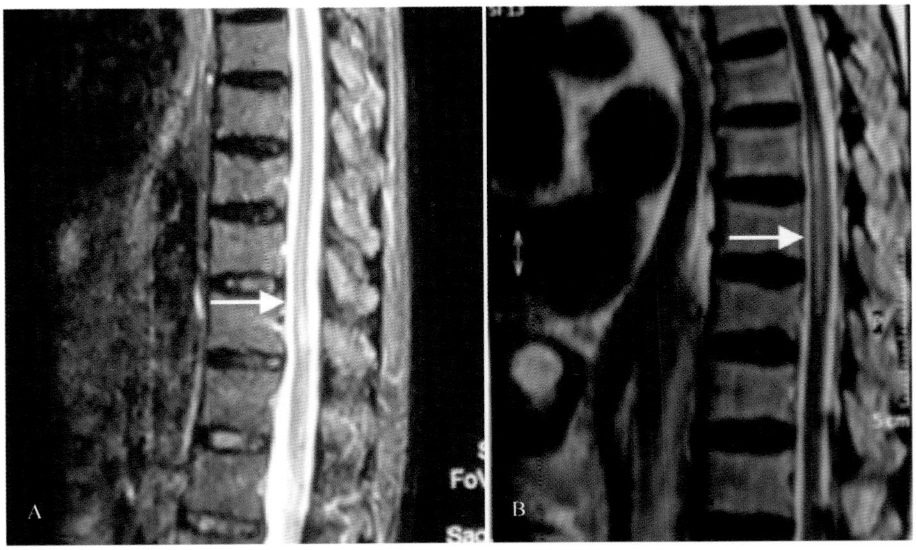

图 23-5 脊椎 MRI。A，胸 7 ~胸 11 椎体水平髓内长条状长 T2WI 异常信号。B，胸 7 ~胸 9 椎体水平脊髓肿胀，髓内可见长条状长 T2WI 异常信号

3. 病理检查

伴随神经和皮肤症候的不明原因发热是该病常见的临床表现，但确诊需要通过组织病理学检查。由于 IVL 是多系统损害疾病，因此应考虑从其他易于取材的部位进行活检。不明原因的发热需要进行骨髓活检；神经系统症候结合影像学改变确定活检病变部位；随机皮肤活检（包括脂肪组织丰富的血管结构）可能有助于 IVL 的诊断；肝肾功能异常者也可进行穿刺活检；严重的呼吸困难伴肺间质性病变者可经支气管活检。在检查标本时应特别注意血管内细胞成分的变化[5-7]。

【诊断】

由于多样化的临床表现，IVL 误诊漏诊比较常见，约 60% 的中枢神经系统受累的 IVL 经尸体解剖确诊。尽管如此，当患者表现出快速进展性的神经系统表现与既往病史没有逻辑关联时，应怀疑 IVL。放射检查有助于伴中枢神经系统受累的 IVL 诊断。脑活检发现小血管内肿瘤性 B 淋巴细胞是诊断 IVL 的关键[7-9]。

【鉴别诊断】

由于患者临床表现的多样性以及缺乏疾病特征性临床表现，很难从临床上考虑到该病，因此 IVL 的鉴别诊断主要是病理层面的鉴别。

1. 原发性中枢神经系统血管炎

该病可发生于任何年龄，40 ~ 60 岁多见，女性发病率稍高。该病为局限于脑实质、脊髓和软脑膜中小血管的免疫炎性疾病。常以头痛、认知行为异常、痫性发作及局灶性神经系统症状为主要表现。头颅影像学表现为多样化的病灶，单、双侧均可累及，多数病灶边界不清。脑脊液检查常表现为淋巴细胞轻度升高，蛋白升高。脑组织病理学检查可见血管壁淋巴细胞浸润及坏死，血管腔内无肿瘤细胞。

2. 脑血管淀粉样变相关炎症

该病是中枢神经系统血管炎的一种特殊类型，发病年龄多在 60 岁以上。主要临床表现为快速进行性认知障碍伴亚急性神经症状，如头痛、癫痫和脑卒中样发作等。影像学表现：T2WI 和 T2 FLAIR 可见不对称的片状皮质下白质高信号，SWI 可见散在、弥漫分布的皮质及皮质下白质微出血，增强扫描可见软脑膜强化，不同于原发性中枢神经系统血管炎。约 45% 的患者可出现脑脊液细胞数升高，71% 的患者出现脑脊液蛋白升高。该病对糖皮质激素治疗敏感，病理检查可以发现类淀粉样物质在血管壁沉积。

3. 神经系统结节病

结节病是一种病因不明的多系统肉芽肿性疾病，多见于 40 岁左右的中青年。结节病为全身性疾病，可累及肺、中枢神经系统、淋巴结、肝、肌肉、皮肤等多个脏器，而呼吸系统和淋巴系统发生率最高。神经系统可累及脑实质、脑膜、脊髓、周围神经和肌肉，可表现为头痛、癫痫、认知障碍等。肺 CT 发现肺门淋巴结肿大为特征性改变。化验检查可见血清血管紧张素转换酶、血钙升高。诊断该病多依靠神经系统症候及脑外组织活检。病理特征为非干酪样坏死性肉芽肿。

【治疗】

除了皮肤亚型之外，IVL 主要采取 CHOP 方案（环磷酰胺＋多柔比星＋长春新碱＋泼尼松）或 R-CHOP 方案（利妥昔单抗＋CHOP）。接受 CHOP 治疗的 IVL 患者的总体缓解率为 59%。而在 CHOP 方案上添加利妥昔单抗的 R-CHOP 方案可产生 88% 的完全缓解率及 91% 的总体缓解率[10-12]。

IVL 任何亚型的前期和补救治疗都必须包括利妥昔单抗。对于有化疗禁忌证的老年患者可以采取单药治疗，单纯皮肤型可进行放疗，其他亚型中放疗仅用于姑息治疗。血管外中枢神经系统转移者需大剂量甲氨蝶呤治疗。鞘内注射可用于 IVL 累及中枢神经系统的治疗和预防。自体干细胞移植也有很好的效果。

【病例摘要】

女，62 岁。发作性面部抽搐 5 月余，双下肢活动障碍 2 个月。

患者 5 个月前出现双眼黑矇、猝倒、口角抽搐，发作期间意识清楚、言语不能，持续 5 ~ 6 分钟后缓解。此后多次出现类似发作。2 个月前出现双下肢活动障碍，行走费力，并进行性加重，伴饮水呛咳，小便失禁。体格检查：意识清楚，不完全性运动性失语。粗测计算力、反应力减退。双侧面部感觉减退，右侧鼻唇沟稍浅，口角左偏，下颌反射阳性。双下肢肌容量减少；双上肢肌力 4 级，双下肢肌力 2 级；肌张力正常。双侧指鼻试验、轮替试验不配合。四肢腱反射对称略高，双侧 Babinski 征阳性。双侧痛温觉、音叉振动觉存在。辅助检查：ESR 50 mm/h ↑、

CRP 97.1 mg/L ↑、血总胆固醇 7.30 mmol/L ↑、LDH 455.0 U/L ↑、血清铁 7.4 μmol/L ↓、血清钙 1.97 mmol/L ↓、血清白蛋白 30.0 g/L ↓、糖化血红蛋白 6.5% ↑、D- 二聚体 122.0 ng/ml ↑。脑 MRI 示颅内多发病变。PET-CT 示右侧外侧裂皮质团片状高代谢，右侧额叶皮质代谢不均匀增高。定位诊断：脑内多发病变。定性诊断：中枢神经淋巴瘤，脑活检确诊 IVL。病例详细资料见二维码数字资源 23-2。

数字资源 23-2

（韩晓琛　安　利　姚　生）

【参考文献】

[1] YEGAPPAN S，COUPLAND R，ARBER D A，et al. Angiotropic lymphoma：an immunophenotypically and clinically heterogeneous lymphoma. Mod Pathol，2001，14（11）：1147-1156.

[2] SHIMADA K，KINOSHITA T，NAOE T，et al. Presentation and management of intravascular large B-cell lymphoma. Lancet Oncol，2009，10（9）：895-902

[3] GRIMM K E，O'MALLEY D P. Aggressive B cell lymphomas in the 2017 revised WHO classification of tumors of hematopoietic and lymphoid tissues. Ann Diagn Pathol，2019，38：6-10.

[4] 陈佳梅，罗波，罗茜茜，等. 我国血管内大 B 细胞淋巴瘤的临床亚型、诊治及预后分析. 中国癌症防治杂志，2021，13（3）：288-294.

[5] 袁云，陈清棠，安忠平，等. 中枢神经系统血管内淋巴瘤病一例报道. 中华神经科杂志，1999，32（2）：171-174.

[6] FERRERI A J，CAMPO E，SEYMOUR J F，et al. Intravascular lymphoma：clinical presentation，natural history，management and prognostic factors in a series of 38 cases，with special emphasis on the "cutaneous variant". Br J Haematol，2004，127（2）：173-183.

[7] PFLEGER L，TAPPEINER J. On the recognition of systematized endotheliomatosis of the cutaneous blood vessels（reticuloendotheliosis）? Hautarzt，1959，10：359-363.

[8] KOYANO S，HASHIGUCHI S，TANAKA F. Literature review of intravascular lymphomatosis. Brain Nerve，2014，66（8）：927-946.

[9] CHENG J W，LI J H. Intravascular large B-cell lymphoma. N Engl J Med，2023，389（23）：2188.

[10] SEEGOBIN K，LI Z，ALHAJ MOUSTAFA M，et al. Clinical characteristics，prognostic indicators，and survival outcomes in intravascular lymphoma：mayo clinic experience（2003-2018）. Am J Hematol，2022，97（9）：1150-1158.

[11] 孙萌，章殷希，丁美萍. 中枢神经系统血管内淋巴瘤的研究进展. 中华神经科杂志，2017，50（4）：317-320.

[12] LIU ZY，ZHANG YL，ZHU YC，et al. Prognosis of intravascular large B cell lymphoma（IVLBCL）：analysis of 182 patients from global case series. Cancer Manag Res，2020，12：10531-10540.

第二十四章 中枢神经系统原发肿瘤

中枢神经系统存在不同类型的原发性肿瘤，包括良性和恶性肿瘤。大约一半的成人中枢神经系统肿瘤属于恶性，而在儿童患者中超过 75% 是恶性肿瘤。对于大多数需要治疗的良性中枢神经系统肿瘤，神经外科医生可以提供根治性切除，或者提供具有显著缓解效应的治疗方法。在过去的十年里，对恶性原发中枢神经系统肿瘤的分子研究取得很大进展，产生了许多针对这些分子的新疗法。

大多数原发性中枢神经系统肿瘤主要发生在皮质。其中 29% 的原发中枢神经系统肿瘤起源于硬脑膜，绝大多数是脑膜瘤，而且 90% 以上是良性肿瘤，良性脑膜瘤占原发中枢神经系统肿瘤的 32%，恶性形式的室管膜瘤占恶性脑肿瘤的 2%。胶质瘤起源于胶质细胞，占所有原发中枢神经系统肿瘤的 36% 以上，包括星形细胞瘤、少突胶质细胞瘤、室管膜瘤、混合性胶质瘤和神经上皮性肿瘤。最常见的胶质瘤是星形细胞瘤，世界卫生组织通常按恶性程度将其分为Ⅰ~Ⅳ级。Ⅳ级是星形细胞瘤中最恶性的级别，包括多形性胶质母细胞瘤，是成人最常见的原发中枢神经系统胶质瘤，占所有中枢神经系统胶质瘤的 51%。大约 49% 的恶性脑瘤是胶质母细胞瘤，恶性室管膜瘤占恶性脑肿瘤的 3%。约 10% 的原发中枢神经系统肿瘤位于鞍区，也就是垂体腺所在的区域，即垂体瘤。其他不常见的原发中枢神经系统肿瘤包括松果体区、脑室系统、小脑、脑干、脑神经和脊髓。原发性中枢神经系统淋巴瘤占恶性脑肿瘤的 7%，胚胎性肿瘤和颅咽管瘤并不常见。

良性脑肿瘤主要是压迫症状导致的局部脑功能障碍，而恶性脑肿瘤的症状主要和高颅压有关，表现为头痛（50%）、癫痫（20%~50%）、神经认知障碍（30%~40%），以及局灶性神经功能障碍（10%~40%）。中枢神经系统肿瘤仅根据病史、体检和传统成像方式很难诊断。鉴于这些不同的中枢神经系统病变的最佳治疗方案存在显著差异，快速和非侵入性诊断会改善患者的预后，早期诊断非常关键。MRI 技术在脑肿瘤诊断中发挥重要作用，可以区分副神经节瘤、神经鞘瘤和脑膜瘤，也可以区分胶质瘤和淋巴瘤、放射后改变、假性进展、脱髓鞘和肿瘤转移。确定诊断需要肿瘤活检，并考虑组织病理学和分子特征。

脑肿瘤的管理具有挑战性，治疗方法因肿瘤类型而异，通常包括手术、化疗和放射治疗的组合。对于胶质母细胞瘤患者，替莫唑胺联合放射治疗与单纯放射治疗相比存活率提高（2 年存活率 27.2% *vs.* 10.9%；5 年存活率 9.8% *vs.* 1.9%）。原发性中枢神经系统淋巴瘤的治疗包括含大剂量甲氨蝶呤的方案，然后是清髓化疗和自体干细胞的巩固治疗、非清髓化疗方案或全脑放射治疗。大剂量化疗和干细胞移植具有良好治疗效果。质子放射治疗已经成为治疗实体瘤软脑膜转移的一种新选择。

中枢神经系统淋巴瘤已经在前一章进行了介绍，本章重点介绍家族性海绵状血管瘤、原发黑色素瘤和血管母细胞瘤。而星形胶质细胞瘤和脑膜瘤尽管也是罕见病，但在神经外科经常看到，本书不再介绍。

第一节 家族性海绵状血管瘤

【概述】

脑海绵状血管瘤又称脑海绵状血管畸形（cerebral cavernous malformations，CCMs），是一种先天性血管畸形，而非真性肿瘤，分为散发性及家族性。CCMs 是中枢神经系统中第二常见的血管畸形，占脑血管畸形的 5%~10%。发病率为 0.16%~0.5%，16 岁以上的成年人每年检出率约为 0.56/10 万。家族性 CCMs 占所有 CCMs 病例的 20%，由 *CCM1*（*KRIT1*）、*CCM2* 和 *CCM3*（*PDCD10*）基因突变导致（表 24-1），最常见的临床表现包括癫痫发作、脑出血和无近期出血影像学证据的局灶性神经功能缺损，很大一部分病例没有症状，并且是由于脑 MRI 的广泛应用而偶然发现[1]。

表 24-1 家族性 CCM 的基因突变构成比

基因突变	比例
CCM1	20%
CCM2	53% ~ 65%
CCM3	10% ~ 16%
未知	85% ~ 15%

微小血管畸形在 1967 年首先由 McConnell TH 进行描述。1987 年 Bicknell JM 注意到该病存在家族发病特点，这是最早对家族性 CCMs 的报道。1995 年 Johnson EW 等发现 *CCM1* 基因突变导致家族性 CCMs，开始了该病的基因研究时代。此后的研究发现家族性 CCMs 的 3 个基因突变类型多为无义、移码或剪切突变，大片段缺失和重复突变也有报道。*CCM1* 编码 KRIT1，参与维持内皮细胞连接完整性与维持氧化还原稳态；*CCM2* 编码 MG4607，参与 KRIT1 蛋白的细胞内定位与 Rho 激酶信号通路，维持正常的血管形态；*CCM3* 编码 PDCD10，在细胞凋亡途径中起关键作用，*CCM3* 变异导致的家族性海绵状血管瘤预后最差[1-3]。

病理生理方面，异常扩张、衬有内皮的小血管团形成窦样间隙，呈圆形或分叶状，排列紧密，无正常脑组织间隔，可以看到两个血管的共壁现象。肉眼观察时呈现饱满的成簇紫色颗粒，即“桑葚样”或“爆米花样”外观，可呈单个病灶或多发病灶，家族性 CCM 常为多发病灶。血管窦壁由菲薄的胶原纤维和内皮细胞组成，组织学上缺少肌层和弹力层，因此易发生出血；且病变内的血流压力低、血流缓慢，易导致血栓形成；另外还有海绵状血管团的管壁玻璃样变、纤维化、钙化和病灶周围的毛细血管壁含铁黄素沉积等特点[4-5]。

【临床表现】

CCM 多见于 30 岁以下男性和 30 ~ 60 岁女性，男女比例大致相同[6]。CCM 的临床表现与病灶所在部位有关。症状性 CCM 最常见的临床表现为癫痫发作、颅内出血和无近期出血影像学证据的局灶性神经功能缺损，而无症状性 CCM 占 20% ~ 50%，多因脑 MRI 检查偶然发现。70% ~ 80% 的 CCM 位于幕上，癫痫发作是最常见的临床表现，而幕下病灶多引起局灶性神经功能缺损。其主要临床表现如下（表 24-2）[7]：

表 24-2 家族性脑海绵状血管瘤不同临床表现的出现率

临床表现	占比
中枢神经系统症状	
癫痫发作	20% ~ 40%
局灶性神经功能缺损	25% ~ 30%
非特异性头痛	10% ~ 30%
症状性颅内出血	30% ~ 40%
脊髓海绵状畸形	16% ~ 70%
神经外表现	
皮肤血管畸形	9% ~ 20%
视网膜血管病变	~ 5%

1. 癫痫发作

由于 CCM 病灶反复出血，导致含铁血黄素沉积、胶质增生和炎症反应等改变，进而形成致痫灶。癫痫发作多见于皮质 / 皮质下病灶及多发病灶的患者。以癫痫发作为首发症状的 CCM 患者未来癫痫反复发作的风险较高，而以其他表现为首发症状的患者未来也可能出现癫痫发作。

2. 症状性颅内出血

颅内出血是 CCM 最严重的并发症，出现头痛、局灶性神经功能缺损，伴随癫痫发作等。CCM 导致的症状性颅内出血的定义为：急性或亚急性出现的、与 CCM 解剖部位相关的新发或恶化的局灶性神经功能缺损，同时有影像学、病理学、外科手术或腰穿证据表明 CCM 病灶有新发出血。家族性 CCM 常为多发病灶，出现颅内出血的风险更高。

3. 局灶性神经功能缺损

多表现为偏身感觉障碍或轻偏瘫，CCM 引起的局灶性神经功能缺损往往比其他类型的脑血管畸形轻微，影响神经功能恢复的因素也较复杂，脑干 CCM 比其他部位病变预后更差。39% 的 CCM 患者可见进行性神经功能减退。

4. 非神经系统症状

少数患者出现皮肤血管畸形，可见角化过度皮肤毛细血管-静脉畸形、点状毛细血管畸形以及深蓝色结节。此外还可以发现视网膜海绵状瘤、脉络膜血管瘤、肝脏海绵状血管瘤、肾血管瘤、非典型脊椎血管瘤等。

【辅助检查】

影像学检查是CCM诊断的主要方法[8-9]，临床上常用CT、MRI、梯度回波序列或磁敏感加权成像联合诊断。怀疑家族性CCM的患者还应进行基因检测。

1. 影像学检查

（1）CT：CT对提示脑内CCM的钙化、出血等病灶特点具有优势，可作为紧急检查的首选。CT平扫上CCM多表现为等密度或不均匀较高密度影，可有点状钙化灶，无明显占位效应。小部分出血表现为高密度，并伴有病灶周围轻度水肿，部分病灶可见环状、小片状强化。

（2）MRI：MRI对脑内CCM具有高度的敏感性，为首选的影像学检查方法。T1WI病灶多呈结节状、团块状低信号或稍高不均匀信号，无占位效应。由于病灶周围的陈旧性出血、含铁血黄素沉积，T2WI呈现高或者混杂信号，周围环绕低信号，即典型“爆米花样”“桑葚样”改变。伴有急性或亚急性出血时，MRI显示为均匀高信号影，病灶周围低信号环，随着出血事件发生时间延长而逐渐增宽。

梯度回波序列（T2* GRE）/磁敏感加权成像序列（SWI）可以显示微小病灶及除外动静脉畸形（图24-1），可作为家族性CCM诊断的“金标准”。早期病灶通常表现为低信号，血栓形成后病灶表现为经典“爆米花”样混杂信号，反复出血病灶周围的含铁血黄素可表现为“铁环征”。SWI序列上的病灶数量、大小显影均优于普通序列，能够识别出小畸形以及伴行静脉、引流静脉。推荐常规临床神经影像学检查应包括SWI序列。并可用磁敏感定量成像技术测定海绵状血管瘤的铁沉积，作为监测病灶出血及对治疗反应的定性、定量标志物。

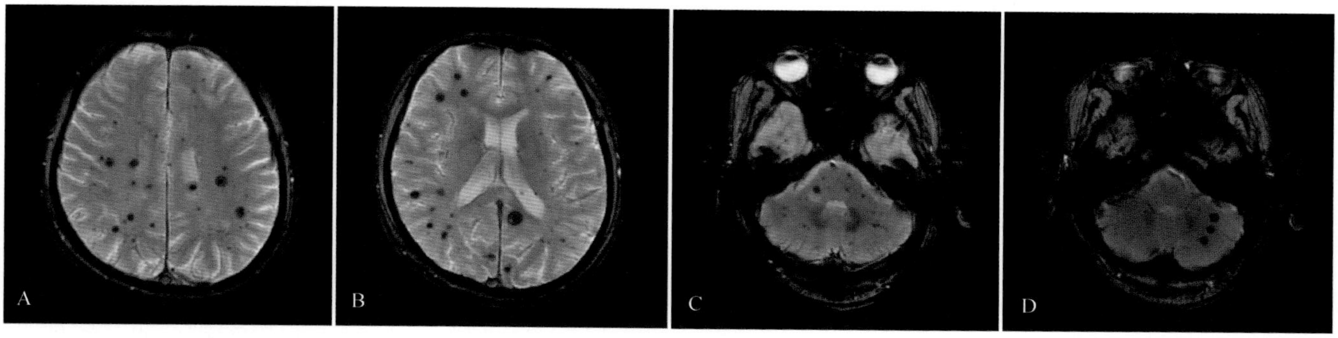

图 24-1 家族性海绵状血管瘤患者磁敏感加权成像序列改变。A，双侧大脑顶叶多发微出血灶。B，双侧大脑额叶和枕叶多发微出血灶。C，脑桥和小脑半球多发微出血灶。D，双侧小脑多发微出血灶

依据脑MRI特点CCM可分为4种亚型（表24-3）。

表 24-3 家族性海绵状血管瘤的 MRI 分型

分型	MRI 特点
1	T1：高强度核心 T2：高强度核心或低强度核心
2	经典“爆米花”样病变 T1：混合信号强度 T2：混合信号强度，周围低信号/低信号边缘
3	T1：中心低信号至等信号 T2：低信号病变，边缘低信号
4	T1：不可见或难以识别 T2：不可见或难以识别 T2* GRE：点状低信号病变，“爆米花”样病变 SWI：点状低信号病变

2. 基因检测

若患者影像学检查提示多发性CCM或有阳性家族史，则进行基因检测。在二代测序技术结果分析中重点关注*CCM1*、*CCM2*、*CCM3*基因突变。除点突变外，基因检测还应包括对这些基因的大片段缺失/重复突变分析。

【诊断】

CCM的诊断依据是患者出现脑卒中的临床表现，在此基础上进行MRI检查发现CCM的特征性影像学表现，而家族性CCM的诊断依据是检出*CCM1*、*CCM2*和*CCM3*的致病性变异。

【鉴别诊断】

在临床上和诊断成像上首先进行散发性和家族性 CCM 的鉴别，其次是与其他伴随血管异常的疾病进行鉴别[1,10]。

1. 散发性和家族性 CCM 的差异

散发性 CCM 的典型特征是单一海绵状畸形，并且通常与静脉发育性异常相关。100% 散发性 CCM 存在异常静脉，家族性 CCM 很少出现静脉发育性异常。散发性 CCM 存在 *MAP3K3* 的体细胞基因突变，家族性 CCM 中出现率低。

2. 大病灶的 CCM 鉴别

CCM 急性出血通常缺乏特征，需要和不同的疾病进行鉴别：

（1）出血性癌转移：肾细胞癌、黑色素瘤、甲状腺乳头状癌、肺癌、乳腺癌和绒毛膜癌会造成脑部多发性出血性病变，与 CCM 相比，转移瘤存在增强和显著肿胀。

（2）原性脑肿瘤：存在混合密度和钙沉积有关，通常是单一病变，类似散发性的 CCM，不同于家族性 CCM。

（3）感染性或炎症性结节：黏液瘤性血栓导致多发性血栓形成，这些病变通常具有明显的肿胀和比 CCM 更丰富的影像学表现。

（4）动静脉畸形：大多数动静脉畸形都可以通过多个 T2 血流空隙、对比剂增强，与海绵状畸形不同。

3. 第 4 型 CCM 的鉴别

除出血性癌转移之外，还需要考虑：

（1）淀粉样血管病：通常发生在 60 岁以上的患者，微出血主要发生在浅皮质，与蛛网膜下腔出血有关。可以测量脑脊液的淀粉样蛋白水平进行评估。

（2）高血压动脉硬化脑微出血：在深部灰质结构和脑干存在微出血，通常发生在有高血压史的老年人中。

（3）血管炎：与浅层 SWI 高信号有关，存在软脑膜增强和脑缺血改变。

（4）脑囊虫病：患者的 SWI 信号异常和钙化有关，出现增强和肿胀区域。

（5）毛细血管扩张：通常较小和存在强化不同于 CCM，通常单一出现，位于脑桥，在 SWI 上较暗，在对比研究中均匀强化。

【治疗】

CCM 的管理和治疗很复杂，确定正确的治疗方法取决于多种因素。CCM 可以保守治疗，延缓疾病进展，避免出血。部分患者因瘤体大、出血量大、反复出血、神经症状进行加重需显微外科切除治疗，手术困难者可行立体定向放射治疗。任何部位的无症状 CCM 都可予以观察，不推荐手术切除。建议患者每年专科随诊 1 次。无手术指征者，采用药物、康复等保守治疗措施。

1. 药物治疗

（1）癫痫发作：CCM 所致癫痫的药物控制率可达到 50% ~ 60%，因此患者一旦诊断为 CCM 相关的癫痫发作，即需要开始使用抗癫痫药，同时要注意避免应用易诱发癫痫发作的药物和活动[11]。如果癫痫发作是继发于脑出血，可以考虑早期手术，以避免进一步的脑出血风险。

（2）CCM 相关头痛：存在 CCM 同时又符合偏头痛标准的患者，可进行标准的偏头痛治疗，布洛芬、萘普生和阿司匹林等非甾体抗炎药会增加出血的风险，应避免使用这些药物。

（3）抗栓治疗：尚无充足证据支持抗栓治疗会增加 CCM 的出血风险，但有近期出血史的患者还需慎用[1]。

2. 手术切除

外科手术切除 CCM 病灶是最有效的治疗方式。非功能区症状性 CCM 推荐积极手术；非功能区浅部性无症状性 CCM 也可根据患者意愿考虑手术切除；功能区症状性 CCM，尤其是进行性加重的患者，可考虑手术切除；症状性深部病灶可根据病情选择保守治疗或手术切除，进行性加重患者推荐积极手术切除；脑干 CCM 单次出血，可手术切除也可保守治疗，如部位表浅可选择手术切除，若反复出血，需要积极手术切除；手术是 CCM 相关癫痫发作最有效的控制方式，若单药无法控制时可考虑手术切除[1,12]。

3. 立体定向放射治疗

不能或不愿手术的功能区或脑干出血性 CCM，可选择立体定向放射治疗，降低再出血率。而无症状的和易于手术切除的症状性 CCM，均不建议选择立体定向放射治疗[1,3]。

【病例摘要】

男，62 岁，头晕、言语不清伴右侧肢体轻度麻木力弱 10 天。

患者 10 天前突发持续性头晕和讲话口齿不清，伴随右侧上下肢力弱和麻木感觉，右手抓物费力。既往无高血压、糖尿病、烟酒嗜好等脑血管病危险因素。体格检查：轻度构音障碍，可见水平眼震，右侧躯体感觉减退，右上肢肌力 5^- 级，其他肢体肌力正常，右上肢腱反射活跃。共济运动正常。定位诊断：颅内多发病灶，脑干和小脑；定性诊断：脑内多发病变，性质特定。脑 MRI 可见双侧大脑半球、脑干及双侧小脑多发 SWI 类圆形低信号微出血灶，同时合并双侧大脑半球、脑干、双侧小脑多发斑点状 DWI 高信号新鲜梗死灶，证实存在 CCM。对患者外周血 DNA 进行二代测序基因检测，发现存在 *CCM1* 基因第 12 号外显子的 c.1133delC 杂合缺失突变。家系验证显示患者长子也携带同样的突变，脑 MRI 显示双侧大脑半球及脑干散在多发 T2WI 类圆形及小片状低信号微出血病灶。病例详细资料见二维码数字资源 24-1。

数字资源 24-1

（王　琪）

【参考文献】

[1] AKERS A，AL-SHAHI SALMAN R，I AA，et al. Synopsis of guidelines for the clinical management of cerebral cavernous malformations：consensus recommendations based on systematic literature review by the angioma alliance scientific advisory board clinical experts panel. Neurosurgery，2017，80（5）：665-680.

[2] ZAFAR A，QUADRI SA，FAROOQUI M，et al. Familial cerebral cavernous malformations. Stroke，2019，50（5）：1294-1301.

[3] HAASDIJK RA，CHENG C，MAAT-KIEVIT AJ，et al. Cerebral cavernous malformations：from molecular pathogenesis to genetic counselling and clinical management. Eur J Hum Genet，2012，20（2）：134-140.

[4] RAYCHAUDHURI R，BATJER HH，AWAD IA. Intracranial cavernous angioma：a practical review of clinical and biological aspects. Surg Neurol，2005，63（4）：319-328.

[5] FRISCHER JM，PIPP I，STAVROU I，et al. Cerebral cavernous malformations：congruency of histopathological features with the current clinical definition. J Neurol Neurosurg Psychiatry，2008，79（7）：783-788.

[6] GOLDSTEIN HE，SOLOMON RA. Epidemiology of cavernous malformations. Handb Clin Neurol，2017，143：241-247.

[7] GERALDO AF，ALVES C，LUIS A，et al. Natural history of familial cerebral cavernous malformation syndrome in children：a multicenter cohort study. Neuroradiology，2023，65（2）：401-414.

[8] WANG KY，IDOWU OR，LIN DDM. Radiology and imaging for cavernous malformations. Handb Clin Neurol，2017，143：249-266.

[9] MOKIN M，AGAZZI S，DAWSON L，PRIMIANI CT. Neuroimaging of cavernous malformations. Curr Pain Headache Rep，2017，21（12）：47.

[10] SZE G，KROL G，OLSEN WL，et al. Hemorrhagic neoplasms：MR mimics of occult vascular malformations. AJR Am J Roentgenol，1987，149（6）：1223-1230.

[11] ROSENOW F，ALONSO-VANEGAS MA，BAUMGARTNER C，et al. Cavernoma-related epilepsy：review and recommendations for management—report of the surgical task force of the ILAE commission on therapeutic strategies. Epilepsia，2013，54（12）：2025-2035.

[12] AL-SHAHI SALMAN R，HALL JM，HORNE MA，et al. Untreated clinical course of cerebral cavernous malformations：a prospective，population-based cohort study. Lancet Neurol，2012，11（3）：217-224.

[13] KIM BS，KIM KH，LEE MH，et al. Stereotactic radiosurgery for brainstem cavernous malformations：an updated systematic review and meta-analysis. World Neurosurg，2019，130：e648-e659.

第二节 血管母细胞瘤

【概述】

血管母细胞瘤（hemangioblastoma，HB）是中枢神经系统一种少见的血管性肿瘤，属于世界卫生组织分级为Ⅰ级的肿瘤，好发于小脑、脑干或脊髓。自然人口年发病率约为0.14/10万[4]，在原发性中枢神经系统肿瘤中占1.5%~2.5%[5-6]，在原发性颅后窝肿瘤中占7%~8%[7-8]，在原发性脊髓肿瘤中占2%~15%[9]。尽管中枢神经系统的HB为生长缓慢的良性肿瘤，但目前治疗方法有限，其死亡率及致残率相对较高。

有关HB最早的记录可以追溯至1904年，德国眼科医生Eugen von Hippel报道了“视网膜血管性肿瘤”的病例，并提出了“视网膜血管瘤病”的诊断[1]。1926年，瑞典病理学家Arvid Lindau发表了关于“小脑血管瘤”的研究，并在这些患者的尸检中发现合并有内脏器官的囊肿和肿瘤[2]。1928年，Cushing和Bailey正式确定用“血管母细胞瘤”这一术语来命名此类肿瘤[3]。中枢神经系统HB的发病机制涉及*VHL*（von Hippel-Lindau）肿瘤抑制基因的失活，多达50%的散发性中枢神经系统HB存在*VHL*基因体细胞突变和（或）等位基因缺失。*VHL*是一种抑癌基因，定位于3号染色体短臂上（3p25-26），其编码的蛋白主要功能是参与缺氧诱导因子的降解[10-12]。中枢神经系统HB的*VHL*突变导致编码蛋白失活，缺氧诱导因子1α不能被降解而积聚，其高度表达导致血管内皮生长因子、血小板衍生生长因子、促红细胞生成素、转化生长因子、表皮生长因子受体、葡萄糖转运体-1和其他数百种由缺氧诱导因子轴调节的基因被激活[13-14]。多种血管生成刺激因子的异常表达[15]，刺激血管生成及红细胞新生。除了*VHL*抑癌基因外，亦存在其他分子通路异常，包括Notch信号通路的激活、与血管生成相关的血管内皮生长因子和血管内皮生长因子受体2、CXCR4和SDF1α、EpHB4和EphrinB2以及Dll4-Notch信号的关键分子明显表达增强等。

中枢神经系统HB病理改变包括囊性和实性两种形态[36]。实体性HB为边界清晰、质地柔软的红色或暗红色结节，由丰富的血管和血窦构成。囊性HB大小不一，伴有附壁结节，与周围组织之间界限清晰，囊肿内富含透明或淡黄色的液体。囊肿体积通常大于实性结节，多表现为“大囊小结节”[16]，肿瘤周围可见粗大曲折的供血动脉和扩张的引流静脉。显微镜下，HB主要由基质细胞和丰富的血管网这两个部分构成[17]。基质细胞因其细胞质内含有丰富的脂质成分而呈现典型的“泡沫状”，其细胞核较大且形态不规则，核分裂象少见。血管成分通常处于不同的成熟阶段，以薄壁血管多见，偶可见血管壁玻璃样变性。

【临床表现】

中枢神经系统HB在男性中多见，男女比例为（1.25~3）：1。中枢神经系统HB中66%~75%为散发型病例，25%~34%的患者具有常染色体显性遗传特点[5-6]，属于VHL综合征临床表现的一部分。该病见于各个年龄阶段，其中，VHL相关HB发病高峰年龄为30~40岁[11]，散发型HB的初诊时间较VHL相关HB晚10~20年[18-19]。中枢神经系统HB通常生长缓慢，呈现阶梯式生长（即生长期和静止期交替出现）特点。

中枢神经系统HB可因肿瘤直接压迫、水肿或肿瘤相关出血导致神经功能障碍。也可能是在中枢神经系统影像学检查时被偶然发现。肿瘤直接压迫所致具体功能障碍取决于肿瘤部位。小脑部位的HB多位于背侧（74%）和表浅的部位（68%），患者常表现为头痛（75%）、共济失调（55%）、辨距困难（29%）、脑积水（28%）、恶心和呕吐（28%）等，其他少见的症状有言语不利，眼球震颤等[20]。脊髓的HB几乎都位于齿状韧带后部（93%），其中大多数肿瘤（66%）位于后根入髓区。患者多表现为感觉迟钝（83%）、乏力（65%）、共济失调（65%）、反射亢进（52%）和疼痛（17%）[21]。脑干的HB多发生在闩部，常表现为感觉减退（55%）、共济失调（22%）、吞咽困难（22%）、反射亢进（22%）和头痛（11%）等[22]。急性出血症状更急重。小脑血管母细胞瘤所致脑内出血可能引起快速梗阻性脑积水、小脑扁桃体疝或脑干受压。脊髓血管母细胞瘤所致出血可能引起急性四肢瘫，而头痛、背痛或神经根病可能由蛛网膜下腔出血导致。

散发型HB与VHL相关的HB临床特点有明显不同。首先，VHL相关HB患者在诊断时的年龄通常小于散发型HB患者[23]，患者的初诊年龄比散发型HB早10~20年[18-19]。其次，散发型HB通常是单发的，而 VHL 相关 HB 在神经系统内通常存在多发病变，且更易出现新发肿瘤。在中枢神经系统 HB 的分布上，约有半数的 VHL 相关 HB 位于脊髓，而散发型 HB 多位于小脑[23-24]。

VHL 病具有常染色体显性遗传特点，表现为各种良性和恶性肿瘤，包括血管母细胞瘤、视网膜血管瘤、内淋巴囊肿瘤、肾细胞癌、嗜铬细胞瘤、胰腺囊肿和神经内分泌肿瘤。视网膜血管母细胞瘤可能是 VHL 综合征的最初表现，并可导致视力丧失。小脑血管母细胞瘤可能与头痛、呕吐、步态障碍或共济失调有关。脊髓血管母细胞瘤和相关空洞通常会出现疼痛，脊髓受压会导致感觉和运动丧失。肾细胞癌发生在约 70% 的患者中。嗜铬细胞瘤会导致持续性或发作性高血压。胰腺病变通常无症状。内淋巴囊肿瘤可导致听力丧失。阴囊肿瘤相对常见。

【辅助检查】

HB 的辅助检查主要包括影像学检查、基因检测和血液检查。脑脊液检查在考虑鉴别诊断时采纳。

1. 血液检验

16% ~ 18% 的中枢神经系统 HB 患者中存在外周血红细胞计数和血红蛋白的升高[25]，切除肿瘤后，红细胞计数常可降至正常水平；当出现新发肿瘤或者肿瘤复发时，红细胞计数可再次升高。因此检测外周血红细胞计数对中枢神经系统 HB 的诊断和监测有一定的参考价值。

2. 影像学检查

影像学检查是诊断中枢神经系统 HB 最重要的辅助检查。MRI 是发现和检测中枢神经系统 HB 最为敏感的方法，可以发现小至 2 mm 的肿瘤[36]。中枢神经系统 HB 的囊性部分在 T1WI 上表现为稍高于脑脊液信号的低信号，在 T2WI 上表现为高信号；实性结节部分在 T1WI 上表现为略低或等信号，在 T2WI 上表现为高信号，增强后可见明显强化（图 24-2）。血管造影检查可以帮助判断肿瘤的血供情况，发现供血动脉和引流静脉。中枢神经系统 HB 在血管造影时呈现为高血流病变并伴有实性肿瘤或结节，可见动静脉分流和早期引流静脉。

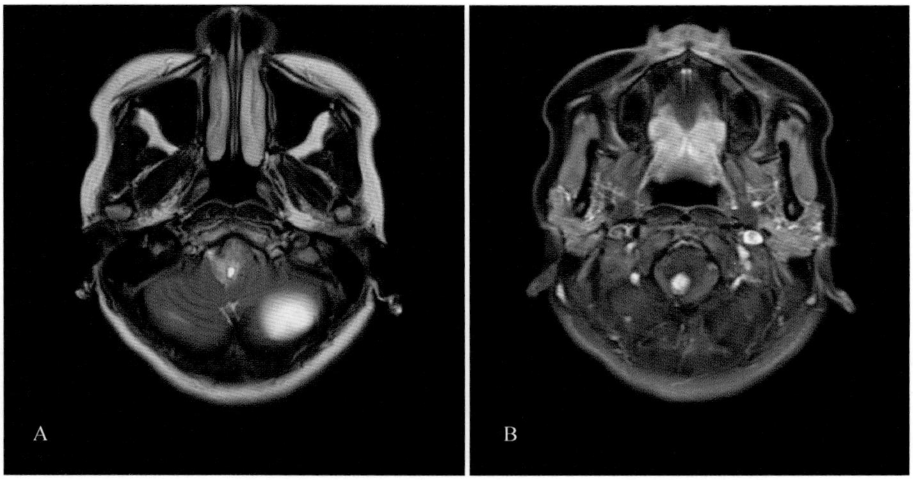

图 24-2 A，左侧小脑半球囊性肿物（T2-FLAIR 序列）。B，右侧延髓强化结节灶（T1- 增强序列）。

3. 基因检测

具有 1 个以上血管母细胞瘤、存在 VHL 综合征的其他表现或有 VHL 综合征家族史的所有患者都应接受基因检测，筛查有无 VHL 综合征种系致病性变异。对于有单个、看似散发性 HB 的患者（尤其是＜ 50 岁），也建议进行基因检测。在该类患者中，约 5% 可能有 *VHL* 基因致病性变异或嵌合体 VHL。

4. 病理检查

肉眼观察肿瘤包括实体部分和可变的囊性部分，实体部分由壁结节组成，与软膜表面密切相关，由于其血管丰富，外观呈红色。由于蛋白质浓度高，囊性部分呈淡黄色。显微镜下可见 HB 由一层网蛋白纤维包围的毛细血管网组成，这种毛细血管框架由血管内皮细胞和间质细胞组成。通过免疫组织化学技术，血管母细胞瘤对 β- 肽、膜粘蛋白 D2-40、葡萄糖转运蛋白 1 和波形蛋白呈高度阳性，还有血管内皮生长因子的过度表达。对细胞角蛋白、胶质原纤维酸性蛋白和表皮抗原呈阴性反应。而血管增生性脑膜瘤以及肾癌脑转移的表皮抗原呈阳性，而对 β- 肽呈阴性。

【诊断】

散发 HB 和 VHL-HB，根据好发年龄和好发部位，结合典型的影像学特征，一般可作出初步临床诊断，通过组织学检查做出最终诊断。

【鉴别诊断】

实性 HB 和囊性 HB 的鉴别诊断存在明显差异。实性 HB 的鉴别诊断包括肾癌转移瘤、脑膜瘤、室管膜瘤和髓母细胞瘤（表 24-4）。

表 24-4　实性 HB 的鉴别诊断

转移瘤	多有原发肿瘤史，病灶多表浅，多呈类圆形，瘤周水肿明显
脑膜瘤	为脑外肿瘤，极少发生囊变，可见"脑膜尾征"
室管膜瘤	瘤周无蚓状流空的供血动脉，增强时强化程度不及 HB 明显
髓母细胞瘤	儿童发病，边界常清楚，血供丰富、占位效应明显，增强时强化程度不及 HB 明显，瘤周水肿明显

囊性 HB 的鉴别诊断包括毛细胞星形细胞瘤、脑脓肿和蛛网膜囊肿（表 24-5）。

表 24-5　囊性 HBs 的鉴别诊断

毛细胞星形细胞瘤	多见于青少年，好发于小脑、视觉通路和下丘脑。可呈多发小囊变或单一大囊，可伴钙化，其壁结节可小可大，结节内及周围无血管流空信号影，增强后壁结节和瘤壁均可强化
脑脓肿	有感染史，且脓肿壁可环状强化，脓肿壁虽然可厚薄不一，但内侧壁光滑是其特征，无瘤结节，水肿较明显
蛛网膜囊肿	脑外占位，密度低，增强后不强化，弥散加权成像有助于鉴别

【治疗】

针对中枢神经系统 HB 的治疗十分有限，目前仍以显微手术切除为主。其他的治疗方法主要包括放射治疗和药物治疗。

1. 手术治疗

对于出现症状的 HB，应尽早进行手术切除，保持良好的神经功能和较低的并发症发生率[20-21]。对于未引起症状的病变，由于神经系统损伤不可逆，在出现症状前进行手术可以降低手术风险并有效地保护神经功能[22-26]。多采取显微外科手术，把病变整块切除，可参考脑动静脉畸形的手术原则：先处理供血动脉，游离肿瘤；后处理引流静脉，并争取达到肿瘤全切。在电凝离断供血动脉时，应尽可能靠近肿瘤，以防止损害其他供血动脉分支。随着血供的减少，病灶会逐渐缩小。随后的每条供血动脉都要仔细电凝离断。最后分离主要的引流静脉。

囊性 HB 的囊肿通常体积较大，其相应的实性结节体积较小，手术的重点是准确定位并完整切除肿瘤实性结节，防止复发和术后出血。而实性 HB 常位于脑干、脊髓等重要功能区，肿瘤组织内的血供丰富，而邻近组织内的血供较少，在切除肿瘤后，邻近组织的灌注压恢复正常，可导致正常灌注压突破综合征，引起组织水肿甚至出血。需要术前进行肿瘤栓塞和术中电生理监测，减少致死率和致残率。

2. 放射治疗

中枢神经系统 HB 对放射线有一定的敏感性，主要有体外照射放疗和立体定向放疗两种方式。体外照射放疗因其肿瘤控制率欠佳，并且易于导致神经系统不良反应等原因限制了其在临床上的应用。立体定向放疗是更有效的放疗方式，但易导致血管通透性增加，加重瘤周水肿，目前主要用于有肿瘤残余或者不能进行手术切除的中枢神经系统 HB 患者。

【病例摘要】

女，31 岁，间歇性头痛 3 年，加重 1 周。

患者 3 年前无明显诱因出现间歇性头痛，程度较轻。1 周前头痛加重，为持续性头痛，枕部为著，程度剧烈，伴恶心呕吐。既往糖尿病病史，确诊 VHL 综合征。有 VHL 家族病史（外婆、母亲、两个姨妈、一个舅舅和三个表兄弟）。神经系统查体未见特殊异常。头增强 MR 示延髓、左侧幕下及双侧小脑半球多发异常结节灶，继发脑积水、间质性脑水肿。定位诊断：脑干和小脑多发占位；定性诊断：血管母细胞瘤。术后病理证实为血管母细胞瘤。病例详细资料见二维码数字资源 24-2。

数字资源 24-2

（伊俊飞）

【参考文献】

[1] HIPPEL E. übereinesehrselteneErkrankung der netzhaut-klinischebeobachtungen. Graefes Arhivfür Ophthalmologie, 1904, 59（1）: 83-106.

[2] LINDAU A. Zur frage der angiomatosis retinæ und ihrer hirnkomplikationen. Acta Ophthalmologica, 1926, 4（1-2）: 193-226.

[3] HARVEY SC. Tumors arising from the blood-vessels of the brain: angiomatous malformations and hemangioblastomas. Yale J Biol Med, 1930, 2（5）: 403-405.

[4] YIN X, DUAN H, YI Z, et al. Incidence, prognostic factors and survival for hemangioblastoma of the central nervous system: analysis based on the surveillance, epidemiology, and end results database. Frontiers in Oncology, 2020, 10: 570103.

[5] Tamang OY, Dahal P, Paudel S, et al. Von Hippel Lindau Disease with central nervous system and multiple visceral manifestations: A case report. Radiol Case Rep, 2023, 18（12）: 4357-4362.

[6] LOUISE M BINDERUP M, SMERDEL M, et al. von hippel-lindau disease: updated guideline for diagnosis and surveillance. Eur J Med Genet, 2022, 65（8）: 104538.

[7] KUHARIC M, JANKOVIC D, SPLAVSKI B, et al. Hemangioblastomas of the posterior cranial fossa in adults: demographics, clinical, morphologic, pathologic, surgical features, and outcomes. A Systematic Review. World Neurosurgery, 2018, 110: e1049-e1062.

[8] SPLAVSKI B, ZBYTEK B, ARNAUTOVIC KI. Surgical management and outcome of adult posterior cranial fossa and spinal hemangioblastoma: a 6-case series and literature review. Neurological Research, 2020, 42（12）: 1010-1017.

[9] WANG H, ZHANG L, WANG H, et al. Spinal hemangioblastoma: surgical procedures, outcomes and review of the literature. Acta Neurologica Belgica, 2020.

[10] XIA X, LEMIEUX ME, LI W, et al. Integrative analysis of HIF binding and transactivation reveals its role in maintaining histone methylation homeostasis. Proceedings of the National Academy of Sciences of the United States of America, 2009, 106（11）: 4260-4265.

[11] SCHÖDEL J, OIKONOMOPOULOS S, RAGOUSSIS J, et al. High-resolution genome-wide mapping of HIF-binding sites by ChIP-seq. Blood, 2011, 117（23）: e207-217.

[12] TEKIN B, ERICKSON LA, GUPTA S. von Hippel-Lindau disease-related neoplasia with an emphasis on renal manifestations. Semin Diagn Pathol, 2024, 41（1）: 20-27.

[13] 于涓瀚，宋敏，邱雪杉，等. 中枢神经系统血管母细胞瘤临床病理特征. 现代肿瘤医学，2016，24（4）：545-548.

[14] HUSSEIN MR. Central nervous system capillary haemangioblastoma: the pathologist's viewpoint. International Journal of Experimental Pathology, 2007, 88（5）: 311-324.

[15] KLINGLER JH, GLÄSKER S, BAUSCH B, et al. Hemangioblastoma and von Hippel-Lindau disease: genetic background, spectrum of disease, and neurosurgical treatment. Child's nervous system: ChNS: Official Journal of the International Society for Pediatric Neurosurgery, 2020, 36（10）: 2537-2552.

[16] NEUMANN HP, EGGERT HR, WEIGEL K, et al. Hemangioblastomas of the central nervous system. A 10-year study with special reference to von Hippel-Lindau syndrome. Journal of Neurosurgery, 1989, 70（1）: 24-30.

[17] JAGANNATHAN J, LONSER RR, SMITH R, et al. Surgical management of cerebellar hemangioblastomas in patients with von hippel-lindau disease. Journal of Neurosurgery, 2008, 108（2）: 210-222.

[18] LONSER RR, WEIL RJ, WANEBO JE, et al. Surgical management of spinal cord hemangioblastomas in patients with von hippel-lindau disease. Journal of Neurosurgery 2003, 98（1）: 106-116.

[19] WIND JJ, BAKHTIAN KD, SWEET JA, et al. Long-term outcome after resection of brainstem hemangioblastomas in von hippel-lindau disease. Journal of Neurosurgery, 2011, 114（5）: 1312-1318.

[20] LOUIS DN, OHGAKI H, WIESTLER OD, et al. The 2007 WHO classification of tumours of the central nervous system. Acta Neuropathologica, 2007, 114（2）: 97-109.

[21] KRÜGER MT, KLINGLER JH, JILG C, et al. Polyglobulia in patients with hemangioblastomas is related to tumor size but not to serum erythropoietin. Hereditary Cancer in Clinical Practice, 2018, 16: 15.

[22] 丁兴华，周良辅，杜固宏. 中枢神经系统血管母细胞瘤312例临床分析及长期随访. 中华神经外科杂志，2005，（2）：23-27.

[23] 黄常坚，黄玮. 中枢神经系统血管母细胞瘤的治疗进展. 中国微侵袭神经外科杂志，2016，21（12）：566-568.

[24] 尚寒冰，赵卫国，沈建康，等. 中枢神经系统血管母细胞瘤的显微外科治疗. 中国现代神经疾病杂志，2008，（1）：52-55.

[25] CHANG SD, MEISEL JA, HANCOCK SL, et al. Treatment of hemangioblastomas in von Hippel-Lindau disease with linear accelerator-based radiosurgery. Neurosurgery, 1998, 43（1）: 28-34.

[26] PAN J, JABARKHEEL R, HUANG Y, et al. Stereotactic radiosurgery for central nervous system hemangioblastoma: systematic review and meta-analysis. Journal of Neuro-oncology, 2018, 137（1）: 11-22.

第三节 中枢神经系统原发黑色素瘤

【概述】

颅内恶性黑色素瘤可分为原发性颅内恶性黑色素瘤（primary intracranial malignant melanoma，PIMM）和继发性颅内恶性黑色素瘤两类。PIMM 是一种恶性程度极高的肿瘤，预后极差[1]。黑色素瘤最早发现在欧美高加索人种中，澳大利亚是黑色素瘤发病率最高的国家，在非西班牙裔的白人群中患病更常见。PIMM 对放疗和化疗不敏感，早期临床表现不典型，缺乏特异性，极易与脑膜瘤等肿瘤相混淆导致误诊或漏诊。如患者存在颅内恶性黑色素瘤，但无皮肤、眼球及内脏黑色素瘤，且既往无黑色素瘤手术史时，应考虑该病可能[2]。PIMM 年总发病率为 0.52/1000 万[3]，占所有脑肿瘤的 0.06% ~ 0.1%。

PIMM 于 1967 年由德国的 Blumenbach A 首先进行描述，当时诊断为“原发性软脑膜黑色素母细胞增多症”。1974 年 Bhatia R 采用“中枢神经系统原发性黑色素瘤”一词进行该病的介绍。1978 年 Pasquier B 对 PIMM 进行了更详细的描述，后来的研究基本采用了该名词。该病的病因可能涉及多种因素，包括遗传和环境因素。风险因素可能与皮肤白皙、黑色素瘤家族史和累积暴露于紫外线相关[4]。

在美国，白人黑色素瘤的发病率比黑人要高得多，这可能是因为黑人颜色较深的皮肤含有更多的可以防御紫外线的黑色素。白人中的大多数黑色素瘤可能与阳光照射引起的突变相关[5]，而黑人中至少一半的黑色素瘤出现在未暴露于太阳的区域。皮肤黑色素瘤的病因目前唯一明确的证据是与过度接受紫外线照射相关，日光中的紫外线灼伤皮肤并诱导 DNA 突变。但颅内、椎管内原发黑色素瘤的部位从未接受过紫外线的照射，故其病因仍不明确。PIMM 起源于具有双重胚胎起源的颅底软脑膜黑色素细胞，由神经嵴和施万细胞–成黑色素细胞祖细胞的早期分化障碍导致[6]。恶性黑色素瘤可以出现在存在黑色素细胞或成黑色素细胞的任何地方，比如人类皮肤、葡萄膜、黏膜、脑实质、软脑膜和脊髓等，脑膜中黑色素细胞密度最高的部位是颈髓以上及颅后窝，绝大多数 PIMM 发生于延髓及胸髓以上。从免疫组化染色看，恶性黑色素瘤表达黑色素，临床表现同神经鞘瘤相似，但细胞水平可见不同类型的细胞核和黑色素表达，可以推测多发神经纤维鞘瘤患者中恶性黑色素瘤的发病率也会增加，且恶性黑色素瘤可能为神经源性分泌疾病的一种过渡类型[7]。虽然恶性黑色素瘤的起源还没有完全揭示，但学者们提出了一些组织发生学假说（表 24-6）。

表 24-6 颅内恶性黑色素瘤的组织发生

中胚层	中胚层产生色素细胞，通过小血管到达大脑或脊髓
外胚层	一些上皮细胞产生色素，中枢神经系统黑色素瘤来源于异常的胚胎外胚层细胞，色素细胞来源于神经嵴
神经源性	神经嵴发展成中胚层和神经元及色素细胞

PIMM 肉眼大体呈黑色、灰褐色或灰黑色，质地中等或较软，有包膜，边界清晰，邻近的硬脑膜和颅骨呈黑色染色。显微镜表现与皮肤恶性黑色素瘤相似。镜下可见肿瘤区域由梭形和椭圆形上皮样细胞组成，呈片束状排列。肿瘤细胞弥漫性分布，上皮样细胞呈片状或乳头状排列，细胞黏附性较差，胞核大偏位，核仁明显，核分裂象易见，胞质内有色素沉积，间质内散在色素颗粒。免疫组化染色显示：胞质 HMB-45、Melan-A、S-100、Vim 均呈阳性，而 PCK、BRAF V600E、Syn、GFAP 均呈阴性。

【临床表现】

该病女性的患病率高于男性，其发病平均年龄在 50 ~ 60 岁。老年、男性、白种人与发病率增加呈相关性，在诊断后 5 年的总生存率为 37.7%，中位总生存时间为 15 个月。年龄＜ 19 岁和颅内肿瘤位置是较差生存率的独立危险因素[8]。PIMM 的临床表现通常不典型，根据肿瘤的生长部位、大小、肿瘤生长速度可出现相应的症状。

1. 神经症状

肿瘤广泛侵犯软脑膜引起脑脊液循环障碍，堵塞脑脊液循环通路时，患者可出现脑积水、急性颅压增高，甚至脑疝。颅压增高症状表现为头痛、恶心、呕吐以及视盘水肿等，其中头痛是常见的症状，表现为持续性或间歇性的额颞部疼痛。当脑、脊髓、马尾神经受到压迫时可产生局灶性神经功能缺损；其他常见症状还有癫痫发作，通常表现为全面性发作或部分性发作，其中全面性发作较多见。行为及认知障碍通常表现为情感障碍、人格改变和记忆力减退。这些症状通常提示肿瘤已经侵犯到大脑的功能区，影响患者的情感、性格和记忆力。

2. 全身症状

全身症状通常表现为发热、淋巴结肿大、肝脾肿大、骨骼肌疼痛和体重减轻等。提示肿瘤已经侵犯到全身多个器官和系统。

【辅助检查】

中枢神经系统黑色素瘤缺乏典型的临床表现，影像特征多种多样，脑脊液检查有所提示，病理检查是其诊断的金标准。

1. 脑脊液检查

脑脊液细胞学特点多为淋巴–单核细胞反应型，可见黑色素颗粒吞噬细胞，细胞大小不一致，呈圆形或不规则形；核大深染，核仁明显，有一个或多个核仁，核膜不规则；胞质强碱性，核质比高，胞膜瘤状突起，肿瘤细胞内及细胞间存在黑色素颗粒，如合并出血可见红细胞。免疫细胞化学染色表现为HMB45强（+）、Syn（+）和CD56（±）[9]。有些脑脊液细胞学检查虽然发现异型肿瘤细胞，但未发现明显的黑色素颗粒，可能是由于疾病仍处于早期病变，未完全显露出来，也可能是本身黑色素含量较低，需要动态复查[10]。

2. 影像学检查

颅内黑色素瘤在幕上和幕下均可发生，影像学表现多样，很难从影像上鉴别PIMM与转移性颅内急性黑色素瘤。CT表现无特征性，其典型的影像学表现多为结节或肿块样高密度影，边缘尚光整，可有囊变坏死区，钙化较少见，发生瘤卒中时也表现为高密度影，肿块CT值与胶质瘤、脑出血相近，鉴别困难。MRI表现也缺乏特异性，瘤内含有大量的黑色素颗粒，有稳定的有机自由基，自由基中未配对的电子与水质子相互作用形成的金属螯合物，能缩短T1、T2弛豫时间，大多数黑色素瘤在T1WI成像上表现为高信号，在T2WI成像上表现为低信号，增强T1加权图像显示增强（图24-3），可以划分为4种模式（表24-7），大多数PIMM患者MRI表现为黑色素模式[11-13]。

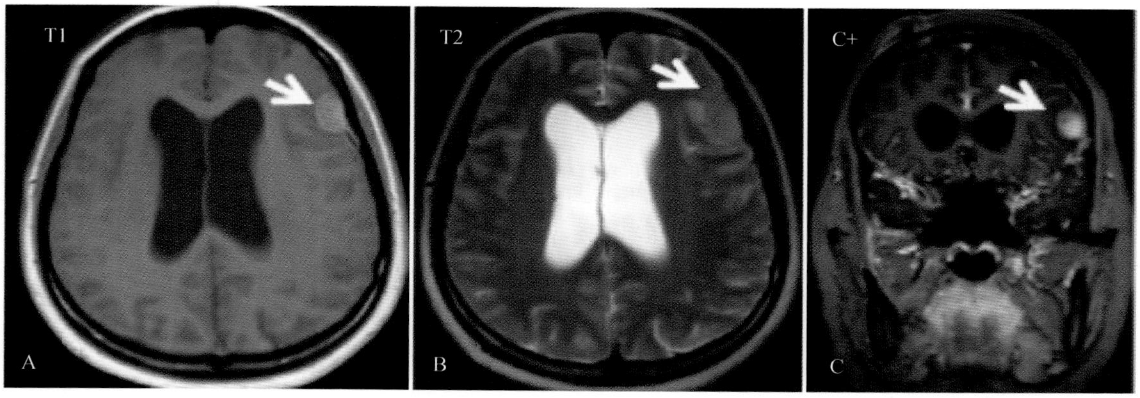

图24-3 A，左侧额部颅板下见结节状稍短T1信号影。B，该病灶T2像略高信号。C，增强扫描呈明显强化；软脑膜增厚，呈条状或结节状强化（箭头）

表24-7 颅内黑色素瘤影像学改变特点

黑色素模式	T1高信号，T2低信号，质子密度加权像等信号或高信号
无色素模式	T1低信号或等信号，T2及质子密度加权像高或等信号
混合模式	不符合上述两种特征
血肿模式	仅表现为出血的MRI特征

3. 病理检查

PIMM在组织学上类似于其他部位的黑色素瘤。常规HE和免疫组织化学染色技术可以帮助诊断大多数患者。在光学显微镜下，细胞呈多角形或纺锤形，并显示出有丝分裂和色素沉着的迹象。免疫组化中，S-100蛋白对恶性黑色素瘤高度敏感（95%）[14]，但其特异性不强，星形细胞瘤、室管膜细胞瘤、少突胶质细胞瘤等病变均可表现S-100蛋白阳性。HMB-45是一种对黑色素瘤具有较高特异性的单克隆抗体，可以识别前黑色素小体球蛋白，并能与黑色素瘤特异性抗原和不完全性黑色素瘤细胞发生反应，是临床诊断低色素性或无色素性恶性黑色素瘤高度敏感和特异的检查方法，阳性率为 86% ~ 97%[15]。良性和中间性黑色素细胞肿瘤 HMB-45 呈阴性或弱阳性，黑色素瘤 HMB-45 呈强阳性（图 24-4）。VIM 是一种间叶性肿瘤标志物，在 PIMM 的诊断和鉴别诊断中起到补充作用。Ki-67 指数通常超过 8%，PIMM 组的 pCK、EMA 和 GFAP 均为阴性。上皮膜抗原在黑色素细胞中不表达[16]，可用于鉴别脑膜瘤和神经胶质瘤等神经上皮肿瘤。

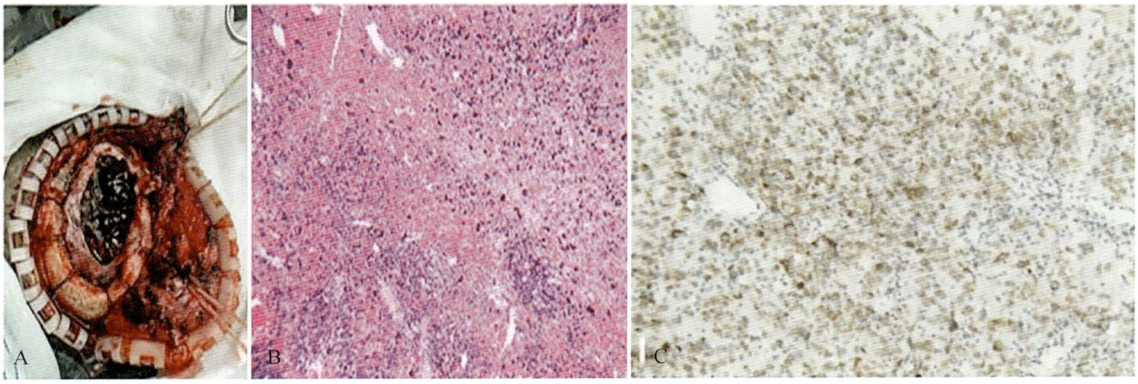

图 24-4 A，术中肉眼可见灰黑色组织一块。B，肿瘤细胞由上皮样细胞组成，呈片状排列，细胞多形，胞质中有黑色素沉积。C，HMB-45 免疫组化染色阳性

【诊断】

PIMM 是一种极为罕见的中枢神经系统肿瘤。根据患者临床表现，既往病史资料，详细的神经系统查体、眼科检查及全身影像检查，头部 MRI 以及病理活检的结果，临床高度怀疑该病时，在排除皮肤，黏膜或视网膜等其他部位的黑色素瘤后结合脑脊液细胞学和病理报告，符合诊断 PIMM 的三个基本条件（表 24-8）才能明确诊断。需要注意黑色素瘤晚期常向中枢神经系统转移，而且原发病灶很难被发现，因此有些患者只有死亡后经过细致的尸检才能排除其他部位存在黑色素瘤的可能[17]。

表 24-8 颅内恶性黑色素瘤的诊断要求[18]

• 皮肤及眼球未发现有黑色素瘤
• 上述部位以前未做过黑色素瘤切除术
• 内脏无黑色素瘤转移

【鉴别诊断】

PIMM 需与继发性恶性黑色素瘤进行鉴别。此外，还需要与室管膜瘤、神经鞘瘤、髓母细胞瘤等肿瘤进行区分，根据组织学特征和 IHC 表型比较容易区分。一些 PIMM 含有较少的黑色素颗粒，很容易被误诊。

1. 转移性恶性黑色素瘤

大约 90% 的继发肿瘤患者已知原发肿瘤，其中 45% 的病例 CT/MRI 显示多发肿块；但 10% 的病例原发肿瘤未知[16]。在显微镜下，肿瘤的异型性很突出，坏死很常见，BRAF、NRAS 和 KIT 基因变异也很常见。约 50% 的皮肤黑色素瘤存在 BRAF V600E 基因突变[19]，但 PIMM 未见 BRAF V600E 基因突变[20]，存在该突变应首先考虑皮肤来源的黑色素瘤转移[21]。

2. 脑膜黑色素细胞瘤

这是一种罕见的良性黑色素肿瘤，源自脑膜黑色素细胞。肿瘤一般是一个单一的黑色结节性肿块。细胞形态均匀，细胞和细胞核的异型性小，无出血和坏死，Ki-67 指数通常正常，邻近组织无浸润[22]，有完整的包膜。

3. 软脑膜黑色素病

此为大脑或脊髓的良性-蛛网膜色素沉着，没有坏死或出血的病灶，通常无症状，具有家族性，不形成肿块，并与皮肤痣有关。

4. 脑膜瘤

脑膜瘤有类似的影像学特征，对于一些含有黑色素细胞的脑膜瘤病例，鉴别诊断更为困难，肿瘤细胞呈漩涡状排列，可看到脑膜细胞以及沙粒体。IHC 通常为 EMA 阳性，HMB-45 和 Melan-A 阴性[23]。Ki-67 指数正常。

5. 胶质瘤

当胶质瘤出血时其影像学表现与黑色素瘤容易混淆，低级别胶质瘤强化多不明显，周围水肿轻，高级别胶质瘤呈花环状不均匀强化，坏死囊变常见。二者病理改变不同。

【治疗】

PIMM局部有高度复发和向其他部位转移的趋势，手术切除肿瘤仍是一线治疗，也需要多模式治疗方法，除了包括原发病灶的手术切除，还有对术后原发病灶残留肿瘤、转移病灶进行辅助治疗，结合靶向治疗、基因治疗、放疗和化疗等多种治疗方法，为PIMM提供更有效的治疗。

1. 手术治疗

对于PIMM或局部脑转移黑色素瘤的患者，完全手术切除是首选，有助于减轻颅压并获得组织病理学标本。手术切除主要考虑肿瘤的位置和大小、病灶的数量、患者全身的总体状态和诊断时的症状[15]。

根据瘤体的位置选取合适的手术入路，尽可能地切除瘤体。功能区肿瘤在保证患者术后生存质量的同时尽量全切瘤体，非功能区肿瘤给予最大范围的切除。对于颅内单个原发恶性黑色素瘤病灶，如果瘤体直径≥3 cm，有明显的肿块效应或脑脊液梗阻，应首先行显微手术切除，然后行局部放疗。如果瘤体直径＜3 cm或位于脑内较深部位，切除肿瘤会导致明显的神经后遗症，优先选择放射治疗。

2. 放射治疗

PIMM对大剂量放射线分次放疗有效[25]。大剂量放疗（总剂量50～52.5 GY，分次1.8～2.0 GY）明显优于低剂量放疗（总剂量30～45 GY）[25]。

立体定向放射外科和伽马刀已成为脑转移瘤切除的替代治疗。放疗后的局部肿瘤控制率一般超过80%，放射外科导致的神经系统并发症很少见。对多发性脑转移黑色素瘤患者，全脑放疗是一种姑息治疗选择。立体定向放射手术，单独或联合全脑放疗，可能会改善脑黑色素瘤患者的寿命[26]。

3. 化学药物治疗

用于治疗PIMM的标准化疗药物缺乏显著的疗效。当前常用的、有效的一线化疗药物有替莫唑胺、福莫司汀、达卡巴嗪[10,15]，可在手术或放疗后使用。

随着恶性黑色素瘤基因组中BRAF-V600E/K突变的新发现，BRAF抑制剂和MEK抑制剂维美拉非尼、曲美替尼可能会延长黑色素瘤患者的生存期，降低复发风险[27]，但大多数晚期黑色素瘤患者对这些治疗有抵抗并会出现严重的副作用。PIMM中*GNAQ*基因的突变率一直较高[28]，*GNAQ*有望成为PIMM诊断和治疗中的一个重要靶点。

4. 免疫治疗

特异性免疫治疗是治疗残留恶性黑色素瘤的重要辅助方法，且毒性较低。高剂量干扰素β或α-2b能够改善患者生存时间和疾病控制。

PIMM的整体预后极差，自然生存率为9～24个月。全切术后5年生存率达83%，未全切术后未放疗生存率达40%，辅助放疗后局部肿瘤控制率达59%，5年生存率能达91%～92%。绝大多数继发性恶性黑色素瘤预后更差，术后平均生存期3～6个月，只有4%～6.3%的患者获得超过2年的生存期。

【病例摘要】

女，30岁，头痛1月余、视物模糊9天。

患者1个月前出现头痛，开始为前额部及顶部间断性胀痛，此后逐渐加重，出现持续性头痛，夜间明显，伴恶心呕吐。9天前出现视物模糊以及一过性意识障碍，伴随肢体无力。体格检查：全身皮肤颜色正常，未发现明显黑痣、黑斑。神经系统查体：双眼视力粗测下降，双眼球外展受限，颈抵抗，颏胸3横指，双侧Kernig征阳性。四肢感觉正常，上肢肌无力5级，下肢肌力4级，肌张力无异常，四肢腱反射未引出，锥体束征阴性。脑脊液细胞检查可见异形细胞，核染色深，细胞质内含有褐色颗粒物质。定位诊断：脑膜、锥体束和脑脊液循环系统；定性诊断：颅内恶性黑色素瘤，脑组织活检证实该诊断。病例详细资料见二维码数字资源24-3。

数字资源 24-3

（万琛宜　洪道俊）

【参考文献】

[1] PO-HSUAN L，LIANG-CHOW W，E-JIAN L. Primary

intracranial melanoma. J Cancer Res Pract，2017，4（1）：23-26.

[2] LICB，SONG LR，LI D，et al. Primary intracranial malignant melanoma：proposed treatme-ntprotocol and overall survival in a singleinstitution series of 15 cases combined with 100 cases from the literature. J Neurosurg，2019，132（3）：902-913.

[3] MAN WEITAO，WANGGUIHUAI，Incidence，outcomes and predictors of primary central nervous system melanoma：a seer-based study.World Neurosurg，2019，129：e782-e790.

[4] TANG K，KONG X，MAO G，et al. Primary cerebral malignant melanoma a case report with literature review. Med（United States），2017，96（4）：e5805.

[5] LEE HY，CHAY WY，TANG MB，et al：Melanoma：differences between asian and caucasian patients. Ann Acad Med Singapore，2012，41（1）：17-20.

[6] CHOI DK，SMILEY N，MARZEC S，et al. Primary central nervous system malignant melanoma in children：a case series and review of the literature. J Pediatr Hematol Oncol，2018，40：616-619.

[7] XIE HT，AN DH，WU DB. Intracranial hypertension as the primary symptom of malignant melanoma：a case report. World J Clin Cases，2024，12（21）：4836-4841.

[8] MAN WT，WANG G. Incidence，outcomes and predictors of primary central nervous system melanoma：a seer-based study. World Neurosurg，2019，129：e782-e790.

[9] BALAKRISHNAN R，PORAG R，ASIF DS，et al. Primary intracranial melanoma with early leptomeningeal spread：a case report and treatment options available. Case Rep Oncol Med，2015，2015：293802.

[10] 任文浩，曹箭. 脑脊液细胞学诊断脑膜恶性黑色素瘤 1 例. 诊断病理学杂志，2017，24（8）：631-632.

[11] LIM MJR，TAN EEK，WONG RX，et al. Pediatric primary intracranial malignant melanoma：case report and literature review. Pediatr Neurosurg，2023，58（4）：223-230.

[12] LONG WL，CHEN FY，HUANG XL，et al. Imaging and pathological diagnosis of primary intracranial malignant melanoma：a case report and literature review. Medicine（Baltimore），2023，102（5）：e32767.

[13] LASOCKI A，MCARTHUR GA. Correlation of MRI signal characteristics of intracranial melanoma metastases with BRAF mutation status. Melanoma Res，2022，32（5）：373-378.

[14] 成白洁，李海南，邓达标，等. 中枢神经系统原发性黑色素细胞肿瘤临床病理学特征. 中国现代神经疾病杂志，2021，21（8）：670-678.

[15] WANG J，GUO ZZ，WANG YJ，et al. Microsurgery for the treatment of primary malignant intracranial melanoma：a surgical series and literature review. Eur J Surg Oncol，2014，40（9）：1062-1071.

[16] MA J，ZHANG Z，LI S，et al. Intracranial amelanotic melanoma：a case report with literature review. World J Surg Oncol，2015，13：182.

[17] 罗毅男，葛鹏飞，付双林，等. 颅内黑色素瘤的诊断与治疗. 中华神经外科杂志，2003，19（2）：138-140.

[18] 张勤，顾建军，刘小星. 中枢神经系统黑色素瘤的诊治. 中国微侵袭神经外科杂志，2011，16（9）：407-409.

[19] DAVIES H，BIGNELL GR，COX C，et al. Mutations of the BRAF gene in human cancer. Nature，2002，417（6892）：949-954.

[20] GREAVES WO，VERMA S，PATEL KP，et al. Frequency and spectrum of BRAF mutations in a retrospective，single-institution study of 1112 cases of melanoma. J Mol Diagn，2013，15（2）：220-226.

[21] KÜSTERS-VANDEVELDE HV，KLAASEN A，KÜSTERS B，et al. Activating mutations of the GNAQ gene：a frequent event in primary melanocytic neoplasms of the central nervous system. Acta Neuropathol，2010，119（3）：317-323.

[22] ALBANO L，LOSA M，BARZAGHI LR，et al. Primary sellar melanocytoma：pathological，clinical and treatment review. J Endocrinol Invest，2020，43（5）：575-585.

[23] SARMAST AH，MUJTABA B，BHAT AR，et al. A unique case of primary intracranial melanoma. Asian J Neurosurg，2018，13（1）：168-171.

[24] RAMAKRISHNA N，MARGOLIN KA. Multidisciplinary approach to brain metastasis from melanoma；Local therapies for central nervous system metastases. Am Soc Clin Oncol Educ Book，2013，2013：399-403.

[25] JAHANSHAHI P，NASR N，UNGER K，et al. Malignant melanoma and radiotherapy：past myths，excellent local control in 146 studied lesions at georgetown university，and improving future management. Front Oncol，2012，167（2）：1-6.

[26] MA Y，GUI Q，LANG S. Intracranial malignant melanoma：a report of 7 cases. Oncol Lett，2015，10（4）：2171-2175.

[27] DUMMER R，BRASE JC，GARRETT J，et al. Adjuvantdabrafenib plus trametinib versus placebo in patients with resected，BRAFV600-mutant，stage III melanoma（COMBI-AD）：exploratory biomarker analyses from a randomized，phase 3 trial. Lancet Oncol，2020，21（3）：358-372.

[28] VAN DE NES J，GESSI M，SUCKER A，et al. Targeted next generation sequencing reveals unique mutation profile of primary melanocytic tumors of the central nervous system. J Neurooncol，2016，127（3）：435-444.